K.-L. Krämer, M. Stock, M. Winter

Klinikleitfaden Orthopädie

Rheumatologie

Klinikleitfaden

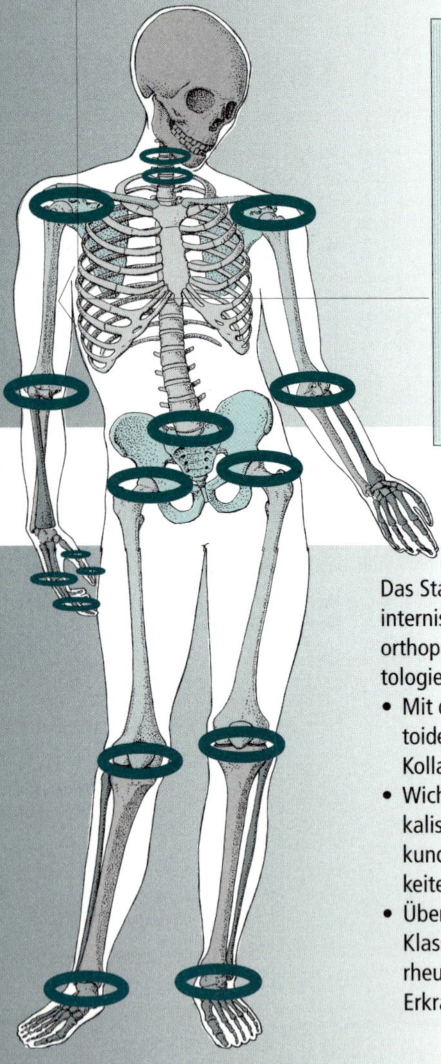

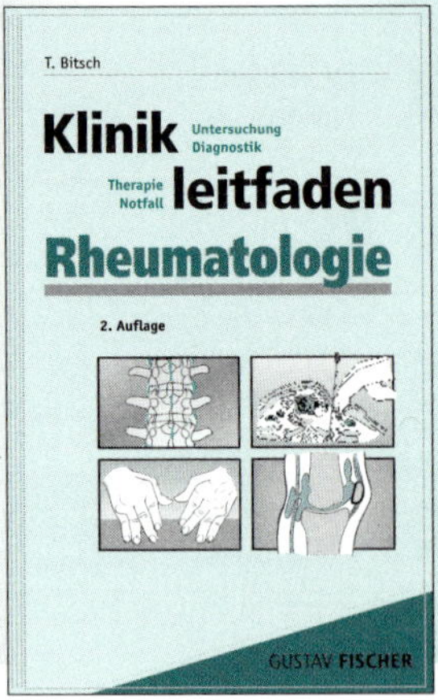

T. Bitsch

Klinik Untersuchung Diagnostik

Therapie Notfall **leitfaden**

Rheumatologie

2. Auflage

GUSTAV **FISCHER**

2. Auflage 1996, 592 S., 250 Abb.,
zahlreiche Checklisten u. Tab., kt.
DM 72,— / ÖS 526,— / SFr. 69,50

Das Standardwerk für die
internistisch-immunologische und
orthopädisch-operative Rheumatologie.

- Mit den Schwerpunkten rheumatoide Arthritis, Spondarthritis und
  Kollagenosen/Vaskulitiden.
- Wichtige Aspekte der physikalischen und der naturheil-
  kundlichen Therapiemöglichkeiten sowie der Psychotherapie.
- Übersichten zur
  Klassifikation
  rheumatischer
  Erkrankungen.

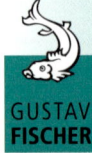

GUSTAV
FISCHER

Klinikleitfaden
Orthopädie

Untersuchung, Diagnostik, Therapie, Notfall

Herausgegeben von Dr. K.-L. Krämer, Dr. M. Stock,
Stiftung Orthopädische Universitätsklinik Heidelberg
(Direktoren: Prof. Dr. V. Ewerbeck, Prof. Dr. H.-J. Gerner),
PD Dr. M. Winter, Atos Praxisklinik Heidelberg

Unter Mitarbeit von Dr. L.W. Ackermann, Karlsbad-
Langensteinbach; Dr. H.-W. Boumann, Mannheim; R. Eberhardt,
Ludwigshafen; Prof. Dr. V. Ewerbeck, Heidelberg;
Prof. Dr. M. Franz, Düsseldorf; OM J. Fuchs, Mannheim;
Dr. G. Hundt, Heidelberg; Dr. A. Jung, Ludwigshafen;
Dr. M. König, Mannheim; Dr. K.-L. Krämer, Heidelberg;
Dr. H. Michel, Neustadt; Dr. R. Passon, Mannheim;
PD Dr. B. Pohlmann-Eden, Mannheim; H. L. Riewe, Mannheim;
Dr. D. Sabo, Heidelberg; Dr. A. Schäffler, Ulm; Dr. G. Scheller,
Mannheim; Dr. H. Schmidt, Neustadt; Dr. M. Sellinger,
Ludwigshafen; Prof. Dr. H.-M. Sommer, Marburg; Dr. M. Stock,
Heidelberg; Dr. W. Strobl, Wien; PD Dr. M. Winter, Heidelberg

Grafiken von Gerda Raichle, Ulm

3., erweiterte Auflage

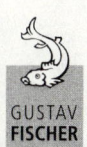
GUSTAV
FISCHER
Gustav Fischer Verlag
Ulm · Stuttgart · Jena · Lübeck

Zuschriften und Kritiken an:
Gustav Fischer Verlag, Niederlassung Ulm, Lektorat Medizin, Postfach 3870, 89028 Ulm

Wichtiger Hinweis
Die Erkenntnisse in der Medizin unterliegen laufendem Wandel durch Forschung und klinische Erfahrungen. Die Autoren dieses Werkes haben große Sorgfalt darauf verwendet, daß die gemachten (therapeutischen) Angaben – insbesondere hinsichtlich Indikation, Dosierung und unerwünschten Wirkungen – dem derzeitigen Wissensstand entsprechen. Das entbindet den Benutzer aber nicht von der Verpflichtung, anhand der Beipackzettel zu verschreibender Präparate zu überprüfen, ob die dort gemachten Angaben von denen in diesem Buch abweichen, und seine Verordnung in eigener Verantwortung zu bestimmen.

Die Deutschen Bibliothek - CIP-Einheitsaufnahme

Klinikleitfaden Orthopädie: Untersuchung, Diagnostik,
Therapie, Notfall / hrsg.: K.-L. Krämer.
Unter Mitarb. von Ludwig W. Ackermann –
3. Aufl. – Ulm; Stuttgart ; Jena ; Lübeck : G. Fischer, 1997
  (Klinikleitfaden)
  ISBN 3-437-51100-9
NE: Krämer, Karl-Ludwig [Hrsg.]; Ackermann, Ludwig W.

Gedruckt auf elementar chlorfrei gebleichtem Papier

Alle Rechte vorbehalten.

1. Auflage März 1992
2. Auflage Juli 1993
3. Auflage Januar 1997

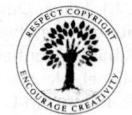

Satz: SRP GmbH, Lübeck
Druck: Clausen & Bosse, Leck
Umschlag: Gerda Raichle, Ulm; Andreas Waage, Ulm
Abbildungen: Gerda Raichle, Ulm

Printed in Germany

Geleitwort

Wenn ein junger Assistenzarzt die Weiterbildung in seinem erwählten Fachgebiet beginnt, steht er zunächst vor einer Reihe von fachspezifischen Problemen, für deren Lösung ihm zwangsläufig die langjährige Erfahrung fehlt. Bei der engen personellen Besetzung in den Kliniken steht der erfahrene, ältere Kollege naturgemäß nicht ständig für Rückfragen zur Verfügung. Der dem jungen Kollegen anvertraute Patient muß aber rasch und kompetent versorgt sein.

So wurde die Idee geboren, einen Ratgeber herauszugeben, der gleichsam in der Kitteltasche getragen werden kann. Dieses, in der Inneren Medizin inzwischen bewährte Konzept, wurde nunmehr von meinen Mitarbeitern für die Erfordernisse in der Orthopädie herausgegeben. Der *Klinikleitfaden Orthopädie* soll kein Lehrbuch im üblichen Sinne sein und auch nicht die Fachbibliothek ersetzen, aber er soll eine rasche Orientierung über die wichtigsten Abläufe in einer Orthopädischen Klinik ermöglichen.

Es wird nicht nur auf die Diagnostik und Therapie der Erkrankungen und Verletzungen der Bewegungsorgane eingegangen und die klinische Zusammenarbeit mit den für orthopädische Patienten relevanten anderen Fachgebieten beschrieben, sondern es werden auch Ratschläge für die tägliche Stationsarbeit gegeben.

Ich bin davon überzeugt, daß der Klinikleitfaden Orthopädie gerade den jungen Kolleginnen und Kollegen ein wertvoller Ratgeber sein wird und wünsche dem Buch und seinen Autoren viel Erfolg.

Prof. Dr. med. L. Jani

Direktor der Orthopädischen Klinik Mannheim
Fakultät für klinische Medizin der Universität Heidelberg

Vorwort der Herausgeber

Aufgrund der Kostenexplosion in der Medizin stellen eine vermehrte Qualitätssicherung und rationelle Diagnose- und Therapiestrategien eine der Herausforderungen an das Gesundheitswesen dar. Schneller Zugang zu Informationen in den einzelnen Fachgebieten wird immer wichtiger. Mit dem *Klinikleitfaden Orthopädie* möchten wir Berufsgruppen in Krankenhaus und Praxis, Studenten, Ärzten, Orthopädietechnikern und Bandagisten, aber auch Krankengymnasten, Ergotherapeuten, sowie Schwestern und Pflegern ein aktuelles Nachschlagebuch anbieten, das schnellen Zugriff zu Informationen im Klinik- und Praxisalltag gestattet. Orthopädisches Wissen wird hier komprimiert mit **Fakten** und **Entscheidungsgrundlagen** praxisnah dargestellt.

Die Gliederung der Anfangs- und Endkapitel des Buches hält sich an das Konzept der Buchreihe der Klinikleitfäden:
- Tips für den **Stationsalltag** (Kapitel 1)
- Ärztliche **Arbeitstechniken** (Kapitel 2)
- Der **operative Patient** (Kapitel 3): hier wird vor allem auf die prä- und postoperative Betreuung des Patienten eingegangen
- Kapitel 6 beinhaltet die wichtigsten Grundlagen der **apparativen Diagnostik** in der Orthopädie.
- Kapitel 5 und 7 beinhalten die Grundlagen der **Begutachtung** und **berufsgenossenschaftliche Behandlung** orthopädischer Patienten
- In den Kapiteln 4 und 7–10 werden wichtige Krankheitsbilder der Nachbarfächer und Grenzgebiete **Neuroorthopädie, Innere Medizin, Psychosomatik** und **Pädiatrie** dargestellt.
- Der **Kern des Buches** (Kap. 11–21) umfaßt die häufigsten und wichtigsten Erkrankungen und Therapieformen in der Orthopädie
- Kapitel 22–24 sind **Nachschlagekapitel** bezüglich Labormedizin, Pharmakotherapie und häufig benötigten Adressen, sowie eine kurze Darstellung der AO-Klassifikationen der langen Röhrenknochen.

In der 2. Auflage wurden Fehler beseitigt und eine geringe Erweiterung des Buchinhaltes vorgenommen. Wir danken für die positive Aufnahme des Buches in der Leserschaft und hoffen auch weiterhin, mit diesem Band jüngeren Kollegen und Kolleginnen eine Hilfestellung für die Arbeit in Klinik und Praxis geben zu können und freuen uns über Ihre Meinung und Ihre Verbesserungsvorschläge zu diesem Band.

Heidelberg, im Januar 1997   Die Herausgeber

Kleine Bedienungsanleitung

Im „*Klinikleitfaden Orthopädie*" wird medizinisches Wissen komprimiert *für die Kitteltasche* dargestellt. Deshalb folgende Hinweise:

- Statt eines vollständigen Inhaltsverzeichnisses wurde ein ausführlicher **Index** erarbeitet. Die Suche z.B. nach einem Krankheitsbild beginnt daher in der Regel im Index. Zusätzlich findet sich auf der Titelseite eines jeden Kapitels eine **Detailgliederung des Fachkapitels**
- Die Krankheitsbilder der orthopädischen Kernkapitel 17-19 sind **alphabetisch gegliedert**, um innerhalb dieser Kapitel die Suche nach einem Krankheitsbild zu beschleunigen
- Die **operative Behandlung** steht bei vielen Krankheitsbildern in der klinischen Orthopädie im Vordergrund. Entscheidungskriterien, z.B. zur OP-Indikation werden angegeben. Die aufgeführten Behandlungsmethoden haben sich an unserer Klinik bewährt. Selbstverständlich gibt es Alternativen, die in der Hand des Erfahrenen ebensogute Therapieergebnisse aufweisen können
- Die ausgewählten **Operationsberichte** entsprechen verallgemeinerten Stanardberichten und treffen für Standardfälle zu. Sie variieren sicher von Klinik zu Klinik, scheinen uns jedoch eine Hilfe zu sein als Orientierung für den jüngeren Kollegen z.B. beim Diktat von OP-Berichten.
- Wiederholungen wurden möglichst vermieden, daher gibt es eine große Anzahl von **Querverweisen**, die mit einer Hand ☞ gekennzeichnet wurden
- Häufige (vermeidbare) Fehler und wichtige Tips wurden durch eine „**Mausefalle**" gekennzeichnet

Wir möchten darauf hinweisen, daß kein Lehrbuch und kein Leitfaden die Anleitung auf Station, im Operationssaal oder in der Praxis durch erfahrene Kollegen oder eigene kritische Beobachtungen und gedankliche Auseinandersetzung am und mit dem Patienten ersetzen kann.

Abkürzungsverzeichnis

Symbole

®	Handelsname
⇔	normal (im Normbereich)
⇑ ↑	hoch, erhöht
⇓ ↓	tief, erniedrigt
→	vgl. mit, daraus folgt

A

A., Aa.	Arterie, Arterien
AIDS	Acquired immune defiency syndrome
AT	Adenotomie

B

B	Blutbild
BSG	Blutkörperchensenkungs-geschwindigkeit

C

	Celsius
ca.	circa
Ca^{2+}	Kalzium
Ca	Karzinom
CHE	Cholinesterase
chron.	chronisch
CO_2	Kohlendioxid
CRP	C-reaktives Protein
CT	Computertomogramm

D

D	Differentialdiagnose
Def.	Definition
Diab. mell.	Diabetes mellitus
Diagn.	Diagnostik, Diagnose
dist.	distal
DK	Dauerkatheter
Drg.	Dragee/-s
DSA	Digitale Subtraktions-angiographie

E

BV	Epstein-Barr-Virus
E'lyte	Elektrolyte
E'phorese	Elektrophorese
Erkr.	Erkrankung
Ery.	Erythrozyten (-konzentration)

F

	Frauen, Faktor
FFP	fresh frozen plasma

G

1-3	Grading (Einteilung der histol. Tumordifferenzierung)
Gew.	Gewicht
GFR	Glomeruläre Filtrationsrate
Gl.	Glandula
GOT	Glutamat-Oxalacetat-Transaminase
GPT	Glutamat-Pyruvat-Transaminase
γ-GT	Gamma-Glutamyl-Transferase

h

	hour (Stunde)
Hb.	Hämoglobin
HIV	Human Immunodeficiency Virus
Hkt.	Hämatokrit
HL	Hodgkin-Lymphom
HWK	Halswirbelkörper
HWS	Halswirbelsäule

i

.a.	intraarteriell
i.c.	intracutan
i.d.R.	in der Regel
IE	Internationale Einheiten
IgA, IgG,	Immunoglobulin A, G,
i.m.	intramuskulär
Ind.	Indikation
Inf.	Infektion
insbes.	insbesondere
Insuff.	Insuffizienz
Intox.	Intoxikation
intraop.	intraoperativ
ITN	Intubationsnarkose
i.v.	intravenös

J

.	Jahre
jährl.	jährlich
5JÜR	Fünfjahres-Überlebensrate

K

+	Kalium
/kg	pro Kilogramm Körpergewicht
KHK	Koronare Herzkrankheit
KI	Kontraindikation
KO	Komplikation
kons.	konservativ
Konz.	Konzentration
KM	Knochenmark, Kontrastmittel
Kps.	Kapsel/-n
Krea	Kreatinin

KST	Kernspintomographie	PTT	Partielle Thrombinzeit
L A	Lokalanästhesie, Lokal- anästhetika	r e	rechts
		rezid	rezidivierend
Leuko(s)	Leukozyten	Rh	Rhesus
LDH	Laktatdehydrogenase	Rö	Röntgen
li	links	RR	Blutdruck nach Riva-Rocci
Lig.	Ligamentum		
LJ.	Lebensjahr	S .c.	subcutan
Lk	Lymphknoten	Sek	Sekunde
		serol.	serologisch
M .	Morbus, Männer	SLS	Schalleitungsschwerhörigkeit
MCV	Mittleres korpuskuläres Volumen	Sono	Sonographie
		sup.	superior
Mg^{2+}	Magnesium	supp.	Suppositorium/-en
MHz	Mega-Hertz	Sy.	Syndrom
min.	minimal	syn.	Synonym/-a
Min.	Minute	Szinti	Szintigraphie
mind.	mindestens	T 3, T4	Thyroxin
Mio.	Million		(dreifach, vierfach jod.)
ml	Milliliter	Tbc	Tuberkulose
MO	Mittelohr	Tbl.	Tablette/-n
Mon.	Monat(e)	TE	Tonsillektomie
n	Nano	TF	Trommelfell
N., Nn.	Nervus, Nervi	Tg.	Tag(e)
Na+	Natrium	tgl.	täglich
NaCl	Natriumchlorid	Ther., ther.	Therapie, therapeutisch
NB	Nachbehandlung, Normbereich	Thrombos	Thrombozyten
neg.	negativ	TPHA	Treponema-pallidum-Häm-
NHL	Non-Hodgkin-Lymphom		agglutinationstest
NNH	Nasennebenhöhlen	Trpf.	Tropfen
NMR	Kernspintomographie	TVS	Tubenventilationsstörung
NW	Nebenwirkung	TZ	Thrombinzeit
O AE	Otoakustische Emissionen	U ICC	Union International Contre
o.B.	ohne (pathologischen) Befund		Cancer
oberfl.	oberflächlich	V	Vena
o.f.	okzipitofrontal	V.a.	Verdacht auf
o.m.	okzipitomental	v.a.	vor allem
OM	Ohrmikroskopie	VDRL	Veneral-Desease-Research-
OP	Operation		Laboratory
p .a.	posterior-anterior	VES	ventrikuläre Extrasystole
Pat.	Patient, Patientin	W eibl.	weiblich/e/er
path.	pathologisch	Wo.	Woche(n)
PE	Probeentnahme, Biopsie	WW	Wechselwirkung (von
physiol.	physiologisch		Arzneimitteln)
p.o.	per os		
post.	posterior	Z .A.	zum Ausschluß
postop.	postoperativ	Z.n.	Zustand nach
PR	Paukenröhrchen	ZNS	Zentrales Nervensystem
präop.	präoperativ	Zshg.	Zusammenhang
Progn.	Prognose	z.U.	zur Untersuchung

Karl-Ludwig Krämer

1

Tips für die Stationsarbeit

1

1.1   Stationäre Aufnahme des Patienten

1.1.1   Aufnahme des vorgemerkten Patienten

Die stationäre Aufnahme in eine orthopädische Klinik oder Abteilung erfolgt mit **meist gesicherter Diagnose** zur *operativen* oder *konservativen Ther.*, zu einer *Spezialdiagnostik* oder *einer Kombination* dieser Möglichkeiten. I.d.R. wurde in der Praxis des niedergelassenen Kollegen und der Klinikambulanz eine Beratung bezüglich der einzuschlagenden Diagn. und Ther. durchgeführt.

Ablauf einer Patientenaufnahme (Zusammenfassung)
- **Planung, Vorbereitung:** Bei geplanten (Wieder-)Aufnahmen noch am Vortag Unterlagen, alte Rö.-Bilder, Ambulanzkarten besorgen lassen. Überblick über bisher vorhandene wesentliche Patientendaten verschaffen (z.B. Alter, Beruf, Vorerkrankungen, OPs). *Wichtig:* Ist die Kostenübernahme der Behandlung geklärt?
- **Begrüßung und Vorstellung:** Erster Eindruck ist auch hier oft entscheidend, z.B. für das Vertrauensverhältnis zwischen Arzt und Patient
- **Anamnese, Untersuchung:** Zeit lassen, zuhören. Konsequentes Einhalten eines (individuell zurechtgelegten) Untersuchungsschemas (☞ 1.2.1)
- **Synopse aller technischen Befunde:** Rö.-, CT-, und NMR-Bilder in Ruhe mit Sorgfalt und *Methode* anschauen (☞ 6.1). Vorhandene Unterlagen über apparative Diagnostik, Laborwerte etc. *vollständig* sichten
- **Erläuterung, Information:** Diagnose und Therapiestrategie *vollständig* erläutern. Ein schlecht informierter Pat. bittet meist *wiederholt* um Gesprächstermine zur Klärung offener Fragen
- **OP-Aufklärung, Einwilligungserklärung:** Die OP-Indikation zunächst kritisch überprüfen (evtl. Rücksprache Chef, Oberarzt). Bei zu diesem Zeitpunkt eindeutiger OP-Indikation und OP-Verfahren Aufklärung und Einwilligungserklärung unterschreiben lassen. Den OP-Termin nicht als unumstößlich darstellen
- **Anordnungen treffen:** Nachdem Pat. Untersuchungszimmer verlassen hat, DD abwägen, Anordnungen treffen und *schriftlich fixieren*
- Bei Unklarheiten evtl. **Rückruf beim behandelnden Arzt, Hausarzt**
- **Dokumentation der wesentlichen Befunde,** z.B. mit Standarduntersuchungsbögen (spart Zeit; Hilfe bei späteren Anfragen, Gutachten und Arztbriefen)
- **Rücksprache mit Personal:** Bei Besonderheiten die verantwortliche Stationsschwester/-pfleger selbst über Pat. informieren (z.B. über Allergien, dringliche Diagnostik, rasche OP-Vorbereitung)
- **OP-Termin festlegen, evtl. „OP-Kärtchen" schreiben:** OP-Planung der gesamten Station berücksichtigen
- **Chef-, Oberarztvorstellung:** Es empfiehlt sich, neu aufgenommene Pat. dem zuständigen Oberarzt, danach in einer allgemeinen Besprechung dem Chefarzt vorzustellen (Eigenkontrolle, Lerneffekt, eigene Absicherung).

Strategie zur Erarbeitung der Diagnose
- Erheben der **Befunde** sowie topographische **Lokalisierung** der Erkrankung
- Pathologisch-anatomische und pathophysiologische Interpretation der Befunde, Symptomwertigkeit abwägen
- Überlegungen zur **Ätiol.** und DD
- Klassifizierung der Krankheit, **Arbeitsdiagnose** formulieren → Konsequenz?
- **Evtl. Zusatzuntersuchungen,** apparative Diagnostik, invasive Diagnostik

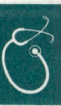

- **Beurteilung** des Leidens, des Leidensdruckes und der **Prognose**
- Beschreiben der **Funktionsbehinderung** (z.B. Bettlägerigkeit, Gehstrecke ↓)
- **„Mit dem Häufigen rechnen, ans Seltene denken".** Vordiagnosen nicht blind übernehmen, Fremdbefunden mißtrauen. Auch an psychosomatische Erkrankungen denken. Mit *Aggravation* (Überbewertung), *Simulation* (Vortäuschen) und *Dissimulation* (Verschweigen von Beschwerden) rechnen.
  An Tumoren denken (☞ 15.1).

Therapieplan
- Orthop. Erkrankungen sind oft lebensbegleitend (z.B. Klumpfuß, Skoliosen)
- Daher oft **langfristiger Behandlungsplan** notwendig
- Zu einer guten Beratung gehören Kenntnisse über den **Spontanverlauf der Erkrankung** und **Langzeitverlauf nach Operationen** (*vgl. Debrunner 1990*)
- Berücksichtigen der OP-Alternativen durch kons. Verfahren.

1.1.2   Notfallaufnahme

Im Vordergrund steht die schnelle Diagnostik und die Klärung einer evtl. OP-Indikation und des OP-Zeitpunktes.

Orthopädische Notfälle
- Akute Querschnittslähmung (☞ 9.5)
- Frakturen und Luxationen mit Gefäß-Nerven-Kompression (☞ 12.4)
- Traumatische Luxationsfrakturen (☞ 12.4.1)
- Schenkelhalsfrakturen im Kindesalter (☞ 19.1.20)
- Offene Frakturen. (☞ 12.4.2)
- Eitrige Arthritis, insbesondere im Säuglingsalter (☞ 13.3.2)
- Akute Epiphyseolysis capitis femoris (☞ 19.1.9)
- Logensyndrome (z.B. Tibialis anterior Syndrom; ☞ 19.2.12)
- Starke Nachblutung, postop. Nervenkompression (☞ 9.6.1)
- Phlegmone, z.B. Hand (☞ 17.3.9).

Checkliste zur OP am Aufnahmetag (Notfall-OP)
- Sofortige klinische und röntgenologische Untersuchung, weitere *Diagnostik*, EKG, Rö.-Thorax; Bettruhe (☞ 3.1.3)?
- *Labor:* Blutgruppe, Hb u. Hkt., Gerinnung, BSG, Kreuzblut, E'lyte, Glukose, Harnstoff, Krea (☞ 3.1.3)
- Evtl. venösen *Zugang* legen
- Bei Bedarf *Blutkonserven* anfordern (☞ 3.2)
- Auf jeweiligen *Informationsfluß* achten. Reihenfolge meist: OA → Chefarzt → Anästhesist → OP-Personal, Stationspersonal
- Entscheid über *OP-Zeitpunkt* (Risikofaktoren beachten, z.B. Hypertonus, Allergien, Diab. mell., KO bei früheren OPs)
- Aufklärung, *Einverständniserklärung* (☞ 1.3.1)
- Pat. nüchtern lassen, möglichst 6-stündige *Nahrungskarenz* beachten
- Stationspersonal informieren
- Falls erforderlich, *Angehörige* verständigen.

1

1.2   Orthopädische Diagnostik

1.2.1   Allgemeine Tips

Individualität der Erkrankung und des Pat. berücksichtigen. Zeitdruck nicht anmerken lassen, geduldig sein, aktiv zuhören. Dem Pat. die Scheu und Angst nehmen, **entspannte Atmosphäre** schaffen. Auf die **Sprache** des Pat. einstellen, Taktgefühl zeigen. Erfassung der Persönlichkeit des Patienten.

Allgemeine Untersuchungsmethodik
- Klinische Untersuchung beginnt beim Betreten des Pat. in das Untersuchungszimmer. Pat. möglichst auf **frei zugänglicher Liege** untersuchen
- Pat. sollte ggf. bis auf kurze Unterhose (und BH bei Frauen) entkleidet sein
- Untersuchung **systematisch** (z.B. topographisch orientiert) durchführen (Zeit, Vollständigkeit) mit wenig Positionswechsel des Pat.
- Vorgehen erklären, **Entspannung**, Ablenkung schaffen
- **Genaue Schmerzlokalisation mit dem Finger zeigen lassen.** Aus Lokalisation sowie Angabe, ob Schmerz punktuell, diffus, ausstrahlend u.s.w. lassen sich wertvolle Informationen gewinnen
- **Gesunde Seite (bzw. Region) zuerst untersuchen.** *Regel:* dort zuerst palpieren, wo keine Schmerzen sind. Auf Seitendifferenzen achten.

1.2.2   Anamnese

- Eine gute Anamnese führt in über 60 % der Fälle schon zur korrekten Diagnose. Durch sorgfältige klinische Untersuchung erhöht sich die Anzahl der richtigen Diagnosen auf ca. 80–90 %
- Die Anamnese ist in der Orthopädie oft von größter Bedeutung (z.B. momentan asymptomatischer Meniskuskorbhenkelriß ohne klinische Auffälligkeiten, aber anamnestisch rezid. Blockierungen). Eine unzulängliche Anamnese ist Hauptursache von Diagnose-Irrtümern.

Systematischer Aufbau einer Anamnese
- Grund des Kommens (Eingangsfrage): Warum kommen Sie zu uns?
- Aktuelle Beschwerden: Hauptbeschwerde, jetzige Erkrankung, Unfall, (privat oder Arbeitsunfall; ☞ 5.3.1)? Gutachten, D-Arzt-Verfahren (☞ 7.1.2). Hauptbeschwerden von Nebenbeschwerden trennen (manchmal nicht einfach)
- Zeitliches Auftreten, Häufigkeit (seit wann, allmählich, plötzlich, Nachtschmerz, Dauerschmerz, Morgenschmerz, nur ab und zu, wie oft?)
- Lokalisation und Ausstrahlung (wo, wohin ausstrahlend? genau zeigen lassen), Gelenke: mono-, polyartikulär, diffus, umschrieben; „tutto fa male" (= „Ganzkörperschmerz")?
- Qualität, Schmerzcharakter (stechend, brennend, dumpf, „elektrisierend", wandernd)
- Intensität (z.B. Schmerzskala von 1–10 verwenden)
- Verlauf, Begleitzeichen (akut, chronisch, intermittierend, zunehmend, beschwerdefreie Intervalle)
- Begleitumstände (abhängig von Tageszeit, Haltung; Spontan-, Belastungsschmerz? Husten-, Niessschmerz?)
- Intensivierende und lindernde Faktoren erfragen

• Funktionsstörungen (z.B. Strümpfe anziehen nicht möglich, Gehstrecke begrenzt, Gelenkblockierungen), Miktion und Defäkation?
• Bisherige Therapie, Erfolg?
• Persönliche Anamnese: Frühere Erkr., Unfälle (Unfallmechanismus), OPs. Risikofaktoren, KO bei früheren OPs, Medikamente, Drogen, Allergien, Alkohol-, Tabak-Abusus
• Familienanamnese: z.B. Erbkrankheiten, Tumoren, Stoffwechselerkr., Hauterkr.
• Soziale Anamnese: Beruf (Analyse der Arbeitshaltung und -belastung), Arbeitslosigkeit, Sport, Familienstand, Rente, Rentenantrag, MdE (☞ 5.3.4), Schwerbehindertenausweis, Kuraufenthalte.

1.2.3   Allgemeine orthopädische Untersuchung
(spezielle Untersuchung ☞ auch Kapitel 7–19)

• Oft ist die erste Untersuchung entscheidend. *Eine* gründliche Untersuchung ist besser als fünf oberflächliche
• **Handwerkszeug:** Bandmaß, Reflexhammer mit Nadel, Winkelmesser, Stethoskop, Senkblei, Brettchen unterschiedlicher Dicke (0,5–5 cm)
• Kursorische **allg. Krankenuntersuchung** durchführen: zahlreiche Berührungspunkte mit anderen Fachbereichen (DD!): Haut, Schleimhäute, Herz, Kreislauf, Lungen, Abdomen, Urogenitaltrakt, Lymphknoten.

Inspektion (Stehen, Gehen, Liegen)
• Haltung, Körperlänge, Körperbau, Körperreife, Konstitutionstyp
• Allgemein- und Ernährungszustand, **Alter** erst abschätzen und dann erfragen
• Gebrauch des Körpers, der Extremitäten, Gelenkbewegungen, Kontrakturen
• **Gangbild**: Normal ↔ pathologisch? z.B. Hinken (Schmerz-, Schon-, Verkürzungs-, Duchenne-, Versteifungs-, Insuffizienz-, Lähmungshinken), Ataxie? Spastik? Einwärtsgang? **Treppensteigen**? Gehhilfen?
• **Deformitäten**, Längenunterschiede, Asymmetrien, Achsenfehler?
• **Haut:** Farbe, Schwellung, Rötung, Ödeme, Narben, Fisteln, Pigmentierungen, Tumoren?
• Atrophien, Lähmungen?
• Beurteilung von Prothesen, Orthesen, Hilfsmitteln (z.B. Paßform, Gebrauchsspuren).

Palpation
Schmerzpunkte, Erguß, Schwellung, Hauttemperatur, Krepitation, Ödem, Tumor, Zyste, Myogelosen, Muskeltonus, translatorische Gelenktests („joint play").

Funktionelle Untersuchungen, Messungen

Neutral-0-Methode
(vgl. Gerhardt und Rippstein 1993, SFTR-Dokumentierung)
Notierung nach der Null-Durchgangsmethode (vergl. Meßbögen)
• 1. Zahl: Vom Körper weggeführte Bewegung
• 2. Zahl: 0-Stellung (falls nicht erreicht, 1. bzw. 3. Zahl)
• 3. Zahl: Zur Körpermitte hinführende Bewegung
z.B. Extension/Flexion im re/li Knie 5°/0°/140°.

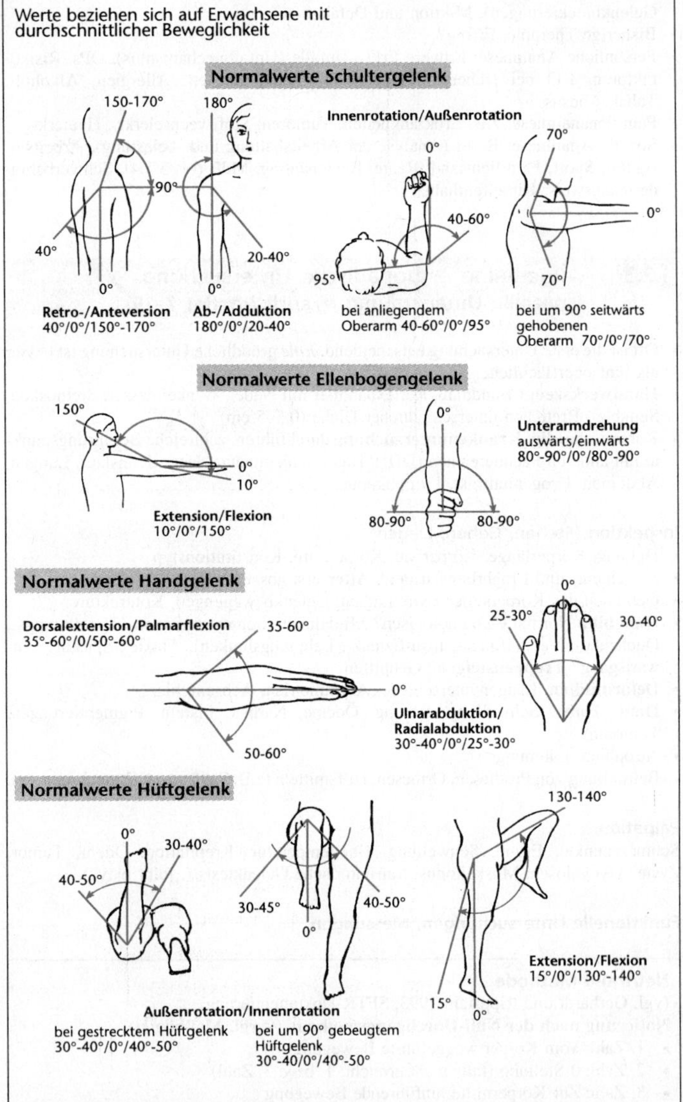

Werte beziehen sich auf Erwachsene mit durchschnittlicher Beweglichkeit
Normalwerte Schultergelenk
150-170°
180°
Innenrotation/Außenrotation
70°
0°
90°
40-60°
0°
40°
20-40°
0°
0°
95°
70°
Retro-/Anteversion
40°/0°/150°-170°
Ab-/Adduktion
180°/0°/20-40°
bei anliegendem Oberarm 40-60°/0°/95°
bei um 90° seitwärts gehobenen Oberarm 70°/0°/70°
Normalwerte Ellenbogengelenk
150°
0°
Unterarmdrehung
auswärts/einwärts
80°-90°/0°/80°-90°
0°
10°
Extension/Flexion
10°/0°/150°
80-90°
80-90°
Normalwerte Handgelenk
0°
Dorsalextension/Palmarflexion
35°-60°/0/50°-60°
35-60°
25-30°
30-40°
0°
Ulnarabduktion/
Radialabduktion
30°-40°/0°/25°-30°
50-60°
Normalwerte Hüftgelenk
130-140°
0°
30-40°
40-50°
30-45°
40-50°
0°
Extension/Flexion
15°/0°/130°-140°
15°
0°
Außenrotation/Innenrotation
bei gestrecktem Hüftgelenk
30°-40°/0°/40°-50°
bei um 90° gebeugtem Hüftgelenk
30°-40/0°/40°-50°

Abb. 1.1: Bewegungsausmaße

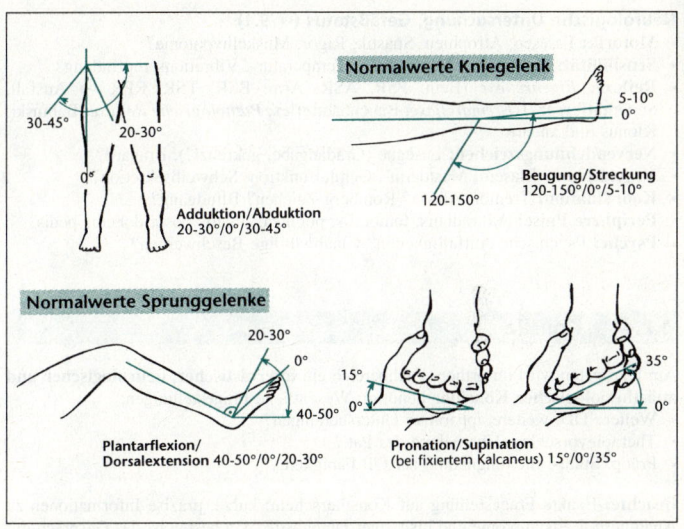

Normalwerte Kniegelenk

5-10°
0°

30-45°
20-30°

0°

Adduktion/Abduktion
20-30°/0°/30-45°

Beugung/Streckung
120-150°/0°/5-10°
120-150°

Normalwerte Sprunggelenke

20-30°
0°
40-50°
15°
0°
35°
0°

Plantarflexion/
Dorsalextension 40-50°/0°/20-30°

Pronation/Supination
(bei fixiertem Kalcaneus) 15°/0°/35°

- **Funktionsprüfungen:** z.B. Finger-Boden-Abstand, Kniebeuge, Zehenspitzenstand
- **Gelenkbeweglichkeit nach der Neutral-Null-Methode**. Wird von definierter Null-Stellung gemessen =,,anatomische Normalstellung". Aufrechter, gerader Stand mit hängenden Armen (☞ Abb. 1.1). Messung mittels Plastik-Winkelmesser bzw. Abschätzen. *Protokollierung:* z.B. Kniegelenk (normal): Extension-Flexion: 5°/0°/140°. Flexionskontraktur von 40° (= Streckdefizit von 40°): 0°/40°/140°.
- Sitzgröße, Armspannweite (Skoliosen)
- Beinlängenmessung, Umfangsmaße Extremitäten; Thorax (M. Bechterew).

		Beurteilung der Muskelkraft
5	normal	volles Bewegungsausmaß gegen starken Widerstand
4	gut	volles Bewegungsausmaß gegen leichten Widerstand
3	schwach	volles Bewegungsausmaß gegen die Schwerkraft
2	sehr schwach	volles Bewegungsausmaß ohne Einwirkung der Schwerkraft
1	Spur	sicht/tastbare Aktivität, Bewegungsausmaß nicht vollständig
0	Null	komplette Lähmung, keine Kontraktion

Zusatz: **S** = Spastizität, **K** = Kontraktur.

1

Neurologische Untersuchung, Gefäßstatus (☞ 9.1)
- **Motorik:** Paresen, Atrophien, Spastik, Rigor, Muskelhypotonie?
- **Sensibilität:** Hypästhesie, Hypalgesie, Temperatur-, Vibrationsempfindung?
- **Reflexe:** *Eigenreflexe* (Bein: PSR, ASR; Arm: BSR, TSR, RPR → Ausfall, Seitendifferenz?), *Fremdreflexe*: Bauchhautreflex. *Pathologische Reflexe:* Babinski, Klonus und andere
- **Nervendehnungszeichen:** Lasègue (Gradangabe, gekreuzt?), Bragard?
- **Vegetativum:** Blasen-, Mastdarm-, Genitalfunktion, Schweißsekretion?
- **Koordination:** Tremor, Ataxie? Romberg-Zeichen? Blindgang?
- **Periphere Pulse:** Aa. radialis, femoralis, poplitea, tibialis post., dorsalis pedis
- **Psyche:** Psychische Auffälligkeiten? Glaubwürdige Beschwerden?

1.2.4   Konsile

Am häufigsten wird im orthop. Fachbereich ein **internistischer, neurologischer und anästhesiologischer Konsiliar** benötigt. Wesentliche Fragestellungen:
- Weitere DD, weitere apparative Untersuchungen?
- Therapievorschlag, Übernahme des Pat.?
- Präop. Status, Stellungnahme zur OP-Fähigkeit.

Beachte: Exakte Fragestellung auf Konsiliarschein; kurze, präzise Informationen zu Anamnese, Leitsymptome und bisheriger Diagnostik. Am besten ist das Gespräch mit dem Konsiliar. Unterlagen sollten bereitliegen.

Seltenere, wichtige Konsile in der Orthopädie:
- **Augenheilkunde:** z.B. bei Schiefhals (okuläre Genese), Ausschluß einer Iridozyklitis bei juveniler rheumatischer Arthritis (☞ 14.8.3), M. Bechterew
- **Psychosomatik, Psychiatrie:** psychosomatische Krankheitsbilder, präund postop. psychische Reaktionen, Psychosen (☞ 8.1)
- **Pädiatrie:** z.B. bei Mißbildungs-Sy., Stoffwechselerkrankungen, Tumoren
- **Urologie:** z.B. bei Harnabflußstörungen, Tumoren, Dialysepatienten
- **Gynäkologie:** z.B. bei endokrinologischen Erkr., Osteoporose, Tumoren.

1.3   OP-Vorbereitung

1.3.1   Empfehlungen zur Patientenaufklärung

- **Selbstbestimmungsrecht:** Die Aufklärung des Pat. im *persönlichen Gespräch* und in verständlicher Weise ist die *Voraussetzung* für die Einwilligung in jeden diagnostischen oder therapeutischen Eingriff in die körperliche Integrität
- **Ziel** der Aufklärung: Entscheidungsfindung (für oder gegen Eingriff) des Pat. in Kenntnis der Notwendigkeit, Dringlichkeit, aber auch Tragweite des Eingriffs
- Das Aufklärungsgespräch muß durch den **Arzt** erfolgen
- **Zeitpunkt:** Bei Wahleingriffen nie später als am Vortag der OP Pat. aufklären. Ausnahme: kleine ambulante Eingriffe, Notfälle

- Es **muß** eine Aufklärung stattfinden über:
  - *Diagnose* (Befinden des Pat. jedoch berücksichtigen, z.B. Tumorpatient)
  - *Verlauf:* Art, Umfang des Eingriffs, Folgen, Erfolgschancen
  - *Risiken:* typische allg. (z.B. Infektion, Wundheilungsstörung, Gefäßbzw. Nervenverletzung, Thrombembolien) und OP-spezifische Risiken
  - *Fremdblut, Eigenblut:* Eigenblutentnahme muß frühzeitig aus org. Gründen, z.B. in der Ambulanz, in die Wege geleitet werden (☞ 3.2.)
- **Umfang:** wird bestimmt von der zeitlichen und sachlichen Notwendigkeit des Eingriffs. Bei dem häufigsten Fall des Wahleingriffs in der Orthopädie gelten relativ strenge Maßstäbe zur Aufklärung
- Bei **Minderjährigen** muß die Einwilligung von den Eltern – grundsätzlich von *beiden* Elternteilen oder Sorgeberechtigten – eingeholt werden. Bei kleineren Eingriffen darf sich der Arzt auf die Ermächtigung des anderen nicht erschienenen Elternteils ungefragt verlassen. Bei größeren Eingriffen jedoch muß sich der Arzt der Zustimmung beider Elternteile vergewissern
- Bei Ausländern mit deutlichen Verständigungsproblemen → Dolmetscher
- **Dokumentation** des Aufklärungsgespräches (Zeichnungen sind vorteilhaft) mit Datum und Inhalt in Akte oder auf Aufklärungsbogen. Die schriftliche Einwilligungserklärung des Pat. muß vorliegen. *Die Beweislast über eine erfolgte Aufklärung liegt beim Arzt*
- **Merkblätter** zur Patientenaufklärung (z.B. *Stufenaufklärung nach Weissauer: perimed Compliance Verlag, 8520 Erlangen*) verbessern die Patientenaufklärung, ersetzen jedoch nicht das persönliche Aufklärungsgespräch.

1.3.2   Checkliste zur OP-Vorbereitung

- **OP-Programmplanung:** OPs möglichst gleichmäßig über die Woche verteilen
- **Blutkonserven/Eigenblutpatient:** Wenn Pat. präop. *Eigenblut* (☞ 3.2.1) gespendet hat, auf Verfallsdatum der Konserven achten. Ansonsten auf rechtzeitige Bestellung und ausreichende Menge an Blutkonserven achten (☞ 3.2.1)
- **Einwilligungserklärung** unterschrieben vorliegend (Narkose und OP)?
- **OP-Fähigkeit:** Im Zweifelsfall mit Anästhesist oder Internist rechtzeitig klären (Konsil)
- **Labor:** Path. Werte? Grund um Pat. von OP abzusetzen? Rücksprache notwendig? Aktuelle Labordaten, frisches Kreuzblut bei Bedarf. *Cave:* auf seltene Blutgruppen achten. Irreguläre AK?
- **Salizylattherapie?** → eine Woche vor OP absetzen
- **Rö.:** Liegen **aktuelle** aussagekräftige Bilder der richtigen Seite und Lokalisation vor?
- **Rasieren:** Pat. vollständig an der richtigen Stelle rasiert? Hautverhältnisse in OP-Region?
- **Seitenmarkierung** auf Haut: richtige Seite markiert?
- **Pat.-Vorstellung** mit Rö.-Bildern mit Chef oder zumindest Oberarzt durchgeführt? Unklarheiten? Fragen? OP-Taktik klar?
- **Pat.:** Am Abend vorher nochmals zum Pat. gehen. Fragen beantworten (auch psychologisch wichtig)
- **OP-Zeichnung:** Bei TEP → Hüfte (Bestimmen der Pfannen- und Schaftgröße), **Umstellungsosteotomien** → Knie, Hüfte, **Verlängerungsosteotomie** → Hüfte.

1

1.4   Stationsmanagement, Organisation

Ziele: Verbesserung der Zusammenarbeit (*Teamwork*) und Kommunikation im Klinikalltag → reibungslosere klinische Arbeit; *Zeitersparnis:* effektiveres Arbeiten durch bessere Organisation, Koordination und Planung. Erwerb von *Vertrauen* bei Pat. und Personal durch korrektes ärztliches Verhalten.

1.4.1   Stationsmanagement

■ Visiten

Stationsvisite
- **Allgemeines:** Die tägliche Stationsvisite ist Hauptkontaktmöglichkeit zwischen Pat. und Arzt. Daher sehr aufmerksam sein. An DD denken
- **Zeiteinteilung:** wenn möglich Visite vormittags machen. In operativen Häusern jedoch oft nicht möglich
- **Gespräch:** „*Patientenzentrierte Visitenführung*", damit der Pat. bei Visiten zu Wort kommt. Das Informationsbedürfnis des Pat. (und des Personals) ist zu berücksichtigen. Wichtige zeitintensive und persönliche Gespräche sowie eingehende Untersuchungen gehören nicht zur Visite. Dafür sollte man sich Zeit außerhalb der Visite nehmen. **Führung eines Pat.** muß man lernen. Sie ist Voraussetzung für **Mitarbeit** des Pat.
- **Patient:** Subjektives Befinden, Mobilisation. Medikamente, **aktueller Status**, Änderung eingetreten, Hb, Komplikationen, Fieber, Wunde, Verband, D,M,S, Drainagen, Infusionstherapie, Wasserlassen, Stuhlgang o.B., Nachsorge?
- **Personal:** Einbeziehung in die Visite; auf seine Beobachtungen Wert legen
- **Anordnungen:** Neue Rö.-Bilder (postop. Bild bei allen Osteosynthesen, Implantaten)? Absetzen oder Ansetzen von Medikamenten? Weitere Diagnostik? Anweisungen für Pat.? Verhaltensmaßregeln? Organisatorische Hinweise? Entlassung?
- **Verhalten:** Keine Zurechtweisung von Mitarbeitern vor Pat. Kein Herumkommandieren. Selbstkontrolle bewahren. Auf angemessenen Ton achten. Vermeiden von medizinischen Diskussionen am Krankenbett
- **Dokumentation:** Im Kurvenblatt bei den jeweiligen Visiten evtl. handschriftliche leserliche Einträge. Bei KO oder Besonderheiten exakte und ausführliche leserliche Dokumentation sehr wichtig (evtl. Schadensersatzforderungen; ☞ 1.5.1)
- **Verbände:** Verbandswechsel (☞ 2.1.1). Als Stationsarzt und Operateur – wenn immer möglich – ersten Verbandswechsel selbst machen
- „*Kurvenvisite*" einmal pro Wo. zu empfehlen
- Rechtzeitig **Weiterversorgung** ansprechen (z.B. AHB, Heimplatz, häusliche Versorgung

Chefarzt-, Oberarztvisite
- Gute Vorbereitung (Rö.-Bilder, Pat.-Daten, Verlauf, Procedere). Wichtige Befunde muß man im Kopf haben. Evtl. Notizen auf kleinen Zettel („DIN-A-Chef")
- Vorstellen eines Pat.: Beschränkung auf das Wesentliche. Angaben sachlich exakt und klar, z.B.: „Herr XY, 5. postop. Tag nach zementfreier TEP re Hüfte. Komplikationsloser Verlauf. Voll mobilisiert. Geplant ist die Entlassung in 10 Tagen in die AHB". Röntgenbilder zeigen
- Gezielte Fragen stellen zum weiteren Procedere bei Unklarheiten.

■ Rezepte

Ein Rezept umfaßt
- Name, Anschrift, Berufsbezeichnung des Verschreibenden (Stempel). Datum
- Kürzel „Rp" (lat. Rezipe = verschreibe) ist üblich, jedoch nicht vorgeschrieben
- Name des Arzneimittels, Arzneiform (z.b. Tabl., Supp., Drg., Tr., Salbe)
- Menge: (z.b. 1 mg) pro abgeteilter Arzneiform und Stückzahl. *N1:* kleinste Packung, für Behandlung von Erkrankungen mit kurzer Dauer. *N2:* mittlere Verlaufsdauer, *N3:* für Dauertherapie
- Ggf. Anweisungen zur Herstellung für den Apotheker, z.B. für Salben
- Anweisungen zur Einnahme, z.b. 3 x tägl.
- Name, Vorname, Geburtsdatum und Adresse des Pat. (Versicherten)
- Vorgedruckte Formulare: nur für Krankenkassen- und BtM-Rezepte vorgeschrieben.

■ Betäubungsmittel (BtM)

Nur bei zwingender Ind. verschreiben. *Aber:* „Verordnungsschwelle BTMVV-Rezept" darf nicht von der Verordnung starker Schmerzmittel z.b. bei Tumorschmerzen abhalten!
- **Liste** der BtMVV-(Betäubungsmittelverschreibeverordnung)pflichtigen Medikamente z.b. in den violetten Seiten der „Roten Liste"
- Es darf für einen Pat. nur ein BtM tägl. verschrieben werden, in begründeten Einzelfällen auch Verschreibung von zwei BtM an einem Tag.
- Die in der BtMVV (bzw. Roten Liste) dokumentierte **Höchstmenge** darf bis zum 2-fachen, in außergewöhnlichen Fällen bis zum 4fachen überschritten werden, der *eigenhändige, handschriftliche* Vermerk "Menge ärztlich begründet!" entfällt.
- Über die angeführten Punkte hinaus muß die BtM-Menge pro Packungseinheit (in g oder mg) und die Stückzahl (in arab. Ziffern und in Worten wiederholt) handschriftlich vom Arzt angegeben werden
- Ferner muß vermerkt sein, für wieviele Tage verschrieben wird, sowie Einnahmehäufigkeit und -menge („Signatur")
- Datum muß nicht mehr handschriftlich angegeben werden.
- Der Verbleib des BtM ist auf Karteikarten nach amtlichem Formblatt nachzuweisen. Dies muß vom Arzt (z.B. dem Stationsarzt) mind. 1 x monatlich überprüft werden. Die Unterlagen sind 3 J. aufzubewahren
- Anforderung des 3teiligen amtlichen **Formulares** (bei Erstanforderung Approbationsurkunde beilegen): *Bundesopiumstelle im Bundesinstitut für Arzneimittel und Medizinprodukte, Genthiner Str. 38, 10785 Berlin,* ☎ 030/254920.

■ Perioperative Organisation

- Verantwortlich für Aufklärung und OP-Vorbereitung ist der Stationsarzt
- Operateur muß sich um die ordnungsgemäße und sachgerechte Durchführung der OP kümmern: Lagerung, OP-Ablauf, postop. Kontrolle auf Wachstation
- Geeignete Assistenten für OP gewinnen. „Premieren-OPs" von erfahrenen Operateuren assistieren lassen.

1

Tips zur Planung für Operateur
- Vor den OPs wichtige Punkte erledigen (Prioritäten überlegen); möglichst schon **organisatorische Absprachen mit** nicht zu OPs eingeteilten Stationskollegen treffen (z.B. Telefonate, Unterlagen, Gipse, Verordnungen)
- **Gute Planung,** intraop. Arbeitsschritte präop. überlegen. Gerade als Anfänger die OP in Gedanken durchspielen. „Hausaufgaben" machen: Literaturstudium. Anatomie einprägen
- **Operationszeichnungen:** z.B. für TEP Hüfte, Umstellungen
- Bei seltenen OP-Techniken, besonderem Instrumentarium, Abweichung von Standardverfahren: mit **OP-Personal** absprechen. Vor OP überprüfen, ob Instrumentarium, Osteosynthesematerial bzw. Implantate vorhanden
- **Patientenvorstellung**: Chef oder Oberarzt: Ind. korrekt? OP-Verfahren? Individuelle OP-Taktik?
- **Narkose- und OP-Fähigkeit** sicher gegeben? Kontrolle z.B. von Labordaten. Evtl. Rücksprache mit Anästhesist
- **Absetzen oder Verschieben des Pat.** vom OP-Plan: baldige Meldung an diensthabenden Oberarzt.

Postoperative Pflichten
- Rö.-Kontrolle und **klinische Kontrolle** durch Operateur, Dienstarzt sowie Stationsarzt auf (Wach-)Station. Auf Nachblutung, neurologische Störungen sowie Durchblutung achten. Gipskontrolle (**„Patient im Gips hat immer Recht"**)
- Bei **KO** sofort zuständigen Oberarzt informieren (Kontrolle des Pat. vor Verlassen der Klinik)
- **OP-Bericht** gleich nach OP erstellen
- Im Rahmen der postop. Betreuung sollte der Operateur, auch wenn er nicht der zuständige Stationsarzt ist, mit dem Pat. fürsorglich in Kontakt bleiben und den Verlauf zusätzlich überwachen. **Dies gilt umso mehr, wenn KO eintreten.**

■ Umgang mit Problempatienten, Angehörigen, Kollegen und Personal

Onkologischer Patient (vgl. auch Senn H.-J. et al. 1988)
Der Umgang mit diesen Pat. stellt hohe Ansprüche an alle Beteiligten. Die Einstellung des Arztes gegenüber dem „Krebs" sollte optimistisch sein. Dem Pat. nicht ausweichen.

Aufklärungsstrategie
- Information mit entsprechendem menschlichen Einfühlungsvermögen erst nach Erhalt des histologischen Ergebnisses
- Sich für die Aufklärung Zeit nehmen
- Überwiegende Meinung ist, den Pat. über seine Erkr. und die Ther. aufzuklären (Gründe: Mündigkeit, Kooperation für Ther., juristische Aspekte, Verarbeitung der Erkr.); von Mehrzahl der Pat. wird dies auch gewünscht *(Jonasch et al. 1989)*
- Die Hoffnung auf Ther.-Möglichkeiten darf nie vernichtet werden
- Keine konkreten prognostischen Angaben machen (große individuelle Schwankungsbreite)
- Für Pat. immer gesprächsbereit bleiben und Zuwendung signalisieren
- Mehrere vertrauensvolle Gespräche Patient-Arzt-(Familie) sind nötig. Die Verarbeitung der Erkrankung ist ein längerer Prozeß
- Informationen schrittweise in verständlichen Worten geben, evtl. nicht immer die ganze Wahrheit sagen.

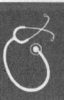

Psychisch auffällige Patienten
Psychosomatische Erkrankungen (☞ Kapitel 8)
Querulant: Der Querulant versucht eigenes, meist falsch beurteiltes Recht ohne Rücksicht auf andere oft in maßloser Weise durchzusetzen. Der Pat. berichtet u.a. über Fehldiagnosen anderer Kollegen, falsche oder zu späte Behandlung.
Hier ist geschicktes Verhalten notwendig. Von Beginn an sollte man eine objektive Stellung ohne jegliche Wertung einnehmen.

Simulant: täuscht einen Krankheitszustand vor. Meist werden schwer objektivierbare Beschwerden angegeben: z.B. Kopfschmerz, Kreuzschmerz, Schwindel. Die **Beschwerden müssen jedoch immer ernst genommen** werden, nach einer organischen Erkrankung ist zu forschen. Bei unauffälligem Befund können widersprüchliche **Teste unter Ablenkung des Pat.** den V.a. Simulation bzw. Zweifel an den Beschwerden aufkommen lassen, z.B. Lasègue hoch positiv, aber im Langsitz Finger-Zehenabstand nahe 0 cm. Angemessene Reaktion: Erkennen der Hilfsbedürftigkeit des Pat., Berücksichtigen der persönlichen Situation, des sozialen Umfeldes.

Angehörige
• Sachlich informieren. Bei Beschwerden bewußt ruhig und sachlich bleiben, sich nicht einschüchtern lassen
• Bei sehr schwierigen Gesprächen zuständigen Oberarzt hinzubitten
• In Einzelfällen Rücksprache mit Angehörigen **suchen**, insbes. bei Problempatienten (Hintergrundinformationen)
• Klärung und Organisation der Nachsorge nach Entlassung.

Personal

Pflegepersonal
• In Fragen der Organisation und auch in praktischen medizinischen Dingen erfahrenes Stationspersonal um Meinung oder Rat fragen. Sie kennen den Ablauf auf Station am besten. Teamarbeit, partnerschaftliche Zusammenarbeit!
• Injektionen, Infusionen sowie Blutentnahmen und Bluttransfusionen sind Aufgaben des Arztes. Zum Aufgabenbereich des Krankenpflegepersonals gehören die Vorbereitung dieser Maßnahmen
• Die Durchführung von i.m.- und s.c.-Spritzen sowie Blutabnahmen kann der Arzt einer qualifizierten Krankenpflegeperson übertragen
• Personal unterrichten. Konkrete medizinische Sachverhalte näherbringen (z.B. bei Visite). Interne Fortbildungen organisieren
• Regelmäßige Stationskonferenz mit Pflegepersonal organisieren. Gute Kommunikation ist essentiell!

Krankengymnasten(-innen)
Sollte man bitten, sich an den Visiten zu beteiligen. Über Behandlungsfortschritte oder -probleme informieren. Nützlich: sich KG-Techniken aneignen.

Kollegen

Oberarzt
• Jeden neuen Pat. dem zuständigen Oberarzt vorstellen
• Ein- bis zweimal in der Wo. wird eine Oberarztvisite durchgeführt. Problempatienten werden gesondert vorgestellt. Die diagn. und ther. Maßnahmen werden insbes. in schwierigen Fällen überwacht. Der Oberarzt ist die erste Anlaufstelle für Probleme und Fragen, die auf Station oder im Funktionsbereich auftreten.

1

Einweisende Ärzte
- Wert legen auf gute Zusammenarbeit und Informationsfluß, Kollegialität
- Rechtzeitiges Schreiben der Arztbriefe
- Keine überheblichen oder negativen Aussagen über Diagnostik, Diagnosen und bisherige Ther. behandelnder Ärzte
- Bei Unklarheiten und Schwierigkeiten Rückmeldung im Interesse des Pat. und einer guten Zusammenarbeit
- Nach Pat.-Entlassung. meist Weiterbetreuung durch niedergelassenen Kollegen/Orthopäden. Eine ambulante Wiedereinbestellung sollte individuell gehandhabt werden. *Cave:* Empfehlung von bestimmten Kollegen auf Pat.-Wunsch.

■ **Bettenplanung**

Eine optimale Bettenplanung erfordert einen vollständigen aktuellen Überblick über die Stationsbelegung sowie die Abschätzung über Heilverläufe.
Tips
- Mit Schwestern Bettenplanung absprechen
- Bewährt hat sich das Festlegen von Entlassungsterminen (bei mittleren und großen OPs) ca. 5–7 Tage vor der geplanten Entlassung. Das ist nicht immer möglich. Notfälle, KO machen eine sicher scheinende Planung oft zunichte
- Pat. *rechtzeitig* über Entlassungs- oder Verlegungstermin informieren. Der Pat. bzw. seine Angehörigen müssen häusliche Angelegenheiten rechtzeitig regeln können
- Rechtzeitig **AHB** oder Verlegung in Nachsorgekliniken einleiten. Termine für Verlegungen müssen oft Wo. im voraus geklärt sein. Gehfähigkeit sollte gegeben sein. Guter Kontakt zu Sozialdienstmitarbeiter ist wichtig.
- Nicht zu viele Pat. an einem Tag einbestellen oder entlassen. Goldener Standard: 2 bis max. 3 Pat. pro Tag aufnehmen bzw. entlassen.

■ **Entlassung, Verlegung und Beurlaubung des Patienten**

- **Entlassungsuntersuchung** durchführen
- **Entlassungspapiere** (Kurzbrief) *am Tag vor der* Entlassung schreiben
- **Abschlußgespräch:** NB, Arbeitsfähigkeit, Verhaltensmaßregeln (Schule, Sport, Beruf, Privatleben). Evtl. Umschulung, Berufswahl? Wiedervorstellung (prinzipiell in Ambulanz; nicht auf Station wiedereinbestellen → meist problematisch aus Zeitgründen). Reha-Maßnahmen, AHB
- **Soziale Situation** (Angehörige) und Weiterversorgung klären. Transport, Fahrtüchtigkeit, Medikamente, Sozialstation, Gemeindeschwester, Hausarztkontakt, Verlegungsbericht, Krankmeldung. Rezept ausschreiben?
- **Entlassung gegen ärztlichen Rat:** Pat. aufklären. Unterschreiben lassen
- **Behandlung erfolglos:** offenes Gespräch; Tip: auch andere Meinungen hören
- **Beurlaubung:** nur gegen Unterschrift
- **Verlegung:** wichtige Unterlagen, evtl. Rö.-Bilder (Kopie) mitgeben. Verlegungsbericht mit Procedere. Telefonische Rücksprache mit Ober- oder Stationsarzt.

1.4.2   Nachtdienst
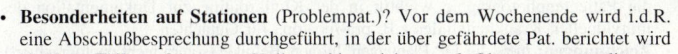

- **Besonderheiten auf Stationen** (Problempat.)? Vor dem Wochenende wird i.d.R. eine Abschlußbesprechung durchgeführt, in der über gefährdete Pat. berichtet wird
- **Unklare Fälle:** erfahreneren Kollegen hinzuziehen, evtl. Oberarzt verständigen
- **Orientierung über Örtlichkeiten, Formularwesen, Standort des Notfallkoffers.** Reanimation „trocken" üben. Eigene Fähigkeiten realistisch einschätzen
- **Kontrolle frischoperierter Pat.**: D,M,S, Nachblutung, Schmerzen
- **Kontrollgang**: Gegen 22°°–23°° nochmals über alle Stationen gehen und nach Besonderheiten fragen. Man spart sich evtl. einige Wege in der Nacht
- Im Zweifelsfall sich nicht nur telefonisch informieren lassen oder telefonisch Anweisungen geben. Besser: nach Pat. schauen
- **Morgenbesprechung:** über Besonderheiten berichten, z.B. OP-Planänderung, Komplikationen, OP-Zeichnungen, Pat. die sich zur Kontrolle nochmals vorstellen werden
- Arztbriefe schreiben. Schreibtisch aufräumen
- Notfalloperationen (☞ 1.1.2).

1.5   Dokumentation

1.5.1   Allgemeines

- Dokumentationspflicht: *Eintrag* bzw. *Diktat für Krankenblatt* (Aufnahmebefund, Diagn. mit Befundung, Ther., OP-Bericht, Verlauf, Epikrise). Kurz fassen. Hierbei schon an den späteren Arztbrief denken
- Gesetzliche Vorschrift ist die Kodierung der Hauptdiagnose anhand **ICD-9**. Der orthop. Bereich ist bisher jedoch schlecht und unpräzise systematisiert
- **EDV**-unterstützte Dokumentation in medizinischen Bereiche (Krämer 1993). *Forderung:* Standardisierte (prospektive)-Datenerfassung in Klinikroutine (integriertes Konzept, basierend auf Daten- und Prozeßmodellen; Client-Server-Prinzip, u.s.w).

Zu Beachten

- Befunde, die nicht aufgeschrieben werden, sind verlorene Befunde
- Wichtige Informationen sollten jedoch nicht in einer Masse von überflüssigen Details untergehen. **Qualität**, nicht Quantität der Information
- Objektivität. Klare, präzise, kurze Sätze. Keine persönlichen Bemerkungen
- Gelegentliche **Skizzen** sagen oft mehr als lange Sätze
- Verlaufsdokumentation (mit Datum, evtl. mit Uhrzeit).

Untersuchungsbögen

Mit *standardisierten* Untersuchungsbögen lassen sich ca. 70 % der orthop. Erkrankungen im Routinebetrieb erfassen. Sie sollen einem sinnvollen Untersuchungsgang mit wenig Positionswechsel entsprechen. Die Bögen eignen sich insbes. für Anfänger und für Gutachten. Für eine strukturierte Datenerfassung sind an manchen Kliniken EDV-gerechte Untersuchungsbögen eingeführt. Dieser Trend wird zunehmen (→ „elektronisches Krankenblatt"). Sinnvoll ist die Berücksichtigung von ausgewählten Scores (Krämer u. Maichl 1993).

1

Photographie, Film, Video, Zeichnungen
- **Photographie:** wichtiges Dokumentationsmittel. Neben Lehre und Forschung ist die Patientenphotographie wichtig in der Klinikroutine zur Dokumentation des individuellen Krankheitsfalles z.b. prä-/postop., für Gutachten
- **Zeichnungen:** meist für OP-Planungen. Intraop. Befunde (sofern nicht photographiert), Umrißzeichnungen (z.B. Beinachsendeformitäten bei KI → Verlauf, spart Rö.-Aufn.)
- **Filme, Video:** selten in der Klinikroutine. Wissenschaftliche Dokumentation.

1.5.2   Aufbau eines Operationsberichtes

Standardisierte Operationsberichte: ☞ einzelne Krankheitsbilder.

- Personalien, Diagn., OP (mit z.b. ICD- und ICPM-GE-Schlüssel)
- Evtl. Angaben zur **Indikationsstellung** (hilfreich bei Nachfragen, Gutachten, wissenschaftlichen Auswertungen)
- **Bericht:** Kurze stichwortartige Sätze, Befund präzise beschreiben. Besonderheiten und intraop. KO darlegen
- **NB:** Unsicherheiten in der NB vorbeugen, indem auf **Standards** in der Klinik verwiesen wird. Bei Abweichung möglichst präzise Angaben machen (z.B. Dauer der Entlastung, wann Mobilisation, Gipswechsel, Antibiotikatherapie)
- Angeben, ob **Präparat** an Pathologie (bei Knochenerkrankungen unbedingt mit Rö.-Bild), ob intraop. **Photographie.**

1.5.3   Arztbrief

- **Aufgabe** eines Arztbriefes: Dokumentation. Epikrise für Krankenblatt. Information des Empfängers
- **Schulung des klinischen Denkens** sowie „Visitenkarte" der Klinik und des Briefautors
- **Knappe und präzise Darstellung** des Wesentlichen im Interesse der Zeit aller Beteiligten. Ein Drei-Seiten Brief in der Orthopädie ist in seltensten Fällen nötig. Bemühen um guten **Stil**, Klarheit, Logik
- **Übermittlungsdauer** Arztbrief: goldene Regel → Arztbrief am Entlassungstag diktieren. Hier ist die Erinnerung noch frisch
- **Vorläufiger Arztbrief:** stichwortartig wichtige Informationen, v.a. über die NB.

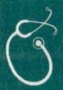

Aufbau eines Arztbriefes (Ziel: Umfang 1 Seite)

- **Anschrift, Absender**, Telefon, Datum. **Anschrift Empfänger** (einweisender Kollege, mitbehandelnde Kollegen)
- **Bezug**: Patientendaten, Untersuchungsdatum, Dauer des stationären Aufenthaltes
- **Anrede**
- **Diagnose**: ausführlich, evtl. mit Angabe von Ätiologie und Ausmaß
- **Therapie**, Operationen am ...
- **Anamnese**, klinischer **Befund** (objektive Befunddarstellungen, keine Wertungen, Telegrammstil)
- **Apparative Diagnostik** und Konsiliaruntersuchungen zusammenfassend beurteilen, nicht wörtlich zitieren
- **Beurteilung, Wertung** und Auswahl der Daten. Begründung der Diagnose oder Verdachtsdiagnose und Indikation zur Operation
- **Therapie und Verlauf. Therapieerfolg**
- **Therapievorschlag**, evtl. vorsichtige Aussage über Prognose, insbes. wenn mit Pat. besprochen. Medikamente? Aufklärung? Wiedervorstellung? Arbeitsfähigkeit? Weitere geplante Maßnahmen?
- **Grußformel, Unterschrift**.

Beispiel eines Arztbriefes (Koxarthrose, TEP)

Sehr geehrte(r) Frau Kollegin/Herr Kollege,
wir berichten über obengenannten Patienten, der sich vom ... bis ... in unserer stationären Behandlung befand.

Diagnose: primäre Koxarthose li. (ICD 715.1)
Therapie: TEP links (zementiert) am:..

Der Patient wurde stationär aufgenommen zur TEP aufgrund einer klinisch und röntgenologisch eindeutigen Koxarthrose.
Am... wurde die oben genannte Operation durchgeführt. Der postoperative Verlauf war komplikationslos bei primärer Wundheilung. Das postoperative Röntgenbild zeigte einen regelrechten Sitz der Prothese.
Der Patient konnte programmgemäß in üblicher Weise unter krankengymnastischer Anleitung mobilisiert werden. Belastungsform zuletzt: Vollbelastung. Letzte Medikation....;
AHB eingeleitet. Kontrollbedürftige Laborwerte:.....
Therapieempfehlung: Weiterhin Krankengymnastik mit Gangschulung. Vollbelastung. Wiedervorstellung in Ambulanz nur bei Besonderheiten erbeten.

Mit freundlichen kollegialen Grüßen

Unterschriften

1

Martin Stock

2

Ärztliche Arbeitstechniken

2.1   Verbände

2

2.1.1   Wundverband

- **Primär geschlossene Wunden:** Wunde mit saugfähiger Mullkompresse abdecken und mit elastischem Klebeverband fixieren (z.B. Fixomull stretch®). Nicht unter Spannung aufkleben → Spannungsblasen. Ein steriler OP-Verband ist ein sehr guter Schutz gegen Keime, deshalb Verband ohne Anlaß (z.B. postop. Blutung) nicht zu früh wechseln (2.–4. postop. Tag). Verband soll luftdurchlässig sein, um feuchte („Brut"-)Kammer zu vermeiden. Sobald *Wunde trocken* (nach ca. 2–3 Tagen) → Verband entfernen und offene Wundbehandlung möglich. An mechanisch beanspruchten Regionen Schutz der Wunden durch Pflasterverband (z.B. Hansapor®)
- Evtl. Ränder einschneiden, um Spannungsblasen zu vermeiden und Gelenkbeweglichkeit nicht einzuschränken.
- An *Gliedmaßen* zusätzlich elastischer Kompressionsverband (☞ 2.1.2)
- Im *Gesicht* kein Wundverband nötig: rasche Wundheilung und schwierige Verbandsfixation; evtl. Sprühverband
- **Nässende, offene Wunden** mit Salbenpaste (z.B. Branolind®) oder Fettgaze (z.B. Sofratüll®) bedecken, um Verkleben des Verbandes mit Wunde zu verhindern
- **Infizierte Wunden:** für kontinuierlichen Abfluß des Wundsekretes sorgen. Evtl. Auflegen von mit NaCl-Lösung oder Rivanol® getränkten Kompressen (zwei Effekte: *Kühlung* durch Verdunstung; *Feuchtigkeitsstrom* von sezernierender Wunde bis zur Verbandoberfläche). Moderne Hydrokolloidverbände (z.B. Varihesive®) können mehere Tage belassen werden. Gute Erfahrungen bestehen gerade bei „Problemwunden", wie z.B. Decubitus, Ulcus cruris. Vorteil: Wundsekret kann ablaufen, das sich bildende Granulationsgewebe wird durch die größeren Zeitabstände zwischen den Verbandswechseln geschont.

2.1.2   Kompressionsverband

- **Ziel:** Verringerung eines posttraumatischen bzw. postoperativen Ödems; Blutstillung; Thromboseprophylaxe (☞ 3.1.7)
- **Immer von distal nach proximal mit elastischen Binden wickeln (mit gleichmäßigem Zug).** Binden sollen sich etwa zur Hälfte überlappen. An Gelenken in *Achtertouren* wickeln *(Schildkrötenverband)*, um Faltenbildung zu vermeiden. Bei stark konischen Verbänden *Umschlagtouren* verwenden *(Kornähren-Verband)*
- **Wichtig:** Schnürfurchen und „Fenster" vermeiden → Zirkulationsstörungen, Kompartementsyndrom (☞ 19.2.12), Fensterödem.

2.1.3   Spezielle Verbände

- **Schienenverbände:** zur Ruhigstellung von Fingern und Hand, z.B. Fingerschiene nach Böhler®, Link Finger Splint® oder biegsame, auf die gewünschte Länge kürzbare, gepolsterte Aluminiumschienen. **Bei Fingerverletzungen immer Handgelenk mit fixieren;** Gelenke in Funktionsstellung (☞ 2.2.3). Anwickeln der Schienen durch elastische Binde

- **Zinkleimverband:** Zur Kompressionsbehandlung bei allen Schwellungszuständen am Unterschenkel, z.B. nach Venenthrombose (☞ 4.2.3) oder Gipsbehandlung. *Cave:* Schnürfurchen (Verband nicht elastisch). *Kontrolle des richtigen Sitzes:* Zehen, die in Ruhestellung evtl. leicht bläulich verfärbt sind, werden aber nach Umhergehen rosig. **Wichtig:** Vor Anlegen muß Extremität vollständig abgeschwollen sein. Sonst vorher ca. 2 h hochlagern

- **Verband bei Fixateur externe:** Tägliche Desinfektion der Austrittsstellen, der Stäbe, evtl. Bäder in verdünnter Betaisadonalösung®. Stäbe mit fusselfreien Kompressen *von zentral nach peripher* polieren. Krusten und Verklebungen lösen. Bei Kindern vor Entlassung Schulung der Eltern. Kurzfristige Kontrollen wichtig: *Gefahr der Bohrlochosteomyelitis* (☞ 13.3.5)

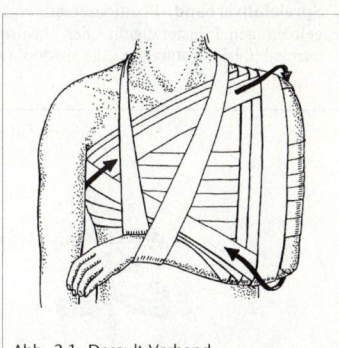

Abb. 2.1: Desault-Verband

- **Desault-Verband:** Hauptindikation zur *kurzfristigen postoperativen Ruhigstellung* der Schulter und des Ellenbogengelenkes für max. 1 Wo. *Polster unter der Achsel nicht vergessen.* Verband besteht aus drei Elementen:
  - *Fixation der Achselpolsterung* (drei Kreistouren)
  - *Fixation des Oberarmes* an den Thorax und Aro. der Schulter (drei Kreistouren)
  - *Anheben des Oberarmes und Fixation des Unterarmes* in 90°-Stellung. Merksatz für Verlauf der Bindengänge: *ASCHE:* (gesunde) *A*chsel → *S*chulter → *E*llenbogen. Binden laufen dabei abwechselnd über Brust und Rücken. Unterarm evtl. mit Tragegurt sichern

- **Velpeau-Verband:** technisch einfachere Variante des Desault-Verbandes. Überziehen eines Trikotschlauches (z.B. Tube-Gauz®), Armöffnungen U-förmig ausschneiden und Enden über Schulter verknoten oder verkleben. Öffnungen für Fingergrundgelenke und Daumen einschneiden

- **Gilchrist-Verband:** Schlauchmull (Länge: 3 x Strecke: Fingerspitzen – Halsansatz) nach zwei Dritteln quer einschneiden und Einführen des Armes in das längere Ende. Kurzes Ende um den Hals führen und schlaufenartig mit einer Sicherheitsnadel am Handgelenk befestigen. Langes Ende um Rumpf führen und mit einer Schlaufe am dist. Oberarm fixieren. Schlauchmull im Bereich der Fingergrundgelenke und des Daumens einschneiden und Finger aus Verband führen. *Polsterung unter der Achsel nicht vergessen.* Vorteil von Fertig-Verbänden (z.B. Tricodur® Gilchrist Bandage): einfaches Anlegen, waschbar, mehrfach zu verwenden

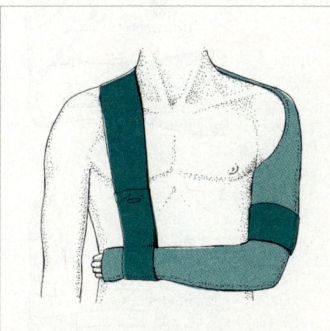

Abb. 2.2: Gilchrist-Verband

- **Rucksackverband:** Zur Ruhigstellung des Schultergürtels nach Klavikulafrakturen (☞ 17.1.8), evtl. nach Schultereckgelenkssprengungen oder nach Trichterbrustkorrekturen. Mit Watte gefüllter schmaler Schlauchmull. Verband täglich kontrollieren (Armdurchblutung: Radialispuls, Blaufärbung, Parästhesien), falls zu locker, nachziehen. Einfacher anzubringen sind Fertigverbände, wie z.B. die Tricodur® Clavicula-Bandage
- **Spreizfußverband:** Fixation einer *retrokapital* untergelegten Pelotte mit dachziegelförmigen Pflasterzügeln oder elastischer Binde zum Testen einer Einlage mit retrokapitaler Abstützung oder postop. (z.B. bei OP nach Mc-Bride; ☞ 19.3.20).

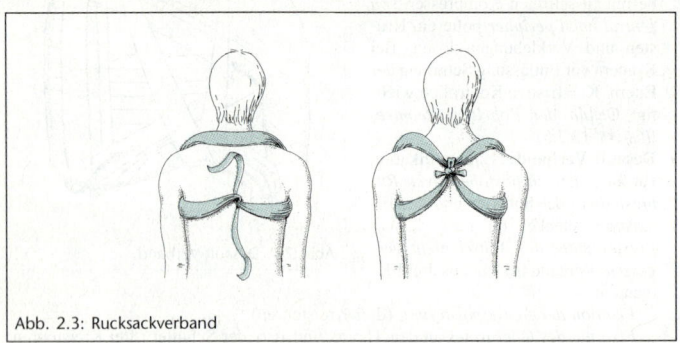

Abb. 2.3: Rucksackverband

2.1.4   Funktionelle Tapeverbände

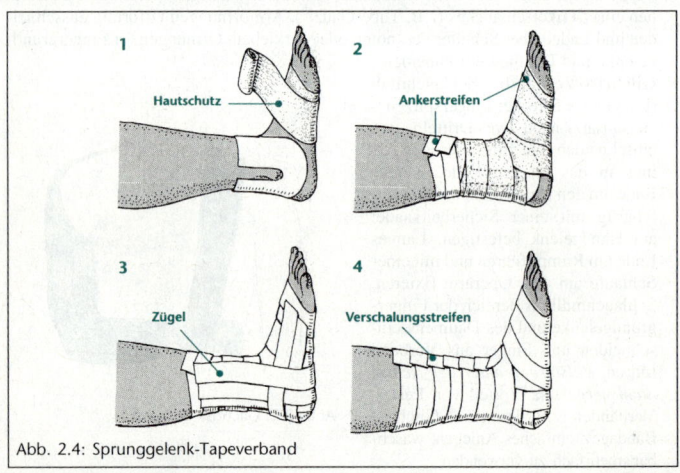

Abb. 2.4: Sprunggelenk-Tapeverband

Ziele: Schutz, Stütze, selektive Entlastung und Bewegungseinschränkung zur Vermeidung von Extrembewegungen.Gelenke werden nicht völlig ruhiggestellt, sondern nur best. unerwünschte Bewegungen eingeschränkt.
Vorteile: keine totale Immobilisation, wenige Inaktivitätsatrophie, schnellere Resorption von Hämatomen, physik. Therapie weiterhin möglich, frühzeitige Arbeits- bzw. Trainingsbelastung.
Typische Indikationen: partielle Außenbandrupturen (OSG), Muskelzerrungen, -faserrisse, Überdehnungen, Tendovaginitiden, Periostitis, Nachbehandlung nach Gipsabnahme, Kapsel-Band-Insuffizienz, permanente Überlastungsreize,
prophylaktisch vor sportl. Betätigung.
KI: ausgedehnte Hämatome, großflächige Hautverletzungen, allergische Hautaffektionen, alle unklaren Diagnosen.

Elemente eines Tape-Verbandes (in der Reihenfolge des Anlegens)
• **Polster:** z.B. Schaumstoffpolster zuschneiden
• **Unterzug:** Hautschutz
  (z.B. Gasofix®Binde)
• **Ankerstreifen:** zur ,,Aufhängung" der Zügel an den Verbandenden
• **Zügel:** tragende Elemente des Verbandes. Bestimmen Funktion des Verbandes (z.B. Entlastung, Bewegungseinschränkung)
• **Fixierstreifen:** verhindern Ablösen von unter Zug stehenden Zügeln (quer zu den Zügeln angebracht)
• **Verschalungsstreifen:** Schließen des Verbandes, Schaffung eines festen Verbundes
• **Sicherungsstreifen:** zusätzlicher Schutz an besonders beanspruchten Stellen.

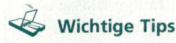 **Wichtige Tips**

> **Falls keine Rasur, Unterzug (z.B. Gasofix®-Binde) nicht vergessen:** Abziehen des Verbandes sonst sehr schmerzhaft.

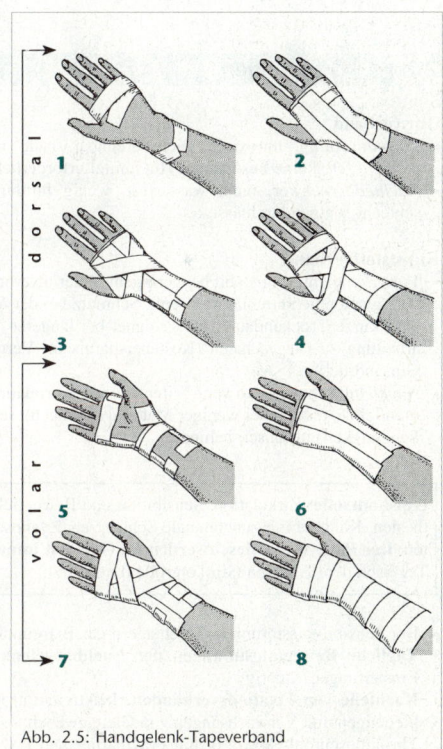

Abb. 2.5: Handgelenk-Tapeverband

2

- Im Regelfall Anlegen der Verbände in *Funktionsstellung* (☞ 2.2.3)
- Bei venöser Abflußstauung müssen Verbände geschlossen sein und am Bein mind. vom Großzehengrundgelenk bis zum Knie reichen
- Bei Schwellungstendenz ausschließlich semizirkuläre Verbände anlegen
- Nach Abnahme des Verbandes Haut mittels Benzin von Pflasterresten befreien und mit Hautcreme behandeln.

> **Wichtiger Hinweis für Pat.:** Verband sofort entfernen bei zunehmenden Schmerzen, bei unter Hochlagerung nicht zurückgehenden Schwellungen, Blau- oder Weißverfärbung der Zehen bzw. Finger, Sensibilitätsstörungen.

2.2   Gips- und Kunststoffverbände

2.2.1   Grundlagen

Gipsverband
- *Vorteile:* billig, untoxisch, nicht brennbar, haut- und kleiderschonend, *gut zu modellieren,* keine besonderen Hilfsmittel erforderlich
- *Nachteile:* schwer, nicht wasserfest, wenig luftdurchlässig, bröckelt leicht ab, schlecht röntgendurchlässig.

Kunststoffverband
- *Vorteile:* leicht, sehr stabil bei geringem Materialverbrauch, luftdurchlässig, wasserfest, gut röntgendurchlässig, wenig Schmutz bei der Verarbeitung, frühe Belastbarkeit, kurze Trockendauer, gut geeignet bei längerer Tragedauer, mögl. Weiterverarbeitung zu Liegeschalen (Kostenersparnis im Vergl. zu Kunststoffschalen nach Gipsabdruck)
- *Nachteile:* schwierig zu verarbeiten, spätere Korrektur durch niedrige Elastizität fast unmöglich, teuer (aber weniger Materialverbrauch), scharfkantige Ränder, brennbar, Feuchtigkeitsaustausch behindert

> **Gipskontrolle:** Zirkulation, Sensibilität und Beweglichkeit überprüfen, auf Parästhesien, Kältegefühl, zunehmende Schmerzen, Zyanose oder auffällige Blässe achten. **Der Patient mit Beschwerden im Gips hat immer recht.** Spätestens am Tag nach dem Anlegen Gipskontrolle durch Arzt.

- Bei Sensibilitätsstörungen: Hochlagern der Extremität, Bewegungsübungen
- **Tägliche Bewegungsübungen der Nachbargelenke** zur Vermeidung unnötiger Einsteifungen wichtig
- **Nachteile von Fixationsverbänden:** Inaktivitätsatrophie, Gelenkeinsteifung, Verklebungen und Verwachsungen von Gleitgeweben, evtl. Hautschäden, Thrombosen, Thromboseprophylaxe z.B. mit Fraxiparin® tägl.1 x 1A s.c..

2.2.2   Anfertigung eines Gipsverbandes

- Gute **Vorbereitung** wichtig, da Gips innerhalb von 5 Min. hart wird
- Gipsbinden, Werkzeug-, Fremd-
materialien und Longetten richten
- **Tauchwasser** vorbereiten; Nor-
maltemperatur ca. 20°, falls raschere Abbindezeit gewünscht
max. 30°. Bei Großgipsen und
mangelnder Routine kälteres
Wasser verwenden
- Vor Anlegen eines Gipses **keine
Rasur** der Extremität (Juckreiz,
evtl. Ekzeme); **kein Einfetten**
(Verschluß der Poren, Zerstörung
des Gipses)
- **Wundverband:** Wundauflagen
mit Polsterung fixieren. Nie mit
Pflasterstreifen (Allergie) oder
mit zirkulären Binden fixieren
(Zirkulationsbehinderung)

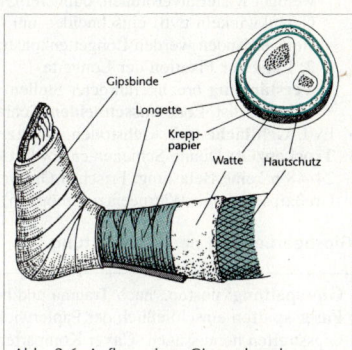

Abb. 2.6: Aufbau eines Gipsverbandes

 Beim Anlegen eines Kunststoffverbandes unbedingt Einmalhandschuhe anziehen. Kunststoff ist sehr schwer von den Händen zu entfernen. Manche Produkte
färben ab; Fleckenentfernung aus Kleidern fast unmöglich.

- **Hautschutz:** Trikotschlauchbinden, Schlauchmull (kein Ankleben des Gipses,
weniger Juckreiz)
- **Polsterung:** zirkulär mit Verbandswatte, Hautschutz an den Umschlagszonen über
Polsterung ziehen (Fixation, sauberer Abschluß des Verbandes). An nicht druckge-
fährdeten Regionen eher sparsam mit der Polsterung umgehen, bes. bei Säuglingen
(gutes Eigenpolster) und zur Behandlung von Frakturen (gute Stellungskorrektur,
Vermeidung von Pseudarthrosen). **Erstverband nach OP und druckgefährdete
Partien dicker polstern (z.B. Nn. ulnaris, radialis, peroneus).** Kommt Haut an
Haut zu liegen: Mullkompresse als Zwischeneinlage zur Verhinderung einer
Hautmazeration

Hervorstehende Drähte (z.B. nach Klumpfuß-OP) mit leeren umgedrehten Sprit-
zen oder Kanülenhülsen versehen und nur diese festgipsen. **Vorteil:** Eigenbeweg-
lichkeit des Drahtes beim Wackeln des Fußes im Gips bleibt erhalten → keine
Reizung des Wundrandes. Gipsabnahme leicht möglich, ohne Drähte versehent-
lich zu ziehen.

- **Kreppapier** straff um Watte wickeln (Gips nicht direkt auf Watte, da diese sonst
zusammenfällt und hart wird). Bei Kunststoffverband kein Papier auf Watte: kein
Verbund → Kunststoff rutscht!
- **Wässern** der Gipsbinden bis keine Luftblasen mehr auftauchen, *Ende festhalten*,
Longetten zusammenfalten. Gipsbinde **ausdrücken**, um raschere Trocknung und
größere Endfestigkeit zu erreichen
- **Konstruktionsprinzip: Unbedingt korrekten Gelenkwinkel beibehalten** →
Falten lassen sich nicht mehr korrigieren

2

- **1. Lage** zügig, flach, *ohne Zug* abwickeln. **Modellieren immer mit der flachen Hand (Cave!** Druckstellen)
- **Longetten** anbringen: Konstruktion von „U-Schienen" → hohe Biegefestigkeit, weniger Materialverbrauch, dünnerer Gips, rascheres Austrocknen. Longetten an Gelenkwinkeln evtl. einschneiden um Wulstbildung zu vermeiden. Bei Kunststoffverbänden werden Longettenkonstruktionen im allg. nicht benötigt
- **2. Lage** zur Fixation der Longette
- **Verstärkung** bruchgefährdeter Stellen
- Gips am dist. Ende **ausschneiden**, Schlauchmull mit Watte umschlagen, fixieren
- Evtl. **Gehfläche** (z.B. Gehstollen, Absatz, Gehwiege) anmodellieren
- **Trockenzeit:** Dünne Schienen ca. 24 h, Gehgipse 48 h, Großgipse bis 5 Tage. Vor 24–48 h keine Belastung. Frischen Gipsverband nicht zudecken (Unterkühlung bei Großgipsen durch Wärmeentzug möglich).

Gipsbearbeitung nach Aushärtung

> **Gipsspaltung:** postop., nach Trauma und bei Entzündung **Gips bis zur letzten Faser spalten** einschließlich der Papierwicklung. Hierzu einen ca. 1 cm breiten Gipsstreifen heraussägen. **Cave:** Kompartement-Sy., Volkmann-Kontraktur.

- **Korrektur von Druckstellen:** Längsinzision und Aufbiegen mit Rabenschnabel-Zange
- **Gipsfenster:** „Deckel" wieder lose anwickeln zur Vermeidung eines Fensterödems. Tips zur Markierung der korrekten Lage der Fenster: Papprößchen der Binden mit eingipsen
- **Gips keilen** (Ausgleich von Achsenfehlstellungen). Evtl. vorher Analgetika (z.B. Tramal®), Gips hälftig einschneiden, aufspreizen, Ergebnis mit Holz oder Kork über dem Drehpunkt fixieren. **Immer Röntgenkontrolle**
- **Entfernung:** Zirkuläre Gipse durch zwei seitliche Schnitte schalen und dann abheben. Gips immer über gut gepolsterten, weichen Partien spalten; **nie über Knochen aufsägen.** Pat. vorher Funktionsweise der oszillierenden Gipssäge erläutern (Lärm, Durchtrennung durch Vibration). Säge immer mit Hand unterstützen, schrittweise vorgehen, **nie Längszug → Verletzungsgefahr!**

2.2.3 Spezielle Gipsverbände

Funktionsstellungen der einzelnen Gelenke	
Schultergelenk	60–70° Abduktion, 30° Flexion, 0° Rotation
Ellenbogengelenk	90° Flexion
Unterarmgelenk	10° Pronation
Handgelenk	20° Dorsalextension (keine Ulnarabduktion!)
Fingergelenke MP-Gelenke PIP-Gelenke	alle Fingerkuppen weisen zum Os naviuclare (korrekte Rotation) 60–80 % Flexion 30–40 % Flexion
Daumengelenke MP- und IP-Gelenke CM-Gelenk	leichte Beugung mittlere Opposition (sog. Flaschengriff)

Funktionsstellungen der einzelnen Gelenke	
Hüftgelenke	10–15° Flexion 0° Abduktion
Kniegelenk	10–15° Flexion
oberes Sprunggelenk	Trittstellung (0°)
Fußgelenke	Neutralstellung aller Gelenke (= plantigrade Auftrittsfläche)

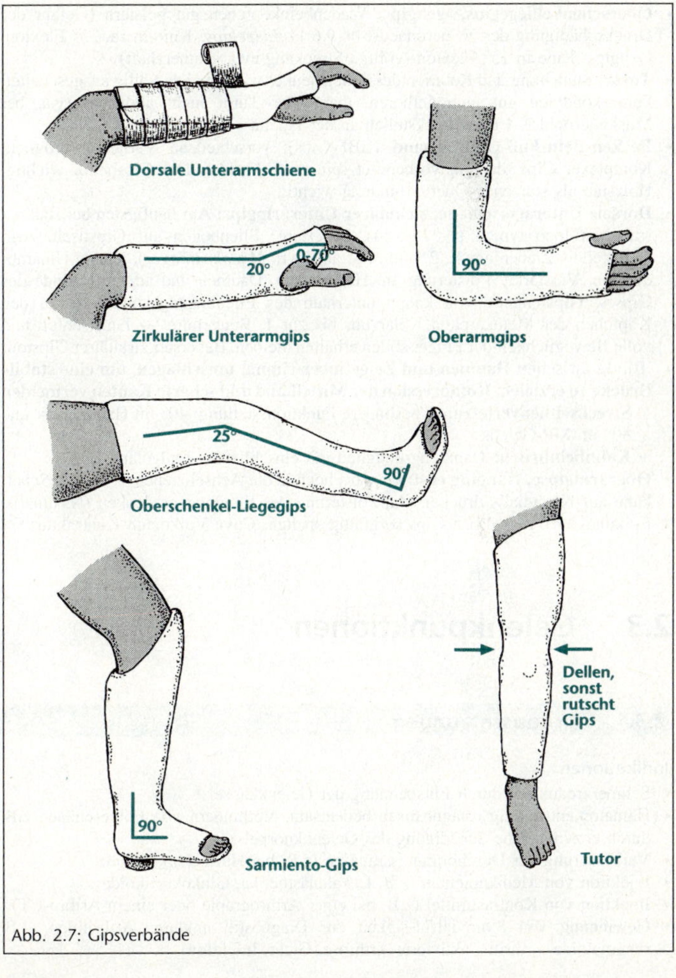

Dorsale Unterarmschiene

Zirkulärer Unterarmgips   20°   0–70°

Oberarmgips   90°

Oberschenkel-Liegegips   25°   90°

Sarmiento-Gips   90°

Tutor   Dellen, sonst rutscht Gips

Abb. 2.7: Gipsverbände

2

- **Unterschenkelliege, -gehgips, Sarmiento-Gips:** Sprunggelenk und Fußsohle dick genug wickeln, Zehenschutz nicht vergessen
- **Sarmientogips:** *ind. bei* Frühbelastung, z.B. bei Unterschenkelschaftbrüchen ohne Verkürzungsneigung. Abstützung am Schienbeinkopf und den Femurkondylen. Gips in 45° Kniebeugung und Rechtwinkelstellung des Fußes anlegen. *Wichtig* ist das gute Ausmodellieren des Schienbeinkopfes, der Oberschenkelkondylen und der Patella, Gegendruck durch Wadenmuskulatur. *Tip:* Vor dem Anlegen Hilfslinien für Modellierung des prox. Gipsendes einzeichnen: ventral → oberer Patellapol, dorsal → 2 QF unterhalb der Kniekehle
- **Oberschenkelliegegips, -gehgips:** Wadenbeinköpfchen gut polstern (Gefahr der Druckschädigung des N. peroneus; ☞ 9.6.1). *Liegegips:* Knie in ca. 25° Flexion. Gehgips: Knie in 15° Flexion (völlige Streckung evtl. schmerzhaft)
- **Tutor:** Stauchung und Rotation des Kniegelenkes werden nicht völlig ausgeschaltet. Femurkondylen gut anmodellieren, damit der Tutor nicht abrutscht (v.a. bei Muskelatrophie). **Cave** Druckstellen an der Patella
- **Becken-Bein-Fuß-Gipsverband** (BBF-Gips): verschiedene Varianten möglich. Komplexer Gips, der gut vorbereitet sein muß. Fachkundige Gipshelfer wichtig. Holzstab als stützende Querverbindung wichtig.
- **Dorsale Unterarmschiene, zirkulärer Unterarmgips:** Am häufigsten bei Radiusfrakturen loco typico (☞ 17.2.14). *Lagerung:* Ellenbogen auf Gipstisch, Arm hochstellen. Ziehen am 1., 2. und 3. Strahl (evtl. *Mädchenfänger*), leichte Ulnarabduktion. Verstärkte Polsterung am Handrücken, Daumen und am prox. Ende des Gipses. Gipslongette von knapp unterhalb des Ellenbogengelenkes bis zu den Köpfchen der Metakarpalia, volar nur bis zur 1. Beugefalte → Faustschluß und volle Beweglichkeit der Finger sollen erhalten bleiben. Bei erster zirkulärer Gipstour
- **Binde zwischen Daumen und Zeigefinger einmal umschlagen, um eine stabile Brücke zu erzielen. Kompression der Mittelhand und scharfe Kanten vermeiden**
  - **Strecksehnenverletzung:** besondere Funktionsstellung: 40° im Handgelenk und 80° im MP-Gelenk
  - **Kahnbeinbruch:** Daumengrundglied mit einschließen, Endgelenk frei
- **Oberarmgipse, Hanging cast:** Gips bis hoch in die Achsel ziehen → kurzer Schaft kann auf N. radialis drücken. An Polsterung des Ellenbogens denken (N. ulnaris, Epikondylen). Zirkulären Gips sorgfältig spalten: **Cave** Volkmann-Kontraktur.

2.3   Gelenkpunktionen

2.3.1   Voraussetzungen

Indikationen
- Schmerzreduktion durch Entspannung der Gelenkkapsel
- Hämatomentfernung (diagnostisch bedeutsam, Verhindern von Folgeschäden z.B. durch enzymatische Schädigung des Gelenkknorpels)
- Verbesserung der Durchblutungssituation (z.B. bei Hüftgelenkserguß)
- Injektion von Medikamenten (z.B. Lokalanästhetika, Glukokortikoide)
- Injektion von Kontrastmittel (z.B. bei einer Arthrografie oder einem Arthro-CT)
- Gewinnung von Synovialflüssigkeit zur Diagnostik unklarer Arthritiden (z.B. rheumatoide Arthritis, aktivierte Arthrose, Gicht, Infektion).

Kontraindikationen
- Infektionen, Hautschäden und Hauterkrankungen in der Umgebung der Punktionsstelle (Gefahr eines iatrogenen Infektes)
- Keine intraartikuläre Injektion von Kortikosteroiden bei Verdacht auf oder gesicherter Gelenkinfektion.

Spezielle Patientenaufklärung
Die Gelenkpunktion stellt einen Eingriff in die körperliche Integrität des Patienten dar und bedarf der Einwilligung des Patienten.
Risiken: Gelenkempyem, Kapselphlegmone, Osteomyelitis, Sepsis und die sich daraus ergebenden operativen Maßnahmen.
Bei inadäquater Therapie dieser Komplikationen kann es rasch zu einer völligen Destruktion des Gelenkes kommen (☞ 13.4.1).

 Wichtig ist die Instruktion des Patienten, sich bei zunehmenden Schmerzen, Rötung, Schwellung, Überwärmung, Bewegungseinschränkung oder Fieber unverzüglich vorzustellen!

2.3.2 Vorbereitung und allgemeine Punktionstechnik

Vorbereitung
- Vor Punktion sollte man sich über richtige Asservierung des Punktates informieren und die entsprechenden Behältnisse bereitlegen
- Patient soweit entkleiden, daß Kleidungsstücke das Punktionsfeld nicht kontaminieren können
- Falls nötig, Kürzung der Haare im Punktionsbereich mit einer Schere und Entfernen der abgeschnittenen Haare z.B. mit feuchtem Tupfer oder Pflaster. Eine Rasur sollte wegen der Gefahr von Mikroläsionen der Haut und der damit erhöhten Infektionsgefahr nicht mehr durchgeführt werden (Rompe 1988)
- Bei Verdacht auf eine Infektion Einmalunterlage verwenden.

 Eine Gelenkpunktion muß unter streng aseptischen Kautelen vorgenommen werden!

Allgemeine Punktionstechnik
- Erste Hautdesinfektion (am besten mit gefärbtem Desinfektionsmittel), Reinigung mit Tupfer oder Kompresse
- Zweite Hautdesinfektion (mindestens 1 Min. einwirken lassen)
- Punktionsbesteck steril anreichen lassen oder vorher auf sterilem Tuch ablegen
- Mund- und Kopfschutz, Händedesinfektion, steriles Anziehen der OP-Handschuhe
- Stichinzision mit spitzem Skalpell bei großlumiger Kanüle: vorher eventuell Lokalanästhesie z.B. mit 1%igem Scandicain® (feine Kanüle)
- Vorschieben der Punktionsnadel unter Aspiration bis in das Gelenk
- Nach der Punktion steriles Pflaster auf Einstich
- Bei Medikamentenapplikation Gelenk durchbewegen
- Bei rezidivierenden Ergüssen Kompressionsverband, z.B. am Knie mit Filzkreuz oder Schaumgummipolster
- Bei Verdacht auf infektiöses Punktat fachgerechte Entsorgung evtl. kontaminierten Materials.

2

Tips und Tricks

- Ausreichend dicke Kanüle wählen, um bei viskösem Erguß das Gelenk wirksam zu entlasten
- Durch Anspannen der Muskulatur kann z.B. am Kniegelenk der obere Rezessus entleert und bei „festgesaugter" Nadel der Gelenkerguß besser abpunktiert werden
- Bei großer Angst des Patienten oder großlumiger Kanüle Lokalanästhesie vor der Punktion
- Vor Injektion aggressiver Medikamente (z.B. Varicocid®) evtl. erst „Probeinjektion" mit z.B. 0,9 % NaCl-Lösung oder einem Lokalanästhetikum, um eine Fehlinjektion in das Weichteilgewebe zu vermeiden
- Nach Gelenkpunktion durch Entspannung der Kapsel oftmals bessere klinische Untersuchung möglich.

2.3.3   Spezielle Punktionstechnik

Schultergelenk

Dorsaler Zugang (zur Injektion): im Sitzen günstig, Arm innenrotiert. Einstich 2 cm medial und 2 cm distal des Angulus acromialis. Zielrichtung: Processus coracoideus.
Ventraler Zugang (zur Punktion, Arthrographie): Rückenlage, Oberarm leicht außenrotiert und abduziert. Einstich 1 cm kaudal und lateral der Spitze des Processus coracoideus. Stichrichtung leicht medial.

Ellenbogengelenk

Lateraler Zugang: Unterarm 90° gebeugt, proniert, aufgelegt. Tasten des Gelenkspaltes zwischen Radiusköpfchen und Capitulum radii unter Rotation im Unterarm.
Dorsaler Zugang: bei 90° gebeugtem Unterarm proximal der Olekranonspitze Trizepssehnenansatz durchstechen. Zur völligen Entleerung des Gelenkes beide Zugänge wählen.

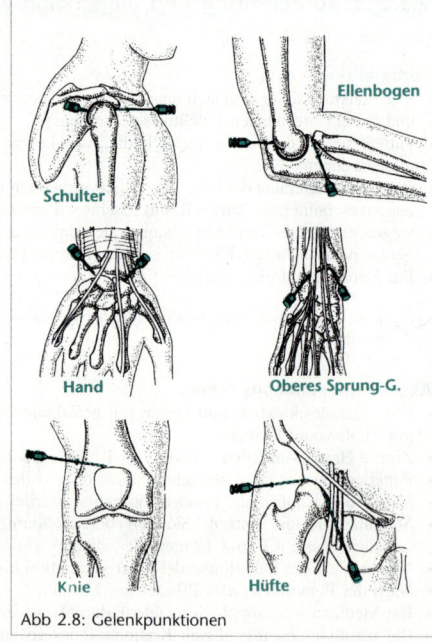

Abb 2.8: Gelenkpunktionen

Handgelenk
Dorsoradialer Zugang (auch für Handgelenksarthrographie zur Beurteilung des Discus triangularis): Hand volar flektiert, leicht ulnar abduziert. Injektion zwischen die Sehnen des M. extensor pollicis longus und M. extensor indicis direkt distal des Processus styloideus radii.
Dorsoulnarer Zugang: radial vom Processus styloideus ulnae am ulnaren Rand der Kleinfingerextensorsehne.

Hüftgelenk
Ventraler Zugang: Bezugspunkte sind die Spina iliaca anterior superior und die Symphyse. Punktion in der Mitte dieser Bezugslinie ca. 2 cm lateral des Femoralispulses. Mit überlanger Kanüle (19/21G-Spinalnadel) punktieren!
Lateraler Zugang: Oberschenkel abduziert und etwas innenrotiert. Trochanterspitze tasten. Punktion ca. 3 cm proximal der Trochanterspitze senkrecht zur Körperlängsachse, parallel zur Unterlage (mit überlanger Kanüle).
Medial distaler Zugang (zur Hüftgelenksarthrographie bei Kleinkindern): Rückenlage, Oberschenkel abduziert und außenrotiert. Punktion im Mittelpunkt der Falte zwischen Gesäß und Oberschenkel. BV-Kontrolle: Korrekte Lage der Nadel ca. 1 cm medial der knöchernen Schenkelhalsmetaphyse. Inj. des Kontrastmittels unter BV-Kontrolle.

Kniegelenk
Lateraler Zugang (zur Punktion): Rückenlage, maximale Kniestreckung (soweit bei einem evtl. Erguß möglich; evtl. Knierolle unterlegen), Oberschenkelmuskulatur entspannen lassen, Patella anheben und unterhalb punktieren.
Lateral-proximaler Zugang (zur Punktion bei starkem Erguß): Punktion des Rezessus ca. 1,5 cm proximal lateral der Patella.
Ventraler Zugang (zur Injektion): Patient sitzt, Unterschenkel hängt. Dreieck Tibiakante, Femurkondylus und Patellarsehne aufsuchen. Einstich im Zentrum.

Oberes Sprunggelenk
Ventromedialer Zugang: Tasten der M. tibialis anterior-Sehne bei aktiver Dorsalextension des Fußes und Suchen des Gelenkspaltes medial der Sehne unter Gelenkbewegung. Leichte Plantarflexion, Einstich leicht proximal ansteigend.
Ventrolateraler Zugang: M. extensor digitorum longus-Sehnen bei aktiver Dorsalextension des Fußes tasten. Einstich lateral im Winkel zwischen Außenknöchel und Tibiabasis.

Finger- und Zehengelenke
Seitlicher Zugang: ca. 30 Flexion. Gelenkrand liegt etwas distal der Hautfalte!

2.3.4   Asservierung und Untersuchung des Punktats

Asservierung des Punktats
- *1. Röhrchen:* ohne Zusatz; zur makroskopischen Beurteilung, Viskositätsprüfung und Zellzahlbestimmung, Ausstrich und Schnellfärbung (Nachweis von Bakterien)
- *2. Röhrchen:* steril; zur bakteriologischen Untersuchung
- *3. Röhrchen:* mit Heparinlösung; nach Zentrifugation Untersuchung der Rhagozyten, Kristalle und des Sediments.

Bei evtl. Spezialuntersuchungen sollte man sich bei dem die Analysen durchführenden Labor nach der korrekten Asservierung (Gefäß, Lagerung, mögliche Lagerdauer) infomieren.

2

Makroskopische Beurteilung
Beurteilt werden Menge, Trübung, Farbe und Konsistenz eines Punktates. Beispiele:
- **Blutig:** Kapsel-Band-Verletzung, z.B. vordere Kreuzbandruptur. Selten auch keine Blutungsursache zu finden
- **Blutig mit Fettaugen:** Verletzung mit Knochenbeteiligung, z.B. Tibiakopffraktur
- **Serös:** degenerativer Knorpelschaden (Arthrose) oder chronische Kapsel-Band-Instabilität
- **Trüb, dünnflüssig:** rheumatische Erkrankung, Frühstadium einer Infektion
- **Trüb, gelblich:** eitrige Gelenkinfektion
- **Fibrinös:** „ältere" rheumatische Erkrankung
- **Himbeerfarben:** Arthropathie bei Lues (Tabes).

Snoviaanalyse
Untersuchungsmöglichkeiten: Zellzahl und Art der Zellen, Gesamteiweiß, Rheumafaktoren, antinukleären Faktoren, Komplement, Glukose, LDH, (☞ 14.4.2).
Um die Ergebnisse einer Synoviaanalyse richtig werten zu können müssen Anamnese und der klinische Befund bekannt sein, z.B. betroffene Gelenke, Seite bzw. Befallsmuster, Dauer der Gelenkschwellung, bisherige Therapie, vorausgegangene Punktionen oder Operationen.

Literatur
- Bernau, A., G. Rompe, H. Rudolph, H.P. Werner; Intraartikuläre Injektionen und Punktionen. Dtsch Ärzteblatt 85 (1988) 80
- Kaiser, H.; W. Fischer: Techniken der Injektion, 3. Aufl. Selecta, München 1979
- Polster, J.: Injektionstherapie. In A.N. Witt, H. Rettig, K.F. Schlegel, KM. Hackenbroch, W. Hupfauer: Orthopädie in Praxis und Klinik, Bd. II. Thieme, Stuttgart 1981
- Strobel, M.; H.-W. Stedtfeld: Diagnostik des Kniegelenkes, Springer, Berlin 1991
- Tilscher, H.; M. Eder: Therapeutische Lokalanästhesie. 2. Aufl. Hippokrates, Stuttgart 1991

2.4   Regionalanästhesie

2.4.1   Lokalanästhesie

Anwendungsbereiche der Lokalanästhetika
- **Operative bzw. diagnostische Eingriffe:** Infiltration, Leitungsblockaden, rückenmarknahe Verfahren, Plexusblockaden, i.v. Regionalanästhesie. *Voraussetzung:* Voraussichtliche OP-Dauer weniger als 2 h
- **Postop. Analgesie:** kontinuierliche PDA, kontinuierliche Plexusblockaden
- **Schmerztherapie:** Infiltrationen, Leitungsanästhesie, Plexusblockaden, kontinuierliche Verfahren, Sympathikusblockade.
- **Infiltration größerer Bezirke oder Leitungsanästhesien:** venöser Zugang, Notfallmedikamente griffbereit.

- **Aufklärung** des Pat., evtl. schriftliche Einwilligung. **Dabei auf Verminderung der Fahrtüchtigkeit hinweisen!** Bei Unterlassung evtl. Arzt regreßpflichtig!
- **KI:** Bekannte Überempfindlichkeit gegen LA, Gerinnungsstörungen (angeboren oder medikamentös induziert, z.B. Heparin®, Marcumar®, ASS®), Sepsis, Entzündung im zu infiltrierenden Bereich, Ablehnung durch den Pat.

Wichtige Eigenschaften häufig eingesetzter Lokalanästhetika				
Substanz	Wirkdauer (Min.)	anästhetische Potenz	Toxizität	Höchstdosis ohne/ mit Adrenalin (mg)
Lidocain (z.B. Xylocain®)	mittel (60–120)	4	2,1	200
Mepivacain (z.B. Scandicain®)	mittel (90–180)	4	2,3	300/500
Prilocain* (z.B. Xylonest®)	mittel (90–180)	4	1,3	400/600
Bupivacain (z.B. Carbostesin®)	lang (4–10 h)	16	12,5	150
Etidocain (z.B. Duranest®)	lang (4–10 h)	16	12	300
* Cave: Methämoglobinbildung bei hoher Dosierung (→ Lippenzyanose)				
Nach: Dt. Ärztebl. 87, 1990 B-937				

Kontraindikationen von LA mit Vasokonstriktorenzusatz: i.v.-Injektion, Injektion in Endstromgebiete (z.B. Finger, Zehen, Ohrmuscheln), Glaukom, paroxysmale Tachykardie, hochfrequente absolute Arrhythmie, Hypertonie, Mitralstenose, KHK, Hyperthyreose, Diabetes mellitus

Toxische Nebenwirkungen und allergische Reaktionen	
Allgemeinmaßnahme	O$_2$-Zufuhr (4 l/Min), bei Blutdruckabfall Beine hochlagern
Schwindel, Unruhe, Angst, Ohrensausen	Dormicum® 5–10 mg i.v., oder Valium® 2,5–10 mg i.v.
Krämpfe	Dormicum® 5 mg i.v., oder Valium® 10 mg i.v., evtl. nach 10 Min. wiederholen; oder Trapanal® 25–50 mg i.v.
Laryngospasmus	Intubation und Beatmung, 3–5 mg Trapanal®/kg, 1 mg Succinylcholin/kg, Korrektur des Säure-Basen-Haushaltes nach BGA.
Bradykardie	Atropin 0,5–1 mg i.v. oder 0,5–1,0 mg Itrop i.v.
Mäßige Hypotonie	1 Amp. Akrinor® langsam i.v.
Starker Blutdruckabfall	Dopamin 200 mg in 50 ml NaCl 0.9 %. Einschleichend mit 3–5 µg/kg beginnen, bis 10 µg/kg steigern
Leichte allerg. Reaktionen	1 Amp. Tavegil® 2 mg oder 1 Amp. Fenistil® (4 mg) langsam i.v., bei stark. Juckreiz: zusätzlich bis zu 1 g Solu-Decortin® i.v.
Vasovagale Reaktion	Horizontallage, 1 Amp. Atropin oder 1 Amp. Itrop® i.v., 1 Amp. Akrinor® fraktioniert i.v., 5 mg Dormicin® i.v.
Asystolie	Kardiopulmonale Reanimation

2

2.4.2   Infiltrationsanästhesie

Direkte Infiltration des Operationsgebietes subkutan, intrakutan und auch intramuskulär, meist mit fächerförmiger Nadelführung.

Ind.: Kleine chirurgische und diagnostische Eingriffe (z.B. Wundversorgungen, schmerzhafte Punktion mit dicklumigen Kanülen, Entfernung kleiner Tumoren, Ganglien, Schleimbeutel). *Bei Wundversorgung* keine Infiltration vom inneren Wundrand aus (Gefahr der Keimverschleppung).

- **Schmerzarme Infiltrationstechnik**: Betäubung der nächsten Einstichstelle vom ersten Infiltrationsgebiet aus; Nadel langsam vorschieben; ohne großen Druck injizieren
- Besonders ängstliche Pat.: evtl. Prämedikation mit 5–10 mg Valium®
- **Feldblock:** Indirekte Analgesie durch Umspritzen des Operationsgebietes, welches selbst nicht infiltriert wird. *Ind.:* Versorgung kleinerer Wunden, v.a. bei kontaminierten Wundrändern, kleine Abszesse (außerhalb des entzündeten Gebietes infiltrieren), kleine tiefer gelegene Weichteiltumoren.

2.4.3   Periphere Nervenblockaden

- **Diagn. Block:** Differenzierung schmerzverursachender Strukturen
- **Ther. Block:** Schmerzlinderung, Unterbrechung path. nozizeptiver Reflexe.

✍ Häufige Fehler

- Vorher keinen venösen Zugang gelegt
- Notfallinstrumentarium nicht bereitgelegt
- Vor Injektion Lokalisation nicht präzise aufgesucht
- Zu hohe Volumina injiziert (Weißfärbung der Haut, Finger, Zehen)
- Blockadeerfolg nicht überprüft: korrekte Lage fraglich → zweifelhafte Aussage der Wirksamkeit des Blocks
- Nur *eine* Blockade durchgeführt: nur nach mehreren reproduzierbaren Ergebnissen läßt sich die Wirkung der Blockade sicher beurteilen.

- **Oberst-Anästhesie:** *Ind.:* Eingriffe an Fingern und Zehen.

Technik: Betäubung des 1. Einstichs durch Setzen einer Hautquaddel mit sehr dünner (18er) Nadel auf einer Seite. Vor eigentlicher Anästhesie mit dickerer Nadel (12er) quer auf die Gegenseite stechen und zweite Einstichstelle infiltrieren. Max. 5 ml LA **ohne Adrenalinzusatz** verwenden

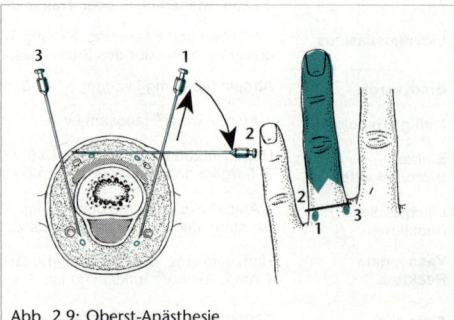

Abb. 2.9: Oberst-Anästhesie

- **Obturatorius-Blockade (L2 bis L4)**: *Ind.:* Schmerzdiagnose, Schmerzbeeinflussung von Hüftgelenksaffektionen (z.B. Koxarthrosen). *Technik: Anatomische Orientierungspunkte:* Tuberculum pubicum, Lig. inguinale, Spina iliaca anterior superior. Evtl. Schamhaare teilweise abrasieren. Hautdesinfektion (Genitalien schützen). Sterile Abdeckung. Hautquaddel ca. 1 cm unterhalb und lat. vom Tuberculum pubicum. Mit feiner Nadel (ca. 7 cm lang) senkrecht in die Tiefe stechen bis zum Knochenkontakt. Stichkanal auf Os pubis dirigieren. Dann Kanülenrichtung ändern, so daß Kanülenspitze nach lat. und kranial wandert, bis Kanüle dicht unter dem Ramus superior ossis pubis in den Canalis obturatorius gelangt. *Dosis:* Nach Aspiration 10–15 ml 1%iges Xylocain-Lösung injizieren. *Geglückte Obturatorius-Blockade:* Eingeschränkte Add.-Fähigkeit, breitbeiniger Seemannsgang
- **Femoralisblockade:** Palpieren von Leistenband und A. femoralis. Injektionsstelle: 1–1,5 cm dist. von Leistenband und ca. 1,5 cm lat. der Arterie. Hautquaddel. Nerv etwa in 2 cm Tiefe. Nadel langsam parallel zur Arterie nach kraniodorsal verschieben bis im Versorgungsgebiet des N. femoralis Zuckungen auftreten. Bei versehentlicher Punktion der Arterie Nadel zurückziehen und weiter lat. infiltrieren.
  Dosis: ca. 5 ml. 1%iges Xylocain
- **Blockade des N. cutaneus femoralis lat.:** Palpation der Spina iliaca ant. sup. Injektionspunkt ca. 2,5 cm kaudal und 2,5 cm med. davon. Hautquaddel. Durchstechen der Fascia lata bis auf den Knochen, Nadel zurückziehen und Infiltration der Region (Dosis: ca 10 ml 1%iges Xylocain)
- **„3-in-1-Block":** *Blockade des N. cutaneus femoris lat., des N. femoralis und des N. obturatorius mit einer einzigen Injektion.* Wie Blockade des N. femoralis, aber injiziertes Volumen auf ca. 25 ml erhöhen und Abfließen des LA nach dist. durch Kompression verhindern. Besser Punktion der Nervenfaszienloge mit Stimulationskanüle (z.B. 1 % Mepiracain oder 0,5 % Bupivacain).

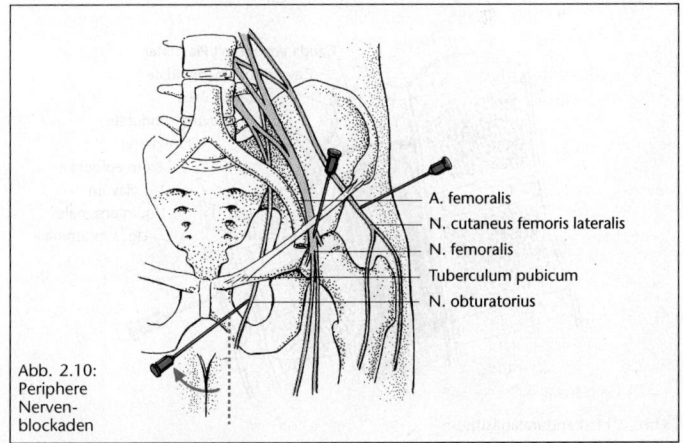

A. femoralis

N. cutaneus femoris lateralis

N. femoralis

Tuberculum pubicum

N. obturatorius

Abb. 2.10:
Periphere
Nerven-
blockaden

2

2.4.4   Intravenöse Regionalanästhesie

An oberer und unterer Extremität bei OP von ca. 40 Min. **Technik:** Venösen Zugang
legen → Extremität auswickeln → Blutsperre (obere Extremität max. 300 mmHg,
untere Extremität max. 500 mm Hg) → Injektion von 20–40 ml kurz bis mittellang
(z.B. Xylonest®) wirkenden LA. **Tip:** zweite Manschette unterhalb der ersten *im
Anästhesiebereich* anlegen, dann erste, evtl. schmerzhafte Manschette entfernen.

Wichtig: Zur Vermeidung von Intoxikationen und NW Manschette am Ende der
OP nur langsam und in Etappen öffnen.

2.4.5   Rückenmarksnahe Verfahren

Periduralanästhesie (Epiduralanästhesie): Ind.: z.B. Nervenwurzelirritation bei
NPP oder Protrusion (☞ 18.1.7). **Ziel:** Blockade der Wurzeln der jeweiligen Segment-
nerven.

Vorbereitung
- Vier- bis sechsstündige Nahrungskarenz
- Venösen Zugang legen
- Notfallmedikamente und -instrumentarium griffbereit (☞ 2.4.1)
- Abdecktuch und PDA-Set steril richten. LA und Ringerlösung aufziehen
- Auf strenge Asepsis achten (Desinf., Abdeckung, Mundschutz, sterile Handschuhe).

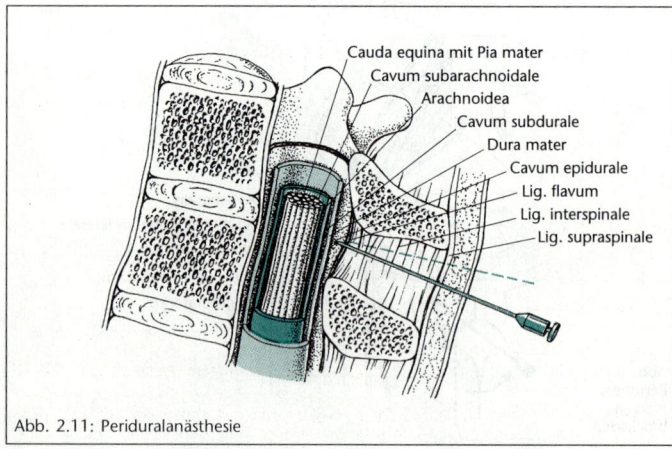

Cauda equina mit Pia mater
Cavum subarachnoidale
Arachnoidea
Cavum subdurale
Dura mater
Cavum epidurale
Lig. flavum
Lig. interspinale
Lig. supraspinale

Abb. 2.11: Periduralanästhesie

> **Technik:** Sitzende Position oder Seitenlage des Pat. „Katzenbuckel" machen lassen. Injektion meist zwischen den Dornfortsätzen L4 und L5 in Höhe der Beckenkämme. Markieren der Einstichstelle, z.B. mit Fingernageldruck. Sorgfältige Hautdesinfektion. Lochtuch. Hautquaddel. PD-Kanüle mit stumpfem Anschliff oder Tuoly-Kanüle mit Spitzenkrümmung (immer mit Mandrin). Sobald Kanülenspitze Lig. interspinale erreicht (erhöhter Widerstand beim Vorschieben), Entfernen des Mandrins der Kanüle. Aufsetzen einer mit 10 ml NaCl gefüllter Spritze. Unter Stempeldruck der Spritze Vorschieben der Kanüle. **Dabei mit Finger am Rücken abstützen, um plötzliches Tiefertreten der Nadel zu vermeiden.** Bei weiterem behutsamen Vorschieben unter konstantem Stempeldruck wird die Spritzenlösung plötzlich **widerstandslos** injiziert. Spitze der Kanüle liegt jetzt im Periduralraum (*loss of resistance-Methode*). **(Cave:** vermeintlicher Widerstandsverlust beim Abgleiten der Nadel aus dem Lig. interspinale).

Zwei Applikationsvarianten
• **Singleshot-Technik:** Zunächst Testdosis injizieren, nach 3–5 Min. restl. Menge. (Beispiel: PDA bei kons. Ther. eines lumbalen NPP: 10 ml Scandicain 1 %® mit 5 ml NaCl und Fortecortin® 4 mg Kristallsuspension)
• **Katheter-PDA:** zur postop. Analgesie über Stunden und Tage

Nach Injektion Beobachtung des Pat. Nach Wärmegefühl und Kribbeln fragen. Aufklärung über passageren Sensibilitätsverlust und motorische Schwächen.

Gefürchtete Komplikationen bei Peridualanästhesie
• Zentralnervöse KO oder schwerwiegende Kreislaufreaktionen mit anschließender Bewußtlosigkeit (☞ 2.4.1)
• Ungewollte Duraperforation mit oft tagelang anhaltendem Kopfschmerz
• Totale Spinalanästhesie nach Injektion großer Mengen von LA intradural (Atemstillstand, Bewußtlosigkeit, Herz-Kreislaufversagen).

Paravertebrale Wurzelblockade (Reischauer-Blockade) ☞ 18.1.7

2.4.6 Anästhesie des Plexus brachialis

Wichtiges Standardverfahren bei (ambulanten) Operationen der oberen Extremität. Leicht erlernbar, relativ komplikationsarme Technik; vom Operateur durchführbar.

Drei **Zugangswege** zur Anästhesie des Plexus brachialis
• **Interskalenär:** auch Eingriffe an der Klavikula, Schulter und Oberarm mit Ausnahme Oberarminnenseite möglich
• **Supraklavikulär:** Eingriff am Oberarm, mit begrenztem Ausmaß auch an der Schulter möglich
• **Axillär:** OP an Hand, Unterarm, Ellbogengelenk bis dist. Innenseite des Oberarmes. OP an Schulter und lat. Oberarm nicht möglich.

2

Axilläre Plexusblockade

Technik: Rasieren der Axilla, Rückenlage und Oberarmabduktion von 90°, Desinfektion. Tasten der A. axillaris zwischen Rändern des M. pectoralis und M. latissimus dorsi. Hautinfiltration mit kleinkalibriger Kanüle. Einführen einer dickeren Kanüle durch die Faszienscheide knapp kranial der A. axillaris. Hinweise auf richtige Lage der Kanülenspitze: Pulssynchrone Bewegungen der Nadel, Parästhesien im Arm. Nach Aspiration Injektion des LA. Dosis beim normgewichtigen Erwachsenen: 20 bis 40 ml 1%iges Xylocain®. Während Injektion Gefäßnervenbündel distal von Kanülenspitze mit Finger komprimieren. Zur Orientierung über richtige Lage Nervenstimulation mit besonderer Injektionsnadel (Pole-Needle) hilfreich.

Längere OP: kontinuierliche Blockade des Plexus axillaris durch Plastikverweilkanüle im Bereich der Gefäßnervenscheide.

KO: Hämatom durch Gefäßpunktion, persistierende Parästhesien bis länger andauernde Paresen je nach Technik etwa 1 %. **Anm.:** In letzter Zeit gehäuft Haftpflichtprozesse.

2.4.7 Therapeutische Lokalanästhesie, Neuraltherapie

Behandlung (chron.) Schmerzen, Funktionsstörungen und Krankheiten mit Lokalanästhetika (z.B. mit Mepivacain [Meaverin®] 0,5 % oder 1 % i.m., i.c., s.c.).

Therapieansätze
- **Segmenttherapie**: LA in Schmerz(-projektions)zonen (Reflexzonen, Triggerpunkte) bzw. im Dermatom der schmerzhaften Struktur.
  Muskulo-fasziale Triggerpunkte: Überempfindliche Punkte in Muskulatur bzw. Muskelfaszien mit charakteristischer Schmerzausstrahlung in zugehörige Referenzzone. Erfassen des Schmerzpunktes durch Palpation, dann Injektion des LA direkt in den Triggerpunkt (z.B. 1–2 ml Meaverin neural®). Korrekte Lage: kurzzeitige Zunahme der Schmerzintensität mit anschließender Schmerzreduktion
- **Störfeldanästhesie** (Störfeld = path. vorgeschädigtes Gewebe, z.B. Narben, denervierte Zähne)
- **Lokale Ther. am erkrankten Organ**: Infiltrationstherapie an Sehnen, Bändern, Muskeln, Kapsel oder Gelenken. **Cave! niemals Corticoid-Kristallsuspensionen in eine Sehne injizieren** → Nekrosen → Rupturgefahr
- **Lokalanästhesie an somatischen und vegetativen Leitungsbahnen**, z.B. Nervenblockaden (☞ 2.4.3) oder Blockade vegetativer Ganglien bzw. Grenzstrangblockade (direkte Organbeeinflussung ohne Beeinflussung peripherer Nerven, Durchblutungssteigerung im innervierten Gebiet). **Meist Blockadeserie indiziert**.

2.5 Chirurgische Nahttechnik

2.5.1 Nahtmaterial

Im klinischen Alltag zwei Maßeinheiten in Gebrauch: *USP* und *metric*.
* Bei der **klassischen Bezeichnung** *(USP-Einteilung)* hat der „Standardfaden" die Stärke 1, dickere Fäden ein vielfaches davon, z.B. Vicryl 2. (d.h. dieser Faden ist doppelt so stark wie der Standardfaden). Bei dünneren Fäden wird der Teilungsfaktor durch eine zusätzlich 0 gekennzeichnet, z.B. Prolene 4–0. Dieser Faden ist nur ein Viertel so dick, wie der Standardfaden. Je nach Nahtmaterial (z.B. Catgut oder Polyamid) hat der Standardfaden unterschiedliche Stärke.
* In der **metrischen Bezeichnung** werden die Fadenstärken in 0,1 mm-Schritten *(metric)* angegeben. Als „Standardfaden" wird ein Faden mit der Fadenstärke 0,1 mm bezeichnet. Dieser Faden erhält die Nummer 1. In der metrischen Klassifikation hat ein Faden der Stärke 8 also einen Fadendurchmesser von 0,8 mm.

metric	5	4	3,5	3	2	1	0,7	0,4	0,2	0,01
Catgut	1	0	2–0	3–0	4–0	6–0	7–0	–	–	–
Polyamid	2	1	0	2–0	3–0	5–0	6–0	8–0	10–0	12–0

Konventionelle USP-Einteilung und metrische Einteilung der Fadenstärken chirurgischen Nahtmaterials nach der Euopäischen Pharmakopoe (EP) (modifiziert nach Oethinger et al 1994)

Klassische USP- und metrische EP-Einteilung lassen sich nicht umrechnen. Im Klinikalltag hat sich die metrische Einteilung meist noch nicht durchgesetzt.

Fäden werden aus einem Stück (monofil) oder geflochten hergestellt. Da geflochtene Fäden aufgrund ihrer Dochtwirkung eine Infektausbreitung fördern können, wurden Fäden entwickelt, die mit einem „Überzug" versehen sind (pseudomonofile Fäden), z.B. Suturamid.

Resorbierbare Fäden (Beispiele)
* **Catgut plain®:** Monofiler Faden aus Rinder- bzw. Schafskollagen. Nach 7 Tagen noch ca. 50 % der Ausgangsreißkraft. Resorption nach 40 Tagen abgeschlossen. Bevorzugter Einsatz: Verschluß von Wunden in schnellheilenden Geweben. Catgut chromic®: durch Chromierung des Fadens verlängerte Resorptionszeit. Faden hat nach 14 Tagen noch ca. 50 % seiner Ausgangsreißfestigkeit
* **Vicryl, Vicryl rapid®:** geflochtener resorbierbarer Faden aus Glykolyd und Laktyd. Fäden sind beschichtet: Sägewirkung bei der Passage durch das Gewebe wird vermieden, besseres Gleiten der Knoten ermöglicht. Nach 15 Tagen noch über 50 % der ursprünglichen Reißkraft. Resorption um den 70. Tag
* **PDS Polydioxanon:** monophiler resorbierbarer Faden. Anwendung vor allem in infiziertem Gewebe. Durch lange Resorptionszeit Einsatz auch in bradytrophen Geweben wie Faszie, Bandapparat und Sehnen. Nach 5 Wo. noch 50 % der ursprünglichen Reißkraft. Vollständige Resorption in etwa 180 Tagen.

2

Nicht resorbierbare Fäden (Beispiele)

• **Prolene Polypropylen®:** monophiler hydrophober Faden. Anwendung v.a. in der Mikrochirurgie, sowie bei Hautsehnennähten und Nähten in infizierten Wundgebieten. Nachteil: geringere Knotensicherheit, die mehrere Knüpfungen erfordert; Vorteil: nahezu völlige Reizlosigkeit im Gewebe (Anwendung versenkter Nähte möglich). Vorteil der Unbenetzbarkeit: kein Aufquellen im Gewebe, keine Dochtwirkung. Kein Reiben oder Sägen beim Durchgleiten des Gewebes
• **Ethilon Polyamid®:** monophiler Faden mit hoher Reißkraft und glatter Oberfläche. Indikation: Hautnaht speziell für feinste Nähte in der Mikro- und Handchirurgie
• **Suturamid Polyamid®:** Bündel monophiler Fasern von einem schlauchartigen Überzug eingeschlossen. Vorteil: Verbindung der Eigenschaften polyphiler Fäden (Flexibilität, leichtes Knoten) und monophiler Fäden (glatte Oberfläche); nicht kapillar (sollte nur für Hautnähte eingesetzt werden)
• **Ethibond Polyester®:** Geflecht aus Polyesterfasern, die mit Beschichtung überzogen sind. Minimale Narbenbildung bei höchster Reißkraft. Einsatz in der plastischen Chirurgie
• **Mersilene®:** speziell geflochtener Faden mit homogener Oberfläche und bes. hoher Reißkraft, wasserabweisend, gute Griffigkeit, sehr gewebefreundlich. Ind. in allen operativen Disziplinen, hauptsächlich zur Unterbindung und zum Wundverschluß
• **Seide:** Imprägnierter, aus dem Kokon der Seidenspinnerraupe gewonnener Faden. Ind. v.a. zur Hautnaht. Vorteile: Hohe Reißfestigkeit, außerordentliche Schmiegsamkeit, gute Knüpfbarkeit. Zuverlässiger Knotensitz. Nachteil: Faden zeigt stärkste Bindegewebsreaktion von allen nichtresorbierbaren Materialien.

Vorschläge für Nahtmaterial	bei Kindern		bei Erwachsenen	
Gewebe	Nahtmaterial®	Stärke	Nahtmaterial®	Stärke
Haut (Thorax, Abdomen, Extremitäten ohne Spannung)	Prolene	4–0	Prolene	3–0, 2–0
Haut (unter Spannung)	Vicryl rapid Hautklammergeräte	4–0	Prolene	3–0
Haut (Gesicht)	Vicryl rapid	5–0	Prolene	5–0
Lippen, Wangenschleimhaut	Vicryl rapid	5–0	Vicryl rapid	3–0
Naht von Hauttransplantaten	Vicryl	5–0	Prolene	4–0
Faszien	Vicryl ungefärbt	2–0	Vicryl ungefärbt	0
Muskel	Vicryl	3–0	Vicryl	3–0
Sehnen	PDS	4–0	Prolene	4–0
Gefäße	Prolene	5–0	Prolene	4–0
Peritoneum	Vicryl	2–0, 0		

2.5.2   Chirurgische Nadeln

Chirurgische Nadeln sind in der Regel kreisförmig gebogen (3/8- bis 1/2-Kreis). Je nach Dicke und dem zu nähenden Gewebe gibt es unterschiedliche Größen und Krümmungsradien.

Man unterscheidet abhängig vom Profil und Schliff der Nadelspitze zwischen scharfen Nadeln mit dreieckigem Schliff der Nadelspitze zur Naht derber Gewebe (z.B. Narben, Periost, Faszien) und runden, konisch verlaufenen Nadelspitzen zur Naht von empfindlichen Geweben, z.B. Darm, Peritoneum, Muskulatur, Nerven, Haut. Die scharfen Nadeln ermöglichen durch das Durchschneiden des Gewebes ein leichteres Durchdrehen der Nadel. Bei runden Nadeln wird das Gewebe durch dessen Verdrängung weniger traumatisiert.

Bei den sog. atraumatischen Nadeln gibt es kein Nadelöhr. Hier ist der Faden bereits mit der Nadel verschweißt. Dadurch trägt der Faden im Bereich des Nadelendes im Gegensatz zur Nadeln mit einem Öhr nicht auf und der Stichkanal wird kleiner. Vorteil: Stichkanäle kleiner, Faden wird durch das „Einklinken" in das Öhr nicht beschädigt, Nähte können schneller angereicht werden. Nachteil: höherer Preis. Haupteinsatzgebiet sind Hautnähte.

2.5.3   Knotentechnik

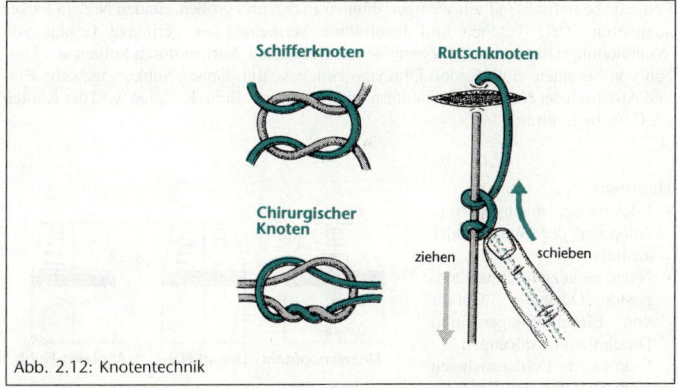

Abb. 2.12: Knotentechnik

- Richtige Technik des Knüpfens läßt sich durch Abbildungen kaum vermitteln. Deshalb: sich die gebräuchlichsten Knotentypen (z.B. Grundknoten, chirurgischer Knoten, Rutschknoten) vom erfahrenen Kollegen zeigen lassen. Üben der Knoten mit der re und li Hand (mit Handschuhen) bis diese „blind" gelingen
- Schiffer- oder Fischerknoten: sicherer, festsitzender Knoten durch zwei ineinander verschlungene Schlaufen (Standardknoten der Chirurgie). Korrekte Schlinge entsteht nur bei vorheriger Kreuzung der Fäden
- Chirurgischer Knoten: Vorteil: Durch die Reibung der doppelten Umschlingung sitzt meist schon der erste Knoten fest. Nachteil: mehr Fremdmaterial in der Wunde

2

- Rutschknoten: Adaptation von Geweben unter Spannung, z.B. Fasziennähte. Prinzip: zwei gleichlaufende Halbschläge werden um den angespannten Fadenteil gelegt. Dann wird die Doppelschlinge über den gespannten Faden geschoben. Sicherungsknoten muß unbedingt gegenläufig geknüpft werden, da die beiden Schlingen sonst abrutschen. Verwerfung der Wundränder bei zu großem Zug am gespannten Fadenteil, Verletzung des Gewebes durch den durchziehenden Faden (→ Knotenschlingen möglichst dicht an die Wunde legen).
Variante (für Anfänger schwierig, aber sehr effizient): Falls sich beim Legen des Grundknotens die Wunde distrahiert, zweiten Knoten zwar gegenläufig knüpfen, jedoch über das gespannte andere Fadenende (dadurch können sich die Schlingen nicht gegeneinander verwerfen). Vorschieben des Knotens über den gespannten Haltefaden bis zum Kontakt mit dem Gewebe. Erst dann Zug am anderen Fadenende → Bildung eines Schifferknotens
- Instrumentenknoten: Vorteile: Knoten in großen schwer zugänglichen Tiefen, bei kurzen oder glitschigen Fadenenden, geringerer Verbrauch von Nahtmaterial. Nachteil: Fadenspannung schlechter zu kontrollieren. Wichtig: Sicherung der Gegenläufigkeit der Knoten durch abwechselndes Werfen der Fadens re und li um die Spitze des Nadelhalters. Sicherungsknoten genau in die entgegengesetzte Richtung wie den Grundknoten ziehen.

2.5.4   Tips zur Nahttechnik

Subkutannaht
Fettgewebe tiefgreifend mit wenigen dünnen Fäden und großen, runden Nadeln locker adaptieren. Ziel: Taschen und Hohlräume vermeiden → geringere Gefahr von Wundheilungsstörungen und Vermeiden eingezogener Narben durch kollagenen Umbau von Seromen. Evtl. Redon-Drainage einlegen. Bei dünnen Subkutangewebe Ein- und Ausstrich der Naht oberflächenfern im Wundgrund. Beim Knüpfen wird der Knoten im Gewebe „verrenkt".

Hautnaht
- Lückenlose, spannungsfreie Adaption der Wundränder anstreben
- Nähte nicht zu fest anziehen: postop. Ödem → Gefahr von Einschnürungen und Durchblutungsstörungen. Gekräuselte Epidermislagen nach Knüpfen des Knotens: Hinweisen auf zu hohe Nahtspannung
- Ein- und Ausstich bei Rückstichnähten nicht zu nahe beieinander → Knoten wird bei postop. Ödem evtl. unter das Hautniveau gezogen → Nahtentfernung evtl. schwierig und schmerzhaft.

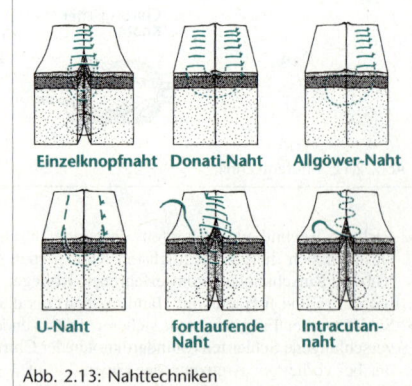

Einzelknopfnaht Donati-Naht Allgöwer-Naht

U-Naht   fortlaufende   Intracutan-
              Naht   naht

Abb. 2.13: Nahttechniken

Problemfälle
- Unter Spannung stehende Hautnähte: Wunde durch die Nähte immer wieder halbieren bis es zu einer guten Adaption der Wundränder kommt, evtl. Wundränder mobilisieren. Nach Wundverschluß evtl. zusätzl. sichern durch Steri-Strips®
- Gebogene oder „eckige" Wunden: zuerst den Umkehrpunkt fixieren
- Hautzipfel (Eselsohren) am Ende des Wundpols: mit Pinzette hochheben und resezieren.

Einzelnähte
- Knopfnaht: Bes. geeignet für Gesichts- und Kopfhaut, für Hohlhand oder Phalangen. An den Extremitäten ungünstiger: Wundrandnekrosen wegen ungünstiger Durchblutungsverhältnisse (v.a. bei alten Menschen)
- Donati-Naht: (vertikale Rückstichnaht): Sehr stabile und gute Wundrandadaption, leichte Eversion des Wundrandes: dadurch Adaption des Stratum germinativum und nicht des Stratum corneum. Besonders geeignet bei unter Spannung stehender Hautnaht und reichlich zu fassendem subkutanem Fettgewebe (Laparotomiewunden und Thorakotomien, OP-Wunden an Extremitäten)
- Allgöver-Naht (semiintrakutane Rückstichnaht): Rückstich erfolgt intradermal (→ gutes kosmetisches Ergebnis). Verursacht geringste Traumatisierung und Einschnürung der Wundränder. Festigkeit der Donatinaht ebenbürtig. Bei schwieriger Adaption der Epidermis: Allgövernaht alternierend legen oder Donatinaht verwenden.

Fortlaufende Nähte
Vorteile: Schnellerer Wundverschluß, sparsamer Materialverbrauch, wenig Fremdmaterial. Nachteile: Gefahr der Nahtdehiszenz, postop. Entfernung von Teilfäden nicht möglich.

- Intrakutannaht (nach Halsted) bei spannungsfreiem Wundverschluß: Vorteil: kein typischer „Reißverschluß" wie bei Einzelnähten. Mit Vorteil auch bei Kindern anwendbar (Narben verbreitern sich oft mit dem Wachstum).
  Bei leichter Spannung evtl. Interimsknoten anbringen. Sorgfältig auf gleiche Ein- und Ausstichtiefe achten. Naht durch Steri-Strips® vor einer Dehiszenz, bei auftretendem postoperativem Wundödem sichern (Steri-Strips® können nach dem Abklingen des Wundödems entfernt werden)
- Fortlaufende ausstülpende U-Naht (versenkte Fadenteile liegen quer zum Wundrand): bei Inversion der Wundränder. Vorteile: breite Berührungsfläche der Wundränder → gute Blutstillung bei Sickerblutungen, Gefäß- und Muskelnähten. Empfindliche Gewebe reißen weniger leicht ein (z.B. Sehnen, Muskeln). Kann auch als Einzelnaht geknüpft werden.

Hautklammern
Wundverschluß durch nichtrostende Klammern aus chirurgischem Edelstahl mittels sog. Klammerapparate
Technik: Sorgfältige Adaptation der Wundränder durch Assistenten, Aufsetzen des Gerätes und Zusammendrücken der Handgriffe
Vorteile: Minimale Hauttraumatisierung, keine Fadenimpressionen, Zeitersparnis durch rasches Setzen der Klammern.
Entfernung mittels spezieller Klammerentfernungsapparate.

2

Vorschläge zur Entfernung des Nahtmaterials
Liegedauer des Nahtmaterials: Rumpf und Extremitäten 10–14 Tage. Im Gesicht und bei Kindern 4–7 Tage. Am Hals evtl. ab dem 4. Tag Entfernung eines Teils der Fäden. **Technik:** Anheben des Knotens, Abschneiden des Fadens an der Stelle, die durch die Tiefe des Gewebes zieht. Der außenliegende Fadenanteil sollte nicht durch die Tiefe des Gewebes hindurchgezogen werden (Kontaminationsgefahr). Intrakutan-Naht: Knoten nur an einem Ende abschneiden! Faden nicht mit einem Ruck ziehen, (Faden kann abreißen) sondern Fadenende über eine Pinzette wickeln und vorsichtig unter gleichmäßigem Zug mobilisieren.

2.5.5 Nähte im Gesichtsbereich

- Keine Rasur bei Verletzungen der Augenbraue (Haare wachsen evtl. nicht oder nur unvollständig nach!)
- Einzelknopfnaht mittels chirurgischem Knoten und drei gegensinnigen Sicherungsknoten. Narbenränder sollten etwas aufgewulstet werden, damit nach der Kontraktur der Narbe die Narbe im Hautniveau liegt
- Haut: Monofile Fäden, atraumatische schneidende Nadeln (z.B. 5–0 oder 6–0 Prolene®). Schleimhaut: Runde Nadeln verwenden
- Subkutannaht: 4–0 Catgut®, Vicryl® oder PDS® als monophiler Faden. Knüpfen der Subkutannähte nahe der Hautoberfläche mit dem Knoten nach unten
- Am Lid, bei längs zur Lidkante verlaufenden Wunden: fortlaufende Nähte. Nach 3–4 Stichen Interimsknoten zur sicheren Adaption. Querrisse und Beteiligung des Lidrandes: besser Versorgung in einer Augenklinik
- Matratzennähte: zum Schutz einer unter Spannung stehenden Naht, über Tupfer geknüpft (3–0 und 4–0 Prolene®)
- Z-, W-Plastik oder Broken-line-Technik: bei Narben, die quer zu den Hautspannungslinien verlaufen. Hierdurch werden die Narben annähernd in Richtung der Hautspannungslinie gebracht. Zick-zack-förmige Narben sind für das Auge schlechter sichtbar als lange gerade
- Nach Entfernung des Nahtmaterials evtl. noch Steri-Strips® aufkleben.

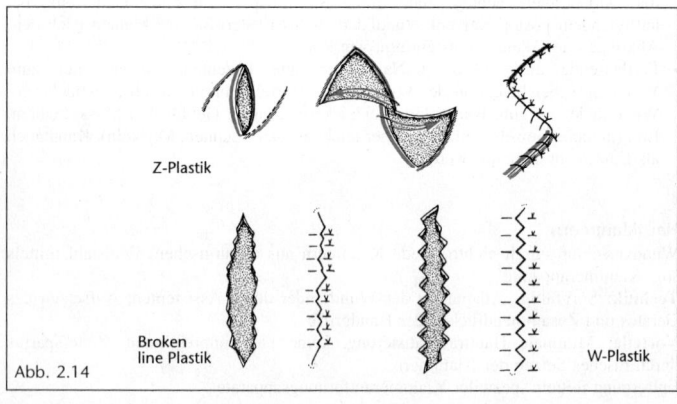

Z-Plastik

Broken line Plastik

W-Plastik

Abb. 2.14

Karl-Ludwig Krämer
Guido Hundt
und Hanna Michel

3

Der operative Patient

3.1   Präoperative Phase

3

3.1.1   OP-Indikationsstellung

Die meisten orthop. Eingriffe sind **elektive** Eingriffe und daher planbar. Die Indikationsstellung zu diesen elektiven Eingriffen ist immer individuell. Es ist empfehlenswert, die **Wartezeit** auf einen elektiven Eingriff zu **nutzen** z.B. zur Klärung der Operationsfähigkeit bei älteren, häufig polymorbiden Pat. (Internist), für den Hinweis auf schonende Gewichtsreduktion bei starker Adipositas und ggf. zur Blutentnahme für eine spätere Re-Transfusion (☞ 3.2.1).

> Die **Dringlichkeit** des operativen Eingriffs bzw. vitale Beeinträchtigung des Pat. ist entscheidend für Planung und Vorbereitung des Pat. vor einer OP.

Einteilung zur Dringlichkeit operativer Eingriffe (nach Lutz 1984)

Dringlichkeitsstufe	Art des operativen Eingriffes
I	Lebensrettende Soforteingriffe (Bsp.: Akute Blutung)
II	Dringliche nicht geplante Eingriffe (Bsp.: Ileus, Frakturen)
III	Bedingt dringliche, geplante Eingriffe (Bsp.: Malignome)
IV	Nicht dringliche, geplante Eingriffe (Bsp.:Korrigierende Eingriffe)

Indikationen nach therapeutischen Alternativen
- **Absolut:** z.B. zunehmender Querschnitt
- **Relativ:** weitester Ind.-bereich, z.B. schwere Skoliosen, Umstellungsosteotomien
- **Diagnostisch:** z.B. bei V.a. Malignom
- **Prophylaktisch:** z.B. bei schweren Genua vara oder valga im Wachstumsalter
- **Kosmetisch:** z.B. Hallux valgus, ohne Beschwerden (☞ 19.3.20).

Aufklärung über eine Operation (☞ 1.3.1).

3.1.2   Allgemeine präoperative Maßnahmen

- **Physiotherapie:** z.B. Atemgymnastik (mit Giebelrohr, Ballons, Inhalationsgerät), Gangschulung, Hinweise auf Fuß- und Beinbewegungsübungen zur Thromboseprophylaxe (☞ 20.1.3)
- **Hypovolämie-Ausgleich** insbes. bei älteren Pat.: wenn keine ausreichende Trinkmenge → *venöser Zugang, Flüssigkeitszufuhr*
- **Vorabend vor OP:** *Darmentleerung* mittels Einlauf oder Klysma
- **Vor Transport in OP:** *Harnblase entleeren* lassen. *Rasur* im geplanten OP-Gebiet. *Zahnprothesen, Hörgeräte* entfernen und aufbewahren. Evtl. venöser Zugang. Rechtzeitig (1–2 h vorher) Sedativum (oral) verabreichen. Thromboseprophylaxe z.B. niedermolekulares Heparin (Clexane®, Mono-Embolex®, Fragmin®, Fraxiparin®) vor OP (☞ 3.1.7).

3.1.3   Routineuntersuchungen

Laboruntersuchungen
Alle Untersuchungsbefunde sollten im allg. nicht älter als 2 Wo. sein. Der Umfang
präop. Laboruntersuchungen ist nicht einheitlich. Standarduntersuchungen und ihre
Interpretation:

OP

- **Hämoglobin** < 9 g%: KI für elektiven Eingriff. Dann ggf. auftransfundieren
  (☞ 3.2.2). Bei Niereninsuffizienz Hb bis ca. 7 g% akzeptabel
- **Blutgruppenbestimmung.** Kreuzproben. Ab mind. mittelgroßen Eingriffen notwendig (☞ 3.2)
- **Serumprotein:** wenn Albumingehalt < 3 g% präop. Substitution erwägen. *Hypalbuminämie:* Gefahr einer maskierten Hypovolämie; Hinweis auf vermehrte interstitielle Wasseransammlung; evtl. Störungen des pulmonalen Gasaustausches, Wundheilungsstörungen und Darmparalysen
- **E'lyte:** Na$^+$, K$^+$. Auf präop. Ther. mit Diuretika, Digitalispräparaten, Kaliumsubstitutionen, exzessive Darmspülungen (oder Laxantienabusus) achten.

Leitsätze für Kaliumzufuhr bei Hypokaliämie
Bei schwerem Kaliummangel meist über einige Tage Kaliumzufuhr (nicht mehr
als 3 mval/kg/Tag). Nicht > 40 mval Kaliumzusatz pro Liter Infusionslsg. (und
nicht > 20 mval/h). Auch orale Zufuhr möglich, z.B. Kalinor®-Brausetabletten
(1 Tbl. enthält 40 mval K$^+$); bis zu 3 Tbl. tägl. *Präop. Ther.,* wenn Serumkaliumspiegel *< 3,5 mval* (< 4 mval beim digitalisierten Pat.) bzw. > *5,5 mval* liegt

---

- **Glucose im Serum:** mind. ab mittelgroßen Eingriffen. Bei Nüchternwert
  > 100 mg% → Tagesprofil
- **Transaminasen:** Nicht erkannte Lebererkrankungen (z.B. präexistente Hepatitis)
  mit Erhöhung des Anästhesierisikos. Halogenierte Kohlenwasserstoffe (z.B. Inhalationsnarkotika wie Halothan®) sind potentiell lebertoxisch
- **Kreatinin:** orientierende Untersuchung der Nierenfunktion
- **Gerinnungsparameter:** Quick (Norm 70–100 %), PTT (Norm 35–40 Sek.),
  Thrombozytenzahl (Norm 1500.000–400.000/μl). Bei Langzeiteinnahme von
  Thrombozytenaggregationshemmern mehrtägige oder mehrwöchige präop. Medikationspause einlegen. Blutungszeit bestimmen.
- **EKG:** routinemäßig (Alter: ☞ klinikinterne Regelung), in der Regel ab 40. Lj. oder
  bei V.a. kardiale Erkrankungen, Hyperthyreose.

Röntgen-Thorax
Notwendigkeit orientiert sich an organisatorischen und strukturellen Besonderheiten
der einzelnen Kliniken. Unbestritten ist der Wert bei V.a. Herz- Kreislauferkr. bzw.
auf bronchopulmonale Erkrankungen. Zur Vorbereitung thorakaler Eingriffe unerläßlich sowie im allg. bei Pat. > 40 J.

3

3.1.4   Zusatzuntersuchungen und -maßnahmen

- **Lungenfunktion:** z.B. bei thorakalen Eingriffen, Skoliose-OP oder entsprechender Anamnese mit pulmonalen Vorerkrankungen (Pneumonie, Allergie, chron. Raucher). Alter, Geschlecht, Größe, Gewicht, Gewichtszu- oder abnahme wichtig. *„Kleine Spirometrie":* Forcierte exspiratorische *Vitalkapazität* (FVC) und *Einsekundenkapazität* (FEV), inspiratorische Vitalkapazität. **Die Einsekundenkapazität ist der beste spirometrischer Parameter für den Schweregrad einer obstruktiven Lungenerkrankung** (Werte < 0,8 l → hohes OP- und Narkoserisiko). Ergebnisse zu alters-, geschlechts- und größenbedingten Normwerten (Tabellen) in Beziehung bringen. Die Werte werden in % angegeben (Ergebnisse nur verwertbar, wenn durch gute Kooperation des Pat. entstanden)
- **Blutgasanalyse (BGA):** Technik: Spritzeninnenraum mit Heparin benetzen. Art. Punktion an **A. radialis** oder femoralis. Spritze mit Stöpsel verschließen. Punktionsstelle mehrere Min. komprimieren (Nachblutung!).

Normwerte der Blutgase und Sauerstoffsättigungen

Parameter	arteriell	gemischtvenös
pO_2	70–105 mimHg	35–40 mmHg
pCO_2	35–45 mmHg	41–51 mmHg
O_2-Sättigung	95–98 %	70–75 %

Normwert des arteriellen pO_2 ist altersabhängig:

< 50 J	50–65 J	> 65 J
80 mmHg,	75 mmHg	70 mmHg.

Hyperkapnie: pCO_2 > 45 mmHg: leichte CO_2-Retention,
> 70 mmHg: schwere CO_2-Retention.

Säure-Basen-Parameter: pH-Wert: 7,36–7,44. Base Excess -2 bis +2 mval/l

Cave: normaler art. pO_2 und normale art. O_2-Sättigung schließen Gewebshypoxie nicht aus (z.B. bei erniedrigtem Hb).

- **Labor:** Schilddrüsenparameter, Medikamentenspiegel (z.B. Digitoxin, Digoxin, Antiepileptika)
- **Gerinnungsstatus:** Fibrinogenkonz. (Norm 200–400 mg/dl), TZ, AT III (Norm 80–100 %).

3.1.5   Der Risikopatient

Kardiovaskuläre Erkrankungen

- **Anamnese:** Belastungsdyspnoe, Knöchelödeme, Nykturien, Stenokardien geben wertvolle Hinweise auf die kardiale Leistungsfähigkeit
- **Nach Myokardinfarkt** (☞ 4.1.3): in den **ersten (3-) 6 Mon.** elektive Eingriffe **kontraindiziert.** Nach 3 J. allerdings ist das Reinfarktrisiko nicht größer als bei gleichaltrigen Pat. ohne vorausgegangenen Infarkt. **Invasives Monitoring** (postop. intensivmedizinische Betreuung). Reinfarktrisiko postop. viel größer als intraop. (bes. in ersten 3 postop. Tagen); hierbei fast 50 % subjektiv ohne typische Schmerzsymptomatik! (*Metzler 1990*)
- **Dekompensierte Herzinsuffizienz:** absolute KI für jeden elektiven Eingriff

- **Arrhythmien** als Risikofaktoren unterschiedlich zu bewerten. Sinusarrhythmien und supraventrikuläre Extrasystolie von weit geringerer Bedetutung als die ventrikuläre Extrassystolie. *Wichtig:* präop. Digitalisierung nur indiziert bei Tachyarrhythmia absoluta und manifestierter Herzinsuff., auch hier nach Rekompensation 48 h präop. Digitalispause
- **Herzvitien** (z.B. Aortenstenose) hohe Risikofaktoren. *Antibiotikaprophylaxe bei allen Pat. mit Herzklappenfehlern* (2 g Ampicillin + 120 mg Refobacin 30 Min. vorher i.v., 1000 mg per os nach 6 h, bei Penicillinallergie 60 Min. vorher 1 g Vancomycin und 120 mg Gentamicin). *Pat. mit Aortenklappenersatz:* Antikoagulantien unter Heparinschutz mehrere Tage vor OP absetzen bis Quick normal. *Pat. mit Mitralklappenersatz:* wie bei Aortenklappenersatz unter Heparinschutz, 12 h postop. Heparin
- **Hypertonie** (☞ 4.2.1): erheblicher Risikofaktor für Anästhesie (Hypotensionen, Arrhythmien und hypertone Krisen). Blutdruckwerte auf jeden Fall prästationär normalisieren. *Antihypertensive Medikamente präop. nicht absetzen*
- **Koronare Herzkrankheit** (☞ 4.1.3): Verminderung der koronaren Durchblutungsreserve → 10fach erhöhtes Risiko eines periop. Infarktes gegenüber Gesunden
- **bei Angina pectoris-Anfall unmittelbar vor OP:** Absetzen von OP-Plan, Infarktdiagnostik (EKG, Enzyme), da Pat. potentieller Infarktkandidat ist
- **Vermeiden von Streß mit erhöhtem O_2-Verbrauch** durch gute Prämedikation, schonende Ein- und Ausleitung der Narkose sowie gute Abschirmung gegenüber Schmerzreizen
- **Nachbeatmung** bei langer OP-Dauer und großer Volumenverschiebung

Bronchopulmonale Erkrankungen

- Akute wie chron. Lungenerkr. lassen das periop. Risiko um das 3–4fache ansteigen
- **Raucher:** Risiko postop. pulmonaler KO nach größeren Eingriffen sechsmal höher als bei Nichtrauchern
- **Obstruktive Funktionsstörungen:** Besserung durch prästationäre physiotherapeutische und inhalationstherapeutische Maßnahmen (gezielte Atemgymnastik, Erlernen von effektivem Tiefatmen oder Husten, Einstellen des Rauchens, Sanierung eines Atemweginfekts)
- **Asthmatiker:** Asthmatherapeutika perioperativ nicht absetzen. Bei akutem Asthmaanfall (☞ 4.3.1) keine Narkoseeinleitung
- **Skoliosepatienten** (☞ 18.1.20): Funktionseinschränkungen in aller Regel kompensiert, Quantifizierung dieser Funktionseinschränkungen dient der Orientierung für evtl. postop. auftretende Probleme.
- **Wichtige präoperative Maßnahmen bei chron.-obstrukt. Lungenerkrankungen:** Rauchen einstellen. Gezielte Antibiotika-Ther. akuter pulmonaler Infekte. Ther. eines Bronchospasmus (z.B. Euphyllin®, Berotec®, Sultanol®, Atrovent®, Physiotherapie; ☞ 20.1.3)

Nierenerkrankungen

- Regionale Anästhesieverfahren bei Gerinnungswerten im Normbereich bevorzugen
- **Terminale Niereninsuffizienz** (dialysepflichtige Pat.): zeitliche Planung des Eingriffs sehr wichtig. Letzte präop. Dialyse 12–24 h vor der geplanten OP. Danach sofort neue Laborwerte. *Bes. Augenmerk auf* Serumkalium (max. 5,5–6,5 mmol/l). Flüssigkeitsbedarf/24 h: Restdiurese + 500 ml 0,9 % Nacl-Lösung (☞ 22.4)
- **Postop. Dialyse:** *Zeitpunkt* wird vom Serumkalium und dem extrazellulären Volumen bestimmt. *Häufig niedriges Hb:* bei sonst asymptomatischen Pat. aufgrund der langen Adaptationszeit akzeptabel. Bei älteren Pat. sollte der Hämatokritwert auf etwa 30 % angehoben werden

OP

- **Hypertonus bei chron. urämischen Pat.** (ca. 15 %): um pektanginösen Anfall oder Hypertension zu vermeiden Hochdruckmedikamente nicht absetzen
- **Akutes Nierenversagen:** extrazelluläres Volumen konstant halten und ausreichend auffüllen, besonders bei Beginn der diuretischen Phase der akuten, tubulären Nekrose (prärenale Komponente, Hypotonie, Hypovolämie ausschließen). Wenn operativer Eingriff erforderlich in dieser Phase → zuwarten, bis sich die Nierenfunktion stabilisiert hat.

3

Diabetes mellitus (☞ 4.8)

- Sorgfältige präop. Befunderhebung. BZ-Tagesprofil, Nüchtern-BZ, evtl. internistisches Konsil (Diabetes-Einstellung). Nierenfunktion und kardiovaskuläres System hinsichtlich Mikro- und Makroangiopathie beachten
- **OP-Risiken:** Entgleisung des Diab. mell., erhöhtes Risiko an Wundheilungsstörungen. Narkose und OP bewirken Blutzuckeranstieg, Hypovolämie
- **Procedere**
  - *diätpflichtig:* Nüchtern-BZ < 140 mg%, intraop. kein Insulin
  - *tablettenpflichtig:* Biguanide wegen Laktazidosegefahr 2 Tage vor OP absetzen; α_1-Glucosidase-Hemmer (z.B. Glucobay®) ebenfalls absetzen. Sulfonylharnstoffe, z.B. Glibenclamid (z.B. Euglucon®), weiterführen. BZ intraop. 180–200 mg% anstreben, alle 30–60 Min. kontrollieren, K^+ alle 2–4 h Kontrolle und evtl. substituieren
  - *insulinpflichtig:* 0,5–0,7 IE Altinsulin/h, je nach BZ zusätzlich Gabe von 10 %iger Glucose 100 ml/h (BZ bei elektivem Eingriff möglichst < 180 mg%).

Funktionsstörungen der Schilddrüse (☞ 4.7)

Anzustreben: euthyreote Stoffwechsellage. Wesentlich für die Beurteilung ist jedoch die klinische Situation.
Hyperthyreose: vor elektiven Eingriffen medikamentös bis zur Euthyreose behandeln (Möglichkeit einer intraop. thyreotoxischen Krise). Ggf. ausführliche endokrinologische Diagnostik.

3.1.6 Anästhesie

Grundsätzlich unterscheiden sich die Prinzipien und Techniken der Anästhesie in der operativen Orthopädie nicht von denen in anderen operativen Disziplinen. Allerdings werden gehäuft Pat. der extremen Altersgruppen, d.h. Kinder und geriatrische Patienten operiert. Dies stellt besonders hohe Anforderungen an Qualität und Sicherheit in der Anästhesie.

Desweiteren bedürfen Pat. mit seltenen Syndromen sowie solche, deren orthopädische Grunderkrankung auch die anästhesiologischen Belange berührt (z.B. extreme Skoliosen), einer speziellen anästhesiologischen Betreuung.

Präanästhesiologische Vorbereitung

Die anästhesiologische Betreuung des Pat. beginnt mit der Prämedikationsvisite, die spätestens einen Tag vor der geplanten Operation stattfindet, damit eventuell notwendige diagnostische oder therapeutische Maßnahmen rechtzeitig durchgeführt werden können. Ziele der Prämedikationsvisite sind:

- Einschätzung des körperlichen und psychischen Zustands der Pat.
- Einstufung des Anästhesierisikos

- Aufklärung und Beratung über die möglichen Anästhesieverfahren
- Auswahl des Anästhesieverfahrens
- Einholung des Einverständnisses der Patienten
- Verminderung von Angst und Aufregung
- Verordnung der Prämedikation.

Einschätzung des körperlichen und psychischen Zustandes der Patienten
Eingehende Anamnese: Vor allem im Hinblick auf Herz, Kreislauf, Lungen, Nieren, Leber, ZNS, Blutgerinnungssystem, Allergien, durchgeführte Narkosen und Operationen, sowie dabei aufgetretene Komplikationen, auch bei Blutsverwandten. Medikamentenanamnese, Schwangerschaft und Zahnprothesen. Hierfür liegen in der Regel vorbereitete Anamnese- und Aufklärungsbögen vor.

Untersuchung: Auskultation von Herz und Lungen, Messung von Blutdruck und Herzfrequenz, Inspektion und Palpation von peripheren Venen und eventuell Arterien, Beurteilung des Zahnstatus und der Kiefergelenke, Messung von Körpertemperatur, -gewicht und -größe durch das Pflegepersonal.

Einstufung des Anästhesierisikos
Die Einstufung des Anästhesierisikos ist in der operativen Orthopädie besonders wichtig. Zur Objektivierung des Anästhesierisiokos stehen verschiedene Scores und Risiko-Checklisten zur Verfügung (Z.B. ASA-Risikogruppen; NYHA-Risikogruppen, Mannheimer-Risiko-Checkliste). Diese Risikogruppenanalysen haben zwar viel zur Erfassung des allgemeinen Anästhesie- und Operationsrisikos beigetragen, sie sagen in der täglichen Praxis aber wenig über das Gesamtrisiko eines einzelnen aus, zumal wichtige Faktoren wie z.B. Art und Dauer des operativen Eingriffes in keiner Liste erfaßt werden. Daher bleibt nur die Einstufung des Anästhesierisikos in jedem Einzelfall unter Berücksichtigung sämtlicher Voruntersuchungsergebnisse und Begleitumstände.

Die wichtigsten risikoerhöhenden Faktoren sind:
- **Erkr. des Herzkreislaufsystems:** Hier besonders KHK und manifeste Herzinsuff. (☞ 3.1.5)
- **Lungenerkrankungen:** (☞ 3.1.5)
- **Art des Eingriffes:** Erhöhtes Risiko bei Zweihöhlen- und Notfalleingriffen
- **Dauer und Art der Operation**
- **Alter des Patienten:** Alte Pat. durch risikoerhöhende Begleiterkrankungen, sowie Kleinkinder bis zum ersten Lebensjahr.

Insgesamt ist die anästhesiebedingte Mortalität sehr gering und beträgt etwa 1–2 : 10000.

Aufklärung und Einwilligung des Patienten
Ein wesentlicher Faktor zur Verminderung von Angst und Aufregung ist die verständliche Aufklärung über das konkrete anästhesiologische Vorgehen. Dazu gehören:
- Beginn der Nahrungskarenz (auch Einstellen des Rauchens)
- Wozu, wann, welche Prämedikation
- Maßnahmen im Einleitungsraum
- Ablauf der Anästhesie
- Postoperative Maßnahmen (Z.B.: ausreichende Analgesie)

Auf alle Ängste des Pat. muß gezielt eingegangen werden. *Die Patienten haben häufig mehr Ängste vor der Anästhesie als vor der Operation.* Diese können aber in der Regel durch eine aufmerksame, verständnisvolle und geduldige Aufklärung vermindert, oder sogar ausgeräumt werden. Diese psychologische Vorbereitung wird durch die Prämedikation ergänzt.

Im juristischen Sinne erfüllt jede Form der Anästhesie den Tatbestand der Körperverletzung, die nur gerechtfertigt wird, wenn der Patient dazu wirksam eingewilligt hat. Grundvoraussetzung für eine wirksame Einwilligung ist die Kenntnis aller für die Entscheidung maßgeblichen und relevanten Gesichtspunkte durch den Patienten. *Konkret bedeutet dies, daß der Anästhesist den Pat. über alle für den durchzuführenden Eingriff möglichen Anästhesieverfahren mit ihren Vorteilen und Risiken aufklärt.* Den Umfang der Aufklärung bestimmt allein der Pat. Er reicht von dem völligem Verzicht auf Information, wenn der Pat. sie nicht wünscht, bis zur Erörterung aller nur denkbaren Details, wenn der Pat. dies fordert. Über den Rahmen der Aufklärung ist der aufklärende Anästhesist beweispflichtig. Am Ende des Aufklärungsgesprächs steht die ausdrückliche Einwilligung des Pat. zu den festgelegten anästhesiologischen Maßnahmen. Ist der Pat. dazu nicht selbst in der Lage muß die Einwilligung des gesetzlichen Vertreters eingeholt werden bzw. durch zeitweilige Entmündigung mit formlosen Antrag beim zuständigen Amtsgericht erwirkt werden. Ist dieses bei dringlichen Eingriffen nicht kurzfristig zu erreichen, wird nach dem mutmaßlichen Willen des Pat. entschieden. Bei Kindern unter 18 J sollten beide Eltern, in dringlichen Fällen ein Elternteil, einwilligen.

Auswahl des Anästhesieverfahrens
Unter der Voraussetzung möglichst optimale Bedingungen für die Operation zu schaffen, wird grundsätzlich das Anästhesieverfahren angewandt, das für den Pat. das höchste Maß an Sicherheit bietet. *Soweit keine Kontraindikationen vorliegen, sind die Wünsche des Patienten unbedingt zu berücksichtigen.* Auf keinen Fall darf dem Patienten ein Anästhesieverfahren gegen seinen erkennbaren Willen eingeredet werden, zumal ein Unterschied zwischen Allgemein- und Regionalanästhesie die perioperative Morbidität und Mortalität betreffend, zwar immer wieder vermutet, aber nie bewiesen wurde.

Die wichtigsten Kriterien bei der Auswahl des Anästhesieverfahrens sind
Die geplante Operation: Operationen in der Körperperipherie sollten, vor allem wenn der Pat. zusätzlich nicht nüchtern ist, in peripherer oder rückenmarksnaher Regionalanästhesie durchgeführt werden, Indikationen zur Allgemeinanästhesie sind große Eingriffe am Abdomen, Thorax oder Kopf, längerandauernde Operationen in Seiten-, Bauch- oder Kopftieflage und eine bestehende oder zu erwartende schwerwiegende Beeinträchtigung des Gesamtorganismus.

Begleiterkrankungen
- **Pulmonale Erkrankungen:** Sind, soweit sie nicht zu einer vitalen Einschränkung geführt haben und die Analgesiehöhe nicht das 9. Thorakalsegment überschreiten muß, eine Indikation zur Regionalanästhesie.
- **Schwere kardiale Erkrankungen:** Sind, vor allem wenn sie zu einer Einschränkung der Kompensationsmechanismen auf die bei der Regionalanästhesie eintretende periphere Vasodilatation geführt haben, eine Indikation für die Allgemeinanästhesie.
- **Neurologische Erkrankungen:** Hier sollte von der Regionalanästhesie abgesehen werden.

Absolute Kontraindikationen
für die Regionalanästhesie sind Volumenmangel und Blutgerinnungsstörungen.

Kooperationsfähigkeit des Pat.
Mangelnde Kooperationsfähigkeit des Pat. ist eine Kontraindikation gegen eine Regionalanästhesie. Bei Kindern ist die Allgemeinanästhesie das Verfahren der Wahl.

Andere Kriterien

* Sehr kurze Eingriffe sollten in Allgemeinanästhesie in Form der Maskennarkose durchgeführt werden
* Bei Notoperationen mit nicht nüchternem Patienten wird, wenn möglich, eine Regionalanästhesie angewandt
* In der ambulanten Anästhesie sind regionale Verfahren zu bevorzugen

Prämedikation
Ziel: Präoperative Medikation durch die der Pat. entspannt, angstfrei, sediert, aber erweckbar und kooperativ zur Anästhesieeinleitung gelangt. Damit wird nicht nur die psychische Vorbereitung im Sinne einer Befindlichkeitsverbesserung unterstützt, sondern auch die Anästhesieeinleitung erleichtert und der Bedarf an Anästhetika vermindert.

Ziele und Medikamente der Prämedikation			
Ziel	**Definition**	**Medikamente**	**Bemerkungen**
Anxiolyse	Herabsetzung des Angst-niveaus und emotionale Stabilisierung	Benzodiazepine	Vorrangiges Prämedikationsziel
Sedierung	Herabsetzung der Wachheit durch sensorische Abschir mung und Verlangsamung der psychomotorischen Fähig-keiten	Benzodiazepi-ne, Barbiturate, Neuroleptika, Opiate	Vorrangiges Prämedikationsziel
Amnesie	Unterdrückung von Bewußt-seinsinhalten bei erhaltener Kooperationsfähigkeit und Kurzzeitgedächtnis	Benzodiazepine	Vorrangiges Prämedikationsziel
Analgesie	Schmerzausschaltung	Opiate	Nur bei Schmerzen
Parasympa-thikolyse	Unterdrückung der Vagus-aktivität mit Reduktion der Magensaft- und Speichel-sekretion, sowie kardialer vagaler Reflexe	Anticholinergika	Nicht obligatorischer Bestandteil der Prämedikation
Anti-emetische Wirkung	Verminderung von Übelkeit und Brechreiz	Neuroleptika	Nicht obligatorischer Bestandteil der Prämedikation
Anti-histamin-Wirkung	Blockade der Histamin-Wirkungen auf H_1 und H_2-Rezeptoren	H_1 und H_2-Blocker	Bei allergischer Diathe-se (H_1 und H_2-Blocker), Notfalleingriffen und bekannter Hyperazidität (nur H_2-Blocker)

■ Medikamente zur Prämedikation

Barbiturate
- Wirkung: sedierend, antikonvulsiv, hypnotisch
- Nachteile: Keine Analgesie, gelegentlich paradoxe Wirkung mit Erregung und Verwirrtheit, deshalb zunehmend obsolet, lediglich bei speziellen Indikationen und/oder Dauertherapie z.B. Epilepsie
- Dosierung: Phenobarbital (Luminal®) 2 mg/kg

Opioide
- Wirkung: analgetisch und sedierend
- Nachteile: Atemdepression, Blutdrucksenkung (*Cave* Hypovolaemie), Übelkeit, Erbrechen und Spasmen der glatten Muskulatur
- Dosierung: Piritramid (Dipidolor®) 0,1–0,3 mg/kg i.m. Morphin (Morphin®) 0,1 mg/kg i.m.

Benzodiazepine
- Wirkung: anxiolytisch, sedativ, hypnotisch, amnestisch, zentral muskelrelaxierend, antikonvulsiv
- Nachteile: keine Analgesie; lange Wirkdauer, unsichere Resorption außer Midazolam
- Vorteile: große therapeutische Breite, da schwache atemdepressive Wirkung und geringe Beeinflussung der Herz-Kreislauf-Funktion
- Dosierung: Flunitrazepam (Rohypnol®) 1–2 mg p.o., Midazolam (Dormicum®) 3,75–7,5 mg/kg p.o., Kinder: 0,01 mg/kg rektal

Neuroleptika
- Wirkung: antipsychotisch, sedierend, antiemetisch, Antihistaminwirkung Potenzierung der Opioidanalgetika
- Nachteile: keine Analgesie, häufig starke Blutdrucksenkung, vor allem bei Hypovolämie, gelegentlich extrapyramidale Störungen, häufig paradoxe Reaktionen mit Angstzuständen. Nicht als Monosubstanzen anwendbar
- Dosierung: Dehydrobenzperidol (DHB®) 2,5–5,0 mg, Promethazin (Atosil®) 25–50 mg

Anticholinergika
- Nicht mehr obligatorischer Bestandteil der Prämedikation
  Ind.: Prophylaxe und Behandlung von vagalen Reflexbradykardien
- Prophylaxe und Behandlung von übermäßiger Speichel- und Bronchialsekretion: Hemmung der unerwünschten Nebenwirkungen der Cholinesterasehemmer während der Antagonisierung von Muskelrelaxanzien
- Bei allen drei Indikationen werden die Anticholinergika gezielt i.v. eingesetzt.
- Dosierung: Atropin 0,01 mg/kgKG

H_2-Rezeptorenblocker
- Ind.: Senkung des Magensaft pH vor dringlichen Eingriffen, geburtshilflichen Eingriffen, Refluxkrankheit und vor langen Maskennarkosen, bei allergischer Diathese in Kombination mit H1-Blockern.
- Dosierung: Cimetidin (Tagamet®) 200 mg i.v., Ranitidin (Zantic®) 50 mg i.v. oder 150–300 mg p.o. abends

H_1-Rezeptorenblocker
- Indikation: Allergische Diathese
- Dosierung: Dimetinden (Fenistil®) 4–8 mg i.v.

Nahrungskarenz
Bei elektiven Eingriffen muß eine Nahrungskarenz von 6 h, Säuglinge und Kleinkinder 4 h, eingehalten werden.

Applikation, Dokumentation und Überwachung der Prämedikation
Grundsätzlich kann die Prämedikation i.v., i.m. oder oral verabreicht werden. Die i.v.-Gabe ist Notfalleingriffen vorbehalten, um die schnelle und sichere Wirkung zu garantieren. Ansonsten ist die orale Gabe indiziert, der Wirkungsbeginn ist zwar langsamer, die Wirkung aber über längere Zeit konstant. Die i.m.-Gabe ist nur in den Ausnahmefällen indiziert, in denen die orale Gabe kontraindiziert oder aus technischen Gründen nicht möglich ist. Die Prämedikation wird mit Angabe von Medikament, Zeitpunkt und Verabreichungsform genau dokumentiert. Der prämedizierte Patient muß überwacht werden, er darf nicht mehr ohne Begleitung aufstehen.

■ Anästhesieformen

Allgemeinanästhesie
Methode der Wahl bei Patienten in kritischem AZ, wenn eine Regionalanästhesie nicht dem operativen Zweck entspricht oder kontraindiziert ist.

Je nach Applikationsmodus unterscheidet man die **intravenöse Anästhesie** von der **Inhalationsanästhesie.** Zum Einsatz kommen: i.v.- Hypnotika (Etomidate, Propofol, Barbiturate, Benzodiazepine und Ketamin), Neuroleptika (Dehydrobenzperidol), volatile Anästhetika (Halothan, Isofluran), Lachgas, Analgetika (Alfentanil, Fentanyl und Sufentanil), sowie Muskelrelaxanzien (Vecuronium, Pancuronium und Atracurium). Die Allgemeinanästhesie wird in der Regel nicht in reiner Form als Mononarkose durchgeführt, sondern die einzelnen Komponenten werden mit Hilfe der sich ergänzenden Substanzen kombiniert. Vorteil: Bessere Steuerbarkeit und deutliche Risikominderung.

Regionalanästhesie (☞ 2.4)

3.1.7   Thrombose-, Embolie und Infektionsprophylaxe

> **Ohne** Thromboembolieprophylaxe tritt eine tiefe Beinvenenthrombose bei ca. 50 % aller operierten Erwachsenen auf.

• **Prädisponierende Faktoren** für venöse Thrombosen: höheres Alter, weibliches Geschlecht, Übergewicht, Immobilisierung, Venenerkrankungen, maligne Tumoren, Infektionskrankheiten, Herzkrankheiten, hämatologische Erkrankungen, Dehydratation, nephrotisches Sy., Medikamente (orale Kontrazeptiva, Antagonisten von Antikoagulanzien), Rauchen
• **Laborbefunde, die auf eine Prädisposition** zur Thrombose hinweisen:
  – *Gesteigerte Gerinnungsbereitschaft*: Quick hoch, Fibrinogen hoch, PTT auffallend kurz (< 25 Sek.)
  – *Aktive Gerinnungs- und Fibrinolyseprozesse*: Fibrinspaltprodukte ↑ und PTT kurz
  – *Ungenügende Hemmung der Gerinnungskaskade:* Anti-Thrombin-III-Aktivität niedrig (< 70 %)
  – Thromboszytenzahl > 400.000 mm^3, Hämatokrit > 50 %

- **Thromboseprophylaxe:** Niedermol. Heparine (Clexane®, Clivarin®, Fragmin®, Fraxiparin®, Monoembolex®) ab 14. Lj., am Abend präop. beginnend 1 x tägl.
- **Physik. Methoden** (nur in Verbindung mit einer wirksamen medikamentösen Thromboseprophylaxe): Hochlagern der Beine bzw. Unterschenkel, Fußgymnastik mit Aktivierung der Wadenmuskelpumpe (☞ 20.1.3), Thromboseprophylaxestrümpfe bei richtiger Anwendung, Mobilisation!

Lungenembolie (☞ 4.3.3), Tiefe Beinvenenthrombose (☞ 4.2.3)

3

Infektionsprophylaxe
- **Antibiotika-Prophylaxe:** bei allen Endoprothesenimplantationen, größeren Knocheneingriffen und Gelenkeröffnungen, bei größeren Wirbelsäulen-OP's und allen Pat. mit Herzklappenersatz
- **Standardantibiotikum:** z.B. Cefalozolin (Gramaxin®), Cefuroxim (Zinazef®)
- Gabe in aller Regel einmalig vor OP-Beginn bzw. **vor Anlegen einer Blutsperre**. Bei OP > 3 h *zweite Dosis* z.B. 3–4 h nach der Erstgabe verabreichen. Nur in begründeten Ausnahmen (z.B. bei Diabetikern, sehr langen Operationszeiten, bekanntem Infekt) Fortführung der Antibiotika-Gabe über mehrere Tage.

3.2   Bluttransfusionen

Bereitstellung von Blutkonserven
Je umfassender der Eingriff, je gefäßreicher das OP-Gebiet (z.B. Tumoren), je unerfahrener der Operateur, je älter der Pat., desto großzügiger eine Bereitstellung.

Standards zur präoperativen Fremdblutanforderung		
Diagnose	**Operation**	**Anzahl EK**
Eingriffe bei Kindern		
Hüftdysplasie	DVO + Salter	1
Coxa vara/valga	Varisierungsosteotomie	AKT
Gibbus	Columnotomie	3
Skoliose	VDS, Dorsale Spondylodese langstreckig	3 6
Eingriffe bei Erwachsenen		
Wahleingriffe		
Coxarthrose	TEP	5
TEP-Lockerung	TEP-Wechsel	6
Hüftdysplasie	Triple-Osteotomie	2
Coxa vara/valga	Varisierungsosteotomie	AKT
Gonarthrose	TEP	3
TEP-Lockerung Knie	TEP-Wechsel	6
Omarthrose	TEP	2
NPP	Nukleotomie, Mikrodiskektomie	AKT
Spondylolisthesis	Dorsale Spondylodese kurzstreckig	4
Skoliose (z.B.)	Dorsale Spondylodese langstreckig	6

Standards zur präpoperativen Fremdblutanforderung		
Diagnose	**Operation**	**Anzahl EK**
Tumoroperationen: Blutanforderung nach Maßgabe des Operateurs		
Septische Operationen		
Dekubitus	Schwenklappen	2
Synovialitis Knie	Synovialektomie	2
Infiz. TEP Knie/Hüfte	TEP-Ausbau	6
Akuteingriffe/Frakturen		
Hüftluxation	Offene Reposition	2
Intraspinale Raumforderung	Laminektomie/Hemilaminektomie	2
Schenkelhalsfraktur	TEP	5
Pertrochantäre Femurfraktur	DHS/Winkelplatte	2–4
Femurfraktur	Plattenosteosynthese	3
Humerusfraktur	Plattenosteosynthese	2
HWK-Fraktur	Caspar-Platte, Beckenkammspahn	AKT
BWK-Fraktur	Dorsale Spondylodese	2
LWK-Fraktur	Dorsale Spondylodese	2

OP

- **Irreguläre Antikörper:** entstehen meist durch parenterale Sensibilisierung mit Ery's fremder Antigenstruktur (z.B. Bluttransfusion, Schwangerschaft). Können während Transfusion lebensbedrohliche Reaktionen auslösen
- **Pat. ist über Hepatitis- und HIV-Risiko aufzuklären,** wenn für Arzt intra- oder postop. eine Bluttransfusion ernsthaft in Betracht kommt (BGH-Urteil vom 17.12.91)
- **Strenge Indikationsstellung** für Blutpräparate und Plasmakomponenten (Pat. muß auf Möglichkeit der Eigenblutspende aufmerksam gemacht werden).
- Bei *elektiven Eingriffen Eigenblutspende* bevorzugen.

3.2.1 Verfahren zur Vermeidung von „Fremdblut"

Präoperative Eigenblutspende
- **Ind.:** bei allen elektiven Eingriffen, bei denen ein Blutverlust von > 1000 ml zu erwarten ist
- **Voraussetzungen** zur Teilnehme am Eigenblutspendeprogramm: elektive, in einem Zeitraum von 4–6 Wo. vorausplanbare OP. **Ausmaß** der Spende orientiert sich an dem Ausgangs-Hb. Die Beurteilung der Spendetauglichkeit erfolgt in Abhängigkeit von den Vorerkrankungen
- **Termin zur ersten Eigenblutspende** ca. 4 Wo. vor der geplanten stationären Aufnahme. *Wöchentliche Spende* bis zu 3 Tage präop. empfohlen (Hkt. nicht unter 34 %!). Erfolgreicher Einsatz der Eigenblutspende auch bei Risikopatienten (KHK, Schwangerschaft, hohes Alter) nachgewiesen
- **Vor jeder Eigenblutspende:** RR messen, orientierende Laboruntersuchungen, EKG, in einzelnen Fällen Rö.-Thorax. *Hb < 11 g/dl relative KI zur Spende von Eigenblut* (ggf. Verschiebung der Eigenblutspende)
- **Aufbewahrung** der Vollblutkonserve 5 Wo. (mit Stabilisator, bei 4°C erschütterungsfreier Lagerung)

- **Eisensubstitution:** Entnahmemenge von 450 ml Blut entspricht einem Eisenverlust von 210–240 mg (6–9 % des Körpereisenbestandes beim Erwachsenen). Gastrointestinale Begleiterscheinungen recht häufig (Magenschmerzen, Diarrhoen, Übelkeit und Obstipation). Medikamente: z.B. 300 mg/d Ferro-Sanol-Duodenal®, Lösferon®
- **Aufgabe des Ambulanzarztes:** Pat. auf die Möglichkeit dieses Verfahrens hinweisen.

Akute präoperative Hämodilution

Unmittelbar präop. wird in einem mit Stabilisatorlösung vorgefüllten Blutbeutel Patientenblut abgenommen. Als Volumenersatz wird die gleiche Menge kollodialer Lösung (höherprozentige kolloidale Lösungen) zugeführt. Die praktische Anwendung hat gezeigt, daß max. zwei Einheiten Blut gewonnen werden können.

Intra- und postoperative maschinelle Autotransfusion

- **Retransfusion von Vollblut oder gewaschenem Erythrozytenkonzentrat**, das aus dem im OP-Gebiet abgesaugten Blut mit Hilfe eines Cell-Savers (z.B. Haemonetics Cell-Saver® 4, Haemolite® 2 und 3), der die Erythrozyten wäscht und konzentriert, hergestellt wird
- **Kontraindikationen:** *infektiöses Operationsgebiet* (kontaminiertes Blut nicht vollständig von Bakterien gereinigt), *Tumorchirurgie* (mögliche Metastasierung vermeiden, fragliche KI)
- Trotz konsequenten Einsatzes der Autotransfusion hoher Bedarf an homologen Ery-Konzentraten z.B. beim **TEP-Austausch Hüfte** (☞ 19.1.13). *Empfehlung:* zusätzlich durch präop. Eigenblutspenden autologes Blut bereitstellen. Der Einsatz der maschinellen Autotransfusion kann auf den postop. Zeitraum ausgedehnt werden. Bei entsprechend sorgfältiger steriler Handhabung kann das Drainageblut maximal 6 h von Beginn des Einsatzes der maschinellen Autotransfusion gerechnet aufgefangen werden. Nach Aufbereitung des Blutes muß dieses allerdings unverzüglich retransfundiert werden.

3.2.2   Blutpräparate und Plasmakomponenten

Produkt	Beschreibung	Indikationen, Bemerkungen
Ery-Konzentrat (EK)	Durch Zentrifugation sedimentierte Erys, Hkt. ca. 80 %, ca. 250 ml, 4–5 Wo. bei 4°C lagerungsfähig.	Routinetransfusion bei akutem Blutverlust, Blutungsanämie. Hb-Anstieg ca. 10–15 g/l pro EK. Immunisierung gegen Leukos (HLA-System), febrile nichthämolytische Transfusionsreaktionen durch antileukozytäre AK möglich. Auf 4 EK 1 FFP (Fresh Frozen Plasma) zur Substitution von Gerinnungsfaktoren geben sowie auf je 2 EK 1 Amp. Ca^{++} 10 % (10 ml)
Leuko-/thrombofreies EK	Leukos und Thrombos um 99 % reduziert (< Immunsisierungsschwelle). Hkt. ca 80 %, 150–250 ml EK + 50 ml NaCl. Verkürzt haltbar.	Geringere Immunisierung gegen HLA Antigene. Bei chron. Ery-Substitution, z.B. hämatologisch-onkologischen Pat., renaler Anämie, geplanter Transplantation, wiederholten febrilen Transfusionsreaktionen.

Produkt	Beschreibung	Indikationen, Bemerkungen
Gewaschenes EK	Plasmaanteil weitgehend durch mehrfaches Waschen mit 0,9 % NaCl entfernt. Verkürzt haltbar.	Bei Hyperkaliämie, Unverträglichkeit von homologem Plasma (z.B. selektiver IgA-Defekt), autoimmunhämolytischer Anämie, paroxysmaler nächtlicher Hämoglobinurie.
Frischblutkonserve	Vollblut nicht älter als 72 h, Hkt. ca. 35 %, Thrombos und Gerinnungsfaktoren bis 6 h voll funktionsfähig; Buffy-Coat-haltig.	Strenge Ind.-Stellung! Volumenbelastung, starke Immunisierung, nichthämolytische Transfusionsreaktionen. Rücksprache mit Blutbank: TPHA, HIV, HBV oft noch nicht untersucht!
Thrombo-Konzentrat	„Einfach-TK" aus Vollblutspende ca. 0,5 x 10^{11} Thrombos in ca. 50 ml Plasma	Indikationen ☞ 3.2.4. Ggf. mit Spezialfilter leukozytenarm transfundieren bzw. Zellseparator-Spender HLA-kompatibel aussuchen
	Zellseparator-TK („Hoch-TK" vom Zellseparator) ca. 2–4 x 10^{11} Thrombos in 200 ml Plasma	Je nach Herstellungsart 5 Tage haltbar bei Raumtemperatur und ständiger Agitation. AK-Bildung!
Fresh Frozen Plasma (FFP)	200–250 ml Citratplasma (ca. 50 ml Stabilisator), beinhaltet F II, VII, IX, X, XI, XII, XIII und hitzelabile F V und VIII. 1 J. haltbar bei - 30°C. Auftauzeit 6–30 Min. im Warmwasserbad, dann baldige Transfusion.	Bei erworbener Gerinnungsstörung, z.B. Lebererkr., Verbrauchskoagulopathie, akute Blutung mit Massivtransfusionen (☞ 3.2.3); wegen Infektionsrestrisiko ungeeignet zum Volumenersatz.
Faktor VIII-Präparate	Kryopräzipitat, Faktor VIII-Konzentrat	Hämophilie A. Präop. Faktor VIII-Aktivität auf 80–100 % anheben
Antithrombin III (AT III) [Kybernin®])	500 E/10 ml angereichertes Humanplasma. Lagerung bei +2º bis +8º C. Gebrauchsfertige Lösung bis 12 h verwendbar, ohne Konsevierungsmittel.	Verbrauchskoagulopathie, Thromboseneigung. Norm-Wert 80–100 %. Substitution bei < 70 %: Initialdosis 1 E/kg x Defizit (%), alle 6 h 1/2 Initialdosis bis zur Normalität. Kontrolle mehrmals täglich. TZ 2 mal/Tag kontrollieren und auf das 2–4fache des Normwerts (18–22 Sek.)anheben
PPSB	Hochangereichert mit Faktoren II (Prothrombin), VII (Proconvertin), X (Stuart) und IX (Hämphilie-B-Faktor).	Hämophilie B (F IX-Mangel), akute hypoprothrombinämische Blutung (vitale Ind.).
Immunglobuline	Plasmapräzipitat (γ-Globulin)	Bei Immuninkompetenz, zur passiven Immunisierung.
Albumin 5 %/20 %	Plasmapräzipitat	5 %ig als Plasmaexpander, 20%ig (osmotisch wirksam) bei Hypalbuminämie, Verbrennungen.

- Ind. für bestrahlte Blutpräparate zur Prophylaxe der „Graft versus host"-Reaktion: Immunschwäche/-Supression, KM-Transplantation, extrem Frühgeborene
- Ind. für CMV-AK-neg. Präparate: hämotologisch-onkologische Pat. (CMV-AK-neg.), Transplantations-Pat. (unabhängig von CMV-Status), Säuglinge bis ca. 1 J., Schwangere (CMV-AK-neg., zur Vermeidung der intrauterinen Inf.).

3.2.3   Vorgehen bei Bluttransfusion

Prätransfusionelle Untersuchungen

- **ABO- und Rhesus-Blutgruppenbestimmung und Antikörpersuchtest:** 10 ml Nativblut, Röhrchen mit Vornamen, Namen und Geburtsdatum kennzeichnen
- Der **Arzt** trägt die Verantwortung für Vollständigkeit der Begleitpapiere und Identität des Materials
- Die Differenzierung evtl. vorliegender *irregulärer AK* und Bereitstellung entsprechender Konserven benötigt Zeit, daher bei nichtdringlichen Transfusionen (geplante OP) Material *frühzeitig* einsenden.

> Bei erythrozytenhaltigen Präparaten muß AB0- und Rhesuskompatibel transfundiert werden. Bei FFP und TK AB0- und möglichst ebenfalls Rhesuskompatibel transfundieren, in der Regel ist bei letzteren keine Kreuzprobe erforderlich.

Empfänger-Blutgruppe	Häufigkeit	FFP-Spender-Blutgruppe	EK-Spender
O	ca. 40 %	O,A, B, AB	O
A	ca. 44,5 %	A, AB	A, O
B	ca.10,5 %	B, AB	B, O
AB	ca. 4,5 %	AB	AB, A, B, O.

Kreuzprobe: Die serologische Verträglichkeitsprobe ist unerläßlich vor jeder Bluttransfusion. 5–10 ml Nativblut (nicht älter als 72 h).
Kompatibilitätsprüfung für weitere Bluttransfusionen: 72 h nach der letzten Transfusion *muß* jeweils frisches Kreuzblut abgenommen werden zur Erfassung möglicher AK-Bildung; vor mehr als 3 Tagen durchgeführten Kreuzproben verlieren ihre Gültigkeit!

Durchführung der Transfusion

- **Eine Konserve ist keine.** Entweder auf Transfusion verzichten oder zwei EK's geben
- Übereinstimmung von Konservennummer, angegebenem Empfänger und Blutgruppenbefund sowie Verfallsdatum (Unversehrtheit der Konserve, auch Verfärbung, Hämolyse) *persönlich* überprüfen
- Nach Erwärmung auf Raumtemperatur sollte die Konserve umgehend transfundiert werden. Massivtransfusionen, Transfusionen bei Neugeborenen sowie bei Kälte-AK: Durchlauferwärmen mit speziellen Heizspiralen auf max. 37°C (sonst Eiweißdenaturierung)
- Großlumiger venöser Zugang (mind. Braunüle Nr. 17 G-gelb); keine Medikamente zusetzen: außer 0,9 %iger NaCl-Lösung darf nichts im Zugang laufen. Immer Transfusionsbesteck mit **Filter** verwenden
- Der **Bedside-Test** zur Sicherung der **ABO-Identität des Empfängers** ist obligat vor der Transfusion am Patientenbett durchzuführen und die Konserve nicht mehr vom Pat. zu entfernen
- Einleitung der Transfusion *muß* durch den **Arzt** erfolgen. Beim wachen Erwachsenen 30–50 ml zügig transfundieren, danach Transfusion langsam stellen und 5 Min. intensiv überwachen. Viertelstündliche Überwachung des Pat. während der Transfusion und mind. 1 h danach durch Pflegekraft (Frage nach Wohlbefinden, Temperatur und Puls orientierend prüfen). Transfusionsdauer unter Nicht-Notfallbedingungen ca. 1 h

- Prophylaxe einer **Übertransfusion** (Herzkranke, alte oder geschwächte Pat.): 4 h Transfusionsdauer/Konserve, während oder nach der Transfusion 40 mg Furosemid p.o./i.v. Bei der Flüssigkeitsbilanzierung wird Vollblut mit 300 ml, Ery-Konzentrat *jedoch nicht* berechnet
- Leeren Blutbeutel 24 h lang nach der Transfusion im Kühlschrank aufbewahren (ggf. Klärung von späten Transfusionsreaktionen, ☞ 3.2.6).

  Massivtransfusionen
- Mind. 2 großlumige Braunülen, evtl. Druckinfusion mit Druckinfusomat (evtl. Blutdruckmanschette um Konserve bis 100 mmHg)
- Durchlauferwärmen des Blutes s.o.
- Faustregel: ab ca. 4 EK → FFP (Gerinnungsfaktoren!), bei drohender Gerinnungsstörung ca. 2 FFP auf 4 EK infundieren
- Azidose (durch Zitrat in APDA-Blut/-Plasma) und Hyperkaliämie mit nachfolgender Kardiodepression mit Na-Bikarbonat nach BGA (z.B. 50 ml 8,4 %ig) und Ca^{2+}(10 ml 10 %ig) i.v. auf 2 EK korrigieren.

Notfalltransfusion
- Transfusion von EKs ohne vorherige Kreuzprobe nur bei vitaler Ind. Behandelnder Arzt trägt Verantwortung für erhöhtes Transfusionsrisiko.
- Unbedingt Bedside-Test durchführen. Bei unbekannter Blutgruppe des Empfängers Gabe von EKs der Blutgruppe O (möglichst Rhesus neg.).

3.2.4   Thrombozyten-Transfusion

Indikation
- Dringend bei Thrombos < 10 000/µl → akute Blutungsgefahr!
- *Bildungsstörungen*, z.B. Leukämie, Chemotherapie → bei Blutung wenn Thrombos < 20 000/µl, ohne Blutung wenn Thrombos < 10 000/µl. Großzügige Ind. bei Risikofaktoren (Alter > 60 J., septische Temperaturen, Blutungsanamnese). Vor Beckenkammpunktionen wenn Thrombos < 30 000/µl
- *Immunthrombozytopenie*, z.B. M. Werlhof. Keine prophylaktische Gabe, nur bei lokal nicht beherrschbarer Blutung oder OP (Blutungszeit überprüfen)
- Akuter Blutverlust oder *Verbrauchskoagulopathie*: ab Thrombos < 50 000/µl, erst nach Stabilisierung des Inhibitorpotentials (ggf. AT III) und niedrig dosierter Heparingabe.

Therapiekontrolle: Thrombozytenanstieg bei Standarddosis 6 Einfach-TKs bzw. 1 Zellseparator-TK auf 20000–30000/µl. Kontrolle 1–24 h post transfusionem. **Cave:** ASS und Heparin vermindern Thrombozytenfunktion.
HLA-Typisierung bei allen chron. zu substituierenden Pat. vor der ersten Transfusion (10–20 ml heparinisiertes Blut bei Raumtemperatur).

3.2.5   Transfusions-Reaktionen

Transfusionsreaktionen, sog. Sofort-/Frühreaktion während oder Spätreaktion noch Tage nach der Transfusion, können die verschiedensten Ursachen haben. Am häufigsten treten sie als Folge von *antileukozytären Antikörpern* (HLA-AK) des Empfängers auf, wenn leuko- oder thrombozytenhaltige Konserven transfundiert wurden (febrile nicht-hämolytische Transfusionsreaktion): Fieber, Schüttelfrost, Juckreiz, nur selten Blutdruckabfall und Atemnot (Bronchospasmus). **Häufigster Fehler: ABO-Unverträglichkeit infolge Verwechslung.**

Diese Reaktionen sind initial nicht von schweren **hämolytischen Zwischenfällen** zu unterscheiden (Letalität 6–20 %), die durch *antierythrozytäre Antikörper* bedingt sind (z.B. ABO-Unverträglichkeit): Allgemeinsymptome mit Mikrozirkulationsstörungen in allen Organen (Schmerzen in Lendengegend, hinter dem Sternum und den langen Röhrenknochen), Schock (RR ↓, Tachykardie, blasse, kalte Akren, evtl. Übelkeit, Erbrechen), Verbrauchskoagulopathie und ANV.

Bakteriell bedingte Transfusionsreaktionen (v.a. gramneg. Keime → Endotoxinbildung): Schock evtl. schon nach wenigen ml, oft Hämolysen. Verunreinigung meist bei Herstellung von leukozytenarmen oder gewaschenen EKs sowie Aufschwemmen von EKs mit 0,9 %igem NaCl (deshalb verkürzte Haltbarkeit ≤ 8 h).

 Therapie bei Transfusionsreaktionen
Cave: Symptomatik fehlt u.U. unter Narkose
- Transfusion sofort stoppen. Keine Transfusion neuer Konserven ohne Abklärung: auch bei Notfalltransfusionen muß mind. ABO-Verträglichkeit und das Fehlen intravasaler Hämolyse (s.u.) überprüft werden.
- Schockbehandlung. Bei V.a. bakt. Ursache Breitbandantibiotika
- *Cave:* Niereninsuff. → Diurese aufrechterhalten (→ Furosemid i.v.), ggf. Mannitol
- 20 000 IE Heparin über 24 h (Prophylaxe der Verbrauchskoagulopathie)

Sicherung der Diagnose
- Verständigung des diensthabenden (Transfusions-)Mediziners
- Sofortige Rückgabe der transfundierten Konserve mit Transfusionsbesteck und Begleitpapieren an das immunhämatologische Labor
- Sofortige posttransfusionelle Abnahme von:
  - 10 ml Nativblut und 5 ml EDTA-Blut zur blutgruppenserologischen Abklärung
  - Nachweis intravasaler Hämolyse durch freies Hb im Serum
  - Großes BB, Gerinnungsstatus, LDH, Bili, Haptoglobin, Urin: Hb, Sediment.

3.3　　Operative Phase

OP

Lagerung, Monitoring
- **Prä-, intra-, und postop. Lagerung** des Pat. auf dem OP-Tisch und ihre Überwachung ist eine gemeinsame Aufgabe von Anästhesist und Operateur. Für die Lagerung des für die Anästhesie erforderlichen **Armes** ist der Anästhesist verantwortlich
- **Monitoring:** lebensbedrohliche Situation durch apparatives Monitoring frühzeitiger als klinisch erkennbar.

Lagerungsbedingte Komplikationen
- **Schäden peripherer Nerven:** in erster Linie durch unsachgemäße Lagerung (unzureichende Polsterung oder extreme Lagerpositionen) des Pat. bei gleichzeitig erloschenen Schutzreflexen während einer Anästhesie verursacht. *Besonders gefährdet*: N. ulnaris, N. fibularis, Armplexus (☞ 9.6.1)
  - Intraoperativ gesetzte Schäden treten i.d.R. erst in der postop. Phase auf, wenn der Pat. über die entsprechenden Beschwerden klagt
  - Eingetretene Schädigungen an Nerven durch Druck lassen i.d.R. eine spontane Heilung innerhalb der nächsten Tage bis Mon. erwarten
  - Begleiterkrankungen wie Diab. mell., Anämie, Arteriosklerose oder hämorrhagische Diathesen können zu Lagerungsschäden disponieren.

Blutleere
- Beim Abwaschen der zu operierenden Extremität unbedingt darauf achten, daß keine Desinfektionslösung unter die noch nicht aufgeblasene Manschette läuft → v.a. bei Kindern *evtl. postop. großflächige Blasenbildung mit tiefen und schlecht heilenden Hautnekrosen möglich*
- **Druck:** bei Oberschenkeldruckmanschette i.d.R. 280–300 mmHg Druck (Erwachsene) erforderlich
- **Tolerable Ischämiezeit für eine Extremität ca. 2 h.** Bei Überschreiten dieser Zeit neurol. Störungen und morphologische Läsionen zu befürchten
- Bei Eröffnen einer Blutleere sind Folgeveränderungen im Kreislauf möglich: metabolische Azidose sowie Anstieg von Laktat und Pyruvat. **Hypotensionen** nicht selten (*Tourniquet-Syndrom*), zumal dann, wenn die Eröffnung zusätzlich zu Blutungen in dieser Extremität führt (Knieprothese)
- Blutleere kontraindiziert bei Sichelzellerkrankungen.

3.4   Postoperative Phase

3.4.1   Postoperative Schmerztherapie

3

- **Schmerzintensität und -dauer:** abhängig von Lokalisation, Art und Ausmaß des operativen Eingriffes, Anästhesieverfahren, subjektive Faktoren. OP-Schmerzen lassen im allg. nach 3 Tagen deutlich nach. Oft bes. schmerzhaft: Endoprothesen-implantation im Bereich des Kniegelenkes, Kniegelenkssynovektomien (Arthrotomie), Thorakotomien
- **Schmerztherapie rechtzeitig durchführen,** um den gesteigerten Sympathikotonus, in dessen Folge ein vermehrter Sauerstoffbedarf den Organismus belastet, zu dämpfen. Berücksichtigung finden muß bei der Wahl der Medikamente die Zeit bis zum Eintritt der Wirkung sowie die Wirkungsdauer.
- *Cave:* **postop. Unruhe** nicht ausschließlich durch *Schmerzen* möglich, sondern auch als Folge von **Hypoxie** oder anderer Ursachen. Oxygenation, Ventilation und die hämodynamische Situation müssen auf jeden Fall vor der Analgetikatherapie bewertet werden. *Sedation eines hypoxischen Pat. eine der häufigsten Ursachen eines Herz-Kreislaufstillstandes in der unmittelbar postop. Periode.*
- *Kombinationen zentraler und peripherer Analgetika sind, soweit nicht Regionalanästhetika zur postop. Schmerztherapie zum Einsatz kommen, die Medikamente der Wahl bei systemischer Schmerztherapie* (☞ 22.2); insbes. dann, wenn nach reichlicher Anwendung zentraler Analgetika keine ausreichende Schmerzfreiheit erzielt werden kann. **Vorteil:** Reduktion der für Opioide typischen NW wie Übelkeit, Erbrechen und gegebenenfalls Ateminsuffizienz.

Opioide zur postop. Behandlung starker Schmerzen (Erwachsene): Mittel der Wahl (nach Larsen 1990)				
Morphin	Amphiolen®	5–10 mg i.v. 10–20 mg i.m.	4–6 h	1 Amp (1 ml) = 10/20 mg
Piritramid	Dipidolor®	7,5–22,5 mg i.v. 15–30 mg i.m.	ca. 6 h	1 Amp (2 ml) = 15 mg
Pethidin	Dolantin®	25–100 mg i.v. 25–150 mg i.m.	4 h	1 Amp (1 ml) = 50 mg 1 Amp. (2 ml) = 100 mg
Bupre-norphin	Temgesic®	0,3–0,6 mg i.v. 0,3–0,6 mg i.m. 0.2–0.4 mg sublingual	8–10 h	1 Amp (1 ml) = 0,3 mg
Pentazocin	Fortral®	25–50 mg i.v/i.m	2–4 h	1 Amp (1 ml) = 30 mg
Nalbuphin	Nubain®	10–20 mg i.v./i.m.	3–6 h	1 Amp. (2 ml) = 20 mg

- **„On demand"-Analgesie** (patientengesteuerte Analgesie, i.v. Injektion von Analgetika *bei Bedarf*). Erfolg korreliert eng mit der Kooperation des Pat. Daher präop. *über diese Möglichkeit der Schmerztherapie informieren*
- **Intermittierende oder kontinuierliche Periduralanästhesie**: bei operativen Eingriffen mit zu erwartendem hohen postop. Analgetikaverbrauch (z.B. Synovektomie, nach Narkosemobilisation). Ermöglicht frühzeitigen Einsatz einer Bewegungsschiene. Evtl. schon präop. PDA-Katheter legen. Kann mehrere Tage belassen werden.

Nachinjektion von Bupivacain-Lösung 0,25–0,375 %: als Bolus individuell 8–15 ml (Repetition nach 4–6 h) oder kontinuierliche Infusion (Perfusor) 2–3 ml/h. Langsam injizieren, evtl. EKG-Monitoring!
• **Multisegmentale Interkostalblockade** kann bei entsprechenden Eingriffen (Thorakotomien, Skolioseoperationen) von großem Wert sein; ggf. unter Plazierung eines Interkostalkatheters.

3.4.2 Überwachung im Aufwachraum

• Risikopatienten sowie Pat. nach größeren Eingriffen werden auf der **Intensivstation** überwacht. *Ziel:* Erkennen und Behandeln von Frühkomplikationen
• **Anästhesist: Übergabe** an das im Aufwachraum tätige **Personal** oder den **Dienstarzt**
• **Pflichten des Operateurs:** Kontrolle von S,M,D. Drainagen. Nachblutung. Anordnung und Kontrolle eines **postop. Rö.-Bildes** bei knöchernen Eingriffen (z.B. korrekter Sitz einer TEP? Luxation?).

3.4.3 Postoperative Frühkomplikationen

Nachblutung
• **Ursache:** lokal (Nahtinsuffizienz, mangelnde intraop. Blutstillung) oder systemisch (hämorrhagische Diathese [thrombozytär, vaskulär, plasmatisch])?
• **Blutungsausmaß:** Durchblutung von Verbänden, Förderung von Drainagen → Hypotonie, Tachykardie, Hb und HK, ZVD
• **Ther.:** Operateur verständigen bzw. diensthabenden Arzt. Evtl. Redon-Drainage auf Überlauf stellen (Sog entfernen). Kompressionsverband, Hochlagern, lokal Eis. Volumensubstitution. Hb, Hk überprüfen. Evtl. Bluttransfusionen (☞ 3.2) und Frischplasma. Gerinnungsparameter (PTT, PTZ, Quick, Fibrinogen, Thrombozyten) bestimmen
• **Substitution akuter Blutverluste:** beim sonst Gesunden bis Hb-Abfall auf ca. 10–8 g/dl bzw. Htk. > 30 % mit Plasmaexpandern (z.B. HAES®) bzw. E'lytlösungen ersetzen. Bei Vorerkrankungen (z.B. kardialer Insuff.) und hohem Alter früher intervenieren
• **Ind. zur Revision:** bei sonst nicht beherrschbarer kontinuierlicher kreislaufwirksamer Blutung.

 Notfalltherapie bei schwerer Blutung unbekannter Ursache
• Großlumige Zugänge legen: 2–3 Braunülen G14 (braun) oder G16 (grau)
• Blutgruppe, Kreuzblut, BB, Gerinnung, 10 ml Zitratblut für spätere Diagnostik
• Kristalloide (z.B. Ringer) und kolloide Lösungen (z.B. HAES®10) bzw. Humanalbumin (möglichst vorgewärmt), bis Kreuzprobe durchgeführt ist
• Kontrolle von RR, Puls, Temperatur, Hb und Hkt., evtl. ZVD
• Ery-Konzentrat substituieren (ggf. ungekreuzte Ery-Konzentrate der Blutgruppe 0), FFP's bei Gerinnungsstörungen: gezielte Substitution.

Hypotension

- Meist **Volumenmangel** (durch ungenügende Flüssigkeitszufuhr während Narkose, anhaltende Blutung Flüssigkeitsverluste postop.). Folge: Abnahme der Gewebsperfusion mit der Möglichkeit einer zerebralen oder myokardialen Mangeldurchblutung bzw. eines akuten renalen Versagens; anhaltende Hypotension → metabolischen Azidose. *Diagn.:* RR ↓, Tachykardie, ZVD ↓, Urinausscheidung ↓ (stündliche Kontrolle). *Ther.:* sofortiger Volumenersatz mit kristalloiden Lösungen (z.B. Ringer), kolloidalen Lösungen (z.B. HAES 10 %, Hämaccel®3,5 %) oder Blut. 250–500 ml eines Plasmaersatzmittels über 10–15 Min. geben; Schocklagerung
- **Kardiale Insuffizienz:** RR ↓, ZVD ↑. *Therapie:* Dopamin 5–10 µg/kg/Min, Dobutamin (Dobutrex®) 2,5–10 µg/kg/Min.

Hypertension

- **Häufige Ursachen:** vorbestehende Hypertonie, Schmerz, Hyperkapnie, Hypoxie und Hypervolämie durch Überinfusion, volle Harnblase, fehlende Antihypertensiva-Gabe am OP-Tag bei Hypertonikern. Vor allem bei **kardial und zerebral vorgeschädigten Pat.** muß mit KO gerechnet werden
- **Ther.:** Beseitigung der Ursachen z.B. durch Gabe von Analgetika, Antagonisierung von Medikamenten, Sauerstoffinsufflationen. Bei bleibend hohem RR: medikamentöse RR-Senkung
- **Drohende kardiale Insuffizienz**: als Erstmaßnahme 2 Hübe *Nitrolingual®-Spray* (entsprechend etwa 0,8 mg Nitroglyzerin). *Beta-Blocker* sind dann indiziert, wenn die Hypertonie zusammen mit einer Tachykardie auftritt. Alternative bei RR > 100 mmHg: *Nitroperfusor* (Glyceroltrinitrat): 50 mg/50 ml → 2–8 ml/h.

Arrhythmien

- **Formen:** *Tachykardien:* supraventrikuläre (Vorhofflimmern und -flattern, Sinustachykardie), ventrikuläre (Kammerflimmern, -flattern)
  Bradykardien: AV-Block I-III°, Sinusknotensyndrom, Sinusbradykardie
  Extrasystolen: supraventrikuläre, ventrikuläre
- **Symptome:** Schwindel, Synkope, Angina pectoris, Herzklopfen, Atemnot, kardiogener Schock
- **Ursachen:** Hypoxämie, E'lytverschiebungen, pH-Verschiebungen, Schmerzen, vorbestehende Herzerkr., Volumenmangel, volle Blase, Zwerchfellhochstand, Fieber, Hyperthyreose, Überdigitalisierung, erhöhter Parasympathotonus, Herzinfarkt
- **Diagn.:** EKG, E'lyte, O_2-Sättigung, BGA, Temperatur, evtl. Herzenzyme
- **Ther.:** Ursache beseitigen. Bei Herzfrequenz > 150/Min. bzw. < 40/Min., bei RR-Abfall und Eintrübung Antiarrythmika einsetzen. Gezielter Einsatz weniger Medikamente nach Diagnosestellung, Protokoll!
  - *Bradykardien:* Atropin 0,5–1,0 mg i.v. (1–2 Amp.) bzw. Ipratropiumbromid (Itrop®) 0,5 mg i.v. (1 Amp.; *cave* RR-Abfall) oder Orciprenalin (Alupent®) 0,5–1,0 mg i.v. (1–2 Amp. – am besten auf 0,1 mg/ml verdünnen). Evtl. temporärer Schrittmacher (transthorakal oder intracardial)
  - *Tachykardien:* supraventrikulär → Karotissinusmassage, Vasalva-Preßversuch, Verapamil (Isoptin®) 1–2 Amp. i.v. (5–10 mg) über 5–10 Min. unter Monitorkontrolle. KI: β-Blocker.
    Ventrikulär → Lidocain (Xylocain® 2 %ig) 100 mg i.v. (1 Amp.), Ajmalin (Gilurytmal®) 50 mg i.v. (1 Amp.), Defibrillation
  - *Extrasystolie:* supraventrikulär → Isoptin®(s.o.), ventrikulär → Xylocain® (s.o.)

Angina pectoris (☞ 4.1.3)
- **KHK:** besondere Aufmerksamkeit in der unmittelbar postoperativen Periode! **Myokardinfarkte** ca. 0,4 % der Fälle (kein Infarkt vorausgegangen) bevorzugt in der frühen postop. Phase. **Postop. Reinfarktrate dagegen 6,5 %**
- Die im Rahmen einer Frühreaktion auftretende Hypertension bei gleichzeitig erhöhtem Sauerstoffbedarf des gesamten Organismus und des Myokards kann, zusammen mit postoperativer Hypoxie und Anämie, ganz wesentlich für das Auftreten einer Ischämie verantwortlich sein.

Obstruktive Atemstörung
- **Mechanische Verlegung der Atemwege**
- *Ursache:* Zurückfallen der Zunge, Ansammlung von Sekret im Pharynx
- *Diagn.:* Einziehung der Interkostalräume, geringe oder aufgehobene Atemexkursionen, heftige Zwerchfell- und Bauchatmung, inspiratorischer Stridor
- *Ther.:* Freimachen der Atemwege durch Reklination des Kopfes, Sekretabsaugung, Einlegen eines Güdel- oder Wendel-Tubus.

Bronchospasmus
- *Ursache:* Reizung des Tracheo-bronchial-Systems v.a. bei Pat. mit Asthma bronchiale, chron. Bronchitis, starken Rauchern, anaphylakt. Medikamentenreaktion
- *Diagn:* Auskultation (Giemen, RG), Dyspnoe
- *Ther.:* Inhalation von Dosier-Aerosolen z.B. Salbutamol (Sultanol®) bzw. Injektion von Theophyllin (z.B. Bronchoparat®) 1/2–1 Amp. (100–200 mg) langsam i.v. *Cave:* Tachykardie. Bei Therapieresistenz Kortikosteroide (z.B. Solu-Decortin H® 250 mg i.v.).

Laryngospasmus
- *Ursache:* Reizung des Pharynx im Exzitationsstadium
- *Diagn.:* Auskultation (kein Atemgeräusch), Zyanose, O_2-Sättigung ↓
- *Ther.:* Sauerstoffzufuhr, Ursache beheben, Überdruckmaskenbeatmung ohne Gewaltanwendung, bei Erfolglosigkeit frühzeitige Reintubation.

Hypoventilation
- Vor allem zentrale Atemdepression nach Inhalationsanästhetika und Opiaten (evtl. in Kombination mit langwirkenden Benzodiazepinen). **Cave:** Hypoventilation durch Inhalationsanästhetika auch noch nach Erwachen aus Narkose möglich
- Periphere Muskellähmung nach Relaxantiengabe
- *Ther.* eines Fentanylüberhanges: Naloxon (Narcanti®) in verdünnter Lösung langsam i.v. nach Wirkung (0,2 mg alle 2–3 Min.; Erwachsene). Bei Relaxantienüberhang: Atropin 0,5 mg i.v. und Prostigmin 0,5–1 mg i.v.

Hypoxämie (Abfall pO_2 unter 70 mm Hg)
- **Häufige Normabweichung im postop. Verlauf.** *Wichtige Ursachen:* Hypoventilation, Störungen der Ventilation-Perfusion, Atelektasen, Lungenödem, erhöhter O_2-Bedarf (Muskelzittern, Fieber)
- **Hypoxiegefährdung:** v.a. Pat. nach Thoraxeingriffen, chron. Lungenerkrankungen, Adipositas
- **Klinik:** sehr komplex und individuell verschieden. Unspezifische Prodromalsymptome: Unruhe, Kopfschmerzen und Erbrechen, Kreislaufreaktionen mit Tachykardie, Hypertonie und ein gesteigertes Herzzeitvolumen. *Allerdings können alle Symptome durch die Nachwirkung verwendeter Anästhetika maskiert bzw. abgeschwächt werden.*

Verwirrtheit, Reduktion der Vigilanz, Somnolenz bis hin zur Bewußtlosigkeit sind Merkmale, die höchste Gefahr signalisieren!

- **Problem:** Zyanose bei Anämie wegen einer gestörten Mikrozirkulation nicht ohne
  weiteres sofort erkennbar
- **Einziges Frühdiagnostikum:** Blutgasanalyse, Messung der Sauerstoffsättigung
  (☞ 3.1.4)
- **Prophylaxe** der Hypoxämie: O_2-Maske, tiefes Durchatmen, Abhusten
- **Endotracheale Intubation**, maschinelle Beatmung bei Bestehenbleiben der Hypoxämie trotz 100 %iger O_2-Gabe.

Fieber, Hyperthermie

- **Fieber:** Temperaturerhöhung nach größeren OP's (bis 38,5° C) physiol. Sympto-
  matische *Ther.:* Wadenwickel mit kaltem Wasser, Eisbeutel auf Leisten. Pharmakotherapie: Paracetamol (ben-u-ron®) 2–3 x 0,5–1,0 g/Tag oral (Erwachsene), evtl.
  Metamizol (Novalgin®) 500–1000 mg i.v.
- **DD** bei höherem bzw. über Tage anhaltendem Fieber: **Pneumonie, Harnwegsinfekt,
  Wundinfekt, Wundhämatom, Phlebitis, Sepsis, Virusinfekt**
- **Maligne Hyperthermie:** sehr selten (Kalziumaufnahme in Muskel gestört). **Lebensbedrohlich.** Tritt in Zusammenhang mit verschiedenen Muskelerkrankungen auf,
  z.B. Duchenne-Dystrophie (☞ 9.7.1), Osteogenesis imperfecta (☞ 10.3.1), Arthro-
  grypose (☞ 10.3.7). Wird durch verschiedene Anästhetika ausgelöst, geht mit
  exzessivem Körpertemperaturanstieg einher. **Ther.:** O2-Gabe, Hyperventilation,
  Dantrolen® 1 mg/kg i.v. (Schnellinfusion). Dann weiter infundieren bis 2,5 mg/kg.
  Intensivtherapie.

Übelkeit und Erbrechen

Häufige KO, auch nach RR-Abfall und bei Schmerzen. **Ther.:** RR-Abfall und
Schmerzen therapieren. *Antiemetika*, z.B. Metoclopramid (Paspertin®) 10 mg (1 Amp.)
i.v. (Erwachsene), Triflupromazin (Psyquil®) 10 mg i.v. (1 Amp.).

3.4.4   Verlegung des Patienten auf Allgemeinstation

Erfolgt durch Anästhesisten. **Voraussetzung**: ausreichende Spontanatmung, stabile
Herz-Kreislauf-Funktion, ausreichende Schutzreflexe, klares Bewußtsein. Bei **Regio-
nalanästhesien** nach Rückkehr der Sensibilität. Nach **Spinalanästhesien** bei stabiler
Herz-Kreislauf- sowie Atem-Funktion.

Postoperative Therapie auf Station

- **Orale Zufuhr:** *Allgemeinanästhesie:* postop. Flüssigkeitskarenz i.d.R. 6 h. *Spinal-,
  Periduralanästhesie:* schluckweise Flüssigkeit, sobald Anästhesieniveau bis unter
  Bauchnabel abgesunken ist.
  Große Eingriffe an WS (z.B. Skoliose-OP, Spondylodesen, Nucleotomie): nach
  Wiedereinsetzen der Darmtätigkeit (Darmgeräusche, Winde). Im allg. nach 1–2 Tagen
- Bei postop. Darmatonie legen eines Darmrohres: Stimulation der Dickdarmfunktion durch
  Klysma oder Einläufe. Falls kein Erfolg: 1 Amp. Ubretid® i.m (0,5 mg Distigminbromid)
  oder 3 Amp. Prostigmin (= 1,5 mg) oder 4 Amp. Dexpanthenol (= 2 mg) in 500 ml
  Ringer-Lösung über ca. 4 h oder Ceruletid (Takus®) 2 mg/kg/Min. über 4 h
- **Thromboseprophylaxe:** Niedermolekulare Heparine (☞ 3.1.7). Antithrombose-
  strümpfe. Physiotherapie, Frühmobilisation (☞ 20.1.4)

Cave: auch junge Pat. sind thrombosegefährdet (z.B. nach „kleinen" arthrokopischen Eingriffen am Kniegelenk.

Thromboseprophylaxe nicht notwendig: bei kleinen Eingriffen in LA, kurze Eingriffe in Vollnarkose, wenn Pat. spätestens am nächsten Tag voll mobilisiert werden kann (z.B. bei Eingriffe an oberer Extremität).

Dauer der Thromboseprophylaxe: abhängig vom postop. Verlauf. Bei weitgehender Mobilisation an Absetzen denken

- **Rö.:** sofern nicht schon intraop. oder unmittelbar postop. auf Intensivstation geschehen. Bei OP am Skelett i.d.R. durchzuführen (Kontrolle Implantat, Korrektur, KO)
- **Physikalische Ther.:** Vermeidung von thrombotischen und bronchopulmonalen KO (☞ 20.1.5). Frühmobilisation, aktives Durchbewegen der Beine. I.d.R. (Ausnahme mittlere und größere WS-OP) Aufstehen am 1. postop. Tag. **Cave:** orthostatische Dysregulation. Evtl. „Kreislauftropfen" (z.B. Effortil®) vor dem Aufstehen verabreichen. Atemgymnastik, Giebelrohr. Inhalationstherapie: bei pulmonalen Erkr. wie Bronchopneumonie, Verschleimung, ungenügendes Abhusten. Dann auch Sekretolytika (z.B. Fluimucil®), Vibrationsmassagen, evtl. Antibiotika (Pneumonie)
- **Analgetika:** in den ersten postop. Tagen eher großzügig von Analgetika Gebrauch machen (dadurch z.B. bessere Atmung und Abhusten, i.d.R. bessere Mobilisation; ☞ 3.4.1 und 22.2)
- **Verbandswechsel** (☞ 2.1.1)
- **Befundung des Abdomens:** nach WS-OP routinemäßig zur Überprüfung der Peristaltik; im allg. Umstellen auf orale Kost am 2.–3. postop. Tag bei guten Darmgeräuschen und nach Abführen (☞ 3.5.1)
- **Transurethraler Blasenkatheter** nach Möglichkeit so früh wie möglich entfernen. Bei länger erforderlichem Katheter durch suprapubischen Blasenkatheter ersetzen der langzeitig belassen werden kann, bis Spontanmiktion (evtl. probeweises Abklemmen) möglich ist.

3.5 Infusionstherapie

3.5.1 Postaggressionsstoffwechsel

Auf jedes Trauma oder akute Erkrankung reagiert der Stoffwechsel mit typischen, phasenhaft verlaufenden Veränderungen:

- **Phase 1 (Akutphase,** Dauer: Min. bis h): supprimierte Insulinwirkung (→ Hyperglykämie), starke Katabolie (Glykogenolyse, Lipolyse, Proteolyse). Maßnahmen: Wasser- und E'lyt-Substitution, Säure-Base-Korrektur. Keine Ind. für parenterale Ernährung
- **Phase 2 (Übergangsphase,** Dauer: meist einige Tage): relativer Insulinmangel (weiterbestehende Hyperglykämie), weiterhin Katabolie (neg. Stickstoff-Bilanz), v.a. Abbau von Fettsäuren und Ketonkörpern. Maßnahmen: stufenweiser Aufbau einer parenteralen Ernährung (☞ 3.5.2). Wegen Hyperglykämie-Gefahr evtl. Glukose-Mischpräparate (s.u.) verwenden und BZ in den ersten 2–4 Tagen engmaschig kontrollieren
- **Phase 3 (Reparationsphase,** Dauer: meist einige Wochen): Insulinwirkung normalisiert, anabole Stoffwechsellage (erhöhter Kalorienverbrauch).

Energiezufuhr: Täglicher Bedarf des Pat. liegt bei ca. 120 kJ/kg (30 kcal/kg). („8er"-Regel: Basal: 24 kcal/kg; Ruhe: 32 kcal/kg; mittlere Arbeit: 40 kcal/kg; schwere Arbeit 48 kcal/kg). Bei Hyperkatabolie (Polytrauma, schwere Verbrennungen, Sepsis) bis zu 60 kcal/kg (240 kJ/kg). Bei Nahrungskarenz bis zu 1 Wo. können Komplettlösungen (AS, Kohlenhydratgemische) und Flüssigkeit/Elektrolytlösungen ab 2. postop. Tag eingesetzt werden. Bei Langzeit-Ernährung müssen zusätzlich Fette bereitgestellt werden.

Umrechnung: 1 kcal = 4,2 kJ	
Täglicher Wasserbedarf	
Basaler Bedarf 30 ml/kg, mittl. Bedarf 50 ml/kg, hoher Bedarf 100–150 ml/kg	
Faustregel	**Perspiration (500–800 ml)** + Diurese des Vortages + 500 ml/°C > 37 °C
Genaue Flüssigkeitsbilanz ggf. durch ZVD (normal: 2–12 cm H$_2$O).	

Täglicher Nahrungsbedarf (pro kg Körpergewicht)			
	Basaler Bedarf	**Mittlerer Bedarf**	**Hoher Bedarf**
Energie	25 kcal = 105 kJ	35–40 kcal = 147–168 kJ	50–60 kcal = 210–251 kJ
Stickstoff **(= Aminosäuren)**	0,11 g (=0,7 g	0,16 g (= 1 g)	0,24–0,32 g (= 1,5–2 g)
Kohlehydrate	3 g	5 g	7 g
Fett	1 g	1,5 g	2 g
E'lyte Natrium Kalium Kalzium	1–1,4 mmol 0,7–0,9 mmol 0,1 mmol	2–3 mmol 2 mmol 0,15 mmol	3–4 mmol 3–4 mmol 0,2 mmol

3.5.2   Schema zur parenteralen Ernährung

Stufenkonzept der parenteralen Ernährung

Der Aufbau einer Ernährungstherapie erfolgt in mehreren Stufen, um eine Anpassung an die nach OP oder Trauma veränderte Stoffwechsellage zu erreichen.

KI einer hochkalorischen parenteralen Ernährung: Hyperglykämie, Aminosäuren-Stoffwechselstörungen, metabolische Azidosen, fortgeschrittene Leberinsuffizienz, Niereninsuffizienz, Hyperhydrationszustände, Diab. mell., Hyperkaliämie, dekompensierte Herzinsuff. Die folgenden Schemata für die parenterale Ernährung sind als Beispiele gedacht, die je nach Situation modifiziert werden können.

Stufe 1: Periphervenöse Wasserund E'lyt-Substitution

Ind.: nach kleinen OPs, bei gutem allg. EZ, Dauer der Nahrungskarenz < 2 Tage.

Zusammensetzung: Fertig-Infusionslsg., z.B. Normofundin® (Zusammensetzung: Na$^+$100 mmol/l, K$^+$20 mmol/l, Mg^{2+}3 mmol/l, Ca^{2+}4 mmol/l, Cl$^-$90 mmol/l, restliche Anionen 40 mmol/l; enthalten meist Glukose 5 %) *oder* Glukose 10 % und isotone E'lytlösungen (ca. 100 mmol K$^+$ tägl.) im Wechsel (z.B. 2 : 1).

Dosierungsbeispiel (75 kg Pat.)
- 600 kcal tägl. (Glukose 5 %: 50 g Glukose in 1000 ml = 200 kcal)
- 3000 ml tägl. = 500 ml/4 h = 125 ml/h = ca. 40 Tr./Min.
- Max. Dosierung: 0,75 g/kg/h = 15 ml/kg/h.

Stufe 2: Periphervenöse Basisernährung
Ind.: nach mittleren OPs, bei leichter Katabolie, gutem allg. EZ, Nahrungskarenz bis zu 7 Tagen.

OP

Zusammensetzung (meist als Komplettlösung)
- AS-Lösungen 2,5–3,5 %, KH-Lösungen 5 %
- E'lyte und Flüssigkeit (Na$^+$2–3 mmol/kg KG/Tag, K$^+$1–1,5 mmol/kg KG/Tag)
- Bei eingeschränkten Fettreserven zusätzlich Fettemulsionen 10–20 % (als Parallelinfusion). Dosierung: 1–2 g Fett/kg/Tag.

Dosierungsbeispiel (75 kg schwerer Pat.)
- ca. 1000 kcal tägl.
- E'lyte, KH und AS: 3000 ml tägl. = 500 ml/4 h = 125 ml/h = 40 Tr./Min.
- Fettemulsion 20 % 1 x 250 ml tägl., Mindestinfusionszeit 8 h = 30 ml/h

Stufe 3: Bilanzierte vollständige parenterale Ernährung
Ind.: längerfristige (> 7 Tage) totale parenterale Ernährung (TPE), z.B. nach schwerer OP, Polytrauma, Verbrennungen; bei stark reduziertem AZ und EZ. *Zentraler Zugang erforderlich!*

Zusammensetzung/Dosierung
Die Ernährungstherapie wird individuell aus folgenden „Bausteinlösungen" zusammengestellt:
- AS-Lösungen 7,5–15 %
- KH-Lösungen 20–50 %ig (meist Kombination von Glukose mit Glukoseaustauschstoffen; keine Monotherapie mit Glukoseaustauschstoffen!).
- Dosierung von 50 % Glukose-Lösung : 0,6 ml/kg/KG/h, maximal 3 g Glukose/kg/Tag
- Fettemulsionen 10–20 %
- E'lyte und Flüssigkeit nach Bilanz und Laborkontrollen
- Vitamine und Spurenelemente.

Beispiel für parenterale Langzeiternährung
- 500 ml Glukose 50 % (jeweils pro 24 h)
- 40 ml Inzolen$^®$ (E'lyt-Konzentrat, enthält Mg^{2+}, Ca^{2+}, Zn^{2+})
- 20 mmol KH$_2$PO$_4$ in 750 ml AS 10 % mit E'lyten
- 750 ml Fettemulsion 10 %
- 1 Amp. Calciumglukonat, 1 Amp. Vit. B-Komplex
- *Zusätzlich:* 1 Amp. Adek-Falk$^®$ i.m./Wo., 40 mg Fe i.v./Mon., 20 mg Folsäure i.m. tägl.

3

Markus Sellinger

4

Internistische Probleme

4.1   Leitsymptome

4.1.1   Akuter Thoraxschmerz

Differentialdiagnosen

* *Angina pectoris:* In der Regel mehr ventraler Schmerz, Enge- oder Druckgefühl, meist retrosternal mit Ausstrahlung in den Hals oder li. Arm. Besserung nach Nitro-Spray. Weitere DD ☞ KHK (4.2.1). *Myokardinfarkt:* Meist länger anhaltende Symptomatik ohne Besserung auf Nitro mit Kaltschweißigkeit und Todesangst. Atypische Symptome: Kollaps, Erbrechen (Hinterwandinfarkt)
* *Lungenembolie:* Häufig plötzlich beginnender, stechender und atemabh. Thoraxschmerz mit Dyspnoe, Husten und häufig Tachykardie. Diagn. u. Vorgehen ☞ 4.4.1
* *Spontanpneumothorax:* Dyspnoe stärker im Vordergrund, Perkussion hypersonor, abgeschwächtes Atemgeräusch, im Rö-Thorax fehlende Lungengefäß- und Bronchialzeichnung im Bereich des Pneu. Lungengrenze evtl. sichtbar. Bei Spannungspneu Punktion der Pneuhöhle mit z.B. Venenverweilkanüle mit aufgesetztem Mathys-Ventil
* *Herzrhythmusstörungen:* Meist Angina-pectoris-Symptomatik, Pulsunregelmäßigkeit mit pathologischer Frequenz und evtl. Hypotonie oder Synkope
* *Perikarditis:* Starke Schmerzen mit Zunahme in Inspiration. Tachypnoe und Orthopnoe, obere Einflußstauung bei Ergußbildung. Evtl. Perikardreiben. Bei Ergußbildung Sonographie vom epigastrischen Winkel her oder Echokardiographie
* *Thorakale Aortendissektion:* Heftigster, reißender Schmerz meist am Hals oder dorsal beginnend und nach kaudal ausstrahlend. Wechselnde Ischämiezeichen der Spinalarterien mit intermittierender Querschnittssymptomatik möglich. Bei Einbeziehung der Aortenklappe Aorteninsuffizienzgeräusch, evtl. auch dorsales Maschinengeräusch.

4.1.2   Akute Dyspnoe

DD: Lungenembolie, Pneumonie, Asthma bronchiale, Pneumothorax, kardiale Erkrankungen (☞ 4.2).

Vorgehen: Aufrichten des Pat. und Hochlagern des Oberkörpers, O_2-Gabe (initial 2 l/Min). Pulsstärke und -frequenz prüfen. Auskultation (Rasselgeräusche feuchttrocken, verlängertes Exspirium) ggf. Perkussion (Pneu). EKG, venöser Zugang und Blutabnahme: art. BGA, venös: BB, CK-MB, GOT, LDH bzw. HBDH).

4.1.3   Akuter Bauchschmerz

DD: Ulcus ventriculi oder duodeni (v.a. im Epigastrium), Cholezystitis (re Oberbauch, kolikartig), Pankreatitis (mehr gürtelförmig), Gastroenteritis (krampfartig, häufig Diarrhoe), Ileus, Appendizitis (meist re. Unterbauch, Loslaßschmerz, digital rektal auslösbarer Schmerz), Nephrolithiasis (meist dorsolateral mit Ausstrahlung in die Leiste, kolikartig, evtl. Hämaturie).

Vorgehen: Palpation zur genaueren Schmerzlokalisation, Auskultation bzgl. der Darmgeräusche (Hyper- oder Hypoperistaltik). Rektale Untersuchung. Spasmolytika (z.B. Buscopan®), aber zunächst keine stärkeren Analgetika (Verschleierung von Perforationssymptomatik). Blutabnahme: BB, GOT, GPT, γ-GT, Amylase, Lipase. Abdomensonographie und Rö-Abdomenübersicht im Stehen oder Li-Seitenlage (freie Luft als Perforationshinweis). CT-Abdomen.

4.2　Herz-Kreislauferkrankungen

4.2.1　Koronare Herzerkrankung (ICD 10: I 20, I 21)

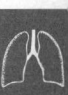

Herzerkrankungen bedingt durch Koronarinsuffizienz (Mißverhältnis zwischen O_2-Bedarf der Herzmuskulatur und des O_2-Angebotes.

Ätiol.: Verminderte koronare Perfusion durch:
- Makroangiopathie (seltener Mikroangiopathie, ca. 10 %) der Koronargefäße. Ursachen: Arteriosklerose
- Hypertonie, Diab. mell., Vaskulitiden
- Herzmuskelhypertrophie
- Kontraktionsinsuffizienz
- Hypertonie und Tachykardie ab einer kritischen Grenze
- Aortenklappenfehler
- Rhythmusstörungen
- erhöhter O_2-Bedarf (Fieber, Hyperthyreose)
- Erniedrigtes O_2-Angebot (Pulmonale Ursachen, Intoxikationen, Anämie).

Klinik: Leitsymptom Angina pectoris (AP): retrosternale, z.T. belastungsabhängige Schmerzen evtl. mit Ausstrahlung in: Hals, Unterkiefer, Schulter, li. Arm (re. selten). Stabile Angina pectoris: rezidiv. AP von kurzer Dauer (Minuten) nur bei Belastung. Instabile Angina pectoris: AP von zunehmender Dauer, Schmerzstärke und Häufigkeit, auch in Ruhe auftretend (hohes Infarktrisiko 20–25 %). Myokardinfarkt: anhaltende AP ohne Besserung auf Ruhe oder Therapie, Kaltschweißigkeit, Tachykardie, Hypotonie bis zum Schock, Dyspnoe. (Risikofaktoren: Hyperlipidämie, Hyperurikämie, Hypertonie, Nikotinabusus, Diab. mell.)

Diagn.: *Angina pectoris:* neben den typischen Symptomen (s. Anamnese) sind stumme Ischämien möglich (häufiger bei Diab. mellitus mit autonomer Polyneuropathie), EKG bzw. Belastungs-EKG mit Ischämiezeichen (ST Senkungen von > 0,1 mV bzw. 0,2 mV in der Brustwand; ST-Hebung 0,1 mV. (merke: Digitalis macht per se ST- Senkungen häufiger muldenförmig). *Myokardinfarkt:* Im Labor signifkanter CK-MB-Anstieg (in 4–8 h > 6 % der Gesamt-CK), später GOT und LDH-Anstieg, EKG-Veränderungen (ST-Hebungen im Infarktbezirk) Auch stummer Infarkt bzw. Fehlen eines oder mehrerer der typ. Kriterien möglich.
Echokardiographie ggf. auch Streßechokardiographie (Wandhypo- oder -akinesien, DD zu Lungenembolie oder Herzklappenfehlern), Myokardszintigraphie, Koronarangiographie

DD: *Kardial:* Perikarditis, Klappenfehler, Myokarditis. *Pulmonal:* Pleuritis, Pleurodynie, Lungenembolie, Pneumothorax. *Mediastinale Erkrankungen:* Mediastinitis, Aneurysma dissecans. *Gastrointestinal:* Refluxösophagitis, Ulcus ventriculi, Pankreatitis, Cholezystitis. *Skeletterkrankungen:* HWS-BWS, Tietze-Syndrom.

Therapie

- *Stabile Angina pectoris*: symptomatisch Nitrate (Corangin (initial 1 x 1, Molsidomin (Corvaton® 1 x 1), β-Blocker (Beloc®), Kalziumantagonisten (Adalat®, Norvasc®, Vascal uno®). Kausal: Reduktion der Risikofaktoren.
- *Instabile Angina pectoris*: EKG- und RR-Überwachung (Infarktrisiko), Heparin i.v. 15000 E/12 h (PTT therapeutisch), Nitrate i.v. (20 mg TNS/12 h).
- Myokardinfarkt:
  - intensivmedizinische Behandlung so rasch als möglich
  - initial venöser Zugang (keine i.m. Injektionen wegen möglicher Lysetherapie)
  - Analgetika i.v. (ggf. Morphin: 10 mg verdünnt in NaCl 1 : 10 fraktioniert)
  - ASS i.v. 250–500 mg als Bolus, O_2 über Nasensonde
  - Heparin i.v., Nitrate i.v., bei fehlenden Kontraindikation ggf β-Blocker (Beloc®1/2–1 A) i.v.
  - unter intensivmed. Bedingungen Lysetherapie (bei langen Transportzeiten ggf. bereits beim Transport) mit: Streptokinase, Urokinase, Plasminogenaktivatoren (tPA, rPA) (Dosierung nach Gerinnungswerten).
  - Operativ: bei höhergradigen Stenosen zur Infarktvermeidung oder beim akuten Infarkt zur Minimierung der Ausdehnung: PTCA (perkutane transluminale coronare Angioplastie) oder Bypass-Op.

Progn.: bei Reduktion von Risikofaktoren und rechtzeitiger Therapie gut.

4.2.2   Herzinsuffizienz (ICD 10: I 50)

Pumpleistung des Herzens bleibt unter dem benötigten Herzzeitvolumen bei normalem enddiastolischen Druck. Nach WHO: verminderte körperliche Belastbarkeit bedingt durch eine ventrikuläre Funktionsstörung.

Ätiol.: Kardiale Ursachen: KHK, Klappenfehler, Kardiomyopathien, Herzrhythmusstörungen. Extrakardial: pulmonale Hypertonie, Lungenembolie, Hypertonie, Anämie, Hypervolämie.

Klinik: Dyspnoe, Ödemneigung, kardiale oder prädisponierende extrakardiale Erkrankungen in der Anamnese. Linksherzinsuff.: Dyspnoe bei Belastung oder Ruhe, evtl. Orthopnoe, nächtl. Husten (Asthma cardiale), rostbraunes Sputum, Zyanose, pulmonal basale feuchte RG, Zyanose, Tachykardie. Rechtsherzinsuff.: Ödeme in abhängigen Körperpartien (Beine, Anasarka im Liegen), Halsvenenstau, hepatojugulärer Reflux, Stauungsleber (Hepatomegalie), Stauungsgastritis (Appetitmangel), Stauungsnephropathie (Proteinurie). Komb. Herzinsuff.: Nykturie (Rückresorption von Ödemen), Tachykardie, Herzvergrößerung mit relativen AV-Klappeninsuff., Pleuraergüsse.

Diagn.: Im EKG Zeichen der Re- und Li-Herzbelastung. Echokardiographie, Rö-Thorax (Herzvergrößerung, betonte Lungenhili, Lungenvenenstauung, Kerley Linien, Pleuraergüsse).

DD: Dyspnoe und/oder Zyanose anderer Ursache (z.B. pulmonal), Ödeme anderer Genese (nephrot.), toxisches Lungenödem, Schock anderer Ursachen (Anaphylaxie).

Ther.: Chronisch: Kausal: Behandlung der Ursachen.
- Symptomatisch: Gewichtsreduktion, NaCl arme Diät (6 g/d), Trinkmengenbeschränkung (1L/d). Symptomatisch medikamentös Herzentlastung durch Vasodilatation: ACE Hemmer, z.B. 2–3 x 12,5 mg Captopril (Lopirin®), 2 x 10 mg Enalapril (Xanef®)

• Diuretika (Thiazide (Dytide H®) 5–50 mg/d, Schleifendiuretika (Lasix®, Unat®) 20–500 mg/d, kaliumsparende Diuretika z.B. Spironolacton (Aldactone®) 50–400 mg). Digitalis heute erst an dritter Stelle, bevorzugt bei absoluter Arrhythmie durch Vorhofflimmern, Serumspiegel überwachen. Erhaltungsdosis Digoxin (Novodigal®) ca. 0,2 mg/d, Digitoxin (Digimerck®) ca. 0,07 bis 0,1 mg/d. *Mittelschnelle Sättigung* 3 Tage Digoxin 0,4–0,5 mg/d oder Digitoxin 0,3 mg/d danach Erhaltungsdosis. *Langsame Sättigung:* nur Erhaltungsdosis. Schnelle Sättigung risikoreich
• Akute Herzinsuff.: Oberkörper hoch, Beine tief lagern, O_2-Gabe. Medikamentös: Nitro-Spray (cave Hypotonie), Schleifendiuretika i.v. (z.B. Lasix® 20–80 mg Bolus je nach RR), Symathomimetika i.v. (Dopamin, Dubutamin nur über Perfusor). Bei allen bettlägerigen Pat. Thromboseprophylaxe mit Heparin s.c. oder i.v. Operativ: z.B. Korrektur von Klappenfehlern.

Progn.: Langsam progrediente Abnahme der Herzmuskelleistung

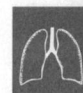

4.2.3   Herzrhythmusstörungen (ICD 10: I44-I49)

Alle Formen von unregelmäßigem Herzschlag.

Ätiol.: Myokardial: KHK, Myokardinfarkt, Myokarditis, Kardiomyopathien,. Hämodynamische Ursachen: Druck- oder Volumenbelastung (z.B. Vitien, pulmonale Hypertonie). Extrakardial: Elektrolytstörungen, Hyperthyreose, Hypoxie, Medikamente, Genußmittel (Alkohol, Kaffee) nur im Übermaß, Drogen, Toxine, hyperreaktiver Carotissinus, psychovegetative Störungen.
Klinik: Objektive Symptome durch Störungen der Hämodynamik
Diagn.: Anamnese von Herzerkrankungen, Hinweise auf Störungen der Hämodynamik (z.B. Synkopen, Dyspnoe bei Tachykardien), Schilddrüsenerkrankung bek, Elektrolytstörungen. Puls und Herzfrequenz mind. 1 Min gleichzeitig auszählen. Ruhe-EKG mit langem Streifen, Langzeit-EKG, Belastungs-EKG. Invasive Diagnostik mit Vorhofstimulation oder programmierter Ventrikelstimulation.

Therapie
• Bei bedrohlicher Bradykardie Atropin oder Ipratropriumbromid (0,5 mg i.v. evtl. 2. Dosis nach 10 Min; Kontraind.: Engwinkelglaukom, Blasenentleerungsstörungen). Wenn nicht ausreichend vorsichtig Orciprenalin ca. 0,5 mg langsam i.v. (Kontraind.: Hyperthyreose, hypertroph obstruktive Kardiomyopathie, frischer Myokardinfarkt). *Cave* Kammertachykardie oder Kammerflimmern
• Passagäre Schrittmacheranlage durch V. jugularis Punktion möglich
• Tachykarde Rhythmusstörung soweit möglich ohne EKG bzw. LZ-EKG keine Therapie, falls dringend erforderlich Therapie unter Monitorkontrolle, bei Vorhofflimmern rasche Digitalisierung. Antikoagulation wegen Emboliegefahr wichtig, bei supraventrikulären Tachykardien im Notfall versuchsweise Verapamil langsam i.v. ggf. verdünnen (Isoptin® 1 : 5 in physiol. NaCl)
• Therapie der primären Herzerkrankung optimieren. Erst dann nur bei best. Rhythmusstörungen z.B. ventr. Extrasystolie Lown IV Antiarrhythmika (unbedingt internistisches bzw. kardiolog. Konsil)
• Rhythmusstörungen bei Herzgesunden nicht behandeln, auch bei subjektiven Sy.

Operativ: Schrittmacherimplantation bei Synkopen, nicht beherrschbaren Bradykardien. Selbstauslösende intrakardiale Defibrillatoren bei therapierefraktären, ventrikulären Tachykardien mit Gefahr des Kammerflimmern oder Z.n. mehrmaligen Kammerflimmern.

4.2.4   Hypertonie (ICD 10: I10-I15)

Passagere oder dauerhafte Erhöhung des Blutdruckes (RR, Normgrenzen: obere Grenze 140/90 mm Hg; Grenzwerthypertonie (borderline) = RR syst. 140–160, diastolisch 90–95 mm Hg, Hypertonie RR > 160/90 mm Hg. Labile Hypertonie = nur intermittierend auftretende Hypertonie. Belastungshypertonie = bei Belastung auftretende Hypertonie. Stabile (manifeste) Hypertonie = ständig erhöhte RR-Werte. Hypertensive Krise = RR > 230/130 mit vitaler Bedrohung des Pat. (neurologische Symptome, AP).

4

Ätiol.: *Essentielle (primäre) Hypertonie* (> 90 % aller Fälle). = genetisch (multifaktoriell) bedingte Störung der Blutdruckregulation. Primär leichte Erhöhung des Herzzeitvolumens und später Erhöhung des Gefäßwiderstandes.

Sekundäre Hypertonie
• Renale Hypertonien (ca. 8 %, renoparenchymatös, renovaskulär, Nierentumoren)
• Endokrine Hypertonien (< 1 %, Cushing-, Conn-Syndrom, AGS, Phäochromozytom, Akromegalie)
• Vaskuläre Hypertonie (< 1 %, z.B. Aortenisthmusstenose).

Klinik: Längere Zeit ohne Symptome. Frühmorgendlicher Kopfschmerz (Nacht-Tag-Umstellung), Schwindel, Ohrensausen, Herzklopfen, Nasenbluten, präkordiale Schmerzen und Belastungsdyspnoe. Evtl. im Rahmen eines metabolischen Syndroms = Koexistenz oder sukzessives Auftreten von Adipositas, Diab. mell. Typ II, Hyperlipoproteinämie, Hyperurikämie. Familiäre Häufung von Hypertonie und/oder metabolischem Syndrom.

Diagn.: Blutdruckmessung an beiden Armen, wiederholte Gelegenheitsmessung, ambulante 24 h-RR-Messung, Pulsstatus, Herz- und Gefäßauskultation, Augenhintergrund. Labor: Urinstatus, Kreatininclearance, E'lyte, BZ, Cholesterin, Triglyceride, evtl. Katecholamine i. Serum und 24 h-Urin, EKG, Echokardiographie, Abdomensonographie, Farbdopplersonographie des Abdomens, bzw Nieren und Nebennieren, Rö-Thorax (Herzgröße? Aortenelongation?).
DD: Passagere Hypertonien, Differenzierung von essentieller von sekundären Hypertonien.

Therapie
• Essentielle Hypertonie: Basisempfehlungen (v.a. bei Grenzwerthypertonie): Gewichtsreduktion, salzarme Kost (6 g NaCl/d)
• Medikamentös: primär Monotherapie (leichte - mittelschwere Hypertonie) mit β-Blocker, Diuretikum, Ca-antagonist, ACE-Hemmer oder α-Blocker. Zweierkombination: Diuretikum mit β-Blocker, Ca-antagonist, ACE-Hemmer oder α-Blocker, oder Ca-antagonist mit β-Blocker, Diuretikum, ACE-Hemmer oder α-Blocker. Dreierkombination bei schwerer Hypertonie (erst nach Testen verschiedener Zweierkombinationen) Dosierungen: Diuretika: niedrig und meist nur in Kombination (☞ Herzinsuffizienz); Ca-antagonisten: Nifedipin (Adalat®) 5–60 mg/d, mit antiarrhythmischer Wirkung: Verapamil (Isoptin) 2–3 x 40 mg/d initial, Diltiazem (Dilzem®) 3 x 60 mg/d
• β-Blocker möglichst kardioselektiv: z.B. Atenolol (Tenormin®) u. Metoprolol (Beloc®) 1 x bzw. 2 x 50–100 mg/d

- ACE-Hemmer (*Cave* Erstdosis-Phänomen (andere Antihypertensiva mehrere Tage vorher absetzen, einschleichende Dosierung, Kontraindikationen beachten z.B. Nierenarterienstenose): Captopril (Lopirin®) 12,5–50 mg/d (mehrmals am Tag), Enalapril (Xanef®) 1–2 x 5–10 mg, modernere Präparate i. d. R. Einmaldosis
- α-Blocker Doxazosin (Diblocin®) 1–4 mg/d, Prazosin (Minipress®) 2 x 0,5–5 mg/d.

Operativ: bei sekundären Hypertonien zur Behandlung der Grunderkrankung (z.B. Nierentumoren, Phäochromozytom).

 Notfalltherapie bei hypertensiver Krise

RR nicht zu stark senken
- Primär, Nifedipin (z.B. Adalat® 10–20 mg) als Zerbeißkapseln oder Tropfen, Nitrendipin (Bayotensin®) flüssig
- Sekundär Nitroglycerin
- Tertiär: Urapidil (Ebrantil®) z.B. 25 mg langsam i.v., Clonidin (Catapressan®) 0,075 mg langsam i.v.

Stationäre Therapie auf intern. Intensivstation.

Prog.: langsam fortschreitende Organschäden. Mögliche Komplikationen: Aneurysmadissektion, akute Herzinsuff., hypertensive Massenblutung, apoplektischer Insult.

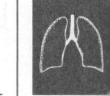

4.3 Gefäßerkrankungen

4.3.1 Periphere arterielle Verschlußkrankheit (ICD 10: I70.2)

Chronisch zunehmender Verschluß der Stammarterien der unteren Extremitäten. Einetagenerkrankung: Beckentyp (30 %, Stenosen aortoiliakal), Oberschenkeltyp (50 %, Stenose femoropopliteal), Unterschenkeltyp (20 %, distal) oder Mehretagenerkrankung.

Ätiol.: Meist Arteriosklerose (> 95 %). Andere Ursachen: rez. Thromboembolien, selten Thrombangitis obliterans.

Klinik: Belastungsabhängige Schmerzen nach einer bestimmten Gehstrecke, die sich bei Ruhepausen wieder bessern (Claudicatio intermittens). Ruheschmerzen besonders nachts. Evtl. Erektionsschwäche.

Diagn.: Inspektion: Hautfarbe und -temperatur, trophische Störung/Nekrosen. Pulsvergleich: Puls fehlt distal der Stenose bei Stenosen um 90 % oder mehr. Systolische Stenosegeräusche bei Stenosen ab ca. 60 %.
Gehteste, Lagerungsprobe nach Ratschow. Laborwerte (BB, Cholesterin, Triglyzeride, Blutzucker, Harnsre., Quick, PTT). Dopplersonographie (mit Druckmessung). Digitale Subtraktionsangiographie (DSA).

DD: Venöse Abflußstörungen, orthopädische Erkrankungen (LWS-Syndrom, Arthritis, Arthrose), neurologische Erkrankungen (z.B. Polyneuropathie).

Ther.: Kausal v.a. im Stadium I-II Beseitigung der Risikofaktoren. Symptomatisch ab Stadium II: Gehtraining (Stadium II). Medikamentös (Stadium II-IV): ASS oder Marcumar. Rheologische Therapie.: isovolämische Hämodilution 500 ml Aderlaß, 500 ml 10 % HAES i.v. und/oder hypervolämische Hämodilution (ohne Aderlaß). Prostanoide i.v. (z.B. Alprostadil oder Prostacyclinderivate) i.v. im Stadium III und IV. Revaskularisation: mittels Katheterverfahren: perkutane transluminale Angioplastie (PTA) evtl. in Kombination mit lokaler Fibrinolyse.

Operativ: Revaskularisationsop.: Stadium II relative Indikation, III und IV dringlich (Thrombendarterektomie, Bypass-Op). Ultima ratio bei Stadium IV: Amputation.

4

 Notfalltherapie bei akutem art. Verschluß
(nur 20 % der Thrombosen auf dem Boden einer AVK, ca. 70 % embolische Verschlüsse). Klinik: plötzliche Schmerzen, blasse, kalte Extremität mit Parästhesien und evtl. motorischen Ausfällen. Pulsverlust.
- Analgetika i.v.
- Venöser Zugang und evtl. Schockprophylaxe
- Extremität tief lagern und Watteverband
- Heparin ca. 10 000 i.E. i.v.
- Keine i.m. Injektionen!
- Rasches chirurg. Konsil. Revaskularisation mittels Embolektomie oder evtl. lokaler Fibrinolyse.

Progn.: Bei Reduktion von Risikofaktoren und Therapie relativ gut.

4.3.2   Phlebothrombose (ICD 10: I82)

Thrombose der tiefen Beinvenen (30 % im Becken).

Ätiol.:
- Zirkulationsstörung bei: Immobilisation, Ruhigstellung einer Extremität, längeres Sitzen (Autofahrten, Flüge), Status varicosus, Phlebitiden (oberflächliche Venenentzündungen), Herzinsuffizienz
- Mangel an physiol. Inhibitoren der Blutgerinnung: AT III-, Protein C-, Protein S -Mangel, APC-Resistenz (häufigste Ursache der hereditären Thrombophilien)
- Traumen, Verbrennungen
- Östrogene: Ovulationshemmer, Gravidität, Wochenbett
- Thrombozytosen.
- Erhöhte Blutviskosität: Polyglobulie, forcierte Diurese.
- Phospholipidantikörper bei Systemerkrankungen
- Tumorerkrankungen: Prostata-Ca, Pankreas-Ca u.a.
- Störung der Fibrinolyse (selten).

Klinik: Schmerzen in der Extremität, Schweregefühl, vorangegangene Immobilisation, Medikamentenanamnese, hereditärer Mangel an Faktoren der Fibrinolyse. Schwellung und Überwärmung der Extremität. Druckempfindlichkeit im Verlauf der tiefen Vene, Wadenschmerz bei Plantarflexion (Denecke-Zeichen) bei Dorsalflexion (Homann-Zeichen, *cave* Embolieauslösung), Fußsohlendruckschmerz (Payr- Zeichen), evtl. Fieber.

Diagn.: Kompressionssonographie und Dopplersonographie am Oberschenkel (> 85 % Treffsicherheit), Phlebographie.

DD: Thrombophlebitis, Erysipel, Lymphangitis, art. Verschluß, Muskelfaserriß, rupturierte Bakerzyste.

Therapie
* Bereits bei Verdacht absolute Bettruhe
* Heparin i.v. mit therapeutischer PTT-Verlängerung (initial 5000–10000 E Bolus, ca. 15 000 E/12 h)
* Bei Thrombosen bis zu 7 Tagen und fehlenden Kontraind. evtl. Urokinase-Lyse
* Rezidivprophylaxe 3–6 Mon. mit Cumarinderivaten
* *Operativ:* Nur bei großen oder z.T. umflossenen V. cava- oder Beckenvenenthrombose Thrombektomie.

Progn.: bei Immobilisation und Antikoagulation gut. Schlechter bei konsekutiven Lungeneembolien.

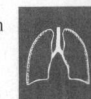

4.4   Lungenerkrankungen

4.4.1   Lungenembolie (ICD 10: I 26)

Verlegung einer oder mehrerer Lungenarterien durch hämatogene Verschleppung von Thromben, Fett (z.B. bei Polytraumen), Luft oder Fremdsubstanzen.

Ätiol.: In 90 % d. Fälle von Phlebothrombosen aus dem Stromgebiet der V. cava inferior (30 % Becken, 60 % Beinvenen).

Klinik: Plötzlich einsetzende Dyspnoe, lokale, atemabhängige Thoraxschmerzen, akut beginnender Husten, Zeichen und Anamnese einer Phlebothrombose. Dyspnoe, Tachypnoe, evtl. Orthopnoe, Tachykardie, Kaltschweißigkeit.

Diagn.: Bei 50 % EKG-Veränderungen: SIQIII, inkompl. RSB, ST-Hebungen mit T-Negativierung in III, Labor: BGA, Fibrinspaltprodukte. Farbdoppler-Echo: Zeichen der Druckbelastung im Re-Herzen, evtl. Thrombusnachweis, Rö.-Thorax: Zwerchfellhochstand, Gefäßlücken, Atelektasen, Westermark-Zeichen (passagere lokale Aufhellungen). Perfusionszintigraphie im Vergleich zur Inhalationszintigraphie, DSA.
DD: Myokardinfarkt, akute Herzinsuff., Lungenödem, Asthmaanfall, Spontanpneu, Schock, Pleuritis, Pneumonie, Pankreatitis, Ulkusperforation.

Ther.: Bereits bei Verdacht Therapie einleiten:
* Intensivmed. Überwachung
* Bettruhe, halbsitzende Position
* Evtl. Sedation (*cave* Atemdepression)
* O_2-Gabe bis zu 6 l/M
* Keine i.m. Injektionen (Lysetherapie)
* Venöser Zugang, Heparinbolus 5000–10000 i.E. i.v., therpeutische PTT-Verlängerung
* Ggf. Schocktherapie mit Beatmung
* *Operativ:* bei großen multiplen Thromben pulmonale Embolektomie nach Trendelenburg Letalität (30–50 %).

Progn.: Häufige Rezidive in den ersten Tagen. Bei Rezidiven oft letaler Ausgang. Durchschnittliche Gesamtletalität ca. 10 %.

4.4.2   Asthma bronchiale (ICD 10: J45, J46)

Intermittierend auftretende obstruktive Atemstörung durch bronchiale Hyperreagibilität und entzündliche Veränderungen der Bronchialschleimhaut.

Ätiol.: *Allergisches Asthma* (extrinsic Asthma) : genetische Disposition von atopischer Reaktion mit Sensibilisierung der Bronchialschleimhaut durch Umweltallergene. *Nichallergisches Asthma* (intrinsic Asthma): Infektasthma, Anstrengungsasthma (bes. Kinder und Jugendliche), pseudoallergische Reaktion auf Analgetika (Analgetikasthma).

Klinik: Rezidivierende, anfallsartige Atemnot. Anfänglicher Hustenreiz. Exspiratorischer Stridor, verlängertes Exspirium, trockene Rasselgeräusche: Giemen, Brummen, hypersonorer Klopfschall.

Diagn.: EKG: Tachykardie, Zeichen der Rechtsherzbelastung. Labor: bei allergischem Asthma Eosinophilie, IgE erhöht. Infektasthma: Leukozytose BSG-Erhöhung. Lungenfunktion: erhöhte Resistance, forciertes exspiratorisches Volumen (FEV_1) erniedrigt. Exspiratorischer Spitzenfluß (Peak-flow) vermindert. Röntgen: vermehrte Strahlentransparenz der Lunge, Zwerchfelltiefstand.
DD: Asthma cardiale, Lungenembolie, Obstruktionen der extrathorakalen Atemwege (Fremdkörperaspiration, Glottisödem). Leitsymptom: inspiratorischer Stridor!), Spannungspneumothorax, Hyperventilationssyndrom.

Ther.: Kausal: Allergenkarenz, bzw. Vorsicht mit Analgetika. Symptomatisch: 3 Stufentherapie
- Inhalative topische Steroide in mittlerer Dosis (z.B. Pulmicort® 2 x 1 Hub), alternativ bei leichterem Asthma Cromoglicinsäure oder Nedocromil, dazu bei Bedarf inhalative β-Mimetika
- Inhalative topische Steroide in höherer Dosis, dazu bei Bedarf inhalative β-Mimetika (Berotec®, Bricanyl®) retardiertes Theophyllin p.o. (Euphyllong®), ggf. β-Mimetika p.o. (Bricanyl®), sowie beim allerg. Asthma ggf. Antihistaminika (Teldane® 2 x 1, Lisino® 1 x 1)
- Zusätzlich Glukokortikoid p.o. (z.B. Prednison 50 mg).

 Notfalltherapie Asthmaanfall und bei längerer Dauer Status asthmaticus.
- Lagerung im Sitzen, Monitoring von Herz-/Kreislauf, Lungenfunktion, Blutgasanalyse, Elektrolyte und Lungenfunktion
- Verbale Beruhigung wenn möglich keine Sedativa, bes. bei Hyperkapnie
- O_2-Gabe über Nasensonde, wenn möglich unter Kontrolle der Atemfrequenz (Pulsoxymeter)
- Glukokortikoide i.v. z.B. 250 mg Prednison
- Theophyllin i.v. evtl. per Perfusor unter Serumspiegelkontrolle
- Inhalation von β-Mimetika unter Rücksicht auf die bisherige Selbstmedikation, evtl. Inhalation mit Bird, evtl. β-Mimetika parenteral
- Sekretolytika i.v. (Mucosolvan® 3 x 1 1Amp)
- Bei V.a. Infektexazerbation Antibiose mit Amoxicillin p.o. od. Ampicillin i.v.
- Ultima ratio: kontrollierte Beatmung.

Progn.: Bei konsequenter Therapie, Allergenkarenz, Atemgymnastik und Infektprophylaxe relativ gut. Bei bereits ausgebildetem Emphysem schlechter. Aber auch bei jüngeren Asthmatikern immer wieder akute Todesfälle.

4.4.3 Pneumonie (ICD 10: J12-J18)

Akute oder chronisch entzündliche Infiltration des Alveolarraumes und/oder des Interstitiums.

Ätiol.: Infektion: Viren, Bakterien, Pilze, Parasiten. Physikalische oder chemische Noxen: Radiatio, Fremdkörper, Reizgase, Aspiration. Vaskulär: Lungenembolie, Infarktpneumonie.

Klinik: Plötzliches Fieber (Schüttelfrost), Husten, Dyspnoe, Tachypnoe, bei Pleuritis atemabhängige Thoraxschmerzen, verfärbtes Sputum. Bei sekundärer Pneumonie: Bettlägrigkeit, konsumierende Erkrankungen, Immunschwäche? Auskultation: Bronchialatmen, positive Bronchophonie, klingende Rasselgeräusche. Bei atypischen Pneumonie häufig langsamerer Beginn, geringer oder fehlender Auskultationsbefund. Protrahiert: Respiratorische Insuffizienz, Sepsis, schwere Exsikkose, septische Streuung: Meningitis, Endokarditis, Hirnabszesse.

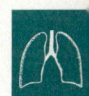

Diagn.: Labor: Leukozytose, Linksverschiebung im DiffBB, BSG und CRP stark erhöht, BGA von prognostischer Bedeutung! Rö.-Thorax: dichte, relativ scharf begrenzte Verschattungen, meist großflächig, ggf. Thorax-CT.

DD: Tbc, Lungenmykose, BronchialCa mit Atelektasen, Lymphangiosis carcinomatosa, Sarkoidose, exogen allergische Alveolitis.

Therapie
• Allgemeine Maßnahmen: reichlich Flüssigkeit, Bettruhe, Thromboseprophylaxe
• Fiebersenkung (z.B. Paracetamol 3 x 1 g)
• Sekretolytika, Inhalationen
• Bei bakteriellen Pneumonien Antibiotika: zuhause erworben ohne Zusatzerkrankungen Penicillin G, Amoxicillin, Cotrimoxazol
• Bei V.a. atypische Pneumonie, Doxycyclin oder Erythromycin
• Sekundäre Pneumonie oder im KH erworben: Cephalosporine; nach antibiotischer Vorbehandlung evtl. Kombination mit Aminoglykosiden. Ggf. Sputumdiagnostik oder Bronchoalveoläre Lavage (v.a. bei AIDS oder Immunschwächen) zur bakt. Diagnostik.

Progn.: abhängig von Alter und Grunderkrankung.

4.5 Azidose – Alkalose

ICD 10: E87.2, E87.3
Störungen des Säure-Basengleichgewichtes im Serum.

Ätiol.: Respiratorische Störungen, toxische Verschiebungen und metabolische Verschiebungen der sauren oder basischen Komponenten.

Klinik und Diagn.: Symptome der Grunderkrankung bzw. Ursache. Störungen der Atmung oder Atemfrequenz, art. Blutgasanalyse (☞ Tab.1).

Ther.: Therapie der Grunderkrankung oder Beseitigung der Noxe. Bei bedrohlichen Situationen i.v. Gabe von Ausgleichslösungen:
• Alkalose pH > 7,55 i.v. Gabe von NaCl 0,9 % bei chloridsensibler Form (Magensaftverlust), bei drohender Hypernatriämie Argininchloridlösung, evtl. Ausgleich einer bestehenden Hypokaliämie (*Cave* Säure-Basenverschiebungen führen zu Kaliumverschiebungen)

4

- Bei metabolischer Azidose ab pH < 7,15 bedrohlich, Base excess mit $NaHCO_3$-Infusion ausgleichen, Bedarf in mmol: (negativer BE x kg KG)/3. *Cave* $NaHCO_3$ nicht über 15 mmol und fraktioniert (Gefahr der Hypokaliämie) anheben. Bei respiratorischen Störungen so gut als möglich die Respiration normalisieren. Bei Hyperventilation Rückatembeutel oder Maske, ggf. Sedation.

Progn.: Schwere, längere Azidose hat in d. R. schlechte Prognose. Im übrigen abhängig von der Ursache.

Säure-Basen-Störungen			
Störung	pH	pCO_2	HCO_3
metabolische Azidose	erniedrigt oder normal	normal (kompens. ern.)	erniedrigt
metabolische Alkalose	erhöht oder normal	normal (kompens. erh.)	erhöht
respiratorische Azidose	erniedrigt oder normal	erhöht	normal (komp. erh.)
respiratorische Alkalose	erhöht oder normal	erniedrigt	normal (komp. erh.)

4.6 Hämorrhagische Diathesen

ICD 10: D68, D 69
Störungen der Blutgerinnung mit entweder zu langen Blutungen, zu starken Blutungen oder spontanen Blutungen.

Ätiol.: Vaskulär (Vaskulopathie). Zellulär (Thrombozytenmangel oder -funktionsstörung). Mangel oder Ungleichgewicht an plasmatischen Faktoren (Koagulopathie: z.B. angeborene Faktorenmangel oder Verbrauchskoagulopathie bei disseminierter, intravasaler Gerinnung DIC).

Klinik: große oder häufige Hämatome, Schleimhautblutungen. Gelenkseinblutungen. Familiäre Blutungsneigung. Evtl. starker Blutverlust, gastrointestinale Blutungen, Lungen- Nieren- und Hirnblutungen, DIC.

Diagn.: Inspektion der Haut, Schleimhäute und Gelenke. Flächige Blutungen in Haut, Muskulatur oder Gelenke bei Koagulopathien häufiger. Petechiale Blutungen bei Thrombopenien aber auch Ecchymose. Bei Vaskulopathien häufig zusätzlich Hautefflloreszenzen. Verlängerte Blutungszeit. Labor: BB, Blutungszeit, PTT, Quick, evtl. Fibrinogen, Fibrinmonomere und Faktorenbestimmung. Bei thrombozytären und vaskulären Diathesen PTT und Quick normal, Blutungszeit aber verlängert. Koagulopathien meist PTT und/oder Quick verändert bei normaler Blutungszeit. Fibrinmonomere bei DIC. **DD:** Hämatome durch Traumen.

Ther.: Kreislaufstabilisierung und Blutstillung bzw. Blutkonserven soweit erforderlich. Bei beginnender DIC Heparin systemisch (ohne Blutungsneigung 500 IE/h bei Blutungsneigung nur 200 IE/h). Bei manifester DIC AT III-Konzentrat und Frischplasma (kein Heparin). In der stabilen Phase nach DIC Heparin in therapeutischer Dosierung. Bei Faktorenmangel entsprechender Faktorenersatz, im Notfall Frischplasma. Bei Thrombopenien ggf. Thrombozytenkonzentrate.

4.7 Gastrointestinale Erkrankungen

4.7.1 Refluxkrankheit (ICD 10: K21)

Beschwerden bedingt durch einen gastralen Reflux in den Ösophagus mit oder ohne morphologisch sichtbare Veränderungen am Ösophagus.

Ätiol.: Erniedrigung des Drucks im unteren Ösophagussphinkter durch tiefe Insertion der M. oesophagophrenica, axiale Hiatushernie, Magenausgangsstenose (sekundärer Reflux), Z.n. Magenop., rezidivierendes Erbrechen, Beteiligung des Ösophagus bei Systemerkrankungen (Sklerodermie, Dermatomyositis, diabet. Neuropathie), ernährungsbedingt (Kohlehydrate, Fette, Alkohol), Medikamente (Kontrazeptiva, Östradiol, Progesteron, Anticholinerga, Beta-Blocker, Spasmolytika und Tranquilizer).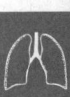

Klinik.: Sodbrennen, saures Aufstoßen, retrosternale Schmerzen, epigastr. Schmerzen, Lageabhängigkeit der Beschwerden (Liegen, Bücken), Schmerzen beim Schlucken (Odynophagie).

Diagn.: Ösophagogastroduodenoskopie mit sichtbaren Schleimhautläsionen (Erosionen), Cardiainsuffizienz, sichtbarem Reflux, Hiatushernie. MDP mit Störungen der Peristaltik im Ösophagus, Cardiainsuffizienz, 24-h-pH-Metrie im Ösophagus, Manometrie.
DD: Gastritis, Ulcus ventriculi oder duodeni, KHK, vertebragener Thoraxschmerz.

Ther.: Reduktion von Süßigkeiten, Kaffee, Alkohol und Fettreduktion, ggf. Gewichtsreduktion, Schlafen mit erhöhtem Oberkörper.

Kons.: Reduktion der Magensäureproduktion z.B. Omeprazol (Antra®) 2 x 40 mg/d, andere Protonenpumpenblocker (Rifun®, Agopton® je 1 x 1), Sucralfat oder Aluminiumhaltige Antazida). Erhöhung des Tonus im unteren Ösophagussphinkter: Motilitätspräparate (Metoclopramid z.B. Paspertin retard® 1 x 1, Cisaprid z.B. Propulsin® 3 x 5–10 mg), Mukosaprotektion mit flüssigen Filmantazida (Sucralfat, Magaldrat, Talcid) Therapiedauer 2–3 Mon., endoskopische. Kontrolle nach ca. 2 Mon.

Operativ: Beim Versagen der kons. Therapie, bei häufigen Rezidiven und bei Komplikationen Fundoplicatio nach Nissen-Rosetti.

Progn.: Gut. Erhöhtes Malignitätsrisiko bei Zylinderepithelmetaplasie im Ösophagus bis 2 cm proximal der Cardia (Barrett-Ösophagus).

4.7.2 Ulkuskrankheit (ICD 10: K25, K26, K28)

Schleimhautnekrose mit Penetration der Muscularis mucosae. Vorkommen im Magen, Duodenum, seltener oberes Jejunum. Bei Magenschleimhautatopien auch in der Gallenblase und in Meckelschem Divertikel.

Ätiol.: *Peptisches Ulkus:* durch peptische Einwirkung der Magensäure, sehr häufig bedingt durch eine Schleimhautvorschädigung durch eine Helicobacter Infektion der Schleimhaut (Helicobacter pyloris assoziierte = B-Gastritis). Schleimhautschädigung ohne Helicobacter pylori Infektion z.B. auch durch nichtsteroidale Antiphlogistika. *Streßulkus:* bei psychischem, medizinischem und v.a. chirurgischem. Streß. *Malignes Ulkus* primäres Malignom der Magenschleimhaut mit sekundärer Ulzeration.

Klinik: Schmerzen im Oberbauch (meist im mittleren), Nüchternschmerz beim Ulcus duodeni häufiger. Besserung nach säurebindenden Mahlzeiten (Milch) und Antazida. Völlegefühl, Erbrechen. Risikofaktoren: Familiäre Häufung, Nikotinabusus, Alkoholabusus. Streßsituation.

Diagn.: Physikalische Untersuchung bis auf inkonstanten Druckschmerz im Oberbauch ohne weitere Befunde. Lokalisation meist klinisch nicht differenzierbar. Gastroduodenoskopie. Bei Blutung sofortige Endoskopie.
DD: Cholezystitis, Pankreatitis.

Ther.: Absetzen von evtl. ulzerogenen Medikamenten. Nikotin und Alkoholverzicht. Medikamentöse Therapie mit H_2-Blockern (Ranitidin z.B. Zantic® 1–2 x 300 mg, Famotidin z.B. Pepdul® 1–2 x 1 Tbl., Roxatidin z.B. Roxit® 1–2 x 1 Kaps. (*Cave* Cimetidin hat zahlreiche Nebenwirkungen und Medikamenteninteraktionen) oder Protonenpumpenblockern (Omeprazol z.B. Antra® 1–2 x 40 mg, Lansoprazol z.B. Agopton® 1–2 x 30 mg, Pantoprazol z.B. Rifun® 1–2 x 30 mg). Bei Nachweis von Helicobacter pylori Eradikation anstreben (durch Kombination mit Antibiotika und ggf. Wismut).
Operativ: selten erforderlich: bei endoskopisch nicht stillbarer Blutung oder Perforation der Magen- bzw. Darmwand, rezidivierender Erkrankung trotz med. Dauerther., bzw. nicht heilendes Ulcus ventriculi (> 3 Mon.) wegen der Gefahr der malignen Entartung.

Progn.: Gut, mit Ausnahme der malignen Ulzera und der art. Ulkusblutungen.

Prophylaxe bei NSAR-Medikation: Misoprostol (Cytotec 200® 2 x 1), evtl. Kombination Diclofenac/Misoprostol (Arthotec® 1–2 x 1) verwenden. Bei Intensivpatienten, Polytraumatisierten und perioperativ bis zur enteralen Ernährung H_2-Blocker i.v. (z.B. Pepdul® 1 x 1 Amp. i.v.). Bald als möglich enterale Ernährung und Therapie mit H_2-Blockern oder Filmbildnern (Sucralfat, Magaldrat, Hydrotalcid).

4.7.3 Obere gastrointestinale Blutung (ICD 10: K22.7, K23, K25, K26, K28, K29)

Blutung in das Lumen des Verdauungstraktes mit Ursprung oberhalb der Flexura duodenojejunalis.

Ätiol.: Ösophagus- oder Fundusvarizen bei portaler Hypertension (10–30 %); Ulcera ventriculi oder duodeni (50–60 %), sonstige Ursachen (20–30 %): Refluxösophagitis, Schleimhauteinriß an der Cardia (Mallory-Weiss-Syndrom). Hämorrhagische Gastritis/Duodenitis, Tumoren im oberen Gastrointestinaltrakt, M. Osler, Hämobilie

Klinik: Kaffesatzartiges Erbrechen, blutiges Erbrechen, Teerstuhl. Magendarmerkr. in der Familie. Zeichen der Anämie, evtl. Kreislauflabilität, digital rektal evtl. Teerstuhl.

Diagn.: Notfall-Gastroskopie
DD: Untere gastrointestinale Blutung, Anämien unter Eisensubstitution.

Ther.: Ggf. Schockbekämpfung, venöser Zugang. Ggf. Blutkonserven, Substitution von Gerinnungsfaktoren, Kreislaufüberwachung, Behandlung der Ursachen: z.B. Ulkustherapie (i.v.). Ggf. Notfall-Gastroskopie mit endoskopischer Blutstillung (bei Varizen-, stärkerer oder rezid. Ulkusblutung, Mallory-Weiss-Syndrom und ggf. bei M. Osler), bei Leberzirrhose Verhinderung der Ammoniakresorption im Darm (Lactulose 40–100 g/d; ggf. über Einläufe).

Operativ: bei Ulkusblutung Forrest Ia oder II (mit Gefäßstumpf) ohne erfolgreiche endoskopische Blutstillung (möglichst früh-elektiv).

Progn.: Je nach Stadium. Bei bereits eingetretenem Volumenmangelschock schlechte Prognose.

4.7.4   Untere gastrointestinale Blutung (ICD 10: C18, K50, K51, K55, K57)

Blutung in das Lumen des Verdauungstraktes mit Ursprung unterhalb der Flexura duodenojejunalis.

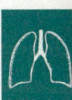

Ätiol.: Hämorrhoiden, Kolonpolypen oder -karzinome, chronisch entzündliche Darmerkrankungen, Angiodysplasien der Darmschleimhaut, Divertikelblutung, rektale Ulzera.

Klinik: Blutstuhl (Hämtochezie), Anämie, bzgl. der Polypenanamnese (fam. Polyposis coli).

Diagn.: digital rektale Untersuchung. Rektoskopie, Koloskopie, (wo möglich Enteroskopie), ggf. Angiographie, Szintigraphie, evtl. Kontrastdarstellungen des Dünn- und/oder Dickdarmes.
DD: obere gastrointestinale Blutung mit schneller Darmpassage (z.B. starke Ulkusblutung kann Hämatochezie verursachen).

Ther.: endoskopische Blutstillung, endoskopische Polypektomie ggf. medikamentöse Behandlung verursachender Erkrankungen.
Operativ: Resektion des betroffenen Darmabschnittes.

Progn.: Bei stabilem Kreislauf in der Regel gut.

4.7.5   Gastroenteritis (ICD 10: A09, K52)

Akute entzündliche Infiltration der gesamten Magendarmschleimhaut

Ätiol.: Meist infektiös: Viren, enteropathogene Keime, Amöben, Lamblien. Medikamenteninduziert (Antibiotika).

Klinik: Diarrhoe, Übelkeit, Brechreiz, abdominelle Schmerzen. Weitere Erkrankung im Familienkreis spricht für infektiöse Genese. Abdomen diffus druckschmerzhaft, Hyperperistaltik.

Diagn.: Stuhluntersuchung, ggf. Labor (BSG,BB, CRP, Erregerspezifische KBR, Elektrolyte, Schilddrüsenhormone), ggf. Sonographie
DD: chronisch entzündliche Darmerkrankungen, hormonellbedingte Diarrhoe, Darmmalignome inkl. Carcinoid.

Ther.: orale oder parenterale Rehydratation, Keimausscheidung beschleunigen z.B. mit Lactulose p.o. (z.B: Bifinorma® 3 x 15 ml), Antibiotika bei Typhus, Yersinien, Amöben, allen bakt. Enteritiden mit Sepsis. *Operativ:* nur bei drohenden Darmnekrosen oder Megakolon (z.B. pseudomembranöse Colitis).

Progn.: In der Regel gut. Meist spontane Besserung.

4.7.6   Chronisch entzündliche Darmerkrankungen (ICD 10: K50, K51)

Colitis ulcerosa (CU): Chronisch entzündliche Veränderungen der Dickdarmschleim-haut. Von anal nach proximal in der Regel kontinuierlich. Auf den Dickdarm beschränkt (Back-wash-Ileitis möglich). Entzündliche Infiltrationen auf die Mukosa beschränkt.

M. Crohn (MC) chronisch entzündliche Veränderungen aller Segmente des GI-Traktes. Ausdehnung diskontinuierlich, segmental, (80 % Befall d. term. Ileums). Entzündliche Infiltrationen meist transmural (oft granulomatös).

4

Ätiol.: Bis heute unklar.

Klinik
CU: Blutige Diarrhoe, Schmerzen im Bereich des Sigma, extraintestinale Beschwerden: Iridozyklitis, Uveitis, Arthritiden, Lebererkrankungen (primär sklerosierende Cholangitis). Gewichtsverlust bzw. Wachstumsstörungen bei Kindern, Schmerzattacken im Verlauf des Colonrahmens, Hinweise auf Anämie.
MC: Diarrhoe (meist ohne Blut), Gewichtsverlust bzw. Wachstumsstörungen bei Kindern, perianale Läsionen in der Vorgeschichte, chronische Darmerkrankungen in der Familie, Druckschmerzen häufiger im re Unterbauch, oder aber auch den anderen befallenen Segmenten, Stenoseperistaltik, extraintestinale Symptome: Iridozyklitis, Uveitis, Erythema nodosum, Pyoderma gangränosum, Arthritiden.

Diagn.: Ileocoloskopie: makroskopischer und histologischer Aspekt zur Diagnose und DD wichtig, (10 % DD zwischen CU und MC nicht möglich). Dünndarmdarstellung nach Sellink, Sonographie.

DD: Gastroenteritis bei Erstsymptomatik, Divertikulose, Divertikulitis, Malabsorptionen anderer Ätiologie, Laktoseintoleranz, selten: kollagene Kolitis, ischämische Kolitis, Sprue, Vaskulitiden, chologene Diarrhoen, Darm-Tbc.

Ther.: CU: 5-Aminsosalicylsäure (5-ASA) (Salofalk®, Claversal® initial 3 x 1 g/d; Rezidivprophylaxe mit 3 x 500 mg/d); Sulfasalazin (Azulfidine®, Colo-Pleon®), Prednisolon (Decortin® initial 50–60 mg/d m. wöchentl. Reduktion um 10 mg/d). MC: Steroide (Methylprednisolon z.B. Urbason®, Prednisolon), 5-ASA oder Sulfasalazin bisher nicht gesichert evtl. in hohen Dosen > 4 g/d, parenterale oder enterale Ernährungstherapie, bei Fisteln: Metronidazol 3 x 400 mg/d (8–10 Wo.), alternativ Azathioprin 2 x 50 mg 12 Wo. CU u. MC mit extraintestinalen Symptomen immer Steroide (z.B. Prednisolon 50 mg/d mit wöchentlicher Reduktion um 10 mg).

Operativ: CU: bei häufigen Rezidiven, kons. nicht beherrschbarem Megakolon oder exzessiver Blutung totale Colektomie mit Versuch der Kontinenzerhaltung durch Ileoanal-Pouch-Technik. MC: dringliche bei Ileus, Perforationen oder Abszesse, bei narbigen, symptomat. Stenosen Striktuplastiken (minimale Chirurgie anstreben),initial chirurgisch bei enterovesikalen Fisteln, und perianalen Fisteln

Progn.: CU: heilbar durch Colektomie, Malignitätsrisiko vorhanden bei langer Laufzeit und ausgedehntem Befall. MC: kein sicheres Entartungsrisiko, derzeit keine Heilung möglich.

4.7.7   Pankreatitis (ICD 10: K85, K 86)

Entzündliche Infiltration des Pankreasparenchyms.

Ätiol.: (90 % durch Gallensteine oder Alkohol bedingt, seltener: Hyperlipidämie, Hyperparathyreoidismus, postoperativ, nach endoskopisch. retrograder Kontrastdarstellung des Pankreas (ERP), Traumen, Infektionen, Medikamente (z.B. Thiazide).

Klinik: Spontanschmerzen im Oberbauch, Gallensteinanamnese, Alkoholanamnese, Medikamente, Druckschmerzen im Mittelbauch, Darmatonie.

Diagn.: Sonographie, CT mit KM, Endoskopisch retrograde Pankreatikographie (ERC).
DD: Ulcus duodeni oder ventriculi, Gastritis, Cholezystitis, Nephrolithiasis, Myokardinfarkt, Lungenembolie

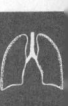

Ther.: Nahrungskarenz, Magensonde, parenterale Ernährung (mind. 3 L: 20–40 % Glukose, Aminosäuren (1,5–2,5 g/kg/Tag), Elektrolyte, Fettemulsionen nach dem 3. Tag und nicht bei Sepsis) Streßulkusprophylaxe, Schmerzmittel die den Sphinkter Oddi nicht kontrahieren (Tramal®, Temgesic®, Dolantin®), Antibiotika bei Temp. über 38,5 oder Keimnachweis, intensivmedizinische Überwachung. Endoskopisch: Papillotomie und Steinextraktion bei Pankreatitis mit Choledocholithiasis (rasch).
Operativ: bei infizierten Nekrosen, Pankreasabszeß u.a. infektiösen Nekrose.

Progn.: Bei Vorliegen von infizierten Nekrosen deutlich schlechtere Prognose. Interstitiell ödematöse Form gut.

4.8   Leber und Gallenwege

4.8.1   Akute Hepatitis (ICD 10: B15-B19, K75)

Akut auftretende, entzündliche Infiltration des Leberparenchyms.

Ätiol.: Akute Infektionen durch hepatotrope Viren z.B. Hepatitis A Virus (HAV), HBV, HCV, HDV (=Delta, nur als Superinfektion bei vorbestehender B-Infektion,) HEV, Cytomegalie-Virus, EBV, HSV und Cocksackievirus. Chemisch induziert (Medikamente, Alkohol und Toxine), Begleithepatitis bei bakteriellen Infektionen: Leptospirose, Brucellose, Rickettsiose, Amöbiasis.

Klinik: Prodromalstadien: Appetitlosigkeit, Übelkeit, Müdigkeit, Arthralgien Myalgien, Fieber oder subfebrile Temp. Vorangegangene. Risiken: Reisen, Bluttransfusionen, Medikamentenanamnese (bei chemisch induzierter Hepatitis). Ikterische Erkrankungen in der Familie. Klassisches Krankheitssymptom: Ikterus mit Stuhlentfärbung und dunklem Urin. Juckreiz, Hepatomegalie, Splenomegalie (bei CMV und EBV häufiger).

Diagn.: Labor: GOT, GPT-Erhöhung bei nur geringer γGT und AP, Virusserologie, Sonographie.
DD: Akuter Schub einer Leberzirrhose, extrahepatische Cholestase, Leberzellnekrosen nach Schock, Lebermetastasierung. Autoimmunhepatitis (selten akutes Auftreten), akuter Schub einer chronischen. Hepatitis.

Ther.: Bettruhe (Verbesserung der Leberdurchblutung), ansonsten keine spezifische Therapie. Überwachung der Lebersyntheseleistungen.
Operativ: nur bei bei fulminanten Verläufen mit schwerer Dystrophie v.a. bei chemisch induzierten Formen evtl. Lebertransplantation.

Progn.: In der Regel gut. Mit Ausnahme der Hepatitis A bei allen anderen Formen Chronizität mit Ausbildung einer Leberzirrhose möglich.

4.8.2   Leberzirrhose (ICD 10: K74)

Chronische Erkrankung der Leber mit folgenden morphologischen Kriterien: Nekrosen, noduläre Regenerate des Parenchyms, Zunahme des Bindegewebes mit Zerstörung der Läppchenarchitektur.

Ätiol.: Chronisch entzündliche Reize mit Leberzellnekrose führen zu vermehrter Faserbildung mit Zerstörung der Läppchenarchitektur und Regeneratknotenbildung. Ursachen: Alkohol, Medikamente und Toxine, Infektionen (z.b. Hepatitis B, C, D), Autoimmunerkrankungen (primär biliäre Zirrhose, chronisch aktive Autoimmunhepatitis), Stoffwechselerkrankungen (M.Wilson, Hämochromatose u.a.), biliäre Ursachen (Mucoviszidose, sklerosierende Cholangitis), vaskuläre Ursachen (chronische Rechtsherzinsuffizienz, Budd-Chiari-Syndrom u.a.).

Klinik: Anamn. wichtig sind Risikofaktoren, verursachende Erkrankungen, Abgeschlagenheit, Müdigkeit, Dyspepsie. Allerdings 30 % ohne Symptome (latent). Bei manifester Zirrhose: Dyspepsie, Gewichtsverlust, Oberbauchschmerzen, Pruritus, Arthralgien, derbe Leberkonsistenz, Ikterus, Spider naevi, z.T. Purpura, Lackzunge, ggf. Aszites, Palmarerythem, Weißnägel, Gynäkomastie, Ödeme, Bauchglatze, Hodenatrophie.

Diagn.: Labor mit mäßiger Erhöhung der Serumtransaminasen sowie deutliche Vermehrung der γ-Globulinfraktion in der Eiweißelektrophorese. Sonographie (Lebergröße, Form, veränderte Gefäßarchitektur), Duplexsonographie (Nachweis portaler Hypertension), Leberbiopsie (wenn möglich laparaskopisch).

Ther.: Reduktion oder Ausschalten von Noxen, derzeit keine spezifische Zirrhosetherapie verfügbar. Weiterhin Beherrschung und Behandlung der Komplikation.
Operativ: Lebertransplantation je nach Genese möglich.

Progn.: Latente Zirrhose bei Reduktion der Noxe gut. Manifeste Zirrhose im Child-Stadium C relative schlechte Prognose.

4.8.3   Cholezystitis (ICD 10: K81)

Akute Entzündung der Gallenblasenwand.

Ätiol.: Gallensteineinklemmung im Infundibulum oder Ductus cysticus, akute bakterielle Superinfektion einer chronischen Cholezystitis (mechanische Irritation der Gallenblasenwand durch Steine).

Klinik: Gallensteine bekannt? Gallenkoliken in der Vorgeschichte, Schmerzen im rechten Oberbauch, Übelkeit, Brechreiz, Gallensteinleiden in der Familie. Druckschmerz im rechten Oberbauch, ggf. vergrößert. Gallenblase tastbar (Hydrops), Abwehrspannung.

Diagn.: Labor: Erhöhung der γ-GT und der alkalischen Phosphatase und evtl. des Serumbilirubins. Sonographie: Steinnachweis mit Wandverdickung und ggf. Flüssigkeit um die Gallenblase.
DD: Ulcus duodeni oder ventriculi, Gastritis, Hiatushernie, Pankreatitis, Nephrolithiasis, Myokardinfarkt (Hinterwand).

Ther.: Nulldiät, parenteral Antibiotika. Nach Besserung durch kons. Therapie laparaskopische Cholezystektomie im Intervall. Bei Zunahme der Beschwerden unter kons. Therapie offene Cholezystektomie.

Progn.: Bei Therapie in der Regel gut.

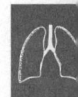

4.9   Delirium tremens

ICD 10: F10.4
Schwerste Form des Alkoholentzugssyndrom.

Ätiol.: Unterbrechung regelmäßiger Alkoholzufuhr wenn bereits eine körperliche Abhängigkeit besteht.
Klinik: Anamnestisch regelmäßiger Alkoholkonsum, chirurgische oder internistische Erkrankungen die zur Unterbrechung der Alkoholeinnahme führen.
Symptome: vegetative Störungen (Schlafstörungen, Schweißneigung), Tremor, Artikulationsstörungen, evtl. epileptische Anfälle, Kreislaufdysregulation, Magen-Darm-Störungen, psychomotorische Unruhe, Halluzinationen, Angst, u.a.
Diagn.: In der Regel klinische Diagnose.
DD: psychiatrische Erkrankungen, hirnorganische Störungen.
Ther.: Intensivmedizinische Überwachung von Atmung, Kreislauf, Wasser- und Elektrolythaushalt. Clonidin über Perfusor (z.B. Catapresan® 3 Amp. im Perfusor über 12 h, bei normalem bis erhöhtem RR), Clomethiazol p.o. (Distraneurin® 3–4 x 1 Kaps. oder mehr, ggf. per infusionem. *Cave* überschießende Bronchialschleimbildung mit respiratorischen Problemen).
Progn.: Bei Behandlung gut, ohne Behandlung hohe Letalität.

4.10   Nieren und Harnwege

4.10.1   Akutes Nierenversagen (ICD 10: N17)

Akuter Rückgang der Diurese bis zur Oligurie (< 500 ml/d) oder Anurie (< 200 ml/d) mit starkem Anstieg der harnpflichtigen Substanzen (Kreatinin, Harnstoff).

Ätiol.: Prärenale Ursachen (70–80 %): RR-Abfall, Schock, Hypovolämie. Renale Ursachen: toxische Schäden (NSAR, Antibiotika, Zytostatika, Chemikalien, Hämolyse, Rhabdomyolyse). Entzündliche Nierenerkrankungen (Goodpasture Syndrom, interstitielle Nephritis, rapide Glomerulonephritiden, Hantavirusinfekte). Vaskuläre Nierenerkrankungen (Vaskulitis, Nierenart.- oder venenverschlüsse). Hämolytisch urämisches Syndrom, Tubuläre Schäden (b. Plasmozytom, Hyperurikämie). Postrenale Ursachen: Verlegungen der ableitenden Harnwege.

Klinik: Anfänglich symptomarme Erkrankung, später Leistungsknick, Übelkeit, Somnolenz, Oligurie, Anurie (*Cave* 15 % verlaufen nicht an- oder oligurisch), familiäre Nierenerkrankungen (z.B. Zystennieren)

Diagn.: Natrium, Kalium, Harnstoff und Kreatinin im Sammelurin, Labor: Retentionswerte, Elektrolyte und BGA, Urinstatus mit Sediment, Harnstoff, Natrium und Kalium, Immunologie (z.B. ANCA bei V.a. rapid progressive GN). Sonographie (Nierengröße: Schrumpfnieren = chronische Erkrankung, postrenale Ursachen), evtl. Farbdopplersonographie bei V. a. vaskuläre Ursachen.

DD: Funktionelle Oligurie (bei Exsikkose) Harnuntersuchung wichtig! (Urin/Serumharnstoff > 10), chronische Niereninsuffizienz.

Ther.: Behandlung der Grunderkrankung (z.B. Schock). Hohe Furosemidgaben (bis 2 g/d. Flüssigkeit und Elektrolytbilanzierung, bei Hyperkaliämie Ionenaustauscher (z.B. Resonium) oder Insulin und Glukose i.v, β_2-Mimetika inhalativ. Dialysebehandlung (Indikation: Serumharnstoff > 150–200 mg/dl, mit Oligo-Anurie, Hyperkatabolie (Harnstoffanstieg > 60 mg/dl/d, konservativ nicht beherrschbare Hyperkaliämie, Azidose Lungenödem, urämische Perikarditis).

Progn.: Terminale Niereninsuffizienz bei chron. Nierenerkrankungen mit Dialysepflichtigkeit relativ häufig.

4.10.2 Harnwegsinfekte (ICD 10: N30)

Infektiöse Erreger (i.d.R. Bakterien) in den ableitenden Harnwegen.

Ätiol.: Meist aszendierende Infektion durch die Harnröhre. Häufig Erreger der Darmflora.

Klinik: Dysurie, Pollakisurie, suprabubische Schmerzen, evtl. Nykturie. Aszendierende Infektionen, insbes. bei Diab. mell. oder Obstruktionen, können rasch über eine Pyelonephritis zur Sepsis führen (Urosepsis).

Diagn.: Nierenlager frei (ansonsten V.a. Pyelonephritis). Urin: Leukozyturie, evtl. Erythrozyturie, Nitrit positiv, Mittelstrahlurin in Kultur (> 10000 Keime/ml).

DD: radiogene Zystitis, Blasentumoren, Steine, Fremdkörper, Adnexitis, Prostatitis, hämorrhagische Zystitis nach Cyclophosphamidtherapie.

Ther.: Allgemeine Maßnahmen, reichlich Flüssigkeit, Spasmolytika bei Bedarf. Asymptomatische Bakteriurie nur bei Schwangeren, im Kindesalter, bei Obstruktionen, und Diabetikern. Antibiotika: Cotrimoxazol (z.B. 3–5 Tage 2 x 1 Cotrim forte®), Amoxicillin (3–5 Tage 2 x 1 g). Bei Diab. mell. 7 Tage Therapie ggf. nach Antibiogramm, hier evtl auch Gyrasehemmer (Barazan®, Tarivid®: 2 x 1). Urinkontrolle 5 Tage nach Therapieende und bei Diab. mell. nochmals nach 6 Wo.

4.11 Diabetes mellitus

ICD 10: E10-E14
Störungen des Kohlehydratstoffwechsels, die zu einer Hyperglykämie nüchtern und postprandial führen.

Ätiologie
Primär: *Typ I*: juveniler, primär insulinabhängiger Diabetes durch autoimmunbedingte Zerstörung der B-Zellen (Autoimmuninsulitis). *Typ II* oder Altersdiabetes: Insulinresistenz durch Insulinrezeptordefekt, zunächst Kompensation durch Hyperinsulinämie, danach Erschöpfung der B-Zellen. Manifestationsfaktoren: Adipositas, Gravidas, Streßfaktoren, und die Ursachen des sekundären Diabetes; häufig auf dem Boden des metabolischen Syndroms (= Wohlstandssyndrom, häufig gemeinsames Vorkommen von stammbetonter Adipositas, Hyperlipidämie, Hyperurikämie, Hypertonie und Insulinresistenz bzw. Typ II-Diabetes); seltene Sonderform des Typ II- Diabetes: Mody-Diabetes (maturity onset diabetes of young people): Punktmutation der Glukokinase.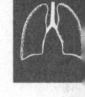

Sekundär: Pankreaserkrankungen, endokrine Erkrankungen mit Vermehrung kontrainsulinärer Hormone, medikamenteninduziert (Steroide, Thiazide, Diazoxid u.a.).

Klinik: Anamnese bzgl. anderer Erkrankungen und Medikamentenanamnese. Familiäre Häufung aller primären Diabetesformen! Polygen-multifaktoriell bei Typ I- und II-Diabetes. Mody-Diabetes autosomal dominant vererbt. Typ II: Polyurie, Polydypsie, Pruritus, zunehmende bakterielle oder mykotischen Hautinfektionen, passagäre Hypoglykämien. Typ I entwickelt sich meist rasch und ist dem Pat. nach der ersten Entgleisung mit meist stationärer Behandlung bekannt.

Diagn.: Nüchtern-Blutzuckerwert und Harnzucker (> 30 mg/dl ist pathologisch). Oraler Glukose-Toleranztest mit 75 g Glukose oder gleichwertiger Menge von Oligosacchariden. Pathologische Glukosetoleranz: nüchtern < 120 mg/dL, nach 2 h 140–200 mg/dL; manifester Diabetes: nüchtern > 120 mg/dL, 2 h nach Belastung > 200 mg/dL. Nachweis von Autoantikörpern zur Frühdiagnostik des Typ I-Diabetes.

Ther.: Typ I: Insulintherapie immer erforderlich. Konventionelle Insulintherapie: 2–3 x Injektion eines Mischinsulins (intermediäres Verzögerungs- und Normalinsulin) zu festen Zeiten, Nachteil: starre Essenszeiten. Intensive Insulintherapie: 2 x Injektion eines Intermediärinsulin für den basalen Bedarf zu festen Zeiten und Bolusgaben von angepaßten Mengen Insulin zu den Mahlzeiten. Typ II: Primär Diät und Gewichtsreduktion bei Adipositas. In 2. Stufe zusätzlich Medikamente zur Verminderung der Kohehydratresorption (z.B. Guar, Acarbose,) Biguanide (Metformin). Kontraindikation: Lactatazidose und Erkrankungen die dazu führen können wird durch Biguanide verstärkt. In 3. Stufe Sulfonylharnstoffe. Kontraindikationen: Schwangerschaft, Ketoazidose, schwere Leber und Nierenerkrankungen. *Cave* Wechselwirkungen mit anderen Medikamenten: Cumarine, Tetrazyklin und z.B. ASS verstärken die Wirkung der Sulfonylharnstoffe. Thiazide, Steroide verringern deren Wirkung.

4.12   Schilddrüse

4.12.1   Hyperthyreose (ICD 10: E05)

Erhöhung der Schilddrüsenhormone T3 und T4 im Serum.

Ätiol.: Immunogen (M. Basedow): TSH-Rezeptorautoantikörper (TRAK) wirken
schilddrüsenstimulierend. Schilddrüsenautonomie d. Zunahme des natürlich vorhandenen autonomen Gewebes (unifokal = autonomes Adenom, multifokal oder dissemi-
niert). Erworben: subaktue Thyreoiditis, Schilddrüsen-Ca (selten) oder iatrogen bzw.
Fehleinnahme von Schilddrüsenhormonen.

Klinik: Gewichtsverlust, Wärmeintoleranz, Diarrhoe, psychomot. Unruhe, Agressivität.

Diagn.: Struma (bei 70–90 %), warme feuchte Haut, dünnes Haar mit Neigung zum
Haarausfall, Merseburger Trias bei M. Basedow (Struma, Exophthalmus Tachykardie).
Sinustachykardie, Osteopathie durch negative Kalziumbilanz, systolisch erhöhte RR-
Werte. Labor: T_3, T_4, TSH, Supressionstests, TRAK-Bestimmungen und Schilddrü-
senautoantikörper (Thyreoiditis). Sonographie, Szintigraphie (Autonomie).
DD: Psychosen, Status febrilis, Kokain- oder Amphetaminmißbrauch, vegetative
Dystonie

Ther.: Medikamentöse Thyreostase: Carbimazol (geringste Nebenwirkungsrate) initial
15–40 mg/d, Erhaltungsdosis 2,5–15 mg/d. T_3, T_4-kontrolle (Nebenwirkungen: Agranulozytose, Cholestase, Allergie, Polyneuropathien). Bei Strumaentwicklung evtl.
Thyroxingabe 25–50 µg. Bei Hyperthyreoserezidiv nach Strumektomie Radiojodtherapie, Kontraindikationen zur Op., bei M. Basedow mit progredienter Orbitopathie.
Auch bei Radiojodtherapie ggf. Thyroxinsubstitution erforderlich.

Operativ: Subtotale Strumektomie nach Erreichen einer euthyreoten Stoffwechsellage.

 Notfalltherapie bei thyreotoxischer Krise: Ther. wenn möglich unter Inten-
sivbedingungen. Kausal Hemmung der Hormonsynthese mit 160–200 g Thia-
mazol i.v, Hemmung der Hormonausschüttung durch Jodgabe (nicht bei jod-
induzierter Krise); Bei schwerer Krise Plasmapherese oder Thyreoidektomie.
Symptomatisch: Flüssigkeit und entspr. Elektrolyte parenteral (> 3 L/d) häufige Exsikkose)! Betarezeptorenblocker (Propranolol i.v). Glukokortikoide
i.v. Physikalische Temperatursenkung. Evtl. Sedativa, Thromboseprophylaxe.

4.12.2 Hypothyreose (ICD 10: E05)

Erniedrigte Serumspiegel beider Schilddrüsenhormonfraktionen (T_3 und T_4).

Ätiologie
• Thyreogen: angeboren (Athyreose, Dysplasie oder Ektopie, seltener reine Defekte in der Hormonbiosynthese); erworben (Autoimmunerkrankung wie Hashimoto-Thyreoiditis; iatrogen (ca. 50 %) durch Strumektomie, Radiojodtherapie, Thyreostatika oder Lithium).
• Hypophysär (sekundär): Hypophysenvorderlappinsuffizienz mit Versiegen der TSH-Synthese (Hypopituitarismus).
• Hypothalamisch bedingter TRH-Mangel (Rarität).

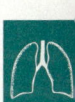

Klinik: Gewichtszunahme (trotz geringem Appetit), physischer und psychischer Leistungsabbau, Kälteempfindlichkeit und Obstipation. Medikamentenanamnese wichtig! Haut blaß, trocken, kühl, schuppend, trockenes, brüchiges Haar, Kehlkopfaffektion mit Veränderung der Stimmlage, Bradykardie, evtl. mit Herzinsuffizienz, Ödemen und Ergüssen, Zyklusstörungen, Fertiliätsstörungen.

Diagn.: Labor: TSH basal und nach TRH-Gabe erhöht, fT_4 erniedrigt, fT_3 variabel; bei latenter Hypothyreose nur TSH stark erhöht, bei Thyreoiditis Antikörper gegen Thyreoglobulin (TAK), thyreoidale Peroxidase (TPO-AK), mikrosomale Antikörper (MAK), Hypercholesterinämie. Sonographie evtl. mit Feinnadelpunktion (bei V.a. Thyreoiditis), Szintigraphie mit fehlender Speicherung. Röntgen: Bei sekundärer Hypothyreose (TSH nicht erhöht!) Hypophysendiagnostik (Sellaaufnahme oder CT).
DD: Low T_3- Low T_4 -Sy. bei Intensivpatienten oder multimorbiden Pat. können fT_3 und fT_4 erniedrigt sein, die Konzentration von reversem T_3 ist dann aber erhöht (rT_3).

Ther.: Schilddrüsenhormonsubstitution mit L-T_4 (Euthyrox®, Efferox® (u.a), initial 25–25 µg/d mit monatlicher Steigerung um 25 µg bis zu einer Erhaltungsdosis von ca. 1,5–2 µg/kg KG (bei älteren Pat. oft nicht voll zu erreichen wegen Angina pectoris-Beschwerden). Langsamer Beginn wegen Angina pectoris-Beschwerden und Herzrhythmusstörungen erforderlich. (Therapiekontrolle: normale TSH, bzw. bei sekundären Formen normales fT_4). Bei Autoimmunthyreoiditis evtl. Glukokortikoide.

Progn.: In der Regel gut.

 Notfalltherapie bei Myxödem (selten, Leitsymptome: Hypothermie, Bradykardie, Hypotonie, evtl. Hypoventilation mit Hyperkapnie, ödematöser Aspekt) Atemhilfe, vorsichtige Erwärmung, Zufuhr von L-Thyroxin (L-Thyroxin-inject. Henning® initial 100 µg per infusionem unter Monitorkontrolle) und Glukokortikoiden i.v.

4

Gerhard Scheller

5

Begutachtung

5.1   Der Orthopäde als Gutachter

Fast alle Gutachten werden im Rahmen der in der Bundesrepublik vorhandenen oder möglichen sozialen Absicherung erstellt.

Sozialversicherung	Privatversicherung	Soziales Entschädigungsrecht
• Krankenversicherung (Pflichtversicherung, öffentlich-rechtlicher Träger) • gesetzliche Unfallversicherung • Arbeitslosenversicherung • Rentenversicherung	• Kranken-versicherung • Unfallversicherung • Lebensversicherung • Private Renten-versicherung • Haftpflicht-versicherung	• Bundesversorgungsgesetz (BVG) • Soldatenversorgungsgesetz (SVG) • Zivildienstgesetz (ZDG) • Häftlingshilfegesetz (HHG) • Bundesseuchengesetz (BSeuchG) • Gesetz über die Entschädigung für Opfer von Gewalttaten (OEG)

5

- Ein von einem Gericht bestellter **Sachverständiger ist gesetzlich verpflichtet, sein Urteil in Form eines Gutachtens zu erstatten.** Eine Entbindung ist lediglich bei Befangenheit, verwandtschaftlichen Beziehungen oder zeitlicher Überlastung möglich
- **Gutachtenanforderung** im allg. von einer der folgenden Institutionen: Träger der Krankenversicherung, Träger der gesetzlichen Unfallversicherung, Rentenversicherungsträgern, Private Versicherungsgesellschaften, Versorgungsamt, Arbeitsamt, Sozialgericht, Amts-, Land- und Oberlandesgericht
- Streitigkeiten in den Sozialversicherungszweigen, im sozialen Entschädigungsrecht und im Rahmen des Schwerbehindertengesetzes: Entscheid durch die *Sozialgerichte* bzw. deren höhere Instanzen. Streitigkeiten im Bereich der Privatversicherung werden durch Klageverfahren bei den *Amts-, Land- und Oberlandesgerichten* behandelt.

> Der Arzt macht dem Versicherungsträger oder dem Sozialgericht lediglich sach-verständige Beurteilungsvorschläge. Er entscheidet in seinem Gutachten nicht.

- **Entscheidung obliegt den Versicherungsträgern und den Gerichten.** Die sach-verständige Meinung, ihre Begründung und Argumentation ist deshalb in einer dem medizinischen Laien (Versicherten, Träger der Sozialversicherung, Sozialrichter) verständlichen Sprache zu formulieren. Die gestellten Fragen sollen in klarer und eindeutiger Weise beantwortet werden. Der begutachtende Arzt sollte seine eigene Beurteilung dem Untersuchten vorenthalten
- **Gutachtenerstellung erfolgt i.d.R. aufgrund klinischer Untersuchung.** Gutach-tenerstellung nach *Aktenlage* kann ausreichend sein, falls der Sachverhalt aufgrund vorhandener Unterlagen klar beurteilbar ist oder wenn aufgrund spezieller Frage-stellung oder Situation des Einzelfalles eine weitere Untersuchung keine neuen Gesichtspunkte bringen kann.
- **Ärztliche Schweigepflicht:** In Sozialversicherung und Sozialgerichtsbarkeit durch gesetzliche Regelungen geklärt. Angeschriebener Arzt ist verpflichtet, Auskunft zu erteilen. **Privatversicherung:** Entbindung von der Schweigepflicht durch Anerken-nung der Versicherungsbedingungen durch den Versicherten. Evtl. problematisch: Begutachtung bei der *Haftpflichtversicherung und in Zivilprozessen.* Hier muß eine *schriftliche Entbindung des Arztes von der Schweigepflicht* vorliegen. **Im Zweifels-fall:** Entbindung von der ärztlichen Schweigepflicht vor der gutachterlichen Untersuchung nochmals schriftlich bestätigen lassen

- Bei Hinweis auf Betrugsversuche hat sich der Gutachter nicht kriminalistisch zu betätigen. Er hat jedoch die Aufgabe, entsprechende Verdachtsmomente mitzuteilen:
  - V.a. *Simulation* oder *Aggravation* kann vom Gutachter geäußert werden
  - Verdacht durch Tatsachen begründen, z.B. stark differente Bewegungsausmaße in anatomisch identischen Untersuchungssituationen
  - Ablenkungsmanöver sind ebenso statthaft wie die Beschreibung vermeintlich unbeobachteten Verhaltens, z.B. beim Verlassen der Klinik.
- Nur in begründeten Ausnahmefällen sollte der behandelnde Arzt auf Wunsch oder im Auftrag seines Pat. oder dessen Rechtsanwalt in einem Streitverfahren oder Klageverfahren eine gutachterliche Äußerung oder ein Gutachten abgeben. Hierbei besteht immer die Gefahr bzw. der Verdacht der Befangenheit. Vielmehr sollte der behandelnde Arzt seinem Pat. klar machen, daß er in aller Regel von Amtswegen oder vom Gericht ohnehin zu einer sachverständigen Zeugenaussage aufgefordert werden wird. Der Pat. kann die entsprechende Behörde auffordern, eine solche Auskunft des behandelnden Arztes einzuholen
- Sollte man als **behandelnder Arzt** dennoch einmal ein Gutachten für eine Privatperson in einem Streitverfahren erstatten, so ist die vollständige Akteneinsicht unumgänglich. Ansonsten ist das Gutachten möglicherweise auf falschen Voraussetzungen aufgebaut und damit wertlos. Grundsätzlich kann man seinen Pat. darauf hinweisen, daß in einem Klageverfahren prinzipiell die Möglichkeit besteht, ein „Gegengutachten" durch einen Arzt der eigenen Wahl erstellen zu lassen.

5.2 Arten von Gutachten

Ärztliches Attest
- Bescheinigung über einen Tatbestand oder Gesundheitszustand. Wird i.d.R. durch den behandelnden Arzt ausgestellt. **Beispiele:**
  - Arbeitsunfähigkeitsbescheinigung (AU)
  - Attest zur Vorlage beim Versorgungsamt
  - Attest zur Erlangung von Krankentagegeld
- In Attesten sind nur objektiv korrekte und sachlich begründete Aussagen zu machen. Der behandelnde Arzt sollte keine den Wünschen seines Pat. entgegenkommende, sachlich aber nicht begründete oder nicht vollständig begründete Bescheinigung abgeben.

Formulargutachten
- **Regelfall in der gesetzlichen Unfallversicherung**, z.B. *erstes Rentengutachten, zweites Rentengutachten zur Rentennachprüfung, zweites Rentengutachten zur ersten Dauerrente*
- Häufig in privater Unfallversicherung
- Regelung im Ärzteabkommen, Formulargutachten hauptsächlich auf chirurgischem, unfallchirurgischem und orthop. Fachgebiet
- Erleichtern und beschleunigen die Erstellung eines Gutachtens
- Werden meist durch die behandelnden Ärzte erstellt
- Aussagefähigkeit solcher Formblätter ist begrenzt, Sie eignen sich für erste ärztliche Berichte, ärztliche Verlaufskontrollen und ggf. auch für die Abschlußbegutachtung unkomplizierter Fälle bzw. Fragestellungen.

Freie Gutachten

- *Zusammenhangsgutachten*, Hauptfrage: Ursächlichkeit einer Gesundheitsstörung z.B. mit dem Unfallereignis bzw. seinen Folgen
- Gutachtenform der Wahl bei: abschließenden *Begutachtungen zur Festlegung des Dauerschadens*, wissenschaftlich begründeten Gutachten und Gerichtsgutachten.

Zusatzgutachten anderer Fachgebiete

- Kann einerseits bereits vom Auftraggeber vorgeschlagen und genehmigt sein, andererseits kann aufgrund der Aktenlage dem beauftragten Gutachter ein solches Zusatzgutachten notwendig erscheinen und er kann es vor der orthop. Untersuchung genehmigen lassen
- Manchmal wird erst bei der gutachterlichen Untersuchung aufgrund der erhobenen Befunde eine Zusatzbegutachtung wünschenswert und erforderlich. Diese soll dann im nachhinein genehmigt und durchgeführt werden. Die zusammenfassende Würdigung erfolgt durch den Hauptgutachter nach Eingang des Zusatzgutachtens.

Apparative Zusatzuntersuchungen

- Umfang und Notwendigkeit apparativer Zusatzuntersuchungen wie Labor, Rö. ergeben sich aus der Fragestellung und dem klinischen Untersuchungsbefund. Bei isolierten Verletzungsfolgen z.B. im Bereich der unteren Extremitäten ist es u.U. gerechtfertigt, nur diese sehr detailliert zu untersuchen und sich zum Rumpf bzw. zur oberen Extremität nur kursorisch zu äußern
- Sofern eine fachgerechte Beurteilung möglich ist, sollten die in den letzten 6–12 Mon. angefertigten Rö.-Bilder herangezogen und berücksichtigt werden, um zusätzliche Strahlenbelastungen zu vermeiden und etwa anderweitig Kosten einzusparen. Unfallbilder bzw. eine Verlaufsserie sind bei bestimmten Fragestellungen obligat, z.B. bei der Frage einer fortschreitenden sekundären Arthrose oder insbes. bei der Begutachtung von HWS-Verletzungen
- Bei sog. *„Ganzkörperschmerzsyndromen"* ist es nicht erforderlich „den ganzen Menschen" zu röntgen. Hier ist es z.B. möglich, bei beiderseitigen Schulterbeschwerden nur die schmerzhaftere Schulter zu röntgen
- Ind. zur Vergleichsaufnahme der unverletzten Gegenseite eng und kritisch stellen
- Angeforderte Fremdröntgenbilder bei den Rö.-Befunden auflisten. **Einzelbefundung ist ggf. nicht erforderlich**, es kann kursorisch auf die evtl. Fremdröntgenserien eingegangen werden. Bei speziellen Fragestellungen ist jedoch auch eine Einzelbefundung, z.B. der Unfallbilder gerechtfertigt.

5.3 Besonderheiten einzelner Rechtsgebiete

In dem vorliegenden Rahmen können nur jeweils einige Gesichtspunkte einzelner Rechtsgebiete angerissen werden. Eine Vertiefung ist durch das Studium der Spezialliteratur unbedingt erforderlich (z.B. Rompe und Erlenkäper 1992).

5.3.1 Gesetzliche Unfallversicherung

Schützt die Versicherten und evtl. deren Hinterbliebenen vor finanziellen Folgen von Arbeitsunfällen und Berufskrankheiten.

Träger der gesetzlichen Unfallversicherung
- **Gewerbliche Berufsgenossenschaften**
- **Bundesausführungsbehörde für Unfallversicherung**
- **Bundesanstalt für Arbeit:** zuständig für Arbeitslose und Teilnehmer an Reha-Maßnahmen bei bestimmten Tätigkeiten
- **Gemeindeunfallversicherungsverbände:** zuständig für ihre Beschäftigten, für Kindergartenkinder, Schüler und Studenten, für Hilfeleistende bei Unfällen.

Versicherter Personenkreis
Beschäftigte aufgrund eines Arbeits-, Dienst- und Lehrverhältnisses, Selbständige auf Antrag, Hilfeleistende bei Unfällen, Personen bei ehrenamtlicher Tätigkeit, Zeugen bei Gerichtsterminen, Entwicklungshelfer, Hilfeleistende bei Straftaten, Blutspender und Organspender, Kindergartenkinder, Schüler, Studenten, Arbeitslose, Sozialhilfeempfänger und Teilnehmer an Reha-Maßnahmen bei bestimmten Tätigkeiten, Eigenheimbauer und Mithelfende.

Versicherte Risiken
Arbeitsunfall: Unfall, den ein Versicherter bei einer versicherten Tätigkeit erleidet. Ein Unfall ist ein von außen einwirkendes, zeitlich begrenztes, unfreiwilliges Ereignis, das einen Gesundheitsschaden bewirkt. **Der Wegeunfall gilt als Arbeitsunfall.** Der Kausalzusammenhang zwischen der versicherten Tätigkeit und dem Unfall sowie zwischen dem Unfall und einem eingetretenen Gesundheitsschaden muß zumindest mit Wahrscheinlichkeit vorliegen.

Minderung der Erwerbsfähigkeit (MdE)
Abstrakte Bestimmung des körperlichen Schädigungsgrades **ohne Berücksichtigung der speziellen beruflichen Tätigkeit.** Ein in Fehlstellung verheilter Radiusbruch bedingt somit nach Wiedereintritt der Arbeitsfähigkeit bei einem Handwerker und bei einem Schreibtischarbeiter eine gleich hohe MdE.

MdE-Bemessung: die (auf den allg. Arbeitsmarkt zu beziehende bzw. nach Ausschöpfung aller Erwerbsmöglichkeiten noch vorhandene) MdE ergibt sich aus der Differenz der Werte: *individuelle* **Erwerbsfähigkeit** *des Verletzten vor dem Arbeitsunfall (mit 100 % anzusetzen) und Ausmaß der nach dem Unfall verbliebenen Erwerbsfähigkeit.*

5

> **Berufskrankheit:** Erkrankungen, die in der Berufskrankheiten-Verordnung (BKVO) aufgelistet sind und die der Betroffene durch die Ausübung seiner versicherten Tätigkeit erleidet. Die folgenden Berufkrankheiten betreffen das orthopädische Fachgebiet:
>
> | | |
> |---|---|
> | 2101 | Erkrankungen der Sehnenscheiden oder des Sehnengleitgewebes sowie der Sehnen oder Muskelansätze |
> | 2102 | Meniskusschäden |
> | 2103 | Erkrankungen durch Erschütterungen bei Arbeit mit Druckluftwerkzeugen oder gleichartig wirkenden Werkzeugen oder Maschinen |
> | 2104 | Vibrationsbedingte Durchblutungsstörungen an den Händen |
> | 2105 | Chronische Erkrankungen der Schleimbeutel durch ständigen Druck |
> | 2106 | Drucklähmungen der Nerven |
> | 2107 | Abrißbrüche der Wirbelsäule |
> | 2108 | Bandscheibenbedingte Erkrankungen der Lendenwirbelsäule durch langjähriges Heben und Tragen schwerer Lasten oder durch langjährige Tätigkeit in extremer Rumpfbeugehaltung |
> | 2109 | Bandscheibenbedingte Erkrankungen der Halswirbelsäule durch langjähriges Tragen schwerer Lasten auf der Schulter |
> | 2110 | Bandscheiben bedingte Erkr. der Lendenwirbelsäule durch langjährige, vorwiegend vertikale Einwirkung von Ganzkörperschwingungn im Sitzen. |

Leistungen der gesetzlichen Unfallversicherung

- **Heilbehandlung**
- **Pflege**, Pflegegeld
- **Berufshilfe**, d.h. Maßnahmen zur Erhaltung bzw. Umgestaltung des Arbeitsplatzes, Berufsfindung, Umschulung, Fortbildung
- **Übergangsgeld** wird gezahlt, solange der Versicherte infolge eines Arbeitsunfalles arbeitsunfähig ist und die gesetzliche Lohnfortzahlung abgelaufen ist. Es endet mit Zahlungsbeginn einer Verletztenrente. Zahlung auch während Berufshilfemaßnahmen
- **Hinterbliebenenversorgung**, z.B. Witwen- o. Waisenrente.
- **Verletztenrente** wird bezahlt, wenn **über die 13. Wo.** nach dem Arbeitsunfall eine entschädigungspflichtige *Minderung der Erwerbsfähigkeit (MdE)* vorliegt.
- Ausgezahlt wird eine **Unfallrente** ab einer MdE von 20 %.
- Jeder Unfall wird gesondert bewertet und ggf. gesondert berentet. Eine Verletztenrente wird normalerweise zunächst als **vorläufige Rente** gewährt
- Spätestens 2 J. nach dem Unfall muß eine **Dauerrente** festgelegt werden. Eine vorläufige Rente wird automatisch zur Dauerrente, *wenn nicht rechtzeitig* eine Neufeststellung erfolgt. Vorläufige und Dauerrenten können nur verändert werden, wenn eine wesentliche Änderung, d.h. mind. 10 %, eingetreten ist. Lediglich bei der Feststellung der **ersten Dauerrente** kann eine *freie Einschätzung* der MdE erfolgen. Ein Nachweis einer wesentlichen Veränderung ist in diesem Falle *nicht erforderlich*
- Beginn der **Verletztenrente**: mit dem Wiedereintritt der Arbeitsfähigkeit oder mit dem Tag nach dem Unfall bei Kindergartenkindern, Schülern, Studenten oder wenn Arbeitsunfähigkeit nicht eingetreten ist oder aber nach Abschluß der Heilbehandlung bzw. der Berufshilfemaßnahmen, wenn Arbeitsfähigkeit nicht wieder eintritt.

5.3.2 Private Unfallversicherung

- Gutachten im Rahmen der privaten Unfallversicherung unterscheiden sich im Hinblick auf Form und Inhalt nicht wesentlich von denen im Rahmen der gesetzlichen Unfallversicherung
- Private Unfallversicherung schützt Versicherte vor finanziellen Folgen eines Unfalls im Versicherungszeitraum und entsprechend den vertraglich vereinbarten Leistungen. Versichert sind die im Versicherungsvertrag genannten Personen. **Geisteskranke, Blinde, Epileptiker und andauernd Arbeitsunfähige sind nicht versicherungsfähig**
- Träger der privaten Unfallversicherung sind privatrechtlich organisierte Versicherungsgesellschaften
- **Versicherte Risiken:** Unfälle, die dem Versicherten während der Vertragsdauer zustoßen. Als Unfall gilt, wenn der Versicherte durch ein plötzlich von außen einwirkendes Ereignis unfreiwillig einen Gesundheitsschaden erleidet. *Abweichend von der gesetzlichen Unfallversicherung sind auch durch willentliche oder plötzliche Kraftanstrengung hervorgerufene Muskel- oder Sehnen-Zerrungen und -zerreissungen sowie Verrenkungen versichert. Ebenso versichert sind Infektionen, wenn diese durch eine Verletzung hervorgerufen wurden*
- **Nicht versichert sind:** Berufskrankheiten, Unfälle im Zusammenhang mit Krieg, Verbrechen, Krampf- und Schlaganfälle, Heilmaßnahmen, Vergiftungen, Infektionskrankheiten, Schäden durch Strahlen, Temperatur, Licht, Witterungseinflüsse
- **Leistungen je nach Versicherungsvertragsgestaltung:** Heilkosten, Zahlung bei Todesfall, Krankenhaustagegeldzahlung, Krankentagegeldzahlung, Zahlung bei Invalidität als Rente oder einmalige Abfindung
- **Tagegeldversicherung:** Berücksichtigung der ,,Beeinträchtigung im Berufsleben``, also die spezielle berufliche Tätigkeit des Versicherten. Entsprechend erfolgt eine Abstufung in Prozentwerten. Während eines stationären Aufenthaltes im Krankenhaus ist normalerweise eine 100 %ige berufliche Beeinträchtigung anzunehmen, dann erfolgt eine Abstufung **unter Berücksichtigung des Verletzungsmusters und der beruflichen Tätigkeit**
- **Invaliditätsversicherung**: Einschätzung nach abstrakten Werten der ,,Gliedertaxe`` nach Armwert, Beinwert, Handwert, Fußwert, usw. Verletzungsfolgen am Rumpf, der WS und am Becken werden mit einem Prozentwert entsprechend dem individuellen Invaliditätsgrad unter Berücksichtigung des Berufes eingeschätzt.

Die dauernde Beeinträchtigung der Arbeitsfähigkeit (*Invalidität*) muß nach 1 J. bzw. 15 Mon. durch den Versicherten geltend gemacht werden bzw. ärztlich festgestellt sein. *Die abschließende Einschätzung eines Dauerschadens muß längstens drei Jahre nach dem Unfallereignis erfolgen.*

Der Wert der Gliedertaxe bezieht sich auf die verletzte Gliedmaße. Die *MdE* der gesetzlichen Unfallversicherung drückt einen *prozentualen Schädigungsgrad bezogen auf die gesamte Person* aus. Somit ist klar, daß etwa eine Umrechnungsformel zwischen MdE und Gliedertaxe nicht sinnvoll und nicht anwendbar ist. Die Einschätzung bei teilweiser Gebrauchsminderung einer Gliedmaße erfolgt in Bruchteilen, z.B. 1/2 Beinwert, 1/10 Armwert, 1/20 Fußwert.

§

Beispiele fester Invaliditätswerte

- Verlust eines Armes im Schultergelenk   70 % (entspr. Armwert)
- Verlust einer Hand im Handgelenk   55 % (entspr. Handwert)
- Verlust eines Daumens   20 %
- Verlust eines Zeigefingers   10 %
- Verlust eines Beines Mitte Oberschenkel   70 % (entspr. Beinwert)
- Verlust eines Beines unter dem Knie   50 %
- Verlust eines Fußes im Sprunggelenk   40 % (entspr. Fußwert)
- Verlust einer Großzehe   5 %
- Verlust einer anderen Zehe   2 %
- Verlust beider Augen   100 %
- Verlust eines Auges   30 %
- Verlust des Geruches   10 %
- Verlust des Geschmackes   5 %

5

Bei der Mitwirkung von unfallunabhängigen Krankheiten oder Gebrechen wird die Leistung gekürzt, wenn der Mitwirkungsanteil dieser Krankheiten, der sog. Vorschaden mindestens 25 % beträgt. Ein eventueller Vorschaden ist prozentual zu berücksichtigen. Üblich sind u.a. Mitwirkungsanteile von 25 %, 50 % und 75 % (kleiner, mittlerer, großer Mitwirkungsfaktor).

Beispiel: Riß der Achillessehne mit verbleibender Funktionseinschränkung im Sprunggelenk bei degenerativer Vorschädigung (25 %):
  – Versicherungssumme: DM 100.000,- bei Invalidität
  – Beinwert = 70 % der Versicherungssumme
  – Bewertung: 1/10 Beinwert
  – Vorschaden: 25 %

Vorschaden	Bewertung	Vers.'summe	Auszahlung
0,75	x 0,7 x 0,1 x	M 100.000,–	DM 5.250,–

5.3.3   Gesetzliche Rentenversicherung

- Sichert den Lebensunterhalt des Versicherten und seiner Hinterbliebenen im Alter, bei vorzeitiger Berufs- oder Erwerbsunfähigkeit und im Todesfall. Ferner gewährt sie medizinische und berufliche Rehabilitationsmaßnahmen
- Träger der Rentenversicherung: Landesversicherungsanstalten (Rentenversicherung der Arbeiter), Bundesversicherungsanstalt für Angestellte (BfA), Bundesknappschaft (Rentenversicherung der Beschäftigten im Bergbau)
- **Leistungen:** Reha-Maßnahmen, Berufsunfähigkeitsrente, Erwebsunfähigkeitsrente, Altersruhegeld, Hinterbliebenenrente
- **Berufsunfähigkeit (BU):** wenn Erwerbsfähigkeit durch Krankheit oder andere Gebrechen oder Schwäche seiner körperlichen und geistigen Kräfte auf weniger als die Hälfte derjenigen eines körperlich und geistig Gesunden mit ähnlicher Ausbildung und gleichwertigen Kenntnissen und Fähigkeiten unter Berücksichtig des Berufsbildes herabgesunken ist
- **Erwerbsunfähigkeit (EU)** eines Versicherten liegt vor, wenn dieser infolge Krankheit oder anderer Gebrechen oder Schwäche seiner körperlichen oder geistigen Kräfte auf nicht absehbare Zeit eine Erwerbstätigkeit in gewisser Regelmäßigkeit

nicht mehr ausüben kann, oder nicht mehr als nur geringfügige Einkünfte durch Erwerbstätigkeit erzielen kann.

Das „Herabsinken der Erwerbsfähigkeit" steht in keinerlei Beziehung z.B. zur MdE der gesetzlichen Unfallversicherung oder gar zum GdB (Grad der Behinderung) im Schwerbehindertenrecht.

So darf eine MdE von z.B. 60 % in der *gesetzlichen Unfallversicherung* nicht mit einem Herabsinken der Erwerbsfähigkeit um mehr als die Hälfte im Rentenrecht gleichgesetzt werden.

Berufsunfähigkeit liegt nicht bereits vor, wenn der bisherige Beruf nicht mehr ausgeübt werden kann, sondern erst, wenn auch entsprechende Verweistätigkeiten nicht mehr durchgeführt werden können.

In Gutachten bei Rentenstreitsachen ist **keine** *Aussage zu machen über das Vorliegen von Berufs- oder Erwerbsunfähigkeit.* Das Leistungsvermögen ist festzustellen bzw. bestimmte Tätigkeitsmerkmale sind auszuschließen. Die Beweisfragen im **Sozialgerichtsverfahren** wegen Rentenstreitigkeiten sind weitgehend standardisiert:

Beweisfragen
- Welche Krankheiten oder andere Gebrechen oder Schwächen der körperlichen und geistigen Kräfte liegen vor? Welche körperlichen und geistigen Funktionen werden dadurch beeinträchtigt?
- Welchen Einfluß auf die Leistungsfähigkeit haben diese Gesundheitsstörungen?
- Welche Tätigkeiten sind ohne unmittelbare Gefährdung der Gesundheit – sei es auch nur mit Einschränkungen – noch möglich und welche sind zu vermeiden?

Beispiele: Schwere – mittelschwere – leichte körperliche Arbeiten mit Heben und Tragen von Lasten bis zu wieviel kg, dauerndes/überwiegendes Stehen – Gehen – Sitzen – gleichförmige Körperhaltung (welche) – häufiges Bücken – Treppensteigen – Arbeiten auf Leitern und Gerüsten; Akkord-, Fließband-, Schicht-, Nachtarbeit; Arbeiten in Kälte – unter Wärmeeinfluß – unter Einwirkung von Staub, Gasen und Dämpfen, Nässe – Arbeiten im Freien; besondere Beanspruchung des Gehörs oder des Sehvermögens – Publikumsverkehr – Arbeiten an Schreibmaschinen; besondere geistige Beanspruchung (welcher Art?) – erhöhte bzw. hohe Verantwortung.

- Bis zu welcher Höchstdauer je Arbeitstag können die noch möglichen Tätigkeiten ohne unmittelbare Gefährdung der Gesundheit ausgeführt werden? Ganzschichtig (ca. 8 h); halbschichtig bis unter ganzschichtig (Stundenzahl); 2 h bis unter halbschichtig; < 2 h täglich? **Bitte die einzelnen Tätigkeiten getrennt beurteilen!**
- Sind besondere Arbeitsbedingungen unerläßlich (z.B. betriebsunübliche Pausen, ggf. in welchen Abständen und wie lange; besonders gestaltetes Arbeitsgerät)? Bedingen die Gesundheitsstörungen Beschränkungen des Arbeitsweges (z.B. hinsichtlich der Zeitdauer, der Art des Verkehrsmittels)?

Die Feststellung, daß ein Versicherter nur noch halbschichtig arbeitsfähig ist, hat zur Folge, daß ein solcher Versicherter als erwerbsunfähig gilt, wenn ihm die Arbeitsverwaltung nicht innerhalb einer bestimmten Frist einen passenden Teilzeitarbeitsplatz nachweisen kann.

BU- bzw. EU-Renten können auf Zeit gewährt werden, normalerweise bis maximal 2 J. Eine Verlängerung auf max. 4 J. ist in Ausnahmefällen möglich.

5.3.4   Schwerbehindertenrecht

- **Schwerbehinderte:** Personen, die körperlich, geistig oder seelisch behindert sind und aufgrund ihrer Behinderungen in allen Lebensbereichen, nicht nur im allg. Erwerbsleben, einen *Grad der Behinderung (GdB) von mindestens 50 %* aufweisen
- **Behinderung** (im Sinne des *Schwerbehindertengesetzes [SchwbG]*): regelwidriger körperlicher, geistiger und seelischer Zustand, der nicht nur vorübergehend (= 6 Mon.) eine GdB von mind. 10 % bedingt. Regelwidrig ist ein Zustand, der von dem *für das Lebensalter typischen* abweicht. ***Normale Alterserscheinungen bedingen somit keinen GdB!***
- **Rechtsgrundlage:** *Gesetz zur Sicherung und Eingliederung Schwerbehinderter in Arbeit, Beruf und Gesellschaft (SchwbG).* **Feststellung** der Schwerbehinderteneigenschaft und des *Grades der Behinderung (GdB)* wird von den Versorgungsämtern vorgenommen
- **Der Grad der Behinderung ist prinzipiell unabhängig von dem ausgeübten Beruf.** Aus dem GdB ist nicht auf die Leistungsfähigkeit bzw. auf Leistungsvoraussetzungen in anderen Rechtsgebieten zu schließen
- **Bei der Ermittlung des Gesamt-GdB ist eine rechnerische Ermittlung nicht zulässig.** Maßgebend sind die Auswirkungen der einzelnen Behinderungen in ihrer Gesamtheit unter Berücksichtigung ihrer gegenseitigen Beeinflussung und Beziehung. Ein Vergleich mit feststehenden GdB-Werten der entsprechenden Tabellen ist bei der Gesamtwürdigung anzustellen. Ausgangspunkt bei der Ermittlung des Gesamt-GdB ist die führende GdB. *Auch mehrere leichte Einzel-GdBs von 10 % bedingen normalerweise keinen höheren Gesamt-GdB.* Auch eine Einzel-GdB von 20 % führt nicht regelhaft zu einer Erhöhung des führenden GdB.

■ Merkzeichen im Schwerbehindertengesetz

„G": Erhebliche Beeinträchtigung der Bewegungsfähigkeit im Straßenverkehr
- In seiner Beweglichkeit im Straßenverkehr erheblich beeinträchtigt ist, wer infolge einer Einschränkung des Gehvermögens, auch durch innere Leiden oder infolge von Anfällen oder Störungen der Orientierungsfähigkeit nicht ohne erhebliche Schwierigkeiten oder nicht ohne Gefahren für sich oder andere, Wegstrecken im Ortsverkehr zurücklegen kann, die üblicherweise noch zu Fuß zurückgelegt werden können (entspricht 2000 m)
- Die Voraussetzung gilt als erfüllt, wenn eine GdB von mind. 50 % im Bereich der unteren Extremität und/oder der Lendenwirbelsäule vorliegt
- Bei einer GdB von 40 % in den genannten Körperabschnitten ist "G" ebenfalls möglich, wenn sich diese Behinderung auf die Gehfähigkeit besonders auswirkt, z.B. einer AVK, eine Versteifung von Hüfte, Knie oder Fuß in ungünstiger Stellung

„aG": Außergewöhnliche Gehbehinderung
- Personen, die sich wegen der Schwere ihres Leidens dauernd nur mit fremder Hilfe oder nur mit großer Anstrengung außerhalb ihres Kraftfahrzeuges bewegen können
- Hierzu zählen u.a.: Querschnittsgelähmte, Doppeloberschenkel- und Doppelunterschenkelamputierte, Hüftexartikulierte und einseitig Oberschenkelamputierte, die dauernd außerstande sind ein Kunstbein zu tragen oder nur eine Beckenkorbprothese tragen können oder zugleich am Unterschenkel oder Arm amputiert sind.

5.4 Hinweise für den ärztlichen Gutachter

Vorbereitende Begutachtungsarbeiten: Prüfung des Gutachtenauftrags: Begutachtensfragen verständlich und präzise, vollständig und geeignet? Notwendige Spezialuntersuchungen? Zusatzgutachten?

Allgemeine Regeln
- **Neutralität des Gutachters** bei der Untersuchung: Wahren der Interessen der Beteiligten. Gegenüber der Untersuchungsperson neutral verhalten. Äußerungen dürfen nicht Anlaß zur Besorgnis einer Voreingenommenheit geben
- **Aufklärung und Beratung vor Untersuchungseingriffen:** Allg. erforderliche Selbstbestimmungs- und Risikoaufklärung vor körperlichen Untersuchungen vornehmen
- **Schweigepflicht des Gutachters:** spezielle Begutachtungsergebnisse dürfen nicht schon bei der Untersuchung bekannt gegeben werden.

§

Aufbau eines Gutachtens
- **Auftraggeber**, Datum des Gutachtenauftrags, Aktenzeichen
- **Name des Begutachteten**, Geburtsdatum, Anschrift, ggf. Identifikation z.B. durch Personalausweis
- **Ort und Zeitpunkt** der Gutachtenuntersuchung und Gutachtenerstattung
- Auflistung der **Aktenunterlagen** und Fremdröntgenbilder
- **Vorgeschichte nach Aktenlage**. Nur auf den für die Beurteilung relevanten Akteninhalt in knapper, präziser Form eingehen. Benennung der entsprechenden Seiten und Akten in Klammern, um ein rasches Auffinden zu ermöglichen
- **Allgemeine weitere Anamnese**, soziale Anamnese, ggf. berufliche Tätigkeit und Ausbildung des Begutachteten
- **Klagen und Beschwerden**, Wiedergabe in wörtlicher Rede nach Angabe des Untersuchten
- **Untersuchungsbefunde**
  - *Körperliche, klinische Untersuchung*
  - Die klinische, *orthop.* Untersuchung ist nach anerkannten Untersuchungsmethoden z.B. Neutral-Null-Methode durchzuführen und detailliert festzuhalten. Bei Extremitäten immer die Gegenseite zum Vergleich anführen
  - *Technische Zusatzuntersuchungen* (z.B. Rö., CT, NMR). Zunächst Befundung der neu angefertigten oder alten angeforderten Röntgenbilder, knappe interpretierende Beurteilung in für den Laien verständlicher Form
  - *Labor-chemische Untersuchungen*. Jeweils aktuelle Werte den Normwerten gegenüberstellen

- **Zusammenfassung und Beurteilung**: Wichtigster Teil des Gutachtens. Soll in sich schlüssig sein. Relevante Daten aus der Vorgeschichte sowie relevante Untersuchungsbefunde sollen hier kurz wiederholt und zu der gutachterlichen Fragestellung in Bezug gesetzt werden. Normalerweise wörtliche Wiederholung der Fragestellungen des Gutachtens und direkt anschließend knappe, präzise und allg. verständliche Beantwortung.

Inhaltliche Anforderungen und gutachterliche Darstellung
- Äußerungen des Begutachteten klar von objektiven Untersuchungsergebnissen unterscheiden
- Reine Verdachtsdiagn. dürfen nicht z.B. als sichere Befunde mißverständlich sein.
- Gutachterliche Aussagen objektiv-sachlich und in distanzierter Form
- Vermeiden subjektiv gefärbter oder mit Tendenz versehener Formulierungen.

Dem Gutachtenauftraggeber unmittelbare und erschöpfende Antwort auf Gutachten-fragen erteilen. Einzelne Begutachtungsschritte müssen methodisch nachzuvollziehen sein und in ihrer Schlüssigkeit kritisch bewertbar sein. Feststellungen und Beurteilungen deshalb vollständig und lückenlos wiedergeben. Maßgebliche Ausgangsverhältnisse mitsamt eigenen Erhebungen aufführen.

5.5. Hinweise zum Untersuchungsgang

5

■ **Allgemeine Vorbereitungen**

Die Kooperation bei der Untersuchung gestaltet sich regelrecht oder der/die Untersuchte ist teilweise nicht/wenig kooperativ.

■ **Allgemeine klinische Untersuchung**

- **Entkleiden:** Selbstständig, zügig, unter symmetrischer, seitengleicher Benutzung der Arme, sitzend, stehend, in wechselndem Einbeinstand, langsam und mit Mühe, nur mit fremder Hilfe
- **AZ:** Gut, mässig verbraucht, reduziert, gebrechlich. Körpergröße, Körpergewicht
- **Ernährungszustand:** Schlecht, reduziert, ideal- od. normalgewichtig, adipös, gut
- **Alterseindruck:** Altersgemäß, vorgealtert
- **Körperform:** Schlank, pyknisch, athletisch
- **Muskulatur:** Normal, kräftig, schwach
- **Haltung:** Aufrecht, steif, gebeugt, schlaff
- **Bewegungen:** Unauffällig, steif, zügig, verlangsamt, kraftlos
- **Puls, Blutdruck:** Frequenz, Rhythmus
- **Haut, sichtbare Schleimhäute:** Regelrecht durchblutet, Farbe, path. Veränderungen
- **Lippen:** o.B., zyanotisch, blaß
- **Gesichtsfarbe:** Blaß, gebräunt, rosig, ikterisch.

■ **Spezielle Untersuchungsbefunde**

Untere Extremität
- **Orthopädische Hilfsmittel:** Einlagen, Bandagen, Orthesen, Prothesen
- **Beinachsen:** Inspektorisch, meßtechnisch: Varus, gerade, Valgus, Seitendifferenz
- **Muskel- bzw. Umfangsdifferenz:** Inspektorisch
- **Umfangsmaße:** Meßtechnisch nach Meßblatt für untere Gliedmaßen
- **Beinlänge:** Meßtechnisch
- **Becken:** Beckengeradstand, Beckenschiefstand, (links/rechts, cm), Beckenkippung
- **Haut:** Hautfarbe, Hauttemperatur, Narben
- **Durchblutung:** Arterielle Pulse, Stammvaricosis, Besenreiservaricosis

- **Gangbild:** Unauffällig, Verkürzungshinken, Schonhinken, Schrittlänge verkürzt, Fußabrollung, Trendelenburg, Duchene, in Konfektionsschuhen zu ebener Erde flott und sicher, Gehhilfen, Abrieb der Schuhe, Änderung des Gangbildes, wenn sich der Pat. unbeobachtet fühlt
- **Standvarianten:** Einbeinstand, Fersenstand, Zehenstand, tiefe Hocke
- **Hüftgelenke:** Kontur, Beweglichkeit nach Neutral-Null-Methode, Funktionsschmerz, ventraler Kapseldruckschmerz, Trochanterdruckschmerz
- **Kniegelenke:** Kniegelenkskontur, synoviale Schwellung, Ergußbildung, Quadricepsatrophie, Bewegungsreiben, Beweglichkeit nach der Neutral-Null-Methode, Zohlen, Apprehension-Sign, Q-Winkel, Patella alta, Hypermobilität der Patella, Prüfung und Dokumentation der Bandführung des Kniegelenkes (laterale Aufklappbarkeit und mediale Aufklappbarkeit in Streckstellung und 30 Grad Beugung, gerade vordere Schublade, Lachmann, Pivot shift, hintere Schublade, Rotationsinstabilität), Meniskuszeichen (Druckschmerz, Gelenkspalt, Steinmann I und II, Payr, Aplev-Grinding, Hyperextensionsschmerz, Hyperflexionsschmerz)
- **Unterschenkel:** Drehfehler, Deformität, Ödeme, Ulcus
- **Sprunggelenk und Fuß:** Sprunggelenksbeweglichkeit nach der Neutral-Null-Methode, Zehengelenksbeweglichkeit. Stabilität OSG, Fußform, Deformität (z.B. Hallux valgus, Hammerzehen, Krallenzehen), Fußsohlenbeschwielung, Fußpulse
- **Neurologischer Status, orientierend:** Muskeleigenreflexe, Sensibilität, Motorik (Paresen), Lasègue (re, li, gekreuzt, umgekehrt), Bragard, Valleix'sche Druckpunkte.

Obere Extremität
- **Schultergürtel:** Schultergeradstand, Schulterkulisse: Konturen, Symmetrie, Muskelverspannung, Schultergelenksbeweglichkeit nach der Neutral-Null-Methode, Nackengriff, Schürzengriff (1/1–3/4–1/2). Schulterblattstand. Druckpunkte, Stabilitätstests, Funktionstest Rotatorenmanschette. Rechtshänder/Linkshänder. Umfänge inspektorisch
- **Muskel- bzw. Umfangsdifferenz:** Inspektorisch, Atrophie
- **Umfangsmaße:** Meßtechnisch nach Meßblatt für obere Gliedmaßen
- **Armlänge:** Meßtechnisch
- **Ellbogengelenke:** Kontur, Beweglichkeit nach der Neutral-Null-Methode, Gelenkachse, Bandführung, Unterarmdrehung meßtechnisch nach Neutral-Null-Methode
- **Handgelenke:** Kontur, Beweglichkeit meßtechnisch
- **Hand:** Bewegungsprüfung Finger nach Neutral-Null-Methode, Hohlhandbeschwielung, Griffvarianten (Faustschluß, Spitzgriff, Schlüsselgriff), Daumen (Zircumduktion-Opposition), Handbinnenmuskulatur, Atropie, Deformität, Amputation
- **Durchblutung:** Arterielle Pulse, klinische Anhaltspunkte für Blutrückflußstörungen
- **Neurologische Untersuchung, orientierend:** Motorik, Paresen, Sensibilität, Reflexe, grobe Kraft.

Hals-/Rumpfwirbelsäule
- **Inspektion:** Schulterstand, Beckenstand, Taillendreiecke, inspektorisches Seitprofil (normal, hohlrund, rund, flach), Rückenprofil mit Dornfortsatzlinie bei vollem Fersenstand beidseits ohne Beinlängendifferenz, Lot, Haltung (muskelkräftig, aufrecht, muskelschwach, verfallen, Zwangshaltung)
- **Hals:** Normale Form und Haltung/Zwangshaltung. Klopf-, Druck-, Distraktions-, Stauchschmerz, Muskelhartspann
- **Brustkorb:** Normal, hager, fassförmig, Atembreite über den Mamillen in cm
- **Abdomen:** Normal, adipös, vorgewölbt, Hernien, Rectusdiastase, Bauchumfang in Nabelhöhe

§

- **Funktionsprüfung HWS:** Vorneigen/Rückneigen (45°/0°/45°), Seitneigen (45°/0°/45°), Drehen (80°/0°/80°), Kinnspitzen-Brustbein-Abstand
- **Funktionsprüfung Rumpfwirbelsäule:** Finger-Boden-Abstand, Meßstrecke Ott, Meßstrecke Schober, Seitneigung, Rückneigung, Rotation, Abstand Fingerspitzen-Großzehen im Langsitz
- **Deformitäten:** Skoliose, Kyphose, Gibbus, Rippenbuckel, Lendenwulst. Klopfschmerz, Druckschmerz, Stauchungsschmerz, Fersenfallschmerz, Beckenkompressionsschmerz, Thoraxkompressionsschmerz
- **Muskulatur:** Tonus palpatorisch, Druckschmerz, Myogelosen
- **Chiro-Diagnostik:** HWS, BWS, LWS, Kreuzdarmbeingelenke
- **Neurologische Untersuchung:** Radikuläre Schmerzsymptomatik, radikuläre Ausfallserscheinungen, Lasègue, Bragard.

5.6   Literatur

- Rompe, G., Erlenkämper, A.: Begutachtung der Haltungs- und Bewegungsorgane, 2. überarbeitete und erweiterte Auflage, Thieme-Verlag 1992
- Schönberger, Merthens, Valentin:Arbeitsunfall und berufskrankheit, 5. Auflage, Erich Schmidt-Verlag 1993
- Mollowitz, G.: Der Unfallmann. Begutachtung der Folgen von Arbeitsunfällen, privaten Unfällen und Berufkrankheiten, 11. überarbeitete Auflage, Springer-Verlag, 1993
- Krösl, W., Zrubecky, G.: Die Unfallrente. Begutachtung und neue Rentensätze nach funktionellen Gesichtspunkten, 4. neu bearbeitete Auflage, Enke-Verlag, 1992
- Izbicki, Neumann, Spohr: Unfallbegutachtung, 9. überarbeitete und ergänzte Auflage de Gruyter-Verlag, 1992
- Reihe Gutachtenkolloquien, Herausgeber: Springer-Verlag, Hierholzer, G., Ludolph, E.:
  - Gutachtenkolloquium 1: Ärztliche Gutachten in der gesetzlichen Unfallversicherung. Die Begutachtung der posttraumtischen operativen Osteomyelitis
  - Gutachtenkolloquium 2: Ausgewählte gutachtenrelevante Begriffe aus ärztlicher und juristischer Sicht
  - Gutachtenkolloquium 3: Thoraxverletzungen, Verletzungen der Brustorgane. Milzverletzungen, Milzverlust. Meniskusverletzungen, Berufskrankheit Nr. 2102 (Meniskusschäden)
  - Gutachtenkolloquium 4: Wirbelsäulenverletzungen, Wirbelsäulenschäden. Periphere Nervenschäden. Kniegelenksschäden unter besonderer Berücksichtigung der neugefassten BK-Nr. 2102
  - Gutachtenkolloquium 5: Chirurg. Behandlung – Beurteilung, Transparenz Haftung
  - Gutachtenkolloquium 6: Minderung der Erwebsfähigkeit durch Arbeitsunfall oder Berufskrankheit. Besonderheiten an der Nahtstelle zwischen medizinischer und beruflicher Rehabilitation. Schulterverletzungen/Schultererkrankungen
  - Gutachtenkolloquium 7: Das ärztliche Gutachten in der privaten Unfallversicherung
  - Gutachtenkolloquium 8: Berufsbedingte Wirbelsäulenschäden. Unfallbegriff und Kausalität. Die Thrombose
  - Gutachtenkolloquium 9: Kontaktallergie und Trauma. Neue Berufskrankheiten Nr. 2108 bis Nr. 2110. Widerspruchsverfahren und Qualitätssicherung
  - Gutachtenkolloquium 10: Bildgebende Untersuchungsverfahren. Der ärztliche Sachverständige. Beckenverletzungen. Psychische Verarbeitung. Fingerverlust/Fingerteilverlust. Qualitätssicherung.

Karl-Ludwig Krämer
Andreas Jung
Martin Stock
und Reinhard Loose

6

Apparative Diagnostik in der Orthopädie

6.1   Röntgen

6.1.1   Aufnahmetechniken und Befundung

Immer zunächst Nativaufnahmen
- I.d.R. *Rö.-Bild in 2 Ebenen* (Basisinformation)
- Bei Röhrenknochen sollte mind. ein *Nachbargelenk* mit abgebildet sein
- Rö.-Aufnahmen im Stehen geben wichtige Informationen über die Statik eines Skelettabschnittes (WS, untere Extremität)
- *Standardisierte* Einstelltechnik wichtig, z.B. zur Verlaufskontrolle und korrekten Winkelmessung.

6

6.1.2   Halswirbelsäule

HWS in 2 Ebenen

Aufnahmetechnik

Sowohl der atlanto-occipitale (mit Dens axis) als auch der zervikothorakale Übergang müssen abgebildet sein. *Zur Beurteilung von C1/2 ist die Aufnahme durch den geöffneten Mund besser geeignet.* Seitliche Aufnahme: gesamte HWS samt Schädelbasis soll dargestellt sein.

Beurteilungskriterien

- **Lordose der HWS, Stellung** (segmentäre Fehlstellung?) der Wirbelkörper. **Anzahl, Form und Größe** regelrecht? Anomalien? **Alignement-Linien** korrekt (Erkennen von Fehlstellungen)?
- **Mineralgehalt und Knochenstruktur** regelrecht?
- **Äußere Konturen der Wirbelkörper** einschließlich Grund- und Deckplatten glatt begrenzt? Fraktur? Tumor?
- **Unkovertebralgelenke,** kleine Wirbelgelenke, Dorn- und Querfortsätze ordnungsgemäß? Arthrose?
- **Atlantodentaldistanz:** seitl. < 3 mm (Kinder bis 4 mm); wichtig bei z.B. c.P. (☞ 14.8.1), Trauma HWS (☞ 18.1.9), Down-Syndrom (☞ 10.4.3)
- **Zwischenwirbelräume:** Diskushöhe C2 < C3 < C4 < C5 < C6 > C7
- **Spinalkanal** normal weit? Interpedunkulardistanz in a.p.-Aufnahme (C3-C7): ca. 24–33 mm. Sagittaldurchmesser von Wirbelkörper zu Wirbelbogen: C1 (33–20 mm), C2 (29–15 mm), C3-C7 (24–15 mm). *Einfache Richtlinie:* Wirbelkörper muß in den zugehörigen Spinalkanal passen
- **Weichteile:** prävertebraler Fettstreifen, Retropharyngeal- und Retrotrachealbreite unauffällig? (evtl. Breite messen). Trachealweite? (→ z.B. Frakturhämatom, Entzündung, Tumor)
- **Kraniometrische Messungen und Winkelbestimmungen** im a.p. und seitlichen Bild: aufgrund von Fehlermöglichkeiten immer mehrere Meßmethoden gleichzeitig anwenden. Wichtige Bezugslinien (*Endler et al. 1984*) z.B. zur Rö.-Diagnostik bei basilärer Impression, c.P. (☞ 14.8.1), Trauma (☞ 18.1.10)

Gebräuchlichste Meßmethoden am kraniozervikalen Übergang

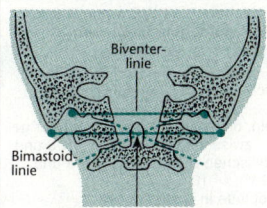 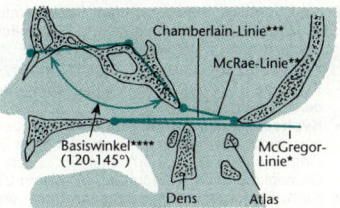

Die Gelenkwinkel der
Atlantookzipital- und
der Atlantoaxialgelenke
berühren sich im Idealfall
etwa in Densmitte.

*   Dens max. 5 mm oberhalb
** Dens überragt Linie nicht
*** Dens 1± 3,6 mm unterhalb
****bei Dascher-Impression erhöht

Abb. 6.1: Gebräuchlichste Meßmethoden am kraniozervikalen Übergang

Schrägaufnahmen der HWS	
Aufnahme-technik	Mit **R** oder **L** wird die jeweils filmnah gelegene Körperseite bezeichnet, es kommen die **gegenseitigen** Zwischenwirbellöcher zur Darstellung.
Beurtei-lungs-kriterien	• Darstellung der Foramina intervertebralia: regelrechte Weite? Ossäre Einengung? • Interartikularportionen und Processus articulares regelrecht?
Funktionsaufnahme der HWS	
Aufnahme-technik	In max. Vor- und Rückneigung. **Cave:** keine Retroflexionsaufnahmen bei frischen Traumen! Gefahr der Querschnittslähmung bei instabiler Verletzung
Beurtei-lungs-kriterien	• **Bewegungsablauf:** segmentweise betrachten, gleichgerichtete Beteiligung der Wirbelkörper? Segmentblockierung? Physiol. Treppenphänomen der Wirbelkörperhinterkanten bei Anteflexion? • **Stellung:** Ventral–/Dorsalverschiebung einzelner Wirbelkörper? Gleichgerichtete Keilform der Diskusräume? • Reguläre Form sämtlicher **Diskusräume** bei den Beugeaufnahmen? • Evtl. Vermessung der Ante- und Retroflexion aus dem **Bewegungs-diagramm** für den Bereich zwischen HWK 2 und 7; Winkelverhältnisse normal?
Dens-Spezialaufnahme	

Genauere Beurteilung der Kopfgelenke und des atlanto-axialen Überganges
• **a.p. Aufnahmen in Lateralflexion** nach re und li: Rotationsfehlstellungen? Blockierungen"?
• **Schichtaufnahmen** a.p. und/oder seitlich: Fraktur? Entzündliche/destruktive Prozesse?

6.1.3   Brustwirbelsäule

BWS in 2 Ebenen

Aufnahmetechnik

Zentralstrahl auf 7. BWK zentriert. Gute Darstellbarkeit der oberen BWS, wenn Pat. eine Schulter etwas nach vorne bringt. **Möglichst immer Aufnahme im Stehen.**

Beurteilungskriterien

- **Kyphose** normal (Definition eines Normalwertes problematisch); vermehrt, vermindert? **Skoliose?**
- **Kyphosewinkelbestimmung:** zwischen den Wirbeln, die am stärksten zueinander geneigt sind. Alternativ Kyphosewinkel nach *Stagnara*: zwischen Deckplatte BWK 3 und Grundplatte BWK 11, normal ca. 25°; nach *Cobb*: zwischen Deckplatte BWK 5 und Grundplatte BWK 12, normaler Mittelwert 27° (21–33°); ☞ 18.1.20
- **Keilwinkel:** sagittale Neigung von Deck- und Grundplatte in Grad
- **Anzahl** (12), **Form** (Kastenform), **Größe, Stellung** (segmentale Fehlstellung?)
- **Mineralgehalt und Knochenstruktur** auffällig? Osteolyse, Verdichtung? Osteopathie (z.B. Osteoporose, Osteomalazie)?
- **Kortikale Randkonturen,** Grund- und Deckplatten glatt, scharf abgrenzbar? Fraktur, Tumor? Schmorl'sche Knötchen? (*DD* Chordapersistenz: überwiegend weiter dorsal und flachbogiger als Schmorl-Knötchen). Degenerative Veränderungen, Spondylitis?
- **Bogenwurzelabgänge** (Tumorosteolyse?), **Dorn-, Quer- und Gelenkfortsätze** regelr.?
- **Kostotransversal- und Kostovertebralgelenke** regelrecht?
- **Weite von Zwischenwirbelräume und Spinalkanal** normal? Absolute, relative Enge?
- **Rippen:** Auffälligkeiten (Stufe, Aufhellungen, Verdichtung, Usur)? Halsrippe?
- **Weichteile:** Verkalkungen, weichteildichte Raumforderungen, Fremdkörper?

6

6.1.4   Lendenwirbelsäule

LWS in 2 Ebenen

Aufnahmetechnik

Im Stehen. Beinlängenunterschiede evtl. durch Brettchenunterlage ausgleichen; auf Rö.-Film vermerken. Gonadenschutz wegen notwendiger Abbildung der ISG nur bei Männern üblich.

Beurteilungskriterien

- **Lordose** der LWS normal, vermehrt, vermindert?
- **Statische Achse**: statisch ausgeglichen ist eine LWS, wenn das Lot von Mitte LWK 3 aus auf der Vorderkante von S1 fällt. **Lumbosakralwinkel:** 26–57°
- **Weite der Zwischenwirbelräume:** L1 < L2 < L3 < L4 > L5
- **Anzahl** der Wirbel? **Übergangswirbel** (**Lumbalisation:** Integration des ersten Sakralgelenkes in die LWS mit funktionsmäßigem 6. Lendenwirbel; **Sakralisation:** vollständige Vereinigung des 5. LWK mit dem Kreuzbein)**; Form** (normal: Kastenform), **Größe, Stellung** (segmentale Fehlstellung?)
- **Mineralgehalt und Knochenstruktur** auffällig? Osteolyse, Osteoporose, Verdichtung?
- **Kortikale Randkonturen,** Grund- und Deckplatten glatt, scharf abgrenzbar? Fraktur, Tumor? Schmorl'sche Knötchen? Degenerative Veränderungen, Spondylitis?
- **Bogenwurzelabgänge** (Tumorosteolyse?), **Dorn-** (M. Baastrup?), **Quer- und Gelenkfortsätze** regelrecht? Spina bifida (☞ 10.5.2)?
- **Rippen:** Auffälligkeiten (Stufe, Aufhellungen, Verdichtung, Usur)?
- **Spondylolyse, Spondylolisthesis?**(☞ 18.1.25)
- **Spinalkanalweite** normal, absolute, relat. Enge? a.p.: Interpedunk.abstand norm. > 16 mm
- **ISG** unauffällig?
- **Weichteile:** Verkalkungen, weichteildichte Raumforderungen, Fremdkörper? **Psoas**-Rand regelrecht?
- **Risser-Zeichen** bei Skoliose (☞ 18.1.20)

Schrägaufnahme der LWS

Aufnahmetechnik

Zur genaueren Beurteilung der Gelenkfacetten bzw. Intervertebralgelenke, der Interartikularportion sowie Foramina intervertebralia. Mit **R** oder **L** wird die jeweils filmnah gelegene Körperseite markiert, **filmnahe** Foramina intervertebralia werden abgebildet.

Befundungskriterien

- Zwischenwirbelräume normal weit? Einengung?
- Ausbildung der Interartikularportionen und der Wirbelbögen: **Spondylolyse** (☞ 18.1.25)?
- Processus articulares anatomisch normal geformt, artikulierende Flächen glatt und scharf abgrenzbar?

Funktionsaufnahmen der LWS

Indikation

- Beurteilung der Stabilität bzw. Beweglichkeit einzelner Segmente (Blockierung, path. Gleitinstabilität z.B. bei degenerativen Prozessen? ☞ 18.1.25)
- Ante-Retroflexion z.B. bei Spondylolisthesis (☞ 18.1.25). Stadien nach Meayerding
- Sog. „**Bendingaufnahmen**", Seitbeugung (to bend = biegen) zur Beurteilung der Korrekturmöglichkeiten bei Skoliosen.

Beurteilungskriterien

- Regelrechte Ausbiegung der LWS bei den seitlichen Aufnahmen in max. Retro- bzw. Anteflex.?
- Path. Ventral- oder Dorsalverlagerungen einzelner Wirbelkörper? Instabilität?
- Physiol., gleichgerichtete Form der Diskusräume bei den Beugeaufnahmen? Normales Bewegungsdiagramm?

Wirbelsäulenganzaufnahme

Aufnahmetechnik: Im Stehen, mit Bucky-Raster. Kranial muß der Gehörgang, kaudal Sakrum erfaßt sein. *Ind.:* Beurteilung: statische Situation der gesamten WS

Beurteilungskriterien: Wirbelmißbildungen (☞ 18.1.21), Skoliose; Meßverfahren nach Cobb. Unterscheidung Primär-, Sekundärkrümmung. Sonstige → BWS, LWS.

6.1.5   Schultergelenk

Schultergelenk in 2 Ebenen

Aufnahmetechnik

- **a.p.:** Skapula der kranken Schulter liegt der Rö.-Kassette an. Arm in Aro.
- **Axial:** im Sitzen. Oberarm abduziert, Ellbogen rechtwinklig gebeugt, Unterarm parallel zur Tischplatte. Zentralstrahl kraniokaudal gerichtet
- **Zusatzaufnahmen:** a.p. in Iro. (bessere Darstellbarkeit einer Hill-Sachs-Läsion) und *Aro., in 90° Abd. und max. Aro* = **Schwedenstatus**
- bei V.a. AC-Sprengung → Spezialaufnahme AC-Gelenk (☞ 17.1.4).

Beurteilungskriterien

- **Form und Stellung** von Humeruskopf, Schultergelenkspfanne, Humerus und Skapula regelrecht? Höherstehen des Humeruskopfes? Winkel Humerusachse/Collum anatomicum normalerweise ca. 60°. Fehlbildungen? Bei Luxationen: Luxationsrichtung?
- **Mineralgehalt und Knochenstruktur** normal?
- **Gelenkflächen** regelrecht konturiert? Gelenkspalt allseits normal weit? Degenerative Veränderungen (Sklerose, Zysten, Deformierung)? Freie Gelenkkörper?
- **Übrige Skelettanteile:** glatte und scharfe Konturbildung?
- **Weichteile:** Schwellung, Verkalkungen (z.B. Supraspinatussehne?)

Spezialaufnahmen Schulter	
Zur Darstellung des vorderen unteren Pfannenrandes (Schulterluxation) • Pfannenprofilaufnahme • West-Point-View (axial) **Zur Aufnahme bei angelegtem Verband** • Transthorakale Aufnahme (Lawrence) • Skapula-Y-Aufnahme nach Wijnbladh • Velpeau-Aufnahme	**Zur Darstellung der Hill-Sachs-Läsion** • Ventrodorsale 60°-Iro.-Aufnahme • Notch-View (Stryker) • Dorsale Tangentialaufnahme nach Saxer und Johner • Tangentialaufnahme nach Hermodson

Akromioklavikulargelenk	
Aufnahme technik	Ein- oder beidseitige Aufnahme. Bei V.a. ligamentäre Verletzung Aufnahme beider Schultern unter Gewichtsbelastung (5–10 kg mit Schlaufen am Handgelenk befestigen, **kein** aktives Festhalten der Gewichte). Schultern max. nach dorsal ziehen (☞ 17.1.4)
Beurtei-lungs-kriterien	• **Form und Stellung** des Akromions und Klavikulaendes (gleiche Höhe?). Subluxation, Luxation? Seitenvergleich. • **Mineralgehalt und Knochenstruktur** regelrecht? • **Kortikaliskontur** glatt und scharf? • **Gelenksspaltweite** regelrecht? (normal 2–4 mm), Arthrosezeichen?

6

6.1.6   Oberarm, Ellenbogen und Unterarm

Oberarm in 2 Ebenen	
Aufnahme-technik	Vollständige Darstellung des Humerus, mind. ein benachbartes Gelenk (Ellbogengelenk) muß abgebildet sein.
Beurtei-lungs-kriterien	• **Form und Stellung** von Humerus. Fehlbildungen? • **Mineralgehalt und Knochenstruktur** normal? • **Gelenkflächen** regelrecht konturiert? Gelenkspalt allseits normal weit? Degenerative Veränderungen? (Sklerose, Zysten, Deformierung). Freie Gelenkkörper? • **Übrige Skelettanteile:** glatte und scharfe Konturbildung? • **Weichteile:** Schwellung, Verkalkungen.

Ellbogengelenk in 2 Ebenen	
Aufnahme-technik	*Exakte Stellung wichtig:* möglichst volle Streckung, exakte a.p. und seitliche Aufnahme **(insbes. beim kindlichen Ellbogengelenk,** ☞ 17.2.5)
Beurtei-lungs-kriterien	• **Form und Stellung** von dist. Humerus, Ulna und Radius. Mißbildungen? Anatomische Varianten? • **Mineralgehalt und Knochenstruktur,** lokale Veränderungen der Knochendichte? • **Breite und Kontur von Kompakta und Kortikalis,** Stufe • **Gelenkflächen?** Intra- oder periartikuläre Verkalkungen? Arthrose, Arthritis? Freier Gelenkkörper? Luxation, Erguß, Fraktur? • **Weichteile:** Schwellung, Verkalkung, Fremdkörper? • *bei Frakturen beachten:* Verlagerung des Fettpolsters, Radiusschaft-achse, Baumann-Linie. Radiusschaftachse zielt auf Capitulum humeri (Kind)?

Unterarm in 2 Ebenen	
Aufnahme-technik	Radius und Ulna müssen überlagerungsfrei mit mind. einem Nachbargelenk dargestellt sein; Unterarm supiniert.
Beurtei-lungs-kriterien	• **Form** von Radius und Ulna regelrecht? • **Stellung**: Gelenkwinkel. Ellbogenaxialwinkel: normal ca. 162° • **Mineralgehalt und Knochenstruktur** auffällig? • **Kortikalis** glatt und scharf begrenzt? • **Gelenk**: Gelenkflächen kongruent? Kontur glatt u. scharf begrenzt, Ge-lenkspaltweite, Verkalkungen? • **Weichteile**: Schwellung, Verkalkung, Fremdkörper?

6.1.7 Hand

Hand in 2 Ebenen

Aufnahmetechnik: Pat. sitzt, Unterarm liegt auf. Hand liegt volar flach auf Kassette.

Beurteilungskriterien
• **Form, Größe, Anzahl und Stellung** der Phalangen, Metakarpalia sowie Handwurzel-knochen? Mißbildungen? Mittelfinger und Capitatum liegen normalerweise in Verlän-gerung der Unterarmlängsachse (☞ 7.3.7)
• **Mineralgehalt und Knochenstruktur** regelrecht? Arthritische Kollateralphänomene (gelenknahe Demineralisation?)
• **Kortikalis** glatt und scharf begrenzt? Path. Konturunterbrechung?
• **Gelenk** anatomisch normal geformt und glatt begrenzt? Arthritische Direktzeichen? (Erosion, Destruktion, Zysten, Mutilation). Arthrosezeichen?
• **Gelenkspalten** allseits normal weit? Intra- oder periartikuläre Verkalkungen

Beurteilungskriterien
• **Weichteile**: Schwellungen? Verkalkungen, Fremdkörper?
• **Handskelettalter**: ☞ Atlas Greulich und Pyle (☞ 10.2.1)

Handgelenk in 2 Ebenen

• **Aufnahmetechnik**: immer in Mittelstellung zwischen Pro- und Supination, sonst keine reproduzierbaren Werte!
• **Funktionsaufnahmen**: max. Radial- und Ulnarduktion des Handgelenks: normaler-weise richtet sich Skaphoid bei Ulnarduktion auf und wird „länger"
• **Streßaufnahmen** bei Faustschluß: Bei Bandläsion zwischen Skaphoid und Lunatum verbreitert sich die Distanz zwischen beiden Knochen (☞ 17.3.13)

Beurteilungskriterien
• **Form, Größe und Anzahl** der dargestellten Skelettanteile des Handgelenkes regel-recht?
• **Stellung** der einzelnen Skelettanteile zueinander regelrecht? Normaler Handgelenk-axialwinkel auf a.p.-Aufnahme 72–95°. Radiusgelenkwinkel a.p.: normal ca. 30°
• **Mineralgehalt und Knochenstruktur** regelrecht?
• **Kortikalis** glatt und scharf begrenzt? Path. Konturunterbrechung?
• **Gelenkflächen** normal geformt? Gelenkspaltweite? Erosionen, Usuren?
• **Weichteile**: Schwellung, Verkalkung, Fremdkörper?

Navikulare-Aufnahmen

Aufnahmetechnik: Kahnbeinfrakturen: *Kahnbeinquartett:* Handgelenk a.p. mit gebeug-ten Fingern (Faust), seitlich, 45° Supination und 45° Pronation.

Beurteilungskriterien
- **Form, Größe und Stellung** des Os naviculare regelrecht?
- **Mineralgehalt und Knochenstruktur** regelrecht?
- **Kortikalis** glatt und scharf begrenzt? Path. Konturunterbrechung?
- **Gelenkflächen** normal geformt? Allseits glatt und scharf begrenzt?
- **Mitabgebildete Skelettanteile** unauffällig?
- **Weichteile**?

Finger in 2 Ebenen

Aufnahmetechnik:
- *Finger:* einzelner Finger a.p. und seitlich gestreckt. Finger numerieren und auf Rö.-Bild vermerken (z.B. Fingerfrakturen, Luxationen, Bänder und Sehnenverletzungen. Bei Fremdkörpern evtl. noch schräge Aufnahmen). Mehrere Finger a.p. und schräg, numeriert (z.B. Arthrose an Gelenken mehrerer Finger).
- *Daumen:* a.p. und seitlich (z.B.: Fraktur, Skidaumen). Sattelgelenk: a.p. und in 20° Pronation mit Röntgenröhre schräg um 15° von dist. nach prox. gekippt (z.B. Bennet-Fraktur, Rhizarthrose). *Grundgelenk:* evtl. gehaltene Aufnahme bei Bandruptur MP I-Gelenk (Skidaumen). Meist entbehrlich, da klinisch eindeutig.

Beurteilungskriterien
- **Form und Stellung** der abgebildeten Phalangen anatomisch normal?
- **Mineralgehalt und Knochenstruktur** regelrecht? Lokale Veränderungen der Knochendichte?
- **Kortikaliskonturen** glatt scharf ohne pathologische Konturunterbrechung? Breite der Kompakta regelrecht? Nagelkranz intakt?
- **Gelenkflächen** normal geformt, kongruent und glatt begrenzt? Gelenkspalt normal weit?
- **Weichteile** unauffällig?

6.1.8   Becken und Oberschenkel

Becken a.p. (Beckenübersichtsaufnahme)

Aufnahmetechnik:

Füße um ca. 20° innenrotiert, Großzehen berühren sich. Gonadenschutz! Aufnahmen im Liegen i.d.R. nur bei nicht stehfähigen Pat. Beide Trochanteren, das gesamte Becken mit Hüftgelenken und ISG müssen vollständig dargestellt sein.

Beurteilungskriterien

- **Beckenform** symmetrisch, anatomisch normal? **Beckenschaufeln** gleich hoch? Mißbildungen?
- **Mineralgehalt und Knochenstruktur** regelrecht? Osteoarthropathie?
- **Kortikale Randkonturen** normal breit, glatt und scharf abgrenzbar, path. Konturunterbrechungen? Fraktur, Tumor?
- **Pfannendach und Hüftkopf** normal geformt? Deformierung? Protrusion? Dysplasie?
- **Überdachung des Hüftkopfes** durch die Pfanne regelrecht, Subluxation, Dysplasie?
- **Gelenkspalt** allseits normal weit; konzentrisch, exzentrisch oder zentral verschmälert?
- **Gelenkflächen** normal konfiguriert, glatt, kongruent? Weitere Arthrosezeichen (Sklerose, Osteophyten, Geröllzysten, Deformierung, doppelter Pfannenboden; destruktive Koxarthrose?)? Fibroostosen, Kapselschatten verbreitert, Arthritis?
- **Bei Status nach TEP:** Lockerungszeichen, Dislokation, Schaftkortikalis ausgedünnt (☞ 19.1.13)**?**
- **Epiphysen und Apophysen** (Wachstumsalter) auffällig?
- **Beckenkammapophyse** (☞ 18.1.20). Einfaches Zeichen der Skelettreifung (*Risser 1958*). Ossifikation der Beckenkammapophyse und deren Fusion
- **Intra- oder periartikuläre Verkalkungen**? Kapselschatten, Erguß?

- **Iliosakralgelenk** unauffällig?
- **Symphysenspalt** normal weit, glatt und scharf begrenzt?
- **Os sacrum** und mitdargestellte Anteile der **LWS** unauffällig?
- **Weichteile:** path. Verkalkungen, Fremdkörper?
- **Winkelmessung** bei besonderen Fragestellungen:
  - *Coxa vara, valga, AT des Schenkelhalses:* **CCD-Winkel?** Unterscheidung projezierter CCD-Winkel. *Merke:* der projezierte CCD-Winkel ist immer größer als der reelle, außer der reelle AT-Winkel beträgt 0° (vgl. Tabelle vorderer Umschlag)

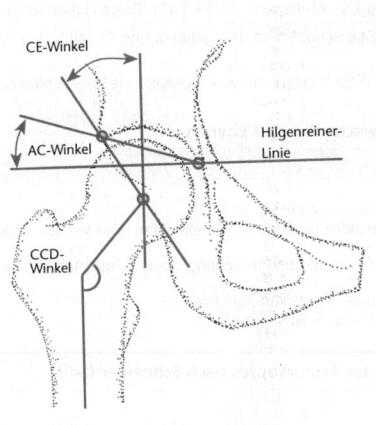

- *Hüftdysplasie:* **CE-Winkel** (Zentrum-Ecken-Winkel nach Wiberg). Maß für die Überdachung des Hüftkopfes: Verbindungslinie zwischen Kopfzentrum und Pfannenecke und Vertikallinie, die das Kopfzentrum kreuzt und parallel zur Körperachse verläuft. Norm: Kinder 4–13 J. >20°, Erwachsener > 25°; Werte < 20° → Pfannendysplasie
- *Hüftdysplasie:* **AC-Winkel** Azetabulum- oder Pfannendachwinkel nach Hilgenreiner. Maß zur Beurteilung der Hüftpfannenentwicklung beim Säugling und Kleinkind: Mittelwerte: Neugeborenes 30°, 1 J. < 25°, 4 J.: 15°, 15 J. < 10° *(nach Debrunner 1987).*

Abb. 6.2: AC-, CE- und CCD-Winkel

Hüfte in 2 Ebenen

Im wesentlichen nur bei Kontrolluntersuchungen, sonst BÜ!

Beurteilungskriterien

- **Form des Pfannendaches und des Hüftkopfes** regelrecht?
- **Stellung:** Hüftkopf in Pfanne zentriert, dezentriert? CCD-Winkel? Normbereich 120–130° beim Erwachsenen, Coxa vara, valga? (☞ 19.1.6 und 19.1.7)
- **Mineralgehalt und Knochenstrukturen** regelrecht?
- **Epiphysen und Apophysen** (Wachstumsalter) auffällig?
- **Gelenkspalt** allseits normal weit od. konzentrisch, exzentrisch od. zentral verschmälert?
- **Gelenkflächen** normal konfiguriert, glatt, kongruent? Weitere Arthrosezeichen (Sklerose, Osteophyten, Geröllzysten, Deformierung, doppelter Pfannenboden; destruktive Koxarthrose)?
- **Fibroostosen? Kapselschatten verbreitert? Arthritis?**
- **Überdachung des Hüftkopfes** durch die Pfanne regelrecht? Subluxation?
- **Bei Status nach TEP:** Lockerungszeichen? Dislokation?
- **Kortikalis** normal breit, glatt abgrenzbar ohne path. Konturunterbrechungen?
- **Weichteile:** Verkalkungen, Schwellungen, Fremdkörper?

Rippsteinaufnahme (☞ vordere Umschlagseite)

Zur Messung des AT-Winkels. Zusätzlich BÜ erforderlich, da CCD-Winkel gemessen werden muß (reeller AT-Winkel ☞ Umrechnungstabelle Umschlaginnenseite). *Ind.:* Coxa antetorta (☞ 19.1.4), Coxa valga (☞ 19.1.6), Drehfehler nach Oberschenkelfraktur.

Hüfte in 2 Ebenen

Aufnahmetechnik: Benutzung eines verstellbaren Beinhaltegerätes, Oberschenkel werden um 20° abgespreizt, Hüft- und Kniegelenke sind um 90° gebeugt.

Beurteilungskriterien: Messung der projezierten AT-Winkel (Seitenvergleich). Querstange des Lagerungsgerätes ist Bezugsgrundlinie.

Aufnahme nach Lauenstein (axiale Aufnahme)

Insbes. erford. bei V.a. ECF (☞ 19.1.9), M. Perthes (☞ 19.1.15). Beide Hüften röntgen!

Aufnahmetechnik: Rückenlage, Oberschenkel ca. 80° gebeugt und 45° abduziert, Unterschenkel parallel zum Tisch.

Beurteilungskriterien: Dislokation? Dislokationswinkel d. Hüftepiphyse? Hüftkopfkontur?

Oberschenkel in 2 Ebenen

Beurteilungskriterien

- **Form** des Röhrenknochens
- **Stellung:** Femur-Kniegelenkswinkel normal ca. 81°
- **Mineralgehalt und Knochenstruktur** regelrecht? Aufhellungen oder Verdichtungen? Kompaktadicke?
- **Kortikaliskontur** glatt und scharf? Konturunterbrechung, Stufe? Periostabhebung, periostale Appositionen?
- **Gelenk:** Form, Kontur, Gelenkspalt, Verkalkungen? Fraktur?
- **Weichteile:** Schwellung, Verkalkung, Fremdkörper?

Konturaufnahmen des Femurkopfes nach Schneider (I+II)

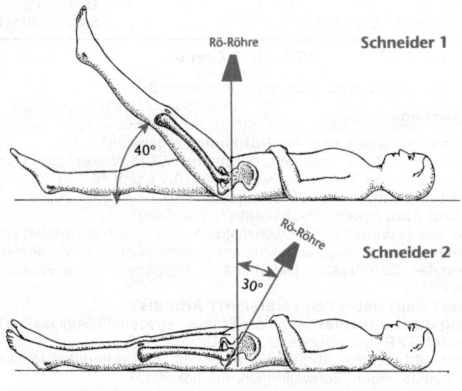

Abb. 6.3: Schneider-Aufnahmen

Ind.: z.B. Hüftkopfnekrose im Erw.alter (☞ 19.1.12). Häufig in Ergänzung mit NMR o. CT.

Beurteilungskriterien

- **Form des Hüftkopfes** anatomisch normal? Glatte Kontur ohne Stufe? Impressionen?
- **Lage und Ausdehnung des Nekrosebezirkes** bei Hüftkopfnekrose
- **Arthrose** (Gelenkspaltverschmälerung, Sklerose, Osteophyten, Zysten, Deformierung)?
- **Hüftkopfnekrose?** Stadieneinteilung ☞ 19.1.12
- **Gelenkflächen** kongruent? Pfannenkontur glatt und scharf begrenzt?

- **Femur:** Schenkelhals mit glatten Konturen? Mineralgehalt regelrecht? Trochanter major regelrechte Form, Kontur und Struktur?
- **Sitzbein, Schambein u. abgeb. Beckenschaufel** m. norm. Form, Struktur u. Kontur?
- **Weichteile:** Schwellung, Verkalkungen, Fremdkörper?

6.1.9   Knie

Kniegelenk a.p. und seitlich, bzw. Stehaufnahme a.p.

Aufnahmetechnik:

a.p.: gestrecktes Knie, Patella exakt ventral, jeweils ca. 1/3 des Femur und 1/3 der Tibia müssen abgebildet sein. Seitlich: 30° Beugung des Kniegelenkes.

Beurteilungskriterien

- **Form** der Femurkondylen und des Tibiamassivs regelrecht? Mißbildung? Deformität?
- **Beinachsen** regelrecht (Stehaufnahme)? Subluxation?
  – *Mechanische Achse* (MA)/Kniebasislinie (B): 87°

  – *Anatomische Achse:* 5–7° Valgus beim Erwachsenen; physiol. X-Bein im Vorschulalter (max. Ende 2. Lj. mit ca. 10° Valgus); bei Geburt meist O-Bein
- **Mineralgehalt und Knochenstruktur** regelrecht? Aufhellungen, Verdichtungen?
- **Gelenk kongruent?** Glatt und scharf begrenzt? Tumor? Fraktur? Konfigurations- und Strukturanomalien der Femur- und Tibiakondylen? Neigung der Tibiagelenkfläche regelrecht (normal: 5° nach dorsal abfallend)?
- **Gelenkspaltweite** regelrecht? Raubersches Zeichen (Hinweis auf ältere Meniskusläsion), Gonarthrose (☞ 19.2.10)? Osteophyten, Sklerose, Geröllzysten, Deformierung? Arthritis (Erosionen, Usuren)?
- **Verkalkungen:** z.B. bei Chondrokalzinose, Gicht, Hyperparathyreoidismus,Ochronose. Stieda-Pellegrini-Schatten (schalenförmiger Kalkschatten im Ansatzbereich des med. Seitenbandes, als Hinweis auf alte Läsion), Hämochromatose, Oxalose?
- **Kortikalis** allseits glatt und scharf begrenzt?
- **Form der Patella** normal? **Dysplasie** (Jägerhutpatella?), Mißbildungen? Glatt begrenzte Gelenkflächen? Ordnungsgemäße Artikulation? **Patellastand** regelrecht (auf a.p.-Aufnahme steht unterer Patellapol ca. 1 cm über Kniegelenksspalt; auf seitlicher Aufnahme: unterer Patellapol berührt Blumensaat'sche Linie (☞ Abb. 6.4)? Meßmethode nach *Insall und Salvati*
- **Weichteile:** Schwellung, Fremdkörper, Verkalkungen?

Tunnelaufnahme nach Frik (interkondyläre Aufnahme)

Ind.: OD (☞ 19.2.20). **Aufnahmetechnik:** Zentralstrahl auf Kniegelenksspalt, senkrecht auf Unterschenkellängsachse; Knie 45° gebeugt.

Beurteilungskriterien

- **Anhalt für OD?** Fossa intercondylica und Kondylenkonturen regelrecht?
- **Gelenkbildende Flächen kongruent, glatt** und scharf begrenzt?
- **Freie Gelenkkörper** oder intraartikuläre Verkalkungen?

6

Patella axial und Défilé

Aufnahmetechnik. *Axial:* bei 30° Flexion des Kniegelenkes (verschiedene Einstelltechniken). *Défilé:* axiale Aufnahme bei 30°, 60° und 90° Kniebeugung.

Beurteilungskriterien

- **Lagebeziehung der Patella** zum femoralen Lager? Patella alta (Patella-Hochstand), Patella profunda (baja)?
- **Patelladysplasie** nach Wiberg/Baumgartl: nur die Jägerhut-Patella ist von path. Bedeutung
- **Kondylendysplasie?**

- **Luxation- oder Subluxation, Lateralisation** der Patella?
- **Arthrosezeichen**; endoprothetischer Ersatz?
- **Öffnungswinkel der Patella** (normal: 120°-140°)
- **Fraktur?**

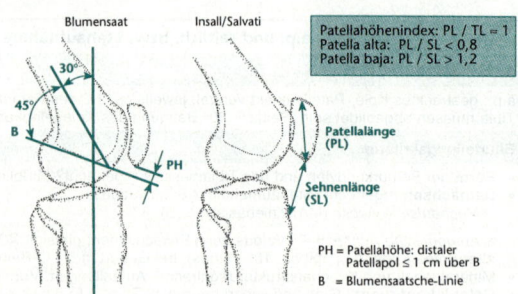

Abb. 6.4:
Kniegelenk seitlich:
Patellastand

6.1.10   Fuß

Oberes Sprunggelenk in 2 Ebenen

Aufnahmetechnik: Ca. 15° Innendrehung des Fußes! Bei der Seitaufnahme müssen die Malleolen genau übereinander liegen. Gehaltene Aufnahmen (☞ 19.3.7).

Beurteilungskriterien

- **Form der Malleolengabel und des Talus** ordnungsgemäß?
- **Stellung** der dargestellten Skelettanteile regelrecht? Winkel Tibiaachse-Gelenkspalt normal ca. 92° (Johnson-Winkel)
- **Kongruente Gelenkflächen?** Gelenkspalt normal weit (normal 3–4 mm)? Arthrosezeichen? OD?
- **Mineralgehalt und Knochenstruktur** regelrecht?
- **Kortikalisbegrenzung** glatt und scharf, path. Konturunterbrechungen?
- **Verkalkungen** intra- oder periartikulär?
- **Akzessorische Fußknochen** (☞ 19.3.3)?
- **Weichteile:** Schwellung, Fremdkörper? Verkalkungen?

Fuß in 2 Ebenen

Aufnahmetechnik: dorso-plantar sitzend oder stehend, seitlich stehend.

Beurteilungskriterien

- **Form, Größe, Anzahl und Stellung** der Phalangen, Metatarsalia und der Fußwurzel-knochen normal?
- **Fußgewölbe** regulär ausgebildet? **Deformität?**
- **Winkel** regelrecht? (keine routinemäßige Messung von Winkeln)
  - Kalkaneusachse/mediale Fußlängsachse : 144° +/– 5°
  - Tangente Unterkante Kalkaneus/Tangente Unterkante Metatarsale V: 150°–170°
  - Tubergelenkwinkel: 30°–40°
  - Längsachse Metatarsale I/II normal < 9° (Metatarsus primus varus?)
- **Mineralgehalt und Knochenstruktur** regelrecht?
- **Kortikalis** glatt und scharf abgrenzbar, path. Konturunterbrechungen?
- **Gelenke** regelrecht geformt, glatt und scharf begrenzt?
- **Weichteile:** Verkalkungen. Akzessorische Fußknochen?

Kalkaneus in 2 Ebenen

Beurteilungskriterien

- **Form** des Kalkaneus regelrecht? Axialwinkel normal ca. 15°. Haglund-Ferse?
- **Stellung zu Talus und Kuboid** normal? (Varus, Valgus?) Tubergelenkwinkel: normal 30°-40°. Fehlstellung? Coalitio (talo-calcanearis, calcaneo-navicularis)? Traumafolge?
- **Mineralgehalt und Knochenstruktur** regelrecht? Tumor, Osteomyelitis?
- **Begrenzung der Kortikalis** glatt und scharf, path. Konturunterbrechung? Knöcherne Appositionen, Verkalkungen? Fersensporn, Fibroostose (degenerativer oder sonstiger nichtentzündlicher Knochensporn), Fibroostitis (primär entzündlicher Knochensporn oder Ansatzdefekt)
- **Gelenkspaltweite** normal? Gelenkflächen kongruent?
- **Mitdargestellte Fußwurzelknochen** unauffällig?
- **Akzessorische Knochen** (☞ 19.3.3)?
- **Weichteile** unauffällig, Fremdkörper? Bursitis?

Mittelfuß in 2 Ebenen/Vorfuß in 2 Ebenen

Beurteilungskriterien

- **Form, Größe, Anzahl und Stellung** der einzelnen Fußwurzelknochen und Metatar-salia. Anlagestörung?
- **Stellung der Phalangen** zueinander und im Vergleich zu den Metatarsalia. Winkel zwischen Os metatarsale I und II normalerweise < 10°
- **Deformität:** Hallux valgus (Pseudoexostose), Hammerzehe, Klauenzehe? Komplexe Fußdeformität (Klumpfuß, Hohlfuß, Sichelfuß etc.). Rheumatischer Fuß?
- **Mineralgehalt** und **Knochenstruktur** regelrecht? Trauma? Osteoporose, c.P., M. Sudeck? Osteonekrose? Osteomyelitis? Tumor?
- **Kortikalis** glatt und scharf abgrenzbar? Normal breit? Path. Konturunterbrechungen?
- **Gelenke** normal geformt, glatt und scharf begrenzt? Arthrose- oder Arthritiszeichen? Gelenkspaltweite? Sklerosierung, Osteophyten, Erosionen, Mutilationen? Hallux rigidus? M. Köhler? Gicht?
- **Weichteile:** Verkalkungen, Fremdkörper? Schwellung?
- **Akzessorische Knochen** (☞ 19.3.3)?

6.2   Röntgenkontrastuntersuchungen

Kontrastmittel (KM): nur noch nichtionische KM verwenden, Jodgehalt 240–370 mg/ml z.B. Ultravist® oder Solutrast®. Bei Myelographie und Arthrographie neuerdings auch isoosmolare KM verfügbar, jedoch teurer (Isovist®).

Arthrographie

Kontrastdarstellung eines Gelenkes im Rö.-Bild (Mono- bzw. Doppelkontrast mit KM und/oder Luft). Doppelkontrast ist Standard.

KI: Jodallergie, vermehrte Blutungsneigung, Hyperthyreose, Hautinfekte im Punktionsbereich.

Indikationen
- **Knie:** z.B. Baker-Zyste, Meniskusläsionen, freie Gelenkkörper
- **Schulter:** z.B. Läsionen der Rotatorenmanschette, traumatische Defekte nach Luxationen, Rupturen und med. Dislokationen der langen Bizepssehne, freie Gelenkkörper, Läsion der Gelenkpfanne.

Technik

Rückenlage. Arm leicht abduziert und außenrotiert. Durchleuchtungstisch oder C-Bogen. Zentralstrahl von 15° kranial, 10° lateral. Spritze mit 3–5 ml KM und 10 ml Luft füllen. Hautdesinfektion, sterile Abdeckung. LA, Spitze der Kanüle unter BV-Kontrolle auf den kaudalen Schultergelenksspalt positionieren. An dieser Stelle Spinalnadel einstechen, BV-Kontrolle, Nadel bildet sich idealerweise punktförmig ab (☞ 2.3.2).

Injektion von KM. *Kriterien der korrekten intraartikulären Nadellage:* geringer Injektionsdruck, sofortige Darstellung des Gelenkspaltes. Bei sicherer Lage Injektion von ca. 10 ml Luft und Durchbewegen des Gelenkes.

Rö.: danach innerhalb von 20 Min. Rö.: Schultergelenk in 2 Ebenen, in Iro. und Aro. und axiale Aufnahme. Spezialaufnahmen bei besonderen Fragestellungen.
- **Gelenkfacetten der WS** bei Facettensyndrom: korrekte Lage der Nadel für Injektion von z.B. LA, Steroiden (☞ 14.5.5)
- **Handgelenk:** bei Bandläsionen oder Riß des Discus triangularis
- **Hüfte:** kongenitale Hüftluxation. Beim Erwachsenen selten angewandt
- **OSG:** z.B. freie Gelenkkörper, OD, Bandläsionen, osteochondrale Läsionen.

Myelographie

Darstellung des spinalen Subarachnoidalraumes mit wasserlöslichem, nichtionischem KM. Seit Verfügbarkeit von CT und NMR von untergeordneter Bedeutung.

Ind.: z.B. (bei unklarem CT) bei NPP, spinalen Tumoren, Trauma, Entzündungen, Fehlbildungen, knöcherner Enge. **KI:** ☞ Arthrographie.

Beachte: nach Myelographie 24 h Bettruhe, Kopf angehoben lagern. Bei meningealen Reizsymptomen (Kopfschmerz, Erbrechen, Übelkeit usw.) → Aspirin (z.B. Aspisol® 2 g auf 250 ml NaCl 0,9 %).

Lagerung nach Myelographie: ca. 8 h mit erhöhtem Oberkörper → Verhindert das Aufsteigen des KM über die LWS.

KO: Reizerscheinung am ZNS mit Kopfschmerzen, Erbrechen, Übelkeit, Meningismus, leichten Temperaturerhöhungen. *Ther.:* Analgetika, Bettruhe.

6

Befundung
- **Normalbefund:** bei unbehinderter KM-Passage homogene Kontrastierung des regelrecht geformten und regelrecht weiten Duralsackes. Lumbale und sakrale Wurzeltaschen seitengleich ohne Verkürzungen oder Auftreibungen. Scharf abgrenzbare Konturierung von Duralsack und Wurzelbegrenzungen
- **Normvarianten:** KM-Austritt aus den Wurzeltaschen in die umgebenden Weichteile (z.B. M. psoas), sackförmige Ausweitung der Wurzeltaschenenden
- **Pathologisch:** Protrusion und Prolaps lumbaler Bandscheiben → charakteristischen Eindellungen und Abbrüchen des KM-Schattens. Wellenförmige Eindellungen der KM-Säule über mehrere Etagen sind in höherem Alter physiol.
- **a.p.-Aufnahme:** zeigt Abgangsstellen und Verlauf der Wurzeltaschen. Path. sind Verdrängungen, Teilabbrüche und völliges Fehlen (Amputation des Wurzeltaschenschattens, Seitenvergleich)
- **Partieller oder totaler KM-Stop:** Med. sowie alle lat. Raumforderungen jenseits der Wurzeltasche. Die Darstellbarkeit eines Prolapses im Myelogramm nimmt von med. nach lat. in Richtung Foramen intervertebrale ab.

Diskographie
Darstellung des Bandscheibenbinnenraumes durch Einspritzen von KM in die Bandscheibe bei Hinweis auf degenerative Bandscheibenerkrankungen (☞ 18.1.5 und 18.1.7).

Indikation
- Voruntersuchung vor Chemonukleolyse und perkutaner Diskotomie
- **DD von Rückenschmerzen:** Schmerzausstrahlung bei Injektion?
- Zunehmende Bedeutung im Sinne eines **Distensionstestes** (Schmerzprovokation durch das eingespritzte KM-Volumen). Diagn. Bedeutung an HWS und LWS bezüglich Reproduktion oder Intensivierung einer bestimmten Schmerzsymptomatik oder Ausstrahlung.

Nachteile: Schmerzhaft, Infektionsrisiko, nur die Bandscheibe wird dargestellt.
Auswertung: Interpretation der Kontrastmittelkonfigurationen zur Klärung, ob OP-bedürftiger NPP vorliegt.
KI: Jodallergie, vermehrte Blutungsneigung, Hautinfekte im Punktionsbereich.

Angiographie
- **Venographie.** Becken-Bein-, Arm-Schulter-Phlebographie: Hauptindikation primäre, sekundäre Varikosis, **Thrombose** (☞ 4.2.3)
- **Arteriographie.** *diagnostisch:* Trauma (vaskuläre Verletzungen), Tumoren; *therapeutisch:* lokale Chemotherapie. Tumorembolisation (z.B. bei Hypernephrom)
- **Lymphographie:** Spielt in der Orthopädie geringere Rolle als z.B. in Chirurgie und Innere Medizin. *Ind.* bei Lk-Metastasen, Tumoren, unklaren Beinödemen.

KI: Jodallergie, vermehrte Blutungsneigung, Hautinfekte im Punktionsbereich, Hyperthyreose.

6.3   Computertomographie (CT)

• **Nativ-CT der Wirbelsäule**
  Ind.: V.a. raumfordernden Prozeß im Wirbelkanal, Tumoren, Spondylitis, Begutachtungsfragen, Frakturverdacht bei unklarer Übersichts- und/oder Schichtaufnahme, Ausschluß von Knochenfragmenten im Spinalkanal nach Wirbelkörpertrauma, komplexe Wirbelkörperfrakturen, OP-Planung.
  Interpretation: Interpretation wie Rö.-Bilder. Zunächst Höhenlokalisation des Schnittes (Orientierungshilfe ist seitliches oder a.p-Übersichtsbild, *Scoutview*). Unterscheide Schichten mit und ohne Darstellung der Foramina intervertebralia. Verfolgen der Nervenwurzel.
  CT oder Myelographie? Lumbale Myelographie durch CT weitgehend verdrängt. Ind. für ergänzende Myelographie: bei z.B. Diskrepanz zwischen klinisch neurol. Befund und CT, bei unklaren postop. Zuständen, bei polyradikulärer Symptomatik und **Spinalkanalstenose.** Untersuchung dann meist als:
• **Myelo-CT:** d.h. CT nach vorausgegangener Myelographie (höchste Aussagekraft, sogar weitgehend NMR überlegen). Bessere Darstellung des Rückenmarks, Differenzierung von raumfordernden Prozessen (intra-extradural). Pat. sollte nüchtern sein. Schriftliche Aufklärung des Pat. erforderlich
• **Extremitäten-CT:** v.a. bei malignen Tumoren (Lage, Ausdehnung, Beziehung Nachbarorgane, Weichteilanteil von Tumoren) zur OP-Planung. Seltener spezielle Fragestellungen bei Gelenkerkrankungen an z.B. Schulter (z.B. rezid. Luxation), Knie, OSG
• **Doppelkontrastcomputertomographie (Schulter):** Empfehlung bei atraumatischer, bei bds. Schulterluxation sowie bei postop. Rezidiv. Feststellen von prädisponierenden luxationsbegünstigenden Faktoren → Therapieplanung. Darstellung von Weichteilstrukturen: Labrum glenoidale, Gelenkkapsel, Gelenkknorpel
• **Quantitative Computertomographie QCT:** Knochendensitometrie (☞ 6.8)
• **3-D-Oberflächenrekonstruktion:** Beurteilung komplexer Störungen der Oberflächengeometrie → z.B. für OP-Planungen (z.B. Trauma, kindliche Schädelmißbildungen), individuelle Endoprothesenanfertigung (CAD-Prothese).
  Technik: CT-Schichten mit geringer Schichtdicke (1–3 mm, hohe Strahlenbelastung!), anschließend 3-D-Rekonstruktion an eindeutigen Grenzflächen, z.B Knochen/Weichteile zur Knochendarstellung oder Luft/Weichteile zur Rekonstruktion der Körperoberfläche.

6.4   Kernspintomographie (NMR)

NMR des Bewegungsapparates *zunehmend bedeutungsvoller* auch aufgrund der guten Kontrastauflösung. Bislang im wesentlichen ergänzendes Verfahren zu Rö. und CT. Im Gegensatz zum CT Schnittbilder in allen Ebenen möglich; 3-dimensionale Rekonstruktionen und sagittale Rekonstruktionen einfacher als mit CT.

T1-Wichtung: Weniger sensitiv auf path. Prozesse, aber gute Auflösung, wenig Rauschen (WS: Myelon „hell", Liquor „dunkel" dargestellt).
T2-Wichtung: guter Kontrast, sensitiv auf path. Prozesse, aber mehr Artefakte und Rauschen. Gute Darstellung der normalen Anatomie (WS: Myelon „dunkel", Liquor „hell" dargestellt).

KM: Verkürzung der T1-Relaxation nach i.v. Gabe von **Gadolinium-DTPA (Magnevist®)**. Primär signalarme path. Prozesse (z.B. Tumor, Entzündung) im T1-Bild „leuchten" daher nach KM-Gabe auf. Abbildung von Knochenstrukturen erfolgt indirekt über das Signal des eingelagerten Fetts (Kompakta „dunkel", blutbildendes Mark „mittel", Fettmark „hell" in T1-Wichtung.

Signalintensität von normalem und path. Gewebe im NMR		
	T1-Wichtung	**T2-Wichtung**
Liquor	niedrig	hoch
Fett	hoch	mittel
Kortikalis	niedrig	niedrig
Muskel	mittel	niedrig
Knorpel	mittel	hoch
Wasser	niedrig	hoch
Weichteiltumor	mittel	hoch

Wesentliche Indikationen
- Bandscheibenerkrankungen (z. Zt. überwiegend als Ergänzung zum CT bzw. zur Myelographie), traumatische Veränderungen
- Knochen- und Weichteiltumoren (Tumorgrenzen); evtl. mit Gadolinium
- Gelenkerkrankungen (insbes. Knie-, Hüft- und Schultergelenk)
- Aseptische Knochennekrosen (z.B. M. Perthes, Hüftkopfnekrose), Osteomyelitis
- Erkrankungen des Gehirns und des Rückenmarks, neuromuskuläre Erkrankungen.

KI: Schrittmacherpatienten, metallische Implantate, Metallclips im Bildvolumen, Metallsplitterverletzungen.

Vorteile: Nichtinvasiv, risikolos (bei Beachtung der KI). **Nachteile:** z.Zt. noch hohe Kosten, lange Untersuchungsdauer (bis ca. 1 h → Probleme für Kinder und Pat. mit starken Schmerzzuständen), Klaustrophobie (relativ enge Röhre, Lärmbelastung). Bei NMR mit schnellen Bildsequenzen (Gradientenecho-Sequenzen) erheblich verkürzte Meßzeit.

6.5　　Skelettszintigraphie

Nachweis eines erhöhten bzw. verminderten Knochenstoffwechsels (erhöhter Knochenstoffwechsel „hot spots" empfindlicher nachweisbar als verminderter Knochenstoffwechsel „cold lesion"). Hohe Sensitivität (selten falsch neg. Befunde), geringe Spezifität.

Sensitivität und -Spezifität eines Tests

Sensitivität

Prozentsatz Erkrankter, die richtig als krank durch den Test herausgefiltert werden

$$\text{Sensitivität (\%)} = \frac{\text{Anzahl richtig positiv} \times 100}{\text{Anzahl richtig positiv} + \text{falsch negativ}}$$

Spezifität

Prozentsatz Kranker, die durch den Test richtig als gesund klassifiziert werden.

$$\text{Spezifität (\%)} = \frac{\text{Richtig neg. Testergebnisse} \times 100}{\text{falsch positive} + \text{richtig neg. Testergebnisse}}$$

- **Technik:** I.v.-Gabe von 400–700 MBq 99 m Tc-Diphosphonaten, bei Kindern ca. 40 MBq/10 kg KG (strenge Ind.-stellungen bei Kindern wegen Strahlenbelastung der Wachstumsfugen) Ausreichende Hydrierung, vor Untersuchung Blase entleeren
- **Statisches Szintigramm (Szinti):** Aufnahmen 2–3 h nach Injektion (lokales oder Ganzkörperszintigramm)
- **Dreiphasenskelettszinti:** normales und path. Knochengewebe zeigen unterschiedliche Anreicherungsgeschwindigkeiten. Hilfe bei DD durch *Mehrphasenszinti:* initial dynamisch — frühstatisch — spätstatisch
- **Quantitative Szinti mit EDV-Auswertung:** Vergleich der Zählraten in *Regions of Interest (ROI)* symmetrischer Skelettanteile. Bsp.: Ther.-Kontrolle von Knochensarkomen im Seitenvergleich und mit Funktionskurven, Seitenvergleich bei V.a. Sakroileitis
- **Leukozytenszinti:** Anwendung von radioaktiv markierten, autologen Leukos → Infektnachweis
- **Immunszinti:** mit monoklonalen AK → Infektnachweis.

> **Ursachen für lokal vermehrte Anreicherung im Skelett:** Tumoren, Infekte, Arthritiden, Frakturen, Osteotomien, Knochentransplantate, Wachstumsfugen bei Kindern; diffus vermehrte Anreicherungen bei Knochenstoffwechselstörungen.
> **Weichteilläsionen:** Kalkablagerungen, Abszesse, Tumoren; **Artefakte:** u.a. Injektionsort, Harn, Blasendivertikel.
> **Ursachen für lokal verminderte Anreicherung im Skelett:** Artefakte (z.B. OS-Material), Knochennekrosen, Tumoren, anatomische Defekte, lokale Bestrahlung; diffus verminderte Anreicherung bei Knochenstoffwechselstörungen, mangelnde Hydrierung.

6.6 Arthrosonographie

Indikationen
- **Schwellungen:** Raumforderungen, Ergüsse im Weichteilgewebe, im Gelenk, in Sehnenscheiden. Unterscheidung Kapselschwellung – intraartikulärer Erguß – Synovia-Hypertrophie, erster Anhalt der Weichteilbeteiligung bei Knochentumoren
- **Schmerzen:** soweit nicht anderweitig eindeutig erklärt Suche nach Ursachen
- **V.a. Abszeß:** Lokalisation, Ausdehnung, Reifegrad
- **V.a. Ruptur** von Muskeln, Sehnen, Bändern, Gelenkkapseln, Baker-Zysten
- **Verlaufskontrollen bei Raumforderungen aller Art:** Veränderungen von Größe, Form und Echogenität
- **Verlaufskontrollen nach Rupturen, evtl. Frakturen, auch postop.:** Rückgang des Begleithämatoms, Gewebedurchbau, dynamische Festigkeit
- **Therapieplanung:** Lage und Ausmaß einer Veränderung (z.B. Abszeßhöhle) oder z.B. die Lage von Gefäßen bestimmen OP-Strategie.

6.6.1 Untersuchungstechnik

Auswahl des Schallkopfes
Je niederfrequenter der Schallkopf, desto besser ist die Eindringtiefe in das Gewebe bei allerdings schlechterer Auflösung. Umgekehrt hat ein Schallkopf höherer Frequenz zwar eine bessere Auflösung aber eine geringe Eindringtiefe. Bei oberflächennah

gelegenen Strukturen empfiehlt sich in der Regel ein 5- oder 7,5-MHz-Schallkopf, bei tieferen ein 3,5-MHz-Schallkopf. Der höherfrequente Schallkopf hat allerdings meist eine kleinere Ankopplungsfläche so daß bei ausgedehnten Veränderungen ein niederfrequenter Schallkopf gewählt wird, um einen besserern Überblick zu erhalten.

Eindringtiefe, Auflösung und Schallkopf-Frequenz				
Frequenz (MHz)	3,5	5	7,5	10
Eindringtiefe (cm)	15	10	7	5

Bei sehr oberflächennah gelegenen Strukturen oder unregelmäßiger Oberfläche (schlechter Kontakt des Schallkopfes) kann durch eine sog. Vorlaufstrecke (z.B. Silikongummi oder mit Wasser gefüllter Schlauch) eine bessere Ankopplung des Schallkopfs erreicht werden.

Sonoanatomische Phänomene und Artefakte

Impedanzsprung: Gute Darstellung von Strukturen im Bereich von akustischen Impedanzsprüngen. Die Longitudinalwellen des Ultraschalls werden durch die unterschiedliche Ausbreitungsgeschwindigkeit und die Dichte des Gewebes bei der Reflektion nacheinander empfangen und stellen sich gut dar. Typisches Beispiel ist die gute Abgrenzung echoarmer Zysten oder Abszessen in der Muskulatur. Gewebeschichten ohne großen Impedanzsprung lassen sich schlecht darstellen, z.B. kleine Hämatome, Weichteiltumore mit ähnlicher Echodichte wie Muskulatur.

Dynamische Untersuchung: ein großer Vorteil der Sonographie ist die annähernde Echtzeitdarstellung. Funktionsabläufe können so dargestellt werden, z.B. Instabilitäten im Schultergelenk, Auseinanderweichen rupturierter Sehnen, Beurteilung der Sehnen der Rotatorenmanschette bei Innen- und Außenrotation des Humeruskopfes, Nachweis eines geringen Ergusses durch Anspannen der Muskulatur, Kompression von Gefäßen.

Schallverstärkung: a) Hinter einem flüssigkeitsgefüllten Hohlraum erscheint durch die geringere Echogenität der Flüssigkeit das hinter der Struktur gelegene Gewebe aufgrund der besseren Reflektion echodichter. b) Sehnen, die orthograd getroffen werden, erscheinen deutlich echodichter. Durch leichtes Kippen des Schallkopfes kann der Verlauf oft besser beurteilt werden. Sehnen auch im Querschnitt verfolgen!

Schallschatten: hinter Strukturen mit vollständiger Reflektion (z.B. Knochen, Verkalkungen) können keine echogenen Strukturen dargestellt werden. Der Raum hinter solchen Strukturen erscheint als schwarzes echoarmes Band.

Pseudousuren und Bogenartefakte: trifft der Schall an bogenförmigen Oberflächen auf, so erfolgt die Reflexion nicht nur senkrecht zum Schallkopf sondern auch zur Seite hin. Dadurch wird eine teilweise unterbrochene Oberfläche vorgetäuscht → Pseudousur. Im Gegensatz zu echten Usuren hat die Pseudousur keine Reflektion an der Basis. Durch die Streuung erscheint eine bogenförmige Oberfläche seitlich dicker und unscharf → Bogenartefakt. Diese Effekte können auch durch das schräge Anschallen der Strukturen gesehen werden. Durch Verfolgen der Oberflächenkontur mit dem Schallkopf oder Änderung des Winkels kann die Intaktheit einer Oberfläche meist dargestellt werden → dynamische Untersuchung. Typische Beispiele: Pseudousuren am Humeruskopf und die Reflexabschwächung durch bogenförmigen Verlauf des Achillessehnenansatzes.

Reflexumkehr: Bei der Untersuchung glatter Oberflächen (z.B. Sehnen und Muskelfaszien) kommt es durch Kippen des Schallkopfes zum Wechsel von echodichter Darstellung bei orthogradem Auftreffen des Schalls bis hin zur Reflexauslöschung durch die fehlende Reflektion bei schrägem Auftreffen der Schalls. Eine pathologische Struktur bleibt auch bei Positionsänderung des Schallkopfes sichtbar.

Wiederholungsartefakte: parallel zum Schallkopf verlaufende echodichte Streifen, z.b. bei Verwendung eines Vorlaufs durch Reflexion des Schalls oder an parallel zueinander verlaufenden Strukturen mit hohem Impedanzsprung.

Sonographische Befunddokumentation

• **Lage, Größe** (ausmessen und dokumentieren), **äußere Struktur, Kontur** (z.B. glatt oder unscharf begrenzt)
• **Binnenstruktur** (Echomuster): z.b. echoarm (dunkel),

Konvention zur Bilddokumentation			
linke Bildseite	proximal medial ulnar	**rechte Bildseite**	distal lateral radial

echoreich (hell); klein- oder großflächig, homogen oder inhomogen verteilt; vereinzelte, mitteldichte oder dicht angeordnete Echos. Begriffe hypo- oder hyperdens nicht verwenden
• **Verformbarkeit** und **Konsistenz**, z.B. Kompression einer Vene beim Ausschluß einer tiefen Beinvenenthrombose, flottierende echoreiche Strukturen im älteren Erguß
• **Verschieblichkeit**, z.B. von gutartigen Weichteiltumoren im Gegensatz zu mit dem Gewebe verbackenen Lymphomen
• **Schmerzhaftigkeit** bei Druck des Schallkopfes auf die Untersuchungsregion
• Verhalten bei der **dynamischen Untersuchung**, z.B. Auseinanderweichen von Strukturen bei Sehnenrupturen, ggf. mit Helfer untersuchen

Beim Untersuchen und Ausdrucken der Bilder empfiehlt sich zur leichteren Beurteilung die Gegenüberstellung des pathologischen Befundes mit der gesunden Gegenseite, z.B. bei Läsionen der Rotatorenmanschette. Das Ausmaß von zystischen Formationen kann durch das Teilen des Bildschirmes in zwei Ebenen dargestellt werden. Das ausgedruckte Bild muß zumindest Name, Vorname und Geburtsdatum des Pat. sowie Untersuchungsdatum und Untersucher enthalten.

Bei der Befundung sollte zunächst das Bild und der Ablauf der dynamischen Untersuchung korrekt beschrieben werden. Bei der Befundinterpretation ist eine Diagnose nur in Kenntnis der weiteren klinischen oder bildgebenden Befunde möglich, z.B. „echoarme Raumforderung, die einem Weichteilabszeß entsprechen könnte".

6.6.2   Schultergelenk

Empfehlung: Sono als erstes bildgebendes Verfahren bei allen Erkrankungen und Verletzungen der Schulterregion anwenden. Aussagekraft der Untersuchung hängt jedoch stark von der Erfahrung des jeweiligen Untersuchers ab!
Ind.: Rupturen von Sehnen und Muskeln, degenerative Veränderungen von Sehnen, Schulterluxation, Schulterinstabilitäten, rheumatische Erkrankungen, intraartikulärer Erguß, z.B. bei Schultergelenkempyem oder nach Trauma.

Schnittführungen: dorsale, laterale und ventrale Quer- und Längsschnitte. Weitere Schallebenen je nach Indikation möglich, z.B. coraco-acromialer oder axillärer Schnitt. Pat. sitzt auf Schemel, Untersucher schräg dahinter. Eine Hand führt den Schallkopf, die andere zur dynamischen Untersuchung am im Ellenbogen 90° gebeugten Arm. Gleitprozesse bei Rotation und Abspreizung des Humeruskopfes sind sehr gut zu beurteilen. **Cave:** Fehldiagnose einer Rotatorenmanschettenruptur bei zu weit prox. Schallkopfposition (Anschallen d. echoarmen Muskels); falsch pos. Befunde in ca. 5 %.

Beurteilungskriterien: Topographische Beziehungen, ossäre Veränderungen (Usur, Stufe, Hill-Sachs-Läsion), Ergußbildung in Gelenk und Bursae, Rupturen, echodichte Struktureinlagerungen, Änderung der Echogenität und der Form im Weichteilbereich. *Unbedingt Seitenvergleich.*

Rotatorenmanschette: Partial- und Totalrupturen (☞ 17.1.14; Sensitivität und Spezifität der Sono ca. 90 %), Degenerationszonen, Verschmälerungen („Sanduhr"), Aufwulstungen und Einziehungen, Verkalkungen.
- Kriterien für Totalruptur: Konturunterbrechung, lokale Verdünnung, Rotatorenmanschette nicht darstellbar, asynchrones Bewegen von Humeruskopf und Muskulatur bei der dynamischen Untersuchung
- Nebenbefunde: Erguß um Bizepssehne, Erguß in der Bursa subacromialis, Deltoideusatrophie bei älterer Ruptur.

   Beurteilung der dorsalen Rotatorenmanschettenanteile in Iro. und Retroversion (Schürzengriff), bei Bewegungseinschränkung ist die Beurteilung evtl. schwierig, da dynamische Untersuchung nur eingeschränkt möglich.
An Schultergesunden werden sonographisch mit steigendem Alter zunehmend Rotatorenmanschettenrupturen diagnostiziert!

Bursa subacromialis: Verbreiterung, Verkalkung, dynam. Aufwulstungen, Adhäsionen.
Lange Bizepssehne: Rupturen, Verdickungen, Luxationen (☞ 19.1.5).
Schulterluxation (☞ 17.1.16 und 17.1.17): Hill-Sachs-Läsion, Hämatom, Einrisse.
Nach Reposition und nach Abklingen der Akutsymptomatik dann auch Stabilitätsprüfung und Retrotorsionswinkelbestimmung durchführen.
Instabilitäten: Seitenvergleich wichtig, entspannte Schultermuskulatur! Ventrale und dorsale Stabilität → Prüfung mit dorsalem Horizontalschnitt, kaudale Stabilität → Prüfung mit lat. Vertikalschnitt. Überprüfung der Transponierbarkeit des Humeruskopfes gegen Skapula. Stufe 8 mm bzw. Seitendifferenz 4 mm pathologisch.
Akromioklavikulargelenk: Erguß, Instabilität bei kaudalem Druck.

6.6.3 Hüfte

Ind.: Erguß, z.B. bei Coxitis, rheumatische Erkr., Epiphysenlösungen, Störungen des epiphysären Wachstums, Hämatom; Rotationsfehler des Femur, Bursitiden.
Kriterien für Erguß: Distanz Kapsel-Schenkelhals > 10 mm (Norm: 4–8 mm) oder Seitendifferenz > 3 mm (Norm: < 2 mm).
Schnittführungen: ventral und dorsal im Längsverlauf des Schenkelhalses und senkrecht dazu. **Befunde** (Auswahl):
Coxitis fugax (☞ 19.1.8): Seitenvergleich! Gelenkkapsel vom Hüftkopf-Schenkelhals-Profil abgehoben. Beachte: wenn Distanz zwischen Kortikalis und fibröser Kapsel < 10 mm Punktion mit dem Ziel der Materialgewinnung für Bakteriologie wenig aussichtsreich. Kurzfristige Verlaufskontrollen indiziert (2–4 tägig). Rö.-Kontrolle nach 3–4 Mon. zum Ausschluß eines M. Perthes (☞ 19.1.15).
M. Perthes: Zuordnung der sonographischen Veränderungen zu radiologischen Stadien (Harland, Sattler 1991). Initialstadium: häufig echoarmer Gelenkerguß, noch keine eindeutige Verschiebung der Epiphysen-Metaphysen-Relation. Kondensationsstadium: Epiphysen-Metaphysen-Relation (☞ 19.1.9): bei Abrutschen nach dorsal kaudal ist bei der Sonographie die Epiphyse stufenförmig nach unten versetzt (ventraler Schnitt im Schenkelhalsverlauf).

6.6.4   Ellenbogen-, Hand-, Knie- und Sprunggelenk

Ind.: rheumatische Erkr. (Synovitis, Usuren?), Gelenksergüsse, Kapsel-Band-Läsionen, Verletzungen und degenerative Sehnenveränderungen, Bursitiden, Ganglien, Zysten, Osteonekrosen, Tumoren, Gefäßveränderungen, freie Gelenkkörper.
Die Meniskussonographie ist kein Standardverfahren (Beurteilung schwierig, Fehlermöglichkeiten durch Reflexphänomene bei kleinem Schallfenster und bogenförmig verlaufenden Knochen (☞ 6.6.1). Als ergänzende Untersuchung bei unklarem klinischem Befund evtl. sinnvoll.

6.6.5   Sonographie der Säuglingshüfte

Es das ist Verdienst von R. Graf, die Sonographie der Säuglingshüfte zu einer Standardmethode bei der Diagnostik von Hüftreifungsstörungen entwickelt zu haben. Eine umfassendere Darstellung sprengt den Rahmen dieses Klinikleitfadens. Es sei auf die Monographie von Graf 1989 verwiesen.

Neugeborenenscreening: mittels Sono ist eine deutliche Verbesserung der Früherkennung von Hüftreifungsstörungen (☞ Hüftdysplasie, -luxation: 19.1.X) möglich. Dadurch bessere Ausheilungschancen.

Anwendung der Hüftsono zur Diagn. der Hüftdysplasie/-luxation von Geburt bis ca. zum 12. Lebensmon. Bei Vorliegen von Risikofaktoren aus der Anamnese und der klinischen Untersuchung bei der U2 (Beckenendlage, familiäre Belastung, Stellungsanomalien bzw. Fehlbildungen, Instabilität des Hüftgelenks, Abspreizhemmung) sofortige Sonographie, ansonsten bei allen Säuglingen bei der U3
Geräte: 5-MHz- bzw. 7,5-MHz-Lineartransducer.
Voraussetzung: gute Organisation, exakte Lagerung und Abtasttechnik.

Sonoanatomie der Säuglingshüfte

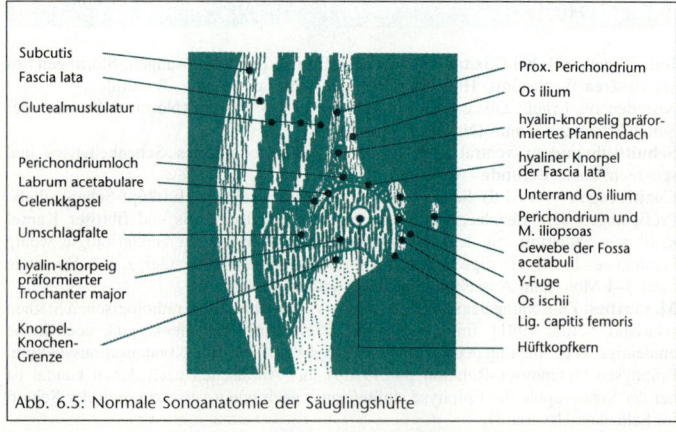

Subcutis
Fascia lata
Glutealmuskulatur
Perichondriumloch
Labrum acetabulare
Gelenkkapsel
Umschlagfalte
hyalin-knorpeig präformierter Trochanter major
Knorpel-Knochen-Grenze

Prox. Perichondrium
Os ilium
hyalin-knorpelig präformiertes Pfannendach
hyaliner Knorpel der Fascia lata
Unterrand Os ilium
Perichondrium und M. iliopsoas
Gewebe der Fossa acetabuli
Y-Fuge
Os ischii
Lig. capitis femoris
Hüftkopfkern

Abb. 6.5: Normale Sonoanatomie der Säuglingshüfte

Beurteilbarkeit: Sono nur beurteilbar, wenn der Unterrand des Os ilium, die korekte Schnittebene (Darmbeinsilhouette parallel zum Schallkopf und gerade verlaufend) und das Labrum acetabulare dargestellt sind. Ossifikationskern der Femurkopfepiphyse muß bei gesunden Kindern spätestens im Alter von 9 Mon. sichtbar sein (Schuler 1988).

Klassifikation in 4 Grundtypen	
Hüfttyp I	Ausgereiftes, gesundes Hüftgelenk mit eckigem knöchernem Erker
Hüfttyp II	Varianten der physiol. Entwicklung (bis 3. Mon.: IIa) und path. Verknöcherungsverzögerung (ab 3. Mon.: IIb)
Hüfttyp III	Dezentriertes Hüftgelenk. Hüftkopf kann nicht mehr in Pfanne gehalten werden und steht lateral. Hyaliner Knorpel des Pfannendachs gequetscht aber noch normale echoarme sonographische Darstellung (IIIa). Bei zunehmender Schädigung des Knorpels Auftreten echogener Strukturen (IIIb)
Hüfttyp IV	Dezentriertes Hüftgelenk. Hüftkopf steht noch weiter lateral und kranial. Pfannendachknorpel jetzt nicht mehr oberhalb des Kopfes sondern nach kaudal-medial abgedrängt
Bei allen Typen Sonokontrolle bei der U3.	

Beurteilung mit Meßlinien und Winkel: Quantitative Auswertung von Sonogrammen zur zusätzlichen Sicherung der Diagnose. **Sonometer:** zeigt graphische Darstellung der verschiedenen sonographischen Hüfttypen und die Zuordnung zu Knochenwinkel a und Knorpelwinkel b in Abhängigkeit auch vom *Alter.*

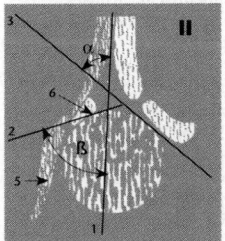

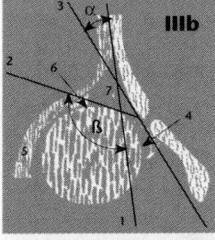

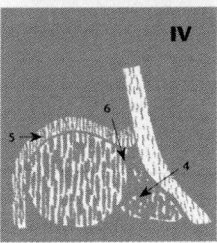

1 Grundlinie
2 Ausstellungslinie
3 Pfannendachlinie
4 nach kaudal gequetschter Pfannendachknorpel
5 Gelenkkapsel
6 Labrum acetabulare
7 Pfannendachknorpel, durch Druck histologisch gefährdet

Abb. 6.6: Beispiele sonographischer Hüfttypen nach Graf. a) Typ IIa: Reifungsdefizit = knöcherner Erker rund; b) Typ IIIb: Dezentrierte Hüfte = schlechte knöcherne Formgebung mit flachem Erker und nach kranial verdrängtem knorpeligem Erker mit Strukturstörung; c) Typ IV: Hüftkopf luxiert, knorpeliger Erker nach kaudal verdrängt.

Therapeutische Konsequenzen nach Hüftsono bei der U2
- Typen Ia/b, IIa mit alpha-Winkel > 51°: keine weitere Therapie
- Alpha-Winkel 51–56° (Hüfttyp IIa): breit wickeln
- Alpha-Winkel < 51° (Hüfttypen IIc/g, D; IIIa/b, IV) und evtl. zusätzlich und / oder Abspreizhemmung:

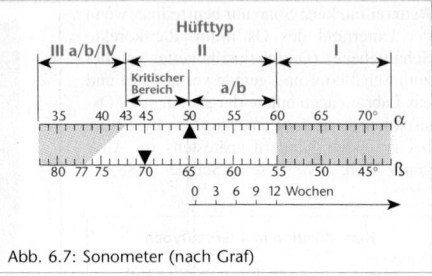

Abb. 6.7: Sonometer (nach Graf)

Spreizbehandlung. Therapeutische Konsequenzen nach Hüftsono bei der U3 Sonographie auf jeden Fall, auch wenn kein anamnestisches Risiko vorliegt.

Vorgehen bei der U3								
Instabilität	–	+/–	+/–	–	–	–	+	+
Abspreizhemmung	–	–	–	+	+	+	+	+
alpha-Winkel in Grad	> 56°	51–56°	< 51°	> 56°	51–56°	< 51°	51–56°	< 51°
Hüfttyp*	Ia/b; IIa	IIa	IIc/g;D; IIIa/b; IV	Ia/b; IIa	IIa	IIc/g;D; IIIa/b; IV	IIa	IIc/g;D; IIIa/b; IV
Konsequenzen	keine	breit wickeln; Sonokontrolle nach 4 Wo.	Spreizbehandlung**	Sonokontrolle nach 4 Wo.	breit wickeln Sonokontrolle nach 4 Wo.	Spreizbehandlung**	breit wickeln Sonokontrolle nach 4 Wo.	Spreizbehandlung**

* Die Abweichungen gegenüber den bei Graf (1993) genannten Winkelgrenzwerten ergeben sich aufgrund anderer statistischer Berechnungsmethoden.
** Unter „Spreizbehandlung" sind die dem Einzelfall angepaßten therapeutischen Maßnahmen zu verstehen.
Tabelle modifiziert nach: Leitlinie für das hüftsonographische Screening, Konsensusstatement. Deutsches Ärzteblatt 55 (1996): B49–52

6.7   Elektromyographie

Erfaßt Muskelaktionspotentiale (MAP) zur Beurteilung und Differenzierung des Ausmaßes akuter und chron. primär neurogener oder primär myogener Veränderungen. Zu diesem Zwecke werden für die einzelnen Wurzeln charakteristische Kennmuskeln untersucht, z.B. L5 = M. extensor hallucis longus, S1 = M. triceps surae.

Spezielle Indikationen in der Orthopädie
- Abschätzung des Ausmaßes und der Akutizität einer radikulären Symptomatik (z.B. durch NPP, frische oder ältere Läsion?), sinnvoll erst frühestens 2 Wo. nach auftreten der Symptome
- DD anderer neurologischer Erkrankungen (z.B. Engpaßsyndrome, Polyneuropathie, Muskelerkrankungen)
- Erfassung aggravierender Beschwerden
- Gutachterliche Fragestellung, postoperativ (z.B. nach Nervenläsion), Verlauf.
- Planung des Operationszeitpunktes
- Ergänzung zu einer präop. Planung (Läsionshöhe bei Wurzelirritationen?).

6.8   Knochendensitometrie

Ziel u.a. Objektivierung der Knochendichte; Erfassung des Frakturrisikos, Bestimmung der Verlustrate (,,*slow- und fast looser*") bei Osteoporose (☞ 16.1.1). **Verlaufskontrollen aussagekräftiger als Einzelmessung.** Zahlreiche Methoden mit unterschiedlichem Aufwand, Kosten und Aussagekraft.
- **Radiographische Morphometrie**, z.B. *Singh-Index* (Trabekelstruktur des Schenkelhalses) oder *Banett-Nordin-Index* **obsolet**
- **Zur Zt. überwiegend eingesetzte Verfahren:** DXA, pQCT, QCT.

Direkte Absorptiometrie
- **Photonen-Absorption:** Nichtinvasive quantitative Bestimmung des Knochenmineralgehaltes. Erfassung von Risikopatienten bei Osteoporose. Longitudinale relative Messungen zur Abschätzung des Krankheitsverlaufes.
  - *Dual-Photon-Absorptiometrie (DPA):* Messung an WS und prox. Femur. Relativ lange Untersuchungsdauer (ca. 60 Min.).
  - *Duale Röntgenabsorptiometrie mit Röntgenröhre als Strahlenquelle* (DRA, Synonym: DXA, DEXA, QDR), Weiterentwicklung von DPA, bessere Auflösung. Messung an LWS und Femur. Untersuchungsdauer LWS ca. 10 Min., Strahlenbelastung bei a.p.-Aufname ca. 0,02 mGy
  - *(Single Photon-Absorptiometrie [SPA]* am Radiusschaft: in den Hintergrund getreten [Meßfehler, Positionierungsschwierigkeiten])
- **Quantitative Computertomographie (QCT):** Mehrere Methoden z.B. mit Ganzkörper-Tomograph (an LWS: SEQCT oder DEQCT) oder hochauflösende Spezialscanner (an Radius, Tibia: pQCT). Hohe Präzision und Empfindlichkeit. *Nachteil:* hoher apparativer Aufwand, Kosten und hohe Strahlenbelastung.
  - *Ind.:* Osteoporosediagnostik (Früherkennung, Verlaufskontrolle), diffuser Skelettbefall bei Tumoren (z.B. Plasmozytom, ☞ 15.5.4)
  - QCT-Technik: 8–10 mm Schichten mit niedriger Dosis (80 kV, 100 mAs) in 4–6 Wirbelkörpern zwischen D11 und L5 in Wirbelkörpermitte parallel zu den angrenzenden Bandscheiben.

6.9   Diagnostische Arthroskopie

Kniegelenk ☞ 19.2.15

Schultergelenk

Schultersonographie vor Arthroskopie durchführen!
Ind.: unklare Schmerzzustände, V.a. Rotatorenmanschettenruptur, Impingementdiagnostik, Hämarthros nach Luxation. Synovialitis, V.a. freien Gelenkkörper, Instabilität, V.a. Chondromatose, *frozen shoulder.*
Technische Voraussetzungen: Allgemeinanästhesie, Seitenlagerung, Videokette, Armhalter vorteilhaft, Ringer-Lösung (am besten in 5 l-Kanistern).
Punktion von dorsal (ca. 2 cm mediokaudal der posterolat. Akromionecke; ☞ 2.3.2).
Zugänge: 4 Standardzugänge.
Diag., *Schultergelenk:* Inspektion und Palpation (Tasthaken) von intraartikulärem Verlauf der langen Bizepssehne, Glenoidalknopf, Limbus glenoidalis (subperiostale Taschen?), Ligg. glenohumeralia intermedium und inferius, Subskapularissehne, Humeruskopfknorpel (dynamische Untersuchung), Unterseite Rotatorenmanschette. *Bursa subacromialis:* Briden, Adhäsionen, Unterfläche des Akromions, Ansatz Lig. coracoacromiale, Oberfläche der Rotatorenmanschette.

Ellbogengelenk

Ventro-radialer Zugang (ca. 1 QF ventral und prox. des Epicondylus humeri radialis) bei gebeugtem Ellbogengelenk. Für dorsale Gelenkstrukturen: dorso-radialer Zugang zwischen Epicondylus humeri radialis und Olekranonspitze.
Ind.: OD, freie Gelenkkörper, osteochondrale Läsionen, Gelenkinfekt, Arthose, unklare Gelenkbeschwerden, Biopsie, Luxationen.

Oberes Sprunggelenk

Ind. zur diagnostischen Arthroskopie: unklare Beschwerden im Bereich OSG, die durch nichtinvasive Verfahren nicht zu klären sind. Freie Gelenkkörper. Klärung der Größe einer OD bzw. flake fracture. Unklare Synovitis. Hämarthros.
Ind. zur op. Arthroskopie: Entfernung freier Gelenkkörper, Therapie OD. Synovektomie bei c.P., Empyem, villonoduläre Synovitis. Resektion tibialer Randosteophyten. Arthrodese
Technik: Durchführung schwieriger als Kniegelenksarthroskopie. Standardarthroskop 30°, 4 mm. Lagerung bei hängendem Knie. Oberschenkelblutsperre. **Cave:** Nervenläsionen.
Ventrale Standardzugänge:
* *Anterolateraler Zugang.* Tasten des lat. vorderen Gelenkspaltes und Auffüllen mit ca. 5 ml Ringer-Lösung. Stichinzision, stumpfes Spalten der Subkutis mit Schere oder Gefäßklemme und Einbringen eines stumpfen Trokars
* *Anteromedialer Zugang* im Dreieck zwischen Tibialis anterior-Sehne und Innenknöchel nach Illumination der Haut (Diaphanie: Gefäße sichtbar). **Cave:** Verletzung des N. peronaeus superficialis). Festlegung des Zugangs mittels Kanüle, die unter arthroskopischer Sicht eingeführt wird. Entsprechende Stichinzision
* *Posterolat. Zugang* an der lat. Kante der Achillessehne (**Cave** N. suralis) bei operativen Eingriffen, Inspektion des dorsalen Kompartiments
* Evtl. *Distraktion* mit z.B. Monofixateur zur Erweiterung des Gelenkspaltes (*Guhl*). Alternative: Assistenz zur Extension bzw. Dorsal-Plantarflexion.

Handgelenk

Zunehmende Bedeutung zur Diagn. und auch Ther. *Beispiel:* unklare Schmerzen bei Bandverletzungen, Riß des Diskus triangularis, beginnende oder fortgeschrittene Arthrose → Naht des Diskus unter arthroskopischer Kontrolle, Spülung des Gelenks, Glättung der Osteophyten.

Detlef Leuftink

7

Die Versorgung Arbeitsunfallverletzter

Ein **Arbeitsunfall** liegt vor, wenn eine versicherte Person (z.B. alle Arbeitnehmer, bestimmte Gruppen von Selbständigen, Kindergartenkinder, Schüler und Studenten, Teilnehmer an Rehabilitationsmaßnahmen) **bei einer versicherten Tätigkeit** (z.B. betriebliche Tätigkeit, Besuch des Kindergartens, der Schule und Hochschule, Weg nach und von dem Ort der Tätigkeit) einen **Unfall** (zeitlich begrenztes, plötzlich von außen auf den Körper einwirkendes Ereignis, z.B. Sturz, Schlag) mit einem **Körperschaden** (z.B. Prellung, Quetschung, Zerrung von Gelenken oder Extremitäten) erleidet. Als „zeitlich begrenztes Ereignis" gilt auch eine erheblich über der Norm liegende Belastung für die Dauer max. einer Arbeitsschicht. **Nicht versichert sind** z.B. Beamte und ihnen gleichgestellte Personen im Rahmen ihrer dienstlichen Tätigkeit.
Beachte: *Kein Arbeitsunfall liegt vor, wenn eine der zuvor genannten Voraussetzungen fehlt!*

7.1   Heilverfahren der Unfallversicherungsträger

7.1.1   Allgemeines

Gesetzlich vorgegebenen **Leistungskriterien:**
- Leistungsfeststellung „von Amts wegen"
- Heilbehandlung mit allen geeigneten Mitteln
- Rehabilitation vor Rente
- Verantwortlichkeit der Unfallversicherungsträger für die Durchführung der Heilbehandlung bedingen im Rahmen der sog. *„Rehabilitationskette"* die Sicherstellung „schneller" und „sachgemäßer" Heilbehandlung.

Zuweisungspflichten für Unternehmer, Ärzte und Krankenkassen sowie Bestellungs- und Zulassungsvoraussetzungen für bestimmte Ärzte und Kliniken in den von den Unfallversicherungsträgern eingerichteten Heilverfahren (z.B. Durchgangsarztverfahren, H-Arzt-Verfahren, Verletzungsartenverfahren) dienen diesen Zielen. Der Hausarzt/Kassenarzt erfüllt in diesem Rahmen wichtige Aufgaben (☞ 7.1.2).
Beachte: Die Rechtsbeziehungen Arzt-Unfallversicherungsträger werden umfassend durch das sog. *Ärzteabkommen* festgelegt.

7.1.2   Aufgaben des Hausarztes/Kassenarztes

- Wird ein **Hausarzt/Kassenarzt** wegen eines **Arbeitsunfalles** primär in Anspruch genommen, leistet er die erste ärztliche Versorgung, die den Rahmen des **sofort Notwendigen** nicht überschreiten soll. Die erste ärztliche Versorgung soll den Verletzten dazu befähigen, den Durchgangsarzt (D-Arzt) aufzusuchen
- **Überweisungspflicht an den Durchgangsarzt** (mit Vordruck ÜV) besteht bei Arbeitsunfähigkeit oder voraussichtlicher Behandlungsbedürftigkeit von mehr als einer Woche bei weiter bestehender Arbeitsfähigkeit sowie bei Wiedererkrankung an Unfallfolgen

- Außer dieser Bedeutung als „Anlaufstelle" ist der Hausarzt in ca. 80 % aller Fälle auch der Arzt, der nach vorangegangener fachärztlicher Erstversorgung durch den Durchgangsarzt die weitere Behandlung als **„Allgemeine Heilbehandlung"** durchführt
- Der Hausarzt/Kassenarzt hat am Tage der ersten Inanspruchnahme durch den Unfallverletzten, spätestens am Tage darauf, den **Arztvordruck 13** zu erstatten, es sei denn, es erfolgte z.B. eine Vorstellung beim Durchgangsarzt. **Beachte:** *Dies gilt auch für den Fall, daß der Hausarzt/Kassenarzt aus anderen Gründen von der Vorstellungsmöglichkeit Gebrauch gemacht hat (z.B. bei unklarer Diagnose).*

7.1.3 Durchgangsarztverfahren

Durchgangsärzte (D-Ärzte) sind von den Landesverbänden der gewerblichen Berufsgenossenschaften bestellte Fachärzte (Chirurgen oder Orthopäden). Diese müssen über besondere Kenntnisse und Erfahrungen im traumatologischen Bereich verfügen. Z.B. muß nach der Facharztanerkennung mind. 2 J eine unfallärztliche Tätigkeit in einer Unfallklinik oder in einer Unfallabteilung eines zum Verletzungsartenverfahren zugelassenen Krankenhauses ausgeübt worden sein.

Dem D-Arzt *müssen* vorgestellt werden:
- Alle arbeitsunfähigen Arbeitsunfallverletzte
- Verletzte, wenn die Behandlung bei weiterbestehender Arbeitsfähigkeit voraussichtlich länger als eine Woche dauert
- Alle Fälle der unfallbedingten Wiedererkrankung.

Aufgaben des D-Arztes
- Untersuchung und fachärztliche Erstversorgung
- Entscheidung, ob wegen Art oder Schwere der Verletzung eine **besondere unfallmedizinische Versorgung notwendig ist** (ambulante oder stationäre Besondere Heilbehandlung) oder ob Maßnahmen der Allgemeinen Heilbehandlung ausreichen
- Durchführung etwaiger Besonderer Heilbehandlung (Allgemeine Heilbehandlung findet grundsätzlich beim Hausarzt/Kassenarzt statt! Ausnahme sog. „suasponte Fälle", d.h. der Pat. wünscht die Behandlung beim D-Arzt)
- Ggf. Hinzuziehung anderer Ärzte zur Klärung der Diagnose/zur Mitbehandlung
- Überwachung des Heilverfahrens, ggf. durch gesonderte Einbestellung des Verletzten.

- **Dokumentation, Berichterstattung und Information:** Unverzügliche Erstattung des **Durchgangsarztberichtes** (Vordruck D 13) und etwaiger Ergänzungsberichte (Knie, Kopf, elektr. Strom, schwere Verbrennung, Hand) wenn der Pat. vom Hausarzt/Kassenarzt mit Überweisungsvordruck „ÜV" vorgestellt wird, der Versicherte einen Arbeitsunfall als Ursache der geklagten Beschwerden angibt oder der D-Arzt aufgrund eigener Erkenntnis zu der Auffassung gelangt, daß ein Arbeitsunfall vorliegen könnte.
- Keine Weiterleitung der Berichte an Betriebsarzt, außer mit ausdrücklicher Zustimmung des Verletzten

- Kein Ausfüllen des Durchgangsarztberichtes bei:
  - Nicht versicherten Unternehmern
  - Berufskrankheiten
  - Isolierten Augen- und HNO-Verletzungen

- **Ausstellen der Arbeitsunfähigkeitsbescheinigung** in Fällen „eigener Behandlung"
- Benachrichtigung des Unfallversicherungsträgers, wenn Maßnahmen der **Arbeits- und Berufsförderung** einzuleiten sind
- Verordnung einer **Krankenbeförderung**, von **Heilmitteln** und **Prothesen, Hilfs- mitteln** und **Hilfen**.

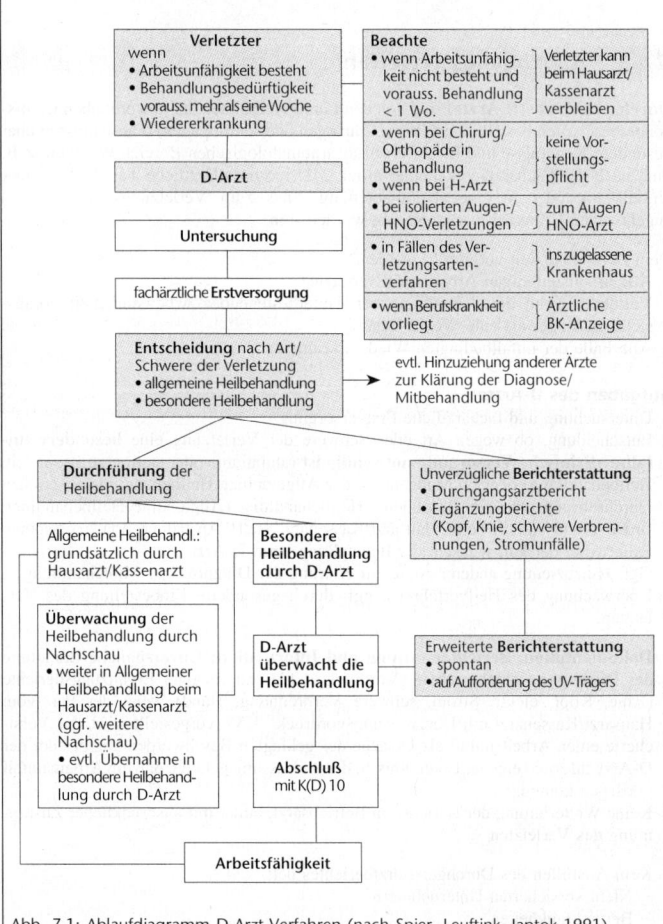

Abb. 7.1: Ablaufdiagramm D-Arzt-Verfahren (nach Spier, Leuftink, Japtok 1991)

7.1.4   H-Arzt-Verfahren

H-Ärzte sind Ärzte, die aufgrund des Nachweises ihrer ärztlichen Befähigung (u.a mindestens 2jährige unfallärztliche Tätigkeit an einem zugelassenen Krankenhaus nach der Approbation) an der Durchführung der *„Besonderen Heilbehandlung"* beteiligt werden können. Sie müssen im Gegensatz zum D-Arzt nicht Fachärzte für Chirurgie oder Orthopädie sein. H-Ärzte sind von der Verpflichtung, Unfallverletzte dem Durchgangsarzt vorzustellen befreit.

Ausnahme: Fälle des Verletzungsartenverfahrens vgl. ☞ 7.1.5.

Vorstellungspflichten, dem D-Arzt-Verfahren vergleichbar, gibt es nicht. Grundsätzlich greift das H-Arzt-Verfahren nur in den Fällen, in denen der Verletzte den Arzt aufsucht, weil dieser auch sein Hausarzt ist.

Aufgaben des H-Arztes
- Untersuchung und Erstversorgung
- **„Besondere Heilbehandlung"** kann laut Ärzteabkommen (Leitnummer 58) durch den H-Arzt (ambulant oder auch ggf. stationär) – Fälle des Verletzungsartenverfahrens ausgenommen – bei Vorliegen einer der folgenden Verletzungen durchgeführt werden (**Beachte:** Alle übrigen Fälle sind „allgemeine Heilbehandlung"):
  - Offene, bis in die Muskulatur hineinreichende Weichteilverletzungen
  - Lokalisierte eitrige Entzündungen
  - Ausgedehnte Verbrennungen 2. Grades oder Verbrennungen 3. Grades sowie schwere Verätzungen, bei denen schlechte Narbenbildung oder Kontrakturen zu erwarten sind
  - Offene Sehnenverletzungen oder Sehnennähte (mit Ausnahme an Hand, Fingern und Fuß) sowie offene Gelenk- und gelenknahe Verletzungen
  - Muskelrisse, die eine operative Behandlung erfordern
  - Offene Nervenverletzungen
  - Schwere Prellungen, Quetschungen, Stauchungen und Verzerrungen von Gelenken mit intraartikulärer oder starker periartikulärer Blutung, bes. bei Vorschäden der Gelenke
  - Knochenbrüche mit Gefahr nachfolgender Funktionsstörungen, die eine intensive Nachbehandlung erfordern
  - Luxationen, die eine intensive Nachbehandlung erfordern.

- Ggf. Hinzuziehung anderer Ärzte zur Klärung der Diagnose/zur Mitbehandlung
- Überwachung des Heilverfahrens, ggf. durch gesonderte Einbestellung des Verletzten.

- **Dokumentation, Berichterstattung und Information:** Unverzügliche Erstattung des H-Arzt-Berichtes (H 13 Vordruck) und etwaiger Ergänzungsberichte (Knie, Kopf, elektr. Strom, schwere Verbrennung, Hand) wenn der Versicherte einen Arbeitsunfall als Ursache der geklagten Beschwerden angibt, oder der H-Arzt aufgrund eigener Erkenntnis zu der Auffassung gelangt, daß ein Arbeitsunfall vorliegen könnte
- Keine Weiterleitung der Berichte an Betriebsarzt, außer mit ausdrücklicher Zustimmung des Verletzten
- Kein Ausfüllen des Durchgangsarztberichtes bei:
  - Nicht versicherten Unternehmern
  - Berufskrankheiten
  - Isolierten Augen- und HNO-Verletzungen

- Ausstellen der Arbeitsunfähigkeitsbescheinigung
- Benachrichtigung des Unfallversicherungsträgers, wenn Maßnahmen der Arbeits- und Berufsförderung einzuleiten sind
- Verordnung einer Krankenbeförderung, von Heilmitteln und Körperersatzstücken, Hilfsmitteln und Hilfen.

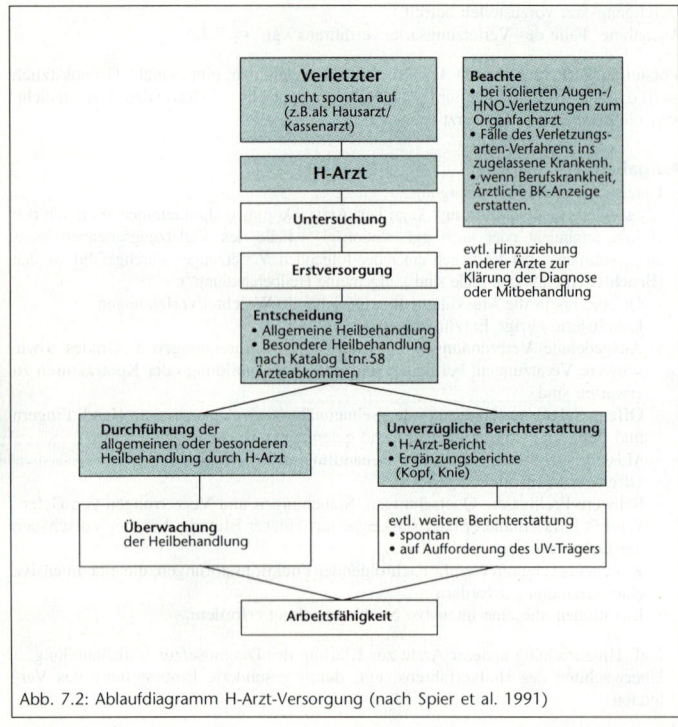

Abb. 7.2: Ablaufdiagramm H-Arzt-Versorgung (nach Spier et al. 1991)

7.1.5   Verletzungsartenverfahren

Durch dieses Verfahren soll erreicht werden, daß Unfallverletzte mit bestimmten schweren Verletzungen (vgl. nachstehendes Verzeichnis der sog. *§6-Verletzungen*) in dafür ausgewählte und von den Landesverbänden der gewerblichen BG zugelassene Krankenhäuser eingewiesen werden. **Beachte:** Alle Ärzte sind zur Weiterleitung solcher Verletzter in das nächste zugelassene Krankenhaus verpflichtet (Leitnummer 45 Ärzteabkommen).

Im Verletzungsartenverfaren ist die Durchführung Allgemeiner Heilbehandlung nicht möglich! Die Dokumentations-, Berichts- und Informationspflichten entsprechen denen des Durchgangsarztverfahrens (☞ 7.1.3).

Vom Verletzungsartenverfahren erfaßte Verletzungen (§6 Fälle)

- Ausgedehnte oder tiefgehende Verbrennungen oder Verätzungen
- Ausgedehnte oder tiefgehende Weichteilverletzungen
- Quetschungen mit drohenden Ernährungsstörungen, ausgenommen an Fingern und Zehen
- Verletzungen mit Eröffung großer Gelenke
- Eitrige Entzündungen der großen Gelenke
- Verletzungen der großen Nervenstämme an Arm oder Bein und Verletzungen der Nervengeflechte
- Quetschungen oder Prellungen des Gehirns
- Quetschungen oder Prellungen der WS mit neurol. Ausfallerscheinungen.
- Brustkorbverletzungen, wenn mit Eröffnung des Brustfells, mit erheblichem Erguß in den Brustfellraum, mit stärkerem Blutverlust oder mit Beteiligung innerer Organe verbunden
- Stumpfe oder durchbohrende Bauchverletzungen
- Verletzungen der Nieren- oder Harnwege
- Verrenkungen der Wirbel, des Schlüsselbeins, im Handwurzelbereich, des Hüftgelenkes, des Kniegelenkes oder im Fußwurzelbereich
- Verletzungen der Beugesehnen der Finger, der körperfernen Sehne des Armbizeps und der Achillessehnen
- Folgende Knochenbrüche:
  - Offene Brüche des Hirnschädels
  - Geschlossene Brüche des Hirnschädels mit Gehirnbeteiligung, ausgenommen mit leichter Gehirnerschütterung
  - Brüche im Augenhöhlenbereich
  - Wirbelbrüche, ausgenommen Dorn- und Querfortsatzbrüche
  - Schulterblatthalsbrüche mit Verschiebung
  - Offene Brüche des Ober- und Unterarms
  - Geschlossene Brüche des Ober- und Unterarms mit starker Verschiebung oder mit Splitterung, ausgenommen Speichenbrüche an typischer Stelle
  - Brüche mehrerer Röhrenknochen oder mehrfache Brüche eines Röhrenknochens
  - Beckenbrüche, ausgenommen Beckenschaufelbrüche und unverschobene Scham- und Sitzbeinbrüche
  - Brüche des Oberschenkels einschließlich des Schenkelhalses
  - Klaffende Brüche oder Trümmerbrüche der Kniescheibe
  - Offene Brüche des Unterschenkels
  - Geschlossene Brüche des Unterschenkels mit starker Verschiebung oder Splitterung
  - Brüche eines Knöchels mit Verschiebung oder Splitterung
  - Brüche des Fersenbeins mit stärkerer Höhenverminderung oder Verschiebung, Brüche des Sprungbeins, verschobene Brüche des Kahn- oder Würfelbeins oder eines Keilbeins
  - Stark verschobene oder abgeknickte Brüche eines Mittelfußknochens.

Matthias Franz
Karl-Ludwig Krämer

8

Psychosomatik

8.1   Einführung, Diagnostik

Zunächst exakte orthop. Klärung und differentialdiagnostischer Ausschluß somatischer Erkrankungen (☞ 1.2.3). Nicht zu frühe psychosomatische Einordnung (Gefahr des Übersehens ernsthafter somatischer Erkrankungen, z.B. Tumoren), aber **Früherkennung!** Dies ist oft schwierig, insbes. bei Kreuz- oder Rückenschmerzen.

8.1.1   Bedeutung der Psychosomatik in der Orthopädie

Cave: keine zu frühe „Etikettierung" als psychogene Erkrankung. Aber: frühzeitiges Erkennen einer psychosomatischen Erkrankung und damit u.U. Verhindern von Chronifizierung, unbefriedigenden Behandlungsverläufen, ergebnisloser Abklärung, häufigen Arztwechseln und schlechter Arzt-Patient-Beziehung.

Wichtige Begriffe

- **Konversion:** *Unbewußte* Abwehr und Umwandlung von konflikthaften Triebwünschen und Gefühlen (Sexualität, Wut, Angst, Aggression) in körperliche Symptome. Konversionsneurosen können beinahe jedes Krankheitsbild imitieren „vom Hirntumor bis Ileus" (z.B. Gangstörungen, motorische Ausfälle, Anfallszustände, Gelenkrheumatismus).
  Symptomgenese: **1)** infantiles Entwicklungstrauma, Störung der psychosexuellen Entwicklung. **2)** Reaktualisierung des abgewehrten, verdrängten Konfliktes im Erwachsenenalter in subjektiv bedeutsamen konfliktassoziierten Schlüsselsituationen (*Knoke 1989*). Häufige Konfliktbereiche:
  - Trennung, Verlust
  - Leistung unter dem Aspekt des Konflikts Versorgen oder Versorgtwerden
  - Autoritäts-, Rivalitätskonflikte
  - Verdichtung von zwischenmenschlichen Beziehungen
- **Larvierte Depression:** körperliche Symptome, insbes. Schmerz, stehen im Vordergrund einer endogenen Depression. Zusätzlich erkennbar: traurige Verstimmung, Ängste, Antriebsstörung
- **Simulation:** absichtliche Vortäuschung nicht vorhandener Symptome z.B. um unberechtigte Rente zu erhalten (☞ 1.4.1)
- **Psychodynamik:** Beziehung und Zusammenwirken von Abwehrprozessen, unbewußten Konflikten- und Interaktionstendenzen, zur Erklärung bestimmter psychischer Erlebnisverarbeitungen und Symptome
- **Primärer Krankheitsgewinn:** Verdrängung von Konflikten ins Unbewußte und Teilbefriedigung abgewehrter Wünsche durch ein Symptom
- **Sekundärer Krankheitsgewinn:** Nutzen, der aus dem „Kranksein" gezogen wird (z.B. Pat. wird von allen gepflegt und geschont), soziale Funktionalisierung des Symptoms.
- Die **Beurteilung** des Ausmaßes der psychischen Komponente und Dimension eines Krankheitsbildes ist oft schwierig (auch aufgrund eines evtl. zu sehr betonten somatischen Kausalitätsbedürfnisses)
- Psychische Störungen können **Beschwerden** (Schmerzen) häufig im Bereich des Stütz- und Bewegungsapparates (Muskulatur → erhöhter Tonus, Verspannung, Myogelosen) – insbesondere der Wirbelsäule – hervorrufen (*und umgekehrt*)
- Bei nicht eindeutigen Indikationsstellungen zu **Operationen** auch an evtl. psychische Überlagerung bzw. ein psychosomatisches Krankheitsbild denken!

- **Cave:** Indikationsstellung zu Operationen bei Konversionsneurosen, larvierten und reaktiven Depressionen.

**Orthopädische Diagnosen
mit möglicher psychosomatischer Komponente**

- Lumbago bzw. Lumbalgie, Zervikalsyndrome, Brachialgien, Kokzygodynie (☞ Kap. 18)
- Coxa saltans (☞ 191.5.)
- Morbus Sudeck (☞ 12.4.10)
- Willkürliche Schulterluxation (☞ 17.1.17)
- Tendopathien bei psychischen Störungen
- Reaktive Myosen und Myalgien (☞ 14.8.12)

8.1.2   Psychodiagnostisches Erstgespräch

- **Ziel:** Aufbau eines **Arbeitsbündnisses** im ärztlichen Erstgespräch. Förderlich sind *Zeit* (**Cave:** Ungeduld, fehlende Bereitschaft zur Zuwendung, Zeitdruck), eine *störungsfreie Gesprächssituation* und eine zunächst zuhörende, *abwartend-ruhige Haltung* des Arztes.
- Der Arzt sollte sich zunächst mit dem gezielten Erfragen von pathognomonischen Symptomen zurückhalten und anfangs Fragen allgemeiner Art stellen. Ein Krankheitsbild sollte nicht mit demonstrativer Kompetenz in den Pat. hineindiagnostiziert werden, da bloße technische Professionalität vom Kranken auf der **Beziehungsebene** leicht als Ausdruck von Gleichgültigkeit erlebt wird und bei ihm Ohnmachtsgefühle hervorrufen kann, unter welchen der psychosomatisch erkrankte Pat. sowieso schon leidet.

Möglichst im Rahmen des Erstgesprächs klären
- Art und Ausmaß der **Beschwerden**, deren **Entwicklung** sowie auslösende Faktoren (situations- bzw. belastungsabhängig?)
- Genauer Zeitpunkt der **erstmaligen Symptommanifestation** und damalige **Rahmensituation** (konflikthafte Entwicklungen oder Kränkungen in Partnerschaft, Sexualität, Familie, Beruf?)
- **Aktuelle Lebenssituation, biographische Entwicklung**
- **Interaktionsverhalten** des Pat. in der Patient-Arzt-Beziehung (welche Wünsche und Bedürfnisse könnte der Pat. sich nicht eingestehen dürfen? Kommen diese in der Symptomatik oder Interaktion zum Ausdruck?).

Hinweise auf psychogen-funktionelle Konversionssymptomatik
- Wechselnde Untersuchungsbefunde; psychovegetative Begleitsymptome (Schlafstörungen, Hyperhydrose [Hände, Füße], Dermographismus); Diskrepanz zw. objektiven Befunden und subjektiven Angaben. Szenische Ausgestaltung, Suggestibilität
- Lange Krankengeschichte mit mehrmonatiger Arbeitsunfähigkeit *und* Therapieresistenz
- Psychische Beschwerden: Ängste, Zwänge, Depressivität, innere Unruhe
- Beschwerden in zeitlicher Beziehung zu Hintergrundkonflikten (z.B. Partnerschaft, Sexualität, Beruf, Versorgung)
- Belastende Familienanamnese, aktuelle Lebenssituation
- Therapieunabhängige schmerzfreie Intervalle
- Weitere funktionelle Störungen (Magen-Darm, Herzbeschwerden)
- Hohe Zahl früherer (erfolgloser) Untersuchungen, keine eindeutig pathologisch strukturelle Veränderungen.

Tips

- **Medizinisches Fachvokabular** vermeiden: Wirkt eher distanzierend und dominierend, engt den Pat. in seinen Mitteilungsmöglichkeiten ein
- Die **Eigenverantwortlichkeit des Pat.** sollte gestärkt werden. Vorschnelle fachmännische (Selbst-)Beruhigungen untergraben sie eher. Wichtig: Frage nach dem subjektiven Krankheitsverständis des Patienten
- **Wertende Äußerungen** oder autoritative Beurteilungen vermeiden, um neurotischen Abhängigkeitswünschen des Pat. nicht zu entsprechen
- taktvolles aber konkretes **Ansprechen der Sexualität**
- Die **eigenen Gefühle** sollten aufmerksam registriert werden und in Bezug auf den Pat. reflektiert werden. Dabei sollte der Arzt den Pat. nicht unbeteiligt nur reden lassen, sondern mit einfühlendem Verständnis und Aufmerksamkeit begleiten und die eigene Emotionalität in den Dienst der rationalen Konfliktbewältigung stellen. Ein solches Vorgehen kann dazu beitragen, sich nicht durch Präsentiersymptome zu einem rein somatischen Beschwerdenmanagement verleiten zu lassen
- **Keine zu frühe Aufklärung** bzw. apodiktische Konfrontation bezüglich Psychogenese (→ Befundverschlechterung).

8.1.3   Psychoanalytisches Interview

Aufgabe des Psychosomatikers/Psychotherapeuten

- Vertiefte Anamnese hinsichtlich der Bewältigung wichtiger **Entwicklungsschritte**: Beziehung zu Eltern, Geschwistern und wichtigen Beziehungspersonen; Sexualität und Partnerschaft; schulisch-beruflicher Werdegang; Gestaltung des sozialen Umfeldes; Arbeitsplatz
- Beurteilung des unbewußten Materials hinsichtlich **abgewehrter Triebimpulse** (Träume, neurotische Wiederholungen im Lebensarrangement, die „unvernünftig" wirken, Kindheitserinnerungen, Fehlleistungen)
- Erfassung der **unbewußten Wünsche** des Pat. im aktuellen Interaktions-/Übertragungsgeschehen (unbewußter Sinn der Beziehungsgestaltung im Hier und Jetzt?); Beachtung der hierdurch im Untersucher induzierten Gegenübertragungsgefühle als diagnostisches Hilfsmittel zur Erschließung des unbewußten Konflikts des Pat.
- Hypothesen zur **infantilen Genese des Primärkonfliktes** (Triebkonflikt, Beziehungskonflikt, Selbstwertkonflikt?) zur Dynamik und unbewußten Bedeutung des neurotischen Bedingungsgefüges von Konflikt und Symptom
- **Indikationsstellung zur Psychotherapie** unter Berücksichtigung wichtiger Prognosefaktoren (Leidensdruck, Suizidalität, Motivation zur Psychotherapie, psychogenes Symptomverständnis des Pat., Introspektionsfähigkeit, Krankheitsdauer, sekundärer Krankheitsgewinn, Rentenbegehren).

8

8.1.4 Klinische Hinweise auf das Vorliegen einer psychosomatischen Störung

■ Psychosomatische Schmerzanalyse

- **Schmerzschilderung:** vage, wechselnde und inadäquate Schmerzangaben und -schilderungen, demonstrative szenische Ausgestaltung der Schilderung der Beschwerden, dramatisch-sensationelle Symptombeschreibung, inadäquate Mimik
- **Schmerzlokalisation:** inkonstant; Panalgesie (*DD:* z.B. Osteomalazie! ☞ 16.1.2)
- **Verschwinden der Schmerzen:** bei Ablenkung, in Freizeit und Ferien, bei Ansprechen der Konflikte
- **Nichtansprechen der Schmerzen:** trotz intensiver medikamentös-physikalischer Maßnahmen
- **Ansprechen des Schmerzes auf:** therapeutischen Dialog, Psychopharmaka, Psychotherapie, autogenes Training
- **Reaktion auf invasive Maßnahmen:** meist Verschlimmerung.

■ Differenzierte neurologische Untersuchung bei motorischen „Ausfällen" (vgl. ☞ 9.1)

- Keine Spastik oder Pyramidenbahnzeichen, meist normale Muskeleigenreflexe
- Neurol. inkonsistente Syndrome, anatomisch und physiol. nicht ableitbare Lähmungsmuster
- Synergistische Mitinnervation von angeblich gelähmten Muskeln
- Simultane Kontraktion von Agonisten und Antagonisten
- Bei Korrekturversuchen und Kraftprüfung der betroffenen Extremität übertrieben angestrengte *demonstrative Kraftanstrengung* in nicht betroffenen Muskelgruppen, ausdrucksvolle Begleitmimik und -gestik
- Keine Atrophien
- Widerstand gegen passive Bewegungsprüfung
- Aufhebung der Lähmung im Schlaf, bei Routinetätigkeiten oder in als gefährlich empfundenen Situationen.

■ Tests bei scheinbarer neurologischer Symptomatik

Beinlähmung
- **Hoover-Test:** beim Anheben des **nicht** betroffenen Beines von der Untersuchungsliege plötzliche Abstützreaktion des „gelähmten" Beines auf der Unterlage (Hand des Untersuchers unter der Ferse des betroffenen Beines)
- **Synchrone Adduktorenkontraktion** bds. bei Abspreizung des nicht betroffenen Beines durch den Untersucher gegen die Kraft des liegenden Pat.
- **Bei Paraplegie intakte Sphinkteren** und Blasen-Mastdarmfunktion
- **Bizarre Gangstörungen**
- **Groteske Abstützmanöver:** falls ein gestützter Pat. zu fallen droht, fällt er fast immer auf die Seite, auf welcher sich die Hilfsperson befindet.

Armlähmung

- **Armfalltest:** der vom Untersucher hochgehaltene „gelähmte" Arm des liegenden Pat. bleibt nach plötzlichem Loslassen kurz in der Luft „hängen", bevor er seitlich (nie ins Gesicht) nach vorn (selten nach hinten) fällt
- **Intakte synergistische Funktionen:** z.B. Dorsalextension des Handrückens bei Faustschluß trotz angegebener Extensorenlähmung (*DD:* zentrale, distale Armlähmung, Muskeleigenreflexe).

Sensibilität (☞ 9.1.4)

- **Wechselnde Befunde** in Ausdehnung, Intensität und betroffenen Anteilen der Extremität
- Kein spinales, radikuläres oder peripheres **Verteilungsmuster**
- Verlust **aller sensiblen Qualitäten** – im Gegensatz zur Polyneuropathie – an markanten Grenzen orientiert (z.B. an Hautfalten statt anatomisches Verteilungsmuster)
- Unauffällige **Koordinationsleistungen** (Finger-Nasen-Versuch, Knie-Hacken-Versuch).

Ischiasdehnungsschmerz

- Prüfung des Lasègue-Zeichens in Rückenlage. **Lasègue positiv,** wenn Pat. beim Anheben des gestreckten Beines starke Schmerzen äußert. Überprüfung im **Langsitz:** kann Pat. bei gestreckten Knien seine Fußrücken berühren: Hinweis auf Simulation oder funktionelle Symptomatik.

8 8.2 Therapie

> **Wesentlich für die Behandlung psychosomatischer Krankheitsbilder:** integriertes, multidimensional abgestimmtes Ther.-Konzept aus pharmako-, physio-, sozialund psychotherapeutischen sowie ggf. invasiven Behandlungsangeboten.

- Pat. muß erfahren, daß er mit seinen Beschwerden ernst genommen wird (**Arbeitsbündnis**)
- **Symptomatische Ther.:** z.B. Antirheumatika, Analgetika, Muskelrelaxantien (☞ 14.5), Psychopharmaka, Physiotherapie
- Evtl. interdisziplinäre Schmerzsprechstunde
- **Psychotherapieverfahren:** abhängig von Diagn., Schwere der Erkrankung und Prognose: *übende* (autogenes Training, Biofeedback), *stützende* (symptomzentrierte Stärkung der Selbsthilfemöglichkeiten des Pat., Gesprächstherapie), *verhaltenspsychologische* (Verhaltenstherapie), *körperzentriert-nonverbale* (konzentrative Bewegungstherapie), *systemisch-interaktionelle* (Paar-/Familientherapie), *aufdeckende Verfahren* (psychoanalytische Einzelbzw. Gruppentherapie). Die *Differentialindikation* sollte von einem entsprechend ausgebildeten psychiatrisch und tiefenpsychologisch erfahrenen Psychosomatiker gestellt werden
- **Operative Verfahren sind meist kontraindiziert.**

8.3   Chronische vertebrale Schmerzsyndrome

Mögliche Ursachen für chronische Schmerzen

- Larvierte Depression
- Unbewältigter Verlust z.b. von wichtigen Bezugspersonen
- Selbstbestrafungswünsche aufgrund erstrebter Entlastungen von unbewußten Schuldgefühlen
- Konflikt mit bedeutsamen Personen der Kindheit oder deren aktuellen Stellvertretern. Aggressive oder expansive Impulse werden häufig abgespalten, d.h. nicht bewußt erlebt und im Symptom des chron. Schmerzes kommuniziert. Der betreuende Arzt erlebt diese Impulse dann häufig als bedrängende Anmahnung nur bald und möglichst effektiv tätig zu werden.

Schmerzausprägung: immer auch abhängig von der Bereitschaft, Schmerzen wahr-zunehmen, insofern also ein multifaktorielles somato-psychisches Geschehen. Die zentralnervöse, subjektive Perzeption begleitet und modifiziert die periphere Erregung nozizeptiver Strukturen. Diese psychische Modulation der Schmerzwahrnehmung bzw. -verarbeitung ist abhängig von Stress und Angstbereitschaft und deshalb auch suggestiver und psychotherapeutischer Einflußnahme zugänglich. Das Phänomen des Phantomschmerzes, die Schmerzdämpfung nach Placebogabe und die häufig offen-sichtliche Diskrepanz zwischen subjektiver Klagsamkeit und objektivem Befund, in der einen wie in der anderen Richtung, sind bekannte klinische Alltagserfahrungen.

Psychosomatische Aspekte vertebraler (pseudoradikulärer und radikulärer) Schmerzsyndrome (in Anlehnung an Weintraub, 1972 und Labhardt, 1981)

• **Cephalgie**	Zwanghafte Intellektualisierung, Affektverdrängung
• **Zervikalgie**	„halsstarrige" Behauptung, „hartnäckige" Auflehnung
• **Brachialgie**	Gehemmte Aggressivität, Wut oder Zorn
• **Dorsalgie**	Trauer, Verzeiflung, Hilflosigkeit und kompensatorisches „Haltung bewahren"
• **Lumbalgie**	Überlastung, Depressionsabwehr, „sich zusammenreißen", sexueller/aggressiver Beziehungskonflikt

Ein großer Teil dieser dorsalen Schmerzsyndrome läßt sich keiner sicheren somati-schen Ätiologie zuordnen.

8.3.1   Lumbalgie

Ätiologie (Vgl. auch 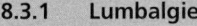 18.1.5 und 18.1.7)

- Degenerative Veränderungen (Spondylose, Spondylarthrose, Chondrose) sind nicht in allen Fällen allein ursächlich für die genannten Wirbelsäulensyndrome. **„Nicht an jeder spondylotischen Randzacke kann man eine Diagnose aufhängen."** Ein solcher biomechanistischer Reduktionismus widerspräche im übrigen auch der jedem Kliniker bekannten häufigen Konstellation eines schweren zervikalen oder lumbalen Schmerzsyndroms bei fehlenden röntgenologischen Veränderungen im Bereich des entsprechenden Vertebralsegmentes bzw. einer völligen Beschwerdefreiheit bei massiven röntgenologischen Befunden

- Degenerative Umbauprozesse im Bereich der WS: entweder somatischer **Ausgangs-punkt für eine psychische Überlagerung** *oder* auch **Folge einer chronifizierten Fehlhaltung** aufgrund einer **psychogenen unphysiologischen Daueranspannung** im Bereich der Nacken bzw. Rückenmuskulatur.

☞ Lumbale Bandscheibensyndrome: in Grenzfällen und im Zweifelsfall **keine** Operation (☞ 18.1.7)

■ Psychodynamik

Der einer Lumbalgie oder einer chronifizierten Lumbo-Ischialgie zugrundeliegende Konflikt entstammt häufig den folgenden Bereichen:

Lumbago als Konversionssymptom
Kann hinweisen auf einen **sexuellen Trieb-Abwehr-Konflikt**, der dem Pat. ermöglicht, einem angstbesetzten sexuellen Impuls (z.B. im Rahmen eines Partnerkonfliktes) auszuweichen (*primärer Krankheitsgewinn*) und im weiteren regressiv-kompensatorische (aber auch latent aggressive) Wünsche z.b. nach Versorgung zu befriedigen (*sekundärer Krankheitsgewinn*).

Emotionaler Ambivalenzkonflikt
Häufiger Hintergrund chron. Lumbalgiebeschwerden. Nicht zugelassene Gefühle von Wut und Ärger werden rigide kontrolliert, z.B. auch in Charaktersymptome wie Perfektionismus und Ehrgeiz oder in eine chron. hypertone Muskelspannung, insbes. der langen Rückenstrecker umgesetzt. Symbolische Darstellung verdrängter, dem Bewußtsein unerträglicher Konflikte aufgrund ängstigender aggressiver Impulse, die auf eine Beziehungsperson gerichtet sind, von der sich der Pat. jedoch gleichzeitig abhängig fühlt (,,*sich* – und hin jemanden anders – zusammenreißen"). Ein gehemmter – weil als bedrohlich aggressiv phantasierter – Impuls wird als psychogener Auslöser insbes. auch für Spannungskopfschmerzen bei Zervikalsyndromen sowie bei pseudoradikulären Zerviko-Brachialgien vermutet.

Depressionsabwehr
In einer Vielzahl der Fälle sind Lumbalgien und Dorsalgien die organisch-symptomatische Endstrecke nicht bewußter regressiver Wünsche nach primärer Versorgung auf dem Hintergrund einer Depressionsabwehr.

Pat. zeigen oft eine Neigung zu pseudoaltruistischer Selbstaufopferung, übergroßer Leistungshaltung und Durchhaltementalität. Ihnen fehlt gleichzeitig ein Gespür für die wirklichen Bedürfnisse ihres Körpers nach Regeneration und Entspannung. Diese Pat. können sich nur schwer vertrauensvoll fallen lassen oder vorübergehend ein Stück ihrer Autonomie aufgeben, da sie unter diesen Umständen sehr schnell in depressionsnahe Gefühle und Hilflosigkeitsängste geraten würden (,,man muß doch durchhalten, man darf sich nicht hängenlassen").

Ein wesentlicher Konflikt ist die Alternative **Aktivismus versus abgewehrte Abhängigkeitswünsche.** Es besteht einerseits unbewußt der große Wunsch *nach*, andererseits aber auch große Angst *vor* passiver Abhängigkeit, die dann eher als hilfloses Ausgeliefertsein erlebt wird. Diese dann ,,organisch legitimierte" Abhängigkeit wird aber letztlich doch durch das Symptom erreicht und es kann zu einem großen Krankheitsgewinn mit Chronifizierung bis hin zur Berentung kommen.

Die **Verleugnung** von regressiven Wünschen dient auch in einem solchen Stadium noch der Depressionsabwehr, ebenso wie auch die Vorstellung jederzeit „Herr der Lage" sein zu müssen oder „Haltung bewahren" zu wollen.

Larvierte endogene Depression
Das chron. Schmerzsyndrom ist hier als Depressionsäquivalent den weiteren Symptomen einer *endogenen* Depression zuzuordnen (affektives Morgentief, Suizidgedanken, Anhedonie, Alibidinie, psychomotorische Gehemmtheit, Grübeln, wahnhafte Selbstbeschuldigungen, phasenhafter Verlauf, familiäre Häufung, vegetative Regulationsstörungen, Früherwachen sowie Schlafstörungen).

> Zusammenfassend kann es also sowohl durch die konflikthafte Verarbeitung abgewehrter sexueller und aggressiver Impulse, wie auch aufgrund der Abwehr von Depression und Ängsten, zu psychogen ausgelösten akuten vertebralen Schmerzsyndromen bis hin zu chronifizierten Schmerzzuständen und strukturellen Läsionen im Bereich des Achsenskelettes kommen.

Cave: Unterscheide *reaktive* depressive Verstimmungen *als Folge* quälender Lumboischialgien.

Diagnose, Arzt-Patient-Beziehung

- Die somatische Abklärung radikulärer oder pseudoradikulärer vertebragener Beschwerden (neurol. Konsil, Rö., CT, MRT, Myelographie, EMG) stellt eine notwendige Ergänzung der orthop. Diagnose dar
- Gefahren eines rein somatisch ausgerichteten Symptommanagements bei psychogen-funktionellen Schmerzsyndromen: **Chronifizierung** bis hin zur Berentung, Entwicklung eines **Schmerz- bzw. Beruhigungsmittelabusus** und **Provokation zunehmend invasiver Diagn. und Ther.** durch den Pat. selber
- Unbewußt „weiß" auch der körperbezogen klagende Pat. von der Psychogenese seiner Beschwerden, kann aber das Symptom wegen des primären und sekundären Krankheitsgewinnes so lange nicht ohne weiteres aufgeben, bis der zugrunde liegende Konflikt ausreichend bearbeitet ist
- Nach Abklärung einer evtl. vorhandenen endogenen Depression im Rahmen des psychiatrischen Konsils sollte deshalb bei V.a. eine psychogene Symptomatik auch ein psychosomatisch-psychoanalytisch kompetenter Arzt hinzugezogen werden.

Insbes. **zwei Fragen** erlauben einen ersten Rückschluß auf die Psychogenese eines chron. Schmerzsyndroms im Rahmen der beschriebenen Erkrankung:
- In welcher biographischen Situation traten die Beschwerden erstmalig auf (familiäres oder berufliches Konfliktfeld, Ambivalenzkonflikt)?
- Mit welchen Menschen bestehen aufgrund der Krankheitssymptome Spannungen oder Schwierigkeiten (hierdurch evtl. Hinweis auf eigentlich auslösende konflikthafte Beziehungen)?

Aufgabe des psychosomatischen Konsils: auslösende Konfliktsituation identifizieren und einen fokalen situationsbezogenen Konflikt mit dem Pat. erarbeiten (z.B. Partnerkonflikt). Darüberhinaus soll der Psychosomatiker für sich das unbewußte psychodynamische Bedingungsgefüge der Symptomatik erarbeiten (Triebwunsch-Abwehr-Konstellation, beschädigtes Selbstwertgefühl, ängstigendes Erleben von eigenen Affekten und Beziehungen zu anderen) und eine entsprechende Ther. Empfehlung geben.

■ Therapie

- Kann sich auch bei diesen Pat. schwierig gestalten, da sie entsprechend ihrer Durchhaltementalität häufig drastische Maßnahmen fordern. Die muskuläre Abwehr eigener Ohnmachtsgefühle und Depressivität findet ihren Ausdruck in dramatischen Appellen nach ther. Interventionen einerseits, andererseits entziehen sich viele Pat. aber auch sofort wieder einer weiteren ther. Einflußnahme („es geht schon wieder", „das ist alles nicht so schlimm")

- Aufgrund der in einem tiefenpsychologischen psychodiagnostischen Gespräch gefundenen Zusammenhänge sollte eine **individuelle Ther.-Empfehlung** durch den psychosomatischen Kollegen möglich sein (autogenes Training, fokale Psychotherapie zur Bearbeitung des auslösenden Konfliktes, tiefenpsychologisch orientierte Psychotherapie, evtl. andere Psychotherapieformen)

- Wesentlich ist aber in jedem Falle ein **integriertes Behandlungskonzept**, welches die frühe Abwehrbereitschaft v.a. des psychogen an einer chron. Lumbalgie erkrankten Pat. berücksichtigt. Das subjektive Symptomerleben im Zusammenhang mit körperbezogenen Irritationen ist so evident für den Pat. (wie auch häufig für den Arzt), daß die einfache Konfrontation des Pat. mit einer möglichen Psychogenese in der Regel völlig wirkungslos bleibt

- Bewährt hat sich in der Behandlung der Lumbalgie-Lumboischialgie ein Dreiphasenmodell unter Berücksichtigung somatischer, situativer und psychogener Gesichtspunkte (*Kütemeyer 1982;* ☞ 18.1.5):
    - **Erste Phase:** Zunächst wird dem abgewehrten Bedürfnis des Pat. nach Entspannung und Versorgung stattgegeben (Bettruhe, Muskelrelaxantien)
    - **Zweite Phase:** lokale Ther.-Maßnahmen im Bereich der LWS (lokale Entspannung, Physiotherapie, Massage) verbunden mit konfliktzentrierter fokaler Psychotherapie
    - **Dritte Phase:** Umstimmung und Sensibilisierung in der körperlichen Selbstwahrnehmung mit dem Ziel einer entspannteren Aktivität sowie einem Zulassenkönnen der zuvor abgewehrten Impulse. Entsprechende physiotherapeutische Übungen zur sukzessiven Aktivierung des Pat. werden jetzt von **psychotherapeutischen Gesprächen** begleitet, in denen der Pat. auf seinen Aktivismus und seine Kampfbereitschaft aufmerksam gemacht und für seine eigentlichen Bedürfnisse sensibilisiert werden kann

- Auch bei der Behandlung anderer vertebraler radikulärer Beschwerden oder pseudoradikulärer Tendomyalgien: *Abstimmung somatisch-medikamentöser, physiotherapeutischer und psychotherapeutischer Einflußnahme*, da der zugrundeliegende unbewußte Konflikt unbearbeitet häufig in die Chronifizierung der Beschwerden mit den erwähnten Sekundärkomplikationen hineinführt.

8

8.3.2   „Schleudertrauma" (Beschleunigungsverletzung)

Das sog. „Schleudertrauma" der HWS nach Verkehrsunfall (Stauchung, Zerrung) ist
für psychische Fehlverarbeitung stark prädestiniert (☞ 18.1.9).

Klinik: Nach Ablauf der Akutphase fehlen objektivierbare Befunde (klinisch und
apparativ). Meist diffuse Beschwerden, oft depressive Verstimmung. Kopf-Nacken-
Schulterschmerzen, Schwindel.

☞ Gefahr der iatrogenen Beeinflussung der Beschwerden.

- Deshalb **Diagn. „Schleudertrauma" vermeiden** (= Verletzungsmechanismus, keine Diagn.). Besser: Zerrung, Stauchung, Verrenkung der HWS als Diagn.
- Erläuterung des Heilverlaufs wichtig: Rückgang der Beschwerden in der Mehrzahl
  der Fälle nach kurzer Zeit zu erwarten.

8.4   Weitere Krankheitsbilder

8.4.1   Morbus Sudeck (Algodystrophie ☞ 12.4.10)

*Bis heute nicht vollständig geklärtes Krankheitsbild (reflektorische Vasomotorendysre-
gulation? Entzündung? Vielfältige Ätiologie; 3 Stadien).*

Persönlichkeit
- Nach neueren Untersuchungen finden sich in der Vorgeschichte gehäuft chron.
  Schmerzen, psychosomatische Erkrankungen, Konversionssymptome. Eine konflikt-
  hafte Elternbeziehung, Verlust eines Elternteiles in den ersten Lebensjahren,
  Trennung von beiden Eltern, chron. Erkrankung eines Elternteiles werden ebenfalls
  gehäuft bei Sudeck-Pat. beschrieben
- Im Vorfeld der Erkrankung, die sich oft an eine Verletzung (Fraktur, Distorsion,
  OP) der betreffenden Extremität anschließt, finden sich oft Enttäuschungen und
  Verlusterlebnisse (Tod des Partners oder eines Elternteiles, Trennung). **Diese
  zeitliche Bindung an emotionale Krisen innerhalb konflikthafter Beziehungen
  läßt sich fast regelhaft bei diesen Pat. nachweisen**
- Häufig fallen die Pat. durch ihre **„psycho-vegetative Labilität"** auf. Sie wurden
  als überempfindlich, leicht irritierbar, ängstlich, oft auch depressiv beschrieben
- Oft besteht prämorbid eine hohe Leistungsbereitschaft mit der Tendenz zur
  Selbstüberforderung, eine hohe Kränkbarkeit, Klagsamkeit und hypochondrisch-
  überprotektive Ängstlichkeit, Introvertiertheit sowie eine Hemmung Wut und Ärger
  offen auszudrücken.

Arzt-Patient-Beziehung
- Aufgrund dieser Persönlichkeitsmerkmale oft sehr schwierig, insbes. was die Compliance und Akzeptanz hinsichtlich erforderlicher ther. Schritte angeht
- Durch die Einbeziehung bzw. Berücksichtigung der unbewußten Symptombedeutung ist in vielen Fällen eine verbesserte Compliance und eine Verminderung der Angst vor physikalisch-krankengymnastischen Therapiemaßnahmen möglich
- Wesentlich ist, daß der behandelnde Arzt die vorwurfsvoll-ängstliche Klagsamkeit oder die geringe Compliance vieler Pat. nicht schuldhaft als Kritik an der eigenen ther. Kompetenz im Rahmen eines konflikthaften Übertragungsgeschehens auf sich bezieht und – sich selbst schützend – dann seinerseits mit Desinteresse oder einem verschärften therapeutischen Regime reagiert bzw. eskaliert.

Psychodynamik und Therapie
- Nach einer möglichst frühzeitigen Diagn. kann das **psychodiagnostische Erstgespräch** die Prognose möglicherweise günstig beeinflussen
- Vor dem Hintergrund frühkindlicher Belastungen werden Ängste oder aktuelle traumatische Ereignisse im Umfeld des Pat. unbewußt mit der verletzten Extremität verknüpft und symbolisiert. Es resultiert große Angst vor weiteren Schicksalsschlägen (Verlustängste, Schuldgefühle, "nur ja jetzt nicht *noch* eine falsche Bewegung") → monotone Schonhaltung → unbewußter Boykott von rein somatisch ausgerichteten Therapiemaßnahmen (z.B. Mobilisation, Medikamente)
- Die Einbeziehung auch tiefenpsychologischer Zusammenhänge erspart, sowohl dem Pat. wie auch dem behandelnden Arzt, ther. Umwege und Zeit. Die Schulung von Personen (von denen die Pat. Hilfe erwarten) in konfliktzentrierter Gesprächführung wäre eine Möglichkeit zur Verbesserung der Compliance dieser Pat.
- In schwereren Fällen sollte die nicht einfache Motivierung der Pat. zu einer differenten tiefenpsychologisch ausgerichteten Psychotherapie durch den Psychosomatiker in Ergänzung der medikamentösen und krankengymnastischen Ther. versucht werden
- Somatische Ther.-Empfehlungen: Orientierung an klinischer Symptomatik: NSA (z.B. Indometacin®) mit Antazida; Sympatholytika (Hydergin®); zeitlich begrenzt Diazepam. Aktive Bewegungsübungen bis Schmerzgrenze. Calcitonin (z.B. Karil® 100 IE/Tag s.c. 4–6 Wo.). Aktive und passive Gymnastik (☞ 12.4.10).

8

8.4.2   Generalisierte Tendomyopathie

Synonyma: Fibromyalgie, generalisierter Weichteilrheumatismus

Klinik: bevorzugt Frauen. „*Alles tut weh*", chron. Müdigkeit, verminderte Belastbarkeit, Schlafstörungen (länger als 3 Mon.), Wetterempfindlichkeit, Wärmebedürfnis, psychovegetative Störungen. Triggerpunkte (Nachweis von 12 der 14 typischen Lokalisationen).
Befunde: Druckschmerz an Sehnenansätzen, keine Myogelosen, gute Beweglichkeit von WS und Gelenken, Rö. und Laborbefunde unauffällig, Ther.-Resistenz. **Psychogene Symptome:** Depressionen, Ängste, Kontaktstörungen.
Ther.: evtl. befristet Antidepressivum (Amytriptylin, z.B. Saroten® 3 x 25 mg, max. Tagesdosis bei ambulanten Pat. 150 mg). Lokalanästhesie (☞ 2.4.1), Physiotherapie, lokale Wärme, TENS (☞ 20.3.8), psychosomatisches Konsil, Psychotherapie.

8.4.3 Torticollis spasmodicus

Hyperkinetisch-dystonische Erkrankung, teils schmerzhafte, unwillkürliche Reklination und Seitwärtsdrehung des Kopfes unter Beteiligung der Musculi trapezii, sternocleidomastoidei und splenii capitis.

Ätiologie, Psychodynamik

- Von **neurologischer Seite** werden Läsionen bzw. metabolische Störungen im Bereich der Stammganglien als Ursache angesehen
- **Psychoanalytische Überlegungen** hinsichtlich der Symptomauslösung beziehen sich in erster Linie auf Ambivalenzkonflikte (Schuldgefühle, Bestrafungsängste), sowie auf regressive Wünsche. Vermutet wurde u.a. eine *dysfunktionale intrapsychische Verarbeitung affektiv bedeutsamer Ereignisse* in der nicht-dominanten Hirnhemisphäre und direkte Impulsverschaltung über die Basalganglien, primitiv-emotionales Ausdrucksgeschehen auf dem Hintergrund eines gestörten Körperbildes sowie Versuch der Lösung einer zu engen Mutterbeziehung
- Zugrunde liegen oft situative emotionale Konflikte, die einer modifizierten psychotherapeutischen Behandlung zugänglich sein können.

Therapie

- Krankengymnastische Übungsbehandlung. Beeinflussung durch Kunstgriffe, Körperhaltung (im Einzelfall äußerst variabel, z.B. Anlehnen des Kopfes an eine Wand). Medikamentöse Behandlungsversuche sind bislang wenig erfolgversprechend, gute Erfolge lediglich bei Gabe von hochverdünntem Botulinustoxin lokal im betroffenen Bereich i.m.
- Modifizierte tiefenpsychologische Psychotherapie im Sitzen, alternativ kommen Biofeedback-Verfahren in Frage
- Aufgrund der bekannten Situationsabhängigkeit und der häufig vorhandenen auslösenden Konfliktsituation sollte (vor einer evtl. operativen Intervention) **in jedem Falle** die Vorstellung des Pat. zu einem **tiefenpsychologisch-psychosomatischen Konsil** erfolgen.

8.4.4 Rentenneurose

Initiale Symptome nach Unfall werden bei neurotischer Prädisposition fixiert und Beschwerden überbewertet. **Aggravation unbewußt.** Querulatorisches Verhalten. Unfallereignis nicht Ursache, sondern Anstoß der neurotischen Fehlentwicklung.

> ☞ Unterscheide bewußte auf Rentenleistung abzielende Aggravation.

Wichtig: Analyse der Konversionssymptomatik, Berentung bewirkt in der Regel keine Besserung der Beschwerden und führt zu einer massiven Verschlechterung der Prognose einer evtl. psychotherapeutischen Behandlung.
Rentengutachten: Versuch des Abschließens eines Rentenverfahrens. Angemessene berufliche Tätigkeit empfehlen. (vgl. *Dt. Ärzteblatt 82, 905, 1985*).

8

Bernd Pohlmann-Eden
K.-L. Krämer
F.-P. Maichl

9

Neurologie und Neuroorthopädie

9.1   Neuroorthopädische Untersuchung

Wichtige Definitionen/Begriffe

- **Analgesie:** fehlende Schmerzempfindung, **Hypalgesie:** verminderte Schmerzempfindung, **Hyperalgesie:** erhöhte Schmerzempfindung
- **Hyperpathie:** gesteigerte Schmerzempfindung bei wiederholtem gleichem Schmerzreiz
- **Allodynie:** Schmerzauslösung bei Hypalgesie durch normalerweise nicht schmerzhaften Reiz, z.B. Berührung
- **Neuralgie:** Schmerzen im Ausbreitungsgebiet eines Nerven, z.B. Meralgia paraesthetica
- **Kausalgie:** Brennender hyperalgisch/allodynischer Dauerschmerz nach unvollständiger Läsion eines gemischten peripheren Nerven → vegetative Symptome (z.B. Hyperhydrosis, Überwärmung, Hautrötung).
- **Radikulärer Schmerz:** Schmerzprojektion im Versorgungsgebiet einer Nervenwurzel, z.B. bei NPP. *Typisch:* Schmerzverstärkung bei Husten und Pressen
- **Zentraler Schmerz:** Langdauernder Spontanschmerz oder ausgelöst durch unterschiedliche Sinnesreize (z.B. Berührung, Kälte, optischer Reiz) meist mit hyperalgischem oder allodynischem Charakter (in 80 % *Thalamusschmerz* nach „Apoplex")
- **Übertragener Schmerz:** bei Berührung überempfindlicher Hautareale als typische Projektionszonen von Schmerzen innerer Organe, sog. *Head'sche Zonen*
- **Parese:** inkomplette Lähmung einer Extremität *(Monoparese)*, zweier symmetrischer Extremitäten (Arme oder Beine, *Paraparese*), aller vier Extremitäten *(Tetraparese)* oder einer Körperhälfte (Hemiparese, meist bei Media-Infarkt oder Massenblutung)
- **Plegie:** vollständige Lähmung. *Tetraplegie:* vollständige Lähmung aller vier Extremitäten. Kompletter Verlust motorischer Funktionen
- **Dermatom:** Die von den sensiblen Fasern der Rückenmarkshinterwurzeln versorgten Hautgebiete. Dermatome überlappen sich besonders im Mittellinienbereich, aber auch segmental
- **Myotom:** motorisches Analogon zum Dermatom. Muskelgruppe, die sich auf eine definierte radikuläre Versorgung bezieht. → Myotom LS (= Kernmuskel LS = M. ext. hall. longus).
- **Faszikulationen:** Unwillkürliche, unregelmäßige Kontraktionen in einzelnen Muskelfaserbündeln ohne Bewegungseffekt. Bei Myatrophien hohe diagnostische Bedeutung (☞ 9.8).

Anamnese

Spezielle, allgemeine und soziale Ananmese ☞ 18.1.3
Schmerzanamnese: ☞ 18.1.3
Schwindelanfälle: ☞ 9.2.2, DD: ☞ 18.1.2

Klinischer Befund

Inspektion (Aspekt): Mimik, Gestik, Haltung, Bewegungsablauf (oft typisch, z.B. M. Parkinson), Gang (z.B. *Wernicke-Mann-Haltung* nach „Apoplex"), Hypo-, Hyperkinesien, Liquorrhoe, Hämatome (insbes. Brillenhämatom), Narben, Myoklonien, Atrophien

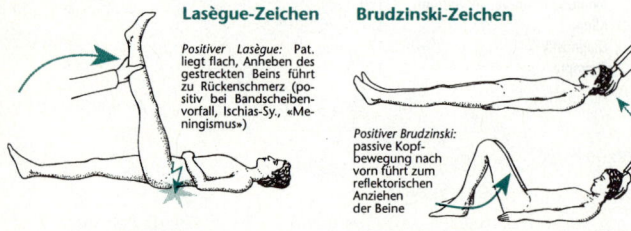

Lasègue-Zeichen

Positiver Lasègue: Pat. liegt flach, Anheben des gestreckten Beins führt zu Rückenschmerz (positiv bei Bandscheibenvorfall, Ischias-Sy., «Meningismus»)

Brudzinski-Zeichen

Positiver Brudzinski: passive Kopfbewegung nach vorn führt zum reflektorischen Anziehen der Beine

Abb. 9.1: Meningismus-Zeichen

Kopf/HWS
Kalottenklopfschmerz, Nervenaustrittspunkte. Beweglichkeit der HWS (☞ 1.2.3), Kinn-Jugulum-Abstand, Schiefhals (fixiert oder ausgleichbar).
Meningismus: *Nackensteifigkeit*, *Kernig-Zeichen* (Kniegelenk im Sitzen nicht streckbar), *Brudzinski-Zeichen* (entlastende Beugung von Hüft- und Kniegelenken bei Versuch der HWS-Flex.), *Laségue* positiv, *Lhermitte-Zeichen* (Parästhesien und Dysästhesien entlang der WS bei HWS-Flex.), *Opisthotonus* (Krampf der Nacken- und Rückenmuskulatur).

Motorik
Ausschluß von Läsionen des I. Motoneurons (Pyramidenbahn, zentrales Motoneuron), II. Motoneurons (peripherer Nerv), der motorischen Endplatte, Muskulatur, des extrapyramidalen Systems und des Kleinhirns („cerebelläre Asthenie").
Muskelkraft: Quantitative Beurteilung ☞ 1.2.3
Arm- und Beinhalteversuche: Absinken als Hinweis auf latente Paresen
Muskeleigenreflexe: gesteigert bis zum unerschöpflichen Klonus → Pyramidenbahnläsion; abgeschwächt → periphere (Nerven-)Läsion.
Fremdreflexe: z.B. Bauchhautreflex (wichtig zur Etagendiagnostik bei Rückenmarksläsionen; ☞ 9.5 und Abb. 18.3), Kremasterreflex und Analreflex
Pyramidenbahnzeichen (im Säuglingsalter physiol.): Dorsalflektion der Großzehe, Spreizung und Plantarflektion der Zehen II-V bei bestimmten Tests: *Babinski* (sicheres Zeichen), *Gordon* (Kneten der Waden), *Oppenheim* (kräftiges Streichen entlang der Tibiakante), *Strümpell* (Beugen des Knies gegen Widerstand).

Koordination
Störungen der folgenden Versuche weisen auf eine Kleinhirnläsion.
Zielmotorik: *Finger-Nase-* und *Knie-Hacken-Versuch* ataktisch, dysmetrisch.
Eudiadochokinese: rasche gegensätzliche Bewegungen (Glühbirne einschrauben, Klavierspielen) sicher ausführbar. Path.: *Dysdiadochokinese.*
Romberg'scher-Stehversuch (Augen geschlossen, Hände nach vorn gestreckt).
Fallneigung path. → spinale Ataxie
Gangprüfungen: freier Gang, Verschlechterung im Blindgang → spinale Ataxie, Seiltänzergang, *Unterberg'scher Tretversuch* (wie Romberg, zusätzlich Gehen auf der Stelle): Rotation ab 45° path. → homolaterale Kleinhirn- (zerebelläre Ataxie) oder Labyrinthläsion
Rebound-Phänomen: Beugung beider Unterarme gegen Widerstand (Augen geschlossen!). Beim plötzlichen Loslassen des Untersuchers unkontrollierte, überschießende Flexion.
Sprechstörungen: Spontansprache, Dysarthrie, skandierendes Sprechen, Testsätze, z.B. *„liebe Lilli Lehmann".*

Tonusanomalien
Muskelhypotonus: Kleinhirnerkrankung, *akute* Pyramidenbahnläsion, Läsion des II. Motoneuron → schlaffe Lähmung
Spastik: nur nach zentraler Lähmung (oft nach initial „schlaffer" Phase), „Taschenmesserphänomen"
Rigor: Tonuserhöhung bei M. Parkinson, „Zahnradphänomen"
Tremor: *Ruhetremor* → nimmt bei zielgerichteten Bewegungen ab; *Intentionstremor* → verstärkt sich bei zielgerichteten Bewegungen.

Sensibilität
Berührungs-, Schmerz-, Temperatur-, Vibrationsempfindung, Lagesinn intakt?
(Dermatome: ☞ Abb. 18.3) Dermatom zuzuordnen?
Wichtig: Befunde reproduzierbar? Keine strenge mediane Begrenzung bei Sensibilitätsstörungen (physiologische Überlappung).

Vegetative Funktionen
Hyp-, Hyper- oder Anhydrosis, Dermographismus, Hyperthermie, Blasen-Mastdarm-Potenz-Störungen.

Psychische Auffälligkeiten
Orientierungs-, Vigilanz-, Gedächtnis-, Antriebs- und Affektstörungen; Intelligenzdefekte, Sinnestäuschungen und Wahnvorstellungen.

9.2   Wichtige Syndrome und Leitsymptome (Auswahl)

9.2.1   Konus-Kauda-Syndrom

Beachte die Diskrepanzen zwischen knöchernen und medullären Läsionshöhen (☞ 18.1.4):
- Destruktion Wirbelkörper Th 12/L1 → **Epikonussyndrom**: medullär L4-S2. Paretische Hüftstreckung, Aro., Fuß- und Zehenhebung sowie -senkung, Kniebeugung, ASR-Verlust, sensibler Querschnitt ab L4, teils auch dissoziert, Blasen-Mastdarm-Lähmung
- Destruktion Wirbelkörper L1/L2 → **Konussyndrom**: medullär S3-S5. Keine motorischen Ausfälle! Komplette schlaffe Blasen-Mastdarm-Lähmung und fehlender Analreflex, Reit- hosenanästhesie, Impotenz
- Destruktion Wirbelkörper unterhalb L2 → **Kaudasyndrom**: Komplexe motorische Ausfälle durch Affektion der absteigendenWurzeln ab L3 (Tonus schlaff, MER ⇓), Blasen-Mastdarmlähmung (schlaff), Reithosenanästhesie, oft ischialgiforme Schmerzen und radikulär betonte sensible Ausfälle.

9.2.2   Schwindel

	Systematischer Schwindel	Unsystematischer „Schwindel"
vesti- bulär	**Drehgefühl,** wie beim Walzertanzen	Unsicherheitsgefühl, „Gehen wie auf Watte"
zen- tral	Schwankschwindel	Benommenheitsgefühl
	Liftgefühl	Taumeligkeit
	Einseitige Fallneigung	Betrunkenheitsgefühl, Flimmern o. Schwarzwerden vor den Augen

9

Weitere Fragen zur Anamnese
- Dauer des Schwindels? Wiederholtes Auftreten?
- Abhängig vom Hinlegen oder Aufstehen (kreislaufbedingt, benigner paroxysmaler Lagerungsschwindel)?
- Während der Schwindelattacke schon einmal bewußtlos geworden (kreislaufbedingt, DD der Synkope)?
- Schwindel bei Belastung, z.B. Treppensteigen (Herzinsuffizienz)? Auch Kopfschmerzen (Migräne, Trauma, Tumor, HWS-Syndrom)?
- Abhängig von **Kopfdrehungen** (Vertebrobasiläre Insuffizienz, benigner paroxysmaler Lagerungsschwindel, Zerviko-zephales-Syndrom)?
- Gleichzeitig Ohrgeräusche und Schwerhörigkeit (M. Menière)?
- Läuft Flüssigkeit aus dem Ohr? Ohrenschmerzen (chron. Mittelohrentzündung)?
- Schwindel bei Kälte verstärkt (Trommelfellperforation, nach Ohr-OP)?
- Verschwindet der Schwindel bei geschlossenen Augen (okuläre Ursache)?
- Herzerkrankung? Bluthochdruck? Herzschrittmacher (technischer Defekt)?
- Schwindel nach dem Essen (postprandiale Hypotonie)?
- Nikotin? Alkohol? Medikamente? Noxen? Schädelverletzungen?

Untersuchung

- **Internistisch** (RR, Rhythmusstörungen, Vitium, Strömungsgeräusche über den Karotiden, Anämie; Doppler-Sono der Halsgefäße)
- **Neurologisch** (Kleinhirnzeichen, sensible Polyneuropathie mit Verlust des Lagesinns, Hirnnervenläsionen von N.V oder N.VII deuten z.b. auf Kleinhirnbrückenwinkelprozeß). Koordination ☞ 9.1
- **Orthopädisch** (HWS-Beteiligung, A. vertebralis-Sy.; Manuelle Untersuchung der HWS)
- **HNO: Hörtest** (einseitige Taubheit deutet auf vestibuläre Ursache), **Ohrenspiegelung** (Zoster oticus, Otits media, Perforation), **Rö.-Schädel** in 2 Ebenen, **(Zervikal)-Nystagmus** *(Hülse 1983).*

■ Differentialdiagnose Schwindel

Orthopädische Ursachen

Funktionelle Störungen: Blockierung oder auch Instabilität im oberen Zervikalbereich mit vermehrter Reizung von Gelenkrezeptoren, häufig mit schmerzhaften Muskelverspannungen. Oft auch vergesellschaftet mit Kopfschmerz, Ohrgeräuschen und Globusgefühl.
Ther.: Manuelle Therapie (☞ 20.2); KG.

Zervikozephales Syndrom: Druck auf A. vertebralis und/oder auf den Halssympathikus durch Veränderungen an der HWS (z.B. durch Unkovertebralarthrose, Fehlstellungen der Kopfgelenke; posttraumatisch (☞ 18.1.9), oft vergesellschaftet mit Kopfschmerzen, Ohrensausen, auch Schluckbeschwerden). Drehschwindel bei Rotation der HWS. **Zervikalnystagmus** (Hülse 1983). Häufig konsilarische Vorstellung der Pat. aus HNO- und Augenklinik.
Diagn.: Rö.-HWS in 4 Ebenen. Ausschluß anderer Ursachen. Probatorisch HWS-Krawatte.
Ther.: HWS-Krawatte. Evtl. Manuelle Therapie. Paravertebrale LA-Blocken. Wärme, Elektrotherapie, Massage. Antiphlogistika (z.B Diclofenac 3 x 50 mg). KG.
OP. Ther.: Unkoforaminektomie *(Kehr und Jung 1985)* bei therapieresistenten schweren Fällen (nach CT und Angiographie der A. vertebralis, ☞ 18.1.4).

Otologische Ursachen

Neuropathia vestibularis: akuter, einseitiger Vestibularisausfall: Akut einsetzender Drehschwindel, begleitet von Erbrechen, Fallneigung, rotierendem Spontannystagmus und Krankheitsgefühl; über Tage anhaltend, dann allmählich abklingend. Keine Hörstörungen. *Ther.:* Dimenhydrinat (Vomex A®) Supp. 50 mg alle 6 h oder Sulpirid (Dogmatil®) Supp. 50 mg alle 6 h, HAES®-Infusion; ab 3. Tag Lagerungsübungen („Labyrinthgymnastik").

Gutartiger paroxysmaler Lagerungsschwindel: akute, nur Sek. andauernde, durch bestimmte Kopfhaltungen ausgelöste Drehschwindelattacken; Nystagmus zum untenliegenden Ohr hin; Neurostatus o.B. *Ursache:* idiopathische oder posttraumatische Cupulolithiasis. *Ther.:* keine Medikamente, sondern Lagerungstraining; Spontanremission nach Monaten.

Morbus Menière: rezid. auftretender Attackenschwindel, der über mehrere h anhält; immer von Ohrgeräuschen (Tinnitus) und Hypakusis begleitet, meist mit Erbrechen, Spontannystagmus und Fallneigung zur Seite des betroffenen Ohrs. Innenohrschwerhörigkeit zuerst nur im Anfall, später auch im Intervall. *DD:* Hörsturz (kein Schwindel).

Ther.: Bettruhe, Sulpirid (Dogmatil®) 100 mg i.m. tägl. Diazepam 10–20 mg p.o. HAES®-Infusion, Lasix 40 mg tägl.; Bethistin (Vasomotal®) im Intervall.

Kinetosen (Reisekrankheit): *Ther.:* z.B. Superpep-Reisekaugummi® (Dimenhydrinat), Chlorbutol, Scopolamin-Pflaster.

Vestibulotoxische Substanzen: Aminoglykoside, Atropin, Barbiturate, Chinidin, Salizylate; Alkohol, CO (bei sehr starken Rauchern), Coffein; Arsen, Blei, Quecksilber, Silber, Jod, Benzol, H_2S; Fleisch- und Pilzvergiftungen.

Neurologische Ursachen
Hirnstamm- oder Kleinhirnschäden: z.B. Insult, Tumor
Kleinhirnbrückenwinkelsyndrom: v.a. bei Akustikusneurinom: gutartiger, langsam wachsender, von den Schwannschen Zellen des N.VIII ausgehender Tumor; 30.–50. Lj.
Klinik: progrediente Schwerhörigkeit mit Tinnitus, Gleichgewichtsstörungen, Trigeminusparese (Kornealreflex) und Fazialisparese, später Kleinhirnsymptome, Pyramidenbahnzeichen und Hirndruck. CT, NMR.
Ther.: neurochirurgisch, mit Versuch die N.V und VII zu erhalten (*Cave:* manchmal Teilmanifestation eines M. Recklinghausen).
Temporallappenepilepsie: Schwindel als Aura. **Multiple Sklerose** (☞ 9.4.3).

Ophthalmologische Ursachen
- **Augenmuskelstörungen (N. III, IV und VI)**: bei alten Menschen v.a. durch Durchblutungsstörungen, Diab. mell. und Hochdruck; Myasthenia gravis, internukleäre Ophthalmoplegie bei Multiple Sklerose, Tumoren, Hirndruck
- **Fehlende Fusion:** nach Alkoholgenuß und Schädeltrauma; bei Müdigkeit, latentem Schielen oder Heterophorie
- **Refraktionsanomalien:** neue Brille, Refraktionsdifferenz > 3 dpt., nach einseitiger Katarakt-OP
- **Akuter Glaukomanfall:** Schmerz, harter Bulbus, rotes Auge.

Internistische Ursachen
- **Vermindertes Herzzeitvolumen:** durch Rhythmusstörungen, mechanische Behinderung z.B. Aortenstenose, Herzmuskelschäden (KHK, Kardiomyopathie)
- **Hyper- oder Hypotonie:** z.B. orthostatische Dysregulation (→ Schellong-Test)
- **Gestörte zerebrale Durchblutung:** durch Zerebralsklerose (z.B. Vertebrobasiläre Insuff.), Hypoxämie, Hypokapnie (z.B. bei Hyperventilations-Sy.), Anämie
- **Metabolische Störungen:** hypo- oder hyperglykämisches Präkoma, thyreotoxische Krise, Urämie, Leberkoma
- **Infektionen:** Scharlach, Röteln, Masern, Mumps, Diphtherie, Grippe.

Psychische Ursachen
Wohl relativ häufig (30 %); *,,Patient hat den Halt verloren, steht am Abgrund"*. Mitbehandlung durch Psychiater. Neurologische Überwachung.

9.2.3   Kopfschmerz

Akute Kopfschmerzattacke
Bei Bewußtseinseintrübung und Nackensteifigkeit: → Ausschluß einer *Meningitis*, *Enzephalitis* oder *Subarachnoidalblutung* Lumbalpunktion (☞ 9.3) durchführen. Bei plötzlich einsetzendem, vernichtendem Schmerz an eine *Subarachnoidalblutung* denken (DD: Koitus-kopfschmerz). Traumaanamnese? *Sinusitis* kann sich mit konstanten,

einseitigen frontalen Kopfschmerzen oder einem bohrenden Schmerz im vorderen Kopfbereich äußern, zusätzlich lokaler Klopfschmerz. *Rö.- Schädel:* verschattete Sinus, evtl. Spiegelbildung

Sekundäre Kopfschmerzen: bei hypertoner Krise, zerebraler Hypoxie durch Arteriosklerose oder Herzinsuff., Fieber, Schlafmangel, nach Alkohol- oder Nikotinabusus (und -entzug!), Sehstörungen.

Akute rezidivierende Attacken

- **Migräne:** oft morgens einsetzender klopfender Halbseitenkopfschmerz mit Übelkeit und Erbrechen, Lichtscheu, Geräuschempfindlichkeit. Gelegentlich mit dysoder euphorischer Vorphase. Auch mit vegetativen Erscheinungen (Schwitzen, Durchfall, Tachykardien). In 20 % Beginn mit visuellen Erscheinungen (Lichtblitze, Flimmerskotome) = *einfache*, gelegentlich mit prodromalen, neurologischen Ausfällen (z.B. Lähmungen) = *klassische* Migräne. *Auslöser:* Schokolade, Käse, orale Kontrazeptiva, Angstzustände, körperliche Anstrengung, Reisen. *Ther.:* Versuche mit ASS oder Paracetamol, bis zu 1 h nach Anfallsbeginn Ergotamin/Coffein-Präparate (z.B. Cafergot®, Supp. 1(–3 max.) tägl., Kps. 2(-6 max.) tägl.). *Prophylaxe:* Kalzium-Antagonist Flunarizin (Sibelium®) 5–10 mg jeden zweiten Abend; Propanolol bis 180 mg tägl.; Methysergid (Deseril®) 4 mg tägl. (*KI:* Schwangerschaft); evtl. zusätzlich Antidepressivum.
- **Cluster headache** (*Bing-Horton* Kopfschmerz): M > F, einseitige Kopfschmerzattacken in der Orbitalregion für 20–30 Min. mit Tränenfluß und Rötung, evtl. Miosis, Ptosis und Lidödem des homolateralen Auges. Phasenweise gehäuft auftretend (*cluster* = Haufen), bis 3–4 Anfälle tägl. über einige Wo., dann monatelanges schmerzfreies Intervall. *Ther. im Anfall:* Sauerstoffinhalation, DHE (Dihydroergotamin)-Nasenspray; *Prophylaxe:* Lithiumcarbonat 900 mg tägl., Verapamil 240–480 mg tägl., Indomethacin 50–150 mg tägl., Steroidstoß, evtl. Methysergid (Deseril®) 2–6 mg tägl. p.o. (*cave:* Retroperitonealfibrose bei Dauertherapie)
- **Riesenzellarteriitis**: Pat. > 55 J., subakuter Beginn, BSG ↑, evtl. Myalgien (☞ 14.8.11). Druckdolente Temporalarterie.

Chronische Kopfschmerzen

- **Spannungskopfschmerz:** konstanter bds. Kopfschmerz in der temporo-occipitalen Kopfregion, abends am stärksten, aber selten so stark, daß der Pat. nicht schlafen kann. Verhärtung der Nackenmuskulatur, Anspannung. Verstärkung unter psych. Belastungen möglich. Ausschlußdiagnose. *Ther.:* Streß vermindern, Gespräch, Psychother., Amitriptylin (Saroten®) 2 x 25–100 mg tägl. p.o. auch bei Pat. ohne Depression. Analgetika und Tranquilizer sind nur kurzfristig wirksam (Abhängigkeitsentwicklung!). Wärme, Massage
- **Kopfschmerz bei intrakranieller Raumforderung:** morgens am stärksten, oft verbunden mit Nüchternerbrechen, über den Tag hin abnehmend, crescendo-Charakter, oft lokalisiert. Oft Erstsymptom von Hirntumoren
- **Kopfschmerz bei Blockierung im HWS-Bereich,** funktionelle Kopfgelenkssy.
- **Kopfschmerz bei zerviko-zephalem-Syndrom** (☞ 18.1.2)
- **Kopfschmerz bei Sehstörungen, nach HWS-Trauma**
- **Medikamenten-induzierter Kopfschmerz:** z.B. Nitrate, Nifedipin, Phenazetin.

9.3   Apparative Zusatzdiagnostik

In der Neurologie häufig eingesetzte, hier nicht näher besprochene Verfahren sind **EEG** (Funktionsdiagramm der bioelektrischen Aktivität des Gehirns), neuroradiologische Methoden wie **Rö.-Schädel, Nativaufnahmen der WS** (☞ 6.1.2–6.1.4), **Kraniales CT (CCT;** ☞ 6.3) mit KM-Applikation und **NMR** (☞ **6.4**). **Doppler, TC-Doppler mit 3D-flow-imaging, DSA und art. Angiographie** zur Untersuchung der intra- und extrakraniellen Gefäße. **Elektromyographie (EMG), NLG, Myelographie, Myelo-CT** (☞ 6.3).

Evozierte Potentiale (EP)
Messung korrespondierender Erregungszustände entsprechender kortikaler Felder mittels Skalp-Oberflächenelektroden nach sinnesspezifischen Reizen (z.B. visuell (VEP); akustisch (AEP); somatosensibel (SEP) mit Reizung der Haut oder sensibler oder gemischter peripherer Nerven.

Unter den vielfältigen Einsatzmöglichkeiten der SEP's seien nur die orthop. relevanten und die am häufigsten in der Neurologie verwandten genannt:
- **Orthopädie:** Plexusirritation, zervikale Myelopathie. Spezielle Ind. ergibt sich mit der dynamischen SEP-Registrierung meist nach N. tibialis-Stimulation bei Skoliose-WS-Aufrichtungs-OP oder bei HWS-OP
- **Neurologie:** Höhenlokalisation von Rückenmarksprozessen; Diagn. von Entmarkungsprozessen (MS), Verifizierung von angegebenen psychogenen Sensibilitätsstörungen, Thalamus-Prozesse. Spinale Prozesse (bes. Hinterstrangsyndrome, inkomplette Querschnittssyndrome)
- **Intensivmedizin:** zur Koma-Diagnostik.

Motorisch evozierte Potentiale (MEP)
Motor-Cortex und das Zervikalmark werden mit einer großflächigen Magnetspule stimuliert; Ableitung der motorisch evozierten Potentialantworten (deutlich sichtbare Muskelkontraktion) meist des kontralateralen M. interosseus dorsalis (IODI) und M. tibialis anterior.

Berechnung: *zentral motor. Latenz der Hand = Latenz Cortex-Spinalmark.*

Ind.: Querschnittssyndrom, Strangerkrankung (B_{12}-Mangel), zervikale Myelopathie, Motoneuron-Erkrankung. **KI:** Herzschrittmacher (wegen Magnetisierung!), Clips nach Aneurysma-OP; aktive, schwere Epilepsie.

Liquordiagnostik
Indiziert zum Nachweis von
- Entzündungsvorgängen: *akut:* Meningitis, Myelitis, Enzephalitis usw. *subakut/ chron.:* Guillain-Barré -Sy., Borrelien-Polyradikulitis, Multiple Sklerose, Immunvaskulitiden
- Sero-Reaktionen und spezifischen AK: Borreliose, Herpes simplex-Virus, andere neurotrope Viren, HIV
- Subarachnoidalblutung
- Tumorzellen (z.B. Meningeosis leucaemica).

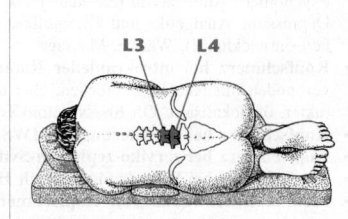

Abb. 9.2: Lumbalpunktion

KI: erhöhter Hirndruck, Gerinnungsstörungen. Antikoagulantientherapie.

Entnahme des Liquors am besten in sitzender Position (alternativ Liegen) im „Katzenbuckel" zwischen LWK 3 und 4 (entspricht Höhe der bds. tastbaren Beckenkämme, in seltenen Fällen bei Deformitäten der lumbalen WS auch suboccipital. **Eine postpunktionelle Ruhephase ist bei Verwendung geeigneter Punktionsnadeln nicht mehr erforderlich;** mit einem Adapter kann fakultativ ein Liquordruckmesser angeschlossen werden.

9.4   Entzündliche ZNS-Erkrankungen

9.4.1   Poliomyelitis acuta anterior (Heine-Medin)

Vor Einführung der oralen Lebendvaccine-Schutzimpfung gefürchtete epidemische Inf. durch Polio-Virus (Typ 1–3). Heute in den Industrienationen seltene Erkr. Übertragung durch Schmutz-Schmierinfektion. Ausgesprochen neurotroper Virus, der fast ausschließlich die Vorderhornzellen des Rückenmarks und des Hirnstamms befällt → motorische Lähmungen.

Klinik und Verlauf: 4 Stadien: *Prodromalstadium,* katarrhalisches, meningitisches Stadium über wenige Tage, dann *paralytisches Stadium* mit
• **Schlaffen**, oft asymmetrischen Paresen (selten auch aufsteigend)
• Meist spinaler und bulbärer Manifestation
• Charakteristische Muskeleigenreflex-Abschwächung, Faszikulationen und rasche Entwicklung von Atrophien, schließlich Atemlähmung.

Reparationsstadium mit Rückbildungsmöglichkeit der Lähmungen (bis 2 J.).
Spätstadium.
Diagn.: Lumbalpunktion, Pleozytose bis 1000/3 Zellen.

Orthopädische KO: zunehmende Deformitäten (Genu recurvatum, Spitzfuß, Klumpfuß, Hüftluxation, Skoliosen und andere) durch Muskelungleichgewicht und Kontrakturen, Schlottergelenke, Muskelatrophien.

Orthopädische Ther. im Spätstadium: orthopädietechnische, physiotherapeutische und operative Maßnahmen (insbes. Sehnentransfers): Reduktion der Folgezustände der Lähmungen. Beispiele:
• *BLD durch Minderwuchs einer Extremität:* orthopädietechnische Maßnahmen (Orthese, Orthoprothese, ☞ 21.5.1). Verlängerungsosteotomien (☞ 19.1.3)
• *Genu recurvatum:* z.B. Orthesen, Korrekturosteotomie
• *Quadricepslähmung:* z.B. Muskeltransfer M. biceps femoris und M. semitendinosus auf die Patella; Orthesen
• *Fuß- und Sprunggelenkdeformitäten:* zahlreiche verschiedene Sehnentransfers. Evtl. Arthrodesen.

9.4.2   Multiple Sklerose (Encephalomyelitis disseminata)

Gehört zu den häufigsten neurol. Erkrankungen in Europa, bevorzugt Frauen im jüngeren Lebensalter (2.–3. Dezennium) betroffen. Pathogenetisch handelt es sich um eine perivenös akzentuierte multiple Demyelinisierung der zentralweißen Substanz mit bevorzugter Lokalisation periventrikulär, Kleinhirn, Hirnstamm, Sehnerv und spinal.

Hohe Variabilität im Verlauf (gutartige, oft mono-symptomatische Form; maligne: schubförmige, rasch chron.-progrediente Formen bis zur totalen Immobilität). Der Orthopäde wird gelegentlich gefordert durch notwendige Operationen bei fixierten, spastischen Paresen.
Pathogenetische Arbeitshypothese: Autoimmunerkrankung? slow virus?

Klinik, Befunde, Verlauf

- Polytopie der Entzündungsherde begründen vielfältige, bunte Ausfallerscheinungen
- **Subjektive, häufige anamnestische Angaben:** diffuse Sensibilitätsstörungen, Visusverlust, Sprechstörungen, Gangstörungen, Gleichgewichtsstörungen, Lähmungserscheinungen
- **Häufige Befunde** (oder Konstellationen): Retrobulbärneuritis, Dysarthrie, Ataxie, spastische Paresen, Pyramidenbahnzeichen, zentrale (imperative) Blasenstörung, fleckförmige Sensibilitätsstörungen
- Charakteristisch für die Erkrankung sind immer wieder partielle oder vollständige Remissionen.

Diagn.: klinisch (durch den Verlauf) mit Nachweis der Chronizität und Polytopie der Ausfälle → Diagnostik der
- Multilokulären Affektion: bildgebend: *NMR* (multiple Entmarkungsherde) Methode der Wahl, kein CT! Neurophysiologisch v.a. multimodal evozierte Potentiale (visuell, akustisch, somatosensorisch, motorisch, mit Nachweis von Impuls-verlangsamung oder Blockade in den entsprechenden Bahnsystemen)
- Nachweis der ZNS-eigenen Entzündung im Liquor. Häufiger Befund: mäßige lymphozytäre Pleozytose 50–100/3 Zellen. Plasmazellen, IgG des ZNS erhöht (im Liquor/Serum-Quotient erkennbar), Unterfraktion des IgG; oligoklonale Banden positiv.

Ther.: *akut:* hochdosierte intravenöse Corticosteroide, Bettruhe; *chron. bzw. bei rapider Verschlechterung:* Azathioprin, ggf. auch Cyclophosphamid (☞ 14.5.4); *symptomatisch:* KG, Antispastika (z.B. Lioresal®, Dantamacrin®, Sirdalud®, Akatinol®), Blasentherapeutika.

9.5   Erworbene Querschnittlähmung

Komplette oder inkomplette Schädigung eines Rückenmarkquerschnittes (oder mehrerer Segmente) mit spastischer (spinale Automatismen) bzw. i.d.R. primär schlaffer motorischer Lähmung, Verlust der sensiblen u. extrapyramidal-motorischen Qualitäten und Auftreten von pathologischen Reflexen nach primärem Erlöschen der Fremd- und Eigenreflexe (primäre Areflexie). Das Ausmaß der Lähmungen ist insbes. von der Lokalisationshöhe abhängig (Para-/Tetraplegie).

Das Rückenmark kann direkt geschädigt worden sein (akutes Trauma mit spinalem Schock, z.B. knöcherne Verlegung des Spinalkanales durch ein Fragment nach Wirbelfraktur, Überdehung/Zerreißung des Bandapparates bei Luxationsfraktur oder auch infolge einer Contusio spinalis, eines Ödems oder eines Hämatoms (auch sekundär), ohne daß dabei knöcherne Verletzungen oder Instabilitäten nachzuweisen sind. Eine weitere Ursache stellen chronische Rückenmarkschädigung bzw. Rückenmarkerkrankungen dar.

Ätiol.: In ca. 85 % traumatisch bedingt. Komplette Querschnittlähmung ist meist eine Traumafolge. Verhältnis Paraplegiker zu Tetraplegiker ca. 6 : 4, M:W 3 : 1, Kinder 2 % aller traumatischen Querschnittlähmungen, jährlich ca. 1000 neue Querschnittlähmungen (Gerner 1992, Die Querschnittlähmung, Blackwell-Wissenschaft, Berlin)

Traumatisch: (z.B. Wirbeltrümmerbruch, Kompressionsbruch, Luxationsfraktur mit jeweils entspr. Beteiligung des Spinalkanals, Contusio spinalis) z.B. durch Verkehrsunfälle (ca. 40%), Arbeitsunfälle (ca. 16%), Stauchungsbrüche infolge Sturz aus großer Höhe, Badeunfälle. Hoher Querschnitt oft im Rahmen von Sportunfällen (8% aller Querschnittverl.) z.B. Kopfsprung ins seichte Wasser oder infolge eines Hyperextensionstraumas.

Seltener nichttraumatisch (meist inkomplette und mit progredienter Symptomatik einhergehende Querschnittlämungen) z.B. angeborene Schäden (z.B. Meningomyelozele), intramedullärer oder extramedullärer Tumor (Metastasen, Ependymome), Spondylitis, Spondylodiszitis, Myelitis (z.B. Myelitis transversa acuta), epiduraler Abszeß, Virusinfektionen, neurologische Erkrankungen (z.B. Multiple Sklerose, ALS), vaskulär (Spinalis anterior-Syndrom, Thrombose, z.B. auch nach traumatischer Rückenmarkschädigung als KO), spinale Gefäßmißbildung (Angiome), epidurale Blutung (Marcumar-Patient?), Nucleus-pulposus-prolaps (NPP), Skoliose, iatrogen (z.B. Radiatio, Injektionen in Spinalkanal, nach Aortenaneurysma-OP, Kaudaschäden, z.B. nach Bandscheiben-OP oder nach Skoliosen-OP).

9.5.1   Verlauf der akuten Querschnittlähmung (Transversalsyndrom)

Bei plötzlicher Durchtrennung oder Schädigung des Rückenmarks (Trauma) sind zwei Phasen zu unterscheiden.

Frühphase, „Spinaler Schock"

Akutes passageres komplettes Querschnittsyndrom mit schlaffer motorischer Lähmung, Verlust der Muskeleigenreflexe, Auftreten von pathologischen Reflexen, keine Pyramidenbahnzeichen entsprechend der Läsionshöhe

- Querschnittförmiger Ausfall der entsprechenden sensiblen Qualitäten mit ggf. hyperalgischer (radikulärer) Zone oberhalb Schädigungshöhe (meist 1 Dermatom)
- Blasenatonie (meist primär sog. hyporeflexive („schlaffe") Blase mit entspr. Harnretention → Blasenentleerung idealerweise durch mehrmals täglichen Einmalkatheterismus
- Darmatonie, Darmentleerungsstörungen (Gefahr eines paralytischen Ileus, ggf. Infusion mit z.B. je 3 Amp. Bepanthen und Mestinon in 500 ml Ringer über 6h), selten Priapismus
- Vasomotorenkollaps: Ausfall der Gefäßregulation und Wärmeregulation (Gefahr insbesondere der Hyperthermie), Kreislaufdysregulation (Hypotension, Bradykardie, meist bei Tetraplegien stark ausgeprägt).

Postprimärphase

(nach Tagen bis ca. 8 Wochen, meist länger). In dieser Phase kann eine Besserung der neurologischen Symptomatik eintreten (vollständige Rückbildung bei primär kompletten Querschnittverletzungen allerdings sehr selten)
- Meist Übergang der primär schlaffen Paresen in eine spastische (in-/komplette) Paraplegie/Tetraplegie mit Hyperreflexie und Pyramidenbahnzeichen unterhalb der segmentalen Läsion mit Gefahr der Entwicklung von Gelenkkontrakturen (durch Beugereflexsynergien) oder Fortbestehen schlaffer Paresen bei Schädigung der Vorderhornzellen (2. Motoneuron) mit Ausbildung von Atrophien auf betroffener Segmentebene (z.B. nach Trauma im LWS-Bereich)
- Ggf. langsame progrediente Rückbildung der primär bestandenen neurologischen Symptomatik, wobei meist nur unvollständige Rückbildung (insbes. nach primär kompletten Lähmungen)
- Neurogene Blasenentleerungsstörung: bei Läsion oberhalb Miktionszentrum (ca. Th 12, vergl. Malin und Schliack 1994, Dt. Ärzteblatt 30 : 1324–1328) Entwicklung einer sog. hyperreflexiven Blase („Reflexblase") mit oder ohne Detrusor-Sphinkter-Dyssynergie (DSD), welche klinisch durch unwillkürlichen Spontanurin gekennzeichnet ist. Bei Läsionen in Höhe des Miktionszentrums oder tiefer Fortbestehen der primär hyporeflexiven („schlaffen") Blasenlähmung. Auch gemischte Bilder möglich (sog. „instabile Blase") oder selten „Normalisierung" der Miktion (vergl. auch Übersichtsreferat Stöhrer et al. 1994, Dt. Ärzteblatt 31/32 : 1366–1374)
- U.a. infolge Ausfall der sensiblen Qualitäten → Dekubitusgefährdung
- Entwicklung weiterer Komplikationen (z.B. Spastik, Kontrakturen, urologische KO usw., s.u.)

9

Funktionen bei kompletter Querschnittlähmung in Abhängigkeit von der Läsionshöhe
C 3/4 (Diaphragma): vollständig pflegeabhängig, Fortbewegung mit Elektrorollstuhl (z.B. Kinnsteuerung) möglich.

C 5/6 (Musculus biceps brachii): weitgehend pflegeabhängig. Greifmöglichkeit der Hände mit speziellen Hilfsmitteln bedingt möglich (Frühzeitiges Anlegen von Funktionshandschuhen!). Elektrorollstuhl, ggf. mechanischer Rollstuhl; in sehr günstigen Fällen sogar Autofahren mit Handbedienung möglich.

C 6/7 (Musculus extensor carpi radialis, z.T. Triceps): ADL's z.T. selbständig (allerdings auch altersabhängig), Körperpflege teilweise selbständig. Fahren im mechanischen Rollstuhl möglich.

C 7/8 (Triceps, Handmuskeln, Fingerflexoren, M. lat. dorsi): meist selbstständige Körperpflege, bedingte Fingerteilfunktion, mechanischer Rollstuhl, Autofahren mit Handbedienung.

Th 1–9: gute Rollstuhl-Fertigkeit (jedoch auch hier z.T. Gleichgewichtsprobleme infolge Lähmung der Rumpfmuskulatur), i.d.R. selbständig.

Th 10-L 2 (Rumpfmuskeln, Hüftbeuger): rollstuhlabhängig, Stütz- bzw. Gehapparate (ggf. orthop. Schuhe) für Stehtraining und Gehtraining bei entspr. Funktion

L 3/4 (M. quadriceps, M. tibialis anterior): Rollstuhl ggf. entbehrlich, Stütz- bzw. Gehapparate, Unterarmgehstützen, ggf. orthop. Schuhe

L 5/S 1 (M. triceps surae, M. peronaei long./brev.): gehfähig, gegebenenfalls Unterarmgehstützen, orthop. Schuhe (z.B. mit integrierter Peroneusfeder).

9.5.2 Klinik

- kompl. oder inkompl. Lähmungen der Extremitäten, Sensibilitätsstörungen
- Harnverhalt bzw. „Überlaufblase" infolge primär schlaffer Blasenlähmung
- Verlust der entspr. Muskeleigenreflexe
- Ggf. Kreislaufdysregulation (insbesondere bei hohen Querschnittlähmungen)

9.5.3 Diagnostik

Sorgfältiger neurologischer Status → Lokalisation abschätzen

- Segmenthöhe der Läsion (Bestimmung des letzten in motorischer, sensibler und vegetativer Hinsicht noch intakten Segmentes, Paeslack 1992)
- Verlaufskontrollen (gute Dokumentation; bei Trauma 6-stündlich in den ersten 48 Stunden, dann täglich).
- Klassifikation und Verlaufbeschreibung anhand des **ASIA-Schemas** (American Spinal Injury Association, Literatur u.a.: Waters et al. 1991, Definition of complete spinal cord injury. Paraplegia 9 : 573–81. Dies ist ein modifiziertes Schema nach Frankel et al. 1969, Paraplegia 7 : 179–92.

A	Komplett. Keine sensible oder motorische Funktion ist in den sakralen Segmenten S4 bis S5 erhalten.
B	Inkomplett. *Sensible*, aber keine motorische Funktion ist unterhalb neurologischen Niveaus erhalten und dehnt sich bis in die sakralen Segmente S4/S5 aus.
C	Inkomplett. Motorische Funktion ist unterhalb des neurologischen Niveaus erhalten und die Mehrzahl der Kennmuskeln unterhalb des neurologischen Niveaus haben einen Muskelkraftgrad von weniger als 3.
D	Inkomplett. Motorische Funktion ist unterhalb des neurologischen Niveaus erhalten und die Mehrheit der Kennmuskeln unterhalb des neurologischen Niveaus haben einen Muskelkraftgrad größer oder entsprechend 3.
E	Normal. Sensible und motorische Funktionen sind normal.

Apparative Diagnostik

- Nativröntgen in 2 Ebenen, CT, ggf. Myelographie oder Myelo-CT oder NMR, Funktionsaufnahmen (oder Durchleuchtung) zum Ausschluß von z.B. instabilen Luxationsfrakturen (cave: ligamentäre Verletzungen), cerviko-thorakaler Übergang in Nativröntgen meist schwer zu beurteilen. Cave: vorsichtige Lagerung! Bei Trauma Ausschluß von Begleitverletzungen (Rückenmarkkompression: bei Einengung des Spinalkanals um ca. 1/3 Wirbelbreite)
- Einteilung der Wirbelkörperfrakturen nach Wolter 1985, Unfallchirurg 88, 481–484.

9.5.4 Therapie

Akutphase

Besonderheiten
- Operationsindikation insbes. auch wegen der Möglichkeit der Frühmobilisation stellen → früher Beginn der Rehabilitationsmaßnahmen möglich. Dringliche OP-Indikation (Paeslack 1992): verzögertes Auftreten einer Lähmung mit freien Intervall; Progredienz einer Lähmung (vor allem Motorik > 1 1/2 Segmente); Übergang einer primär inkompletten in eine komplette Paraplegie; Fremdkörper im Spinalkanal; offene Rückenmarksverletzung)
- Lebenslange, regelmäßige urologische Kontrollen (insbesondere Urodynamik jährlich, K-Urin-Untersuchungen monatlich)
- Konsilarische Mitbehandlung von Komplikationen/Spätfolgen (Internist, Urologe, Psychologe, HNO, Gynäkologe, Haut, usw.)
- Bei Frauen i.d.R. komplikationslose Schwangerschaft möglich, entsprechende Betreuung/Beratung zu empfehlen (Kooperation z.B. Gynäkologe und Orthopäde)
- Bei instabilen WS-Verletzungen bzw. Fehlstellungen: vorsichtige Reposition von Fehlstellungen (in der Klinik) und vorläufige Retention, anschließend Instrumentierung)
- Vorsichtige, entsprechende Lagerung (Vakuummatratze), Beachtung von Begleitverletzungen (Vitalfunktionen sichern), im HWS-Bereich zusätzlich Anlegen eines Camp-Kragens (Stiff-neck®)
- Methylprednisolon (z.B. Urbason®) **über 24 h, initial 30 mg/kg KG, dann 5,4 mg/kg KG und Stunde über 23 Stunden. Beginn innerhalb von 8 Stunden nach Trauma (Bracken 1990), möglichst bereits am Unfallort beginnend**

- Schonender, zügiger Transport in Klinik, die WS-Chirurgie durchführt, idealerweise mit Spezialabteilung für Querschnittgelähmte. Informationen über verfügbare Betten: BG-Unfallkrankenhaus Hamburg (Tel.: 040/73 961 548)
- Bei instabilen Frakturverhältnissen, bzw. wenn OP-Indikation besteht, möglichst sofortige Operation (innerhalb der ersten 8 h).
- Standardverfahren:
  - Im HWS-Bereich: ventraler Zugang (meist li.), Reposition, Dekompression des Myelons, ggf. Ausräumung des fragmentierten Wirbelkörpers und Einsetzen eines autologen kortikospongiösen Spans (Beckenkamm), Diskektomie, ventrale Spondylodese durch Titan-H-Platte
  - **Im oberen BWS-Bereich:** Reposition, Dekompression des Myelons, ggf. dorsale Spondylodese durch Wolter-Platten, ggf. Diskektomie und autologe Spongiosaplastik
- **Im unteren BWS- und LWS-Bereich:** Reposition, Dekompression des Myelons, dorsale Spondylodese durch Fixateur interne (nach AO oder z.b. Kluger) mit transpedikulärer und interkorporeller autologer Spongiosaplastik, evtl. zusätzlich ventrale Verblockung, Diskektomie
- Behandlung von Begleitverletzungen, Kreislaufstabilisierung (bei Bradykardie z.b. Itrop)
- Möglichst kurze postop. Behandlung auf Intensivstation (z.b. bei Atemproblemen bei hohen Halsmarklähmungen, ggf. Tracheostoma)
- Frühzeitige Verlegung von Intensivstation auf Spezialabteilung für Querschnittgelähmte
- **Frühmobilisation** (ggf. schon auf Intensivstation, evtl. zusätzlich Korsett bzw. Camp-Kragen im HWS-Bereich, je nach Maßgabe des Operateurs, später ggf. Wechsel auf Schanz-Krawatte oder gänzliches Abtrainieren)
- Thromboseprophylaxe (Heparinisierung, Antithrombosestrümpfe)
- Einmalkatheterismus bzw. suprapubischer Blasenkatheter (kurzzeitig) zur Blasenentleerung, transurethraler Katheter längerfristig obsolet
- Wegen primärer Darmatonie Schonkost bzw. vorsichtiger Kostaufbau
- Lagerung (z.B. Schaumstoff, bei Tetraplegikern ,,Tunnellagerung", bei gefährdeten Hautpartien z.B. infolge schlechter Weichteildeckung Lagerung auf Wechselluftdruckmatratzen
- Physiotherapie, Atemgymnastik (z.B. Inhalog)
- Bei konservativer Frakturbehandlung verlängerte Bettruhe Camp-Kragen, verzögerte Mobilisation mit äußerer Stützung (Korsett)
- Bei nicht-traumatischen Querschnittsyndromen → Behandlung der Ursache, bei zusätzlicher knöcherner Beteiligung (z.B. Osteitis) operative Intervention abklären.

Postprimärphase bzw. postoperative stat. Behandlung
In Spezialabteilung für Querschnittgelähmte (Tetraplegiker ca. 6–9 Monate, Paraplegiker ca. 3–6 Monate). Erreichen der bestmöglichen Selbständigkeit insbesondere in der Verrichtung der täglichen Aktivitäten, Prophylaxe von Komplikationen bzw. Spätfolgen (Aufklärung), soziale und berufliche Wiedereingliederung.
- Intensive Physio- und Ergotherapie je nach Lähmungsbild: passive und ggf. aktive Bewegungstherapie, Laufband insbes. bei inkompletten Lähmungsbildern (Lokomotionstraining), Gehbarren, Gehschulung, Schwimmen (auch z.B. ,,Aquajogging" bei inkompl. Paraplegikern), ATL (=Aktivitäten des täglichen Lebens)-Training, Rollstuhltraining (bei hohen Teraplegikern E-Rollstuhl mit z.B. Kinnsteuerung), Ober-

körpertraining, bei hohen Tetraplegikern oft lange Atemgymnastik sowie Hilfe beim Abhusten, Schreibtraining (z.B. Mundschreibehilfe)
- Bei Tetraplegikern sehr früh schon Anlegen von Funktionshandschuhen
- Behandlung von Komplikationen s.u.)
- Röntgenologische Verlaufskontrollen (z.B. nach Mobilisation)
- Neurologische Verlaufskontrollen und Dokumentation
- Dekubitalulzeraprophylaxe
- Urologische Kontrolluntersuchungen (insbes. urodynamische Blasendruckmessung) zur Diagnostik der neurogenen (fachurologische Mitbetreuung)
- **Bei hyporeflexiver („schlaffer") Blase:** i.d.R. mehrmals täglich Einmalkatheterisierung, wenn möglich vom Pat. selbst durchzuführen, ausreichend
- **Bei hyperreflexiver Blase („Reflexblase"):** meist Therapie erforderlich, da bei erhöhten (hypertonen) Blasendruckwerten mittel-/langfristig Blasen- und Nierenschädigungen (s. KO) eintreten können. Mehrere Behandlungsalternativen:
  - „Blasendämpfung" (mit z.B. Dridase oder Spasmolyt mit dem Ziel einer „hyporeflexiven, normotonen Blase" und Entleerung durch Einmalkatheterismus
  - Inkompl. Sphinkterotomie und Tragen eines Kondomurinales (durch inkompl. Schlitzung soll Urinabgang bei auftretender Reflextätigkeit der Blase bereits bei niedrigen (normotonen) Druckwerten ermöglicht werden)
  - Ggf. Stentimplantation (dadurch ständige „Weitstellung" des Sphinkters) und Tragen eines Kondomurinales, nur bei ausgewählten Indikationen
  - Aufwendigere OPs nur bei Versagen der beschriebenen Möglichkeiten und erst zu späterem Zeitpunkt erwägen
  - „Triggern bzw. Klopfen" bei hypertonen hyperreflexiven Blasen obsolet, ggf. bei normotensiven hyperreflexiven Blasen unter regelmäßiger Kontrolle der Blasendruckwerte (Urodynamik)
  - Problem bei Frauen: hyperreflexive, hypertone Blasenlähmungen, die nicht auf „Blasendämpfung" ansprechen → ggf. Operation zu erwägen (Deafferentation), Sphinkterotomie bei Frauen nicht zu empfehlen
- Außerdem regelmäßig K-Urin-Untersuchungen (bei Harnwegsinfekten antibiogrammgerechte Antibiose, ggf. Ansäuern des Harn mit z.B. Acimethin als Infektprophylaxe, i.v. Pyelogramm
- „Darmschulung"; falls Darmlähmung bestehen bleibt, ist durch Laxantien i.d.R. guter „Abführrhythmus" zu erzielen (z.B. Dulcolax Supp, Lecicarbon Supp, Klysma) zusätzlich oder alternativ „digitales Ausräumen"
- „Hilfsmittelversorgung (z.B. Rollstuhl, Sitzkissen, Eßhilfen bei Tetraplegikern, Gehapparate, orthop. Schuhe, Peronaeusfeder, Bett (sollte elektrisch höhenverstellbar sein, z.B. wegen Autoeinmalkatheter), Lifter, Duschstuhl/-liege, ggf. Spezialmatratze (z.B. Wechselluftdruckmatratze), ggf. Stehrollstuhl
- „Wenn möglich, frühzeitige Vorbereitung der häuslichen Situation/Weiterversorgung (ggf. Umbaumaßnahmen) sowie der sozialen und beruflichen Reintegration
- „Information und Beratung hinsichtlich Sexualität (z.B. Erektionshilfen wie Vakuumpumpe oder SKAT, Schwangerschaft (grundsätzlich möglich), Antikonzeption.

Komplikationen/Spätfolgezustände
- Frühkomplikationen: Hautdruckstellen, Pneumonie, Atelektasen, Harnwegsinfektionen, paraartikuläre Ossifikationen, Streßulzera von Magen und Duodenum, paralytischer Ileus
- Druckschäden der Haut (Dekubitalulzera) an Prädilektionsstellen (über Sitzbein, Trochanter maj., Kreuzbein, Ferse z.B. auch infolge ausgeprägter Spastik), eventuell mit Osteomyelitis. Therapie: kons. Wundkonditionierung (z.B. Mesalt, Varihesive, Bactigras), ggf. Nekrosenabtragung und Haut-Verschiebe- oder Muskel-Haut-Verschiebelappen.
- Komplikationen infolge neurogener Blasenlähmung:
  - Rezid. Harnwegsinfekte (Gefahr von chron. Harnwegsinfekten → Pyelonephritis bis zur Niereninsuff., Nieren- und Blasensteine)
  - Schädigung der Blase (Trabekelblase bzw. „Christbaumblase") und der oberen Harnwege (z.B. Reflux, Harnstau) bei hypertoner, hyperreflexiver Blase, wenn trotz adäquater Therapie hohe Blasendruckwerte persistieren
  - Detrusor-Sphinkter-Dyssynergie (DSD), Störung des „Zusammenspiels" Blasenmuskel/Schließmuskel, weshalb bei Reflexmiktion sehr hohe Blasendruckwerte auftreten können, bis unwillkürliche Spontanmiktion erfolgt
  - Entwicklung einer „autonomen Dysreflexie" (vegetative Begleitreaktionen bei Auftreten von Reflexmiktion z.B. hypertensive Blutdruckwerten, Kopfschmerzen, Schweißausbruch, „Gänsehaut" Muskelkrämpfe)
  - Hautschäden (Mykosen) infolge Tragen eines Kondomurinales
- Gelenkfehlstellungen, Kontrakturen (durch Beugereflexsynergien → intensive Physiotherapie)
- Muskel- und Knochenatrophie infolge Inaktivität
- Pathologische Frakturen bei Osteoporose (Inaktivität)
- Schwer zu beeinflussende Spastik. Therapie: z.B. Lioresal®, **Dantamacrin®, Sirdalud®, intrathekale Baclofenapplikation** → Baclofen-Pumpe
- Paraossäre Verkalkungen (PAO) bzw. neurogene Weichteilverknöcherungen: bei ca. 15% der Querschnittgelähmten (Paeslack 1992). Bewegungsverbessernde OP bei Ankylosierung nach Beruhigung des Ossifikationsprozesses (frühestens nach 1–2 J.. Cave: hohe Rezidivrate)
- Kreislaufdysregulation, da vegetatives Nervensystem insbes. über sympatische Gefäßinnervation mitbetroffen (bei Hypotension z.B. Effortil-Trpf. oder Astonin H, bei Bradikardie z.B. Itrop)
- Chronische Schmerzen, die unbefriedigend auf Therapie ansprechen (z.B. Schulterschmerzen bei Tetraplegikern → Therapieversuche z.B. mit TENS-Gerät, Nervenmobilisation nach Butler, Wärme (Fango), spez. Lagerung, Massage, Medikamente)
- Bei Tetraplegikern oft Gefühl des „Eingeengtsein" oder „wie von einem Panzer umgeben zu sein", nur schwer therapeutisch beeinflußbar
- Posttraumatische zystische Myelopathie, zusätzliche (aufsteigende) Lähmungen oberhalb der Läsionshöhe Monate bis Jahre vorwiegend nach traumatischer Querschnittlähmung durch Höhlenbildung im Rückenmark (sekundäre Syringomyelie) möglich
- Schwere Skoliosen und Kyphoskoliosen möglich bei Paraplegie oder Tetraplegie im Wachstumsalter oder durch Fehlhaltungen, z.B. im Rollstuhl
- Gelegentlich passager auftretende Hauterkrankungen (z.B. Akne im Gesichtsbereich, Pilzinfektionen im Genitalbereich)
- Nach ventraler Spondylodese: Stimmbandlähmung (Recurrensschädigung, meist reversibel, aber oft Verlauf über Wochen/Monate), ggf. Heiserkeit, Schluckbeschwerden

- Nach längerer Intubation: ggf. Heiserkeit, Schluckbeschwerden
- Sek. passagere Amenorrhoe (kann mehrere Monate andauern, meist stellt sich normale Periode spontan wieder ein)
- Selten Verschlechterung der neurologischen Symptomatik bei primär inkompl. traumatischer Lähmung (z.B. infolge Thrombose, Hämatom)
- Selten septischer Verlauf nach Osteosynthese
- Lockerung oder Bruch von Osteosynthesematerial
- Passagerer paralytischer Ileus (Darmatonie) infolge Darmlähmung (ggf. Infusion mit z.B. je 3 Amp. Bepanthen und Mestinon in 500 ml Ringer über 6 h).

Prognose
Inwieweit sich neurologische Symptomatik bessert, kann zu Beginn der Behandlung nur schwer beurteilt werden. Konkrete Aussagen nicht möglich. Ein direkter Einfluß auf die Regeneration des Rückenmarks kann z.Z. nicht genommen werden. Prinzipiell ist eine primär inkomplette Lähmung in der Prognose günstiger als primär komplette Lähmungen zu werten.

Paraplegikern haben i.d.R. keine Einschränkung der Lebenserwartung (allerdings auch abhängig von Compliance bzw. Behinderungsbewältigung), Tetraplegiker um einige Jahre.

9.6 Erkrankungen des peripheren Nervenssystems (Auswahl)

Je nach Schädigung rein sensibler, motorischer, bzw. gemischter Nerven, ihrer Wurzeln oder des Arm- oder Beinplexus kommt es zu charakteristischen Störungen der *Sensibilität, Motorik und Trophik*. Häufigste Nervenschädigungen: Ulnaris- und Peronäusläsionen.

Einteilung der Nervenverletzungen nach Seddon
- **Neuropraxie:** bloße Funktionsstörung ohne Kontinuitätsunterbrechung. Vollständige Rückbildung innerhalb von Tagen (z.B. bei Schlafdrucklähmung)
- **Axonotmesis:** Unterbrechung der Axone, Hüllstrukturen jedoch intakt. Vollbild einer Lähmung, jedoch i.d.R. vollständige Rückbildung möglich bei nicht allzulanger Kompression (z.B. Karpaltunnelsyndrom)
- **Neurotmesis:** komplette Kontinuitätsunterbrechung; Neuromentstehung, z.B. bei Nervendurchtrennung → OP-Ind.

Quantifizierung des Lähmungsgrades ☞ 1.2.3

9.6.1   Läsionen peripherer Nerven

Kompressionssyndrome obere Extremität
- **Sulcus-ulnaris-Sy.:** N. ulnaris betroffen (Bereich des Ellbogengelenkes, Nerv durch läuft Sulcus nervi ulnaris → dort Kompression möglich infolge z.b. Arthrosen, c.P., Tumoren, anatomische Varianten). *Klinik:* Parästhesien mit Einschlafen der vom N. ulnaris betroffenen Finger. Oft auch Dehnungsschmerz bei Flexion des Ellbogengelenkes. Zunehmend Ulnaris-Parese. *Op. Ther.:* subkutane Verlagerung des Nerven auf die Beugeseite, evtl. zusätzlich intraneurale Neurolyse. *NB:* Schonung, KG
- **Pronator teres-Sy.:** N. medianus betroffen (Unterarmbereich). Symptomatik entspricht weitgehend der des Karpaltunnelsyndroms (☞ 17.3.1). *Op. Ther.:* Duchtrennung eines Teils der Bizepsaponeurose (Lacertus fibrosus), Einkerbung oder Aufspaltung des M. pronator teres je nach Befund
- **Supinatorlogen-Sy.:** N. radialis betroffen (Unterambereich; Irritation des Ramus profundus beim Durchtritt durch M. supinator). *Klinik:* keine Sensibilitätsstörung. *Op. Ther.:* Entfernen der Einschnürungen (z.B. einengende Sehnenspiegel, Faserzüge, Tumoren) an der Eintrittsstelle des Nerven.

N. radialis-Lähmung
Ätiol.: am häufigsten bei Humerusschaftfrakturen, Druckläsion am Humerus („Schlaf- oder Parkbanklähmung"), Kompression in Supinatorloge.
- **Prox. Radialisläsion:** *Fallhand*, Trizepsparese
- **Mittlere Läsion:** Parese der Handstrecker ("Fallhand"), Supinationsschwäche. Sensibilität am radialen Handrücken, Daumen und Zeigefinger sowie halben Mittelfinger herabgesetzt
- **Distale Läsion:** Parese der Daumen- und Fingerstrecker, der Daumenabduktion.

N. medianus
Ätiol.: suprakondyläre Humerusfraktur, Schnittverletzungen am Handgelenk. Karpaltunnelsyndrom (☞ 17.3–10).
- **Prox. Läsion:** *Schwurhand* (Parese der Fingerbeuger I-III in Interphalangealgelenken)
- **Distale Läsion:** Daumenopposition und -abduktion geschwächt (positives *Flaschen- zeichen* = Flasche kann nicht umfaßt werden, da Parese des M. abd. pollicis brevis).

N. ulnaris
Ätiol.: z.B. Quetsch- oder Druckläsion im Ellenbogen oder Handgelenksbereich (Fraktur, Narkose) = *Sulcus ulnaris-Sy.*,*Loge de Guyon-Sy.:* Kompression am Handgelenk unter dem Lig. carpi palmare.
Distale Läsion: *Froment-Zeichen* = beim Festhalten von Papier zwischen Daumen und Zeigefinger wird das Daumenendglied stark gebeugt, Parese des M. adductor pollicis). Paresen der Mm. lumbricales III und IV und der Interossei: *Krallenhand.*

N. femoralis
Ätiol.: Diabetische Mononeuropathie. Psoashämatom unter Marcumar®-Therapie. DD: Wurzelirritation L3/L4, Plexus-lumbalis-Irritation (z.B. bei Senkungsabzeß bei tuberkulöser Spondylitis)
Klinik: Schwäche des M. quadriceps. Behinderung der Hüftgelenksbeugung (M. iliopsoas) und der Unterschenkelstreckung (Treppensteigen, Hochgehen aus dem Sitzen erschwert).Hypaesthesie medialer Oberschenkel.

Läsionen des Plexus lumbosacralis
Ätiol.: am häufigsten *Tumoren* (maligne Lymphome, Kollumkarzinome, retroperitoneale Hämatome (Marcumar®), selten Beckenringfraktur.
Klinik: inguinale Schmerzen, Parästhesien mit Ausstrahlung bis in den Fuß.
Diagn.: Rö, CT, NMR. *DD:* Lumbischialgien, NPP, pAVK
Therapie: Frührevision bis 6 Mon. nach Trauma (Neurolyse, Nervennaht, Transplantation oder Transfer der N. intercostalis, später mot. Ersatzop.; Martini 1993)

Läsionen des Plexus cervicobrachialis
Ätiol.: Häufigste Ursachen sind Motorrad- und Arbeitsunfälle.
Klinik: komplette oder partielle Paresen der Schulter-Arm-Muskulatur, oft heftige Schmerzen.

Schädigung des N. peronaeus (L5-S2)
- **Lähmung N. peronaeus communis:** Fuß- und Zehenheberparese (Steppergang; Hackengang nicht möglich)
- **Isolierte Schädigung N. peronaeus superficialis:** Parese der Mm. peronei (Pronationsschwäche), Sensibilitätsstörungen am Fußrücken und Lateralseite des Unterschenkels
- **Isolierte Schädigung des N. peronaeus profundus:** Paresen des M. tibialis ant., M. extensor hallucis longus, M. extensor digitorum longus und extensor digitorum brevis mit Sensibilitätsstörung zwischen 1. und 2. Zehe dorsal.

Ätiologie
- Druckschädigung durch z.B. Gips. Deshalb immer gute Polsterung des Fibulaköpfchenbereichs, Kontrolle auf evtl. Druckstellen!
- Intra- und postop. Schädigung bei z.B. valgisierenden Tibiakopfumstellungsosteotomien (TVO; ☞ 19.2.10): direkte Läsion bei Fibulaosteotomie bzw. durch Fixateur externe (N. peronaeus profundus). Postop. durch Hämatom, Ödem. Peronaeusläsion ist eine relativ häufige KO bei der TVO!
- Kompression durch Tumor, Baker-Zyste.

DD: Unbedingt differenzieren bei einer *einseitigen* Fußheberschwäche: *zentrale* oder *periphere* Ursache? Peronäusbetonte Ischiadikusläsion; Mononeuropathia multiplex diabetica; Tibialis-Anterior-Sy. NPP L4/5 mit Läsion der Wurzel L5. Ischämischer Infarkt, Hirntumor.

Ther.: entsprechend der Ursache. Physik. Ther., KG, Elektrotherapie. Antiphlogistika. Dekompression und evtl. Naht bei z.B. Hämatom bzw. Durchtrennung. Peronaeusfeder bei Fußheberparese (☞ 21.4.8).

9.6.2   Guillain-Barré-Syndrom (Polyradikuloneuritis)

Ätiol: wahrscheinlich nicht einheitlich: toxisch? allergisch? autoimmunologisch? In der Vorgeschichte oft unspezifische virale Inf. (gehäuft assoziiert mit Mumps-, Eppstein-Barr-, Cytomegalie-, Varizellen-, Zostervirus); oft aber auch nach OP, Myelographien, Impfungen.

Leitsymptome
- Beginn mit distalen Parästhesien
- Nicht selten akute Schmerzen im Bereich der unteren Extremitäten
- Meist rasch **symmetrisch aufsteigende schlaffe Paresen** (Landry-Parese) mit Muskeleigenreflex-Verlust, im Verlauf auch Atrophien
- Gefahr der Atemlähmung (20–25 %); KO in dieser Phase prognosebestimmend
- Sensibilitätsstörung querschnittsförmig (eher aber im Hintergrund)
- Oft auch Hirnnerven mit betroffen, Befall autonomer Nervenfasern.

Diagn.: Klassische Symptom- und Befundentwicklung innerhalb weniger Tage, typischer Liquor (*zytoalbuminäre Dissoziation* = Diskrepanz zwischen normaler Zellzahl und deutlich erhöhtem Liquoreiweiß). Neurographisch deutlich reduzierte NLG's, bes. auch prox. Abschnitte (F-Wellen) als Korrelat der Demyelinisation, Suralisbiopsie (Spätstadium).
DD: Borrelien, Polyradikulopathie (hier aber mehr Schmerzen, eher asymmetrisch), verschiedenen Formen der Polyneuropathie.
Ther.: Neurologische Intensivstation! Ggf. Beatmung. Plasmapherese in Akutpha-se. Kortikosteroide umstritten, 7 S- Immunglobuline.
Verlauf: Mortalität bis ca. 10 %, in ca. 70 % volle Rückbildung der neurol. Symptome in umgekehrter Reihenfolge ihres Auftretens.

9.6.3　Zoster-Neuralgie

Manifestationsform einer Zweiterkrankung (Kontakt) mit Varizella-Zoster-Virus neben der viel selteneren Zoster-Enzephalitis und -myelitis. Ätiologisch: Affektion der sensiblen Spinalganglien, oft Beteiligung der sensiblen Nerven bzw. Hinterwurzeln. Prädilektionsstellen: Thorakale Nervenwurzeln (ca. 50 %), Zervikalsegmente (ca. 18 %), N. trigeminus (ca. 15 %), Lumbosakralsegmente (ca. 8 %).

Ätiol.: s.o., prädisponierend für den Krankheitsprozeß sind Alter, konsumierende Grunderkrankung, Lokalprozeß (segmental).
Klinik: Einleitung mit grippalen Symptomen; reißende, segmentale Schmerzen. Tage später wässrig gefüllte Papeln in entsprechendem Dermatom. Hyperpathie und Hypästhesie im Dermatom. Segmentale schlaffe Paresen und Atrophien. Gefürchtet sind Chronifizierung und persistierende Schmerzen (bes. ältere Pat.!).
Diagn.: Lumbalpunktion: Zellzahlerhöhung, AK gegen Varizella-Zoster positiv. **DD:** *Erkrankungen der Interkostalnerven:* Druckläsionen, Wurzelkompressions-Sy. Infiltration durch maligne Tumoren, entzündliche Prozesse, diabetische Radikulopathie. *Pseudoradikuläre Symptome:* Headsche Zonen bei Viszeralerkrankungen, Tietze-Sy., M. Mondor.
Ther.: *kausal:* Aciclovir (Zovirax®) 3 x 5 mg/kg/Tag über 1 Wo. + Kortison (z.B. Dexamethason); *symptomatisch:* Viroform-Zink-Lotio, Antiphlog., Thymoleptika, Antikonvulsiva, Rö.-Tiefenbestrahlung.

9.6.4　Distal-symmetrische Polyneuropathie

Polyneuropathien mit sensiblen, vegetativen und motorischen Symptomen können in verschiedenen Formen auftreten. Die Ursachen können vielfältig sein.
• **Distal-symmetrischer Typ am häufigsten** (s.u.)
• Schwerpunktpolyneuropathie (asymmetrisch, z.B. auf 1 Extremität begrenzt!)
• Multiplextyp (z.B. Vaskulitis)
• Mononeuropathie (z.B. Femoralisneuropathie, z.B. bei Diab. mell.)
• Kraniale Neuropathien (Hirnnervenbefall, z.B. bei Borreliose).

Ätiol.: Mit der distal-symmetrischen Form der PNP, die ätiologisch reichhaltig und bunt ist, wird der **Orthopäde** wiederholt **differentialdiagnostisch** betroffen sein wegen ihrer Häufigkeit, wobei pathogenetisch mit Abstand am meisten Diab. mell. und Alkohol eine Rolle spielen. Bei Diab. mell. entwickelt sich eher eine primär demyelinisierende PNP, beim Alkoholismus eine axonale PNP.

Klinik
• Socken- und handschuhförmige **Sensibilitätsstörungen** (Hypästhesien/-algesien und unangenehmen Parästhesien [restless legs, burning feet]) und **Schmerzen**
• Vibrationsempfindungen abgeschwächt (Pallhypästhesie)
• Schlaffe Paresen, distal betont; Abschwächung der Muskeleigenreflexe (**v.a. ASR!**), Atrophien
• Vegetative und trophische Störungen (z.B. bei Diab. mell.; Anhydrose, Ödeme, Ulzera, Arthropathien [☞ 19.3.11])
• Häufige Begleit-/autonome PNP (z.B. Potenzschwäche, orthostatische Dysregulation).

Diagn.: Typische anamnestische Hinweise (Vorerkrankungen, Alkohol, Medikamente, Arbeitsplatz). Charakteristisches syndromales Bild, außerdem bei der eher primär demyelinisierenden diabetogenen PNP deutlich reduzierte **NLG's**, bei der äthyltoxischen axonalen PNP deutlich neurogene Veränderungen im **EMG** in den betroffenen Muskeln bei relativ intakten NLG's. *Labor:* Glucosebelastung, BZ-Profil, Marker des chron. Äthylismus (γ-GT). **DD:** u.a. pAVK, radikuläre Sy. (z.B. NPP), pseudoradikuläre Symptomatik, Engpaß-Sy.

Ther.: Symptomatisch Analgetika (ASS, Paracetamol); KG, Ergotherapie. *Äthyltoxizität:* absolute Alkoholrestriktion, kurzfristig hochdosiert Vit. B-Präparate. *Diab. mell.:* optimale Zuckereinstellung, ggf. Umstellung auf Insulin, Thioctsäure i.v. Symptomatisch bei Parästhesien: Magnesium, Chininsulfat, Antikonvulsiva, Thymoleptika.

9.7   Muskelerkrankungen

Hauptsymptom: Muskelschwäche. Fakultativ Schmerzen und Muskelschwund.

9.7.1   Progressive Muskeldystrophie

Gruppe von Muskelerkrankungen, die auf Grund von genetischen Muskelstoffwechselstörung zu unterschiedlich progredienten und verschiedlich lokalisiertem Muskelabbau führen. Häufigster und bösartigster Typ: Duchenne.

Klinik und Befunde für alle Formen
Schleichender Beginn mit
- Zunächst **Parese** der stammnahen Muskulatur (Schulter, Beckengürtel)
- **Symmetrische Manifestation**
- Entwicklung von **Atrophien** und **Pseudohypertrophien** (bes. Waden) durch Ersatzlipomatose
- Durch motorische Einbußen und Kompensationsmechanismen → **charakteristische Zeichen**
  - *Gower-Zeichen:* wegen Kniestrecker-Lähmung Aufrichtung des Pat. bei Aufstehen durch Hochstemmen mittels der Arme am eigenen Körper
  - *Trendelenburgsches-Zeichen (Duchenne):* Abkippen des Beckens zur gelähmten Seite auf Grund der Glutealmuskelinsuffizenz → watschelnder Gang
  - *„Tapirschnauze":* rüsselförmige Vorwölbung der Lippen bei Affektion der Gesichtsmuskeln
- **Oft Herzmuskel mitbetroffen** (kann den Verlauf der Erkrankung bestimmen)
- Gelegentlich **Intelligenzdefekte.**

Muskeldystrophien: Erbmodus, Erkrankungsalter und Prognose			
Typ	**Alter**	**Ort**	**Symptomatik und Verlauf**
Duchenne-Aran (X-chromosomal rezessiv)	0–3 Lj.	Beckengürtel	Maligne Verlaufsform, meist vor dem 25 Lj. letal, nur Knaben befallen! Schnell progrediente Becken- und Oberschenkelmuskelschwäche (Trendelenburg- und Gowers-Zeichen positiv), Gehunfähigkeit mit 12–15 J.
Becker-Kiener (X-chromosomal rezessiv)	12–15 Lj.	Beckengürtel	Benigne Verlaufsform. Treppensteigschwäche, Aufstehprobleme (Trendelenburg- und Gowers-Zeichen positiv), Gnomenwaden (Pseudohypertrophie). Gehunfähigkeit erst nach dem 50 Lj.
Leyden-Möbius (autosomal rezessiv)	2–40 Lj.	Gliedergürtel	Benigne Verlaufsform. Im Becken- oder Schultergürtelbereich beginnende, langsam progrediente Schwäche und Parese, keine Pseudohypertrophie
Erb-Landousy-Déjerine (autosomal dominant)	7–25 Lj.	Skapulohumeral	Benigne Verlaufsform. Dystrophie der prox. Arm-Schulter-Muskulatur mit „losen Schultern", Armheberschwäche, mimische Muskulatur ist früh betroffen (Facies myopathica), Beinparese erst spät. Verlauf evtl. schubweise.
Seltene Muskeldystrophieformen sind die generalisierte, kongenitale Dystrophie De Lange, mit malignem früh letalen Verlauf, die okuläre, benigne Dystrophie Klioh-Nevin, die okulo-pharyngeale, benigne Dystrophie Barbeau und die benigne, distale Dystrophie Welander.			

Diagn.: EMG (kleine myopathisch veränderte Potentiale). MRT des Muskels. Muskelbiopsie (histologisch, biochemisch, Dystrophin-Bestimmung). Serum: Kreatinkinase ↑↑. EKG (Kardiomyopathie?), Genanalyse.

Progn. und Ther.: Sehr unterschiedliche, je nach Typ. Ther. rein symptomatisch (KG, Muskelaufbautraining), orthopädische Korrektur-OP, Stützprothesen.

■ Muskeldystrophie Typ Duchènne

Infantile aufsteigende Form. Phänotypisch und von der Schwere des Krankheitsverlaufs ausschließlich Männer betroffen. Frauen fungieren als Konduktorinnen mit allenfalls milden klinischen Zeichen.

Spezielle Klinik: Je früher der Beginn, desto langsamer die Progredienz (Einteilung in Schweregrade von 0 [klinisch unauffällig] bis 10 [ständig bettlägerig], Vollinvalide). Beginn überwiegend um 3. Lj. mit Neigung zum Stolpern und Fallen, Watschelgang (Glutealmuskelschwäche; ☞ 10.1.2). 5.–7. Lj.: Treppensteigen erschwert, zunehmende Lendenlordose, Gehunfähigkeit, „Gnomenwaden". Meistens zwischen 7.–12. Lj. Rollstuhlstadium und Bettlägerigkeit. Tod meist 18.–22. Lj. (→ Kardiomyopathie).

Orthopädische Probleme
Frühzeitige Beugekontrakturen der Extremitäten (→ vorzeitiger Verlust der Geh- und Stehfähigkeit). Rasch progrediente Lähmungsskoliosen, Trichterbrust.

Therapie
- **Kons.:** *KG:* Vermeiden von passiven Dehnungen. Wichtig sind Geh- und Stehübungen. Regelmäßiges Atemtraining. Selbstständiges Übungsprogramm! *Medikamente* von begrenzten Nutzen, aber bei Schub gerechtfertigt: z. B. Vit. E (z.B. Evion®

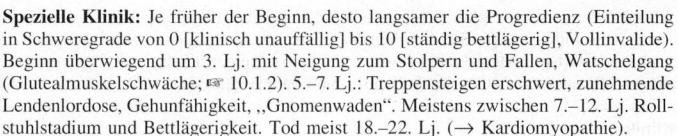

100–400 mg/Tag), Keltican® i.m. 1–2 x wöchentlich. *Beinorthesen*. Intermittierende Druckbeatmung (PEEP) bei Atembehinderung
- **Operativ:** frühzeitige (4.–6. Lj) *kontraktur-prophylaktische OP an Beinen* (z.B. simultan an beiden Beinen Spinamuskelablösung, Aponeurektomie des Tractus iliotibialis, subkutane Tenotomie der Kniebeugesehnen, Achillotenotomie. Postop. Oberschenkelliegegips für 3 Tage, dann Mobilisation; *Forst et al. 1991*). *Operative Stabilisierung der WS* (ab 20°; *nach Cobb*). **Ziele:** Geh- und Stehfähigkeit verlängern, Rollstuhlphase hinausschieben, progrediente Skoliose verhindern.
  Cave: bei Narkose **maligne Hyperthermie, Hyperkaliämie** möglich. Heute durch geeignetes Narkoseregime zu verhindern (z.B. Vermeiden von Succinylcholin und Inhalationsanästhetika, erweitertes Monitoring, Intensivüberwachung).

9.7.2　Dystrophia myotonica (Curschmann-Steinert)

Ätiol.: **Zweithäufigste vererbte Muskelerkrankung**, gehört zur Untergruppe der *Myotonien*, autosomal dominant vererbt, Manifestation meist 20–30. Lj.; M > F.

Klinik
- **Distal** beginnende Muskelatrophien/-dystrophien
- Fasziale Atrophien begründen **„facies myopathica"** (schlaffer Gesichtsausdruck), oft mit Ptose und Stirnglatze („Jammergestalt")
- **Myotone Reaktionen** der betroffenen Muskeln (anhaltende Kontraktion bei Beklopfen oder nach Aktion führt zu Muskelbäuchen)
- **Endokrine Begleitstörungen** (Mensesstörungen, Hodenatrophie)
- Katarakt, hirnorganisches Psychosyndrom.

Diagn.: *EMG* (myotone Entladungen → „Sturzkampfbombergeräusch") *Muskelbiopsie*. Serum-*Kreatinkinase* ⇈; *CT* (im Verlauf): Ventrikelerweiterung.
Ther. und Progn.: symptomatisch, ggf. orthopädischerseits Stützschienen, Geh- und Laufhilfsmittel, korrigierende OP (Fußdeformitäten), KG. Jährliche ophthalmologische Kontrolle. Lebenserwartung leicht verkürzt, Arbeitsfähigkeit deutlich eingeschränkt.

9.7.3　Polymyositis

Ätiol.: Symmetrische, ohne Ther. rasch progrediente Erkrankung der stammnahen Muskulatur mit histologischen Zeichen der Gewebsentzündung (immunpathologisch?), auch assoziiert mit Myasthenie, *Formen:* ätiologisch eigenständig, mit Hautveränderungen (*Dermatomyositis*), parakollaginös und paraneoplastisch.

Klinik
- **Akute Form:** rasch progrediente Paresen der druckschmerzhaften, oft ödematös angeschwollenen Muskeln (stammnah) mit Begleitfieber, Exanthem
- **chron. Form:** zunächst prox. und beinbetonte Paresen, Ausdehnung zu Schultergürtel, Nacken, auch Pharynx (Dysphagie), schlaffe, schmerzhafte Muskelpalpation. Im *Spätstadium:* Atrophien, Kontrakturen, myasthene Beschwerden
- **Begleiterscheinungen:** Arthritiden, Gesichtserytheme, Lidschwellungen.

Diagn.: BKS, CK, EMG, Muskelbiopsie (Entzündungszeichen) Tumorsceening.
Ther.: langfristige Kortikoid-Gabe.

9

9.8   Mißbildungen, Entwicklungsstörungen und degenerative Erkrankungen

Basiläre Impression

Fehlbildung des Os occipitale mit Kranialverlagerung des Dens axis → Einengung der hinteren Schädelgrube (☞ Abb. 6.1). Kongenitale und erworbene (bei z.B. Osteomalazie, M. Paget) Form. Häufig assoziierte Fehlbildungen (Klippel-Feil ☞ 18.1.11, Arnold-Chiari-Sy., Dandy-Walker-Sy.).

Klinik: Ca. 50 % asymptomatisch. Kopf-Nackenschmerzen, Tortikollis, Drehschwindel. Bei Progredienz (meist 4.–5. Lj.zehnt) Gangstörung, evtl. Blasenentleerungsstörung, Kribbelparästhesien.
Diagn.: Tetraspastisches Bild der „zervikalen Myelopathie". Paresen der kaudalen Hirnnerven. Rö.-Schädel in 2 Ebenen: Röntgenometrie (☞ 6.1). NMR.
Ther.: physik. Maßnahmen. Bei Progredienz mit neurol. Ausfällen evtl. Dekompression der hinteren Schädelgrube, ventrikulo-peritonealer Shunt.

Arnold-Chiari-Syndrom

Häufigste Kleinhirnfehlbildung, Hemmungsmißbildung und Kaudalverlagerung des Kleinhirns und Hirnstammes. Häufige Assoziationen mit dysraphischen Störungen (Spina bifida) und Anomalien des kraniozervikalen Übergangs und Hydrocephalus occlusus.

Diagn.: Rö.-Schädel in 2 Ebenen → Abflachung der hinteren Schädelgrube. CT, NMR.
Klinik: Kaudale Hirnnervenstörungen, Zeichen der Hirnstammkompression, zerebellärer Symptomenkomplex, epileptische Anfälle. Bei geringer Ausprägung Bewegungseinschränkung der HWS, Fehlhaltung.
Ther.: ggf. Shunt (ventrikulo-atrial) bei Hydrocephalus occlusus; Antikonvulsiva.

Syringomyelie

Erkrankung des Rückenmarks, wobei es zu *progredienten, zystischen, flötenartigen (Syrinx!) länglich ausgeweiteten, flüssigkeitsgefüllten Höhlenbildungen im zentralen Höhlengrau* kommt mit Ausdehnung gegen die Commisura ant. zu, auch selten in Medulla oblongata (*Syringobulbie*), selten auch Ausgang von Canalis centralis: *Hydromyelie.* Umgebende Randgliose. Druck der flüssigkeitsgefüllten Höhlen führt zu charakteristischen segmentalen peripheren Ausfällen und daruntergelegenen Strangsyndromen. Krankheitsmanifestation im 2.–4. Lj.zehnt.

Klinik

* Meist zunächst segmentale, oft heftige radikuläre **Schmerzen der Schulter-Arm-Region** (*DD* HWS-Sy.!) mit dissoziierten **Sensibilitätsstörungen**, die zu **unbemerkten (da schmerzlosen) Verletzungen** führen
* Segmentale **Paresen** mit Atrophie und Muskelfaszikulationen (bes. häufig im Handbereich durch bevorzugte Lokalisation des Prozesses im unteren Zervikalmark)
* Vegetativ trophische Störung (Tractus intermediolateralis Irritation) → schlechte Wundheilungstendenz, trophische Ulzera. **Arthropathie** in ca. 20 % der Fälle → Mutilation. In 2/3 der Fälle **Kyphoskoliose. Fußdeformität**

- Unterhalb des Segmentes diverse Strangsymptome (Hinterstrang-Sy., auch spastische Mono-, Para- oder Tetraparese als Zeichen der Pyramidenbahnläsion)
- Spastische Blasenstörung.

Diagn.: Domäne des spinalen **NMR** (früher nur schwierig zu diagnostizieren). **Rö.WS:** evtl. Kyphoskoliose, erweiterter Spinalkanal. **DD:** radikuläre Syndrome (zervikaler NPP; ☞ 18.1.4), zervikale Myelopathie. Amyotrophische Lateralsklerose (keine Sensibilitätsstörung!). Intramedullärer Tumor.
Ther.: bei deutlicher Progredienz neurochirurgisch, diverse im Erfolg umstrittene Techniken (z.B. Shunting einzelner Höhlen in Subarachnoidalraum). Symptomatisch: Antispastika, Analgetika, Bestrahlung (bes. bei Schmerzen), Physiotherapie.

Friedreich-Krankheit (Spinale Heredoataxie)

Nach Nicolaus F. Friedreich, 1825–1882, Internist, Würzburg, Heidelberg. Degeneration überwiegend der Hinterstränge, des Truncus spinocerebralis und der kortikospinalen Bahnen.
Klinik: autosomal-rezessiv Beginn im Kindes-/Jugendalter. Unsicheres Gehen, typischer Gang, häufiges Hinfallen.
Orthop.: Zunehmender *Hohlfuß* (☞ 19.3.24) mit Krallenzehen („Friedreich-Fuß"). Kypho-skoliose. *Neurol.:* Romberg positiv, meist Areflexie der Beine; zerebellare Symptome (z.B. Dysdiadochokinese, Dysarthrie, Nystagmus, Pyramidenbahnzeichen).
Intern.: Kardiomyopathie (EKG). **Ther.:** KG (Kontraktur-Vorbeugung). Operativ ☞ 19.3.24.

9

Karl-Ludwig Krämer
und Walter Strobl

10

Pädiatrie

Die wichtigsten orthopädischen Leiden im Wachstumsalter betreffen WS und untere
Extremität. – In diesem Kapitel sind überwiegend seltene Erkrankungen abgehandelt,
die in den interdisziplinären Bereich von Orthopädie und Pädiatrie fallen, die
häufigeren Erkrankungen finden sich v.a. in den Kapiteln 18 und 19.

10.1   Pädiatrische Untersuchung

10.1.1   Orthopädisch/neurologische Basis-Untersuchung im Neugeborenenalter (Screening)

Anamnese: Schwangerschaft, Geburt, Familienanamnese.

Inspektion, Palpation, Reflexprüfung, passive Beweglichkeit
Beobachtung: Körperhaltung (beim Neugeborenen überwiegt Beugetonus), Spontan-
motorik und Muskeltonus. Bewegung der Glieder, Lageasymmetrien, Faustschluß →
Mißbildungen, Lähmungen, Muskelhypo- oder Hypertonie?

Rückenlage
- **Kopf, Hals:** Schiefhals (☞ 18.1.19; Palpation M. sternocleidomastoideus), Fazia-
  lisparese? Kopfform? Schädelsymmetrie?
- **Schulterregion:** *Klavikulafraktur* (☞ 10.4), Klavikulaaplasie?
- **Obere Extremität:** obere oder untere Plexusparese (☞ 10.4). Klumphand, Hand-
  mißbildungen?
- **Untere Extremität**
  - *Hüfte:* Dysplasie, Luxation (z.B. Ortolani-Zeichen, Abduktionshemmung, Fal-
    tenasymmetrie), schlaffe Parese bei Spina bifida (☞ 10.5.2), Femurdefekt?
  - *Knie:* Arthrogrypose (☞ 9.7.5), Knieluxation, Patellaaplasie?
  - *Unterschenkel:* physiol. O-Bein? Tibia/Fibuladefekt?
  - *Fuß:* Klumpfuß, Sichelfuß, Hackenfuß, Plattfuß (☞ 19.3)?

Bauchlage
- Heben und Halten des Kopfes
- WS: Spina bifida. Dermalsinus. Sprengel-Deformität. Säuglingsskoliose (Funkti-
  onsprüfung durch Schwenken des Rumpfes nach re/li)? **Funktionsprüfung beim
  Aufrichten:** Kopfkontrolle, Stehbereitschaft, Schreitreflex, Koordination
  Reflexe: PSR, ASR, Bauchhautreflex, Babinski (normalerweise positiv), Fußklonus,
  BSR, TSR, Radiusperiostreflex, Chvostek. **Primitivreflexe:** Handgreif-, Saug-,
  Suchreflex, Moro-Reaktion, symmetrischer und asymmetrischer tonischer Halsre-
  flex.

 Bei Auffälligkeiten oder path. Befunden: unbedingt weitere Diagnostik. Bei
neurologischen Auffälligkeiten evtl. Neuropädiater hinzuziehen.

10

10.1.2   Orthopädische Basisuntersuchung im Vorschul- und Schulalter

- **Verhalten, Motorik beobachten**
- **Inspektion:** Schultergeradstand, Beckengeradstand, Vornüberbeugen → Skoliose. Schiefhals, X-Beine, O-Beine, Fußform, Fußgewölbe, Haltung. *Hinsetzen/Aufstehen*: Muskel-Dystrophie (☞ 9.7)?
- **Stehen, Gehen:** Hinken, Einwärts-, Auswärtsgang, Koordination, Springen im Einbeinstand → Beinmuskelschwäche? Auf den Hacken bzw. Zehenspitzen laufen → Achillessehnenverkürzung? Kraft?
- **Rückenlage:** Schmerzregion, Schwellung, Muskelatrophie? Gelenkbeweglichkeit: *Knie:* Beugung, Streckung, Klicken? Bandlaxität? *Hüften:* Abduktionshemmung? Schmerzen, Aro., Iro. (Seitenvergleich)
- **Bauchlage**: *Hüften:* Aro., Iro. (Coxa antetorta?), *Knie:* Poplitealzyste?

10.1.3   Motorische Entwicklungsstadien (nach Schulte, Spranger 1988)

- **Reifes Neugeborenes:** Spontane Flexionshaltung der Extremitäten, Schreit- und Kriechbewegungen. Beim Aufziehen zum Sitzen Flexion der Arme. In Bauchlage Kopfdrehung zur Seite
- **3. Mon.:** *Beginnende Streckung der Extremitäten.* Sicheres Fixieren von Gegenständen und Greifen mit ganzer Hand. Kopf wird in Bauchlage angehoben
- **6. Mon.:** *Drehen von Rücken- in Bauchlage.* Abstützung mit geöffneten Händen. Greift auch nach entfernten Gegenständen. Unsicheres Sitzen mit Rundrücken, Beine dabei außenrotiert. Kopf wird aus Rückenlage gehoben, sichere Kopfkontrolle
- **9. Mon.:** *Stabiles Sitzen,* Kind dreht sich auf dem Gesäß. Hochziehen zum Aufstehen, steht mit Unterstützung. Vierfüßerstand mit Krabbeln. Greifen mit Daumen und Zeigefinger (Pinzettengriff)
- **12. Mon.:** *Steht sicher* mit Unterstützung oder sogar breitbeinig frei. Macht einzelne Schritte mit Festhalten. Krabbelt sicher und schnell mit Rotation. Greift ausgewählt nach Spielzeug, legt es zurück
- **15. Mon.:** Kind steht sicher, mehr als 75 % der Kinder können frei laufen.

10.2 Wachstum des Skelettes

10.2.1 Skelettalter

- Entwicklung, Wachstum und Reifung des Skelettes werden auf genetischer Grundlage multifaktoriell gesteuert → daher erhebliche individuelle Unterschiede zwischen dem *Entwicklungsstand des Skelettes* und dem *chronologischen Alter* oder dem Längenalter möglich
- Eilt das Skelettalter dem chronologischen Alter um mehr als 1 J voraus → *Akzeleration*, ist die Entwicklung um mehr als 1 J verzögert → *Retardierung*
- Zeit des stärksten Skelettwachstums: bis zum 4. Lj. (mehr als 8 cm/Jahr) und 12.–16. Lj. (bis zu 12 cm/Jahr)
  Wachstumsabschluß: Mädchen 17.–18. Lj., Knaben 20.–21. Lj.
  Beachte individuelle und regionale Unterschiede
- Rasche Wachstumsphase wird ausgenützt, um die Entwicklung des Bewegungsapparates bei Deformitäten in normale Bahnen zu lenken; andererseits können Deformitäten, Achsenabweichungen, Muskelimbalancen und Kontrakturen in dieser Zeit entstehen (z.B. Cerebralparese) oder beschleunigt fortschreiten.

Praktische Bedeutung der Wachstumsdiagnostik
- Aussage über die Prognose von Erkrankungen des Bewegungsapparates
- Indikationsstellung einer operativen Beeinflussung, z.B. einer BLD (☞ 19.1.3), Achsenabweichung, Skoliose
- Vorhersagen über die zukünftige Körpergröße
- Abklärung eines Minder- oder Hochwuchses.

Bestimmung des Entwicklungsstandes durch Skelettalterbestimmung.

Skelettalter-Bestimmung
Beruht auf dem zeitlich gesetzmäßigen Auftreten von Knochenkernen, ihrer Größenzunahme und der Verschmelzung der Epiphysenfugen.

- **Handskelettalter:** Rö-Aufnahmen der li Hand a.p. anfertigen und alter- und geschlechtsabhängig mit Normbildern z.B. aus dem *Atlas der Handskelettentwicklung* von *Greulich und Pyle* (1959) vergleichen
- Auftreten und Verschmelzen der Darmbeinkammapophysen, Methode nach Risser für die Prognose der Skoliosen (☞ 18.1.20).

10

10.2.2 Bestimmung der Geschlechtsentwicklung

Beruht auf der gleichzeitig mit dem *Pupertätswachstumsschub* beginnenden Ausprägung der **sekundären Geschlechtsmerkmale.**

- Beurteilung des Entwicklungsstadiums der Schambehaarung, des Reifestadiums der Penis- bzw. Brustentwicklung nach *Tanner* (1962)
- Bei Mädchen ist mit der Menarche (im Durchschnitt mit 13,4 J.; min. 10 bis max. 17,5 J.) das Maxiuum des puberalen Wachstumsschubes überschritten; weiteres Wachstum durchschnittlich ca. 6 cm.

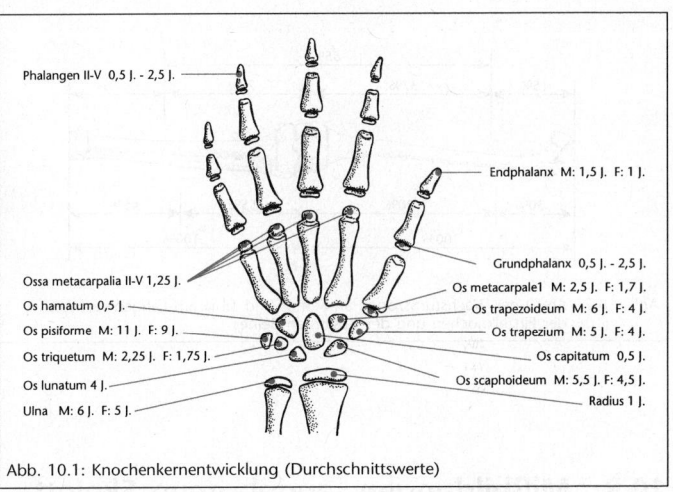

Phalangen II-V 0,5 J. - 2,5 J.

Endphalanx M: 1,5 J. F: 1 J.

Grundphalanx 0,5 J. - 2,5 J.

Ossa metacarpalia II-V 1,25 J.

Os metacarpale1 M: 2,5 J. F: 1,7 J.

Os hamatum 0,5 J.

Os trapezoideum M: 6 J. F: 4 J.

Os pisiforme M: 11 J. F: 9 J.

Os trapezium M: 5 J. F: 4 J.

Os triquetum M: 2,25 J. F: 1,75 J.

Os capitatum 0,5 J.

Os lunatum 4 J.

Os scaphoideum M: 5,5 J. F: 4,5 J.

Ulna M: 6 J. F: 5 J.

Radius 1 J.

Abb. 10.1: Knochenkernentwicklung (Durchschnittswerte)

10.2.3   Wachstumsprognose

Überblick über verschiedene Methoden (vergl. Grill u. Pfeil 1993)

- **Voraussage der Erwachsenenstehhöhe** nach *Bailey u. Pinneau* (1952):
  Berechnung mithilfe der Parameter: aktuelle Stehhöhe, Handskelettalter (→ 10.2.1), Differenz zwischen Handskelettalter und chronologischem Alter, Geschlecht. Bei 10jährigen Kindern "Fehler" von ± 5 cm
- **Voraussage des verbleibenden Wachstums an der oberen Extremität** nach *Pritchett* (1988):
  Berechnung des Wachstums für Radius, Ulna und Humerus in Abhängigkeit von Handskelettalter und Geschlecht
- **Voraussage des verbleibenden Wachstums an der unteren Extremität**
  - nach *Anderson* u. Mitarb. (1963):
    Berechnung des Wachstums für den Bereich der distalen Femur- und proximalen Tibiaepiphyse abhängig von Handskelettalter und Geschlecht
  - nach *Mosley* (1977) Straight Line Graph for Leg Length Discrepancy:
    Berechnung des Beinwachstums bei BLD in Abhängigkeit von der individ. Wachstumsperzentile u. dem Geschlecht anhand eines Nomogrammes
  - nach *Bowen* (1992):
    Berechnung der Achsenabweichung bei Wachstum eines Genu valgum/varum durch Erweiterung der Formel nach Anderson. *Prakt. Bedeut.:* zur Bestimmung des Zeitpunktes für eine partielle Epiphysiodese.

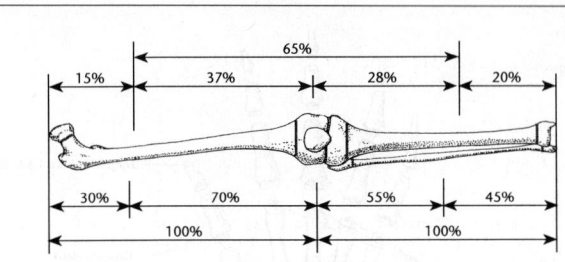

Abb. 10.2: Anteil der Wachstumszonen an Femur und Tibia am Längenwachstum
der Einzelknochen und des gesamten Beines

10.3 Mißbildungen, angeborene Skelett-Systemerkrankungen

- **Sehr seltene** ätiol., phänomenologisch und progn. sehr heterogene Erkrankungen
  mit großer Variationsbreite, die als lokalisierte oder generalisierte Erkrankung
  auffallen und die bei Geburt oder später manifest werden können
- **Bei unklaren Fällen Pädiater** hinzuziehen
- Nach Diagnosestellung behutsame **Aufklärung der Eltern** über die Erkrankung,
  evtl. KO, Lebenserwartung und -qualität, ggf. genetische Beratung
- Frühdiagnose ist trotz meist fehlender kausaler Therapiemöglichkeiten wichtig zur
  Beinflussung des weiteren Verlaufs und Vermeidung von KO
- **Häufige KO** bei Skelettdysplasien sind u.a. Deformitäten, Frühdarthrosen.

Verdacht auf konstitutionelle Skeletterkrankung besteht bei
- Minderwuchs (vor allem disproportioniert, Minderwuchs)
- Asymmetrie einer Körperhälfte
- Dysmorphiezeichen v.a. an Haaren, Nägeln, Haut, Zähnen, Haaren (Pigment-
  anomalien, Hämangiome und andere)
- Atypische Entwicklung einer orthopädischen Erkrankung
- Kombinationen mit Stoffwechselerkrankungen und anderen Organmißbildungen
- Belastete Familienanamnese

Überblick über angeborene Skeletterkrankungen (Pariser Internationale Nomenklatur der konstitutionellen Skeletterkrankungen 1983):
- **Osteochondrodysplasien:** systemhafte Entwicklungsstörungen des Knochenwachstums (☞ 10.3.1). Einteilung in drei Untergruppen. Überschneidung zu den Mißbildungen insbesondere bei Dysostosen an den Extremitätengruppen.
- **Dysostosen:** Mißbildungen individueller Knochen, einzeln oder in Kombination
  (☞ 10.3.2)

10

- **Komplexe Krankheitsbilder** mit zusätzlicher knöcherner Beteiligung: z.B. Marfan-Syndrom (☞ 10.3.3)
- **Chromosomenaberrationen:** z.B. Down-Syndrom (☞ 10.3.4)
- **Primäre Stoffwechselstörungen:** z.B. Mukopolysaccharidosen (☞ 10.3.5).

10.3.1   Wichtige Osteochondrodysplasien (n. Spranger 1990)

Wachstums- und Entwicklungsstörungen von Röhrenknochen und/oder Wirbelsäule

- Frühletale Osteochondrodysplasien
- Vorwiegend epiphysäre Läsionen
- Vorwiegend metaphysäre Läsionen
- Mit ausgeprägten Wirbelsäulenveränderungen

Anarchische Entwicklung von Knorpel- und Fasergewebe

- Osteochondrodysplasien durch anarchische Gewebsentwicklung

Anomalien der Knochendichte der kortikalen diaphysären Strukturen und/oder der metaphysären Modellierung

- Osteochondrodysplasien mit vermehrter Knochendichte, Hyperostosen
- Osteochondrodysplasien mit verminderter Knochendichte

Frühletale Osteochondrodysplasien

- **Achondrogenesis (autosomal rezessiv):** Hydropisches Aussehen, sehr kurze Extremitäten. *Rö.:* sehr kurze, breite Röhrenknochen, Wirbelkörper kaum oder nicht ossifiziert, mehrere Typen
- **Thanatophore Dysplasie (autosomal rezessiv):** Kurze Extremitäten, relativ langer Rumpf, schmaler Thorax. *Rö.:* ähnlich der Achondroplasie, doch schwerer. Ein Typ ohne, ein Typ mit Kleeblattschädel.

Vorwiegend epiphysäre Läsionen

- **Multiple epiphysäre Dysplasie:** Meist autosomal dominanter Vererbungsmodus. Gelenkschmerzen, Gangbeschwerden, mäßiger Minderwuchs. *Rö.:* unregelmäßig begrenzte, flache oder kleine Epiphysen. Endgröße 140–170 cm (Hypothyreose ausschließen). Schwere und leichte Verlaufsformen
  Aufgrund Störung der Epiphysenossifikation unterschiedlichen Schweregrades (bevorzugt Femurköpfe, Abgrenzung zum beidseitigen M. Perthes) kommt es zu Gelenkdeformierungen und zu **frühzeitiger Arthrose**. *Typ Ribbing:* leichte, *Typ Fairbank:* schwere Verlaufsform
- **Larsen-Syndrom:** Multiple kongenitale Luxationen (Knie, Hüfte, Ellenbogen), später sekundäre Kontrakturen. Balkonstirn, manchmal Gaumenspalte. *Rö.:* epiphysäre Deformierungen, überzählige Handwurzelknochen, kurze Endphalangen.

Vorwiegend metaphysäre Läsionen

- **Achondroplasie („Liliputaner"):** Schon bei Geburt erkennbare generalisierte Skeletterkrankung (häufigste Skelettdysplasie; 23/100.000 Geburten), die zu dysproportionalem Zwergwuchs führt. *Klinik:* Bei nahezu normaler Rumpflänge Verkürzung besonders der rumpfnahen Gliedmaßen. Vergrößerter Hirnschädel mit sog. Balkonstirn und Sattelnase, eine „Dreizackhand" und meist Genua vara. Normale Intelligenz. Die Endlänge beträgt ca. 130 cm. Autosomal dominat vererbt.

Orthopädische Aspekte: enger Spinalkanal, verstärkte Brustkyphose und Lenden-
lordose sowie Beinachsendeformitäten. Röntgenologisch sind die Veränderungen
an Becken und WS pathognomonisch.
Ther.: Bei **engem Spinalkanal** (zusätzlich sind Bandscheibenvorfälle relativ häu-
fig) mit Beschwerden bzw. neurol. Ausfällen ist die Dekompression indiziert.
Beinachsendeformitäten werden operativ korrigiert. **Beinverlängerung:** operative
Verfahren, z.B. Kallotasis (☞ 19.1.3)
• **Metaphysäre Chondrodysplasien:** Mäßig verkürzter Rumpf, wechselnd verkürzte
Extremitäten. Je nach Genotyp verbunden mit extraskelettären Anomalien wie
feinem Haar, Immundefekten, Malabsorption, Morbus Hirschsprung, Neuropenie.
Knorpel-Haar-Hypoplasie, metaphysäre Chondrodysplasie (Typ Schmid, Typ Jan-
sen, Typ McKusick).

Mit ausgeprägten Wirbelsäulenveränderungen

• **Dysplasia spondyloepiphysaria congenita:** Kurzrumpfiger Minderwuchs, normale
Hände, häufig Myopie, manchmal Amotio retinae, Gaumenspalte. *Rö.:* stark
verzögerte Ossifikation von Schenkelhals und -kopf, Coxa vara, Abflachung der
Wirbelkörper. Endgröße 80–130 cm. Nicht selten Verwechslung mit Morquio-
Krankheit
• **Dysplasia spondyloepiphysaria tarda:** Kurzrumpfiger, in der Präpubertät sich
manifestierender Minderwuchs. *Rö.:* abgeflachte zentral aufgeworfen erscheinende
Wirbelkörper. Endgröße 125–155 cm. X-chromosomal rezessiv
• **Pseudoachondroplasie:** Körperproportionen ähnlich der Achondroplasie, doch
normaler Schädel. Bänderschlaffheit, X- und O-Beine. *Rö.:* abgeflachte Wirbelkör-
per, epimetaphysäre Läsionen. Endgröße 70–130 cm. Besserung der Wirbelanoma-
lien mit der Entwicklung. Erhebliche Variabilität.

Osteochondrodysplasien mit vermehrter Knochendichte, Hyperostosen

• **Osteopetrose, früh manifeste Form** (☞ 16.1.8): Gedeih- und Entwicklungsstörung,
Kleinwuchs, Anämie, Hepatosplenomegalie, Hirnnervenausfälle, Tod meist im
ersten Lebensjahrzehnt. *Rö.:* generalisierte Verdichtung und Verdickung der („Mar-
mor")-Knochen. *Ther.:* Versuch mit kalziumarmer Diät und Cellulosephosphat oral
und Knochenmarkstransplantation berechtigt. Autosomal rezessiver Erbgang
• **Pyknodysostose:** Kleinwuchs, lang offenbleibende große Fontanelle, Zahnanomalien, kurze Endphalangen, Frakturen. *Rö.:* Veränderungen ähnlich der Dysplasia
cleidocranialis, jedoch mit erhöhter Knochendichte. Krankheit des Malers Toulouse-
Lautrec? Autosomal rezessiver Erbgang.

10

Osteochondrodysplasien durch anarchische Gewebsentwicklung

• **Fibröse Knochendysplasie (Jaffé-Lichtenstein):** Relativ häufige, fast immer
benigne Knochenentwicklungsstörung unbekannter Ätiol. Ein oder mehrere Kno-
chenbereiche sind durch fibröses Bindegewebe ersetzt mit sekundärer Kortikalisar-
rosion.
Klinik: Beginnt meist im Kinderalter, schleichend an einem oder mehreren Knochen,
hauptsächlich sind lange Röhrenknochen der unteren Extremität (Femur, Tibia)
betroffen. Polyostischer Befall führt meist zu früherer Entdeckung aufgrund lokaler
Schmerzen, Fraktur (häufig erstes Symptom), Deformierung. Charakteristisch ist
die „Hirtenstabdeformität" am prox. Femur. In ca. 20–50 % auffällige Hautpig-
mentflecken
Rö.: Typische Mischung lytischer und sklerot. Herde = „Milchglasaussehen"
Ther.: Korrekturosteotomie bei deutlicher Deformität, Ausräumung der Herde und
Spongiosaplastik, evtl. kortikale Knochenspäne

- **McCune-Albright-Syndrom:** Kombination von polyostischen Knochenveränderungen, Pigmentflecken und Pubertas praecox, vorwiegend bei Mädchen. Bei Schädelbefall kann es zu Symptomen wie z.b. Hirnnervenkompression oder Gesichtsasymmetrien kommen. Nach Wachstumsabschluß nimmt die Progression der Erkrankung ab.
  Rö.: In Röhrenknochen überwiegen osteolytische, scharfbegrenzte mono- oder polyzystische Aufhellungen mit Auftreibung und Deformierung.
  DD: Bei monoostischen Herden kann es Abgrenzungsschwierigkeiten gegenüber benignen Läsionen (z.b. iuvenilen Knochenzysten), aber auch Malignomen geben. Im Zweifelsfall Biopsie. Polyostische Formen sind meist typisch.
  Ther.: Bei therapieresistenten Beschwerden, drohender oder eingetretener Fraktur Kürettage der Herde und Auffüllung mit Eigenspongiosa. Korrekturosteotomien von Defomitäten nach Wachstumsabschluß. Polyostotische Formen sind komplikationsträchtiger
- **Multiple kartilaginäre Exostosen, M. Ollier** (☞ 15.3.2).

Osteogenesis imperfecta (Glasknochenkrankheit)
Gängige klinische Einteilung: Typ Vrolik: Frühform (congenita) mit schlechter Progn. und Typ Lobstein: Spätform (tarda) mit guter Progn. Neue Klassifikation nach klinisch-genetischen Kriterien (Sillence und Rimoin 1987), Typ I-IV. In Deutschland ca. 3500 Erkrankte.

Klinik: vermehrte, teils extreme Knochenbrüchigkeit mit progressiven Deformierungen, Osteoporose, Minderwuchs (fakultativ), blaue Skleren (fakultativ), Intelligenz normal, Kyphoskoliose, Dentinogenesis imperfecta.
- **Typ I:** Frakturen erst ab dem 1. Lj. bei den geringsten Anlässen; Frakturneigung läßt während Pubertät nach; Deformierungen, Knochenverbiegungen, schwere Kyphoskoliose; *Rö.:* Osteoporose (Glasknochen), frische oder ältere Frakturen, knollige Kallusbildung. Knochen verbreitert, plumpe Form; dünne Kompakta
- **Typ II:** bei Geburt zahlreiche prä- und perinatal entstandene Spontanfrakturen; bei intrakraniellen Blutungen und Ateminsuffizienz bei multiplen Rippenfrakturen nicht lebensfähig. Nur wenige Pat. erreichen das Schulalter
- **Typ III:** Anfangs bläuliche, später weiße Skleren; umfaßt schwerste überlebende Fälle; starker Minderwuchs; oft schwer gegen Typ II abzugrenzen
- **Typ IV:** Bei Geburt weitgehend unauffällig; Ausprägung unterschiedlich stark möglich.

Kons. Ther.: Kausale Ther. nicht bekannt.
Ziele: Frakturvermeidung, Prophylaxe von Deformitäten und Mobilisation. **Orthopädietechnische Maßnahmen:** Säugling: Anpassen von Liegeschalen mit Kopfstützen. Steh- und Gehalter: Orthesen, Steh- und Gehapparate mit sehr niedrigem Gewicht (Polypropylen, Karbonfaser). KG. Später Rollstuhl.

Operative Ther.: OP bei schweren Deformitäten mit Funktionsbehinderung. Korrektur der Verbiegungen durch multiple Osteotomien und intramedulläre Schienung durch z.B. KD oder Femur-OS mit Teleskopnagel.
OP-Prinzip: Korrektur der Femurdeformierung durch segmentale Osteotomien. Aufbohren der Markhöhle. Stabilisierung durch mit dem Wachstum sich elongierenden Nagel (Elongation im Alter 1–5 J. ca. 10 mm); *Nachteile:* Keine Rotationssicherung. Wechsel des Nagels erst nach 4–5 J. Ab Diaphysendurchmesser 3,5 mm.
NB: Becken-Bein-Gips für ca. 3 Wo., Stehbrett. Danach Orthesen.

10.3.2 Dysostosen

Dysostosen mit kranialer und fazialer Beteiligung
- Kraniosynostosen
- Kraniofaziale Dysostose (Crouzon)
- Akrozephalosyndaktylie (Typ Apert, Typ Saethre-Chotzen, Typ Pfeiffer, Typ Voigt)
- Akrozephalo-Polysyndaktylie (Carpenter)
- Zephalo-Polysyndaktylie (Greig)
- Mißbildungssyndrome mit Beteiligung des 1. und 2. Kiemenbogens: Mandibulo-faziale Dysostose (Treacher-Collins, Franceschetti). Akrofaziale Dysostose (Nager). Hemifaziale Mikrosomie und andere Formen
- Okulo-mandibulo-faziales Syndrom (Hallermann-Streiff-Francois).

Dysostosen mit vorwiegender Beteiligung der Wirbelsäule
- Vertebrale Segmentationsdefekte (Klippel-Feil, ☞ 18.1.11)
- Zerviko-okulo-akustikus-Syndrom (Wildervanck)
- Sprengelsche Deformität, ☞ 17.1.21
- Spondylo-kostale Dysostose (autosomal dominante oder rezessive Formen)
- Okulo-vertebrales Syndrom (Weyers)
- Osteo-onycho-Dysostose
- Zerebro-kosto-mandibulares Syndrom.

Dysostosen mit vorwiegender Beteiligung der Extremitäten (Beispiele)
- Acheirie: Fehlen einer oder beider Hände
- Apodie: Fehlen einer oder beider Füße
- Familiäre radio-ulnare Synostose
- Brachydaktylie (Verkürzungen von Fingern oder Zehen)
- Symphalangie
- Polydaktylie (mehrere Formen)
- Syndaktylie (mehrere Formen; ☞ 17.3.15)
- Polysyndaktylie (mehrere Formen)
- Kamptodaktylie: fixierte Beugestellung des Mittelgelenkes, meist des Kleinfinger-Rubinstein-Taybi-Syndrom.

Beispiele für Dysostosen
Kraniosynostosen: häufigste Dysostosen des Hirnschädels → vorzeitiger Verschluß einer oder mehrerer Schädelnähte. Es entwickelt sich eine Schädeldeformierung. Koronarnaht betroffen → Turmschädel, Sagittalnaht → Langschädel, Frontalnaht → Dreieckschädel. Kraniosynostosen können, müssen aber nicht zu Kraniostenosen mit path. Schädelform und erhöhtem Schädelinnendruck (Hirnschädigung, Erblindungsgefahr) führen. In diesen Fällen muß eine druckentlastende Kraniotomie erfolgen. Der vorzeitige Verschluß nur einer Naht führt i.d.R. nicht zu einer intrakraniellen Drucksteigerung. Bei starker Schädeldeformierung (ohne erhöhtem intrakraniellem Druck) evtl. kosmetische Ind. zur OP.
Apert-Syndrom (Akrokephalosyndaktylie): Beispiel für eine Kombinationsmißbildung von Schädeldysostose (ausgeprägter Turmschädel) und Syndaktylien der Hände (Löffelhand) und Füße sowie u.a. Kiefer- und Zahnanomalien. Es besteht geistige Retardierung. Die Syndaktylien sollten im Kleinkindesalter operativ getrennt werden (☞ 17.3.15).

10.3.3   Komplexe Krankheitsbilder mit knöcherner Beteiligung

Marfan-Syndrom

Bernard Jean Antoin Marfan (1858–1942) Pädiater in Paris. Generalisierte Bindegewebskrankheit (Störung des Kollagenstoffwechsels) mit allg. Bindegewebsschlaffheit. Häufig. Autosomal dominater Erbgang mit unterschiedl. Expression.

Klinik: Hauptmanifestationsorte sind:
- *Bewegungsapparat:* stark asthenischer Habitus, disproportionierter Hochwuchs, überlange Extremitäten. Gangstörungen durch Gelenküberstreckbarkeit (Schlaffheit des Bindegewebes, Hypotonie der Muskulatur), Genua recurvata und valga sowie Knick-Senkfüsse, habituelle Schulter- und Patellaluxation und oft schwere progrediente Skoliosen, Kyphoskoliosen. Trichter- und Kielbrust sind relativ häufig
- *Herz-Kreislaufsystem* mit Herzklappeninsuff., Aortenaneurysma, Aortenruptur
- *Augenbereich* mit Anomalien wie Linsen(sub)-luxation und Myopie.

Ther.: Kardiologische (Endokarditisprophylaxe, Ultraschall), augenärztliche und orthop. Kontrollen. Kons. symptomatische Ther. der Deformitäten, bei starker Progredienz OP. **Progn.:** Lebenserwartung reduziert.

Neurofibromatose

Friedrich Daniel von Recklinghausen (1833–1910). Deutscher Pathologe. Veränderungen am Knochensystem, an Haut (Café-au-lait-Flecken, Hauttumoren,) zentralem und peripherem Nervensystem (Neurofibrome). Autosomal dominanter Erbgang.

Orthop. Probleme: progrediente *Kyphoskoliosen*, die häufig operativ stabilisiert werden müssen. Eine angeborene *Unterschenkelpseudarthrose* (Crus varum congenitum) entsteht durch i.d.R. einseitigen Befall des Röhrenknochens mit neurofibromatösem Gewebe (☞ 19.2.3).

10.3.4   Chromosomenaberrationen

Down-Syndrom (Mongolismus)

John Langdon Haydon Down (1828–1896). Orthopäde in London. Trisomie des Chromosoms 21 mit charakteristischem Phänotyp. Häufigkeit 1/600 Neugeborene.

Klinik: *Geistige Behinderung (100 %)*, IQ 30–45. **Herzfehler (50 %)**: typisch Ventrikelseptumdefekte, Endokardkissendefekte, Fallot-Tetralogie, Vorhofseptumdefekt und offener Ductus Botalli. **Genitalien:** Hypogenitalismus, Hypogonadismus und Infertilität beim Mann, verminderte Fertilität bei der Frau. Tendenz zu Leukämien. *Augen:* Tendenz zu Keratitis, Katarakt, Strabismus. *Schädel:* Brachyzephalie, Mikrozephalie; *Gesicht:* wenig Profil, Epikanthus, breite, eingesunkene Nasenwurzel, schmale niedrige Stirn. *Kleinwuchs:* Erwachsene 1,45–1,60 m. **Orthop. Aspekte:** Muskuläre Hypotonie: Taschenmesserphänomen, charakteristische Kopfhaltung, vorgebeugter Gang; partielle Syndaktylie zwischen 2. und 3. Zehe; *Rö.-Becken:* hypoplastisches breites Becken mit flachem Pfannendach. Atlanto-axiale Instabilität. *Hände:* kurze Hände, Vierfingerfurche, Klinodaktylie des 5. Fingers; *Füße:* „Sandalenlücke" (Abstand zwischen 1. und 2. Zehe).

Turner-Syndrom (XO-Syndrom)
Henry Hubert Turner (1933), Otto Ulrich, Pädiater, Bonn (1934). *Leitsymptome:*
Kleinwuchs, Gonadendysgenesie mit primärer Amenorrhoe (99 %), Schildthorax mit
breitem Mamillenabstand, kurzer Hals, Herzfehler. Orthop. Aspekte: Kleinwuchs.
Verzögerte Skelettreifung. Cubitus valgus, kurze Metacarpalia, bes. 4., und Metatar-
salia. Osteoporose (ca. 70 %). Protrusio acetabuli. Wirbelkörperzusammenbrüche.
Skoliosen. Epiphysenfugenwachstumsstörungen (Knie, Ellbogen). Absinken des med.
Tibiakondyls.

10.3.5   Primäre Stoffwechselstörungen

Primäre Stoffwechselstörungen (Übersicht)
* Störungen des Kalzium- und/oder Phosphor-Stoffwechsels: z.B. Hypophosphatämi-
  sche Rachitis, Vit.-D-abhängige Rachitis/Pseudo-Mangel-Rachitis
* Störungen des Kohlenhydrat-Stoffwechsels, Mukopolysaccharidosen
* Störungen des Fett-Stoffwechsels, z.B. Lipidose *M. Gaucher*
* Störungen des Nukleinsäure-Stoffwechsels
* Störungen des Aminosäure-Stoffwechsels, z.B. Homozystinurie
* Störungen des Metall-Stoffwechsels.

Beispiel Mukopolysaccharidosen: Angeborene Störungen des Mukopolysaccha-
ridstoffwechsels, Anhäufung von Mukopolysacchariden in Zellen der mesenchymalen
und viszeralen Organen. Verschiedene Typen (I-VII; Eponyme: Hurler, Hunter,
Morqio-Brailsford und andere).
Klinik: typische Facies, Zwergwuchs mit Skelettdysplasie vor allem an Wirbelkörpern,
Becken, Hüftgelenken und Handknochen.
Rö.: Dysostosis multiplex: Makrozephalie, vergrößerte, J-förmige Sella turcica, ruder-
förmige Rippen, unterentwickelte Wirbelkörper mit bikonvexen Grund- und Deckplatten, große und verbreiterte Beckenschaufeln, Hüftdysplasie mit Coxa valga, Verkürzungen an den langen Röhrenknochen, an kurzen Röhrenknochen zusätzlich Verbreiterung der Metaphysen.

10

10.3.6.   Angeborene Fehlbildungen, Mißbildungen

In ca. 90 % vererbbare Faktoren; in ca. 10 % exogene Faktoren z.B. Rö., Medikamente,
Infekte. Je früher die Schädigung einsetzt, desto schwerer ist im allg. die Mißbildung.

Dysmelie
Defektbildung an einer Extremität mit großem Variantenreichtum. Generell gilt, daß
die funktionelle Beeinträchtigung durch operative und/oder prothetische Maßnahmen
vor dem Schulalter verbessert werden sollte.

Verschiedene Klassifikationen
* Formale grobe Einteilung in Plus- und Minusbildungen
* Einteilung der Dysmelien nach klinischem und anatomischem Befund in 2 Haupt-
  gruppen

Transversale Defekte („Amputation")
- *Amelie:* gesamte Gliedmaße fehlt (Bein)
- *Peromelie:* amputationsartiger Defekt.

Longitudinale Defekte (Ektromelien), z.B.
- *Phokomelie:* Robbengliedrigkeit
- *Angeborener Femurdefekt*: partielles bis totales Fehlen (teratologische Reihe) mit entspr. operativ und/oder orthetisch/prothetisch zu versorgender Beinverkürzung
- *Hypo- und Aplasie von Fibula oder Tibia:* Gemeinsam ist die Deformierung des Fußes aufgrund eines asymmetrischen Wachstums im Unterschenkelbereich infolge teilweisem oder vollständigem Fehlen von Fibula oder Tibia (teratologische Reihe).
Fibulahypo- oder aplasie: aufgrund der mangelnden oder fehlenden Stabilisierung kommt es im oberen Sprunggelenk zu Knick- und Spitzfußbildung. **Totale Tibiaaplasie:** es resultiert eine Kniegelenksinstabilität und aufgrund Fehlen der med. Abstützung im OSG eine Equinovarusstellung des Fußes. *Ther.:* Ziel ist Herstellung einer belastbaren knöchernen Verbindung zwischen Knie und OSG. Hierbei müssen individuelle Maßnahmen ergriffen werden, abhängig von Deformierung und Verkürzung. Gelegentlich kann sogar eine Amputation und prothetische Versorgung die beste Lösung darstellen.

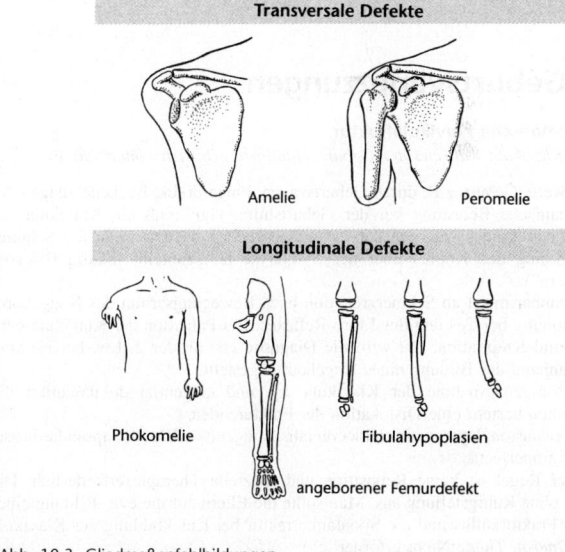

Abb. 10.3: Gliedmaßenfehlbildungen

10.3.7   Arthrogryposis multiplex congenita

Angeborene Gelenkkontrakturen, heterogenes, nichterbliches, in Symptomatik sehr unterschiedliches Leiden. Formen: tetramel (Arme und Beine), kaudal bimel (beide Beine). Alleiniger Befall der Arme selten.

Klinik: typisches Bild. Nebeneinander von Gelenkkontrakturen in Extension oder Flexion (Gliederstarre, Grypose) und Muskelatrophien. Keine Hautfältelung über den Gelenken. Häufig *Klumpfüße* (meist sehr ausgeprägt, sehr rigide), teratologische Hüftgelenksluxation, Kniegryposen. Handdeformitäten. Intelligenz meist normal.
EMG, Muskelbiopsie: nur in Einzelfällen.
DD: u.a. Myositis ossificans congenita, Sklerodermie, Myopathien. Diastrophischer Zwergwuchs. Angeborene Ankylosen. Gelenksynostierungen.

Kons. Therapie:
• Eltern über langjährige, z.T. schwierige Behandlung informieren. Ziel: Erlangung der Gehfähigkeit
• Behandlungsbeginn so früh wie möglich. KG (z.B. auf neurophysiol. Basis, Vojta). Redressierende Gipse, Quengelverbände. Jedoch insgesamt selten erfolgreich
• Klumpfüße kaum kons. ausreichend korrigierbar.

Operative Ther.: KG-Vorbehandlung (z.B. Vojta). Aufgrund häufiger intraop. Besonderheiten oft individuelles Vorgehen. Postop. Kontrakturneigung sehr hoch. Klumpfuß-OP (Weichteileingriffe, auch Talusexstirpation). Kniegelenk mit Beugekontrakturen: dorsale Arthrolyse; suprakondyläre Streckosteotomien gegen Wachstumsabschluß.
Progn.: Erkr. nicht progredient. Behandlungsergebnisse meist wenig spektakulär.

10.4   Geburtsverletzungen

Geburtstraumatische Klavikulafraktur
Fraktur der Klavikula während der Geburt. Häufigste geburtstraumatische Fraktur.

Ätiol.: Erschwerte Geburt, z.B. durch Geburtszange, Fingerdruck, Beckenendlage oder andere mechanische Belastung bei der Geburtshilfe. Ggf. muß die Klavikula zur Entwicklung des Kindes während der Geburt gebrochen werden wenn die Schulter nach Entwicklung des Kopfes über der Symphyse hängenbleibt (häufig bei sog. „Riesenkindern").
Klinik: Erkennbar meist an Schmerzreaktion bzw. Bewegungsarmut des Neugeborenen. Armschonung bei Testung des Moro-Reflexes. Bei Palpation der Klavikula evtl. Schwellung und Krepitation. Oft wird die Diagnose erst ab der 2. Lw. bei Heilung der Fraktur anhand der Bildung eines Kugelkallus gestellt.
Rö.: Eine Röntgenaufnahme der Klavikula a.p. und tangential dokumentiert die Diagnose. Selten besteht eine Dislokation der Frakturenden.
DD: Armplexusläsion, Dysostosis cleidocranialis, kongenitale Klavikulapseudarthrose, Osteogenesis imperfecta.
Ther.: In der Regel ist keine Reposition und spezielle Therapie erforderlich. Die Fraktur heilt ohne Ruhigstellung aus. Man sollte die Eltern auf die evtl. Bildung eines prominenten Frakturkallus und die Spontankorrektur bei Knickbildung der Klavikula hinweisen. *Operat. Ther.:* Nicht erforderlich.
Progn.: Gut. Sehr selten Plexusschädigung durch Kallus.

Obere Armplexuslähmung (Duchenne-Erb)

Überdehnung, Zerrung, selten Zerreißung von Anteilen der 5. und 6. Zervikalwurzel. Ca. 80 % der Armplexusschäden.

Klinik: Schultermuskulatur schlaff, Beugung im Ellenbogengelenk sowie Supination der Hand ausgefallen. Unterarm-, Hand- und Fingermuskeln nicht geschädigt. Beim Neugeborenen Bewegungsarmut des betroffenen Armes im Schulter- und Ellenbogengelenk. Hand und Finger werden bewegt. *Stellung des Armes in Add., Iro. und Pronation.*
DD: Epiphysenlöung des prox. Humerus, Schulterluxation, Klavikulafraktur.
Ther.: *kons.* Entlastungsstellung für den Plexus (in den ersten 6 Wo. Arm an den Rumpf wickeln [*Jani 1980*]). Zusätzlich vorsichtige KG zur Kontrakturprophylaxe. *Operative Ther.:* nur bei irreparablen Lähmungszuständen v.a. im Jugendalter (Muskel- und Sehnentransplantationen, evtl. Rotationsosteotomie).
Progn.: gut. Bei persistierenden Lähmungen Längendifferenz, Rotationsfehlstellung in Pronation. Aussage über Progn. stets mit großer Vorsicht machen, individuell nicht vorhersehbar; nach ca. 18 Mon. Endzustand erreicht, dann keine weitere Besserung mehr zu erwarten.

Untere Armplexuslähmung (Dejerine-Klumpke)

Seltener als obere Plexuslähmung. Lähmung der 8. Zervikal- und 1. Thorakalwurzel.

Klinik: Lähmung der Unterarm- und Handmuskeln. Beim Neugeborenen oft schwierig zu erkennen. *Hand in Pfötchen- und Krallenstellung.* Bei Mitbeteiligung des N. radialis → Klumphand. Bei Beteiligung der Thorakalwurzel zusätzlich Horner-Sy.
DD: Klumphand, partielle Radiusaplasie.
Ther.: Sofortbehandlung. Entspannungslagerung. KG, Elektrostimulation. Volare Unterarmhandschiene. Schaugummi oder Watterolle in die Hand. *Operative Ther.:* beim älteren Kind Handgelenks- und Daumensattelgelenksarthrodese zu erwägen bei deutlicher Funktionsbehinderung. **Progn.:** schlecht.

Schaftfrakturen der Extremitäten

Selten. In Reihenfolge der Häufigkeit: Humerus, Femur, Unterschenkel, Unterarm.
Klinik: Schmerzreaktion, Bewegungsarmut. Evtl. Kugelkallus.
Rö.: betroffene Gliedmaße in 2 Ebenen.
Ther.: Ruhigstellung. Auf korrekte Achsenstellung und Rotation achten.

Epiphysenverletzungen

Am häufigsten prox. Humerus und Femur.
Klinik: Schmerzreaktion, Bewegungsarmut.
Rö.: Diagn. oft schwierig. Oft Kontrollaufnahmen nach einigen Tagen notwendig. *Frühzeichen:* Kallussaum.
Ther.: exakte Reposition, evtl. sogar operativ.
Progn.: mit Fehl- und Minderwuchs ist zu rechnen (→ Verlaufskontrolle).

Luxationen

Selten. Schulter- und Hüftgelenk.
Klinik: Schmerzreaktion, Bewegungsarmut. **Sono** und **Rö.:** Diagnosestellung.
Ther.: schnellstmögliche Reposition. **Progn.:** bei Frühbehandlung günstig.

10.5   Neuromuskuläre Erkrankungen

10.5.1   Infantile Zerebralparese (ICP), ICD 343.0–9

William John *Little* (1810–1894). Orthopäde in London

*Keine ätiologische, pathogenetische oder klinische Entität. Bleibende sensomotorische Störungen als **nicht progredienter Endzustand einer während der prä-, peri- oder postnatalen kindlichen Hirnentwicklung erlittenen funktionellen Hirnschädigung.** Häufigkeit: ca. 0,2 % aller Lebendgeborenen. Bei sehr kleinen Frühgeborenen 100–300 x häufiger als bei termingeborenen Kindern (Largo 1991). Ursache nur bei ca. 50 % der Kinder eruierbar. Meist **Mehrfachbehinderung.** Ab ca. dem 8. Lj klinisch-neurologisches Krankheitsbild stationär. Funktionelle Behinderung ohne Therapie meist progredient.*

Unterscheide: sog. „minimale zerebrale Bewegungsstörung": Diagnosestellung meist erst beim älteren Klein- oder Schulkind. Lediglich abnorme motorische Abläufe bei einzelnen Bewegungselementen (z.b. Kind kann nicht lange auf einem Bein stehen, ungeschicktes Handhaben beim Ausziehen, Dysdiadochokinese). Oft auch Störungen in anderen Bereichen z.b. Merkfähigkeit, Konzentration, Lesen-Schreiben.

Ätiol.: Je früher die Schädigung eintritt, umso schwerwiegender sind die Folgen. Die zugrunde liegende Hirnschädigung kann im Zeitraum des Schwangerschaftbeginns bis zum Ende der Markreifung im 4. Lj. eintreten.
- **Pränatal** (ca. 20 % der Fälle): *Hypoxie*, Intoxikation (z.B. Medikamente, CO, Alkohol), Stoffwechselstörungen, Infektionskrankheiten der Mutter (z.B. Röteln, Toxoplasmose), Plazentainsuffizienz, genetische Störungen, Mißbildungen u.a.
- **Perinatal (ca. 60 % der Fälle):** *Risikogeburten* **(Frühgeburten***) mit Hypoxie.* Geburtstraumatische Schäden (intrazerebrale oder subdurale Hämatome), Nabelschnurverlegungen, vorzeitige Plazentalösung. Perinatale Risikofaktoren allerdings schwacher Einfluß auf postnatale Entwicklung
- **Postnatal (ca. 20 % der Fälle):** embolische oder thrombotische Hirngefäßverschlüsse als Folge von Infektionskrankheiten, Blutgruppeninkompatibilität, Infektionskrankheiten (z.B. Meningoenzephalitiden, Zytomegalie), Impfschäden, Schädel-Hirn-Trauma, Ernährungsstörungen, u.a.

10

Folge der Schädigung: Verhinderung der normalen Entwicklung und Differenzierung des ZNS. In erster Linie besteht eine Entwicklungshemmung der Willkürmotorik mit *Persistenz von Primitivreflexen und Auftreten path. Reflexe.* Keine Ausbildung pysiol. Reflexmechanismen, dadurch Stagnation der motorischen Entwicklung. **Formen:** Verschiedenartige Formen der zerebralen Bewegungs- und Haltungsstörung (Ataxie, Hypotonie, Spastik, Rigor meist als Spätform, Athetose) möglich. Unterscheide **hypertone und hypotone** Formen.

☞ **Wichtige Frage zur DD:** Ist die ICP Folge einer abgeschlossenen Läsion oder eine *progrediende,* prozeßhafte Läsion (z.B. Tumor, Entzündung, degenerativ-metabolischer Prozeß).

Einteilung (nach Hagberg) aufgrund des jeweils vorherrschenden Symptoms. *Jedoch fast immer Mischformen:*

Spastische Syndrome ca. 75 %
(Leitsymptom: Muskeltonuserhöhung). Unterscheidung nach Ausdehnung
- *Hemiplegie (ca. 32 %):* meist obere Extremität stärker betroffen. Die Muskeleigenreflexe der betroffenen Seiten sind z.T. kloniform gesteigert, die Pyramidenbahnzeichen auch nach dem 3. Lj. noch positiv. Typische Stellung des **Unterarmes**: Add. und Pronation bei flektiertem Ellenbogen-, Hand- und Fingergelenk einschließlich Daumen. **Beinbetonte Formen**: Add. (Adduktorenspannung) und Beugung der Hüfte, Iro. des Femur (fehlende Rückbildung der Antetorsion des Schenkelhalses), Kniebeugekontraktur und Spitzfußstellung. *Spätveränderungen:* häufig Pes equinovarus sowie neurogene Skoliose der WS
- *Diplegie (ca. 40 %):* stärkerer Befall der Beine als der Arme. Intelligenz i.d.R. normal
- *Tetraplegie (ca. 2 %):* Generalisierte Lähmung. Erheblich verzögerte motorische und geistige Entwicklung. Gehfähigkeit wird nur bei ca. 10 % erreicht. Schwere Formen: keine Sitz-, Geh- und Stehfähigkeit. Ungünstige Prognose
- *Paraplegie:* spastische Parese beider Beine
- *Bilaterale Hemiplegie:* spastische Parese aller 4 Extr. mit Bevorzugung der Arme
- *Monoplegie:* Spastische Parese einer Extremität
- *Triplegie:* Spastische Parese von drei Extremitäten.

Folge der spastischen Paresen: Gelenkkontrakturen (insbes. lange Beuger und Adduktoren neigen zur Spastik). *Hüftgelenk:* Add.-, Flex.-, Iro.-Kontraktur. *Ellenbogen, Handgelenk und Finger, Kniegelenk:* Beugekontraktur. *Unterarm:* Pronationskontraktur. *OSG und Fuß:* Spitzfuß- und Equinovarus-Stellung.

Ataktische Syndrome (15 %)
- Koordinations- und Gleichgewichtsstörung aufgrund Kleinhirnschädigung
- Sprachstörungen. Ataxie, Tremor, Dysmetrie, Asynergien und Dyssynergien, *hypotone* Muskelspannung *(floppy infants).*

Dyskinetische Syndrome (10 %)
Typischerweise Manifestation im 2. Lj. Fast immer doppelseitige Bewegungsstörungen in Form von wurmartigen, unwillkürlichen und unkontrollierten Bewegungsabläufen (Athetosen, Choreoathetosen) und Tremor. Mangelnde Kontrolle der Mimik, Grimmasieren. Stärkste Ausprägung im Hand- und Fingerbereich: konsekutive Überdehnungen der Gelenkkapseln, Deformitäten (Schwanenhalsdeformität). Oft schwere Lähmungsskoliosen.

Zusätzliche Störungen
- In 30–50 % Krampfanfälle (bes. häufig bei postnatal erworbener CP)
- Psychische Störungen mit Wesensveränderungen, Verhaltensstörungen und Intelligenzdefekten (50 % keine oder nur geringe Intelligenzstörungen)
- Augensymptome (z.B. Schielen, Nystagmus)
- Hör- und Sprachstörungen
- Trophische Störungen mit Minderwuchs oder Atrophien der befallenen Extremitäten.

Diagn.: Bei ausgeprägten Symptomen keine Schwierigkeit. Viel problematischer ist Diagn. in den ersten Lebenswochen und -monaten.
Anamnestische Verdachtssymptome
(nach Thom 1982, Chapchal und Jaster 1985)

Anamnese: Risikofaktoren, Schwangerschafts- und Geburtsanomalien, Erkrankungen der Mutter.
Allg. Verhalten des Kindes: Apathie, fehlende Kontaktaufnahme, Unruhe, Schreckhaftigkeit, Schwierigkeiten bei der Nahrungsaufnahme (Trinkschwäche, Schluckstörungen), abnormes Schreien, allg. Entwicklungsrückstand.
Lage, Motorik: Bewegungsarmut, Schlaffheit, abnorme Steifheit, ständiges Einnehmen asymmetrischer Haltungen, eingeschränkte Abduktionsfähigkeit der Hüften, Streck- und Überkreuzungstendenz der Beine, ständige Spitzfußstellung, ständiger Faustschluß mit eingeschlagenem Daumen.
Zusätzliche Symptome: Störung der Sprache und Sprachentwicklung, Schielen, Nystagmus, Krampfanfälle
Cave: nie einzelne Symptome überbewerten. Verdacht erfordert sorgfältige weitere Suche.

Untersuchung
- **Ziel:** Ermittlung des Entwicklungsstandes des Kindes
- Feststellung der Störung in der körperlichen Entwicklung nach objektiven Kriterien im Vergleich mit Tabellen (z.B. Denver-Developement-Screening-Test). Beobachtung der Spontanmotorik, Körperhaltung, Handfunktion und Reflexe. Verzögertes oder fehlendes Auftreten von Haltungs- und Stützreaktionen, path. Lagereaktionen. **Cave:** *erhöhter Muskeltonus und lebhafte Eigenreflexe bis ca. 6. Lebensmon. nicht beweisend für ICP! Berücksichtigung der Dynamik der neurol. Entwicklung*
- **Reflexe:** gesteigerte Muskeleigenreflexe; Persistieren, Verstärkung oder erneutes Auftreten von Primitivreflexen (Saug-, Suchreflex, asymmetrischer tonischer Halsreflex, Moro-Reflex etc.). Auftreten path. Reflexe (Babinski)
- **EEG:** Allg.-Veränderungen (bei ca. 40 % aller erkrankten Kinder normale EEG-Befunde!)
- **Rö.:** bei ca. 75 % Irregularitäten des Knochenwachstums (überwiegend Retardierung der Knochenkernentwicklung). *Rö WS:* in ca. 50 % schwere Skoliosen. *BÜ:* typisch ist Coxa valga et antetorta und sekundäre spastische Hüftluxation.

10

Therapie
- Keine Kausaltherapie möglich. **Multidisziplinäre Ther.**, die so früh wie möglich beginnen sollte. Therapieplan! Welche Funktionen können erreicht werden?
- **Physiotherapie:** Kontrakturprophylaxe und Verbesserung der motorischen Störungen. Beginn frühestmöglich in den ersten Lebensmon. unter Einbeziehung der Eltern, Übungen tägl. durchzuführen. **Methoden:** Bobath, Vojta (☞ 20.1.1)
- **Ergotherapie:** spezielles Selbsthilfe-, Eß- und Schreibtraining
- **Logopädie:** im Kleinkindesalter Eßtherapie, je nach Störung ab dem 3. Lj. gezielte Sprachtherapie möglich
- **Medikamentöse Ther.:** Antispastika (Lioresal®, Sirdalud®), Myotonolytika bei spastischen Störungen. Anticholinergika bei extrapyramidalen Störungen. Tranquilizer und Psychopharmaka als additive Ther. bei psychischen Störungen oder Unruhezuständen

- **Orthopädietechnik:** nicht unumstritten. Kontrakturprophylaxe und Gelenkstabilisierung durch Funktionsschienen und ein- oder mehrachsige Apparate. Nachtlagerungsschienen. Zur Verbesserung funktioneller Bewegungsabläufe: Einsatz von Steh-, Geh-, Sitz- Greifhilfen (z.B. Rollbretter/-wagen, Stehbretter), orthopädischem Schuhwerk, Sitzschale, Rollstuhlversorgung.

Operative Therapie
Sehr strenge OP-Ind. nach Ausschöpfen der kons. Ther.
Ziele: Korrektur von Kontrakturen und Deformitäten sowie Herstellung des Muskelgleichgewichtes zur weitgehenden Verhinderung pathologischer Bewegungsmuster und Ermöglichen physiologischer Bewegungsabläufe ohne Zerstörung, sondern unter Ausnützung von Kompensationsmechanismen. Prophylaxe vorhersehbarer Funktionseinbußen, z.B. Verhinderung einer sekundären spastisch-paralytischen Hüftluxation. Symmetrische **Mehretagengriffe** zur Funktionsverbesserung der gesamten Muskelkette. Objektivierte Verlaufskontrolle mittels **Ganganalyse** (*Gage 1991*).

- **Beugekontraktur der Hand:** Ursprungsverlagerung der Finger- und Handbeuger nach distal (*OP nach Scaglietti*). In ausgeprägten Fällen Handgelenksarthrodese. **Daumenbeugekontraktur:** z.B. Ursprungsablösung des M. flexor pollicis longus (*OP nach Göb*)
- **Hüftbeuge-Adduktions-Kontraktur:** prox. Abtrennung der Hüftbeuger (M. rectus femoris, M, tensor fasciae latae, M. sartorius und iliacus) an der Crista bzw. Spina iliaca anterior superior et inferior. *Prox. Adduktorenotomie* am Os pubis (offen, evtl. perkutan). *Ziele:* Beseitigung der Hüftadduktionskontraktur, Verbesserung des Scherenganges und der Iro-Fehlstellung der Beine. Verminderung einer Coxa valga antetorta, Reduktion der Spastik, Prophylaxe einer spastischen Hüftluxation. Postop. Schienenlagerung
- **Coxa valga spastica (subluxans):** Myotomien wie oben beschrieben. Transposition des M. iliopsoas transiliakal auf Trochanter major (*OP nach Sharrard*). Evtl. Derotations-Varisierungsosteotomie (DVO)
- **Hüftluxation:** Adduktorenotomie, DVO, Beckenosteotomie nach Chiari oder Salter
- **Kniebeugekontrakturen:** Verlängerung oder prox. Transposition des M. semitendinosus, M. gracilis und M. semimembranosus ggf. mit Verlagerung des M. rectus femoris distal in den Tractus iliotibialis (günstige Beeinflussung einer Kospastik). *Problem:* richtige Dosierung der Sehnenverlängerung
- **Spastischer Spitzfuß:** Spitzfuß bis ca. 20°: kurz vor Wachstumsabschluß *ventrale aponeurotische Verlängerung des M. gastrocnemius*, evtl. auch des M. soleus (*Baumann und Koch 1989*). KI: Kniestreckdefizit von über 50° bei rechtwinklig gebeugter Hüfte. Leichtgradige, korrigierbare Muskelverkürzungen.
  Zurückhaltung mit Achillessehnenverlängerung! *Ausgleichbare Spitzfußhaltung* (nur M. gastrocnemius beteiligt) → OP nach z.B. Silverskjöld oder Strayer zu diskutieren. Gesamte Trizepsmuskulatur beteiligt (Transmissionsphänomen neg.: *Kontrakter Spitzfuß*, bei Kniebeugung nicht ausgleichbar) → Achillotenotomie. Z-förmige Achillessehnenverlängerung einfach oder doppelt nach Baker und gleichzeitige Durchtrennung der Soleus-Sehnenplatte
- **Spastischer Knick-Plattfuß:** OP nach Grice (extraartikuläre Arthrodese).

Rehabilitation: Zentrumsbehandlung. Soweit wie möglich soziale und berufliche **Integration.** Behindertenwerkstätten.
DD: Vor allem degenerative Erkrankungen des ZNS im Sinne von Stoffwechselstörungen, auch Hirntumoren.

10.5.2   Spina bifida

Häufigste angeborene Fehlbildung der WS. Alle Übergänge von einer harmlosen Spina bifida occulta bis hin zur Myelozele möglich.

Spina bifida occulta

Wirbelbogenspaltbildung ohne Beteiligung nervaler Strukturen. Meist am lumbosakralen Übergang L5/S1. Oft hier abnorme Behaarung, Pigmentierung, Einziehung der Haut. I.d.R. asymptomatisch. Häufigkeit: bei ca. 20 % der Erwachsenen

Problem: gelegentlich Verwachsungen des Rückenmarks im Bereich der Spina bifida → Wachstumsdifferenz zwischen Wirbelsäule und fixiertem Rückenmark → Sakralmarkschädigung. Folge z.B. Klauenhohlfuß. Tethered cord-Sy. (☞ 18.1.26).

Spina bifida cystica

Hemmungsmißbildung der WS und des Rückenmarks mit dorsalem Wirbeldefekt und Ausstülpung der Meningen und/oder des Myelons. **Folgen:** neurol. Ausfallserscheinungen unterschiedlicher Ausprägung vorwiegend motorisch und sensibel, Blasen- und Mastdarmstörungen abhängig von der anatomischen Lokalisation (zervikal, thorakal, lumbal oder sakral) der Läsion. Häufigkeit in Europa ca. 1 %. Ca. 75 % der Fälle Myelo- bzw. Meningomyelozelen, 25 % Meningozelen.

> **Myelozele** (Spina bifida cystica aperta): Spaltung von Haut, Wirbelbogen, Dura, plattenförmige Vorwölbung des Myelons oder der kaudalen Nervenwurzeln.
> **Meningomyelozele** (MMC): Haut, Wirbelbogen und Dura gespalten, Nervenwurzeln oder Myelon in die Zele hernienartig vorgewölbt. Rückenmark immer mit verändert.
> **Meningozele:** Wirbelbogen und Dura gespalten, keine Ausstülpung des Myelons oder der kaudalen Nervenwurzeln.

Klinik und Diagnose

Topographische Einteilung der klinisch-neurol., **mosaikartigen** Symptomatik in: zervikale (1 %), thorakale (3 %), thorakolumbale (21 %), **lumbale (41 %), lumbosakrale (23 %)**, sakrale (11 %) Formen.

- Diagnostik **intrauterin** durch Amniozentese: hohe Konzentration von AFP im Fruchtwasser (Nachweis von 90 % aller Spaltbildungen möglich); Sonographie
- Diagnosestellung bei Geburt durch pädiatrische und neurol. Untersuchungen in Bauchlage. Einteilung in **Typ I** (Paralyse ohne Reflexaktivität unterhalb der MMC) und **Typ II** (querbandförmiger Ausfall von Motorik, Sensibilität und Reflexaktivität in Höhe der Myelodysplasie, distal Mosaik von funktionstüchtigen isolierten Rückenmarksanteilen)
- **Cave:** *assoziierte Fehlbildungen:* Nabelhernien, Fußdeformitäten, Rippenanomalien, Wirbelkörperfehlbildungen und Hüftluxationen
- *Gehfähigkeit* korreliert mit der Höhe der Läsion
- Nahezu 2/3 aller Neugeborenen zeigen bereits bei der Geburt mehr oder weniger stark ausgeprägte *Paresen* der unteren Extremität bis hin zur kompletten Querschnittssymptomatik
- Bei überlebenden Kindern später Entstehung von *Wirbelsäulendeformitäten* (Skoliosen, Gibbusbildung) → Sponylodesen → bessere Rumpfstabilität

- *Hüftgelenksfehlstellungen* bis hin zur Luxationshüfte, häufig assoziiert mit Knie-beugekontraktur (Froschdeformität). Vor allem bei den sakralen Formen: *Klump-, Hacken- oder Knickfüße* durch periphere Paresen
- Häufige Assoziation der Dysraphie mit **Hydrozephalus** (20 %).
- **Rö.** der WS zur Darstellung und Lokalisation der Dysraphie sowie Nachweis bereits bestehender Fehlhaltungen. Elektrostimulation und Elektromyographie zur Verlauf-suntersuchung vor und nach operativer Ther.
- **NMR:** detaillierte Darstellung der anatomischen Gegebenheiten.

Mögliche KO: Dekubitus, Osteoporose, Spontanfraktur. Wachstumsstörungen WS und der unteren Extremität; neurogene Blase (aufsteigende Harnwegsinfekte).

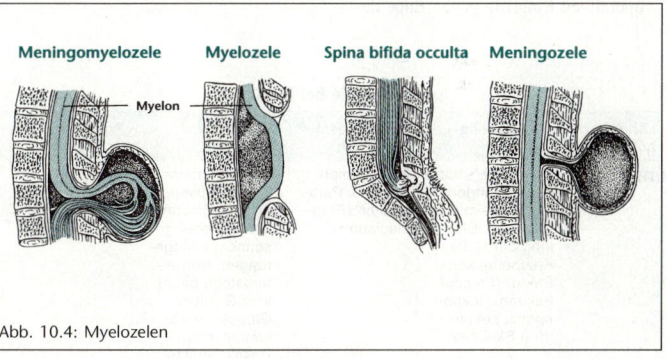

Abb. 10.4: Myelozelen

Therapie
Multidisziplinär, Gesamtkonzept erforderlich → Eltern, Pädiater, Neurochirurg, Orthopäde, Urologe, KG, Beschäftigungstherapeut, Orthopädietechniker.

☞ Ziel der orthopädischen Ther.: Steh- und – wenn möglich – Gehfähigkeit

- **Bei offenen Myelomeningozelen:** Steriles Abdecken einer offenen Spina bifida. Fotodokumentation!
- *Neurochirurgische Primärversorgung* mit Defektdeckung und ggf. Ventilimplanta-tion bei Hydrocephalus. Urologische Kontrolle der Blasenfunktion, Infektionspro-phylaxe, operativ Korrekturen an Harnwegen
- Probleme bereitet oft die Primärentscheidung bei schwer fehlgebildeten Neugebo-renen: **Frage der Selektion.** Bei Kindern mit sehr schlechter Progn. (z.B. großer Hydrozephalus, hohe MMC) ist eine aggressive Ther. nicht immer ethisch zu rechtfertigen. *Ausweg:* gemeinsame Entscheidung von Neonatologen, Neuropädiater, Neurochirurg, Orthopäde. Danach Einbeziehung der Eltern. Wenn letztere eine Versorgung auch bei sehr schlechter Progn. wünschen, muß dem entsprochen werden.

Konservative orthopädische Therapie
* Frühzeitig einsetzende intensive orthopädische und physiotherapeutische Ther. zur Pophylaxe von Skelettdeformitäten, Kontrakturprophylaxe und Verhütung von Dekubitalulzera. Krankengymnastische Übungsbehandlung und Lagerung, insbes. Kräftigung der Rumpfmuskulatur bei thorakalen Lähmungstypen
* Wuchslenkung durch korrigierende Schienen, Sitz- und Stützhilfen, orthopädische Schuhe oder Orthesen
* Langzeitbetreuung, adäquates Rehabilitationsprogramm.

Operative Therapie
* *Ziele:* Beseitigung von Fehlstellungen, Funktionsherstellung, Erreichen einer Gehfähigkeit mit Apparaten
* *Prinzip:* Aufbau der Statik vom Fuß her (*Sharrard und Webb 1974*). Beginn der operativen Eingriffe gegen Ende des 1. Lj.

Therapie bei MMC				
Lähmungs-höhe	Funktionelle Defizite	orthopädisch-technisch	Operation	Prognose
Thorakal	Komplette schlaffe Lähmungen der Beine mit Aro.-Abd.-Stellung der Hüfte, Kniebeugekontraktur (Froschhaltung), Inkontinenz, sekundäre Skoliose	Bein-Rumpf-Orthese, Parapodium (Paraplegicum)	Kontrakturbeseitigung (Spinalmuskelablösungen, Kniebeugesehnenverlängerungen, Korrekturosteotomien) WS: Skoliose, Gibbus → Kolumnotomie, Resektion des Kyphosewirbels, Spondylodese	Rollstuhl
L3/L4 (und oberhalb)	Teillähmung der Beine, Ausfall der Hüftstrecker und Kniebeuger, muskuläre Imbalance	Stützapparat als Schienen-Schellen-Apparat mit Hüft- und Knieeinschluß	Evtl. Sharrard-OP bei guter Quadrizeps funktion, Hüfteinstellung, Beseitigung von Kontrakturen	Überwiegend Rollstuhl, eingeschränkte Gehfähigkeit mit Schienen-Stützapparaten und Gehhilfen
L4/L5	Teilparesen der Beine, Gefahr der paralytischen Hüftluxation (Imbalance-Luxation)	Oberschenkelorthese, intensive KG-Ther.!	Sharrard-OP, Beseitung von Kontrakturen, DVO, evtl. OP nach Chiari, Salter	Gehen mit kurzen Stützapparaten mit und ohne Gehhilfen
Untere LWS und sakral	Fußlähmungen, Fußdeformitäten (meist Klump-, Hackenfußstellung, Lähmungsknickfuß, Hohlfuß	Unterschenkelorthese Schuh-/Innenschuhversorgung, orthopädischerSchuh, evtl. Redressionsgipse	Lähmungsklumpfuß: ASV, dorsale Kapsel. Dors. Kapselrelease, Sehnentransfer, evtl. Arthrodesen, OP nach *Grice*	Überwiegend Gehen ohne Hilfsmaßnahmen

10

Hans-Martin Sommer
Markus König
und Karl-Ludwig Krämer

11

Sportmedizin und Orthopädie

11.1   Sportverletzungen

11.1.1   Allgemeines

Ca. 4 % aller Sportler haben pro Jahr einen Unfall beim Training (25 %) oder Wettkampf (75 %; Böhmer 1992).

Allgemeine Ursachen (meist Kombination von mehreren Faktoren):
- **Endogen:** unzureichender Trainingszustand, geistiger und körperlicher Ermüdungszustand (u.a. bei vorbestehenden Erkrankungen wie grippalem Infekt), Mangelzustände bezüglich Ernährung, E'lythaushalt, nicht ausgeheilte Verletzungen und Schäden
- **Exogen:** ungenügende Sportausrüstung, Fremdeinwirkung (Foul), ungünstige Rahmenbedingungen (Bodenbelag, Sportgeräte, Witterung).

Prophylaxe
Optimierung des Trainingszustandes, sorgfältige Trainings- und Wettkampfvorbereitung (Aufwärmen, Stretching), geeignete Sportausrüstung (Schuhwerk, Schutzkleidung), ausgewogene Ernährung (ggf. ergänzende Substitution von Grundnährstoffen, Mineralien, Vitaminen), Einschränkung der Belastung bei Ermüdungszuständen im Gefolge von allg. Erkrankungen oder bei noch bestehenden verletzungs- oder überlastungsbedingten Beschwerden.

Sofortmaßnahmen am Unfallort
Bei geschlossenen Verletzungen der Haltungs- und Bewegungsorgane:

🔲 P E C H - Schema (nach Böhmer)

P ause	Abbruch der sportlichen Tätigkeit, Untersuchung zur Schadensfeststellung
E is-"Wasser"	sofortige Kühlung: Kompressionsverband mit Eiswasser oder kaltem Wasser anfeuchten, sofern keine offene Wunde besteht
C ompression	Druckverband mit mäßiger Spannung
H ochlagerung	des verletzten Körperabschnittes

Evtl. Transport zur weiteren Diagnostik (z.B. Rö., Sono)

Cave: Bei einer akuten Verletzung vollständige sportmedizinische Untersuchung durchführen (nicht nur verletzte Region untersuchen! ☞ 11.3.1). Eine Eistherapie sollte nur in den ersten 15–20 Min. nach Verletzung erfolgen. Im weiteren Verlauf (24–48 h) stören Kälteanwendungen die physiologische Wundheilung (*v. Wingerden* 1992)!

11

11.1.2   Muskelzerrung, Muskelfaserriß, Muskelriß

Folge einer plastischen Verformung der betroffenen Muskeln bzw. Muskelanteile. Während bei der Muskelzerrung die anatomische Struktur erhalten bleibt, kommt es beim Faserriß bzw. beim Riß zu einer zunehmend makroskopisch erkennbaren Kontinuitätsunterbrechung (Cotta und Sommer 1989).

Alle drei Verletzungsformen sind auf eine muskuläre Störung im Gefolge einer *muskulären Dekompensation* (Stoffwechselentgleisung, Muskelermüdung) oder/und *neuromuskulärer Fehlsteuerung* (Störung der reziproken Innervation) zurückzuführen. **Diese Störungen korrelieren regelmäßig mit muskulären Dysbalancen** (☞ 11.3.1).

Ätiol.: Üblicherweise werden eine kalte Witterung und eine unzureichende Aufwärmung vor der sportlichen Belastung als Ursache gewertet. Viel wesentlicher erscheint die regelmäßig geäußerte Neigung zu Muskelverhärtungen vor der zur Verletzung führenden Aktivität.

Anamnese: Zerrung: rasch zunehmender, krampfartiger Schmerz, Faserriß/Riß: akut auftretender, stechender Schmerz. Der Pat. muß schnelle Bewegungsabläufe abbrechen.

Diagn.: Druck-, Dehn- und Anspannungsschmerz; Schonhaltung. Zerrung: evtl. spindelförmige, abgrenzbare Zone tastbar. Faserriß: evtl. äußerlich sichtbares Hämatom. Teilruptur, komplette Ruptur: äußerlich sichtbares Hämatom dist. der Verletzung. Tastbare Delle (Frühstadium), partieller bis kompletter Funktionsverlust. **Sono** mittels 5 MHz Linear- oder Sektorscanner: Lokalisation und Ausdehnung eines Risses bzw. Hämatoms.

Konservative Therapie

Zerrung und Muskelfaserriß: Sofortige (min. sind wichtig!) Maßnahmen nach dem PECH-Schema (☞ 11.1.1). 1.–3. Tag *Elektrotherapie* (Galvanisation, Iontophorese; ☞ 20.3.2), *funktionelle Verbände* (Tape, elastische Binde; ☞ 2.1.4), *abschwellende Salbenverbände* (z.B. Exhirud®-Salbe, Lasonil®-Salbe, Voltaren Emugel®), *orale Antiphlogistika* (z.B. Diclofenac® 1–2 x 100 mg, Magenanamnese!), fibrinolyt. Enzyme, (Wobenzym® 3 x 2 Drg. über 2–3 Wo.), *Muskelrelaxantien* (z.B. Muskel Trancopal® 1 x 1 Tbl.), ab 4. Tag Interferenzstrom, Ultraschall. **Sofortige Belastung, sofern dies schmerzfrei möglich ist,** z.B. in Form von KG (Muskeltonisierung, Isometrie in Form einer Ganzkörperspannung z.B. nach Brunkow, Vojta; PNF ☞ 20.1.1).

Cave: keine passive Dehnung oder Massage der verletzten Muskulatur innerhalb der ersten 2 bis 3 Wo. (Gefahr einer Myositis ossificans!).
Passive Dehnung bei Zerrung ab der 3. Wo., beim Muskelfaserriß ab der 6. Wo. und beim Muskelriß ab der 8.–12. Wo. (*aktive* Dehnung durch antagonistische Muskulatur vorzeitig schmerzfrei möglich!).

Operative Therapie

Ind.: Muskelrisse von mehr als einem Drittel des Querschnittes, erhebliche Diskontinuität, ausgedehntes Hämatom. Zu erwartender erheblicher Funktionsverlust → bei Leistungssportlern oder ambitionierten Hobby-Sportlern v.a. im unteren Extremitätenbereich nicht zu akzeptieren, deshalb bei vertretbarer Nutzen-Risiko-Relation (Alter des Pat., Anspruchsdenken) operative Versorgung.

OP-Technik: Ausräumung des Hämatoms, Adaptation der rupturierten Enden mit durchgreifenden resorbierbaren Nähten.
NB: Ruhigstellung für ca. 4 Wo., Teilbelastung bis Körpergewichtsbelastung bis zur 12. Wo., muskeltonisierende KG und ergänzende Ther. unmittelbar postop. (wie bei Zerrung).

Merke: Muskeltonisierende KG auf Ganzkörperbasis ist auch bei Gipsruhigstellung möglich und sinnvoll!

Sportliche Belastung: bei Schmerzfreiheit → Belastungssteigerung. Volle sportliche Belastung der betroffenen Gliedmaße bei Zerrung nach 2–4 Wo., bei Faserriß nach 4–6 Wo., bei Muskelriß nach 12 Wo.
Spätkomplikationen: Zystenbildung, narbige Ausheilung mit Funktionsverlust; Myositis ossificans. Reruptur.

11.1.3 Muskelprellung

Direkte Gewalteinwirkung mit konsekutiver Hämatombildung, reaktiver Muskelverhärtung, Zelluntergang und narbiger Abheilung.

Diagn.: Sofortiger starker Schmerz, Lähmungsgefühl, schmerzbedingte Bewegungseinschränkung, Hämatombildung (evtl. mit Fluktuation). Bei starker Muskelverhärtung und Hämatombildung Gefahr eines Kompartment-Sy. (☞ 19.2.12).
Rö.: betroffene Gliedmaße in 2 Ebenen zum Ausschluß einer knöchernen Verletzung.
Sono: Schwellung, Hämatomverlauf, Verlaufsbeobachtung, evtl. sonographisch geführte Punktion (Kasperczyk 1992).

Konservative Ther.: lokale abschwellende Salbenverbände, Antiphlogistika (z.B. Voltaren® 3 x 50 mg für 2–3 Tage), fibrinolytische Enzyme, (Wobenzym® 3 x 2 Drg. über 2–3 Wo.). Kompressionsverbände bzw. Bandagen, Muskelrelaxantien im Verlauf der ersten 3 Tage (z.B. Muskel Trancopal® 1 x 1 Tbl. zur Nacht), tonisierende KG sofern Notwendigkeit einer schnellen sportlichen Rehabilitation besteht Ultraschall-Ther. (☞ 20.3.11), Reduktion der Belastung, solange Belastungsschmerzen bestehen. Bei ausgedehnten Befunden Vorgehen und zeitlicher Verlauf wie bei Muskelfaserriß.

Operatives Ther.: bei großem Hämatom und ausgeprägtem Zelluntergang → Ausräumung und Drainage. Verlaufskontrolle durch Sono. *KO:* Myositis ossificans (☞ 15.8.2).

11.1.4 Sehnenrupturen

Allgemeines: Man unterscheidet: Komplette und partielle Rupturen, sowie Rupturen mit knöchernen Ausriß; ausgelöst durch abrupte, unkontrollierte Belastungen oder direktes Trauma. Meist degenerative Vorschädigungen (Achillessehnenruptur: z.B. Haglund-Ferse mit chron. rezid. Achillodynie, Bursitis subachillae). Lokale Injektionen mit Glukokortikoiden erhöhen die Rupturgefahr.

Grundsätzliches zur Ther.: Meist operative Ther.; bei sportlich sehr aktiven Pat. auch bei Teilrupturen. Kons. Behandlung bei älteren Menschen mit Teil- und Totalrupturen und somit reduzierter Nutzen-Risiko-Relation.

11

■ Achillessehnenruptur

Häufigste subkutane Sehnenruptur in Deutschland ca. 5.000/Jahr, v.a. Männer im Alter von 30.–50. Lj., M:F = ca. 4 : 1. Rupturstelle überwiegend 3–5 cm prox. des Achillessehnenansatzes. Bei Jugendlichen eher Entenschnabelfraktur (knöcherner Ausriß am Kalkaneus).

Anamnese: Hörbarer Knall, vermeintlicher Tritt gegen die Sehne, stechender Schmerz, schmerzhaft erhaltene Geh- und Stehfähigkeit ohne aktive Plantarflexion!

Diagn.: Einbein-Zehenstand nicht möglich, kraftlose Plantarflexion noch möglich (M. plantaris, M. flexor digitorum longus). Tastbare Delle, positiver *Thompson-Test:* Kompression der Wade → keine Plantarflexion des Fußes. *Rö:* Rückfuß in 2 Ebenen, Ausschluß eines knöchernen Ausrisses. *Sono:* Rupturnachweis in ca. 70 % der Fälle (Sono auch postop.: Kontrolle Gleitverhalten der Sehne).

Therapie
Frische Achillessehnenruptur werden (in Mitteleuropa) eher operativ versorgt (zahlreiche Methoden); beim Leistungssportler zwingende Ind. In den angloamerikanischen Ländern eher konservative Verfahren *(Thermann u. Zwipp 1989).*
- **Sofortmaßnahmen** nach dem PECH-Schema (☞ 11.1.1).
- **Frische Ruptur** (bis ca. 3 Wo.): OP durch End-zu-End-Sehnennaht (nach *Kessler-Kirchmeir, Lange* oder *Bunell*); inzwischen werden subkutane End-zu-End-Nahttechniken angewandt, die das Risiko der Wundheilungsstörung und Infektion reduzieren; wegen erhöhter KO keine primäre Durchflechtungsnaht mit der Plantaris-longus-Sehne
- **Alte Ruptur** mit verstärkter Retraktion der Stumpfenden: meist plastisches Verfahren notwendig: Peroneaus-brevis-Plastik *(Blauth, W.:* Operat. Orthop. Traumatol. 2, 1990, 14), Umkipplastik, Griffelschachtelplastik oder Z-Plastik
- **Knöcherner Ausriß:** Verschraubung.

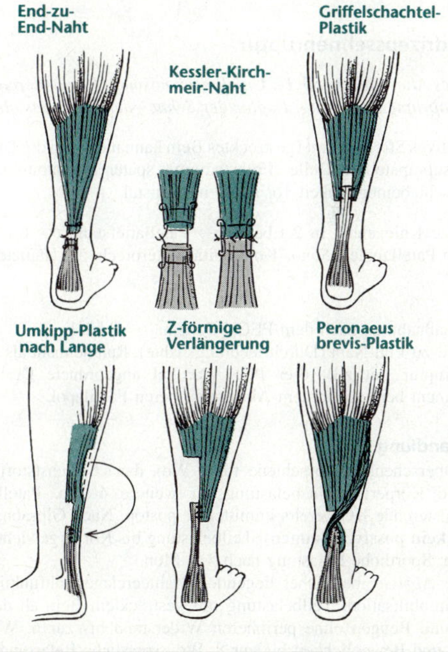

Abb. 11.1:
Operative
Therapie bei
Achillessehnen-
rupturen

End-zu-
End-Naht

Kessler-Kirch-
meir-Naht

Griffelschachtel-
Plastik

Umkipp-Plastik
nach Lange

Z-förmige
Verlängerung

Peroneaus
brevis-Plastik

Nachbehandlungsvorschlag (insgesamt Gips für 6 Wo.):
Mobilisation unter Teilbelastung im schmerzfreien Lastbereich, Hochlagerung in Ruhe,
Fortsetzung der Thromboseprophylaxe bis ca. 2 Wo. nach Gipsabnahme (☞ 3.1.7),
orale Antiphlogistika ca. 2 Wo. (☞ 14.5.1). Zunächst Oberschenkelgips in Spitzfußstellung zur Entlastung der Naht.
- **Die ersten 2 Wo.** Unterschenkelgehgips in 30–40° Spitzfußstellung, Teilbelastung
  im schmerzfreien Bereich, danach Entfernung des Nahtmaterials.
- **3.–4. Wo.** Unterschenkelgehgips in 10–20° Spitzfußstellung, Teilbelastung im
  schmerzfreien Bereich.
- **5.–6. Wo.** Unterschenkelgehgips in plantigrader Fußstellung, zunehmend volle
  Körpergewichtsbelastung, sofern schmerzfrei möglich!
  Danach: Gipsabnahme, Teilbelastung bis zur vollen Körpergewichtsbelastung und
  Gelenkmobilisation, sofern schmerzfrei möglich!

KG auf Ganzkörperbasis bereits 1–2 Tage postop. zur Optimierung des Muskeltonus
und zur Abschwellung! Mobilisierende KG aktiv (Einsatz der Dorsalflektoren des
Fußes) und passiv (vorsichtige Traktion). **Sportliche Belastung der Achillessehne
frühestens ab 4. Mon.** Nach ca. 6 Mon. wettkampfmäßiges Training. **Cave:** Re-Rupturen zu über 70 % innerhalb der ersten 3 Mon. nach Versorgung.

Progn.: Operative Versorgung mit geringerer Rerupturrate (ca. 4 %) als kons. Ther.
(ca. 15 %), allerdings Nachteile der operativen KO.

■ **Quadrizepssehnenruptur**

Bevorzugtes Alter ab dem 50. Lj. Unfallmechanismen: Bagatellereignis, häufig unkontrollierte, abrupte Bewegung. Ruptur der Sehne oder Abriß des oberen Patellapoles.

Klinik: aktives Streckdefizit (gestrecktes Bein kann nicht von der Unterlage abgehoben
werden), suprapatellare Delle (Frühstadium), später Hämatomschwellung, abnorme
Patellaverschiebemöglichkeit vor allem nach distal.

Diagn.: *Rö:* Kniegelenk in 2 Ebenen → Patellatiefstand (☞ 6.1.9) z.B. mit Ausriß
des oberen Patellapoles. *Sono:* Kontinuitätsunterbrechung, Hämatom.

Therapie
- Sofortmaßnahmen nach dem PECH-Schema (☞ 11.1.1).
- **OP:** End-zu-End-Naht (Durchflechtungsnähte), Rahmennaht als Sicherungsnaht bei
  Sehnenruptur mit z.B. 0-er PDS. Parallel angeordnete Drahtcerclage um das
  Polfragment bei knöchernem Abriß am oberen Patellapol.

11

Nachbehandlung
Dorsale Oberschenkel-Gipsschiene für 2 Wo., danach Kunststofftutor mit Teil- bis
zunehmend Körpergewichtsbelastung für weitere 4 Wo. Patellamobilisation und
muskeltonisierende KG bereits unmittelbar postop. Nach Gipsabnahme aktive Mobilisierung (**kein passives Beugen**). Teilbelastung bis Körpergewichtsbelastung von der
7.–12. Wo. Sportliche Belastung nach 4–6 Mon.
Knöcherne Abrisse: bei sicher liegender Drahtcerclage frühfunktionelle Behandlung
→ Patellamobilisation, Teilbelastung mit gestrecktem Bein ab dem 3. Tag, aktives
Strecken und Beugen ohne peripheren Widerstand bis zur 6. Wo., Steigerung von
Belastung und Beweglichkeit bis zur 8. Wo., sportliche Belastung nach ca. 4 Mon.

■ Patellasehnenruptur

Überwiegend bei Pat. im 30–50 Lj. Gleicher Unfallmechanismus und gleiche Ruptur-formen wie bei der Quadrizepssehnenruptur zuzüglich des knöchernen Ausrisses der Tuberositas tibiae.

Klinik: aktives Streckdefizit, infrapatellare Delle, Patellahochstand, abnorme Patella-verschieblichkeit nach proximal.

Diagn.: *Rö.* → Patellahochstand (☞ 6.1.10), z.B. knöcherne Ausrisse. *Sono:* Konti-nuitätsunterbrechung, Hämatom.

Therapie

• Erstversorgung nach dem PECH-Schema (☞ 11.1.1)
• *Interligamentäre Ruptur:* End-zu-End-Naht mit O-er PDS (☞ 2.5.1), zusätzliche Sicherung durch Drahtcerclage (Tuberositas tibiae und Patella, ovalär angelegt) oder nicht resorbierbare Rahmennaht
• *Knöcherne Abrisse:* am oberen Patellapol Drahtcerclage wie oben oder Schrauben-fixation des Polfragmentes
• *Tuberositasabriß:* Schraubenfixation oder Zuggurtung.

Nachbehandlung: wie Quadrizepssehnenruptur.

Sportfähigkeit bei Achillessehnenruptur, Quadrizepssehnenruptur, Patella-sehnenruptur: Frühestens 4 Mon. postop. bzw. nach Trauma, in keinem Fall bei noch eingeschränkter Beweglichkeit und bei muskulärem Defizit

11.1.5 Apophysenabriß

Traumatische Lösung des Apophysenknorpels. Vorwiegend bei Knaben in der Präpu-bertät, ausgelöst durch schnelle, kräftige Belastung (Sprint-, Sprungbelastungen).

Lokalisationen

• *Spina iliaca anterior superior:* M. tensor fasciae latae, M. sartorius
• *Spina iliaca anterior inferior:* M. rectus femoris (sog. *sprinters fracture*)
• *Tuber ischiadicum:* M. semitendinosus, M. semimembranosus, Caput longum m. bicipitis, M. adductor magnus
• *Trochanter minor:* M. iliopsoas
• *Tuberositas tibiae:* Patellarsehne.

Anamnese: Abrupter Abbruch der Lauf- oder Sprungbewegung, häufig Sturz. Aktive Bewegung der betroffenen Seite nicht möglich, Schonhaltung.
Klinik: Lokal erheblicher Druckschmerz, Schwellung und Hämatom, aktive Bewegung des betroffenen Muskels abgeschwächt oder unmöglich, lähmungsähnlicher Befund.
Diagn.: BÜ (**Cave:** Ossifikationsvarianten, persistierende Apophysen, deshalb unbe-dingter Seitenvergleich). **DD:** Muskelverletzungen, Sehnenriß, *Tumoren.*

Therapie
- **Kons. Ther. (Regelfall):** Lagerung und Teilbelastung im schmerzfreien Bereich. Antiphlogistische (☞ 14.5.1) und muskelrelaxierende (☞ 14.5.6) Medikation, muskeltonisierende KG in schmerzfreier Stellung, Teilbelastung bis Körpergewichtsbelastung nach 2–3 Wo. Sportliche Belastbarkeit nach 12 Wo., Wettkampfbelastbarkeit ca. 1–2 Mon. danach NB (☞ operative Ther.)
- **Op. Ther.:** *Bei erheblicher Dislokation* Refixation der Apophyse mit Zuggurtung oder Verschraubung. Frühfunktionelle Nachbehandlung im schmerzfreien Bereich. Teilbelastung bis zunehmende Körpergewichtsbelastung ca. 2–3 Wo. postop. Sportliche Belastbarkeit nach 8–12 Wo., bei ausreichend Beweglichkeitszustand und muskulärem Trainingszustand der betroffenen Extremität. Wettkampffähigkeit ca. 1–2 Mon. danach.

11.1.6 Schleimbeutelverletzung

Bursa olecrani und Bursa praepatellaris subcutanea (☞ 19.2.4) am häufigsten betroffen.

Offene Verletzungen
Direkte Gewalteinwirkungen (stumpf oder spitz).
Diagn.: glatte oder ausgefranste Wundränder, Entleerung einer fadenziehenden Flüssigkeit.
Ther.: Bursektomie mit anschließender kurzzeitiger Ruhigstellung (1–2 Wo.). Bei bakt. Infektion Antibiotika-Prophylaxe **nach vorherigem Abstrich** (ggf. Umsetzen, abhängig vom Antibiogramm; ☞ 13.2.3).
KO: bakterielle Infektion (Bursitis purulenta).
Mobilisation und Freigabe der betroffenen Extremität abhängig vom (postinfektiösen) Heilverlauf.

Geschlossene Verletzung
Durch stumpfe Gewalteinwirkung Bildung eines hämorrhagischen Ergusses.
Diagn.: tastbare fluktuierende bis prallelastische Schwellung, geringer Druckschmerz, selten Bewegungseinschränkung.
Ther.: Sofortmaßnahmen nach dem PECH-Schema (☞ 11.1.1). Schonung, ggf. Ruhigstellung für 3–5 Tage, abschwellende Verbände (z.B. Dolebene-Gel®, Reparil-Gel®, Voltaren Emugel®), orale Antiphlogistika (Diclofenac® 2–3 Tage 1 x 100 mg), fibrinolyt. Enzyme, (Wobenzym® 3 x 3 Drg., Traumanal® oder Traumanase forte® 3 x 2 Drg. über jeweils 2–3 Wo.). Bei Fortbestehen eines stärkeren Ergusses: **Punktion der Bursa (frühestens nach 2–3 Tagen wegen Nachblutungsgefahr!)**; Kompressionsverband, kurzzeitige Ruhigstellung und Schonung (3–7 Tage). Bei Therapieresistenz Bursektomie. **KO:** chronische Bursitis (☞ 11.2.8).

11

11.2   Überlastungsschäden und Überlastungsfolgen

Primärer Sportschaden: Folgezustand *rezid. Mikrotraumatisierung*, d.h. plastische Verformungen der Haltungs- und Bewegungsorgane ohne makroskopisch erkennbare Kontinuitätsunterbrechung, die nicht momentan, sondern nur in der Häufung der Verformungen zu Überlastungsbeschwerden führen.

Sekundärer Sportschaden: Folgezustand einer *Sportverletzung*, d.h. Makrotraumatisierung mit konsekutiver, in der Regel strukturell irreversibler Schädigung der Haltungs- und Bewegungsorgane.

11.2.1 Kompartment-Syndrom (Unterschenkel)

Durch unphysiologische Belastung bedingter Anstieg des Druckes in einer Unterschenkelfaszienlage. Überwiegend bei Männern, aktive Sportler, Wehrdienstleistende. Wird häufig verkannt.

Klinik: akutes Kompartment-Syndrom mit Schmerzen während oder nach Belastung, oft Hypästhesie im 1. Zwischenzehraum. **Chronisches** Kompartment-Syndrom ähnelt Claudicatio intermittens, auch Ruheschmerz möglich.

DD: Muskelkater, Streßfrakturen, Insertionstendinosen, Thrombosen, Faszienrisse, Claudatio intermittens.

Ther.: akut: Ruhe, keine Hochlagerung, lokale Kryotherapie, Antiphlogistika. Subfasziale Druckmessung bedenken, bei persistierendem hochpathol. Werten → Fasziotomie. **Chronisch:** Ruhe, Kryotherapie, Antiphlogistika, Reduktion des Trainingsumfanges und der -intensität. Stretching, Änderung des Belastungsablaufes. Ausschaltung negativer äußerer Faktoren.

11.2.2   Myogelose

Stoffwechselentgleisungen in vorwiegend statisch beanspruchten Muskeln (z.B. M. trapezius, M. erector trunci, M. soleus) mit reaktiver muskulärer Verhärtung.

Diagn.: druckschmerzhafte knötchen- bis spindelförmige Verhärtungen der Muskulatur, Fehlstatik, Schmerzen bei Überlastungen der betroffenen Muskulatur, schmerzreflektorische Muskelverspannung, schmerzhaft eingeschränkte Bewegungen.

Ther.: antiphlogistische Medikation, lokal durch Einreiben, Quaddelung (Carbostesin® 0,25 % mit Fortecortin®), oral (Diclofenac® 2–3 Tage 100 mg, Wobenzym® 3 x 2 Drg. für ca. 2–3 Wo.), Muskelrelaxation (Muskel Trancopal®, 1 Tbl. zur Nacht), Elektrotherapie, warme Bäder und Packungen, Sauna, ggf. muskeltonisierende KG. Keine schmerzauslösenden Belastungen.

Sportliche Belastungen im ermüdungsfreien Bereich häufig sofort möglich, sofern diese Belastung schmerzfrei ist.

DD: Bei Ther.-Resistenz vertebragene Wurzelreizungen ausschließen (☞ 18.1.5–7).

11.2.3 Muskelkater

Vorübergehende belastungsabhängige Muskelschmerzen aufgrund von Mikrotraumen von Muskelfasern, die mit einer zeitlichen Latenz von ca. 8–24 h nach Überbeanspruchung auftreten. I.d.R. spontanes Verschwinden innerhalb von Tagen.

Diagn.: Druck- und Dehnungsschmerz der betroffenen Muskulatur, Muskelverhärtung.
Ther.: Bewegungstherapie (langsame kontrollierte Bewegungen), Lockerungs- und Dehnungsgymnastik, durchblutungsfördernde Maßnahmen (warme Bäder, Sauna, Lockerungsmassage, Schwimmen). Sportliche Belastung ☞ 11.2.1.

11.2.4 Muskelkrampf

Meist während oder nach extremer Belastung (in Ruhe, nachts). Oberschenkel- und Wadenmuskulatur am häufigsten betroffen. Begünstigende Faktoren: extremer Flüssigkeits- und E'lytverlust, lokale Durchblutungsstörungen (zu enge Schuhe oder Strümpfe, Varizen, Infektionen), unzureichender Trainingszustand.

Ther.: Unterbrechung der sportlichen Aktivität. Passive Dehnung, noch besser aktive Kontraktion der antagonistischen Muskulatur und somit Detonisierung der synergistischen Muskulatur bis zur Krampflösung, Eisabreibungen und leichte Lockerungsmassage. Bei erneutem Auftreten Abbruch der sportlichen Aktivität. Flüssigkeits- und E'lytsubstitution. Sportliche Belastungskarenz der betroffenen Gliedmaßen von 2–3 Tagen, ggf. muskeltonisierende KG, Eis und Lockerungsmassagen. Evtl. antiphlogistische und muskelrelaxierende Medikation über 2–3 Tage.

Prophylaxe: *Flüssigkeits- und E'lytversorgung* v.a. bei warmer Witterungsbedingung und lang dauernden sportlichen Belastungen. *Bei häufigem Auftreten Ausschluß von Ursachen* wie Kalzium- und Magnesiummangel, Durchblutungsstörungen, neurol. Erkrankungen.

11.2.5 Tendopathien und Insertionstendopathien

Reaktive, schmerzhafte Entzündungsreaktion der Sehne bzw. Sehneninsertion, häufig mit degenerativen Veränderungen dieser Gewebebereiche.

Betroffene Muskulatur	Insertion	Bevorzugte Belastungen
M. supraspinatus (☞ 17.1.26)	Tuberculum maj. humeri	Wurfsportarten, Tennis, Volleyball
M. subscapularis	Tuberculum min. humeri	wie bei M. supraspinatus
Finger- und Handextensoren („Tennisellbogen"; ☞ 17.2.7)	Epicondylus lat. humeri	wie bei M. supraspinatus
Finger- und Handflexoren („Golferellbogen")	Epicondylus med. humeri	wie bei M. supraspinatus, Golf
Oberschenkeladduktoren	Os pubis	Fußball, Leichtathletik
Ischiocrurale Muskulatur	Os ischii distale Ansätze	Laufsportarten (Langstrecke, Sprint)

11

Betroffene Muskulatur	Insertion	Bevorzugte Belastungen
M. rectus femoris	Spina iliaca ant. inferior	Fußball
M. quadriceps femoris („jumper's knee")	oberer u. unterer Patellapol, Tuberositas tibiae	Sprungsportarten, Basketball, Volleyball
M. triceps surae	Tuber calcanei	alle lauf- und sprungbelastende Sportarten
Plantarfaszie, M. flexor digitorum	Tuber calcanei	alle lauf- und sprungbelastende Sportarten

Anamnese: erstes Auftreten von Sehnenschmerzen häufig am Tag nach extremen bzw. ungewohnten sportlichen Belastungen, bei schlechtem Trainingszustand, grippalem Infekt, ungewohntem Bodenbelag, neuem Tennisschläger und anderen Begleitumständen. In der Folge Anlaufschmerzen, die unter Belastung verschwinden, dann anhaltende Schmerzen unter Belastung.

Diagn.: lokaler Druck- und Dehnungsschmerz, Schmerzen bei Belastung gegen Widerstand, Verhärtung und Verkürzung der Erfolgsmuskulatur (muskuläre Dysbalance ☞ 11.3.1).

KO: Chronifizierung, Ossifikation im Bereich der Sehne, Tendinosis calcarea und des Sehnenansatzes (Spornbildung).

Therapie
- Sportkarenz, so lange die Beschwerdesymptomatik andauert (z.T. 3–6 Mon.)
- **Akutstadium (3–4 Tage):** Entlastung bzw. Teilbelastung im schmerzfreien Bereich, ggf. funktionelle Verbände, lokal Eis, Elektrotherapie (Galvanisation [☞ 20.3.1], Iontophorese [☞ 20.3.2]), antiphlogistische Verbände (z.B. Diphlogont®), antiphlogistische Medikation (Diclofenac 3 x 50–100 mg/Tag über 2–3 Tage → Magenanamnese!, Wobenzym® 3 x 2 Drg. über 3–6 Wo.). Evtl. Achillodyn-Bandage®.
- **Postakutes Stadium:** Muskeltonisierende KG, Elektrotherapie (Interferenzstrom [☞ 20.3.9], Ultraschall [☞ 20.3.11]), Eis, Massage, aktives Stretching (Nutzung der detonisierenden Wirkung der Antagonisten), ggf. ergänzt durch 2–3 Injektionen mit Peroxinorm® und Carbostesin® im Bereich des Sehnenansatzes. **Cave:** keine Kortikoidinjektion → Gefahr der Ruptur (nicht bei Insertionstendopathie im Bereich der oberen Extremitäten, des Schultergürtels und WS)
- **Bei erfolgloser Ther.:** operative Entlastung des Sehnenansatzes, Entfernung degenerativer, narbiger Sehnenveränderungen
- **Sportliche Belastbarkeit:** bei Schmerzfreiheit; statisch orientiertes Muskelaufbautraining (Einbeziehung der rumpfstabilisierenden Muskulatur als Voraussetzung einer optimierten Bewegungskontrolle und Muskeltonisierung), kontrollierte Bewegungen, Vermeidung von in die muskuläre Ermüdung führenden Belastungen, ausreichende Trainingspausen (z.B. jeden 3.Tag bzw. 2.Tag Training, in jedem Fall: tägliche Stabilisationsgymnastik). **Cave:** selbst bei Schmerzfreiheit ist das Risiko der erneuten Überlastung groß wegen Muskeldefizites. Path. Reaktion i.d.R. erst am Tage nach einem Training bei dynamisch exzentrischer Beanspruchung der betroffenen Wadenmuskulatur, das nachgebende Verhalten dieser Muskulatur muß gewahrt werden!

11.2.6   Paratenonitis

Entzündung des Sehnengleitgewebes, Begleiterkrankung einer Tendopathie, häufigste Lokalisation: Hand- und Fingerextensoren, Achillessehne (Achillodynie).

Anamnese: wie Tendopathie und Insertionstendopathie.

Diagn.: druckschmerzhafte Schwellung, Anspannungs- und Dehnungsschmerz, schmerzhafte Krepitation beim Bewegen (Fibrineinlagerung – „Schneeballknirschen"), Verkürzung der Erfolgsmuskulatur (muskuläre Dysbalance ☞ 11.3.1).

Ther.: → Tendopathie und Insertionstendopathie (☞ 11.2.4). *Achillodynie:* selten OP: Nur bei erfolgloser kons. Ther. über mehr als 6 Mon. Verfahren: Exzision eines verdickten Peritendineums, Lösung von Verwachsungen.

11.2.7   Ermüdungsfraktur

"Materialermüdung" des Knochens. Beispiel eines primären Sportschadens v.a. bei extremen Ausdauerbelastungen (laufen, gehen, marschieren) und Sprungbelastungen mit exzessiver, dynamisch-exzentrischer Muskelkontraktion (Tiefsprünge, Reaktivsprünge), mit verstärkter, unkontrollierter Muskelbeanspruchung (Cotta u. Sommer 1986), bei v.a. jugendlichen Sportlerinnen begünstigt durch hormonelle Dysfunktion (Wurster et al. 1991). Vorwiegend betroffen: Tibia, Os naviculare pedis, Os metatarsale II und III (Marschfraktur), Fibula (unteres Drittel), sowie Schenkelhals.

Anamnese: i.d.R. verzögert registrierter zunehmender Belastungsschmerz, der im Anfangsstadium in Ruhe verschwindet, später auch Ruheschmerz.
Diagn.: lokal begrenzter Druck- und Belastungsschmerz (Biegebeanspruchung, axiale Stauchung). Rö. in 2 Ebenen (primär sichtbare knöcherne Reaktion nur in 50 % der Fälle). Bei negativem Rö.-Befund und andauernden Beschwerden: Knochenszintigramm oder NMR.
Ther.: Belastung bzw. Teilbelastung der betroffenen Gliedmaßen im schmerzfreien Bereich für 4–6 Wo., KG zur Erhaltung der Muskelkraft und Beweglichkeit, ergänzend entsprechendes sportliches Training (Schwimmen, Radfahren, etc.). Sportliche schmerzfreie Belastung bei Ermüdungsfrakturen der unteren Extremität nach 10–12 Wo. Im Zweifel neuerliche Rö.-Kontrolle, ggf. auch Szinti 3–6 Mon. nach der Diagnosesicherung.

11.2.8   Periostitis

11

Häufigste Lokalisation: mediale Tibiakante. Ursachen: Muskelverhärtung im Gefolge von Laufbelastung auf ungewohnten, harten Bodenbelägen, zu abrupter Übergang auf Laufbelastung mit Spikes, ungünstige Fußstabilisierung und verstärkte Pro- und Supinationsstellung.

Anamnese: Verspannung der Unterschenkelmuskulatur, belastungsabhängige Schmerzen, die sich mit dem Aufwärmen der Muskulatur reduzieren.
Diagn.: Druckschmerz, Schwellung, Schmerzverstärkung z.B. bei Dorsalflexion des Fußes gegen Widerstand. **DD:** Ermüdungsfraktur, ergänzende Diagnostik bei persistierenden Beschwerden über 6 Wo. hinaus.

Ther.: Reduktion der sportlichen Belastung (prinzipiell nur im schmerzfreien Bereich), keine Ausdauerbelastung. Lokale und perorale antiphlogistische Maßnahmen, Elektrotherapie, Wechselbäder, Einlagenversorgung im Sportschuh. Konditionserhaltung durch Schwimmen und Radfahren.
Sportliche Belastbarkeit: im ermüdungsfreiem Bereich sofort möglich.

11.2.9 Chronische Bursitis

Auftreten nach kons. behandeltem traumatischen Schleimbeutelerguß (☞ 11.1.6) bzw. rez. mechanischer Reiz durch Schuhdruck oder Haglund-Exostose mit Bursitis achilleae oder im Zusammenhang mit einer Insertionstendopathie.

Diagn.: lokale Schwellung, Ergußbildung, evtl. tastbares ,,Knirschen'' (Fibrineinlagerung). **DD:** Insertionstendopathie, Tendopathie, spezifische Bursitis (Tbc, rheumatoide Arthritis, Gicht), Synovialom.
Ther.: Punktion der Bursa mit Instillation von Peroxinorm® (☞ 14.5.5), Schonung 3–7 Tage, Entlastung der Bursa (z.B. Polsterung im Sportschuh), lokale und perorale antiphlogistische Medikation; ☞ 14.5.1).
Sportkarenz über 2–3 Wo. bei Exposition der Bursa beim Sport; danach schmerzfreie Belastung. Bei erfolgloser Ther. Bursektomie.

11.3 Sportfähigkeit

11.3.1 Sportmedizinische Untersuchung

- Klinische, ggf. rönt. Untersuchung zur Beurteilung der sportlichen Belastbarkeit
- **Ziel:** Prävention von Sportverletzungen und Sportschäden durch:
  - individuelle Beratung über geeignete Sportarten
  - Mitwirkung an der Trainingsgestaltung unter Berücksichtigung orthopädischer Gesichtspunkte
- **Ablauf:** orthopädische Anamnese, Sportanamnese (Leistungsentwicklung, Trainingsgestaltung und -umfang); Untersuchung des gesamten Haltungs- und Bewegungsapparates unter Berücksichtigung von Fehlverhalten, Fehlformen und Bewegungsdefiziten mit Muskeldysbalancen.

Muskeldysbalancen
- Pathologischer Funktionszustand der phasischen und tonischen Skelettmuskulatur, der die physiologische, aktive Nutzung der Gliedmaßenbeweglichkeit v.a. auch in der muskulären Ermüdung nicht garantiert. Eigentliche Ursache ist die insuffiziente rumpfstabilisierende Muskulatur.
- Muskeldysbalancen führen in der Regel zur Muskelverkürzungen. Eine passive, freie Gliedmaßenbeweglichkeit schließt die gleichzeitige Muskelimbalance ein, wenn die freie Gliedmaßenbeweglichkeit aktiv nicht genutzt werden kann!
- Muskeldysbalancen unterstützen Ausweichbewegungen und damit Spitzenbelastungen als wesentliche Ursache von u.a. primären Sportschäden.
- Muskelverkürzung und Bewegungseinschränkungen lassen sich durch Muskelfunktionstests nach Janda nachweisen.

- Muskelimbalancen und Muskelungleichgewichte bezeichnen demgegenüber v.a. ungleichgewichtige Kraftzustände der Skelettmuskulatur, die unter entsprechenden Hebelverhältnissen sehr wohl eine physiologische Nutzung der Gliedmaßenbeweglichkeit garantieren können.

Muskeleinteilung	
überwiegend tonische Muskeln	**überwiegend phasische Muskeln**
M. pectoralis major	Mm. rhomboidei
M. biceps brachii	M. triceps brachii
M. erector spinae	M. abdominis
M. iliopsoas	Mm. glutaei max., med. min.
Mm. ischiocrurales	Mm. vasti lat., med.
M. rectus femoris	
Mm. adductores	
M. triceps surae	M. tibialis anterior
Nach: Spring et al. 1986 und Frisch 1991	

- Muskeltonisierende und -stabilisierende KG auf Ganzkörperbasis, d.h. Einbeziehung des Rumpfes bei jeder Übung (Vermeidung von Ausgleichbewegungen im Sinne von Brunkow und Vojta). *Prinzip:* Detonisierung der verkürzten Muskulatur und Kräftigung der zu schwachen Antagonistenmuskulatur ohne Ausgleichbewegung im Rumpf- und Gliedmaßenbereich. Diese KG hat zugleich therapeutische und prophylaktische Bedeutung.
- Muskelstretching dient überwiegend zur Erhaltung des ausbalancierten Muskelzustandes! Cave: Stretching einer verkürzten Muskulatur führt regelmäßig zu Ausweichbewegungen und ist ineffektiv, wenn diese nicht aktiv-muskulär vermieden werden (Cotta u. Sommer 1989)!

11.3.2 Kontraindikationen für Wettkampfsportteilnahme

- **M. Scheuermann** (☞ 18.1.16): bei der Notwendigkeit einer Korsett- oder op. Versorgung und besonderer sportlicher Exposition (u.a. auch bei progredientem Verlauf oder floridem Stadium)
- **Doppelseitige Spondylolyse, Spondylolisthesis** (☞ 18.1.25): nicht kompensierbare Belastungsbeschwerden beim Sport (Kunstturnen, rhythmische Sportgymnastik, Delphin-Schwimmen, Gewichtheben), sowie ohne Beschwerden im Kindes- und Jugendalter in den obengenannten exponierten Sportarten
- **Skoliose** (☞ 18.1.20): bei Korsett- oder gar operativen Versorgung. Sportarten mit erheblicher Beanspruchung der Wirbelsäule (z.B. Kunstturnen)
- **Hüftgelenksluxation** (☞ 19.1.11): bei sportartspezifischer Exposition
- **Aseptische Knochennekrosen:** Beschwerden bei sportartspezifischer Exposition und fehlenden Kompensationsmöglichkeiten (☞ 19.1.15 und 19.2.18–19.2.20)
- **Hochgradige Formfehler und Anomalien** von Rumpf bzw. Extremitäten mit sportartspezifischer Exposition
- **Sekundäre Sportschäden:** Muskel-, Sehnen- und Gelenkverletzungen bzw. Erkrankungen mit fehlender funktioneller Kompensation.

11.3.3   Schulsport

☞   Schulsportunfälle sind BG-lich versichert (☞ 1.2 und 7.1.3).

Schulsportbefreiung
• Orientiert sich am Ausmaß der Erkrankung und den damit verbundenen Funktionsstörungen, der notwendigen Entlastungen und einer möglichst schnellen und
  risikolosen Wiedererlangung uneingeschränkter Belastbarkeit
• Generell ist Vollbefreiung nur bei teilweiser oder vollständiger Entlastung entsprechender Gliedmaßenabschnitte erforderlich
• Möglichst frühzeitige Teil-Sportbefreiung, sofern die damit verbundenen Belastungen die Ther. und Rehabilitation nicht behindern. Häufig ist eine Sportrehabilitation
  vor der Schulsportfähigkeit sinnvoll.

Attest für Schulsportbefreiung: ärztliche Stellungnahme auf Antrag der Schule bzw.
des Erziehungsberechtigten; diese sollte enthalten:
• Dauer
• Umfang (Voll- oder Teilfreistellung)
• Verbotene Belastungen bzw. erwünschte Belastung bei Teilfreistellung.

Freistellung im Schulsport (modifiziert nach DSÄB)			
Erkrankung	**Vollfrei-stellung**	**Umfang der Teilfreistellung**	**Dauer**
Schiefhals	postop. 3 Mon.	schnelle Rotationsbewegungen	3 Mon.
Thoraxdeformitäten (Trichter-, Kielbrust)	—	bei Beeinträchtigung des kardio-pulmonalen Systems	auf Dauer
Wirbelkörperfehl-bildungen	—	extreme axiale Belastungen*	auf Dauer
Spondylolyse	—	extreme lumbale Hyperlordosierung**	auf Dauer
Spondylolisthesis	bei akutem Gleiten bzw. neuro-logischen Ausfällen 2–6 Mon.	lumbal hyperlordosierende Belastung	bis ca. 22. Lj.
M Scheuermann a) Florides Stadium	3–6 Mon.	stark oder dauernde kypho-sierende, lordosierende oder axiale Belastung	für die Dauer des Wachs tums
b) bei Residuen nach Wachstumsabschluß		☞ Wirbelkörperfehlbildungen	auf Dauer
Haltungsanomalien, -fehler, -schwächen (Rund-, Flach-, Hohl-rücken)	—	—	—

Freistellung im Schulsport (modifiziert nach DSÄB)			
Erkrankung	**Vollfrei-stellung**	**Umfang der Teilfreistellung**	**Dauer**
Idiopath. Skoliose ab 20 Grad	—	extreme axiale Belastungen*	bis Wachstumsabschluß
> 40　Grad bzw. Progredienz	—	alle axialen Belastungen und Dauerbelastungen	auf Dauer
> 50　Grad (bei evtl. Ind. zu OP)	Dauer der postop. Nachbehandlung	alle axialen Belastungen und Dauerbelastungen	auf Dauer
postoperativ	1 J. postop.	individuell, kein Leistungssport, Kontaktsportarten, Springreiten, Bodenturnen	individuell
Spondylitis	3–6 Mon.	—	—
Habituelle Schulterluxation (nicht operiert)	—	Abduktions- und Außenrotationsbewegungen (Wurf, Stoß)	bis zur erfolgreichen OP
Beinlängendifferenz > 5 cm	nach OP individuell	lange Laufbelastung, Sprung, Sprint	auf Dauer oder bis Korrektur
Coxa valga bzw. Hüftdysplasie	—	bei Subluxationsstellung lange Laufbelastung, Sprung und Sprint	auf Dauer
Kongenitale Hüftluxation	—	alle Belastungen außer Schwimmen und leichter Gymnastik	auf Dauer
Genua valga, vara, recurvata	nach OP 3–5 Wo.	nur bei starker Fehlbelastung: lange Laufbelastung, Sprung, Sprint	auf Dauer oder bis zur Korrektur
M. Perthes	im Initialstadium 6 Wo.	alle Belastungen außer Schwimmen und Gymnastik im Sitzen**	1–3 J.
Epiphyseolysis capitis femoris	während der op. Primärbehandlung	wie bei M. Perthes	bis zum Wachstumsabschluß
Osteochondossis dissecans (Knie, Hüfte, SG)	6 Wo. postop.	bis zur Konsolidierung alle Belastungen außer Schwimmen und Gymnastik im Sitzen	Knie: 1/2–3 J. Hüfte: 1/2–2 J.
M. Sinding-Larsen M. Schlatter	für die Dauer der Schmerzen	Belastungsaufnahme in folgender Reihenfolge: Schwimmen, Gymnastik, Laufen, Spiele, Sprung	4–12 Wo.
Chondropathia patellae	bei Synovitis 2–4 Wo.	Kraftbelastung in und aus der tiefen Kniebeuge, lange Laufbelastung	4 Wo.–2 J.
Habituelle Patellaluxation	1 Wo. nach Luxation	Sprint, Sprung, Brustschwimmen, Spiele	bis zur op. Korrektur

11

Freistellung im Schulsport (modifiziert nach DSÄB)			
Erkrankung	Vollfrei-stellung	Umfang der Teilfreistellung	Dauer
Arthritis a) bakteriell	2–6 Mon.	bei Defektheilung entsprechend der Lokalisation	auf Dauer
b) rheumatoid	für die Dauer des akuten Schubes	abhängig von der Lokalisation	auf Dauer
c) symptomatisch	2–6 Wo.	—	—
Osteomyelitis	bis zur Ausheilung	abhängig von Lokalisation und strukturellen Veränderungen	3–6 Mon.
M. Bechterew	für die Dauer des akuten Schubes	alle Maximalkraft und statische Kraft-Ausdauerbelastungen	über J., oft auf Dauer

* = betrifft nur Wettkampfsport (v.a. Sprungsportarten)
** = betrifft nur Wettkampfsport (Geräteturnen, Delphinschwimmen)

Schulsportfähigkeit nach OP's: ☞ Spalte „Sportspezifische Belastung" in Tabelle 11.4.2.

11.3.4   Freizeitsport

* Belastungsprobleme im Freizeitsport entsprechen denen im Wettkampfsport und im Schulsport. Sie lassen sich reduzieren durch regelmässige, d.h. mind. 3–4 x sportliche Betätigung/Wo. nach dem Motto: Training sollte lieber häufiger und kürzer sein, als einmal zu lang!
* Beurteilung der Sporttauglichkeit orientiert sich aus orthop. Sicht an den Beurteilungskriterien im Rahmen des Schulsportes
* Bei fast jeder orthopädischen Erkrankung ist eine freizeitmäßige individuell ausgerichtete und dosierte sportliche Betätigung möglich.

11.3.5   Sport mit Endoprothesen

* **Ziel:** Verbesserung von Leistungsfähigkeit und Lebensqualität, wobei Leistungs- und Wettkampfsport in allen Fällen, bei denen das prothetisch versorgte Gelenk am Bewegungsablauf beteiligt ist, kontraindiziert sind
* **Individuelle Beurteilung der Sportfähigkeit:** Allgemeinerkrankungen, Zustand der Haltungs- und Bewegungsorgane (Stabilität der Knochen, der Gelenke, insbes. des TEP-versorgten Gelenkes, Trainingszustand der Muskulatur), Mobilität insbes. des TEP-versorgten Gelenkes, Lokalisation der Prothese in Bezug zur sportlichen Betätigung, Ausgangssituation des versorgten Gelenkes (z.B. Protrusio acetabuli), Prothesenmodell und -technik (zementiert, zementfrei). TEP-Patienten, die dosiert Sport treiben, haben im Langzeitergebnis weniger Beschwerden und Schmerzen (v. Strempel et al. 1992).

Sportartempfehlungen bei Prothesen des Hüft- und Kniegelenkes
Geeignet
- **Schwimmen:** gut temperiertes Wasser, Vermeidung von kräftigem Beinschlag beim Brustschwimmen. Beste Disziplin: Kraulschwimmen, Rückenschwimmen
- **Radfahren:** für Hüftgelenks-TEP gut, für Kniegelenks-TEP weniger geeignet; Sturzgefahr auf freier Strecke, deshalb Heimtrainer empfehlenswert
- **Gymnastik:** stets geeignet, sofern das Ziel der Gymnastik nicht die Beweglichkeitsverbesserung, sondern die Erhaltung und Verbesserung der muskulären Leistungsfähigkeit ist. Keine extremen Bewegungen des operierten Gelenkes!
- **Rudern:** geeignet sowohl für Hüftgelenks- als auch Kniegelenks-TEP, sofern eine übermäßige Hüft- und Kniebeugung vermieden wird
- **Segeln, Paddeln, Wandern** ohne Probleme möglich.

Bedingt geeignet
- **Skilanglauf:** prinzipiell günstig für Hüft- und Knie-TEP bei ausschließlicher Diagonaltechnik. Empfehlung zur Benutzung von breiten Wanderskiern
- **Dauerlauf:** geeignet nur bei guter Lauftechnik, weichem Boden, stoßdämpfendem Laufschuh, sofern zeitlich begrenzt und ohne Muskelermüdung
- **Golf:** problemlos bei guter Spieltechnik, d.h. kontrollierter Torsionsbelastung im LWS- und Hüftbereich, unterstützt durch Schuhe ohne Spikes.

Nicht geeignet
Sportarten mit Belastungen im Schnelligkeits-Ausdauer-Bereich, notwendigen Richtungswechseln, Kampfsportarten, Sprungdisziplinen, Ballspiele (Ausnahme Prellball, Schlagball), Rückschlagspiele (Tennis nur dann sinnvoll, wenn z.B. in kontrollierter Form von der Grundlinie gespielt wird), alpiner Skilauf.

11.3.6   Sport nach Gliedmaßenamputation

Armamputierte
- **Laufen:** Belastung eher im Ausdauerbereich. Sprint wegen Sturzgefahr weniger geeignet
- **Sprungdisziplinen:** Weitsprung, Hochsprung (Flop-Technik)
- **Rückschlagspiele** (bei einseitiger Amputation): Faustball, Prellball, Fußball, Fußball-Tennis, Tennis, Tischtennis
- **Schwimmen:** einseitige Amputation → Brustschwimmen, beidseitige Amputation → Rückenschwimmen.

Beinamputierte
- **Ohne Prothese:** Schwimmen, bei beidseitiger Amputation mit Schwimmflosse, Ballspiele im Sitzen oder im Rollstuhl (Volleyball, Basketball, Prellball)
- **Mit Prothese:** Geschicklichkeitsgehen (verschiedene Hindernisse, Schulung im Umgang mit der Prothese), bei sicherer Beherrrschung der Prothese: Wurfdisziplinen und Ballspiele im Stand
- **Mit Spezialausrüstung:** Angeln, alpiner Skilauf mit Krückenski oder Monoski.

Prinzipiell gilt: Ergänzung der sportlichen Betätigung durch rumpfstabilisierende Gymnastik. Sport sollte mit und ohne Prothese erfolgen. **Informationen:** Deutscher Behindertensportverband, Friedrich-Alfred-Str. 15, 47226 Duisburg.

11.4 Rehabilitation nach Sportverletzungen

11.4.1 Allgemeine Richtlinien

Ziel: ausreichende Wiederherstellung der Funktions- und Sportfähigkeit durch Behebung der verletzungsbedingten Defizite sportmotorischer Fertigkeiten (Koordination, Beweglichkeit, Kraft und Ausdauer).

Rehabilitationsprinzipien

- **Rehabilitationsbeginn** bereits zum Zeitpunkt der Versorgung einer Verletzung durch Training nicht verletzter Körperabschnitte
- So bald als möglich **Einbeziehung des verletzten Gliedmaßenbereiches** durch primär statisch ausgerichtete Trainingsprogramme (KG auf Ganzkörperbasis mit isometrischer Anspannung komplexer Muskelgruppen, z.B. auch im Gips, mit gleichzeitiger Anspannung der Rumpf- und Gliedmaßenmuskulatur in der Wirbelsäulen-, Becken- und Schultergürtelregion im Sinne von Vojta und Brunkow; ☞ 20.1.1)
- **Übergang zu dynamischen Muskelübungen** erst, wenn die statische Belastung schmerzfrei möglich ist
- **Training mit Krafttrainingsgerät** erst beginnen, wenn statische Belastung wie auch dynamische Belastung schmerzfrei und kontrolliert stattfindet. Regelmäßige Kombination von Krafttraining mit Übungsprogrammen im Sinne von Vojta und Brunkow (nach guter Anleitung auch selbstständiges Üben möglich) oder auch PNF (alleine kaum möglich; ☞ 20.1.1)
- **Isokinetisches Krafttraining,** wenn die Belastungen beschwerdefrei toleriert werden (z.B. Cybex®-Geräte)
- **Belastungssteigerung:** zunächst Steigerung der Anzahl der Trainingseinheiten, dann Steigerung des Umfanges, später Steigerung der Intensität durch Belastung in den Ermüdungsbereich hinein.

Cave: Belastung nur in physiologischer Gliedmaßenstellung v.a. im Liegen oder Stehen (Negativbeispiel: Quadricepstraining im Sitzen).

11.4.2 Sportfähigkeit nach Operationen

Der Belastungsaufbau nach operativ versorgten Verletzungen wird in folgende Phasen aufgeteilt:
- **Therapie:** postop. Nachsorge, ggf. Ruhigstellung, ergänzende medikamentöse und physik. Ther., insbes. KG
- **Rehabilitation:** möglichst frühzeitig sportliche Beanspruchung der nicht verletzten Gliedmaßenbereiche und der in Abheilung begriffenen Gliedmaßenabschnitte zur Erhaltung der Koordination, Kondition durch z.B. Radfahren, Schwimmen, ggf. Lauftraining (nach Verletzung wichtig: nicht zu weicher oder zu harter Boden, intervallmäßige Belastung, kurze Strecken mit Gehpausen, Streckenlänge langsam steigern, geeignetes Schuhwerk)

- **Sportspezifisches Training:** primär koordinativ ausgerichtetes Training, Belastungssteigerung nur bei ausreichender Bewegungskontrolle, d.h. Belastung ohne wesentliche Ausweichbewegung. Steigerung in den Ermüdungsbereich nur bei Garantie dieser Bewegungskontrolle
- **Wettkampftraining/Wettkampf:** wenn extreme sportliche Belastung schmerzfrei und ohne nachfolgende Reizzustände der betroffenen Gliedmaße möglich ist; wenn keine Angst mehr vor der Belastung besteht, die auslösendes Moment der jeweiligen Verletzung gewesen ist.

Die in der folgenden Tabelle aufgeführten Zeiträume dienen als Richtwerte, die individuell auf den Pat. abgestimmt werden sollen *(modifiziert nach Feuerstake und Zell 1990).*

Verletzung (operative Versorgung)	Therapie	Rehabilitation ab	Sportspezifische Belastung ab	Wettkampffähigkeit nach
Oberarmfraktur (OS)	12–14 Wo.	15./16. Wo.	17./18. Wo	4–6 Mon.
AC-Gelenksprengung (OS, Bandnaht)	7–8 Wo.	9./10. Wo.	11./12. Wo.	3–4 Mon.
komplexe Ellbogenfraktur (OS)	8–10 Wo.	9.–12. Wo.	13./14. Wo.	4–5 Mon.
Unterarmfraktur (OS)	6–7 Wo.	7./8. Wo.	9.–12. Wo.	3–4 Mon.
Spondylolisthesis (Spondylodese)	bis 1 J.	13./14. Mon.	14./15. Mon.	18–24 Mon.
Femurfraktur (OS)	12–16 Wo.	13./14. Wo.	14.–16. Wo.	6–8 Mon.
Patellafraktur (OS)	10–12 Wo.	11./12. Wo.	13./14. Wo.	4–6 Mon.
Kreuzbandruptur (Naht, Plastik)	10–12 Wo.	12.–14. Wo.	14.–18. Wo.	6–12 Mon.
Knieseitenbandruptur (Naht, Plastik)	8 Wo.	9./10. Wo.	11./12. Wo.	4–6 Mon.
Meniskusläsion, keine Naht (arthroskopische OP)	3–4 Wo.	4–6 Wo.	5–8 Wo.	1–3 Mon.
Unterschenkelschaftfraktur (OS)	12–14 Wo.	13./14. Wo.	15./16. Wo.	4–6 Mon.
OSG-Fraktur (OS) Außenbandruptur, Naht funktionell-konservativ	10–14 Wo. 4–6 Wo. 3–4 Wo.	15./16. Wo. 7./8. Wo. 3.–4. Wo.	17./18. Wo. 9./10. Wo. 3.–4. Wo.	4–6 Mon. 2–3 Mon. 4–6 Mon.
Achillessehnenruptur (Naht)	3 Mon.	12. Wo.	16. Wo.	5–6 Mon.
Fußwurzelfrakturen	12 Wo.	16. Wo.	4./6. Mon.	12–15 Mon.
Metatarsalfraktur	8 Wo.	11./12. Wo.	11./16. Wo.	4–6 Mon.

11

11.5. Doping

Doping beinhaltet den Versuch der körperlichen Leistungssteigerung mit chemischen oder physikalischen Methoden, die laut Dopingliste des betreffenden Sportverbandes oder des Internationalen Olympischen Komitees (IOC) verboten sind (Hollmann, Hettinger 1990).

Dopingliste

- Verbotene Wirkstoffgruppen
  - Stimulation (z.B. Ephedrin, Amphetamin
  - Narkotika (z.B. Morphin und -analoga)
  - anabole Steroide (z.B. Stanozolol, Nandrolon)
  - β-Blocker (z.B. Sotalol, Atenolol)
  - Diuretika (z.B. Furosemid, Thiazide, Triamteren)
  - Peptidhormone (z.B. ACTH, HCG, Somatotropin)
- Verbotene Methoden
  - Blut-Doping (z.B. Eigenblut und Fremdbluttransfusion)
  - Manipulation einer Urinprobe (z.B. Verdünnung, Urinaustausch)
- Eingeschränkt anwendbare Wirkstoffgruppen
  - Alkohol
  - Lokalanästhetika (nur lokale und intraartikuläre Anwendung nach schriftlicher Mitteilung an Verband oder IOC)
  - Kortikosteroide (ebenso).

In der obengenannten Aufstellung sind lediglich Medikamenten-Beispiele genannt. Jeder sportmedizinisch tätige Arzt sollte eine aktuelle Dopingliste besitzen, um versehentliches Doping zu vermeiden.

Cave: Viele „harmlos" erscheinende Medikamente (Hustensaft, „Grippemittel") enthalten verbotene Substanzen.

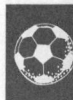

11

Martin Stock

12

Allgemeine Traumatologie

12.1 Wunden

Verletzung der Integrität von Geweben durch mechanische, chemische, thermische oder strahlungsbedingte Ursachen. Abhängig von Ausmaß und Dauer des Gewalteinwirkung ist die Funktionsschädigung und die mögliche Reparatur.

12.1.1 Typische Wundformen und Therapierichtlinien

Mechanisch bedingte Wunden
Schnitt-, Stich-, Riß-, Quetsch-, Platzwunde, Sägeverletzung.
Auf Fremdkörpereinsprengung und Begleitverletzungen (z.B. Sehnen, Nerven) achten.
Bei Penetrationsverletzung häufig kleine Wunde aber Verletzung tiefergelegener Strukturen. **Therapie:** (☞ 12.1.4 und 12.1.5).

Schürfwunde
Epidermisdefekt. Tiefe Schürfung, unter Umständen bis in die Lederhaut reichend. Je nach Unfallmechanismus erhebliche Verschmutzung. **Therapie:** Sorgfältige Reinigung mit steriler Bürste und 0,9 % NaCl-Lösung in Lokalanästhesie (☞ 2.4.1 Lokalanästhesie), Fettgaze-Verband (z.B. Mepithel® oder Sofra-Tüll®) oder Hydrokolloidverband.

Biß- und Kratzwunden
Zu dieser Wundform gehören auch Menschenbisse. Bißwunden gelten immer als infiziert und dürfen daher (evtl. mit Ausnahme des Gesichts) nicht primär genäht werden. In die gleiche Kategorie gehören Verletzungen mit kontaminierten Gegenständen z.B. Fleischereimesser, Dosenöffner, alte Konservendosen. **Therapie:** sofortige Wundreinigung, offene Wundbehandlung (☞ 12.1.3), ggf. Sekundärversorgung, Tetanusschutz ausreichend? Wichtig: Tollwutschutzimpfung indiziert? (☞ 12.1.6 Wundinfektion).

Décollement
Durch tangentiale Gewalteinwirkung entstandene Abscherung der Haut vom Unterhautzellgewebe, unter Umständen mit Untergang des subkutanen Fettgewebes. Das Décollement kann offen unter Bildung von Hautlappen oder geschlossen möglich sein. Problem: insuffiziente Durchblutungssituation im abgescherten Hautareal. **Therapie:** Wundversorgung (☞ 12.1.4). Bei großflächigem Décollement Gipsruhigstellung und stationäre Aufnahme. Ambulante Pat. engmaschig kontrollieren. Bei Auftreten von Nekrosen trockene Wundbehandlung (z.B. mit Mercurochrom®) und sekundär plastische Maßnahmen zur Defektdeckung.

Radspeichenverletzung
Häufige Rückfußverletzung von Kleinkindern, die auf ungeeignetem Fahrradsitz saßen. Wichtig: Knöcherne Verletzungen des Fußes und Sprunggelenkes ausschließen. Beurteilung des Schadens im Röntgenbild aufgrund der noch großteils knopelig angelegten Knochen oft schwierig. Häufig Entwicklung sekundärer Hautnekrosen durch primär nicht sichtbare geschlossene Abscherverletzung.

12

Therapie: Großzügige Indikation zur Ruhigstellung; immer zum ersten Verbandwechsel Pat. nochmals einbestellen. Behandlung im übrigen nach im Vordergrund stehender Wundform (z.B. Schürfung, Décollement), bei Entwicklung von Nekrosen möglichst trockene Wundbehandlung (z.B. Mercuchrom®).

Thermische Wunden

Unterkühlung und Erfrierung

Absinken der Körpertemperatur unter 35 °C. Begünstigende Faktoren: hohes Alter, geringes Körpergewicht, Alkoholkonsum, Hypothyreose. Ab 32 °C zunehmende Somnolenz und Reaktionseinschränkung. Ab 30 °C Bewußtseinsverlust. Gefahr des Kammerflimmerns bei Körpertemperaturen unter 30 °C.

Diagnostik: am Anfang (34–36,5 °C) Kältezittern, später zunehmend Somnolenz (30–34 °C) bis zur tiefen Bewußtlosigkeit und Koma (< 30 °C). EKG: J-Welle, Bradykardie, Rhythmusstörungen. Flache Atmung, erhöhter Muskeltonus. Labor: CK-Erhöhung, Azidose, Hyperglykämie. Bei plötzlicher Abkühlung, z.B. Sprung ins kalte Wasser, aufgrund vasovagaler Reflexe reflektorischer Herz-Kreislaufstillstand möglich (sog. „Kälteschock"). Erfrierungen bieten ein ähnliches Bild wie Verbrühungen: Rötung, evtl. Blasenbildung, Nekrosen.

Therapie: Prinzip: rasche Unterkühlung → rasche Anhebung der Körpertemperatur; langsame Unterkühlung → langsame Wiedererwärmung durch Erhöhung der Raumtemperatur, Wolldecken. Bei starker Unterkühlung ggf. zusätzlich warmes Vollbad (ca. 37 °C Wassertemperatur) oder erwärmte Ringer-Lösung infundieren. Evtl. heiße Getränke. Keine periphere Wiedererwärmung bei Schlafmittelvergiftungen. Hautläsionen bei Erfrierungen werden analog den Verbrennungen behandelt. Ggf. Grenzzonenamputation.

Schweregrade einer Verbrennung			
Grad	Schicht	klinischer Befund	Ausheilung
I	nur obere Hautschicht	Hautrötung durch Hyperämie, Schwellung, Schmerzen, keine Blasenbildung	heilt spontan ohne Narben
IIa	oberflächliche dermale Verbrennung	Blasenbildung, Hautrötung, Schwellung, Schmerzen, Wundgrund naß, Rötung mit Glasspatel wegdrückbar, Blutung bei Nadelstich, Haare und Nägel halten fest	heilt ohne Narben
IIb	tiefe dermale Verbrennung	Blasenbildung, Schmerz, Haut anämisch, Rötung nicht wegdrückbar, wenig Schmerzen, Nadelstiche bluten erst bei tiefem Eindringen, Haare halten nicht mehr fest, Nägel halten.	heilt mit Narbenbildung
III	alle Hautschichten, evtl. auch tiefer gelegene Strukturen	Hautnekrose, Blasenbildung an den Rändern, zentral graufleckige prallharte oder geplatzte Haut, peripher Rötung, Anästhesie in zentralen Anteilen, Nadelstiche auch in der Tiefe nicht spürbar, keine Blutung, Haare und Nägel fallen ab, Verbrennungskrankheit mit Volumenmangelschock, Nierenversagen, Infektion und Sepsis, Multiorganversagen. Ab ca. 15 % verbrannter Körperoberfläche (10 % bei Kindern) Schockgefahr!	keine Heilung ohne chirurgische Ther., oft Narbenkeloide und Kontrakturen.

Verbrennung und Verbrühung

Nach primärer direkter thermischer Zellschädigung durch Minderperfusion und Ischämie kommt es durch Freisetzung von vasoaktiven Mediatoren beim Zelluntergang zur sekundären Organschädigung (v.a. Lunge und Niere) bis hin zum Multiorganversagen. Je nach Verbrennungs- oder Verbrühungsursache unterschiedliches Aussehen der verletzten Region: Stromverletzung: gelb-weiß (Koagulationsnekrose); Flammen: braun-schwarz, Dampf: blaß-weißlich. Häufig ist das Ausmaß einer thermischen Verletzung nicht primär ersichtlich (gilt auch für Sonnenbrand). Die Schädigung kann oft erst nach Tagen beurteilt werden, wenn sich z.B. Nekrosen demarkieren, ggf. Disulfidblau-Färbung → avitale Gewebeabschnitte werden nicht angefärbt.

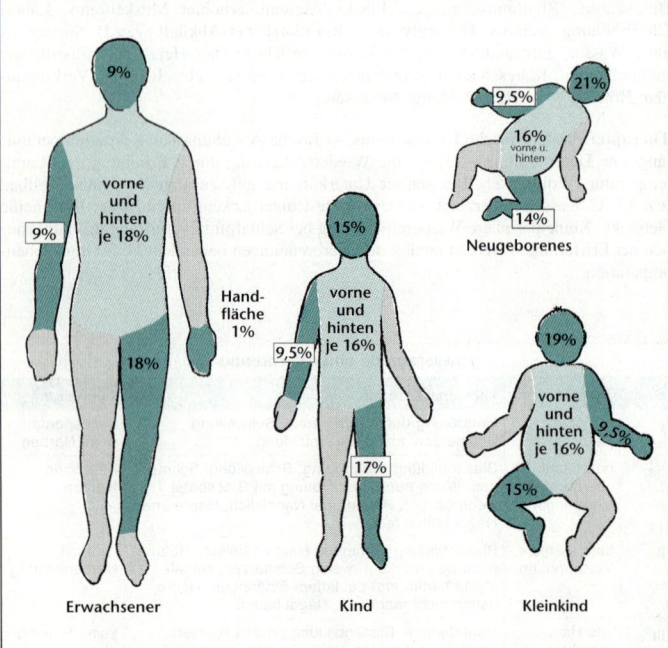

Abb. 12.1: Abschätzen des Verbrennungsausmaßes (9er-Regel nach Wallace)

12

Therapie: Entscheidend für Prognose ist die Erstversorgung. Sofortige *Kühlung* der verbrannten Region bis der Schmerz nachläßt (klares ca. 12–18 °C warmes Leitungswasser, ca. 20 Min.). Dadurch Verringerung des *after burning*. Bei Bewußtlosen stabile Seitenlage, bei Inhalationstrauma Oberkörper erhöht, sonst *Schocklage* mit erhöhten Beinen. Entfernung aller Kleidung über der Verbrennungsregion, festgeklebte Kleidung zunächst belassen und evtl. in Narkose entfernen; nicht abreißen → Wunde wird größer, erhöhte Infektionsgefahr. Brandwunden steril abdecken, z.B. mit Metalline-Kompressen; keine Brandsalben o.ä. *Schmerztherapie*, z.B. Morphin 5–10 mg i.v. bzw. 0,25–0,5 mg Ketanest i.v. (☞ 22.2 Schmerztherapie).

Reichlich *elektrolythaltige Flüssigkeit* entweder zu trinken geben oder als Infusion. Primär 1000–1500 ml Ringer-Laktat (keine kolloidalen Lösungen: diese entziehen der geschädigten Zelle noch mehr Flüssigkeit und erschweren die Reduktion des Ödems). Im weiteren Verlauf Volumentherapie nach der Baxter-Formel. Beim Erwachsenen 4–6 ml (Kinder 4–8 ml) Ringer-Laktat x kg KG x verbrannte Oberfläche nach der 9er-Regel pro 24 h. Von dieser Menge zwei Drittel innerhalb der ersten 8 h infundieren. **Ziel:** Urinausscheidung > 30 ml/h; ansonsten mehr Volumen anbieten!

Tetanusprophylaxe. Bei *Inhalationsverletzung* Dexamethason-Aerosol initial 4–5 Hübe, dann weiter alle 10 Min. je 2 Hübe; evtl. zusätzlich 1–2 Amp. Euphyllin. Frühzeitige Intubation. Klinikeinweisung in Spezialklinik für Verbrennungsverletzte (Vermittlungsstelle für Schwerverbrannte: ☎ 040/28 82 39 98–99):
- ab 15 % verbrannter Körperoberfläche Grad II beim Erwachsenen
- ab 5 % Grad III beim Erwachsenen
- ab 5 % Grad II- oder -III-Verbrennung bei Kindern
- bei Verbrennungen im Genitale oder Gesicht
- bei Säuglingen und Kleinkindern, älteren Pat.
- Inhalationsverletzungen (toxisches Lungenödem)
- schwere Begleitverletzung.

Aufgrund der Abwehrschwächung möglichst **keine Kortisongabe** in der Akkutphase. Ebenso **keine Katecholamine** (außer bei Reanimation): verstärkte Verbrennungswirkung durch periphere Minderperfusion.

Chemische Wunden

Diagnostik: Hautschäden entsprechen in den Schweregraden denen bei Verbrennungen. Zwei Schädigungsursachen: direkte Ätzwirkung und Vergiftung durch Resorption von Schadstoffen. Hauptgefahr der Ingestionsverletzung: Ödembildung führt zur Verlegung der Atemwege und konsekutiver respiratorischer Insuffizienz bzw. Aspiration der ätzenden Flüssigkeit durch Würgereiz und Erbrechen.

Laugenverätzung: Im Bereich der Schleimhaut blaß-rötliche Schwellung und sulziges Aussehen.
Säureverätzung: Im Bereich der Schleimhäute bilden sich Beläge.

Therapie: Ziel: Verdünnung der ätzenden Substanz. Bei Haut- und Augenverletzungen ausgiebige Spülung mit Leitungswasser oder Ringer-Lösung. Bei Ingestionsverletzungen reichlich Flüssigkeit trinken lassen (Ausnahme: Detergentien → Schäumung → Aspirationspneumonie). Bei Glottis- und Larynxödem frühzeitige Intubation. Magenspülung falls Verletzung nicht länger als 3 h zurückliegt (nur falls kein Hinweis auf Ösophagusverletzung). Aufgrund der zahlreichen Komplikationsmöglichkeiten Klinikeinweisung!

12.1.2   Diagnostik

Wichtig: Exakte, ausführliche Dokumentation der Unfallanamnese und der klinischen und apparativen Befunde bei frischen Verletzungen bzw. Unfallfolgezuständen. Häufig spätere arbeits- oder versicherungsrechtliche Gutachten. An Fotodokumentation denken!

Arbeitsunfall: Bei BG-Zulassung als erstbehandelnder Arzt D13 bzw. H13-Bericht diktieren. Falls Erstbehandlung bereits durch anderen Arzt erfolgt, keinen neuen D13- oder H13-Bericht, sondern Nachschaubericht diktieren. Falls keine BG-Zulassung und Arbeitsunfähigkeit > 7 Tage an D- oder H-Arzt überweisen. Festlegen, ob allgemeine kassenärztliche oder spezielle berufsgenossenschaftliche Weiterbehandlung indiziert ist (sog. § 6-Fall) (☞ 7 Arbeitsunfälle).

Unfallanamnese
Art, Ausmaß, Dauer der Gewalteinwirkung, Eigen- oder Fremdverschulden, Arbeits- oder Privatunfall, Datum und Uhrzeit der Verletzung, Verhalten nach dem Unfall, evtl. erstbehandelnder Arzt und bisherige Therapie, Erstereignis oder rez. Trauma. **Tetanusschutz?** Möglichst anhand Impfausweis Impfstatus kontrollieren.

Klinischer Befund
Wundinspektion: Gefäßstümpfe? Blutung? Freiliegende Sehnen- oder Nervenenden oder Knochen? Größe und Tiefe der Verletzung eruieren, ggf. in Lokalanästhesie (☞ 2.4.1). **Bei V. a. Entzündung Abstrichabnahme vor Antibiotikatherapie.**

Funktionsuntersuchung: Funktionsausfälle ausschließen, z.B. oberflächliche und tiefe Beugesehnen der Finger, Durchblutung, Sensibilität. Begleitverletzungen?

Apparative Diagnostik
Labor: (☞ 13.1. Diagnostik bei Entzündungen)

Röntgen: Bei V. a. knöcherne Begleitverletzung oder Fremdkörpereinsprengung (z.B. Metallsplitter). Prinzipiell in zwei senkrecht aufeinander stehenden Ebenen, angrenzende Gelenke bei Extremitätenverletzungen mit abbilden.
• Thoraxtrauma: Rö. Thoraxübersicht (Pneumo- oder Hämatothorax?), knöcherner Hemithorax (Rippenfrakturen?)
• Abdominaltrauma: Rö. Abdomenübersicht (freie Luft?).

Sonographie: Zum Ausschluß freier Flüssigkeit bei Abdominaltrauma oder eines Pleuraergusses bei Thoraxverletzung.
Computertomographie (CT): Bei Schädelhirntrauma (SHT), evtl. bei Wirbelsäulen- oder Beckenverletzung (ggf. mit 3D-Rekonstruktion).
Angiographie: Bei Verdacht auf Durchblutungsstörung im Extremitätenbereich nach Trauma (Pulsstatus). Auch bei normalem peripheren Puls (aufgrund eines Umgehungskreislaufes) kann eine Gefäßverletzung vorliegen. Doppleruntersuchung alleine genügt nicht!
EMG, NLG und andere elektrophysiologische Untersuchungen: Bei neurologischen Schäden zur Dokumentation der Lokalisation und des Ausmaßes der Schädigung. Differenzierung in frische oder alte Läsion.

Differentialdiagnose
Bei bekannter Anamnese unproblematisch. Bei chemischen oder Strahlungsverletzungen an Ulzera anderer Genese denken, z.B. Ulcus cruris, AVK, Malum perforans.

12

12.1.3 Konservative Wundbehandlung

Therapieziele (konservativ und operative Therapie)
• Primäre Wundheilung durch Keimreduktion
• Verhütung einer Sekundärinfektion
• Erzielung des kosmetisch besten Ergebnisses.

Indikation
• Versorgung von *oberflächlichen, glattrandigen, nicht dehiszenten* Wunden, z.B. mit Leukostrip®-Pflastern bei glattrandigen Schnittwunden oder bei sauberen Schürfwunden mit Mepithel®-Wundauflage (nichthaftendes Silikongumminetz. Vorteil: kein Aufweichen und Ödem durch Salbenauflage).
• Vorliegen einer Kontraindikation zur primären chirurgischen Wundversorgung.

Kontraindikation der primären chirurgischen Wundversorgung
Bißwunden, Schußverletzungen, infizierte oder potentiell mit hochpathogenen Keimen kontaminierte Wunden. Therapie:
• Wunden älter als 6–8 h: Verbände mit lokalen Antiseptika (z.B. Braunol®-Salbe und Sofra-Tüll®), eventuell Sekundärnaht nach 3–4 Tagen bei fehlenden Entzündungszeichen.
• Kontaminierte und infizierte Wunden: Für ungestörten Sekretabfluß sorgen. Nach Auflegen eines nicht haftenden Verbandes mit lokalen Antiseptika (☞ oben) Sekundärheilung mit sauberer Granulation anstreben. Ruhigstellung in Gipsverband oder geeigneter Fertigschiene.
• Bei phlegmonösen Entzündungen, Allgemeinsymptomen (z.B. Fieber) oder Vorliegen einer Lymphangitis oder Lymphadenitis Antibiotikatherapie z.B. mit Ofloxazin (Tarivid®) p.o. 2 x 200 mg täglich, Cefalexin (z.B. Oracef®) Tabletten 2–4 g, Kinder 25–100 mg/kg Körpergewicht täglich als Saft. **Abstrich vor Antibiose!** Nach Eingang der bakteriologischen Untersuchung ggf. Umsetzen des Antibiotikums gemäß Resistenzlage. Blutabnahme und Kontrolle der Entzündungsparameter (CRP, BKS, BB). Engmaschige ein- bis zweitägige klinische Kontrollen. Bei bekannter Abwehrschwäche (z.B. Diab. mell.) oder unklaren sozialen Verhältnissen frühzeitige stationäre Therapie. Bei fehlendem Rückgang der Entzündung ggf. Kontrollabstrich → Erregershift, Resistenzentwicklung, Pilzinfektion? (☞ 13.2.3: Therapieprinzipien bei Infektionen).

Tetanus-Prophylaxe

Tetanusschutzimpfung (vgl. Dtsch. Ärztebl. 89, 855, 1992)
• Aktive Immunisierung Erwachsener bei fehlender Grundimmunisierung: drei Injektionen von 0,5 ml Tetanustoxoid i.m. (z.B. Tetanol®)
• Abstand zwischen den ersten beiden Impfungen 3 Wo., zwischen 2. und 3. Immunisierung 1/2 J
• Nach 10 J oder im Verletzungsfall Auffrischung.
➤ Schwangere können ohne Gefahr einer Embryopathie geimpft werden.

Postexpositionelle Immunisierung
• 0,5 ml Tetanustoxoid (z.B. Tetanol®) bzw. 250 IE Tetanus-Immunglobulin (z.B. Tetagam®) tief i.m., bei Simultanimpfung beide Impfstoffe an kontralateral korrespondierenden Körperstellen (z.B. M. deltoideus, Gesäß rechts/links) injizieren
• Bei oberflächlichen Bagatelltraumen (Insektenstich, kleinflächige Verbrennung II. Grades) kann auf Passivimmunisierung verzichtet werden
• Impfausweis mit eingetragenen Daten für 2. und 3. Aktivimmunisierung mitgeben

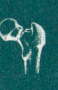

- Bei Kindern < 7 J DT-Impfstoff verwenden (z.B. DT Vaccinol®)
- Bei stark verschmutzten Wunden ggf. doppelte Dosis Tetanusimmunglobulin.

Tetanusprophylaxe im Verletzungsfall					
Vorher-gehende Tetanol®-Inj. (laut Impf-ausweis)	Abstand zur letzten Inj. am Ver-letzungstag	**Am Verletzungstag** Tetagam® 250 IE i.m.	Tetanol® 0,5 ml i.m.	**Abstände zu weiteren Inj. mit Tetanol® zur Vervollständigung des aktiven Schutzes**	
		Gleichzeitig bilateral		2–4 Wochen	5–12 Monate
Keine	–	ja	ja	ja	ja
1	bis 2 Wo.	ja		ja	ja
1	2–8 Wo.	ja	ja		ja
1	> 8 Wo.	ja	ja	ja	ja
2	bis 2 Wo.	ja			ja
2	> 2.Wo.– 6 Mo.				ja
2	6–12 Mo.		ja		
2	> 12 Mo.	ja	ja		
3	bis 5 J.				
3	> 5 bis 10 J.		ja		
3	> 10 J.	ja	ja		

12.1.4 Operative Wundversorgung

Wichtig: Klinische Untersuchung vor Lokalanästhesie! Überprüfung von Durchblutung, Motorik und Sensibilität. Falls dieser Grundsatz vergessen wird, können Begleitverletzungen, wie z.B. Gefäß-, Nerven- oder Sehenverletzungen übersehen werden bzw. werden erst nach der durchgeführten Versorgung diagnostiziert.
Eine *primäre Wundversorgung* darf lediglich innerhalb der ersten 6–8 h nach dem Trauma erfolgen. Danach ist die Wunde als kontaminiert zu betrachten und muß als solche behandelt werden. Bei ausbleibenden Infektionszeichen frühzeitige Sekundärnaht nach 3–4 Tagen anstreben.
- **Säubern der Wunde:** Auswaschen und Säubern der Wunde z.B. mit Savlon® oder Wasserstoffperoxid. Bei stark verschmutzten Wunden Bürstenwaschung in Allgemeinanästhesie
- **Asepsis:** Chirurgische Händedesinfektion, Hautabwaschung mit geeignetem Desinfektionsmittel (z.B. Dibromol®), sterile Abdeckung, ggf. Blutsperre. Fremdkörper vollständig entfernen. Bei Kopfplatzwunden Austasten des Wundgrundes auf knöcherne Stufe
- **Wundrandexzision** (nach Friedrich): sparsames Entfernen avitalen und verschmutzten Gewebes. An Händen und Gesicht aus funktionellen und kosmetischen Gründen keine Wundausschneidung!
- **Sorgfältige Blutstillung:** Gefäße einzeln ligieren (in der Kopfschwarte meist überflüssig). Wenn nötig Erweiterung des Hautschnitts entlang der Hautspaltlinien (vor allem im Handbereich wichtig zur Vermeidung von Kontrakturen; vgl. Abb. 17.27 Schnittführung an der Hand). Bei Fingerverletzungen Blutsperre mit Gummizügel und Kocher-Klemme

12

- **Spannungsfreier Wundverschluß** bei sicherer Adaptation (Einzelknopf-, Donati- oder Allgöwer-Naht). (☞ Nahtmaterial) (z.B. Seralon®): Kopfplatzwunde: 2–0 oder 3–0, Gesicht: 5–0 oder 6–0. Finger 4–0 oder 5–0. Bei tiefen, taschenreichen Wunden Redon-Saugdrainage einlegen
- **Ruhigstellung:** bei großen oder infektionsgefährdeten Wunden Ruhigstellung mittels Kunststoff- oder Gipsschiene. Primär kein zirkulärer Gipsverband (Hautläsionen durch Ödem, keine Wundinspektion möglich).

Sehnenverletzung
Indikation: frische Sehnenverletzung, Sehnentransplantation oder -transposition.

Kontraindikation: kontaminierte Wunde, primäre Weichteildeckung nicht möglich →**frühsekundäre Naht.**

Name der Nahttechnik	Durchführung	Indikation (Beispiele)
Kirchmayer-Kessler-Naht	Fingerbeugesehne, Strecksehne im Bereich des Handgelenks	4–0 PDS-Naht mit je einer gebogenen Nadel an den Enden. Zusätzlich Adaptationsnaht mit 5–0 oder 6–0 Faden
Lengemann-Ausziehnaht	Refixation Fingerbeugesehnen, Strecksehnen Handrücken, Refixation ulnares Seitenband Daumengrundgelenk (Skidaumen)	An der Naht befestigter Widerhaken fixiert Sehne an Reinsertionspunkt. Sicherung der Naht mit Bleikugel und Polsterscheibe. Nachteil: Drucknekrosen der Haut; ggf. Distanzhülse verwenden (vergl. Abb.). Nach Einheilung retrograde Entfernung des Widerhakens durch Zug am Ausziehdraht nach Abschneiden der Bleiplombe. (Alternative: Mitek® -Anker mit PDS-Faden. Anker wird nicht entfernt!)
U-, Matratzen-Naht	Strecksehne Fingerendglied, Readapation flacher Sehnen	4–0 PDS-Faden. Knüpfen der Naht ohne Spannung, um ein Durchschneiden durch die Sehne zu vermeiden
Bunnell-Naht	Achillessehne Bizepssehne	Beidseits mit geraden Nadeln armierter PDS-Faden. Gleichzeitig kreuzweises Durchstechen der Sehne (um Durchtrennen der Naht mit Nadel zu vermeiden), sog. Schnürsenkelnaht
Pulvertaft-Naht	Sehnentranspositionen Achillessehnenplastik	Durchflechtung der Sehnen mit überlanger „Ersatzsehne". Sicherung der Ein- und Austrittsstellen mit 5–0 bis 6–0-Faden. Nachteil: Naht trägt stark auf

Nachbehandlung: Entlastung der Naht für 5–6 Wo. Aktive Übungen frühzeitig, um Verklebungen des Gleitgewebes zu vermeiden. (☞ 17.3 Fingerbeugesehnenverletzung.). Keine passiven Übungen unter Anspannung der Naht.

Gefäßverletzung (End-zu-End-Anastomose)
Bei großkalibrigem Gefäß kurzstreckige Freilegung der Gefäßenden (z.B. bei Verletzung der Femoralis-Gefäße bei einer Hüft-TEP-Implantation über 2. Hautschnitt in der Leiste). Atraumatisches Abklemmen der Gefäße (um Intima-Läsion zu vermeiden) und Spülung der Lumina mit Heparin-Lösung. Bei arteriellen Gefäßen Resektion der Adventitia um ca. 2. mm. Adaptationsnaht an der Gefäßrückseite (Knoten außen!). Weiter fortlaufende Naht z.B. mit doppelt armiertem Nylonfaden 5–0. Mit anatomi-

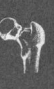

scher Pinzette arbeiten! Nach fertiggestellter Naht einmalig 10000 IE Heparin i.v.; postop. regelmäßige Kontrolle der Durchblutung.

Periphere Nervenverletzung

Offene Nervenverletzung: Verletzung und Freilegung eines peripheren Nerven durch direktes Trauma (z.B. Glasschnittverletzung, Verkehrsunfall, Verletzung durch Arbeitsgeräte).

Geschlossene Nervenverletzung: Funktionsstörung des Nerven durch Kompressions-, Dehnungs-, Abriß- oder Ausrißverletzung (auch nach längeren Operationen unter Blutleere oder durch falsche OP-Lagerung möglich, z.B. Peronaeusläsion).

Einteilung der Nervenverletzungen nach Sutherland	
Grad	**Ausmaß der Schädigung**
I	Neuropraxie: Axon noch intakt, keine Waller-Degeneration des Nerven
II	Axonotmesis: Axon durchtrennt, Endoneuralrohr intakt. Waller-Degeneration distal der geschädigten Stelle. Regeneration von proximal mit möglicher Wiederherstellung des Nerven
III	Axone und Endoneurium durchtrennt. Faszikelstruktur und Epineurium intakt. Durch Narbenbildung gestörte Regeneration möglich
IV	Axone, Endoneurium und Faszikelhülle durchtrennt. Nur noch Epineurium intakt. Gestörte Regeneration durch Narbenbildung wahrscheinlich
V	Neurotmesis: Nerv komplett durchtrennt. Spontane Regeneration durch fehlende narbige Leitstrukturen (sog. Büngner-Bänder) unwahrscheinlich → operative Ther.

Klinischer Befund

12

Lokalisationsabhängige Störung sensibler Qualitäten im typischen Innervationsgebiet und Schwächung bis Ausfall der Kennmuskeln. Freiliegende Nervenstümpfe an typischer Stelle (z.B. Nervus medianus bei volarem Schnitt am Handgelenk).

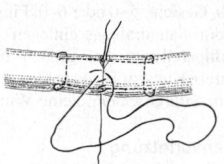

Sehnennaht nach Kirchmayr-Kessler

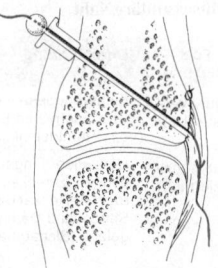

Lengemann-Ausziehnaht

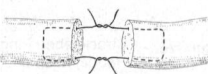

U-, Matratzennaht

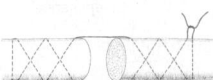

Sehnen-Durchflechtungsnaht nach Bunnell

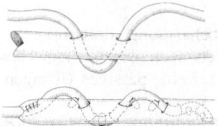

Sehnenverbindung nach Pulvertaft bei stark unterschiedlichem Kaliber

Abb. 12.2 a-e: Sehnennähte

Apparative Diagnostik
Evtl. Elektromyographie. Angiographie zum Ausschluß einer begleitenden Gefäßverletzung.

Konservative Therapie
Nur bei geschlossener Nervenverletzung *ohne* Kontinuitätsunterbrechung. Bei kompletter Nervendurchtrennung Gefahr der Neurombildung und fehlende Leitstruktur für nachwachsende Axone. Krankengymnastik und Faradisation zur Vermeidung von Kontrakturen bzw. Atrophien bis zur Reinnervation (☞ 20.3.3). Wachstumsgeschwindigkeit der aussprossenden Axone ca. 1 mm/Tag.

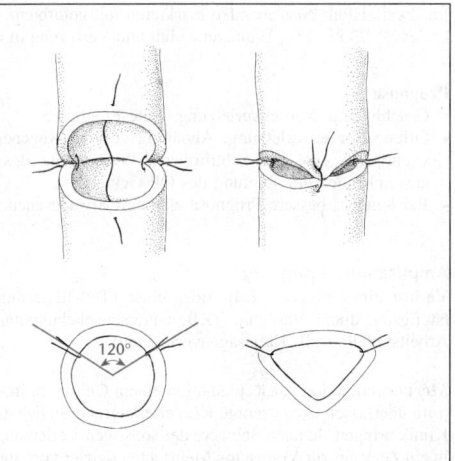

Abb. 12.3: End-zu-End-Naht eines großkalibrigen Gefäßes.

Operative Therapie
Ziel: Durch Readaptation des Nerven Verhindern eines schmerzhaften Narbenneuroms und Schaffung der Voraussetzungen zur Wiederherstellung der Nervenfunktion.

OP-Technik: *epineurale Nervennaht* (Naht der Nervenhülle) bei Nerven mit einem oder wenigen Faszikeln (Lupenbrille). Bei polyfaszikulären Nerven *interfaszikuläre Nervennaht* (10–0 Faden) unter dem OP-Mikroskop durch Nähte im Bereich des Endoneuriums. Vor Naht der Faszikel sparsames Anfrischen der Nervenenden und Legen einer Überbrückungsnaht im Epineurium zur Approximation der Nervenenden (6–0 Nylonfaden).
Bei größerem Defekt oder falls eine spannungsfreie Naht nicht möglich ist: freies Nerventransplantat „Kabel-graft". Nachteil: sensibler Defekt im Bereich des Versorgungsgebiets des Spendernerven, z.B. N. suralis.

Nachbehandlung: (Gips-)Schiene für 2 Wo. unter Entlastung der Naht. Begleitend isometrische KG und Elektrotherapie (☞ 20.3.4). Verlaufskontrollen klinisch, IT-Kurve EMG und NLG.

Primäre Nervennaht nur indiziert bei günstigen äußeren Bedingungen, versiertem Operateur und sauberen Wundverhältnissen sowie bedeutsamem neurologischem Defizit. Letzteres trifft in aller Regel auf die Nervenstämme der Extremitäten und deren Endäste an der Hand zu.

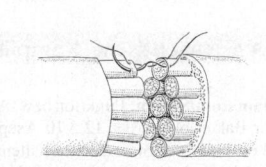

Perineurale (faszikuläre) Naht mit Entfernung des Epineuriums an der Nahtstelle

Abb. 12.4: Nahttechnik bei durchtrenntem polyfaszikulärem Nerven

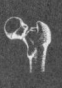

Im Zweifelsfall: Nervenenden markieren mit gefärbtem, atraumatischem Faden (z.B. Prolene® 4/0 bis 6/0), Wundverschluß und Verlegung in mikrochirurgisches Zentrum.

Prognose
- Geschlossene Nervenverletzung: Gute Prognose.
- Offene Nervenverletzung: Abhängig von der Regenerationsfähigkeit des Nerven, wichtig ist eine gute chirurgische Versorgung des traumatisierten Nervs und ausreichende Durchblutung des OP-Gebiets!
- Bei Kindern bessere Prognose als beim Erwachsenen.

Amputationsverletzung
Verlust eines Fingers, Zehs oder einer (Teil-)Extremität durch einen Unfall. Am häufigsten durch Verkehrs- (z.B. Unterschenkelamputation bei Motoradunfall) und Arbeitsunfälle (z.B. Kreissägenverletzung).

Merke: Indikation zur Replantation einem Chirurgen in speziellem Replantationszentrum überlassen. Abgetrennte Körperteile grundsätzlich zusammen mit dem Pat. in die Klinik bringen. Je nach Schwere der sonstigen Verletzungen ist der Transport des Pat. in ein Zentrum zur Verorgung Mehrfachverletzter vorrangig. Suche nach dem Amputat delegieren nach Unterweisung, wie es zu asservieren ist!

Notfallmaßnahmen
- Stumpfversorgung durch sterilen Kompressionsverband
- Volumensubstitution (z.B. 500–1000 ml HAES®)
- Schienung von subtotal amputierten Gliedmaßen zur Vermeidung der Abknickung noch bestehender Weichteilbrücken (z.B. Drahtleiterschiene)
- Amputat trocken und kühl lagern: Eingewickelt in sterile, trockene Kompressen wird das Amputat in einen wasserundurchlässigen Kunststoffbeutel gelegt und dieser in einem weiteren Beutel, welcher Wasser und Eiswürfel enthält, verpackt
- Transport in ein Replantationszentrum.

12.1.5   Aseptische Komplikationen der Wundbehandlung

- **Hämatom/Serom:** Punktion bzw. Ausräumung unter sterilen Bedingungen, Abstrich zur Bakteriologie (☞ 12.3.10 Aseptische Komplikationen der Frakturbeh.)
- **Wundrandnekrose:** trocken halten, z.B. durch tägliche Pinselung mit Mercuchrom® (lokale Gerbung). Trockenen Schorf nicht gewaltsam abtragen!
- **Nahtdehiszenz:** Sekundärnaht unter sterilen Bedingungen
- **Wunddehiszenz:** Therapie wie beim infizierten Serom (s. o.). Zur Abkürzung des Heilverlaufes und aus kosmetischen Gründen ggf. Sekundärnaht oder Spalthauttransplantat nach Selbstreinigung des Wundgrundes
- **Hautdefekt:** eventuell lokal plastisch-chirurgische Maßnahmen, falls Hautdefekt nach Abschluß der übrigen Wundheilung zu groß (z.B. Spalthautlappenplastik).

12.1.6 Wundinfektionen

Wundinfektionen können als Folge einer primären Infektion durch das Trauma oder sekundär durch spätere Keimbesiedlung entstehen.
(☞ 13.1 Diagnostik bei Infektionen)
(☞ 13.2.3 Systemische Antibiotikatherapie)
(☞ 12.1.3 Behandlung infizierter Wunden)
(☞ 2.1.1 Verbandtechnik bei infizierten Wunden)
(☞ 17.3.9 Panaritium).

Bei der Verlaufsbeobachtung auf eine Lymphangitis oder Lymphknotenschwellung als Hinweis auf eine sich ausbreitende Entzündung achten, z.B. bei persistierendem Fieber und Schüttelfrost unter der Therapie. Bei Infektionen mit schwerem klinischem Verlauf muß frühzeitig an eine Sepsis mit konsekutivem Mulitorganversagen gedacht werden!

■ Typische Weichteilinfektionen

Abszeß
Meist Staphylokokkeninfekt, E. coli, Mischinfektion. Lokalisierte eitrige Gewebeeinschmelzung. Bei größeren Abszeßen tastbare Fluktuation. Oberflächliche Abszesse lassen sich gut sonographisch darstellen. Bei V. a. tiefen Weichteilabszeß (z.B. Psoasabszeß bei Spondylodiszitis) NMR. Ggf. Punktion zur Diagnosesicherung.

Therapie: Abszeßspaltung, ggf. operative Revision und Drainage. Bei ausgedehnten Abszeßhöhlen Palacos-Ketteneinlage (☞ 13.2.2 Lokale Antibiose). Möglichst nur kleine, oberflächliche Abszesse unter Vereisung inzidieren → zu kurze und oberflächliche Anästhesie, um einen Abszeß gründlich auszuräumen. Keine Lokalanästhesie wegen der Gefahr der Keimverschleppung. Frühzeitige Indikation zur Allgemeinanästhesie.

Phlegmone
Meist Streptokokkeninfekt aber auch Staphylokokken und Mischinfektion. Ausbreitung des Infekts im interstitiellen Bindegewebe. Klinisch evtl. tast- und hörbares Knistern durch Gasansammlung im Gewebe.

Therapie: großzügige chirurgische Ausräumung. Antibiotika-Therapie auf breiter Basis, i.v. beginnen, z.B. mit Cephalosporinen: Cefazolin (z.B. Gramaxin®), Erwachsene 3–6 g/Tag, Kinder 60–100 mg/kg Körpergewicht/Tag; Cefuroxim (z.B. Zinacef®), Erwachsene 3 x 1,5 g, Kinder 3 x 50 mg/kg Körpergewicht täglich. Ruhigstellung, Rivanol®-Umschläge.

Infiziertes Hämatom/Serom
Entfernen der Nähte und sichere Drainage nach außen. Laschendrainage, Silikonschlauch oder ähnliche Wunddrainage einlegen, unter Umständen auch antibiotikahaltige Kugelketten (Septopal®). Ziel: Saubere Sekundärheilung anstreben. Täglich Verbandswechsel mit lokalen Antiseptika (z.B. Braunol®, Rivanol®, Oxoferin®, Fibrolan®). Keine Kombination verschiedener Lokaltherapeutika, da Interaktion möglich!

Empyem
Eiter im präformierten Hohlraum, z.B. Gelenk (☞ 13.4 eitrige Arthritis). Therapie: Spül-Saug-Drainage (☞ 13.2.1 Spül-Saug-Drainage).

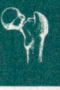

Erysipel

Akute phlegmonöse Entzündung der Haut (infektiöse Dermatitis) meist durch hämolysierende Streptokokken.
Klinik: scharf begrenzte, flächenhafte Rötung; Lymphknotenschwellung. Drei Formen:
- Alleinige Rötung: E. rubeosum
- Rötung und Blasenbildung: E. bullosum
- Hautnekrosen: E. gangraenosum.

Therapie: Penicillin G hochdosiert (☞ 13.2.3 Systemische Antibiotikatherapie). Bei der gangränösen Form evtl. Faszienspaltung. Komplikation: z.T. ausgeprägtes Lymphödem.

Feuchte Gangrän (feuchter Brand)

Entzündung mit nachfolgender Nekrose von Extremitätenabschnitten. Meist auf Boden einer Vorschädigung mit schlechter Durchblutung und Abwehrschwäche, z.B. Diab. mell. oder AVK. Solange eine Gangrän noch nicht infiziert ist, spricht man von einer trockenen Gangrän (trockener Brand).
Therapie: konservativ, symptomatisch bis zur Demarkierung, dann Nekrektomie bzw. Grenzzonenamputation (☞ 21.6.1 Orthopädietechnik, Amputationen).

Tetanus (Wundstarrkrampf)

Akute schwere Infektion, die durch das Bakterientoxin von Clostridium tetani verursacht wird. Es gelangt meist mit verunreinigter Erde von Gärten und Feldern in die Wunden.

Ätiologie und Pathogenese

Erreger: Clostridium tetani (anaerobes, grampositives Stäbchen). Clostridium tetani produziert ein neurotropes Tetanustoxin. Dieses wandert retrograd (oder passiv hämatogen) in das zentrale Nervensystem und bewirkt über eine Hemmung inhibitorischer Synapsen der spinalen Motoneurone eine spastische Lähmung. **Inkubationszeit:** In der Regel 4–14 Tage, selten bis zu mehreren Monaten.

Klinischer Befund

Prodromi: Unruhe, Schlaflosigkeit, Inappetenz, Gliederschmerzen, Schweißausbrüche, Schmerzen im Kopf-Hals-Bereich, Schluckbeschwerden.
Vollbild: Tonischer Krampf zunächst zunächst im Bereich der Kiefer- u. Zungenmuskeln beginnend (Trismus, Risus sardonicus). Absteigender Verlauf der Krämpfe über die Nacken-, zur Rücken- (Opisthotonus) und Bauchmuskulatur. Der Rumpf kann auch zur Seite (Pleurothotonus), nach vorn (Emprosthotonus) oder gerade (Orthotonus) gestreckt sein. Die tonischen Krämpfe werde phasenweise von schmerzhaften klonischen Krämpfen unterbrochen. Die Extremitäten bleiben meist unbeteiligt.

Klassifikationen der Krankheitsstadien des Tetanus			
nach Garnier		**nach Eyrich**	
Leichter Tetanus	Trismus	**Schweregrad I**	Muskelrigidität, Trismus, Risus sardonicus, Opisthotonus
Mäßiger Tetanus	Trismus, Spontankrämpfe, Opisthotonus	**Schweregrad II**	zusätzlich Ateminsuffizienz, Krampfneigung
Schwerer Tetanus	Trismus, Spontankrämpfe, Opisthotonus, Ateminsuffizienz	**Schweregrad III**	zusätzlich generalisierte Krämpfe, Kreislauflabilität. Muskelrisse und Frakturen bei tonischen Krampfanfällen möglich

12

Apparative Diagnostik
Labor: Nachweis des Tetanustoxins im Tierversuch.

Differentialdiagnose
* Andere ZNS-Infekte
* Medikamentös induzierte Spasmen.
* Strychninvergiftung.

Konservative Therapie
Schweregrad I: Sedierung, z.B. mit Diazepam i.v. (z.B. Valium®) bis 400 mg/Tag (Kinder bis 5 mg/kg/Tag), abgedunkelter, geräuschisolierter Raum. Initial 10000 IE Tetanus-Immunglobulin (z.B. Tetagam®) i.m., Kinder 5000 IE, gefolgt von jeweils 3000 IE an den folgenden vier Tagen. (☞ 12.1.3 Tetanusprophylaxe)
Schweregrad II: wie bei Schweregrad I, ggf. zusätzlich Intubation und Beatmung, Intensivtherapie
Schweregrad III: wie bei Schweregrad II aber unter intensivmedizinischen Bedingungen, abhängig von den jeweiligen Leitsymptomen; ggf. hyperbare Oxygenierung in Spezialzentren. Begleitend Antibiotika zur Bekämpfung von Sekundärinfektionen.

Operative Therapie
Keine, evtl. chirurgische Sanierung der Eintrittspforte.

Prognose
Dosisabhängig, insgesamt schlechte Prognose. **Letalität:** 20–40 %. Die Größe der Verletzung spielt *keine* Rolle. Auch bakterielle Kontamination nach Verbrennungen und Erfrierungen können ursächlich sein. Holzsplitterverletzungen sind besonders gefährlich.

■ **Tollwut**

Durch Tierbiß (meist Hundebiß, selten Fuchs oder andere Tiere) übertragene Infektionskrankheit, die durch das Rabiesvirus verursacht wird. Synonyme: Rabies, Lyssa, Hundswut.

Ätiologie und Pathogenese
Erreger: Rhabdo-Virus, RNA-Virus. Das Virus gelangt von der Bißwunde auf dem Weg der endoneuralen Lymphbahnen in die graue Substanz des Zentralnervensystems.

Inkubationszeit: 3 Wochen bis 3 Mon., selten bis zu einem Jahr; abhängig von der Infektionsstelle umso längere Inkubationszeit, je weiter diese vom ZNS entfernt ist.

Klinischer Befund
* Rötung der Bißnarbe, Kopfschmerz; dann tonische Krämpfe der Schlund-, Kehlkopf- und Atemmuskulatur mit Erstickungsgefühl. Atemnot.
* Starker Speichelfluß bei qualvollem Durst, ohne schlucken zu können (Wasserscheu; Hydrophobie); Herzlähmung (im Gegensatz zum Tetanus kein Trismus, keine Fazialislähmung).

Apparative Diagnostik
Mikroskopischer Direktnachweis von Virusmaterial.
Nachweis von Antigenen und Negri-Körperchen.

Differentialdiagnose
Tetanus (☞ s.o.).

Erstversorgung

Bißwunden und Kratzwunden durch tollwutverdächtige Tiere mit Seifenlösung und steriler Bürste sofort mechanisch reinigen, lokale Desinfizientien (z.B. Dibromol®) oder Detergentien (z.B. Zephirol®), keine Naht! *Bei Verdacht auf Infektion: Tollwutschutzimpfung (s.u.). Tollwutverdacht ist meldepflichtig:* (innerhalb von 24 h beim Gesundheitsamt). Tier nicht töten lassen, sondern sicherstellen (zehntägige Quarantäne, ggf. dann Tötung und Nachweis von „Negri-Körperchen").

Prophylaxe: Tollwutschutzimpfung (vgl. Dtsch. Ärztebl. 9, 411, 1989)

- **Präexpositionelle Immunisierung:** nur für bestimmte Risikogruppen, z.B. Förster oder Waldarbeiter, in Endemiegebieten
- **Postexpositionelle Simultanimpfung:** Haushunde sind meistens tollwutgeimpft, im Fall einer Hundebißverletzung danach fragen. Ist der Impfstatus des Tieres ungewiß, lag ein Wildtierbiß (z.B. Fuchs) vor und besteht geographisch ein Tollwutendemiegebiet → postexpositionelle Tollwutschutzimpfung. Impfserum ist nicht in jeder Klinik vorrätig; Verzeichnis der Impfstellen bei Gesundheitsamt anfordern und/oder mit in Frage kommenden Kliniken telefonieren und Pat. nach Wundversorgung und Tetanusimpfung weiterverweisen, ggf. auch Rücksprache mit Amtstierarzt.

Impfschema: Einmalig 20 IE/kg Körpergewicht *Tollwut-Immunglobulin* (Berirab®) mit der ersten Impfstoffdosis. Bis zur Hälfte der Dosis um die Wunde infiltrieren, den Rest i.m. applizieren. Je 1 ml *Tollwut-Impfstoff* (Rabivac-HDC-Vakzine®) an den Tagen 0, 3, 7, 10, 28 und 90. Dauer des Impfschutzes: 3–5 J.

Operative Therapie

Keine bezügl. der Tollwuterkrankung; ggf. lokale Sanierung und offene Wundbehandlung der Bißwunde.

Prognose

Stets tödlicher Ausgang bei manifester Erkrankung!

■ Gasbrand

Lebensbedrohliche Wundinfektion mit hochgradiger Toxinbildung und ausgedehntem lokalen Ödem mit z.T. ausgeprägter Gasbildung. Synonyme: Lokale Phlegmone, Myositis oder progressive Myonekrose, Gasödemerkrankung.

Meldepflichtige Erkrankung. **Sonderformen:** Darmbrand (Enteritis necroticans), Lebensmittelvergiftung durch Clostridium perfringens und traumatisches Uterusgasödem. Die lokalisierte Gasödeminfektion (sog. *Gasabszeß*) und eine langsamer fortschreitende Form (sog.*Gasphlegmone*) werden aufgrund des klinischen Verlaufs als gutartige Formen der Gasbrandes bezeichnet.

Ätiologie und Pathogenese

Erreger: Clostridium perfringens (obligater anaerober grampositiver Sporenbildner).
Inkubationszeit: wenige Stunden bis zu 5 Tagen.

Klinischer Befund

- Nach anfänglich unauffälliger Wundheilung zunehmend starker Wundschmerz mit lokaler Überwärmung und Ödem. Die Haut verfärbt sich gelbbraun bis blauschwarz. Aus der Wunde entleert sich meist fad-süßlich riechendes trübbraunes bis blutiges Sekret (Mischinfektion mit Fäulniserregern); wenig Eiter

- Teilweise ausgeprägte Gasentwicklung. Durch den Gasüberdruck im Gewebe entweichen Gasblasen, dabei sind Krepitationen (Gasknistern) hör- und tastbar
- Die Gangrän als meistgefürchtete Komplikation betrifft zunächst die benachbarte Muskulatur des Wundgebietes, dann kommt es zu einer raschen Ausbreitung
- Rasch zunehmende Allgemeinsymptome: Tachykardie, Blutdruckabfall, Zyanose, Kussmaul-Atmung, Ikterus
- Tod durch toxisches Herz-Kreislauf-Versagen.

Apparative Diagnostik
Mikrobiologie: Keimnachweis (Bei V.a. Gasbrand Keimnachweis *nicht* abwarten!)
Röntgen: Gasnachweis (Muskelfiederung).

Differentialdiagnose
Pyogene Infektion mit Gasbildung. Hierbei sind die Entzündungszeichen auf die Wundregion beschränkt, kaum Allgemeinreaktionen.

Konservative Therapie
Schon bei Verdacht Therapie einleiten! Das Abwarten der mikrobiologischen Ergebnisse ist *nicht* zulässig, da die biochemische und tierexperimentelle Differenzierung verdächtiger Erreger mehrere Tage dauert! Sofortige Verlegung auf Intensivstation
- Allgemeinbehandlung (Schockbehandlung, Transfusionen, Hämodialyse bei Nierenversagen)
- Chemotherapie (Penicillin G 10–20 Mio. IE i.v., evtl. Tetrazykline oder Chloramphenicol)
- Antitoxingaben (polyvalente Gasödemseren). Der therapeutische Effekt der Serumtherapie wird unterschiedlich beurteilt
- Hyperbare Oxygenation (nur in wenigen Zentren möglich, frühzeitige Verlegung, evtl. mit Hubschrauber).

Operative Therapie
Ausgedehnte Revision und Offenlassen der Wundregion (Schaffen aerober Wundverhältnisse), Exzision nekrotischen Gewebes. Eventuell Amputation.

Prognose
Unbehandelt tödlich. Letalität bei rechtzeitiger Sauerstoffüberdruckbehandlung und chirurgischer Ther. ca. 30–40 %. Ohne rechtzeitige konsequente Ther. Letalität > 50 %.

12.2 Subluxationen und Luxationen

Unvollständiger (Subluxation) oder vollständiger (Luxation) Kontaktverlust gelenkbildender Knochenenden. Das körperfernere Knochenende wird als das luxierte bezeichnet.

12.2.1 Diagnostik und Therapie

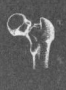

Unterscheide: Erstluxation bzw. traumatische Luxation, atraumatische bzw. chronische (z.B. rheumatische) Luxation, Reluxation oder rezidivierende Luxation. Habituelle Luxation: Luxation ohne adäquates Trauma bei konstitutioneller Fehlanlage des betroffenen Gelenkes.

Ätiologie und Pathogenese
In der Regel indirektes Trauma durch Sturz. Selten durch direkten Zug am Gelenk (z.B. Radiusköpfchensubluxation). Im Fingerbereich häufig Hyperextensionstrauma. Kombinationsverletzungen, z.B. Frakturen sind häufig → Luxationsfraktur.

Im Kindesalter ist das Verletzungmuster „Fraktur" oder „Luxation" vom Schluß der Epiphysenfuge abhängig. Solange die Epiphysenfugen noch offen sind, ist eine Luxation des Gelenkes sehr selten. Beispiel: vor dem 7. Lj. ist eine typische Verletzung der Ellenbogenregion die suprakondyläre Humerusfraktur. Danach finden sich häufiger Ellenbogenluxationen oder Luxationsfrakturen.

Klinischer Befund
Meist typische Schonhaltung und Schmerzreaktion bei Bewegung des Gelenkes. Gelegentlich bei der Untersuchung Spontanreposition. Trotz einer scheinbar weitgehend intakten Gelenkfunktion kann eine Luxation vorliegen! Bei Kindern typische Schonhaltung und Nichtgebrauch der Extremität. **Wichtig:** Kontrolle von Durchblutung, Motorik und Sensibilität (vor Reposition!).

Luxationszeichen: Unsichere: Schmerz, Funktionsverlust, Schwellung, Hämatom. Sichere: Deformität, federnde Fixation, leere Pfanne, abnorme Lage des Gelenkkopfes.

Apparative Diagnostik
Röntgen: in zwei Ebenen zur Dokumentation der Fehlstellung und zum Ausschluß einer knöchernen Begleitverletzung. Die Diagnose einer Luxation im Kindesalter ist häufig schwierig. Bei dringendem klinischem Verdacht ggf. Vergleichsaufnahmen der Gegenseite anfertigen. Bei fraglicher Bandinstabilität gehaltene Aufnahmen.

Sono: Eine (Sub-)Luxation kann v.a. im Kindesalter sonographisch sicher diagnostiziert werden. Klassisches Einsatzgebiet der Sonographie ist die Diagnostik von Rotatorenmanschettenläsionen. Bei unauffälligen Röntgenaufnahmen sind im Sonogramm häufig echoarme Strukturen im Sinne eines Gewebeödems oder einer Blutung nachweisbar → Hinweis auf eine stattgefundene, und evtl. wieder spontan reponierte, Luxation.

Konservative Therapie
Schnellstmögliche schonende Reposition, evtl. unter Analgosedierung (z.B. Dipidolor® und Dormicum® langsam titriert i.v. nach Legen einer Venenverweilkanüle und Notfallbereitschaft). *Keine brüske Reposition, um iatrogene Verletzungen zu vermeiden: dem Pat. Zeit lassen, die Muskulatur zu entspannen!* Nach Reposition Röntenkontrolle zur Dokumentation der korrekten Gelenkstellung und Ausschluß iatrogener Verletzungen und erneute Kontrolle von Durchblutung, Motorik und Sensibilität.

Operative Therapie
Bei Repositionshindernis. Eventuell Wiederherstellung verletzter Bandstrukturen bzw. Osteosynthese bei knöchernen Begleitverletzungen.

Prognose
Bei konsequenter Frühbehandlung und fehlenden Begleitverletzungen günstig. Ansonsten Gefahr rezidivierender Luxationen mit evtl. Gelenkinstabilität.

12.2.2   Komplikationen nach Reposition einer Luxation

(Rezidivierende/habituelle Patellaluxation, ☞ 19.2.22)
(Rezidivierende/habituelle Schulterluxation, ☞ 17.1.16, 17.1.17)

Reluxation
Erneute Verrenkung eines reponierten Gelenkes, eventuell noch während der Ruhigstellungszeit. Bei einem adäquatien Unfallmechanismus erfolgt die Therapie entsprechend einer Erstluxation.

Besteht V. a. rezidivierende bzw. habituelle Luxation, so müssen prädisponierende
Faktoren gesucht (z.B. Bandinstabilitäten, Inkongruenz der Gelenkflächen, ossäre
Begleitverletzung) und ggf. operativ versorgt werden.

Gefäß-Nerven-Läsion
Durch zu brüske Repositionsmanöver. Kontrolle und Dokumentation von Durchblutung
und Sensibilität im Anschluß an die Reposition. Bei V.a. Gefäßläsion (Dauerschmerz,
kühle, pulslose Extremität, blaß-marmorierte Haut) sofortige weitere Diagnostik:
Dopplersonographie, Angiographie. Extremität flach lagern, i.v.-Analgetika, Volumen-
gabe. Keine Überwärmung der Extremität, um erhöhten Sauerstoffbedarf zu vermeiden.

12.3   Frakturen

12.3.1   Ätiologie und Frakturklassifikationen

Ätiologie
- **Direktes Trauma:** Fraktur direkt am Ort der Gewalteinwirkung, z.B. Sturz auf das
  dorsalflektierte Handgelenk → Radiusfrakur loco classico (☞ 17.2.15), Anprallver-
  letzung am Unterschenkel durch Stoßstange → Stückbruch der Tibia
- **Indirektes Trauma:** Fraktur fern der direkten Gewalteinwirkung, z.B. Sturz auf
  die Schulter → Klavikulafraktur (☞ 17.1.8), Sturz auf ausgestreckten Arm → subkapitale Humerusfraktur (☞ 17.2.9)
- **Pathologische Fraktur:** Fraktur nach Bagatelltrauma im Bereich einer Knochen-
  metastase (☞ 15.6), z.B. path. Schenkelhalsfraktur (heilt nicht!)
- **Ermüdungsfraktur:** Schleichende Fraktur nach einer die Festigkeit des Knochens
  überfordernden Beanspruchung, z.B. nach längeren Fußmärschen, zu rascher
  Steigerung von Trainingseinheiten im Sport (☞ 11.2.7 Ermüdungsfraktur), bei
  vorgeschädigtem Knochen (z.B. Osteoporose), lokaler Schwächung aufgrund un-
  physiologischer Knochenform (z.B. Coxa vara). Häufige Lokalisationen: Metatarsale
  II und III, Schenkelhals, Tibiakopf, Femur- und Tibiaschaft. Daran denken! Meist
  nichtdislozierte Frakturen, die nach Schonung spontan ausheilen.

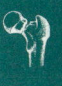

Frakturklassifikationen

nach Art der Gewalteinwirkung

Meißelfraktur	am Radius oder Tibiakopf
Biegungsfraktur	mit Biegungskeil
Torsionsfraktur	mit spiralförmiger Frakturlinie
Abscherfraktur	„flake fracture", zwischen abgestütztem und nicht abgestütztem Knochen
Kompressionsfraktur	durch Einstauchung eines zentralen Gelenkflächenanteils
Abrißfraktur	von Bandansätzen und Sehnenansätzen

nach Verlauf der Frakturlinie

Schrägfraktur	mit kurzem oder langem Verlauf
Querfraktur	senkrecht zur Längsachse des Knochens verlaufende Fraktur
Defektfraktur	mit Verlust von Knochensubstanz

nach der Art der Dislokation

Seitverschiebung (Dislocatio ad latus)	lateral, medial, ventral, dorsal; 1/4, 1/3, 1/2 Kortikalisbreite bzw. Schaftbreite
Längsverschiebung (Dislocatio ad longitudinem)	mit Verkürzung (cum contractione), mit Verlängerung (cum distractione), Angabe in cm
Achsenknick (Dislocatio ad axim):	Varus, valgus, Antecurvation, Recurvation; Angabe in Winkelgraden
Drehfehler (Dislocatio ad peripheriam)	Innenrotation, Außenrotation; Angabe in Winkelgrad. Bezugsgröße ist jeweils das distale Fragment

nach Anzahl der Fragmente

Einfache Fraktur	mit 2 Fragmenten
Mehrfragmentfraktur	mit 3–6 Fragmenten
Trümmerfraktur	mit > 6 Fragmenten

Frakturklassifikation der Arbeitsgemeinschaft für Osteosynthesefragen (AO

AO-Frakturklassifikation der langen Röhrenknochen (☞ Kapitel 25).
O-Frakturklassifikation des Handskeletts (☞ Kapitel 25).

Weitere Fakturklassifikationen

Es gibt zahlreiche andere lokalisationsspezifische Frakturklassifikationen, z.B. Klassifikation der medialen Schenkelhalsfrakturen nach Pauwels (☞ 19.1.20 Med. SHF) oder der distalen Radiusfrakturen nach Melone (☞ 17.2.15 Distale Radiusfraktur). Ausführliche Darstellung in: Krämer, K.-L., Maichl, H.-P.: Scores, Bewertungsschemata und Klassifikationen in der Orthopädie, 2. Aufl. Thieme, 1995

12

12.3.2   Diagnostik bei Frakturen

Klinische Befund

Anamnestisch hinweisend auf das Vorliegen einer Fraktur ist die Schilderung des Unfallhergangs (sollte immer dokumentiert werden, mit Ort, Uhrzeit und Angabe, ob BG-Fall). Viele Pat. spüren ein deutliches Krachen im Augenblick der Fraktur. Häufig ist bereits eine Blickdiagnose aufgrund der Fehlstellung oder der typischen Schonhaltung möglich.

In der Regel nur orientierende, schonende Untersuchung und frühzeitige bildgebende Diagnostik (vor allem bei Kindern!).

Klinische Frakturzeichen

- „Unsichere": Schwellung, Schmerzhaftigkeit, Functio laesa, Schonhaltung.
- „Sichere": Fragmente in offenen Wunden, auffällige Achsenfehlstellungen, Krepitation, abnorme Beweglichkeit.
- Bei Prädilektionsstellen an Gefäß-Nerven-Verletzung und sonstige Begleitverletzung denken. Beispiele:
  - **Schulterluxationsfraktur:** Plexus brachialis, A. axillaris
  - **Oberschenkelfraktur:** A. femoralis, N. femoralis
  - **Kniegelenksnahe Verletzung:** A. poplitea, N. tibialis
  - **Unterschenkelfraktur, Fibulaköpfchenluxation:** N. peronaeus
  - **Rippenfraktur:** Pneumo- oder Hämatothorax, Lungenkontusion.

Apparative Diagnostik

Röntgen des entsprechenden Körperteils in zwei Ebenen, ggf. Schichtaufnahmen oder geführte Funktionsaufnahmen. Bei Nachweis OP-pflichtiger Frakturen bei Pat. über ca. 45 J zusätzlich Rö.-Thorax (je nach Hausstandard).

CT oder 3D-Rekonstruktion bei komplexen Frakturen, z.B. Wirbelkörperfrakturen, Beckenfrakturen.

NMR zur Beurteilung von Weichteil- oder Myelonverletzungen.

Knochenszinti nach ca. 10 Tagen (Mehrspeicherung). Bei Ermüdungsfrakturen oder primär aufgrund des Röntgenbildes nicht sicher diagnostizierbaren Frakturen (z.B. Skaphoidfraktur).

Weitere Untersuchungen je nach Begleitverletzung, z.B. Urographie bei Beckenfrakturen mit V. a. Harnröhrenbeteiligung (Blut aus Harnröhre), Angiographie (fehlender peripherer Puls), spezielle neurologische Diagnostik bei V.a. Nervenläsionen.

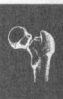

12.3.3   Offene Frakturen

Schweregrad offener Frakturen: Bei den offenen Frakturen und Luxationen ist das Ausmaß des begleitenden Weichteilschadens für Prognose und Therapie entscheidend:
- **Grad I:** Durchspießung der Haut von innen ohne erhebliche Schädigung der übrigen Gewebe. Behandlung wie geschlossener Bruch. Infektionsrate 1 %
- **Grad II:** ausgedehnte Hautverletzung von außen mit geringgradiger Schädigung der umgebenden Strukturen. Infektionsrate ca. 5 %
- **Grad III (a-c):** ausgedehnte Eröffnung der Fraktur mit größerem Haut und Weichteildefekt, Schädigung von tiefen Gefäßen und/oder Nerven. Knochen meist stark fragmentiert. Infektionsrate ca. 20 %
- **Grad IV:** totale und subtotale Amputation.

Auf klinische Zeichen des Kompartmentsyndroms (akut einsetzende, sich steigernde Schmerzen. Parästhesie, Hypästhesie, Anästhesie sind Spätzeichen!) achten (☞ 19.2.12 Unterschenkelkompartmentsyndrom). Palpation sehr schmerzhaft, Gewebe „steinhart". *Periphere Arterienpulse im Frühstadium tastbar!* Häufigste Lokalisationen: Unterschenkellogen; Unterarmlogen nach suprakondylärer Oberarmfraktur (Volkmann-Kontraktur).

 Jede offene Fraktur ist ein chirurgischer Notfall. Der angelegte Transportverband wird bei bekannter Diagnose nach Eintreffen im Krankenhaus erst im OP geöffnet.

Therapie
- Tetanusprophylaxe nie vergessen (☞ 12.1.3 Tetanusprophylaxe)
- Antibiotikaprophylaxe bei offenen Fakturen Grad II und III (z.B. Zinacef ® 3 x 1,5 g täglich)
- Débridement, ausgiebige lokale Spülung, anschließende stabile Osteosynthese (z.B. Fixateur externe, Kirschner-Drahtfixation) bei offenen Fakturen Grad II und III
- Offene Luxationen sind meist mit Frakturen und ausgedehnten Weichteilschädigungen kombiniert, welche die weitere Therapie bestimmen. Eventuell frühe Weichteildeckung (5–10 Tage nach Unfall)
- **Primäre Amputation:** zu diskutieren bei schwerer Typ III-Fraktur mit massiver Kontamination, hohem Knochenverlust und Weichteilverlust und/oder Nervendurchtrennung.

12.3.4   Konservative Frakturbehandlung

Indikationen
- Nicht dislozierte und nicht abrutschgefährdete Frakturen
- Abrutschgefährdete aber nicht dislozierte Frakturen unter engmaschiger Kontrolle, z.B. Abrißfraktur des Tuberculum majus mit Dehiszenz < 10 mm.
- die meisten Frakturen im Kindesalter (☞ 12.3.8)
- Tolerable Funktionsbehinderung nach in geringer Fehlstellung ausgeheilter Fraktur im hohen Alter
- Ruhigstellung vor einer definitiven operativen Versorgung bei ungünstigen Weichteilverhältnissen
- Vorliegen von Kontraindikationen für eine Osteosynthese, z.B. nicht vertretbares OP-Risiko

(☞ 2.2 Gips- und Kunststoffverbände, ☞ 2.1.4 Funktionelle Tapeverbände).

12

Extensionsbehandlung

Prinzip

Transossär eingeführtes Zugsystem. Bewirkt Neutralisation des Muskelzuges, Einstellung der Achsen und Adaptation der Fragmente unter geeigneter Lagerung (Schiene; Braun-Lochstabsystem) sowie Retention und Immobilisation. Die Reposition muß oftmals vor Anlage der Extension durchgeführt werden. Keine Extension bei lokalen Hautdefekten oder V.a. Kompartmentsyndrom!

Indikationen

- **Präoperativ:** wenn Osteosynthese nicht primär möglich bis zur Herstellung der OP-Fähigkeit.
- **Dauerzug:** bis Fraktur anfixiert ist, anschließend Gipsbehandlung.
- **Aufhängung** der Extremität (Doppelbügel) bei schwerem Weichteiltrauma mit und ohne Fraktur (selten!).

Häufigste Anwendungen

- **Femurfraktur:** zur Dauerextension suprakondylärer Zug, zur präoperativen Extension Tuberositas tibiae wählen, letzteres kontraindiziert bei Kindern mit offener Tibiaapophyse. *Cave:* Kniebandlockerung!
- **Unterschenkelluxationsfraktur, Sprunggelenksluxationsfraktur:** Extension am Tuber calcanei.
- **Instabile HWS-Fraktur oder diskoligamentäre Ruptur:** „Crutchfield"-Extension bzw. Halo-Ring am Schädeldach.

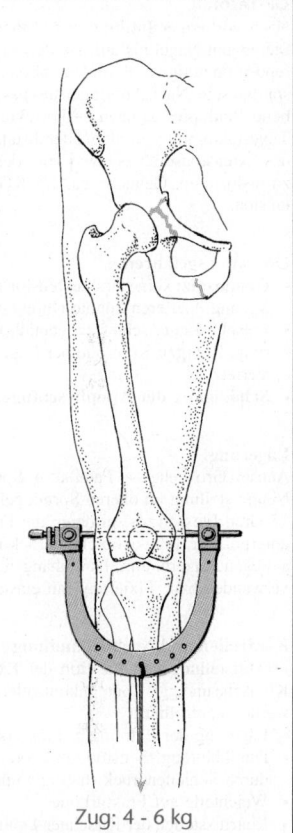

Zug: 4 - 6 kg

Abb. 12.5: Oberschenkelextension

Systeme			
	Beschreibung	Vorteil	Nachteil
Kirschner-Draht (KD)	1,8–2,0 mm Durchmesser; wird in Bügel eingespannt; Zug am Bügel.	wenig traumatisierend. Bügel kann bei Reposition als Griff dienen; exzentrischer Zug möglich	motorisches Einbohren; Zielen schwieriger; Draht verschiebt sich leicht im Knochen; Infektion häufiger.
Steinmann-Nagel (SN)	Durchmesser zw. 3,5–5 mm; Zug direkt am Nagel oder Bügel.	Einbringen mit Handgriff ohne Motor; Zielen und Treffen sicherer; Nagel rutscht selten.	größerer Fremdkörper

OP-Technik

Nach vorheriger Infiltrationsanästhesie der Ein- und Ausstichregion den Draht oder Steinmann-Nagel bis auf das Periost vorschieben. Maskennarkose, falls eine Fraktur-reposition nötig ist. Beim Durchbohren muß der Widerstand beider Kortikales deutlich spürbar sein. Nach Anbringen des gespannten Extensionsbügels muß der Kirschnerdraht beim Beklopfen klingen → korrekte Spannung. Bei Kalkaneusextension und distaler Tibiafraktur mit ventralem oder distalem Frakturkeil (Volkmann-Dreieck) Positionieren des Extensionsdrahtes etwas vor oder hinter die Tibialängsachse, um die Fraktur nicht zu dislozieren. Gewicht: ca. 1/5 KG bei Femur- und ca. 1/10 KG bei Kalkaneusex-tension.

Operationsgefahren

- **Grundsatz:** keine Drahtextension an einem Knochen, den man nicht noch in gleicher Sitzung operieren könnte (Infektionsgefahr)
- **Falsche Lage:** schief, tangential, in die Weichteilen. Daher: sorgfältige Durchfüh-rung. Röntgen-Kontrolle der Lage nur ausnahmsweise erforderlich. Gefäß-Nerven-Verletzung
- **Schädigung der Apophysenfuge:** keine Tibiakopfosteotomie im Kindesalter.

Lagerung

Achse: Großzehe → Patella → Spina iliaca ant. sup.; Fuß in 20° Außenrotation; Neutralstellung im oberen Sprunggelenk; Ferse frei lagern; Knie normalerweise in ca. 15 Grad Flexion (es sei denn, die Fraktur klafft in dieser Position); Kniekehle leicht unterpolstert; Fibulaköpfchen druckfrei. Bei Femurfrakturen Oberschenkel an Schiene anliegend lagern, um „Durchhängen" der Fraktur zu vermeiden. Ggf. Lagerungshilfen verwenden bzw. Fixierung mit elastischen Binden. Fußende des Bettes hochstellen.

Kontrollen und Nachbehandlung

Frakturstellung und Position der Extremität ändern sich in den ersten Tagen öfter. Klinische und ggf. Röntgenkontrollen erfolgen bei jeder Klage über Schmerzen. Täglich werden kontrolliert:
- Lagerung der Extremität, Frakturstellung
- Durchblutung, Sensibilität, Motorik: Auf Kompartmentsyndrom, Peronaeusparese durch Schienendruck (häufig!) und Dekubitus achten.
- Weichteile auf Frakturhöhe
- Eintrittsstellen der Kirschner-Drähte bzw. Steinmann-Nägel: tägliche Pinselung z.B. mit Mercurchrom®, bei Infektzeichen (Schmerzen, Sekretion, Rötung) Extension, falls möglich, neu anlegen oder Verfahrenswechsel.

Röntgenkontrollen: anfangs zweimal/Woche sowie nach jeder Stellungskorrektur. Korrektur der Fragmentstellung möglich durch Änderung der Zugrichtung (z.B. exzentrisch), des Zuggewichtes, der Kniebeugung, der Lagerung insgesamt.

12

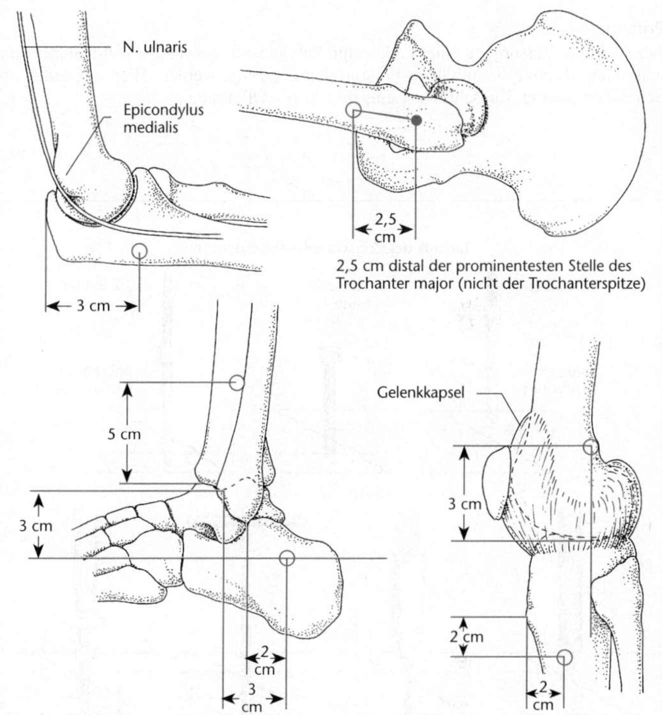

N. ulnaris

Epicondylus medialis

← 3 cm →

2,5 cm

2,5 cm distal der prominentesten Stelle des Trochanter major (nicht der Trochanterspitze)

5 cm

3 cm

2 cm

3 cm

Gelenkkapsel

3 cm

2 cm

2 cm

Abb. 12.6: Korrekte Insertionspunkte zur Anlage des Extensionsdrahtes

12.3.5   Osteosynthese-Techniken

Ziel einer Osteosynthese ist die zumindest übungsstabile Versorgung zur Wiederherstellung der Funktion der verletzten Region. Die Nachteile einer längerdauernden Immobilisation können durch eine mögliche frühfunktionelle Behandlung verringert werden, z.B. Thrombose, Embolie, Gelenkeinsteifung, Sehnenverklebung, Inaktivitätsatrophie von Muskulatur und Knochen. Es soll eine anatomische Reposition und stabile Fixation unter Wiederherstellung von ursprünglicher Länge und unter Korrektur einer Rotation der Fragmente erzielt werden.
Osteosynthese-Prinzipien:
- statische oder dynamische Kompression, z.B. Marknagelosteosynthese
- intra- oder extramedulläre Kraftträger, z.B. Plattenosteosynthese
- Kombinationsverfahren.

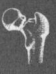

■ Schraubenosteosynthese

Prinzip

Bei alleiniger Versorgung einer Fraktur mit Schraubenosteosynthese soll Kompression und somit absolute Stabilität im Frakturbereich erzeugt werden. Hierbei werden die Schrauben als sog. Zugschrauben eingebracht (☞ OP-Technik).

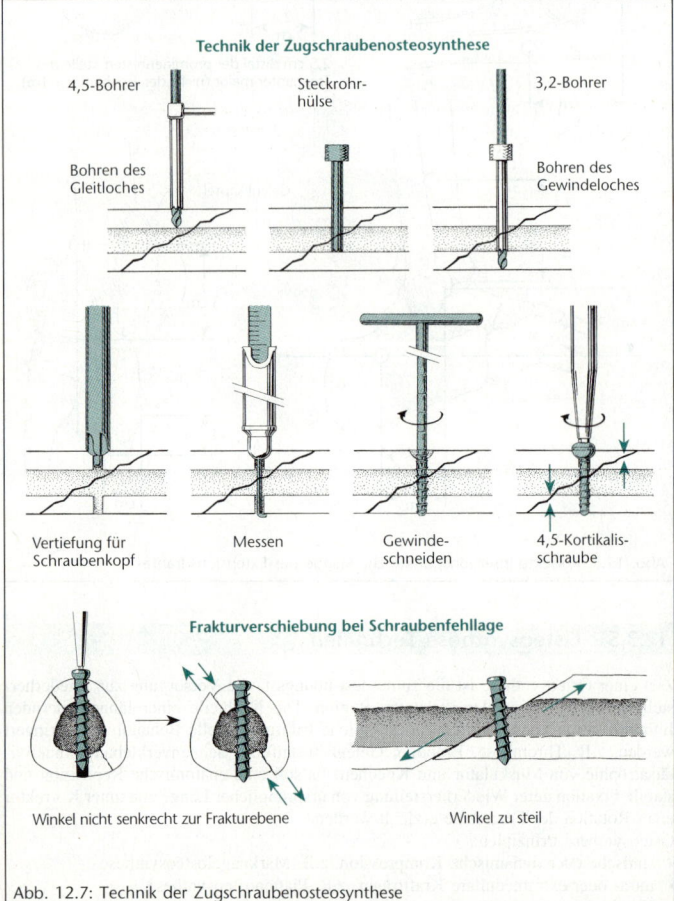

Abb. 12.7: Technik der Zugschraubenosteosynthese

12

Implantate

Kortikalisschraube: zur Frakturversorgung im Bereich der Diaphyse. Schrauben besitzen ein durchgehendes enges Gewinde welches nach Bohren des Schraubenlochs mit einem Gewindeschneider vorgeschnitten werden muß. In unterschiedlicher Länge und Dicke erhältlich.

Spongiosaschraube: zur Frakturversorgung im Bereich der Metaphyse. Diese Schrauben haben einen im Vergleich zum Gewinde einen kleinen Schraubenkern und ein weit laufendes Gewinde. Ein Gewinde muß nur im Bereich einer kräftigen Kortikalis geschnitten werden. Es gibt Spongiosaschrauben mit durchgehendem Gewinde (z.B. zur Plattenfixation) und mit 1/3- bzw. 2/3-Gewinde.

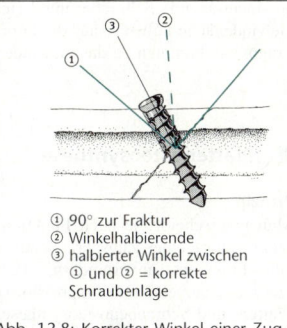

① 90° zur Fraktur
② Winkelhalbierende
③ halbierter Winkel zwischen ① und ② = korrekte Schraubenlage

Abb. 12.8: Korrekter Winkel einer Zugschraube zur Frakturlinie

Durchbohrte Schrauben: Schrauben haben einen durchbohrten Schaft. Die Schraube wird bei der Osteosynthese über einen zuvor unter BV-Kontrolle plazierten Führungsdraht eingedreht. Beispiel: Lochschraubenosteosynthese bei Schenkelhalsfraktur

Malleolarschraube: zur Fixation des Innenknöchels z.B. bei Weber-B oder -C-Frakturen. Schraube besitzt ein selbstschneidendes Gewinde. Problem: Schraubenkopf trägt stark auf und kann beim Tragen der Schuhe schmerzen (Schraube wird zunehmend seltener eingesetzt).

OP-Technik

Zugschraube: Hierfür wird die schraubenkopfnahe Kortikalis soweit aufgebohrt, daß eine Kortikalisschraube in diesem Loch gleiten kann („Gleitloch"). Auf der Gegenseite wird ein kleineres Loch gebohrt und ein Gewinde geschnitten („Gewindeloch").
Bei Eindrehen der Schraube zieht diese das fernere Fragment mit dem Gewindeloch gegen das nähere Fragment mit dem Gleitloch und erzeugt die erwünschte Kompression.

Die **Spongiosaschraube** besitzt ein kurzes Gewinde mit größerem Durchmesser als der Schraubenschaft. Das Gewinde, das im spongiösen Knochen oder in dünner Kortikalis gut faßt, bewirkt die Kompression der Fraktur, da der Schraubenschaft im Bohrloch gleiten kann. Das Gleitloch muß für die Spongiosaschraube folglich nicht aufgebohrt werden.

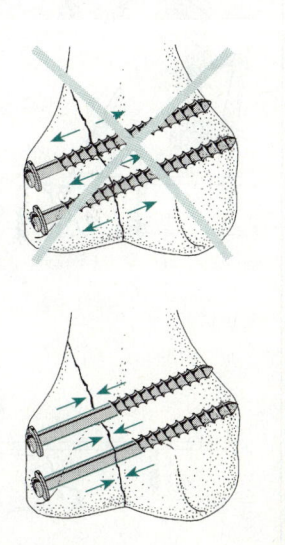

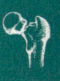

Abb. 12.9: Korrekte und falsche Lage von Spongiosaschrauben

Bei der Auswahl der Schrauben ist unbedingt darauf zu achten, daß der der gewindetragende Schraubenanteil sicher im frakturfernen Fragment faßt. Liegen die Gewindegänge teilweise auf der kopfnahen Seite, kann es zu keiner Kompression der Fragmente kommen da das Gewinde sperrt.

■ Plattenosteosynthese

Prinzip

Man unterscheidet je nach Funktion der Platten Schutz- und Neutralisationsplatten (zum Schutz einer Zugschraubenosteosynthese), Abstützplatten (um ein Abrutschen eines Fragments zu verhindern, z.B. bei einer Tibiakopffraktur), Kompressionsplatten (zur interfragmentären Kompression) und Zuggurtungplatten. Häufig Kombination von Platten- und Schraubenosteosynthese, z.B. zunächst korrekte Reposition durch interfragmentäre Zugschraube und anschließend definitive Plattenosteosynthese.

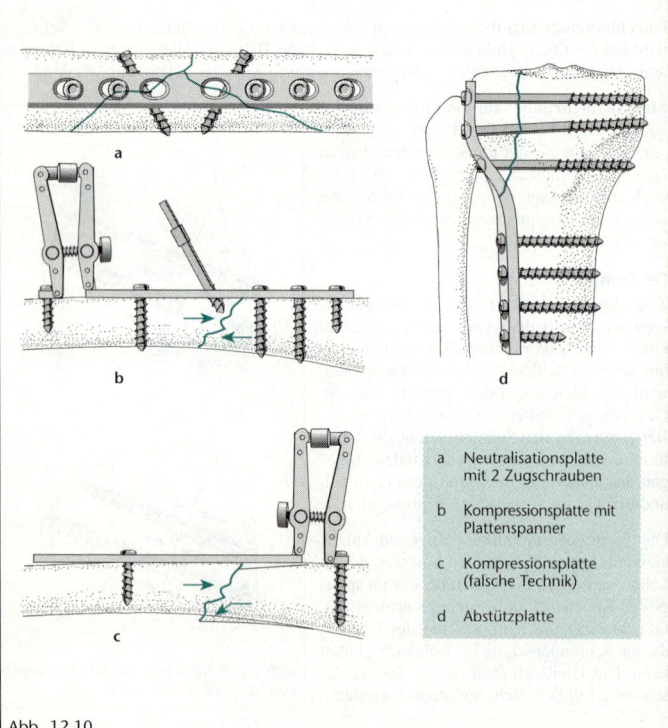

a Neutralisationsplatte mit 2 Zugschrauben

b Kompressionsplatte mit Plattenspanner

c Kompressionsplatte (falsche Technik)

d Abstützplatte

12

Abb. 12.10

Implantate

Abhängig von anatomischer Lokalisation und Osteosynthesetechnik gibt es zahlreiche Plattenformen in unterschiedlichen Größen, z.B. gerade Platte, L-Platte, T-Platte, Winkelplatte, Kleeblatt-Platte, Löffel-Platte.

Bei pathologischen Frakturen kann bei der Plattenosteosynthese der Defekt mit Knochenzement aufgefüllt werden. Die Schrauben fassen im Zement *(Verbundplattenosteosynthese)*. Evtl. zusätzliche Platte auf der Gegenseite.

OP-Technik

Kompressionsplatte: Nach Reposition wird eine Platte mit einer oder zwei Schrauben auf einer Frakturseite befestigt. Auf der Gegenseite wird ein *Plattenspanner* angebracht und die Fraktur komprimiert. Dann werden die übrigen Schraubenlöcher besetzt. Bei Versorgung von queren Schaftfrakturen muß die Platte vorgebogen („geschränkt") werden, da sonst die Gegenkortikalis klafft. Falls möglich, Einbringen einer interfragmentären Zugschraube.

Eleganter als mit dem Plattenspanner bei der klassischen AO-Platte wird die Kompression der Frakturenden durch die *„Dynamische Kompressionsplatte"* (DCP) verwirklicht. Hier wird die Fraktur durch exzentrisches Einsetzen der Schrauben zu beiden Seiten der Bruchfläche unter Druck gesetzt. Die Schraubenköpfe gleiten auf einer schiefen Ebene. Beim Bohren muß auf die korrekte Bohrhülse geachtet werden: exzentrische Position (= grüne Markierung) oder Neutralposition (= gelbe Markierung). Der Pfeil muß zur Fraktur zeigen.

Die sog. *LC-DCP* (Limited contact-Dynamic compression plate) hat durch ein spezielles Design eine verringerte Auflagefläche. Dadurch soll eine bessere Periostdurchblutung erreicht werden. Ein weiterer Vorteil ist, daß man bei liegendem Implantat ein MRT durchführen kann, z.B. bei Tumorpatienten oder bei der Pseudoarthrosebehandlung. Nachteil: Platten bestehen aus teurem Reintitan, spezielles

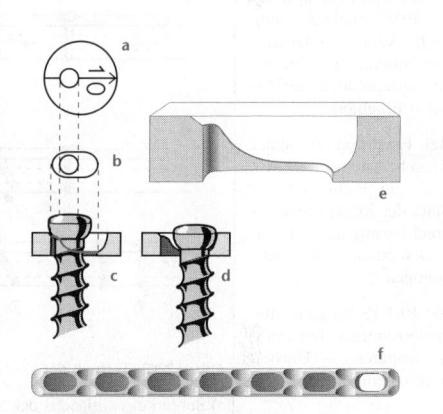

a   Aufsicht auf die exzentrische Bohrbüchse, Pfeil weist zur Fraktur
b   Querschnitt durch den Plattenansatz der Bohrbüchse
c   Exzentrisch eingesetzte Schraube
d   Nach dem Festdrehen wurde die Platte um 1 mm nach links gezogen
e   Gleitweg der Schraube
f   LC-DCP (Limited Contact Dynamic Compression Plate): Durch die Hinterfräsungen auf der Plattenunterseite verringert sich die Auflagefläche auf den Knochen

Abb. 12.11: Kompressionsplatten: DCP (dynamic compression plate) und LC-DCP

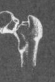

Instrumentarium erforderlich. Durch Resterilisation der Titanimplantate ist jedoch eine Kostensenkung möglich. Bei bekannter Nickelallergie Implantat der Wahl.

Bei komplexen Frakturen im Schaftbereich kann eine *überbrückende Plattenosteosynthese* (Überbrückungsplatte, Wellenplatte) ohne ideale Reposition kleiner Fragmente (Perren 1993, Claudi u. Oedekoven 1991, Mast et al. 1989) indiziert sein. Ziel: kein zusätzliches OP-Trauma im Bereich der durchblutungsgefährdeten Fragmente.

Bei Frakturen die unter Biegebelastung stehen, muß die Platte auf der Seite der Zugkräfte angebracht werden. Anderenfalls wird die Fraktur aufgebogen.

(☞ 19.1.13 Winkelplattenosteosynthese bei intertrochantärer Umstellungsosteotomie)

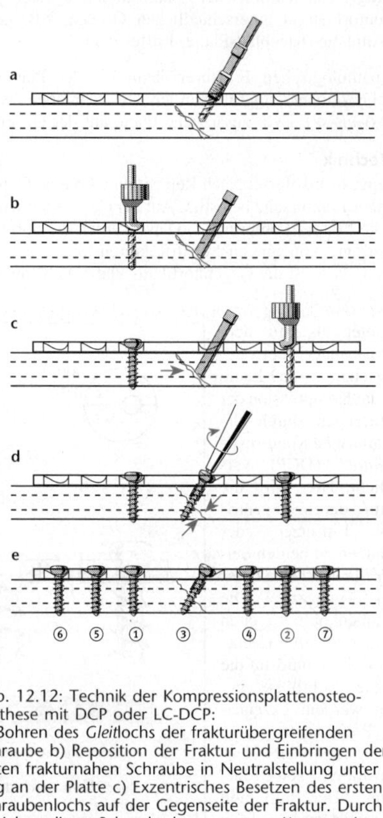

Abb. 12.12: Technik der Kompressionsplattenosteosynthese mit DCP oder LC-DCP:
a) Bohren des *Gleit*lochs der frakturübergreifenden Schraube b) Reposition der Fraktur und Einbringen der ersten frakturnahen Schraube in Neutralstellung unter Zug an der Platte c) Exzentrisches Besetzen des ersten Schraubenlochs auf der Gegenseite der Fraktur. Durch Anziehen dieser Schraube kommt es zur Kompression des Frakturspaltes. d) Bohren des *Gewinde*lochs und Eindrehen der frakturübergreifenden Zugschraube e) Besetzen der restlichen Schraubenlöcher

■ Marknagel-osteosynthese

Prinzip
Intramedulläre Schienung einer Schaftfraktur eines großen Röhrenknochens. Evtl. mit zusätzlicher Verriegelung an einem oder beiden Enden zum Erhalt der Länge und korrekter Rotation bei längerstreckigen Frakturen mit mehreren Fragmenten.

Implantate
• **AO-Universalnagel:** Aufbohren des gesamten Markraumes und Einschlagen eines Hohlnagels. Verriegelung fakultativ.

12

- **Unaufgebohrter Marknagel:** Massiver, aber dünnerer Nagel. Vorteil ist die weitgehende Schonung der intramedullären Gefäße. Einsatz z.B. bei schweren offenen Frakturen als Alternative zum Fixateur extern. Verriegelung obligat.
- **Bündelnagelung:** mehrere elastische Federnägel, die sich im frakturfernen Fragment aufspreizen und die Fraktur gegen Rotation sichern. Bei sich aufweitender Metaphyse im Bereich des Knochenfensters, durch welches die Nägel eingebracht werden, müssen zusätzliche kürzere Nägel eingebracht werden, um eine Dislokation zu verhindern. Ind.: z.B. Humerusschaftfraktur, früher häufig Schenkelhalsfrakturen in hohem Alter.

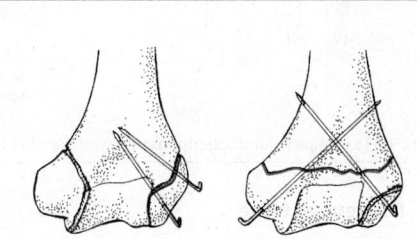

Abb. 12.13: Falsche und korrekte Plattenlage bei exzentrischer Belastung des Knochens (Zuggurtungsprinzip zum Ausgleich der Spannungs- und Druckkräfte)

OP-Technik (AO-Universalnagel)

Mit einem Pfriem wird die Markhöhle im Bereich der Tuberositas tibiae bzw. medial des Trochanter major eröffnet und über einen Bohrdorn der Markraum mit Bohrköpfen aufgeweitet. Der passende Nagel wird eingeschlagen. Querbrüche und kurze Schrägbrüche im mittleren Schaftdrittel können so zumindest übungsstabil, unter Umständen auch belastungsstabil versorgt werden. Bei komplexer Fraktur und Brüchen im proximalen bzw. distalen Drittel muß der Marknagel durch Querbolzen verriegelt werden, entweder am frakturnahen Ende *(„dynamische Verriegelung")* oder bei instabiler Situation proximal und distal *(„statische Verriegelung")*.

■ Kirschner-Drahtfixation

Prinzip

Stahldraht in verschiedenen Stärken findet zur Stabilisierung intraoperativ vor definitiver Osteosynthese Anwendung, jedoch auch als Adaptationsosteosynthese, welche dann z.B. im Gipsverband zusätzlich ruhiggestellt werden muß. Typische Form der Osteosynthese im Kindesalter. Bei notwendiger Kreuzung der Wachstumsfugen geringes Trauma.

Abb. 12.14: Kirschner-Draht-Osteosynthese bei suprakondylärer Humerusfraktur im Kindesalter

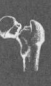

■ Zuggurtungsosteosynthese

Prinzip

Stabilisierung einer Fraktur durch Umwandlung von Zugkräften in Druckkräfte. Wichtig: beide Seiten der Kortikalis müssen intakt sein. Eine Drahtschlinge wird z.B. durch Sehnenansätze (Patella) oder durch einen Sehnenansatz und den Knochen (Olekranon) gelegt. Die Kompression erfolgt über die gesamte Frakturfläche weniger durch Anspannen des Drahtes als durch die Kräfteumwandlung bei Bewegung. Daher ist eine Übungsstabilität notwendig.

Implantate

Keine speziellen Implantate. Je nach Lokalisation und Alter des Pat. Kirschner-Drähte und Cerclage-Draht in unterschiedlichen Stärken.

OP-Technik

Die Kirschner-Drähte müssen parallel eingebracht werden, damit die Fragmente beim Anspannen des Drahtes gleiten können.

Um eine Dislokation der Kirschner-Drähte zu vermeiden müssen diese die Gegenkortikalis sicher fassen.

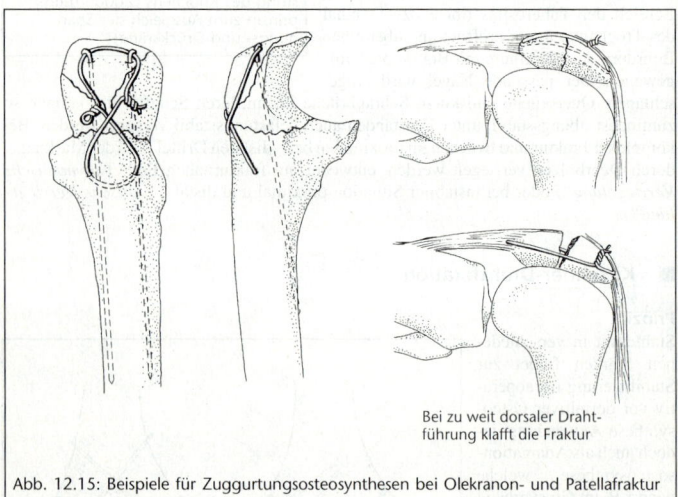

Bei zu weit dorsaler Drahtführung klafft die Fraktur

Abb. 12.15: Beispiele für Zuggurtungsosteosynthesen bei Olekranon- und Patellafraktur

■ Fixateur externe

Prinzip

Stabilisierung von Frakturen mit Hilfe von perkutan eingebrachten Knochenschrauben (Schanz-Schrauben) oder Drähten und externe Fixation (monolateral oder über multidimensionales System). Vorteil: Schonung des Weichteilmantels, minimales OP-Trauma, keine OP-bedingte Devitalisierung von Knochenfragmenten, Verfahrenswechsel möglich, kurze OP-Dauer, keine weitere Operation zur Metallentfernung.

Implantate und OP-Technik

Gute Gegenüberstellung verschiedener Fixateur-Systeme (AO-Fixateur, Heidelberg External Fixation System, Ilisarov-Ringfixateur) und ihrer Anwendung z.B. in: Cotta, H.; Wentzensen, A.; Holz, F; Krämer, K.-L; Pfeil, J.: Standardverfahren in der operativen Orthopädie und Unfallchirurgie, Thieme, Stuttgart 1995.

◼ Dynamische Hüftschraube (DHS)

Prinzip

Eine im Hüftkopf zentrierte Schraube gleitet in der Lasche einer am proximalen Femur fixierten Platte. Unter Belastung kommt es zur (erwünschten) Einstauchung der Fragmente. Klassische Indikation: pertrochantäre Femurfrakturen.

Implantate und OP-Technik

Spezielle Hohlschraube mit kurzem dickem Gewinde welches im Femurkopf faßt. Die Schraube wird über einen zuvor unter BV-Kontrolle korrekt plazierten Führungsdraht eingebracht. Anschließend Anschrauben der mit einer Lasche versehenen Platte in welcher die Hohlschraube gleiten kann. Ggf. kann eine zusätzliche Trochanterstabilisierungplatte angebracht werden. Bei Abriß des Trochanter minor kann dieser über zusätzliche Zugschrauben fixiert werden.

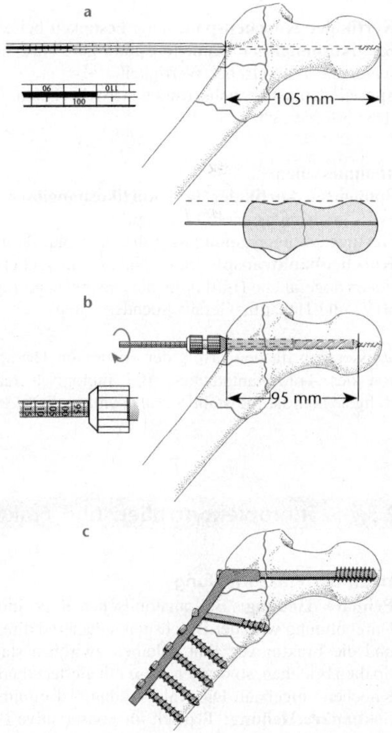

Abb. 12.16: DHS-Implantation: a) Plazierung des Führungsdrahtes unter BV-Kontrolle in zwei Ebenen (entscheidender Schritt der Operation!), b) Vorbohren für die DHS (1 cm kürzer als die gemessene Länge am Führungsdraht), c) Situs nach Einbringen von Schraube und Fixationsplatte.

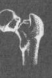

12.3.6 Knochentransplantation

Autologe (körpereigene) sind homologen (Knochenbanktransplantaten) wegen der
höheren biologischen Wertigkeit vorzuziehen. Die Art des verwendeten Knochentrans-
plantates ist abhängig von lokalen Erfordernissen und der jeweiligen „OP-Schule" der
Klinik. Kombinationen verschiedener Knochentransplantate sind unter Umständen
sinnvoll.

- **Kortikaler Knochenspan:** hohe Festigkeit bei niedriger biologischer Potenz.
- **Kortikospongiöser Knochenspan:** gute mechanische Eigenschaften bei einge-
  schränkter biologischer Wertigkeit.
- **Spongiosaplastik:** hohe osteogenetische Potenz, zusätzlich stabile Osteosynthese
  (OS) erforderlich.

Entnahmestellen
- **Spongiosa, kortikaler und kortikospongiöser Span:** Vor allem Beckenkamm,
  evtl. Trochanter major, Tibiakopf.
- **Geringe Mengen Spongiosa:** distale Tibia, Radiusmetaphyse, Olekranon.
- **Knochenbanktransplantate:** Nahezu ausschließlich bei Endoprothesenimplanta-
  tionen angefallene Hüftköpfe, die entsprechend zugearbeitet werden müssen. Wegen
  HIV- und Hepatitis-Gefahr Spender testen.

Voraussetzung für den Erfolg der operativen Therapie: Stabilität und gute Vaskularisation des Transplantatbettes. Bei biologisch reaktionsfähigen, hypertrophischen
Falschgelenken ist die stabile Osteosynthese (OS) hierzu ausreichend.

12.3.7 Therapiekontrollen und Frakturheilung

Formen der Frakturheilung
- **Primäre Heilung:** Bei anatomischer Reposition, optimaler Ruhigstellung und
  Durchblutung wird der Bruchspalt annähernd direkt von Osteonen längs durchzogen
  und die Fraktur verzahnt. Bleiben zwischen stabil fixierten Fragmenten kleinste
  Spalten bestehen, so werden diese mit Geflechtknochen aufgefüllt und zu lamellärem
  Knochen umgebaut. Die Kallusbildung ist minimal.
- **Sekundäre Heilung:** Typisch für konservative Bruchbehandlung. Im Gipsverband
  ist absolute Ruhigstellung nicht möglich. Die Heilung verläuft über verschiedene
  Kallusstufen (Zwischengewebe, das allmählich zu Knochen differenziert wird).

Klinische Kontrollen
- **Kontrolle von Durchblutung, Motorik und Sensibilität:** Kontrolle von Sensibi-
  lität, Durchblutung und Motorik bei stationärer Behandlung täglich, bei ambulanter
  Behandlung am 1. Tag und anläßlich jeder Röntgenkontrolle.

 Bei Anlage eines Gipses Information des Pat. bzw. der Eltern, sich bei
Besonderheiten, z.B. zunehmenden Schmerzen, Blauverfärbung und Kaltwerden
der Finger oder Zehen sofort vorzustellen. Gefahr von Druckschäden!

12

- **Kontrolle der Frakturkonsolidierung nach Gipsabnahme:** Druckdolenter Kallus; keine Bewegungsstabilität: weitere Ruhigstellung für 2–3 Wo. Kallus nicht druckdolent: bewegungsstabile Fraktur. Belastungsbeginn nach Schmerzfreiheit. **Funktionskontrolle:** erst 2–3 Wo. nach Gipsabnahme sinnvoll.
- **Wachstumskontrolle bei Frakturen im Kindesalter:** Bei zu erwartender Wachstumsstörung, z.B. nach Gelenkfraktur, sollte bis zu 2 J nach dem Trauma gezielt klinisch nachgeprüft werden.

Röntgenkontrollen

- Verlauf der Bruchheilung im Röntgenbild
- *Konservative Bruchbehandlung:* zunächst wolkiger Kallus, der sich im weiteren Verlauf immer mehr verdichtet.
- *Nicht ganz stabile Osteosynthese:* Reizkallus durch Mikrobewegungen an den Fragmentenden, der die Fraktur bald fixiert („Fixationskallus").
- *Absolut stabile Osteosynthese (OS):* keine Resorptionen an den Implantaten und keine reaktive Kallusbildung („Reizkallus"); der Frakturspalt wird allmählich unscharf und verschwindet bald.

Röntgenkontrollen beim Erwachsenen (Faustregel)

- am Unfalltag: nach Reposition bzw. Osteosynthese
- am 3. Tag
- am 7. Tag
- am 14. Tag
- vor Belastungsaufnahme
- Abschlußkontrolle nach Ablauf der erfahrungsgemäßen Konsolidationszeit.

Unter Umständen sind engmaschigere Kontrollaufnahmen, z.B. bei Beginn einer Extensionsbehandlung zur Stellungskorrektur notwendig.

Röntgenkontrollen bei Kindern

- Nach Reposition bzw. Osteosynthese (wurde nicht reponiert, so ist eine Röntgenkontrolle im Gips unnötig)
- Verlaufskontrolle je nach Fraktur am 8. Tag (Ausnahme: Dislokationsgefahr, z.B. am suprakondylären Oberarm, dann kurzfristig nach 48 h)
- Jenseits des 12. Lj.es zusätzliche Kontrolle am 12. Tag
- Abschlußkontrolle nach Gipsabnahme je nach erwarteter Konsolidation z.B. in der 5.–6. Wo. nach dem Unfall.

Ausnahmen: Frakturen von Klavikula, Phalangen und undislozierte metaphysäre Wulstbrüche müssen nicht radiologisch sondern abschließend lediglich klinisch kontrolliert. Auf schmerzfreien Kallus achten (s.u.). Radiologische Wachstumskontrollen bei Frakturen im Kindesalter nur bei entsprechender Klinik (z.B. Achsfehlstellung).

Konsolidierungsdauer von Frakturen im Erwachsenenalter

Die Zeit bis zur knöchernen Konsolidierung entspricht im wesentlichen der Ruhigstellungsdauer bei konservativer Therapie. Die angegebenen Zeitspannen sind Durchschnittswerte und Anhaltswerte, die im klinischen Alltag unterschritten, jedoch nicht selten auch beträchtlich überschritten werden können. Individuelle **Verlaufsbeobachtung** und Röntgenkontrollen sind daher zur Beurteilung der Frakturheilung unerläßlich.

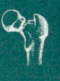

Anhaltswerte für Nachbehandlung operativ versorgter Frakturen der oberen Extremität (Die Zahlenangaben beziehen sich auf den Operationstermin)

Fraktur-Lokali-sation	Art der operativen Versorgung	Ruhigstellender Verband		Bewegungs-Ther. (Angabe in Wochen)		Erwarteter knöcherner Durchbau (Angaben in Wo)	Metall-entfernung (nach Mon.)
		Art	Dauer in Wo.	vor-sich-tig ab	uneinge-schränkt		
Oberarm	Bündel-nagelung Plattenosteo-synthese	–	–	sofort	4–6	10–12	(12–18)
Distaler Ober-arm, Ellen-bogen-gelenk	Schrauben-osteosyn-these, Spick-drähte, 1/3 Rohrplatte	Dorsale Ober-arm-gips schiene	2–3	2–3	5–6	8–12	6
Olekra-non	Zuggurtung	–	–	sofort	3	12–16	6–10
Unterarm	Plattenosteo-synthese (kleine DC-Platte)	–	–	sofort	2	8–12	18–24

Anhaltswerte für die Nachbehandlung operativ versorgter Frakturen der unteren Extremität (Die Zahlenangaben beziehen sich auf den OP-Termin)

Fraktur-lokalisation	Art der operativen Versorgung	Teilbela-stung ab	Vollbela-stung ab	Erwarteter knöcherner Durchbau nach Wochen	Metall-entfernung nach Mon.
Medialer Schenkel-hals	Osteosynthese (Schrauben)	16. Wo.	20.–24. Wo.	20–24	12–18
	Hüftendoprothese	0	sofort (ze-mentiert)	0	0
Femur	Osteosynthese (Winkelplatte)	2.–4. Wo.	8.–12. Wo.	12–16	12–18
pertro-chantär	Endernagelung	2.–4. Wo.	8.–12. Wo.	12–16	12–18
Mittlerer und dista-ler Femur	Plattenosteo-synthese	8.–12. Wo.	16.–20. Wo.	16–20	24–36
	Mehrfragment-bruch und Spongiosaplastik	12.–16 .Wo.	20.–24. Wo.	20–24	24–36
	Marknagelung	3.–4. Wo.	6.–12. Wo.	16–20	24–36
Patella	Zuggurtung	2. Wo.	5. Wo.	20–24	8–12

12

Anhaltswerte für die Nachbehandlung operativ versorgter Frakturen der unteren Extremität (Die Zahlenangaben beziehen sich auf den OP-Termin)

Fraktur-lokalisation	Art der operativen Versorgung	Teilbelastung ab	Vollbelastung ab	Erwarteter knöcherner Durchbau nach Wochen	Metall-entfernung nach Mon.
Tibiakopf	Schrauben + Platten-Osteosynthese + Spongiosaplastik	12.–14. Wo.	16.-20. Wo	16–20	10–18
Unter-schenkel-schaft	Platten-osteosynthese	5.–6. Wo.	12.–16. Wo.	12–16	18–24
	Mehrfragment- bzw. Etagenbruch + Spongiosaplastik	8.–12. Wo.	16.–20. Wo.	16–20	18–24
	Marknagelung	2.–3. Wo.	4.–6. Wo.	12–16	24
Distale Tibia (Pilon tibiale)	Platten- und Schrauben-osteosynthesen	10.–14. Wo.	16.–18. Wo.	12–16	8–12
Sprung-gelenk	Zuggurtung, 1/3 Rohrplatte, Schrauben	6. Wo.	8. Wo.	8–12	6–12
	Zuggurtung, 1/3 Rohrplatte Schrauben u. Syndesmosennaht	6. Wo.	8. Wo.	8–12	6–12
	Mit Knorpel-Knochenaus-sprengung	6. Wo.	8.–10. Wo.	8–12	6–12
	Instabile Osteosynthese	6. Wo.	8. Wo.	8–12	6–12

Lastaufnahme nach Fraktur

Allgemeines
Eine Fraktur bleibt in der Regel nicht bis zum Ablauf der vollen Konsolidationszeit ruhiggestellt. Abhängig vom Frakturtyp, dem Osteosyntheseverfahren und den Angaben des Operateurs wird eine **Übungs-, Teilbelastungs oder Belastungsstabilität** erzielt.

Nach Ablauf von 6–8 Wo. sollte bei den meisten Frakturen eine knöcherne Überbrückung eingetreten sein. Gelenkbrüche und Trümmerfrakturen der unteren Extremität (z.B. an Tibiakopf oder Fersenbein) bedürfen hingegen einer bis zu zwölfwöchigen Entlastung.

Lastaufnahme bei konservativer Frakturbehandlung
Übungsstabilität ist erreicht nach Aufbau eines fragmentübergreifenden knöchernen Kallus.

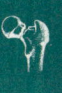

Lastaufnahme nach Osteosynthese
Operativ behandelte Brüche sind in der Regel sofort übungs- oder belastungsstabil (z.B. mit Marknagel versorgte Querfraktur des Femurschaftes).
Ausnahme: alleinige Kirschnerdraht-Fixation und bestimmte Wirbelsäulenosteosynthesen. Diese sind lediglich lagerungsstabil und bedürfen der äußeren Schienung (Orthese).

➤ Treten unter der Teilbelastung Schmerzen auf so muß die Last reduziert werden.

An der oberen Extremität sind Bruchlinien noch lange zu erkennen, obwohl bereits Belastungsstabilität vorliegt. Dies ist auf die wegen der geringeren Krafteinleitung reduzierte Knochenneubildung zurückzuführen.

Metallentfernung

Indikation
Große Fremdkörper (Marknagel, große Platte), alle Platten bei jüngeren Pat., störende Implantate (Volumen, Lage, Reizerscheinungen). Belassen werden sollten Implantate bei greisen Pat., insbesondere am koxalen Femur sowie Platten am Humerusschaft, wenn bereits nach dem Ersteingriff eine Radialisläsion dokumentiert war. Doppelplatten bzw. Implantate an verschiedenen Extremitäten sind in zwei Etappen im Abstand von 4–6 Mon. zu entfernen.

Operationstechnik
* **Unmittelbar subkutan liegende Platten:** Blutsperre, eventuell Markieren der Plattenlage auf der Haut unter Röntgenbildverstärker. 2–4 cm lange Inzision an einem Plattenende. Entfernung der erreichbaren Schrauben. Übrige Schrauben werden durch Stichinzisionen aufgesucht und über diese entfernt. Abheben der Platte von der Unterlage mit Elevatorium. Einsetzen eines Hakens und Herausziehen unter Weichteilschutz. Durchspülen des Plattenlagers. Auskratzen von Korrosionspartikeln, eventuell Drainage. Hautnaht.
* **Tiefe Plattenlage:** Wiedereröffnung der alten Narbe, eventuell Exzision kosmetisch störender Narben. Darstellung der Implantate und Entfernung unter Kontrolle der Korrosion und des Plattenbettes. Redon-Drainage. Fasziennähte. Hautnaht. Kompressionsverband und Hochlagerung.
* **Marknagel:** Inzision über der alten, proximalen Narbe. Weichteilspaltung. Der Gewindeteil des Marknagelkopfes ist oft ausgefüllt von zum Teil verkalktem Granulationsgewebe, welches ausgekratzt wird. Umgebende Knochenneubildungen ausgemeißeln. Einsetzen des Ausschlaginstrumentariums bzw. Ausschlaghakens. Ausschlagen des Marknagels mit dem Ausschlaggewicht bzw. Schlitzhammer. Keine Redon-Drainage in die Markhöhle. Weichteilverschluß und Kompressionsverband.

Nachbehandlung
Meist Aufstehen ohne Gehstützen nach 24 h. Hautnähte am 14. Tag entfernen. Nach Metallentfernungen im belasteten Schaftbereich Sportkarenz für 4 Mon. Bei qualitativ minderwertigem Knochen (z.B. Inaktivitätsosteoporose) ggf. Teilbelastung von 20 kg für 2–3 Wo.

12

12.3.8 Frakturen im Kindesalter

Diagnostik

Anamnese
Nur kurz! Die Art der Verletzung ist mehr vom Reifestand des Skeletts als vom Unfallmechanismus abhängig. Auf adäquates Trauma, Lokalisation und Ausmaß der Schmerzen achten.

Klinische Untersuchung
Die klinisch-manuelle Diagnostik einer Fraktur oder Luxation ist da außerordentlich schmerzhaft und weitgehend ineffizient im allgemeinen zu unterlassen (von Laer 1992).

Röntgendiagnostik
Stets Röntgen in zwei Ebenen, bei Schaftbrüchen mit angrenzenden Gelenken. Vergleichsaufnahmen mit der Gegenseite werden zum Teil in der Wertigkeit angezweifelt, sind jedoch unter Umständen hilfreich, z.B. bei V.a. Fraktur oder Luxationen im Ellenbogenbereich. (☞ 10.2.1 Knochenkernentwicklung beim wachsenden Skelett.)

Röntgenologisch nicht nachweisbare, sogenannte okkulte Frakturen sind, insbesondere am Ellenbogengelenk, häufig. Hier hilft evtl. der sonographische Nachweis der Fraktur oder des Hämatoms weiter. Im Zweifelsfall Ruhigstellung für 8–10 Tage, dann Gipsabnahme: Bei Schmerzen weitere Ruhigstellung. Am Ende der Ruhigstellungszeit Röntgen zur Dokumentation eines Kallus als Hinweis auf abgelaufene Bruchheilung. Ausnahme: bei V.a. Gelenkfraktur kurzfristige Röntgenkontrolle wegen Dislokationsgefahr oder frühzeitig NMR.

Korrekturmechanismen nach Frakturen am wachsenden Skelett
Proximale Oberarmfrakturen und distale Unterarmfrakturen zeigen gute Korrekturtendenz. Achsenfehler in der Sagittalebene werden besser korrigiert als solche in der Frontalebene, Varusfehler besser als Valgusfehler.
- **Wachstum:** Störungen des Längenwachstums sind im Wachstumsalter nach jeder Fraktur möglich. Meist sind sie stimulativ, hemmende Wachstumsstörungen treten lediglich dann auf, wenn die knöcherne Läsion nahe an der Epiphysenfuge liegt. Auch Metallentfernungen führen zur Fugenstimulation.
- **Aufklärung:** Eltern sollten über mögliche Wachstumsstörungen (Längendifferenzen, Achsenfehlstellungen, Gelenkdeformitäten) sowie eine eventuelle Spontankorrektur eingehend unterrichtet werden
- **Seitverschiebung:** Dislokationen um volle Schaftbreite werden praktisch an allen Lokalisationen des Skelettes bis zu einem Alter von 10–12 J. zuverlässig korrigiert. Ausnahme: proximales Radiusende
- **Sagittale und frontale Achsenfehler:** Spontankorrektur erfolgt bis zum 10. Lj. zuverlässiger als danach, an der oberen Extremität eher als an der unteren. Auch eine durch Fehlheilung eintretende Längendifferenz wird an der oberen Extremität besser kompensiert. Je jünger das Kind, desto größere die Toleranzbreite. Achsenfehler bis 30° in den ersten 5 Lj. werden ausgeglichen. Am proximalen Oberarm, distalen Unterarm und proximalen Radius ist sogar ein Achsenknick bis 60° tolerabel (Lutz v. Laer 1991)
- **Verkürzung:** Bei einer Heilung in Verkürzung erfolgt reaktiv ein ungezielter Längenzuwachs. Die Prognose der endgültigen Länge ist ungewiß. Daher ursprüngliche Länge des Knochens anstreben

- **Verlängerung:** Entstehung immer iatrogen, z.B. durch Extension. Im weiteren Wachstum nicht korrigierbar (Knochen kann sich nicht verkürzen)!
- **Rotation:** Spontankorrekturen von Rotationsfehlern sind nur sehr begrenzt möglich und eigentlich nur indirekt, z.B. bei einem Oberschenkeldrehfehler, durch vermehrte bzw. verminderte Rückbildung der zum Frakturzeitpunkt vorhandenen Anteversion des Schenkelhalses. Ausgleich erfolgt unzuverlässig möglichst exakte Einstellung anstreben.

Konsolidierung

Die Knochenheilung am wachsenden Skelett erfolgt praktisch immer sekundär über die Kallusbildung da eine primäre stabile Osteosynthese eher selten indiziert ist. Da die Konsolidierung kindlicher Frakturen wesentlich rascher als beim Erwachsenen eintritt und die Frakturkrankheit selten ist, kann in 90 % der Fälle problemlos im Gipsverband konservativ behandelt werden.

Wenn der Frakturtyp es erlaubt, können beim Kind erstgradig und zweitgradig offene Frakturen nach Weichteilversorgung in geschlossene umgewandelt und als solche behandelt werden.

Durchschnittliche Konsolidierungszeit kindlicher Frakturen (in Wochen)			
	bis 5 J.	**5–10 J.**	**> 10 J.**
Klavikula	1	2	2–3
Humerus			
- proximal stabil	1	1–3	2–3
- proximal instabil	1	2–3	3
- Schaftmitte	2	3–4	4–6
- suprakondylär	1–2	2–3	3–4
- Condylus radialis	3	3–4	4
- Condylus ulnaris Y-Fraktur	2–3	3	3–4
- Epicondylus ulnaris			
(+ Ellenbogenluxation)	2–3	2–3	3
Proximales Radiusende	1	2	2–3
Olekranon	1	2–3	3–4
Radiusköpfchen- und Ellenbogenluxation	–	3	3
Vorderarmschaft	3	4	4–6
Distaler Radius und Vorderarm	2	3–4	4–5
Epiphysenlösung distaler Radius	2	2–3	3–4
Handwurzel	–	4–6	6–12
Mittelhand subkapital und basal	–	2	2–3
- Schaft	–	3–4	4–6
Finger subkapital und Basis	1–2	2	2–3
- Schaft	2-3	3–4	4–8
Femur			
- Schenkelhals	–	4–6	6–12
- subtrochantär	3–4	4–5	4–6
- Schaft	1–3	4–5	4–6
- Kondylen	2–3	3–4	4

12

Durchschnittliche Konsolidierungszeit kindlicher Frakturen (in Wochen)			
	bis 5 J.	5-10 J.	> 10 J.
Tibia und Unterschenkel			
- Eminentia	–	3–4	4–6
- proximale Metaphyse	2–3	3–4	4
- Schaft	2–3	3–5	4–6
- supramalleolär und Gelenk (OSG)	2–3	3–4	4–5
Fußwurzel und Kalkaneus	–	4–8	6–12
Mittelfußbasis und subkapital	2–3	3	3–4
Zehen	1	1–2	2–4
Fibulotalarer Bandapparat			
- Ausriß knöchern	–	3	3–4

Nach: von Laer L.: Frakturen und Luxationen im Wachstumsalter, Thieme, Stuttgart, 1992

Konsolidierungsstörungen
- Partielle Pseudarthrose nach Grünholzfraktur
- Komplette Pseudarthrose, z.B. nach Fraktur des Condylus radialis humeri mit der Folge des Cubitus valgus
- Ungleiches Wachstum nach Grünholzfraktur im metaphysären Bereich mit zunehmender Fehlstellung in Sagittalebene und Transversalebene. Aufgrund der **einseitigen** Stimulation der frakturnahen Epiphysenfugen ist diese (meist temporäre) Wachstumsstörung häufig
- Bei Frakturen der unteren Extremitäten ist nach Epipysenlösungen oder Epiphysenfrakturen ein teilweiser vorzeitiger Verschluß der Epiphyenfuge häufig (ca. 35 %).

Operative Therapie
Ziel ist weniger die Übungsstabilität, als mit möglichst wenig Mitteln (atraumatisch) eine korrekte Achsenstellung zu erreichen.

Indikationen
- **Gelenkfrakturen** (mehr als 2 mm Dislokation) sollen, wenn möglich, mit Schraubenosteosynthese, ausnahmsweise mit Kirschnerdrähten, versorgt werden. Schrauben dürfen nicht, Drähte sollten nicht die Fuge kreuzen
- **Olekranonfrakturen und Patellafrakturen** können, wie beim Erwachsenen, mit Zuggurtung stabilisiert werden
- **Drittgradig offene Brüche** müssen operiert werden
- **Gefäß-Nervenschaden** als Begleitverletzung
- Polytrauma
- Instabile Schaftfraktur
- Bilaterale Fraktur
- Kettenfrakturen einer Extremität
- Kurz vor Wachstumsabschluß.

 Die Marknagelung ist bei Frakturen im Kindesalter kontraindiziert (Schädigung der Epiphysenfuge)!

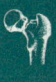

Typische Frakturen im Kindesalter
- **Grünholzfraktur:** Typische kindliche Fraktur, am häufigsten am Unterarm. Biegungsbruch, bei dem der Periostschlauch und die Hälfte der Kortikalis auf der konvexen Seite einreißen. Problem: langsame Konsolidierung mit sog. „partiellen

Pseudarthrose" bei Grünholzfrakturen im Diaphysenbereich. Hier besser komplettes „Durchbrechen" der Fraktur vor der Ther.

- **Metaphysärer Wulstbruch:** Einstauchung der metaphysären Spongiosa und der dünnen metaphysären Kortikalis, Wachstumsstörung möglich
- **Suprakondyläre Frakturen:** Diese Frakturen sind zwar gut zu reponieren, aber aufgrund des kleinen gelenknahen Fragmentes häufig schwer zu retinieren. Daher werden diese Frakturen häufig mit einer Spickdrahtosteosynthese versorgt
- **Knöcherner oder knorpeliger Bandausriß:** Ausriß eines Bandes mit knöchernem oder knorpeligem Ansatzbereich. Eine Wachstumsstörung infolge Verletzung der Epiphysengefäße ist möglich, jedoch selten
- **Apophysenausriß:** Abrißfraktur einer Apophyse im Metaphysenphysenbereich. Da die Apophysen nicht am Längenwachstum des Knochens beteiligt sind, kommt es nicht zu Wachstumsstörungen.
- **Epiphysenfraktur:** Epiphysenfrakturen kreuzen stets den epiphysären und/oder metaphysären Teil der Fuge. Eine Wachstumsstörung durch Defektauffüllung oder vaskulär ist möglich.
- **Übergangsfraktur:** Partielle Epiphysenfraktur bei noch unvollständigem Fugenschluß in der Adoleszenz. Eine anatomisch exakte, ggf. operative, Reposition ist wegen einer eventuellen Gelenkstufe (nicht wegen Wachstumsstörung) indiziert (Präarthrose).

Epiphysenverletzungen bei Kindern
Verletzungen der Wachstumsfuge zwischen Epiphyse und Metaphyse eines Knochens, am häufigsten am proximalen Humerus und Femur.

Ätiologie und Pathogenese
Formen der Epiphysenfugenverletzung durch einen Unfall:
- Stauchung durch axiales Trauma
- Epiphysenlösung
- Epiphysenfraktur entweder mit metaphysärem oder epiphysärem Fragment
- Epiphysenfraktur mit metaphysär-epiphysärem Fragment (Frakturverlauf durch die Wachstumsfuge

Die häufigsten Klassifikationen der Epiphysenfrakturen sind die nach Salter bzw. Aitken.

	Epiphysenlösung		Epiphysenfraktur		Epiphysen-stauchung
Salter	I	II	III	IV	V
Aitken	0 (I)	I	II	III	IV

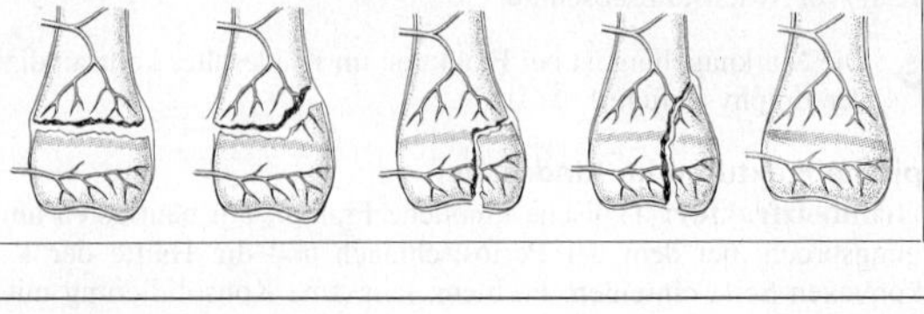

Abb. 12.17

Salter	Aitken	Frakturtyp
I	0	reine Epiphysenlösung ohne meta- oder diaphysäres Fragment
II	1	Epiphysenlösung mit metaphysärem Fragment
III	2	Fraktur duch die Epiphyse mit epipysärem Fragment
IV	3	Fraktur der Epiphyse mit metaepiphysärem Fragment
V	4	Stauchungstrauma (crush) der Epiphyse ohne Lösung oder Fraktur

Röntgen
Diagnose bei nichtdislozierten Verletzungen oft schwierig. Oft Kontrollaufnahmen nach einigen Tagen notwendig. Häufig wird eine Epipysenverletzung am entstehenden Kallussaum erkannt.

Differentialdiagnose
Frakturen ohne Epiphysenverletzungen. Bei unklarem Trauma wird eine Epiphysenverletzung bis zum Beweis des Gegenteils angenommen! Gelenkentzündungen

Konservative Therapie
Exakte Reposition in einem Fixationsverband um die Gefahr einer Wachstumsstörung durch eine Verletzung der Epiphysengefäße zu verringern insbedondere bei Frakturverlauf durch das Stratum germinativum (Aitken 2 und 3, Salter III und IV).

Operative Therapie
Bei ungenügender Reposition mit konservativen Therapiemaßnahmen ist evtl. eine operative Refixation notwendig. Möglichst Fixation mit Kirschnerdrähten mit minimalem zusätzlichen Trauma der Epiphysenfuge.

Prognose
Das Ausmaß einer Epiphysenschädigung kann zum Zeitpunkt der Diagnosestellung häufig noch nicht festgestellt werden. Die Einteilung der Epiphysenfrakturen nach Aiten bzw. Salter ist eher eine deskriptive Beschreibung. Auch eine „einfache" Aitken 1-Fraktur kann mit einer Wachstumsstörung einhergehen und umgekehrt kann eine „schwerwiegende" Aitken 3-Fraktur mit minimaler Dislokation, optimaler Reposition und geringer Schädigung der Knorpelzellen ohne Wachtumsstörung ausheilen.

Ein Fehlwachstum mit Achsabweichung und überschießendem oder Minderwuchs ist häufig (Verlaufskontrolle). Achsfehler werden mit zunehmendem Wachstum jedoch häufig korrigiert.

12.3.9 Frakturen beim alten Menschen

Das Risiko im Alter an den Folgen einer Fraktur zu sterben ist mit 70 J ca. 3 mal höher als mit 20 J, mit 80 J ca. 6 mal höher. Erhöhte Gefahr von Frakturen beim älteren Menschen durch die verminderte Festigkeit des Knochens (Osteoporose) als Folge typischer Erkrankungen im Alter, z.B. transitorische ischämische Attacken, Visusminderung, Abnahme der Koordininationsfähigkeit und Muskelkraft zum Abstützen bei einem Sturz.

Ziel der **Therapie** ist die möglichst rasche Mobilisation (als Prophylaxe von Sekundärschäden, z.B. Pneumonie, Dekubitus) unter Vollbelastung. Bei Osteosynthesen daran denken, daß ein älterer Mensch evtl. nicht unter Teilbelastung mobilisiert

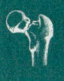

werden kann (Beispiel: zementierte Hüft-TEP statt Plattenosteosynthese). Eine evtl. Funktionsminderung (z.B. Bewegungseinschränkung) muß in Ausnahmefällen in Kauf genommen werden. (Beispiele: distale Radiusfraktur, subkapitale Humerusfraktur.) Aufgrund der atrophen Haut sorgfältige Polsterung bei Anlage von (Gips-)verbänden.

Nachbehandlung: Berücksichtigung der Activities of daily life (ADL), z.B. Nahrungsaufnahme, Ausscheidungen, An- und Auskleiden, Körperpflege, Haushaltsführung. Wichtig: frühzeitige Kontaktaufnahme mit dem Sozialdienst und/oder Angehörigen um die nachstationäre Betreuung in die Wege zu leiten. Zur Zeit entstehen auch spezielle Zentren zur geriatrischen Rehabilitation. Die Möglichkeiten der Pflegeversicherung müssen ausgeschöpft werden. Ziel ist es, den alten Menschen nicht zu lange aus seinem sozialen Umfeld zu reißen.

12.3.10 Komplikationen der Frakturbehandlung

(☞ 13.3.5 posttraumatische Ostitis)
(☞ 19.2.12 Kompartmentsyndrome des Unterschenkels)
(☞ 12.2.1 Wundinfektion)

Aseptische Komplikationen

Implantatbruch
Entstehung durch technisch unzulängliche Osteosynthese (☞ 12.3.5 Osteosyntheseverfahren), verzögerte Knochenbruchheilung oder verfrühte Lastaufnahme. Behandlung mit biomechanisch günstigerer Reosteosynthese, evtl. Knochentransplantation (☞ 12.3.6).

Refraktur
Aufteten nach Metallentfernung oder Beendigung der Ruhigstellung nach konservativer Therapie. Ursache: verzögerte Knochenbruchheilung, verfrühte Implantatentfernung, verfrühte Lastaufnahme nach Metallentfernung, eventuell auch erneutes, adäquates Trauma. Wenn keine Pseudarthrose vorliegt, entspricht die Behandlung derjenigen einer Erstverletzung. OP-Indikation großzügig, ggf. zusätzlich Spongiosaplastik

Frakturkrankheit
Immobilisationsschaden, in erster Linie nach Gipsbehandlung: Knochenentkalkung (Röntgen), Knorpelatrophie, Kapselschrumpfung, Bandinsuffizienz, Muskelatrophie (Funktionsprüfung), arteriöse oder venöse trophische Störungen, Ödeme (Inspektion). Die Übergänge dieses Krankheitsbildes zum Morbus Sudeck sind fließend; der Verlauf entscheidet oftmals erst über die Zuordnung.

Prophylaxe: Krankengymnastische Übungsbehandlung aller nicht ruhiggestellten Körperabschnitte, Gipsruhigstellung möglichst zeitlich begrenzen; Antiphlogistika.

Therapie: Unter Umständen ist eine langwierige konservative Therapie, ggf. mit Narkosemobilisation oder operativer Arthrolyse notwendig, selten einmal aufwendigere Maßnahmen wie Osteotomien oder Sehnenkorrekturen.

Hämatom
Bakteriologische Untersuchungen zeigen, daß bis zu 20 % der persistierenden postoperativen Hämatome mit einem positiven Keimnachweis einhergehen (Müller et al. 1990). Hämatome können zu einer Myositis ossificans oder im Bereich von engen Muskelkompartimenten zu einem Kompartmentsyndrom mit Muskelnekrosen führen.

12

Konservative Therapie
Bei kleinem und oberflächlichem Hämatom in der Frühphase Punktion und Drainage (wenn möglich unter sonographischher Kontrolle). Bei gekammerten Herden ggf. mehrfache Punktion nötig. Häufig kommt es jedoch zum „Nachlaufen" des Hämatoms, so daß eine chirurgische Intervention doch nötig wird.

Operative Therapie
Op-Prinzip: Vollständige Entfernung eines postoperativ aufgetretenen Hämatoms durch Revision der OP-Wunde. Therapieziele sind Stillen einer evtl. Blutung, Evakuierung des Hämatoms als Keimboden für Bakterien, Verbesserung der Wundheilung.

Indikationen: Großer und abgegrenzter, evtl. flüssigkeitsgefüllter und fluktuierender Hohlraum im Bereich einer OP-Wunde, v.a. subfaszial. Klinische und labor-chemischen Entzündungszeichen ohne andere Ursache. Absolute Indikation bei beginnendem Kompartmentsyndrom.

Kontraindikationen: Diffuse Einblutung in das Muskelgewebe mit fehlendem Hohlraum ohne Kompartmentsyndrom.

Spezielle Patientenaufklärung: evtl. Antibiotikaketteneinlage oder Spül-Saugdrainage. Pat. über hämatombedingte Verfärbung der Haut informieren die evtl. erst Tage nach der Operation auftreten und wochenlang anhalten kann.

OP-Planung: Weichteilsonographie zur Abschätzung des Ausmaßes des Hämatoms. Präoperative Punktion ermöglicht die Differenzierung zwischen Hämatom, Serom oder Abszeß und dient zur Festlegung der therapeutischen Strategie.

OP-Technik: Perioperative Antibiotikaprophylaxe z.B. mit 1 x 1,5 g Zinacef®. Beim sterilen Abdecken OP-Feld großzügig bemessen, um ggf. den Hautschnitt erweitern zu können. Hautschnitt im Bereich der OP-Wunde unter Entfernung allen Nahtmaterials. Bei „abgesackten" Hämatomen, z.B. im Bereich der unteren Extremität evtl. zweiter Hautschnitt nötig (Hautbrücke mindestens 5 cm!). Goßzügiges Eröffnen der Hämatomhöhle, Abstrichentnahme und sorgfältige Ausräumung des Hämatoms bzw. der Blutkoagel. Bei älterem Hämatom evtl. Anfrischen der Pseudokapsel mit einem scharfen Löffel. Mehrfache Spülung der Hämatomhöhle, z.B. zunächst mit 1 : 10 verdünnter Braunol®-Lösung (*Cave* Jodallergie des Pat.), anschließend mit Ringerlösung nachspülen. Einlegen großlumiger Redon-Drainagen am tiefsten Punkt der Hämatomhöhle. Redon-Schläuche über neue Stichkanäle ausleiten. Bei hochgradigem Verdacht auf ein infiziertes Hämatom bzw. Entleerung von Eiter Einlage von Antibiotikaketten oder Anlage einer Spül-Saugdrainage. Primärer schichtweiser Wundverschluß. Bei Einlage von Antibiotikaketten ggf. unter Ausleitung der Kettenenden (Zahl der eingelegten Ketten dokumentieren).

Nachbehandlung: Schonung, um eine Nachblutung zu verhindern. Zusätzlich Kryotherapie, Kompressionsverbände, Hochlagerung, nichtsteroidale Antiphlogistika (z.B. Voltaren 3 x 50 mg). Keine Massagen wegen der Gefahr einer Nachblutung und einer Myositis ossificans. Bei Verdacht auf infiziertes Hämatom zunächst blinde antibiotische Abdeckung z.B. mit Zinacef 2 x 1,5 g und Certomycin 1 x 400 mg. Weitere Antibiotikatherapie gemäß Antibiogramm. Ggf. Entfernung von Antibiotikaketten nach Ablauf einer Woche durch Mobilisieren von ein oder zwei Perlen täglich. Bei nicht ausgeleiteten Ketten oder zu starken Schmerzen evtl. Entfernung in Narkose.

Literatur

1.Müller, M.E., M. Allgöwer, R. Schneider, H. Willenegger: Manual of Internal Fixation. Springer, Berlin 1990
2.Klein, J. H.: Muscular Hematomas: Diagnosis and Management. Journal of Manipulative and Physological Therapeutics 13 (1990): 96–99
3.Klasson, S. C., J.L. Vander Schilden: Acute Anterior Thigh Compartment Syndrome Complication Q!uadriceps Hematoma: Orthopaedic Review 19 (1990) 421–427
4.Graham, J.: Muscle injuries. J.R.Coll.Surg. Edinb. 35 (1990) 14–17

■ Pseudarthrosen

Verzögerte Bruchheilung: Ausbleiben der Bruchheilung nach 4–6 Mon. **Pseudarthrose:** Ausbleiben der Bruchheilung nach 8 Mon. (Synonym: Fractura non sanata). Häufigkeit: Unterschenkelfrakturen 52 %, Unterarmfrakturen 22 %, Oberschenkelfrakturen 14 %, Oberarmfrakturen 12 %.

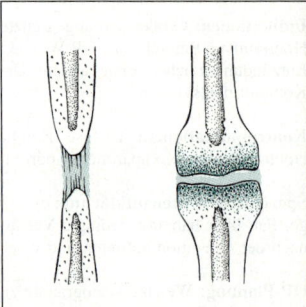

Abb. 12.18: Atrophe und hypertrophe Pseudarthrose

Ätiologie und Pathogenese
Faktoren, die die Frakturheilung behindern und damit zur Pseudoarthrose führen können sind u.a. Art der Ruhigstellung, Dauer und konsequente Einhaltung der Ruhigstellung (Compliance), Infektion im Frakturbereich, fehlerhafte Osteosynthese, Fragmentdistraktion bei einer Extensionsbehandlung, Weichteilinterposition, Alter, Ernährungszustand, Medikamente (z.B. Kortison, Dicumarole, Zytostatika), nach Bestrahlung.

Einteilung
Pseudarthrosen können klassifiziert werden nach ihrer biologischen Reaktionsfähigkeit, d.h. der zu erwartenden Konsolidierungsfähigkeit oder nach der Ätiologie bezüglich einer Infektion
- **Hypertrophe Pseudarthrosen:** biologisch reaktionsfähig (90 %). Weitere Unterteilung in 3 Formen: hypertroph kallusreich; leicht hypertroph kallusarm; oligotroph kalluslos
- **Atrophe Pseudarthrosen:** biologisch reaktionslos. Weitere Unterteilung in 3 Formen: dystrophisch, nekrotisch, knochensubstanzfrei
- **Nichtinfizierte Pseudarthrosen**
- **Infizierte Pseudarthrosen.**

Klinischer Befund
Gebrauchsminderung der Extremität, Druckschmerz und Belastungsschmerz, abnorme Beweglichkeit, sofern nicht eine stabile Osteosynthese (OS) durchgeführt wurde.

Apparative Diagnostik
Röntgen einschließlich konventioneller Tomographie zur Beurteilung der knöchernen Konsolidierung. Bei hypertrophen Pseudarthrosen Verdickung und Sklerosierung im Bereich der Fraktur (reaktives, vitales Knochengewebe), ggf. 3-Phasenszintigramm:

12

Infekt? Vitalität?), evtl. bakteriologische Untersuchung (inf. Pseudarthrose?), MRT.

Differentialdiagnose
Refraktur, übersehene pathologische Fraktur, kongenitale Unterschenkelpseudarthrose.

Konservative Therapie
• In der Regel kein Erfolg der kons. Therapie bei atrophen oder infizierten Pseudarthrosen sowie bei einer Lücke zwischen den Frakturenden > 1 cm. Keine Korrektur von Achsfehlstellungen und Verkürzungen möglich.
• Bei verzögerter Frakturheilung ist zunächst die kons. Therapie möglichst mit **Belastung der Frakturregion** angezeigt, z.B. durch einen Gipstutor. Problematisch ist die Ruhigstellung der benachbarten Gelenke mit der Gefahr der Bewegungsein-

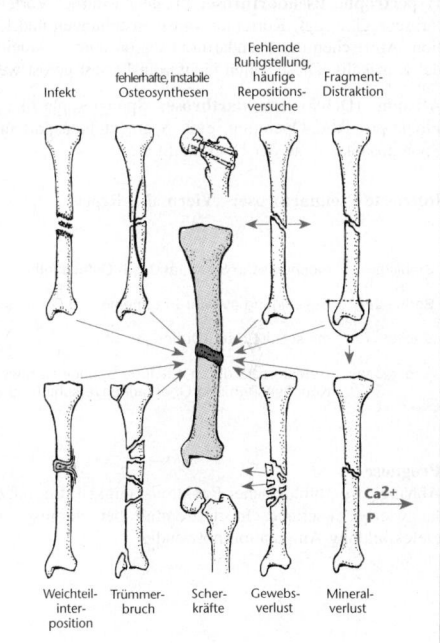

Abb. 12.19: Ursachen für verzögerte Frakturheilung und Pseudarthrosen. Unter diesen Bedingungen primäre Bruchheilung unmöglich; der im Rahmen der Sekundärheilung entstehende Kallus wird zu Faserknorpel, nicht zu Knochengewebe differenziert.

schränkung durch die Kapselschrumpfung und die Gewebeatrophie durch die Immobilisation.
• **Elektrostimulation:** kann zu einer knöchernen Konsolidierung führen. Laut Müller 1990 heilen ca. 70 % der Pseudarthrosen unter einer konsequenten Elektrotherapie aus.

Operative Therapie
Ziele: Knöcherne Konsoldierung durch Ausräumen der Pseudarthrose, Anfrischen der Psdeudarthrose (zur Stimulation der Revaskularisation), ggf. Spongiosaplastik und (Re-)Osteosynthese mit möglichst wenig Fremdmaterial. Keine Resektion der hypertrophen gut durchbluteten Anteile der Pseudarthrose
• Mobilisierung kontrakter Gelenke
• Korrektur von Deformitäten
• Ausräumung eines evtl. Infektes.

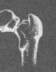

Hypertrophe Pseudarthrose: Fixateur externe. Vorteil: Kompression der Pseudarthrosenregion, ggf. Korrektur von Fehlstellungen und Längendifferenzen. Dekortikation: Anfrischen der Pseudarthroseregion durch Abmeiseln von Knochenstücken aus der Kortikalis. Diese sollen nicht vom Periost gelöst werden und bleiben somit vital.

Atrophe (Defekt-)Pseudarthrose: Spongiosaplastik.; im Bereich der Tibia ggf. Fibula-pro-Tibia-Operation, evtl. Segment-Transport mit dem Fixateur externe und Spongiosaplastik an der Docking-Stelle.

Infizierte Pseudarthrose: ,,Viermal-S-Regel"

Stabilität	mechanische Stabilität durch Osteosynthese (z.B. Fixateur externe)
Sequester	Beseitigung avitaler Fragmente und Gewebsteile
Spülen	meist Spül-Saug-Drainage
Spongiosa	Defektersatz durch autologe Spongiosa oder gefäßgestielten Knochenspan und Oberflächenverschluß durch z.B: Thiersch-Lappen.

Prognose
Abhängig von biologischer Reaktionsfähigkeit. Bei infizierter Pseudarthrose z.T. sehr langwierige Therapie. Im Extremfall bei chronisch infizierter Pseudarthrose mit Defektbildung Amputation notwendig.

■ Morbus Sudeck (Algodystrophie)

Schmerzhafte Dystrophie an den Extremitäten mit regionalen Durchblutungsstörungen der Weichteile und Knochen mit typischem stadienhaftem Verlauf. Synonyma: Sudeck-Leriche-Syndrom, Sudeck-Dystrophie, Algo(neuro)dystrophie. Im anglo-amerikanischen Sprachgebrauch: reflex sympathetic dystrophy (RSD).

Ätiologie und Pathogenese
Disposition bei exogenen Noxen (Trauma, OP), brüsken Repositionsmanövern, lokalen Entzündungen, aber auch z.B. nach Herzinfarkt, neurologischen Erkrankungen, nach Langzeitmedikation von z.B. Tuberkulostatika, Thyreostatika, Barbituraten. Ein Trauma muß einer Sudeck-Erkrankung nicht zwingend vorangehen. Pathophysiologisch Sympathikusdysregulation mit Engstellung der venösen Gefäße. In ca. 20 % keine Ursache zu finden (idiopathisch).

12

Klinischer Befund
Es werden 3 Phasen mit unterschiedlichem klinischem Bild unterschieden. Die Übergänge zwischen den einzelnen Stadien sind fließend. **Lokalisation:** häufig Vorderarm, Hand; seltener Knie, Fuß.

Phase	klinischer Befund	Röntgen
Akutstadium: Entzündung	Hyperämie, durch autonome Dysregulation bedingte ödematöse Schwellung, betroffene Extremität kühler oder wärmer im Vergleich zur Gegenseite, starker Spontan- und Belastungsschmerz; Haut überwärmt, oft glänzend. Teilweise Hyper- oder Hypoalgesie, Hyper- oder Hpyoästhesie. Meist ca. 2–8 Wo. nach Ereignis.	2–4 Wo. nach Beginn der Erkr. diffuse fleckige Entkalkung der Knochen der betroffenen Extremität oder Region
Intermediärstadium: Dystrophie	Allmähliche Schwellungsrückbildung. Die Schmerzen lassen nach aber noch deutlicher Bewegungsschmerz; blass-zyanotische kühle „Glanzhaut". Deutliche Bewegungseinschränkung durch Weichteilatrophie, evtl. vermehrte Behaarung.	Weiter fleckige Entkalkung, zunehmende Ausdünnung der Kompakta und Aufweitung des Markraumes und Rarefizierung der Spongiosa
Endstadium: Atrophie	Nach ca. 6–12 Mon. zunehmende Funktionsstörung infolge Muskelatrophie, Fibrosierung von Kapseln und Bändern → Kontrakturen. Kälteempfindliche, blasse, atrophische Haut.	Diffuse Osteoporose ohne fleckiges Erscheinungsbild. Typisches Bild von „Glasknochen" durch ausgedünnte Kompakta

Apparative Diagnostik
- Röntgen typisch, jedoch ebenso wie klin. Befund keine eindeutige Phasentrennung
- Thermographie im Seitenvergleich
- Dreiphasen-Sequenzszintigramm (Technetium 99): Mehrspeicherung mit erhöhter Anreicherung in der Anflutungsphase (Blutpoolphase) und verzögertem Abfluß in der Spätaufnahme
- Sympathikusblockade (z.B. Stellatum-Blockade): rasche Schmerzlinderung und Rückgang des Ödems.

Differentialdiagnose
Frakturkrankheit, transitorische Osteoporose, Münchhausen-Syndrom, Rentenneurose.

Konservative Therapie
Keine einheitlichen Therapieempfehlungen in der Literatur. Die Therapie ist vom Stadium der Erkrankung abhängig.
- **Stadium I:** NSA (gleichzeitig Antazida), α-Sympatikolytika (Hydergin®), Diazepam (z.B. Valium®). Kurzdauernde Ruhigstellung in Funktionsstellung, Hochlagerung. Kalzitonin (z.B. Karil®) tägl. 100 IE über 3 Wo. Keine Massagen, keine passiven Bewegungen. Beginn der aktiven Therapie erst mit Rückgang der Schmerzen. Keine aktiven Bewegungen über die Schmerzgrenze! 2–4 Sympathikusblockaden (einmal pro Woche)
- **Stadium II:** NSA; aktive Übungstherapie (Krankengymnastik, Ergotherapie) nicht über Schmerzgrenze! Kryotherapie, ggf. vorsichtige Lymphdrainage
- **Stadium III:** Aktive Übungstherapie (Krankengymnastik, Ergotherapie), Manualtherapie, auch im Wasser, ggf. Quengelschienen.
- Stadienbegleitend eventuell Psychotherapie.

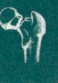

Operative Therapie

Keine operative Therapie! Ggf. spätere funktionsverbessernde Eingriffe und Korrektur von Fehlstellungen frühestens ein Jahr nach Erreichen des Endstadiums unter perioperativer Sympatikusblockade als Rezidivprophylaxe.

Prognose

Bei frühzeitiger und konsequenter Therapie befriedigende Ergebnisse. Funktionsdefizite sind eher die Regel als die Ausnahme. Auch nach Jahren noch Restsymptome möglich. Bei verspäteter Diagnosestellung und häufig starke Funktionseinschränkung durch kontrakte Fehlstellungen.

Literatur

1. Jänig, W., Schmidt, R.F. (Hrsg): Reflex Sympathetic Dystrophy. Verlag Chemie, Weinheim 1992.

12.4   Versorgung Mehrfachverletzter

Der bisher meist verwandte Begriff **Polytrauma** wird neuerdings häufiger durch den Begriff **Mehrfachverletzung** ersetzt. Hierunter versteht man eine gleichzeitig entstandene Verletzung mehrerer Körperregionen oder Organsysteme, wobei wenigstens eine Verletzung oder die Kombination mehrerer lebensbedrohlich *ist (nach Tscherne).*

12.4.1   Erstversorgung am Unfallort

Orientierende Erstuntersuchung: Überblick über Bewußtseinslage, Thorax-, Abdominal- und Extremitätenverletzungen.

Basisversorgung zum Transport in die nächste geeignete Klinik:

- **Volumentherapie:** Legen mehrerer großkalibriger Verweilkanülen in Unterarm- oder Ellenbeugevenen, in die V. jugularis externa oder in die Leistenvene
- **Frühnarkose, Beatmung:** Gabe von Sauerstoff, starker Schmerzmittel und frühzeitige Narkose mit dem Ziel, den angst-und schmerzbedingten Sympathikotonus zu durchbrechen → Sauerstoffbedarf der Organe und Gewebe reduzieren. Empfehlung für Einstellungen des Beatmungsgeräts (Erwachsene): Atemzugvolumen 15 ml/kg KG, Frequenz 10–12/min, PEEP > 5 cm H_2O
- **Repositionen, Lagerung:** Grobe Fehlstellungen der Extremitäten durch Frakturen und klinisch eindeutig erkennbare Luxationen werden eingerichtet und mit Luftkammerschienen oder konfektionierten Kunststoffschienen ruhiggestellt. In der Regel und besonders bei V.a. Wirbelsäulenverletzungen Lagerung des Verletzten auf Vakuummatratze. *Bei einem Schädelhirntrauma besteht immer der Verdacht auf eine Halswirbelsäulenverletzung.* Der Verletzte muß deshalb noch vor dem Transport mit einer halbstarren HWS-Bandage versorgt werden. Während des Transports Verletzten gut zudecken, um eine Unterkühlung zu verhindern

12

- **Verbände:** Blutende Wunden und insbesondere offene Frakturen mit sterilen Kompressen oder einem Druckverband (Ausnahme: Gelenkbereich) versorgen und in sterile Tücher einpacken. Dieser Erstverband darf bis zur Abnahme im OP nicht mehr geöffnet werden. Keine abschnürenden Verbände, insbes. Knebelverbände. Starke Blutungen sollten nur durch lokale Kompression gestillt werden.
- **Thoraxdrainage:** Bereits bei V.a. ein Thoraxtrauma mit Hämato- oder Pneumothorax wird zur Vorbeugung eines lebensbedrohlichen *Spannungspneumothorax* eine ein oder beidseitige großlumige (mind. 28–32 Charr.) Bülau-Drainage eingelegt. Dies ist besonders beim Transport des Verletzten in einem Rettungshubschrauber zu beachten, da je nach Hubschrauber-Typ der Brustkorb des Pat. schlecht zugänglich ist. Notfallzugang: 2.–3. ICR in der Medioklavikularlinie. Fausregel: > 2 QF unterhalb des Sternoklavikulargelenks und > 2 QF oberhalb der Mamille (bei zu kaudaler Punktion Gefahr der Zwerchfell- bzw. Organverletzung).

Während der Basisversorgung durch den Notarzt Anmeldung des Pat. in der nächsten **geeigneten** Klinik zur Versorgung Mehrfachverletzter: Notfallaufnahmeteam kann bereits vorbereitende Maßnahmen treffen.

12.4.2   Klinische Erstdiagnostik und -therapie

Zeit: 0. – 60. Min. („goldene Stunde"). **Ziel:** Stabilisierung der Vitalfunktionen:

- Nach der Erstuntersuchung legt der *verantwortliche Unfallchirurg* die diagnostische Reihenfolge fest und bestimmt gegebenenfalls das Miteinbeziehen von Ärzten anderer Fachrichtungen
- Währenddessen wird von einem *weiteren Chirurgen* durch eine Ultraschalluntersuchung des Abdomens und ggf. des Thorax überprüft, ob freie Flüssigkeit als Hinweis auf eine Blutung vorliegt
- Der *Anästhesist* sorgt mit seinem Team gleichzeitig für das Fortführen der Narkose und veranlaßt u.a. Blutabnahmen zur Bestimmung der Blutgruppe und weiterer wichtiger Laborparameter. Bei sehr starker Blutung muß evtl. auf Universalspenderblut der Blutgruppe 0 oder auf ungekreuztes Blut der Blutgruppe des Pat. zurückgegriffen werden
- Eine *Schwester/ein Pfleger* legt unterdessen einen Blasenkatheter.

Dieser erste Teil der klinischen Maßnahmen sollte keinesfalls länger als 15–20 Min. dauern. In kritischen Situationen, insbesondere beim Vorliegen einer schweren intraabdominellen Blutung, muß der Pat. evtl. ohne weitere Diagnostik notfallmäßig operiert werden *(Akutchirurgie).*

Befindet sich der Verletzte in einem stabilen Zustand, schließt sich die **Röntgendiagnostik** an, die beim Bewußtlosen mehrere Standardaufnahmen umfaßt und entsprechend der Extremitätenverletzungen ergänzt wird.

Bei einem gleichzeitigen **Schädelhirntrauma** wird je nach Schwere der übrigen Verletzungen und des neurologischen Zustandes entweder direkt nach der Erstdiagnostik eine **Computertomographie** angeschlossen oder erst nach Durchführung der Röntgendiagnostik oder den Maßnahmen der Akutchirurgie.

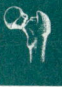

12.4.3 Verzögerte Primärchirurgie

Zeit: 1. – 6. h. **Ziel:** In dieser Phase werden die wichtigsten Verletzungen versorgt. Ziel der Maßnahmen ist die Stabilisierung des Zustandes des Pat. um beispielsweise für eine spätere Versorgung von Frakturen günstigere Voraussetzungen zu schaffen. Folgende Verletzungen werden typischerweise in dieser Phase operiert:

• Grobreposition und Stabilisierung offener und geschlossener Frakturen und Gelenkverletzungen. Dies geschieht häufig mit dem sog. *Fixateur externe*
• Dadurch ist eine bessere und schmerzärmere Pflege des Pat. möglich und es kann auf einen Gips verzichtet werden, der eine Kontrolle der Weichteilverhältnisse verhindert.
• Faszienspaltung zur Vorbeugung eines Kompartmentsyndroms (☞ 19.2.12 Unterschenkelkompartmentsyndrom) und Versorgung von Gefäß-Nerven-Verletzungen.
• Offene und geschlossene Gehirnverletzungen
• Darm- und Organverletzungen (z.B. Leber, Milz, Niere)
• Wirbelsäulenverletzungen mit fortschreitenden neurologischen Ausfällen
• Offene Kiefer- und Gesichtsschädelverletzungen sowie Augenverletzungen
• Beckenfrakturen (häufig mit hohem Blutverlust verbunden).

Bei sehr schweren Extremitätenverletzungen mit ausgedehnter Weichteildestruktion ist wegen der akuten Lebensgefahr gelegentlich eine Amputation einer zeitaufwendigen und wenig aussichtsreichen Rekonstruktion vorzuziehen.

12.4.4 Postaggressionsphase

Zeit: ab 7. h – 10. Tag. **Ziel** der Behandlung in dieser Phase ist die weitere Stabilisierung von Atmung und Kreislauf des Verletzten. In der Postaggressionsphase kommt es je nach Umfang der Verletzungen und der Operationen („Agressionen"ʃ zu mehr oder weniger ausgeprägten Veränderungen im Säure-Basen-Haushalt und Stoffwechsel (vermehrter Eiweißabbau: Katabolismus). Aufwendige Operationen sollten vor allem in der ersten Hälfte dieser Phasevermieden werden. Die chirurgischen Maßnahmen am Anfang dieser Phase sollen günstige Ausgangsbedingungen für eine definitive Versorgung des Verletzten zum Ziel haben, z.B. durch Abtragen nekrotischen Gewebes, Ausräumung von Entzündungsherden (können zu einer Sepsis führen), Entfernen großer infektionsgefährdeter Hämatome.

In der zweiten Hälfte dieser Phase können bei guter Erholung des Pat. rekonstruktive Eingriffe beginnen, z.B.:
• Sekundärer Wundverschluß bei offenen Frakturen
• Gelenkrekonstruktionen
• Versorgung von Frakturen im Kiefer-Gesichtsbereich
• Ersatz des Fixateur externe durch entsprechende Osteosynthesen.

12

12.4.5   Stabilisierungsphase

Zeit: ab 5. 7. Tag. **Ziel** dieser Phase ist die weitere Stabilisierung und Erholung des Pat., insbes. Entwöhnung vom Beatmungsgerät und oraler Kostaufbau. Operativ kann jetzt mit aufwendigeren rekonstruktiven Eingriffen begonnen werden, z.B. Stabilisierung von Frakturen und Gelenkverletzungen, Beckenrekonstruktionen, Weichteilplastiken.

Literatur
1.Kalbe, P.; Kant, C. J.: Erstmaßnahmen am Unfallort aus der Sicht des Unfallchirurgen. Orthopäde 17 (1988): 2 ff.
2.Magin, M.: Mehrfachverletzungen. In: Cotta, H.; Wentzensen, A.; Holz, F.; Krämer, K.-L.; Pfeil, J.: Standardverfahren in der operativen Orthopädie und Unfallchirurgie. Thieme, Stuttgart 1995, S. 227–236
3.Tscherne, H.; Kalbe, P.; Kant, C. J.: Der schwerverletzte Patient - Prioritäten und Management. Hefte z. Unfallheilk. 200 (1988): 394 ff.

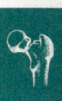

12

Karl-Ludwig Krämer
und Martin Stock

13

Infektionen der
Knochen und Gelenke

Im Vergleich zu Infektionen anderer Organsysteme sind entzündliche (bakterielle) Knochen- und Gelenkerkrankungen *relativ selten, aber gefürchtet (oft therapieresistent und rezidivfreudig)*.
Infektrate nach primär aseptischen Eingriffen in der Orthopädie 1–2 %. Haupterreger *Staph. aureus,* Staph. epidermidis, seltener Streptokokken, Enterokokken, Pseudomonas aeruginosa.

13.1 Diagnostik

Klinik: Calor, Rubor, Dolor, Tumor und Functio laesa insbesondere bei Knocheninfektionen *meist nur inkomplett.*
Fieber: Körpertemperatur von mindestens 38,0° C axillar, 38,5° C rektal.
Verlaufsformen einer OM: akut, subakut, chronisch, klinisch stumm.

Bildgebende Verfahren bei entzündlichen Knochenerkrankungen
- **Nativ-Rö.:** Path. Veränderungen im allg. erst ab der 3.Wo. erkennbar, beim Säugling ab 2. Wo.
- **Tomographie:** speziell zur Herdabgrenzung und Darstellung von Sequestern
- **Knochenszinti** (☞ 6.5): Aussagen über Floriditätsgrad
- **Knochenmarkszinti:** Isotopenmarkierung von Leukozyten zur Unterscheidung septischer und aseptischer Prozesse, Hinweise auf Floriditätsgrad
- **Sono:** Darstellung von Abszessen, Gelenkergüssen
- **CT:** Zusatzuntersuchung bei komplizierteren anatomischen Verhältnissen (z.B. Wirbelsäule) und zur Beurteilung einer Weichteilbeteiligung
- **NMR:** sensitiver in der Diagnostik von z.B. Spondylodiszitiden (☞ 18.1.23) als Nativ-Rö. oder CT. T2-gewichtete Bilder ergeben höhere Signalintensität des OM-Herdes (☞ 6.4). Evtl. zusätzlich mit Kontrastmittel (Gadolinium).

Labor (☞ 23)
- **BSG:** Stark beschleunigt in der akuten Phase. Gering oder nicht erhöht bei chron. OM und bei Tbc. Der Einstundenwert ist der wesentliche Wert.
  Cave: Oberer Normalbereich der BSG ist alters- u. geschlechtsabhängig.
- **C-reaktives Protein (CRP)** ↑: „Akut-Phase-Protein", schneller Anstieg und weniger störanfällig als BSG. Werte < 10 mg/l schließen Infekt aus.
- **BB:** Bei bakt. Infekt Leukozytose (☞ 23), Linksverschiebung. Lymphozytose b. Virusinfekten (**Cave:** DD einer neutrophilen Granulozytose: reaktive Veränderungen)
- **E'phorese:** bei Inf. in der Akutphase Alpha-2-Globulinerhöhung, bei chron. Inf. γ-Globulinerhöhung
- **Serumeisenspiegel** ↓ und **Serumkupferspiegel** ↑ bei entzündl. Prozessen
- **Antikörper-Titer** (☞ 14.4.1):
  - Streptokokkentiter: wichtig bei rheumatischem Fieber und hämatogener OM im Säuglings- und Kindesalter
  - Serol. Untersuchung auf Lues, Chlamydien und Borrellien bei unklarer Arthritis
  - Serol. Untersuchung auf Brucellen und Salmonellen bei unklarer Spondylitis.

13

Tuberkulin-Screening (Tine-Test)

- Ergebnis ab 4. Tag ablesen (Frühreaktionen werden nicht gewertet!)
- **Positive Reaktion** ab Ausbildung *einer* sichtbaren *Papel* → Überprüfung mit Mendel-Mantoux-Intrakutantest → Keimnachweis in Magensaft oder Sputum (nach Tbc-Impfung in ca. 90 % positiver Test; in 3–5 J. allmählich negativ).

Mikrobiologischer Keimnachweis

- **Abstrich:** Entnahme vom Wundgrund, Kontamination des Tupfers mit Hautkeimen vermeiden
- **Punktion:** sterile Kautelen (Inf. nachweisen, nicht verursachen!). Geeignet bei V.a. Abszeß, Empyem (☞ 2.3)
- **Gewebeprobe (Biopsie):** wird bei OP gewonnen
- **Blutkultur:** geeigneter Zeitpunkt bei Temperaturanstieg und bei Beginn eines Schüttelfrostes. Sorgfältige Hautdesinfektion, Abnahme einer aeroben und einer anaeroben Probe am günstigsten im Ellbogenbereich (je 5 ml Vollblut). Untersuchung ggf. mehrfach wiederholen
- **V.a. Tbc:** Nachweis von Mykobakterien in Punktat, Abstrich, Biopsie, Sputum (an drei Tagen hintereinander gewinnen), Magensaft (Aspiration über Magensonde bei nüchternem Pat., evtl. mit NaCl-Lösung vorspülen) und Urin
  - *Objektträgerausstrich* und Ziehl-Neelsen-Färbung. Ergebnis sofort
  - *Kultur:* Spezialnährboden. Positives Ergebnis frühestens nach 8 Tagen, in der Regel nach 4–6 Wo.
  - Tierversuch: Ergebnis in ca. 6–12 Wo.

Literatur

- *Hawkins BJ, Langermann RJ, Calhoun JH, Mader JT:* Osteomyelitis. Bull. Rheum. Dis. 43 (1994): 4–7
- *Jaramillo D, Treves ST, Kasser JR, Harper M, Sundel R, Laor T:* Osteomyelitis and septic arthritis in children: appropriate use of imaging to guide treatment. Am. J. Roentgenol. 165 (1995) 399–403
- *Laughtlin RT, Sinha A, Calhoun JH, Mader Jt: Osteomyelitis. Curr. Opin. Rheumatol. 6 (1994):* 401–407
- *Mah ET, LeQuesne GW, Gent RJ, Paterson DC:* Ultrasonic features of acute osteomyelitis in children. J. Bone Joint Surg. 76 B (1994): 969–974
- *Rüter A, Trenz O; Wagner M:* Infektionen des Knochens und der Gelenke. In Rüter A, Trentz O; Wagner M (Hrsg.): Unfallchirurgie, Urban & Schwarzenberg, München Wien Baltimore 1995.

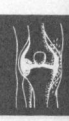

13.2   Therapieprinzipien

13.2.1   Spül-Saug-Drainage

Mechanische Reinigung einer infizierten Wundhöhle oder Gelenk zur Senkung der Keimkonzentration. Ind.: akuter Gelenkinfekt, Markraumphlegmone, große Infekthöhle, akut infiziertes künstliches Gelenk.

KI: Gelenkinfekt. Stadium III nach Gächter (☞ 13. 4.1), phlegmonöse Infektausbreitung mit Sepsis, Infekt älter als eine Woche.
- Täglich ca. 5 l Spülmenge (Ringerlactat) über ca. 8 Tage (evtl. mit Antibiotikazusatz in den ersten Tagen). Nachteil: oft Ausfließen aus dem Wundspalt
- Spülmenge bilanzieren.
  Cave: lokales Ödem, Druckschäden, Kompartment-Sy.
- Zuführender Drain im Zentrum des Herdes, ausreichend weitlumige, abführende Drainagen peripher, damit Reinigung der gesamten Wundhöhle am besten gewährleistet. Ausnahme: infizierter Marknagel → zuführender Schlauch distal, abführender proximal
- Bei Verstopfung der abführenden Drains Wechsel der Zu- und Abläufe. Falls die bilanzierte Spül-Saug-Drainage nicht wieder in Gang kommt, frühzeitig Entf. oder Neuanlage
- Bakt. Kontrolle des ablaufenden Sekrets. Ggf. längere Spülung
- Vor endgültiger Drainagenentfernung 2–3 Tage nur Sekretsaugung über alle Drainagen
- Bei Drainagewechsel oder -entfernung Drainagespitze in Bakteriologieröhrchen mit Frage des Keimnachweises/-menge einschicken.

Literatur
Gächter, A: Arthroskopische Spülung zur Behandlung infizierter Gelenke. Operat. Orthop. Traumatol 1 (1989): 196–199
Michiels I, Schmitz B, Stridde E: Die Spül-Saug-Drainage und Synovektomie in der Behandlung des Kniegelenkempyems. Unfallchirurg 96 (1993): 508–516
Vock B, Ewerbeck V: Septische Chirurgie. In: Standardoperationen in Orthopädie und traumatologischer Chirurgie, Thieme Stuttgart New York 1995.

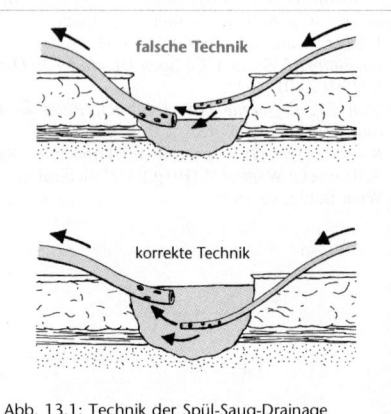

Abb. 13.1: Technik der Spül-Saug-Drainage

13

13.2.2 Lokale Antibiose

PMMA-Gentamicin-Ketten
mit 10, 30 oder 60 Kugeln. Minikette mit 10 oder 20 Kugeln. **Prinzip:** kontinuierliche lokale Freisetzung von Aminoglykosiden (Gentamicin). Keine Limitierung der Kugelanzahl. **Ind.:** bei allen abszedierenden Knocheninfekt. wie z.B. nach Ausräumen von OM-Höhlen (als Alternative zur Spül-Saug-Drainage) oder infizierten Osteosynthesen.
- *Nicht mit Saugdrainage kombinieren!* Nur Überlaufdrain
- Besser viele kleine Kugeln als wenige große zur vollständigen Ausfüllung der nach Debridement entstandenen Wundhöhle. *Cave:* Keine intraop. Verknotung der Ketten → Ziehen der Ketten deutlich erschwert oder unmöglich
- Bei über Hautniveau ausgeleiteter Kette *schrittweise Entfernen innerhalb von 10–14 Tagen.* Beginn nach einigen Tagen durch tägliches Herausziehen der aus der Wunde ausgeleiteten Kette um ein bis zwei Kugeln (Zahl dokumentieren!). Nur bei Kindern und sehr sensiblen Erwachsenen in Kurznarkose
- Primäre vollständige Versenkung der Ketten möglich. Entfernung dann nur in einem geplanten zweiten Eingriff möglich (z.B. TEP-Reimplantation).

Taurolin®, Sulmycin-Implant®
Ind.: Lokaltherapie einer posttraumatischen Osteitis. *Taurolin:* im Handel als 4 % Taurolin-Gel. *Sulmycin:* resorbierbarer Kollagen-Gentamicin-Verbund.

13.2.3 Systemische Antibiotika, Therapie und Prophylaxe

Wichtige Voraussetzung für erfolgreiche Behandlung: **Erregeranzüchtung und Antibiogramm.** Antibiotika möglichst erst *nach* Materialgewinnung (Blutkultur, Abstrich von Sepsisausgangsherd z. B. Pyodermieherd, Knochenbiopsie).

> **Soforttherapie**
> Oft erforderlich aus klinischer Situation (z.B. Sepsis). Hochdosierter Einsatz eines ausreichend breit wirkenden Antibiotikums, auf das der erwartete Erreger in der Regel empfindlich ist, evtl. 2fach-Kombination; z.B. bei hämatogener OM: Penicillin G und Flucloxacillin (Staphylex®) oder Zinacef 2 x 1,5 g i.v. und Certomycin 1 x 400 mg i.v.

- Nach Eintreffen des Antibiogramms ggf. Umsetzen auf geeignet wirksames Antibiotikum
- Während der Ther. mikrobiologische Kontrollen → Abstriche, insbes. bei Langzeittherapie aufgrund möglichen Erregerwechsels insbes. bei persist. Fieber u. fehlendem Rückgang der Entzündungsparameter
- Rezidivgefahr: u.a. aufgrund schlechter Antibiotikadiffusion in den Knochen. Deshalb ausreichend lange Behandlung
- **Therapiedauer:** Faustregel: bei OM mind. 6 Wo. Wenn mögl. 3–4 Wo. i.v.-Gabe. Dauer abhängig von Klinik und Entzündungsparameter
- Kontrolle der Entzündungsparameter (BSG, CRP) auch nach Ende der Antibiotikatherapie, um Wiederaufflackern sofort zu erkennen
- **Fieber trotz Antibiose:** Ursache z.B. falsches Antibiotikum; Erregershift; zu niedrige Dosis; falscher Keim (Pilze, Viren), Drug fever, Abszeß, Venenkatheterinfektion, Fieber nicht bakt. Genese (Neoplasie, speziell Hypernephrom, Leukosen, M. Hodgin; Kollagenosen), Abwehrdefekt, Resistenzentwicklung *(n. Daschner 1990).*

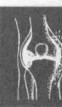

Penicillin G/Oralpenicilline

	Spektrum	Erw.-24 h-Dosis	NW/Bemerkungen
Penicillin G = Benzyl-Penicillin (z.B. Penicillin G Hoechst®, Penicillin Grünenthal®)	V.a. Meningok., Pneumok., β-hämolytische Streptok.; **Cave:** vereinzelt penicillinresistente Gonok. und (selten) Pneumok., Corynebakterien	**Niedrige** Dosis: 3–4 x 0,5–1,0 Mio. IE i.v. (z.B. Pneumonie). **Hohe** Dosis: 6 x 5 Mio. IE i.v. (z.B. Meningitis). Noch höhere Dosen nicht sinnvoll.	Anaphylaxie, Medikamenten-fieber, Exantheme, hämolyti-sche Anämie. Krämpfe (nur bei hohen Dosen und schnel-ler i.v. Injektion), selten inter-stitielle Nephritis (nur bei i.v. Applikation), Thrombopenie
Penicillin V (z.B. Ospen®)	Wie Penicillin G	4 x 400 000-800 000 IE p.o.	Wie Penicillin G (Oralpenicillin)

Staphylokokken-Penicilline (penicillinasefeste Penicilline)

	Spektrum	Erw.-24 h-Dosis	NW/Bemerkungen
Oxacillin (Stapenor®)	Staphylokokken	4 x 0,5–1 g p.o., i.v. (bis 8 g). Bei p.o.-Gabe 1 h vor dem Essen.	bei i.v.-Gabe geringere NW → höhere Dosis möglich! Durchfall, Fieber, Exanthem, Transaminasenanstieg, Hb-Abfall, Leukopenie. Selten Hämaturie
Flucloxacillin (Staphylex®)	Staph.; für Oral- und Parenteral-ther. geeignet!	4 x 0,5–1,0 g p.o., i.m., i.v., max 10 g tägl.	NW wie Oxacillin, zusammen mit Dicloxacillin penicillinase-festes Penicillin der 1. Wahl

Ampicillin und Ampicillin-Analoga (Aminopenicilline)

	Spektrum	Erw.-24 h-Dosis	NW/Bemerkungen
Ampicillin (z.B. Amblosin®, Binotal®)	Grampositive/gram-negative Bakterien, insbes. Häm. infl.; Enterok., Listerien, E. coli, Proteus mira-bilis, Salmonellen; nicht penicillinase-bildende Staphylok.	4 x (0,5-)1 g p.o. 150–200 mg/kg i.v. **KI:** infektiöse Mononucleose, Viruskrankheiten!	GIT-Symptome, Durchfall, Exanthem, lymphatische Leukämie, Fieber, selten GOT-Erhöhung, Nephritis, pseudomembranöse Kolitis
Amoxicilin/ Clavulan-säure (Augmentan®)	Wie Amoxicillin, einschließlich ß-Lac-tamasebildner (Staph.), Anaerobier	3 x 625–1250 mg p.o. (3 x 1–2 Tbl.), 3–4 x 1,2 g i.v.	Wie Amoxicillin; häufig positiver Coombs-Test, Nausea, Erbrechen, Durchfall in 10 %
Amoxicillin (z.B. Clamoxyl®)	Praktisch Ampicillin-spektrum; aktiver gegen Salmonella typhi	3–4 x 750 mg p.o. 3 x 1(-2) g i.v.	NW wie Ampicillin; 2–3fach besser resorbiert als Ampicillin, weniger intestinale Störungen

13

Acyclaminopenicilline (Ureidopenicilline)

	Spektrum	Erw.-24 h-Dosis	NW/Bemerkungen
Azlocillin (Securopen®)	Grampositive und gramneg. Keime, *insbes.* gegen Pseudomonas!	3–4 x 2–5 g i.v.	Hauterscheinungen, Diarrhö, Geschmacks- und Geruchsirritation, Fieber, Leukozytendepression, Enzymanstieg, Eosinophilie, verlängerte Blutungszeiten
Mezlocillin (Baypen®)	Ähnlich Ampicillin, wirksam z.T. gegen Klebsiella, Enterobacter, Citrobacter, *nicht Staph. aureus*	3–4 x 2–5 g i.v., 2–3 x 2 g i.v. bei Gallenwegs- oder Harnwegsinf.	Hauterscheinungen, Diarrhö, Enzymanstieg, Geschmacksstörungen, Leukozytendepression, Hypokaliämie, Thrombozytopenie, Blutgerinnungsstörungen
Piperacillin (Pipril®)	Spektrum von Mezlocillin + Azlocillin, wirksam bei Pseudomonas-Inf. und Bacteroides, *unvollständig gegen Staph.*	3–4 x 2–4 g i.v	Wie Ampicillin, passagere Neutropenien. Hoher Natriumgehalt. Bei lebensbedrohlichen Inf. in Kombination mit Aminoglykosiden anwenden

Cephalosporine

	Spektrum	24 h-Dosis	NW/Bemerkungen
Parenterale Cephalosporine der I. Generation			
Cefazolin (Gramaxin®)	Gramnegative Keime, bei Pseudomonas unwirksam!	3 x 0,5–2 x 1,0 g (grampositive), 3 x 1,0–2 x 2,0 g i.m., i.v. (gramnegative)	Wenig schmerzhaft i.m., hohe Gewebsspiegel
Oral-Cephalosporine der I. Generation			
Cefalexin (Oracef®)	Bes. bei gramneg. Erregern; Einsatz v.a. in der Pädiatrie	4 x 0,5 g p.o. (Streptok., Pneumok.;nur bei Penicillinallergie). Sonst 4 x 1–1,5 g p.o.	Nephrotoxizität. 4 % gastrointest. NW. Resorption durch gleichzeitige Nahrungsaufnahme wenig beeinflußt
Cefaclor (Panoral®)	Spektrum wie Cefalexin: 2–8fach wirksamer v.a. bei gramnegativen Erregern; *wirksamstes Oral-Cephalosporin gegen Haemophilus infl.*	3 x 0,5 g p.o. (Streptok., Pneumok.), 4 x 0,5(-1) g p.o. bei Gramnegativen + Staph. aur.	Wie Cefalexin, sehr selten Arthritis
Cephalosporine der II. Generation			
Cefuroxim (Zinacef®)	E. coli, Klebsiella, Proteus, Haem. infl., Acinetobacter. Meist wirksam bei cefalotinresistenten Keimen. *Unwirksam gegen Enterok. u. Pseudomonas*	3–4 x 0,75–1,5 g i.v. (grampos. Erreger), 3–4 x 1,5 g i.v. (gramneg. Erreger)	Wie Cefalexin. Oral z.B. Zinnat® 2 x 500 mg
Cefamandol (Mandokef®)	Wirksam bei oxacillin-resistenten Staph., Gonok., Meningok., Haem. infl., wirksamer als Cefalotin bei indolpositiven Proteus, Enterobacter, Acinetob., unwirksam gegen Enterok. und Pseudomonas	3–4 x 2 g i.m., i.v.	Selten Blutgerinnungsstörungen

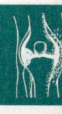

	Spektrum	24 h-Dosis	NW/Bemerkungen
Cephalosporine der III. Generation (Oxim-Gruppe)			
Cefotaxim (Claforan®)	Bei grampositiven Keimen weniger wirksam als Cefamandol, Cefuroxim, dagegen wesentlich wirksamer bei gramnegativen Keimen (v.a. Haemophilus infl.) außer bei Pseudomonas	3 x 1 g i.v., bei schweren Inf. 3 x 2 g i.v., bei Meningitis 4 x 2 g	Gegen Staph. weniger (!) wirksam als Cefazolin
Ceftriaxon (Rocephin®)	Sehr gute Wirksamkeit gegen gramnegative Keime, wenig aktiv gegen Staph.	1 x 2–4 g i.v., i.m.	Hohe ß-Lactamasestabilität
Cephalosporine der III. Generation (Sonstige)			
Latamoxef (Moxalactam®)	Gute Wirksamkeit gegen Grampositive außer Staph. aureus und Streptok., hohe in-vitro-Aktivität gegen gramneg. Keime und Anaerobier, schlechte Wirksamkeit gg. Pseudomonas	2 x 1–4 g i.v., i.m.	Gut geeignet für aerob/anaerobe Mischinf. im Abdominalbereich. Blutgerinnungsstörungen (→ Vit. K- Prophylaxe)
Cefsulodin (Pseudocef®)	Cephalosporin der Wahl bei Inf. mit *Pseudomonas spp.* Gegen andere gramneg. Keime **schlecht** wirksam	3 x 1–2 g i.v.	Parenteral-Cephalosporin mit ß-Lactamase-Aktivität

Weiteres Beta-Lactam-Antibiotika

	Spektrum	24 h-Dosis	NW/Bemerkungen
Imipenem/Cilastatin (Zienam®)	Sehr gute *in-vitro*-Aktivität gegen grampos. und -neg. Keime einschließlich Anaerobier	3–4 x 0,5– 1,0 g i.v.	BB-Veränderungen, Exantheme, Transaminasen-, AP- und Krea-Anstieg.

Tetrazykline

	Spektrum	24 h-Dosis	NW/Bemerkungen
Chlortetracyclin, Tetracyclinhydrochlorid, Oxytetracyclin	Grampos., gramneg. Erreger, Mykoplasmen, Chlamydien; nicht: Proteus species, Pseudomonas aeruginosa. Keine Monother. bei schweren Allg.-Inf., hohe Resistenzraten	4 x 0,5– 1 g p.o. 2 x 0,5–1 (Oxytetracyclin) i.v.	Geringste GIT-NW aller Tetrazykline, Exantheme, selten Anaphylaxie, Zahnverfärbung, Hepatotoxizität, Pseudotumor cerebri, (Harnstoff ↑)
Doxycyclin (z.B. Vibramycin®)	Grampositive, -neg. Erreger, Mykoplasmen, Chlamydien; nicht: Proteus spp., Pseudomonas aeruginosa. Keine Monother. bei schweren Allg. Inf., hohe Resistenz-Raten	2 x 100 mg p.o., i.v., nur bei leichten Inf. ab 2. Tag 1 x 100 mg	Wie Tetrazykline, weniger Photosensibilität, weniger Zahnverfärbung, bei eingeschränkter Nierenfunktion verwendbar. **KI:** Schwangerschaft und Stillperiode

13

Aminoglykoside

	Spektrum	24 h-Dosis	NW/Bemerkungen
Genta-micin (z.B. Refobacin®)	Grampos. (Staph., nicht: Pneumok., Streptok., Enterok.), und gramnegative Keime	2–5 mg/kg auf 3–4 Dosen verteilt i.m., i.v. (30–60 Min. Kurzinfusion). Harn-wegsinf.: 1 mg/kg in 1–2 Tagesdosen i.m.	*Oto- und Nephrotoxizität* insbes., wenn Spitzen-spiegel > 10 mg/ml bzw. through level (Talspiegel) > 2 µg/ml. Weiteres ☞ *Amikacin → drug monitoring!* *KI: Schwangerschaft*
Amikacin (Biklin®)	Wie Gentamycin und bes. gentamicinresi-stente Erreger. Amino-glykosid der Wahl bei gentamicinresistenten Keimen und bei Serratia spp.	15 mg/kg verteilt auf 2–3 Dosen i.m., i.v. vorzugsweise 30–60 Min. Kurzinfusi-on. *drug monitoring!* Bei Harnwegsinf.: 2 x 3,75 mg/kg i.m.	*Nephro- und Ototoxizität v.a. wenn > 15 g, wenn > 10 Tage Ther.; wenn > 32 µg/ml Spitzenspiegel, wenn >10 µg/ml through level.* Arthralgie, Fieber, Exanthem, periphere Neu-ropathie. *KI: Schwanger-schaft*
Tobra-mycin (z.B. Ger-neb-cin®)	Wie Gentamicin, Gly-kosid der 1. Wahl bei Pseudomonas aerugi--nosa (in Kombination mit pseudomonaswirk-samen Penicillinen)	Wie Gentamicin	Wie Gentamicin, weniger nephrotoxisch (?) *KI: Schwangerschaft*
Netilmicin-sulfat (Certomy-cin®)	Staph., E. coli, Kleb-siellen, Enterobacter spp., Proteus spp., Ci-trobacter spp., Pseu-domonas; u.a. bei Knochen-, Gelenk- und Weichteilinfekten, Sepsis, Infekte der Atemwege, Harn- und Geschlechtsorgane	4,0–6,0 mg/kgKG als Einmaldosis (bei normaler Nieren-funktion) Faustregel: 1 x 400 mg Certomycin i.v. als Kurzinfusion über 30 Min.	Wie Gentamicin. Risiko der Störung des Gleich gewichtsorgans 1–2 % (bei sofortigem Absetzen und HNO-Ther. reversibel). Evtl. BZ-, AP-, SGOT und SGPT-Erhöhung. Kontrolle der Serumspiegel: unmittel-bar vor Gabe nicht < 1 µg/ml 3–5 min nach Gabe > 20 µg/ml

Makrolid-Antibiotika und andere Substanzen

	Spektrum	24 h-Dosis	NW/Bemerkungen
Erythromycin (z.B. Eryci-num®, Paediathro-cin®)	Grampositive, Staph. häufig resistent, Streptok. (bei Penicillinallergie), Pneumok., Corynebacteri-en, Mykoplasmen, wirk-sam gegen Haemophilus infl. 1. Wahl bei Legionel-len-Pneumonie	(2-)4 x 250–1000 mg p.o., i.v.	Gastrointestinale NW, sehr selten Allergie, Leberschäden bei Erythromycinestolat (cholestatischer Ikterus) *KI: Stillperiode*
Clindamycin (Sobelin®)	V.a. Anaerobierinf. und multiresistenten Staph.	3–4 x 300 mg p.o., 3–4 x 600 mg i.v.	Sehr gute Gewebspenetration. *KI: Stillperiode*
Polymyxin B (Polymyxin B®)	Gramneg. Keime, insbes. Pseudom. aeruginosa (nicht Proteus spp.)	1,5–2,5 mg/kg, aufgeteilt in 3–4 Einzel-dosen	Nephro- und Neurotoxizi-tät, Parästhesien, Ataxie, Fieber, neuromuskuläre Blockade

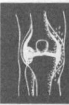

	Spektrum	24 h-Dosis	NW/Bemerkungen
Vancomycin (Vancomycin CP Lilly®)	Oxacillinresistente Staph., Enterok., *Clostridium difficile* (Pseudomembranöse Kolitis), Corynebacterien. Mäßige Gewebspenetration	4 x 0,5 g i.v.; bei pseudo membranöse Kolitis 4 x 125–500 mg oral für 10 d	Exanthem, Phlebitis, Nephro- und Ototoxizität
Teicoplanin (Targocid®)	Grampositive Erreger (z.B. Staphylo- und Streptok., Clostridien) bei Knochen und Gelenkinf., Atemwegs-Haut- und Weichteil-, Nieren- und Harnwegsinfektionen, Endokarditis, Sepsis	Initialdosis 6 mg/kg KG (ca. 400 mg), ab 2. Tag bei schwerer Infektion weiter 6 mg/kg KG (ca. 400 mg), sonst Dosisreduktion auf 3 mg/kg KG (ca. 200 mg) 1 x tägl. i.v. Endokarditis prophylaxe 1 x 400 mg präop.	Glykopeptit-Antibiotikum. Auch bei Erregern wirksam, die gegen Cephalosporine, Oxacillin u. Methicillin resistent sind. NW wie Vancomycen, jedoch **geringere Ototoxizität.** Furosemid (Lasix®) kann zur Verstärkung der NW führen. Serumspiegel vor Gabe nicht unter 10 mg/l.
Fosfomycin (Fosfocin®)	Staph., E.coli, Klebsiellen, Pseudom. und andere gramneg. Keime, Haem. infl.	2–3 x 5 g i.v.	Exanthem, GIT-Störungen, Phlebitis, AP, GOT, GPT ↑; hoher Na+-Gehalt (1,5 mmol/g)
Cotrimoxazol (Trimethoprim/Sulfamethoxazol) (z.B. Eusaprim forte®, Bactrim forte®, Cotrim®)	Sulfonamid-Kombination, gute Wirksamkeit bei Salmonellen, Shigellen, Klebsiellen, E. coli, Proteus, Enterok. I. Wahl bei Bronchitis, Harn- und Gallenwegsinf., Shigellosen, Typhus-, Paratyphus A+B (akut/ Dauerausscheider)	2 x 960 mg p.o. (pro Tbl. 160 mg TMP/ 800 mg SMZ). Die i.v.-Gabe von Sulfonamiden gilt als obsolet	Stevens-Johnson-Sy., selten Allergie, GIT-NW, Thrombo- und Leukopenie. *Neuere TMP/Sulfonamid-Kombinationen bringen keine Vorteile.* **KI:** *Schwangerschaft und Stillzeit*

Gyrasehemmer (Chinolone)*

	Spektrum	Dosis	NW/Bemerkungen
Ciprofloxacin (Ciprobay®)	Komplizierte Harnwegsinf.; Prostatitis; nosokomiale Inf.; Pneumonie; Osteomyelitis; Weichteilinfekt	2 x 250– 750 mg oral, 2 x 400 mg i.v.	GIT- und ZNS-Störungen (Schwindel, Kopfschmerz, Psychosy.), Chondrotoxizität (**KI** →Wachstumsalter
Ofloxacin (Tarivid®)	Wie Norfloxacin, insbes. Enterobakt., Haem., auch Chlamydien, Mykoplasmen	2 x 200 mg p.o., bei HWI auch 2 x 100 mg	Wie Norfloxacin, Hautveränderungen, häufig ZNS-Störungen.
* Alle Chinolone sind für Schwangerschaft und Stillzeit so wie für Kinder wegen möglicher Knorpelschädigung kontraindiziert!			

Antibiotikadosierung bei Kindern > 1. Lj			
Antibiotikum	Verabrei-chungs-form	Gesamtdosis/Tag	Einzeldosis/Tag
Ampicillin	p.o. i.v.	50–100 mg/kg 100–400 mg/kg	4 x 4 x
Cefazolin	i.v.	50(–100)mg/kg	4 x
Cefuroxim	i.v.	50–100 mg/kg	3–4 x
Cephalexin	p.o.	50(–100) mg/kg	4 x
Clindamycin	p.o. i.v.	25–50 mg/kg 25–50 mg/kg	3–4 x 3–4 x
Doxycyclin	p.o. i.v.	5 mg/kg 5 mg/kg am 1. Tag, 2,5–5 mg/kg am 2. und an den folgenden Tagen	2 x 2 x
Ethambutol	p.o.	15 mg/kg	1 x
Flucloxacillin	p.o./i.v.	50–100 mg/kg	4 x
Gentamicin	i.m./i.v.	(3–)5–7 mg/kg	3(–4) x
INH	p.o./i.v.	7–20 mg/kg	1(–3) x
Penicillin G	i.v.	50000–250000 IE/kg	4–6 x
Rifampicin	p.o.	10–15 mg/kg	1(–2) x
Streptomycin	i.m.	20–40 mg/kg	2 x
Trimethoprim/ Sulfamethoxazol (Cotrimoxazol)	p.o.	6 mg/kg TMP 30–60 mg/kg SMZ	2 x
Teicoplanin	i.v.	10 mg/kg	initial 3 x ab 2. Tag 1 x

Literatur

- *Daschner, F:* Antibiotika am Krankenbett, 6. Aufl. Springer, Berlin Heidelberg New York 1992
- *Milatovic D, Braveny I:* Infektionen – Praktische Hinweise zur antimikrobiellen Therapie und Diagnostik. 3. Aufl. Vieweg & Sohn, Braunschweig Wiesbaden 1991
- *Rittmann W W, Schawalder K, Enzler M:* Stellenwert systemischer und lokaler Antibiotika-Anwendung bei Weichteil- und Knocheninfekten. Helv. chir. Acta 56 (1990): 879–889
- *Simon C, Stille W:* Antibiotika-Therapie in Klinik und Praxis, 8. Aufl. Schattauer, Stuttgart New York 1993.

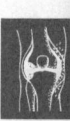

13.2.4   Antibiotikaprophylaxe

Ind.: Offene Frakturen, Endoprothesenimplantation, TEP-Wechsel, bei sehr grossen und lang dauernden OP's, Pat. mit verminderter Infektabwehr z.B. Diab. mell. 2 malige perioperative Gabe, bei Hüft-TEP-Implantationen z.B. ca. 1/2 h vor und 12 bis max. 24 h nach OP. Wert der Prophylaxe allerdings nicht eindeutig belegt. In der Regel Cephalosporine, z.B. Zinacef® 1–2 x 1,5 g.

13.2.5   Operative Prinzipien

- Sorgfältiges **chirurgisches Débridement** mit Entfernung allen nekrotischen Gewebes, evtl. Jet-Lavage (pulsierender Wasserstrahl)
- **Keinen primären Wundverschluss erzwingen**, bei Gewebsdefekten entweder Entlastungsschnitte oder offene Wundbehandlung und sekundäre plastische Deckung nach Infektausheilung
- **Stabilität im infizierten Bereich schaffen** (äußere Ruhigstellung, Re-Osteosynthese, oft besser Fixateur externe fern des Infektherdes). ME bei lockeren Implantaten oder falls nach Débridement Instabilität
- Nach Débridement am Ende der OP Einlegen von **Spül-Saug-Drainage** (☞ 13.2.1) oder **PMMA-Ketten** (☞ 13.2.2).

> ☞ Mechanische Ruhe ist absolute Voraussetzung für Infektheilung am Knochen.

- Bei nicht mögl. Geweberekonstruktion (Weichteile u. Knochen), hohem Alter u. schlechtem AZ, Vorerkrankungen (z.B. Diabetes, AVK), chron. Fistelung ggf. Amputation erwägen.

Literatur
- *Cotta H, Braun A:* Knochen- und Gelenkinfektionen – Diagnose und Therapie. Springer Berlin 1988
- *Krüger-Franke M, Carl C, Haus J:* Die Behandlung der infizierten Marknagelosteosynthese. Ein Vergleich verschiedener Therapieverfahren. Akt. Traumatol 23 (1993): 72–76
- *Ochsner PE, Hugli RW:* Der Wert der Markhöhlenaufbohrung und Markraumschienung bei der Sanierung von Infektpseudarthrosen. Unfallchirurg 98 (1995): 145–150
- *Pape HC, Zwipp H, Regel G, Hoffmann M, Maschek H, Tscherne H:* Therapieresistente chronische Osteomyelitis großer Röhrenknochen – Möglichkeiten und Risiken der Markhöhlenaufbohrung. Unfallchirurg 98 (1995): 139–144
- *Vock B, Ewerbeck V:* Septische Chirurgie. In: Standardoperationen in Orthopädie und traumatologischer Chirurgie, Thieme Stuttgart New York 1995

Neuere Studien zeigen gute Ergebnisse bei chron. Osteomyelitis durch Ausräumung des Markraumes (Pape et al. 1995, Ochsner und Hugli 1995).

13

13.3   Osteomyelitis

13.3.1   Akute Osteomyelitis (Überblick) ICD 730.0

1. Endogen durch hämatogene
Aussaat eines Herdes oder nach
Allgemeininfekt. Hämatogene
OM im Kindesalter weitaus
häufiger als im Erwachsenenal-
ter (Ausnahme: Spondylitis).

2. Exogen: posttraumatisch,
postoperativ.

Der Begriff „Osteomyelitis"
wird zunehmend häufiger durch
„Osteitis" ersetzt, da nicht nur
Knochenmark sondern Mark,
Compakta und Periost betroffen
(Rüter et al. 1995).

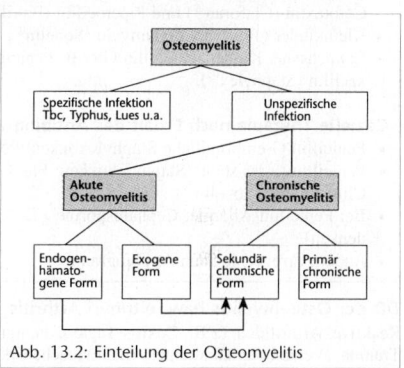

Abb. 13.2: Einteilung der Osteomyelitis

Verlauf
- Lokale Durchblutungsstörung (thromboembolischer Verschluß) mit Knochennekro-
  se: *Sequester*
- Durch Randsklerose abgegrenzt: *Totenlade*
- Durchbruch durch Kortikalis bei intaktem Periost: *subperiostaler Abszeß*
- Durchbruch nach außen: *Fistel*
- Systemische hämatogene Aussaat: *Sepsis.*

Verlaufsparameter: Fieberverlauf, AZ, lokale Schmerzen und Schwellung. Labor:
CRP, BSG, Diff.-BB.

Gelenkbeteiligung entsprechend der altersabhängigen Knochenvaskularisation:
- **Säugling:** Wachstumsfuge ist durch Gefäße überbrückt: Durchbruch von Metaphyse
  → Epiphyse → Gelenk → Pyarthros
- **Kinder:** avaskuläre Wachstumsfuge (= Grenze): Übergreifen auf das Gelenk nur
  dort, wo die Kapsel die metaphysäre Region mit einbezieht
- **Erwachsene:** geschlossene Wachstumsfuge: kein Ausbreitungshindernis → Gefahr
  des Übergreifens auf das Gelenk wie beim Säugling.

Komplikationen einer akuten hämatogenen OM bzw. eitrigen Arthritis: sekundär
chron. OM, rezid. OM, Pyarthros, path. Frakturen, Pseudoarthrosen, Deformitäten,
Wachstumsstörungen, Versteifungen, Fistelmalignom, Sepsis.

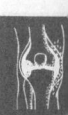

Initiale Therapie der akuten hämatogenen Osteomyelitis
(Simon und Stille 1989)
- Blutkultur, Abstrich vom Ausgangsherd (soweit eruierbar), Punktion
- Sofortige hochdosierte Kombinationstherapie (☞ 13.2.3):
  Neugeborene oder Pat. mit schweren Grundleiden und Abwehrschwäche:
  Cefotaxim (Claforan®) und Piperacillin (Pipril®)
- Kleinkinder (1–6 J.): Clindamycin (Sobelin®) und Cefotaxim (Claforan®)
- Erwachsene, Kinder: Penicillin G (z.B. Penicillin Hoechst®) und Fluclo-
  xacillin (Staphylex®).

Gezielte Therapie nach Erhalt des Antibiogramms (☞ 13.2.3)
- Penicillin-G-empfindliche Staphylokokken: Penicillin G
- Penicillin-G-resistente Staphylokokken: Flucloxacillin (Staphylex®) oder
  Clindamycin (Sobelin®)
- Bei Penicillin-Allergie: Cephalosporine z.B. Claforan® (an Kreuzallergie
  denken)
- Andere Erreger: je nach Antibiogramm.

DD der Osteomyelitis bzw. eitrigen Arthritis
Reaktive Arthritiden (z.B. Coxitis fugax), benigne und maligne Knochentumoren,
Trauma, Weichteilentzündungen, rheumatische Erkrankungen, Lyme-Arthritis (Borreliose), aseptische Knochennekrose, Knochen- bzw. Gelenkveränderungen bei systemischen Erkrankungen (z.B. Leukämien, Tumormetastasen).

Begutachtung
Bei Beurteilung auf Rezidivgefahr hinweisen, nicht von ,,ausgeheiltem" Infekt
sprechen. Chron. Fistelung Oberschenkel u. Tibiakopf MdE 30–50 %; Unterschenkel
30–40 %!

Literatur
- *Cotta H, Braun A:* Knochen- und Gelenkinfektionen – Diagnose und Therapie.
  Springer Berlin 1988
- *Handrick W, Tischer W, Bennek J, Domula M, Hormann D, Borte M:* Bakterielle
  Knochen- und Gelenkinfekte im Kindesalter. Pädiatr. Grenzgeb. 30 (1991): 421–431
- *Jaramillo D, Trevers ST, Kasser JR, Harper M, Sundel R, Laor T:* Osteomyelitis
  and septic arthritis in children: appropriate use of imaging to guide treatment. Am.
  J. Roentgenol. 165 (1995): 399–403
- *Laughlin RT, Sinha A, Calhoun JH, Mader JT:* Osteomyelitis. Curr. Opin.
  Rheumatol. 6 (1994): 401–407.

13.3.2   Hämatogene Osteomyelitis im Säuglingsalter

*Ca. 25 % aller Fälle hämatogener OM. Infektion des Knochenmarks, bevorzugt
proximales und distales metaphysäres Femur, Humerus, Tibia. Multilokulär in ca 20 %.*

- **Übergreifen auf angrenzendes Gelenk möglich** (insbes. Hüfte: Metaphyse unmittelbar am Gelenk gelegen → Empyem → Zerstörung Knorpel, Epiphysenkern). Oft
  nach Allgemeininfekt
- Enger Zusammenhang mit eitriger Arthritis! Diagn. und Ther. vergleichbar (☞ 13.4)
- **Erreger (Vielfalt):** meist **Streptokokken** (über 50 %), Staphylokokken, Pneumo-
  kokken, Haemophilus influenzae

13

- Seltenere Lokalisation der Säulings-OM: akute **Wirbelsäulen-OM.** Oft schwierig zu diagnostizieren. Stark erhöhte BSG.

 Pädiatrisch-orthopädischer Notfall
Bei jedem begründeten Verdacht Klinikeinweisung! Häufig primär Fehldiagnosen → oft späte Vorstellung in Klinik bei schleichendem Beginn mit unklarer Symptomatik. Bei schwerem septischem Bild jedoch oft Überdecken der Gelenksymptomatik; daher **auf Gelenkerguß achten!** (Sono!)

Klinik: Nach *Vorerkrankungen* fragen, z.B. Nabelinfekte, Entzündungen im HNO-Bereich. Akuter, hochfebriler Verlauf nicht immer gegeben. Lokale Hautrötung, Überwärmung. Kind schont betreffende Gliedmaße. Bewegungsschmerz und Entlastungsstellung (*Scheinlähmung*) als Hinweis auf **Gelenkbeteiligung.** Bei Neugeborenen (durch andere Immunitätslage) blander fieberfreier Verlauf möglich.

Diagn.: Erhöhung von CRP und BSG, *Leukozytose*. **Blutkultur** → Antibiogramm. *Sono:* Gelenkerguß? *Rö.:* metaphysäre Auflockerung und Auftreibung, zarte periostale Reaktionen erst nach 1–2 Wo. Gelenkbeteiligung: Weichteilschatten, Subluxation? In Zweifelsfällen *Szinti* (☞ 6.5).

☞   Bei V.a. septische Arthritis: Gelenkpunktion (→ Antibiogramm) in Allgemeinnarkose → evtl. weiterführende OP.

Therapie
- **Kons. Ther.** (*nur* in Frühphase der Erkrankung): Ruhigstellung und Antibiose
- Immer zunächst **parenterale (vor** Eintreffen des Antibiogramms!) **hochdosierte Antibiotikagabe** für 3 Wo., mind. bis zur Normalisierung von BSG bzw. CRP (Gesamtdauer ca. 6 Wo.)
  - *Erste Wahl:* penicillinase-resistente Antibiotika z.B. Flucloxacillin (Staphylex®). Säuglinge tägl. 50–100 mg/kg, Neugeborene tägl. 40 mg/kg
  - *Alternativ:* Clindamycin (Sobelin®, bei Neugeborenen nicht parenteral!), Cefotaxim (Claforan®)
- **Punktion und evtl. weiterführende OP:**
  Ind.: Gelenkempyem, subperiostaler Abzeß, Weichteilabszeß. *Entlastung des Gelenkes:* Punktion und Spülung und/oder Arthrotomie, Ausräumung des Herdes, Drainage oder Spül-Saug-Drainage (500–1000 ml Ringerlösung/Tag) über ca. 1–2 Wo. (☞ 13.2.1) Postop. Ruhigstellung in Gips oder Schaumstoffschiene
- **Frühzeitige Mobilisierung** nach Abklingen der Akutsymptomatik und bei deutlich rückläufigem CRP.

Prognose
Behandlungserfolg hängt in höchstem Maße vom Zeitpunkt des Ther.-Beginns ab. Bei *Frühdiagnose* gut. Bei *Spätdiagnose* bzw. *schwerem Verlauf* in ca. 50 % Defektheilungen (v.a. bei der Neugeborenenkoxitis) durch Schädigung der Wachstumsfuge mit Wachstumsstörungen (z.B. Verkürzungen, Coxa oder Genua vara/valga) → später häufig korrigierende Eingriffe erforderlich (z.B. offene Reposition an der Hüfte, Achsenkorrekturen, OP nach Salter oder Chiari, Verlängerungsosteotomien). Übergang in chron. Verlaufsform in ca. 20 %. **Risiko irreversibler Spätschäden ca. 30 %.**

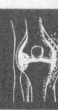

Literatur

- *Handrick W, Tischer W, Bennek J, Domula M, Hormann D, Borte M:* Bakterielle Knochen- und Gelenkinfekte im Kindesalter. Pädiatr. Grenzgeb. 30 (1991): 421–431
- *Jaramillo D, Trevers ST, Kasser JR, Harper M, Sundel R, Laor T:* Osteomyelitis and septic arthritis in children: appropriate use of imaging to guide treatment. Am. J. Roentgenol. 165 (1995): 399–403
- *Norden CW:* Osteomyelitis in children. Isr. J. Med. Sci. 30 (1994): 401–402.

13.3.3   Hämatogene Osteomyelitis im Kindesalter

Größte Gruppe der hämatogenen OM (ca. 80 %). Ausbreitung vorwiegend meta- und diaphysär (Epiphysenfugenbarriere ab 2. Lj., epiphysäre Mitbeteiligung daher selten). Altersgipfel: um 8 J. M > F. Meist akute bis subakute, seltener chron. Form. Erreger: meist Staphylokokkus aureus.

Klinik: je nach Verlauf mehr oder weniger deutliche allg. und lokale Entzündungszeichen (☞ 13.1).

Diagn.: *Labor:* BSG ↑, Linksverschiebung, Leukozytose in ca. 50 %. *Rö.:* erst nach ca. 2 Wo. periostale Reaktionen und fleckige Osteolysen. Später Usurierung der Kortikalis, Periostabhebung, Sequesterbildung. **DD: Ewing-Sarkom!**

Ther.: frühestmögliche Behandlung! Erregerisolation. Antibiose zunächst i.v. über mind. 2 Wo., dann oral über 2–3 Mon. (☞ 13.2.3), Ruhigstellung.
Frühzeitig *operative Ther.* bei radiologisch „aggressiver" Läsion, die nicht sicher von z.B. einem Ewing-Sarkom zu unterscheiden ist (Biopsie und Kultur!), bei subperiostalen Abszessen, bei typischer Höhle in Meta- und Epiphyse. Drainage subperiostaler Abszesse, Entfernen von Sequestern.

Progn.: meist gutartiger Verlauf. Rechtzeitige OP entscheidend. Spätschäden: hauptsächlich Längendifferenzen und Achsenabweichungen (Eltern hierüber aufklären!).

Literatur

- *Handrick W, Tischer W, Bennek J, Domula M, Hormann D, Borte M:* Bakterielle Knochen- und Gelenkinfekte im Kindesalter. Pädiatr. Grenzgeb. 30 (1991): 421–431
- *Jaramillo D, Trevers ST, Kasser JR, Harper M, Sundel R, Laor T:* Osteomyelitis and septic arthritis in children: appropriate use of imaging to guide treatment. Am. J. Roentgenol. 165 (1995): 399–403
- *Norden CW:* Osteomyelitis in children. Isr. J. Med. Sci. 30 (1994): 401–402.

13.3.4   Hämatogene Osteomyelitis im Erwachsenenalter

Akute, eitrige Knochenmarksentzündung, oft nach Allgemeininfekt, OPs oder Aussaat eines lokalen Eiterherdes (Spondylitis ☞ 18.1.23).

Klinik: Schmerzen, Funktionseinschränkung. Bei Gelenknähe sympathischer Begleiterguss oder aber auch eitriger Durchbruch möglich. Oft nur geringe Allgemeinsymptomatik.

13

Diagn.: Labor ☞ 13.2. Erst im Spätstadium Fistelbildung (kräftige Kortikalis). Radiologisch anfänglich fleckige Aufhellung, später Sequester mit Totenlade.

Ther.: Wie bei OM im Kindesalter (☞ 13.3.3).

Progn.: Insbes. bei verspäteter Behandlung Gefahr häufiger Rezidive mit Übergang in chron. OM (☞ 13.3.6).

Literatur
- *Babst R, Jenny H, Morscher W:* Die Behandlung der infizierten Hüftgelenksarthroplastik. Orthopäde 18 (1989) 517–526
- *Cotta H, Braun A:* Knochen- und Gelenkinfektionen – Diagnose und Therapie. Springer Berlin 1988
- *Hawkins BJ, Langermann RJ, Calhoun JH, Mader JT:* Osteomyelitis. Bull. Rheum. Dis. 43 (1994): 4–7
- *Laughlin RT, Sinha A, Calhoun JH, Mader JT:* Osteomyelitis. Curr. Opin. Rheumatol. 6 (1994): 401–407.

13.3.5 Exogene akute Osteomyelitis

Primär lokale Entzündung im Knochen nach Verletzungen oder OP (typischer Fall: OM nach offener Unterschenkelfraktur oder nach Platten-OS). Erreger: überwiegend Staph. aureus.

Klinik: *Hinweise für initiale Inf.:* persistierende oder zunehmende Schmerzen im OP-Bereich nach dem 3.–4. postop. Tag mit Fieber, Schwellung, Rötung, evtl. Wundsekretion. *Manifester Infekt:* klassische Entzündungszeichen (☞ 13.1).

Diagn.: Labor: CRP ↑, BSG ↑, Leukozytose. Rö.: frühestens nach 2–3 Wo. Osteolysen, periostale Reaktionen, Leukozytenszintigraphie.

Therapie

> ☞ Schnelles Eingreifen, um Übergang in sekundär-chron. OM zu verhindern. Große Hämatome rechtzeitig ausräumen!

Kons. Therapieversuch (Antibiotika): nur wenig Aussicht auf Heilung. Wegen schlechter lokaler Durchblutungsverhältnisse meist keine ausreichende Wirkstoffkonzentration am Ort des Geschehens. Deshalb:

Operative Therapie (☞ 13.2.5)
- Wunderöffnung, radikales Débridement (Knochen und Weichteile). Spülung. Stabile Implantate belassen. Drainagen
- Bevorzugt PMMA-Ketten-Einlage oder alternativ Spül-Saug-Drainage
- Falls Osteosynthese nicht mehr stabil, Stabilisierung fern des Entzündungsherdes z.B. mit Fixateur externe, evtl. Defektauffüllung mit Eigenspongiosa
- Systemische Antibiotikatherapie über mind. 4–6 Wo. (☞ 13.2.3)

Ggf. offene Wundbehandlung, falls primäre Weichteildeckung nicht möglich. Dann Zweiteingriffe bei Defekten an Knochen und Weichteilen häufig notwendig nach Infektberuhigung.

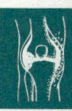

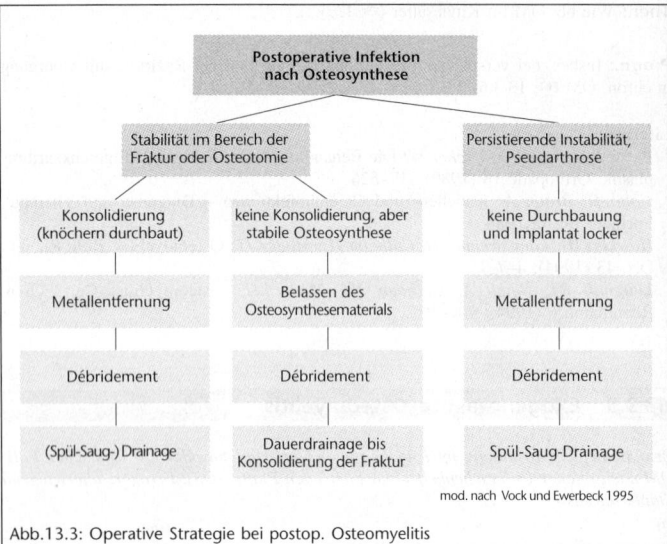

mod. nach Vock und Ewerbeck 1995

Abb.13.3: Operative Strategie bei postop. Osteomyelitis

Progn.: Häufig Übergang in chron. OM oder infizierte Pseudarthrose. Oft Folgeschäden: Bewegungs- und Belastungseinschränkung, trophische Störungen, knöcherne Fehlstellungen. Auch bei korrekter chir. Osteosynthese nach offener Fraktur Infektrate ca. 5–10 % (Rüter et al. 1995). Bei offener Unterschenkelfraktur ca. 30 % Infektrate.

Literatur
- *Burri, C:* Die chronische posttraumatische Osteitis. Helv. chir. Acta 56 (1990): 845–856
- *Cotta H, Braun A:* Knochen- und Gelenkinfektionen – Diagnose und Therapie. Springer Berlin 1988
- *Rüter A, Trentz O, Wagner M:* Infektionen des Knochens und der Gelenke. In: Rüter A, Trentz O, Wagner M (Hrsg.):* Unfallchirurgie, Urban & Schwarzenberg, München Wien Baltimore 1995.

13.3.6   Chronische Osteomyelitis ICD 730.1

■ Primär chronische Osteomyelitis

Infektursprung unbekannt, daher Herd scheinbar primär im Knochen lokalisiert. Bei guter Abwehrlage des Individuums → Infekt eingegrenzt; dennoch Rezidivneigung.

Klinik

Schmerzen (v.a. nachts; „Entzündung schläft nachts nicht"), Schwellung durch Knochenauftreibung, evtl. Überwärmung.

13

Diagn.: Humorale Entzündungsparameter mäßig erhöht (☞ 13.1 und 14.4.1).
Rö.: typische Knochenverdichtung, Sklerose.

Therapie
- Frühe *histologische* Abklärung: DD zu malignen Knochentumoren, Osteoid-Osteomen. Bakteriologie jedoch überwiegend negativ
- **Radikale chirurgische Ausräumung.** PMMA-Ketten-Einlage, Spongiosaauffüllung, Spül-Saug-Drainage abhängig von Größe des Herdes und klinischem Verlauf. Bei Keimnachweis systemische Antibiose (☞ 13.2.3).

Sonderformen (Differenzierung in folgende 3 Typen nicht allg. anerkannt, weil radiologische Unterscheidung nicht spezifisch)
- *Brodie Abszeß:* runde Abszeßhöhle, breiter Sklerosesaum, bevorzugt im distalen Femur oder prox. Tibiakopf
- *Plasmazelluläre OM:* Kavernenbildung, fast ausschließlich mit Plasmazellen gefüllt, Randsklerose, kein Keimnachweis
- *Sklerosierende OM Garré:* keine Bakterien nachweisbar, primär sklerosierende Veränderungen (DD: Osteoidosteom, Ermüdungsfraktur).

■ Sekundär chronische Osteomyelitis

Entsteht am häufigsten nach nicht ausgeheilter exogener (posttraumatischer, postoperativer) OM, seltener nach endogener (hämatogener) OM.

Klinik: Wechsel zwischen chron. und chron.-rezid. Phasen. Bei chron. Verlaufsform Neigung zur Fistelbildung.

Diagnose
- **Rö.:** Knochenverdickung, Sklerose, häufig Sequester. Evtl. Tomographie
- **Fistelfüllung mit KM:** präop. Orientierung über Lage und Ausdehnung
- **Abstrich:** Keimart → Antibiogramm
- **Vitalfärbung mit Disulphinblau:** zur Identifikation devitaler Knochenfragmente, z.B. 1 h vor OP i.v.-Injektion von ca. 30 ml bei Erwachsenen. Alle blutversorgten, vitalen Gewebsteile werden angefärbt.

Therapie
Ziel: dauerhafte Sanierung des Entzündungsherdes, Funktionserhaltung der Extremität. Fast ausschließlich chirurgische Ther. (vgl. akute OM).

Operative Prinzipien:
- **Abszeßausräumung,** radikale chirurg. Entfernung allen devitalisierten Gewebes
- Bei **Instabilität:** Ausbau von vorhandenem Osteosynthesematerial. Stabile OS belassen. Je ungünstiger die Weichteilsituation, desto eher Verwendung eines Fixateur externe (☞ 13.2.5)
- Einlegen einer **Spül-Saug-Drainage** (☞ 13.2.1) oder **PMMA-Ketten** (☞ 13.2)
- Individuell: autologe **Knochentransplantationen:** *Ind.:* Defektauffüllung zur Sanierung eines tiefen Infektes (Alternative: z.B. Muldung und Muskelplastik) und zur Stabilisierung der Extremität. *Günstige Bedingungen schaffen:* keimarmes, möglichst gut vaskularisiertes Lager, mechanische Ruhe, möglichst autologe Spongiosa (vorzugsweise aus dem Beckenkamm). Kortikospongiöse Späne bei Defektsituationen.

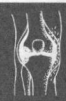

☞ *Entnahme streng aseptisch vor dem septischen Eingriff!* Entnahmestellen: hinterer oder vorderer Beckenkamm und Trochanter major femoris

- **Systemische Antibiose** über mind. 4–6 Wo. nach Antibiogramm. Hierbei auch beachten: Weichteil- und Knochenschäden, Instabilität, allg. Abwehrschwäche
- **Ggf. offene Wundbehandlung,** falls primäre Weichteildeckung nicht möglich
- **Sanierung der Weichteilverhältnisse** z.B. durch gefäßgestielte Lappenplastiken: kutane, fasziokutane oder *myokutane Lappen:* auch große Weichteildefekte lassen sich wieder aufbauen, lokale Durchblutung zusätzlich deutlich verbessert. Nutzung v.a. zur Sanierung chron. OM im Unterschenkelbereich (Latissimus-dorsi-Lappen).

Prognose: Eine chron. OM kann jederzeit wieder aufflackern. Rezidive sind auch nach Jahrzehnten möglich. Bei schweren Verlaufsformen Amputation erwägen. *Allg. KO:* Sepsis, Amyloidose. *Lokale KO:* Achsenfehler, Beinverkürzung, path. Frakturen, Fistelkarzinom. Amputationsrate bei posttraumatischer OM ca. 6 %.
Gesundheitsökonomischer Aspekt: hohe Behandlungskosten und Rentenleistungen bei chron. Osteomyelitiden (☞ 13.3.1).

Literatur
- *Berman AT, Levenberg R:* Brodie's abscess: a diagnostic dilemma and a therapeutic challenge. Orthopedics 13 (1992): 1316ff
- *Burri, C:* Die chronische posttraumatische Osteitis. Helv. chir. Acta 56 (1990): 845–856
- *Dohler JR, Hansmann MC:* Plasmazelluläre und sklerosierende Osteomyelitis. Chirurg 64 (1993): 190ff.

13.3.7   Spezifische Osteomyelitiden

■ Knochentuberkulose (ICD 015.0–9)

Knocheninfektion nach hämatogener Aussaat eines pulmonalen oder viszeralen Primärherds. Befällt in erster Linie Wirbelkörper (☞ 18.1.22), seltener alle anderen Knochen; die Gelenk-Tbc tritt v.a. an den Knie-, Hüft- und Iliosakralgelenken auf.

Klinik: *Allgemeinerkrankung(!)* mit schleichendem Verlauf: schlechter AZ, subfebrile Temperaturen, Nachtschweiß.
Lokal Knochen- und Gelenkschmerzen, Weichteilinfiltration, Senkungsabszeß.

Diagn.: BSG leicht erhöht. *Leukozytose mit Linksverschiebung bei gleichzeitiger Lymphopenie als ungünstiges Zeichen.*

Ther. (☞ 18.1.22)
Systemisch Tuberkulostatika. Ruhigstellung. Alternativ: Herdausräumung und Defektauffüllung mit Eigenspongiosa. Tuberkulostatika-Therapie über 1 J (Simon und Stille 1993).

13

◼ Lues (Syphilis)

Facettenreiche klinische Manifestationsformen. Kann jedes Organ befallen. Heute selten. Bei Erwachsenen Knochen- und Gelenkinfekt im Tertiärstadium, verschiedenartige Knochenreaktionen.

Klinik: schmerzlose Schwellung, keine akuten Entzündungszeichen.

Diagn.: Luesserologie. Liquoruntersuchung. Rö.: überwiegend osteoblastische Reaktionen. Periostreaktionen (Säbelscheidentibia). Selten diffuse gummöse OM.

Ther.: Penicillin G, selten chirurgisch.

Literatur
Nussbaum ES, Rockswold GL, Bergman TA, Erickson DL, Seljeskog EL: Spinal tuberculosis: a diagnostic and management challenge. J. Neurosurg. 83 (1995): 243–247

13.4   Eitrige Arthritiden

13.4.1   Unspezifische Arthritis   ICD 711.0

Notfallsituation. Spontanverlauf: Empyem → Gelenkdestruktion → fibröse Ankylose → knöcherne Ankylose. Häufigste Lokalisation: Kniegelenk >> Schulter > Hüfte.

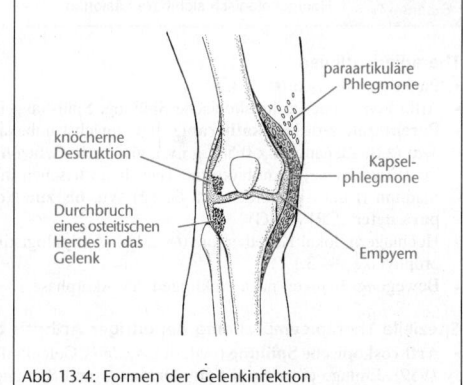

Abb 13.4: Formen der Gelenkinfektion

Ätiol.: Infektion einer Gelenkhöhle mit Keimen, entweder:

- *Hämatogen/endogen* im Rahmen einer Bakteriämie, die selbst asymptomatisch verlaufen kann; v.a. im **Säuglings- bzw. Kleinkindesalter**
- *Exogen* durch Verletzung, OP, Injektion. **Iatrogene Infektarthritis:** Risiko 1 : 14 000. U.a. durch ins Gelenk verschleppte Hautstanzzylinder. Evtl. „Ausblasen" des Zylinders ins subcutane Fettgewebe. Infektgefahr bei Kortisoninjektionen erhöht
- *Fortgeleitet* bei gelenknaher OM (☞ 13.3.1)
- Neben Grundkrankheiten wie Diab. mell. und chron. Alkoholismus auch lokal prädisponierende Faktoren: chron. Polyarthritis, Arthritis urica, Chondrokalzinose
- **95 % aller Infektarthritiden sind verursacht durch:** Staph. aureus, Gonokokken, Streptokokken und gramneg. Keime. Bei *Kindern* unter 2 J. überwiegend Haemophilus influenzae.

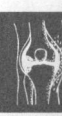

Diagnostik

- **Klinik** Erguß, synoviale Schwellung, Schmerzen, schmerzhafte Funktionsein-schränkung des betroffenen Gelenks. Allg. Infektsymptomatik bis zur Sepsis, aber auch fast asymptomatisch z.B. bei Pat. mit c.P. unter Ther. mit NSA
- **Labor:** CRP ↑, BSG ↑, evtl. Leukozytose. **Serologische Diagnostik** bei lokal schwer nachweisbaren Keimen (z.B. Lyme-Arthritis durch *Borrelia burgdorferi*).
- **Gelenkpunktion** (☞ 2.3.2) mit bakteriologischer (Antibiogramm!) und mikrosko-pischer Untersuchung des Punktats (zum direkten Keimnachweis, Abgrenzung zu Kristallarthropathien. Gram-Färbung: *Staph. aureus* 75 % positiv, Gonokokken 50 % positiv).(☞ 2.3), Synoviaanalyse (☞ 14.4.2)
- **Rö.:** Verbreiterung des Kapselschattens und des Gelenkspaltes. Gelenknahe Osteo-porose, unscharfe Gelenkflächen. Osteolyse bei Knochenbeteiligung (Spätverände-rung).

DD: reaktive (Uro-Entero-) Arthritiden, spezifische Infekte, Gichtanfall, rheumatische Erkrankungen.

Arthroskop. Stadieneinteilung eines Gelenkinfektes (Gächter 1989)	
Stadium I	Trüb-seröser Erguß, Synovitis, evtl. petechiale Blutungen
Stadium II	Eitriger Erguß, verdickte Synovialmembran, fibrinöse Exsudationen
Stadium III	Massive Synovialisverdickung und Abkammerungen
Stadium IV	Röntgenologisch sichtbare Läsionen

Therapierichtlinien

- Punktion, Abstrich (☞ 2.3.2)
- Arthrotomie oder arthroskopische Spülung, Spül-Saug-Drainage (☞ 13.2.1)
- **Parenterale Antibiotikatherapie**: bei zunächst unbekanntem Erreger z.B. Impe-nem (z.B. Zienam® 3 x 0,5–1 g i.v.), alternativ Cefazolin (z.B. Gramaxin® 3 x 1 g i.v. [Erwachsene]). Antibiotische Ther. beim frischen Infekt (Stadium I) ca. 2 Wo., Stadium II und III i.d.R. mind. 6(–12) Wo. **bis zur Normalisierung der Labor-parameter** (CRP, BSG)
- Hochlagern, lokal Kryotherapie (☞ 20.6), Antiphlogistika (☞ 14.5.1), Thrombose-prophylaxe (☞ 3.1.7)
- Bewegungsübungen nach Abklingen der Akutphase.

Spezielle Therapieempfehlung bei eitriger Arthritis des Kniegelenks

- **Arthroskopische Spülung** (evtl. in LA). *Ind.:* Gelenkinfekte Stadium I-III *(Gächter 1989)*. Einlage einer **Spül-Saug-Drainage** und Spülung (Knie: 6–10 l). Spülflüs-sigkeit über dicke Trokarhülse ablassen. Evtl. mehrmalige arthroskopische Spülung (erneute Arthroskopie). Evtl. arthroskopische Synovektomie. *Alternativ:* Spül-Saug-Drainage über mehrere Tage mit ca. 6 l/Tag. (☞ Abb. 13.4)
- **Parenterale Antibiose** (s.o.,☞ 13.2.3)
- Lokale **Kälteanwendung, Antiphlogistika, Thromboseprophylaxe. Isometrische Anspannungsübungen**
- Zunehmende **Belastung** erst nach Abklingen der Entzündungszeichen
- **Bei Eiter-Retention oder erneutem Infektaufflackern:** Arthrotomie, Synovekto-mie, Spül-Saug-Drainage für max. ca. 8 Tage (ca. 5 l/Spülung/Tag), gezielte Antibiose. Bewegungsschiene (abhängig von der Klinik). *Proc.:* wenn Infekt deutlich abgeklungen, Spülflüssigkeit klar und steril (Abstrich) → Umstellen auf reine

13

Saugdrainage (☞ 13.2.1). Nach 2 Tagen Entfernen der Drainagen. Redonspitzen
zur bakt. Untersuchung einschicken
- Nach OP **keine strenge Ruhigstellung des Gelenks** sondern unmittelbar postop.
  geringe passive Bewegungen, am besten mit Motorschiene *(continuous passive
  motion)*; nach Drainageentfernung auch aktive Bewegungstherapie
- Zerstörtes Gelenk *nach sicherer Infektabheilung:* ggf. Implantation einer TEP
- *Chron. Gelenksinfekt:* evtl. Arthrodese (vorzugsweise mit Fixateur externe) nach
  radikaler Ausräumung des Infektes.

Progn.: Frühdiagnose entscheidend: bei adäquater Ther. und frühfunktioneller Mobilisation restitutio ad integrum möglich.

Literatur:
- *Cotta H, Braun A:* Knochen- und Gelenkinfektionen – Diagnose und Therapie.
  Springer Berlin 1988
- *Gächter, A:* Arthroskopische Spülung zur Behandlung infizierter Gelenke. Operat.
  Orthop. Traumatol 1 (1989): 196–199
- *Handrick W, Tischer W, Bennek J, Domula M, Hormann D, Borte M:* Bakterielle
  Knochen- und Gelenkinfekte im Kindesalter. Pädiatr. Grenzgeb. 30 (1991): 421–431
- *Laughtlin RT, Sinha A, Calhoun JH, Mader Jt:* Osteomyelitis. Curr. Opin.
  Rheumatol. 6 (1994): 401–407
- *Michiels I, Schmitz B, Stridde E:* Die Spül-Saug-Drainage und Synovektomie in der
  Behandlung des Kniegelenkempyems. Unfallchirurg 96 (1993): 508–516
- *Rüter A, Trenz O; Wagner M:* Infektionen des Knochens und der Gelenke. In Rüter
  A, Trentz O; Wagner M (Hrsg.):* Unfallchirurgie, Urban & Schwarzenberg, München
  Wien Baltimore 1995
- *Vock B, Ewerbeck V:* Septische Chirurgie. In: Standardoperationen in Orthopädie
  und traumatologischer Chirurgie, Thieme Stuttgart New York 1995.

13.4.2   Tuberkulöse Arthritis

*Hämatogener Befall meist von Hüft-, Knie- und Ileosakralgelenken; selten. Gelenke
können primär synovial oder primär ossär befallen sein (DD: sympathischer Begleiterguss; ☞ 14.8.8 und 14.8.9).*

Klinik: *schleichender Verlauf* mit Muskelatrophie und Kontrakturen. Subfebrile
Temperatur. Käsiger Erguß. Bei Durchbruch durch die Gekenkkapsel Senkungsabszeß.
Unbehandelt starke Destruktionen.

Labor: BSG leicht bis mäßig erhöht, Lymphozytose. Sicherung der Diagn. durch
Keimnachweis im Punktat. Kultur (☞ 13.1).

Rö.: Befunde → unspezifischer Arthritis. Bei Knochenbefall Osteolysen mit Randsklerose, diffuse Osteoporose. Sehr langsame Entwicklung der Veränderungen.

Ther.: wie unspezische Arthritis, das betroffene Gelenk bleibt jedoch zunächst streng
immobilisiert. Systemisch Tuberkulostatika (☞ 18.1.22). Bei synovialer Tbc Synovektomie. Bei Gelenkdestruktionen: Arthroplastik, Arthodesen, nach Ausheilung ggf.
Endoprothesen.

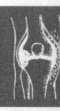

13.5 Infizierter Gelenkersatz

13.5.1 Hüftgelenk ICD 996.0

Schwerwiegendste KO neben der aseptischen Lockerung. Oft erhebliche diagn. und ther. Schwierigkeiten. 85 % aller Infekte bei TEP's treten innerhalb von 12 Mon. postop. auf. Infektionsraten Hüftgelenksendoprothetik bei Ersteingriffen ca. 1 %, bei Reoperationen ca. 4 %. Meist Staphylococcus epidermidis und aureus.

> ☞ Entscheidend: Schnelles Erkennen und Behandeln eines Infektes
> → **Ziel:** Tieferwandern eines Infektes/OM verhindern. Erhalt des Gelenkes.

Ätiol.: Implantatbedingt lokale Abwehrschäche. *Risikofaktoren:* hohes Lebensalter, Diab. mell., rheumatische Erkrankungen inklusive ihrer Ther., Immunsuppression durch Medikamente oder Alkohol, Pat. mit Epiphysennekrose, Vor-OP am gleichen Gelenk.

Einteilung nach lokaler Ausdehnung: *oberflächliche* Inf. (präfaszial), *tiefe* Inf. (subfaszial, Prothesenlager). Sichere Unterscheidung nur intraop. möglich.

Pathogenese
Frühinfekt *(bis zu 3 Mon. postop.)*: durch Kontamination der Wunde bereits intraop. oder in der postop. Frühphase, z.B. aszendierend über Drainagen oder ausgehend von einer oberflächlichen Wundinfektion. **Hämatom bildet häufig Nährboden.** Fraglich auch Keimabsiedelung im OP-Gebiet im Rahmen einer Bakteriämie, die z.B. aus einer Katheterisierung der Harnröhre herrührt. Ca. 75 % oberflächlicher, ca. 25 % tiefer Infekt *(Schneider 1987)*.

Spätinfekt *(> 3 Mon. postop.)*: bei Keimabsiedelung im primär sterilen endoprothetisch ersetzten Gelenk im Rahmen einer Bakteriämie jeglicher Ursache oder durch Aktivierung bereits seit langem ruhender Keime bei Schwächung des Immunsystems. Kann fulminant oder schleichend ablaufen. Schleichende Inf. oft *von koagulase-neg. Staphylokokken* verursacht.

> **Verdacht auf einen Infekt nach Endoprothesenimplantation**
> - Postop. persistierendes Fieber oder späterer Temperaturanstieg, ohne daß andere Ursachen hierfür evident sind (z.B. Pneumonie, Harnwegsinfekt)
> - Persistierende oder erneut nach freiem Intervall auftretende Schmerzen im OP-Gebiet
> - Postop. erhöhte Entzündungsparameter (CRP, BSG) normalisieren sich nicht oder steigen wieder an (beachte BSG-Anstieg bei blutungsbedingter Anämie)
> - Persistierende Wundsekretion (insbes. trübes, übelriechendes Wundsekret). Grünliche Sekret-Verfärbung in den Wundkompressen beweist allerdings keinen Infekt
> - Radiologisch frühzeitige oder rasch zunehmende Lockerungszeichen
> - Evtl. Schaftinstabilität bei Spätinfekt (Klinik, Rö.).

13

Diagnose

- *Labor* (BSG ↑, Leukozytose, CRP ↑). *Sono.* Wundabstrich. Ggf. Blutkultur
- *Punktion* von ventral oder lateral, evtl. unter BV-Kontrolle (☞ 2.3.2)
- Für eine Infektion sprechen:
  - Erregernachweis mikroskop. nach Gramfärbung (sofort nach Punktion durchführbar)
  - Zellzahl > 20000/mm³, v.a. segmentkernige Granulozyten
  - LDH-Wert im Punktat höher als im Serum
  - Glukose-Wert im Punktat niedriger als im Serum
- *Rö:* erst nach Mon. charakteristisch mit Lysesaum → Lockerungszeichen
- *Szinti* (3-Phasen-Knochenszintigramm; ☞ 6.5)
- *Revision* als ultima ratio und gleichzeitige Ther.

Mögliche Therapieverfahren

Unterschiedliche Ansichten zur Therapie-Wahl, (vgl. Bapst, Jenny, Morscher 1989) z.B. bei

- **Drohender Frühinfekt:** Versuch mit *hochdosierter Antibiotikatherapie* i.v. gerechtfertigt, die dann später noch einige Wo., evtl. per os, fortgeführt wird
- **Oberflächlicher Frühinfekt:** Umgehende operative Revision mit *ausgiebigem Débridement* allen nekrotischen Gewebes, Hämatomausräumung und ausgiebigen Spülungen, Jet-Lavage. Bei Fisteln Gang mit Methylenblau oder Indigokarmin markieren. In der Regel *Spül-Saug-Drainage* oder alternativ PMMA-Ketten einlegen. Systemische Antibiose fakultativ (individuell entscheiden; ☞ 13.2.3). Postop. Bettruhe, Hochlagern des Beines auf Schaumstoffschiene. Mobilisation unter Kontrolle der serologischen Entzündungsparameter (Revisions-OP sollte möglichst von einem erfahrenen Operateur durchgeführt werden)
- **Tiefer Frühinfekt** (prä- und subfasziale Region, Prothesenlager): ausgiebiges Débridement. Spülungen. *Spül-Saug-Drainage* oder PMMA-Ketten. Systemische Antibiose
- **Tiefer Spätinfekt und septische Lockerung:** Vorgehen abhängig von Aktivität und Ausdehnung des Infektgeschehens, Allgemeinzustand des Pat., Virulenz des Keimes: *Einzeitiges Vorgehen (Buchholz et al. 1981):* in gleicher Sitzung Implantation einer neuen Prothese, bei Keimen mit relativ niedriger Virulenz (grampositive Anaerobier), guter AZ des Pat. KI: schwere Osteitis. *Zweizeitiges Vorgehen* jedoch im allg. bevorzugt: TEP-Ausbau u. Re-Implantation nach Infektausheilung. Allg. Erfolgsrate nach Implantation einer neuen Prothese ca. 80 % *(Morscher et al. 1990)*

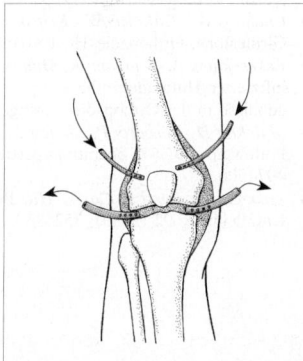

- **Girdlestone-Hüfte** *(Gathorne R.G., 1881–1950, Orthopäde, Oxford):* Hüftkopf- und Schenkelhalsresektion bei persistierendem Infekt bzw. Ausbau der Prothese mit Entfernung aller Zementanteile, Débridement, Entfernung osteomyelitischer Herde, Entfernung von Fisteln. Ausgiebige Spülungen, Jet-Lava-

Abb. 13.5: Spül-Saug-Drainage bei Kniegelenkempyem

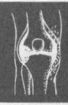

ge. PMMA-Ketten. Trochanter minor stützt sich an Pfanne, Trochanter major an Beckenschaufel ab → Hüfte instabil: positives Trendelenburg'sches Zeichen. Tendenz zur Außenrotationsfehlstellung. Beinverkürzung um 5–10 cm. *Ziele der OP:* Beseitigung des Infektes, Schmerzarmut, möglichst nur als Übergangslösung. *Akzeptanz* abhängig von Ausgangssituation.

Nachbehandlung: konsequente kontinuierliche Gamaschenextension mit ca. 1,5 kg über ca. 3 Wo. (Höhertreten des Femurs soll gering gehalten werden, erleichtert eventuelle Prothesenreimplantation). Lagerung in leichter Abduktion. KG mit zunächst isometrischen Anspannungsübungen. Spitzfußprophylaxe. Atemgymnastik. Mobilisation ohne Belastung nach Rückgang der Entzündungsparameter frühestens 1 Wo. postop.; Gangschulung (☞ 20.1.7).

Weitere Ther.: *Längenausgleich,* jedoch nicht als Spitzfuß (Längenausgleich im Gehen bestimmen [☞ 21.5.1]; wegen Instabilität Verkürzung nicht konstant). *Erlanger-Prothesen-Bandage* (☞ 21.4.3). *Stock. Coxarthrosestuhl. Hilfsmittel* (z.B. Strumpfanzieher). Prothesenreimplatation? Bei Belassen der Girdlestone-Hüfte mehrmonatige KG. Gehfähigkeit ohne Hilfsmittel selten

- **Neuimplantation einer Prothese**: nach einer i.d.R. mind. sechswöchigen Wartezeit und weitgehend gesicherter Ausheilung der Infektion
- **Wenn Prothesenneuimplantation nicht möglich:** Girdlestone-Situation belassen.

Alternativen

- **Platzhalterprothese:** Sonderprothese (z.B. Metallkern mit PMMA-Manschette). Fixation zementfrei
- **Belassen der Prothese, Fistelprovokation:** bei zu hohem OP-Risiko und relativer Beschwerdefreiheit. Allerdings Verminderung der Lebensqualität.

Literatur

- *Ahnfelt L, Herberts P, Malchau H, Andersson GB:* Prognosis of total hip replacement. A Swedish multicenter study of 4.664 Revision. Acta Ortho. Scan. Suppl. 238 (1990): 1–26
- *Babst R, Jenny H, Morscher W:* Die Behandlung der infizierten Hüftgelenksarthroplastik. Orthopäde 18 (1989) 517–526
- *Chamay A, Taillard W, Kritsikis N, Burckhardt A:* Die Hüftresektion nach Girdlestone. Orthopädie 16 (1987): 287–294
- *Ekkernkamp A, Neumann K, Muhr G:* Resektionsarthroplastik nach Girdlestone bei infizierter Hüftendoprothese (Spätergebnisse). In: Blauth W, Ulrich HW: Spätergebnisse in der Orthopädie. Springer, Berlin 1986
- *Malchau H, Herberts P, Ahnfelt L:* Prognosis of total hip replacement in Sweden. Follow up of 92.675 operations performed 1978–1990. Acta Orthop. Scan. 64 (1993): 497–506
- *Zilkens KW, Forst R, Casser HR:* Behandlung infizierter Hüft-Totalendoprothesen. Unfallchirurg 92 (1989): 352–357.

13

13.5.2   Kniegelenk

Pathogenese, Klinik, Diagnose: ☞ 15.5.1

**Therapeutische Möglichkeiten bei infizierten Knieprothesen
(Früh-, Spätinfekt; ☞ 19.2.10)**
Überwiegend grampos. Kokken (Staph. aureus)
- Punktion, Spülung (evtl. arthroskopisch), Spül-Saug-Drainage
- *Antibiose über Monate entsprechend Antibiogramm.*
- Synovektomie
- Ein- oder zweizeitiger Prothesenwechsel
- Prothesenausbau und Arthrodese, evtl. Sonderkonstruktionen mit Arthrodesenstab
- Belassen der Prothese und Fistelprovokation
- Oberschenkelamputation bei Fehlschlagen aller Maßnahmen
- Im Gegensatz zum Hüft-TEP Ausbau (postop. Ruhigstellung) unmittelbar postop. Lagerung auf Motor-Bewegungsschiene (CPM)
- Bei Belassen der Prothese Infektausheilung in ca. 40–50 % der Fälle.

Literatur
- Härle A: Die Infektion bei Knieendoprothesen. Orthopäde 20 (1991): 227–238
- *Wilde AH:* Management of infected knee and hip prostheses. Curr. Opin. Rheumatol. 5 (1993) 317–321
- *Wilson MG, Kelley K, Thornhill TS:* Infection as a complication of total knee-replacement arthroplasty. Risk factors and treatment in sixty-seven cases. J. Bone Jt. Surg. 72 A (1990): 878–883.

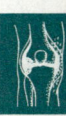

Karl-Ludwig Krämer
Martin Stock
und Michael Winter

14

Rheumaorthopädie

14 14.1 Einteilung rheumatischer Erkrankungen

„Rheuma" ist ein Sammelbegriff für ca. 450 entzündliche, degenerative, extraartikuläre rheumatische und pararheumatische Krankheiten und Syndrome des Stütz- und Bewegungsapparates. Die Nomenklatur bzw. Klassifikation ist jedoch nicht einheitlich. Im deutschen Sprachraum ist der c.P.-Pat. der „Rheumatiker" schlechthin.

Einteilung und Nomenklatur rheumatischer Erkrankungen

Entzündliche Rheumaformen
- **Chronische Polyarthritis (c.P., Rheumatoide Arthritis),** Felty-Sy., Caplan-Sy., Sjögren-Sy. mit Zwischenformen, Alters-cP, Mischformen wie cP und Vaskulitis (rheumatoide Vaskulitis) oder cP und Kollagenose
- **Juvenile chron. Arthritis** mit Subtypen
- **Kollagenosen im engeren Sinne:** Systemischer Lupus erythematodes (SLE), systemische progressive Sklerodermie, Mixed Connective Tissue Disease (MCTD-Sharp-Sy.), Eosinophile Fasziitis, Dermatomyositis (Polymyositis)
- **Seronegative (=rheumafaktor-negative) Spondarthritiden:** Ankylosierende Spondylitis (M. Bechterew), Psoriasis-Arthritis, reaktive Arthritiden, Reiter-Sy., enterokolische Spondarthropathien, M. Behçet
- **Vaskulitissyndrome:** Panarteriitis nodosa, Wegnersche Granulomatose, Arteriitis temporalis, Polymyalgia rheumatica
- **Kristallarthropathien:** Arthritis urica, Chondrokalzinose, Apatit-Arthropathie
- **Infektiöse Arthritiden, Rheumatisches Fieber**
- **Symptomatische Arthritiden** bei primär nicht rheumatischen Erkrankungen.

Degenerative Rheumaformen
Arthrosis deformans: Finger-Polyarthrose (Heberden-Bouchard, Rhizarthrosis deformans), große Gelenke (Omarthrose, Koxarthrose, Gonarthrose), Wirbelsäule (Osteochondrose, Spondylosis deformans, Spondylarthrose)

Extraartikuläre Rheumaformen („Weichteilrheumatismus", Fibrositis)
Fibromyalgie-Syndrome, Tendomyopathien, Pannikulosen, Periarthropathien u.a.

(nach Siegenthaler 1987, Müller 1995).

14.2   Differentialdiagnosen

Problematisch ist die DD rheumatischer Erkr. bei Frühstadien, atypischen und milden Verlaufsformen. Häufig Überlagerungen mit degenerativen und weichteilrheumatischen Beschwerden (☞ 14.8.12).

Unterscheidung zwischen degenerativem und entzündlich-rheumatischem Gelenkschmerz		
	degenerativ	**entzündlich-rheumatisch**
Prodromalstadium	Jahre	Wochen bis Monate
Fieber	Nie	Manchmal
Lokalisation	Meist große Gelenke wie Knie und Hüfte; seltener kleine, z.B. Heberden-Arthrose	Oft kleine Gelenke, v.a. Hände
Schmerz	Anlaufschmerz, Belastungsschmerz, abends > morgens, kurze Dauer	Morgensteifigkeit, lang anhaltender Schmerz
Labor	Normal	Meist BSG ↑, α_2- und γ-Globuline ↑, Leukozytose, RF oft positiv, evtl. Eisen ↓
Röntgen	Subchondrale Sklerosierung, Geröllzysten, Gelenkspalt-Verschmälerung, Osteophyten; Deformierung	Knochendemineralisation, subchondrale Erosionen, Gelenkspaltverschmälerung, keine Osteophyten, knöcherne Ankylose, Subluxationen
Synovialflüssigkeit	Zellzahl ≤ 1000/mm³, Leuko-Anteil 10–20 %, gelb, klar, zähflüssig, muzinreich, eiweißarm (< 35 g/dl)	Zellzahl 5 000–50 000/mm³, Leuko-Anteil 50–75 % evtl. Rhagozyten, klar oder trüb, dünnflüssig (muzinarm), eiweißreich (> 35 g/dl)

Differentialdiagnose der akuten Synovitis	
Arthritis/Polyarthritis	**Leitsymptom**
Akuter Gichtanfall	Hyperurikämie
Pseudogicht	Chondrokalzinose
Rheumatisches Fieber	ASL-Titer ↑
Akute und subakute Arthritis – Infektiöse Arthritis – Reaktive Arthritis – M. Reiter – M. Behçet – Beginnende akute c.P. – andere subakute Arthritiden (Medikamente, paraneoplastisch)	 Erregernachweis Antikörper-Titer ↑ Urethritis, Konjunktivitis Schleimhautulzeration, okuläre Manifestation fehlt jeweilige Ursache
Akute Sarkoidose	bilaterale Hilusvergrößerung, Erythema nodosum

Differentialdiagnose der akuten Synovitis	
Arthritis/Polyarthritis	**Leitsymptom**
Rezidivierende Arthritis	
– Atypische c.P.	Ausschlußdiagnose
– M. Bechterew	Sakroileitis
– Allergien	auslösender Faktor, Periodik
Psoriasis	typische Effloreszenz
Aktivierte Arthrose	Reizerguß

Häufigste Ursachen von Gelenkergüssen (nach Pfister et al. 1989)

- **Aktivierte Arthrosen**
- **Akute und chron. Arthritiden**
  - c.P.
  - Seronegative Spondarthritiden (Psoriasisarthritis, M. Reiter)
  - Spondylitis ankylosans
  - Reaktiv (Borreliose, Yersinien, Salmonellen, Toxoplasmose)
  - Infektiös (Staphylokokken, Gonokokken, Tbc)
  - Kristalle (Gicht, Chondrocalcinose)
  - Chron. Enteropathien (M. Crohn, Colitis ulcerosa, M. Whipple)
- **Reizerguß**
- **Traumatischer Erguß** (Hämarthros)
- **Blutkrankheit** (Hämophilie, Leukämie).

DD chronisch-entzündlicher Gelenkerkrankungen

- Rheumatoide Arthritis (☞ 14.8.1)
- M. Bechterew (Spondylitis ankylosans, SPA, ☞ 14.8.4)
- Arthritis psoriatica (☞ 14.8.5)
- M. Reiter (☞ 14.8.8)
- Enterogene Arthritiden (☞ 14.8.9)
- Reaktive (postenteritische) Arthritiden (☞ 14.8.8)
- Löfgren-Syndrom (☞ 14.8.2)
- Systemischer Lupus erythematodes (SLE, ☞ 14.8.10)
- Panarteriitis nodosa (☞ 14.8.10)
- Sklerodermie (☞ 14.8.10)
- Hämochromatose (☞ 16.2.4).

DD akuter entzündlicher Gelenkerkrankungen

- Bakterielle Arthritis (☞ 13.4.1)
- Virale Arthritis (☞ 14.8.7)
- Rheumatisches Fieber (☞ 14.8.8)
- Lyme-Arthritis (☞ 14.8.6)
- Gicht-Anfall (☞ 16.1.5).

Organbeteiligung rheumatischer Erkrankungen

- **Augen:** Iridozyklitis bei c.P. und SPA, Psoriasis, M. Reiter, Kollagenosen. Visusminderung bei Polymyalgia rheumatica, Riesenzellarteriitis
- **Haut:** M. Reiter, Kollagenosen, Psoriasis, c.P., postenteritidischen Arthritiden, M. Whipple, Enteritis regionalis, Colitis ulcerosa, Lyme-Arthritis (Zeckenbiß)
- **Hals:** Rheumatisches Fieber
- **Lunge:** c.P., SLE (Pleuritis), Sarkoidose (Hilusverbreiterung)
- **Herz:** Rheumatisches Fieber, Kollagenosen, c.P.
- **Nieren:** Kollagenosen, Gicht
- **Leber:** Kollagenosen, Still-Syndrom
- **Milz:** Still-Syndrom
- **Abdomen:** enterogene Arthritiden, Colitis ulcerosa, M. Crohn, M. Whipple
- **Neuropathien:** Kollagenosen, c.P., rheumatisches Fieber
- **Schleimhautveränderungen, Stomatitis:** M. Reiter, M. Behçet, Gonorrhoe.

14.3   Rheumatologische Untersuchung

Anamnese
- **Aktuelle Anamnese: Hauptbeschwerden, -behinderung.** Seit wann, Prodromal-Sy., Vorerkrankung (z.B. Angina tonsillaris, Enteritis), Beginn (schleichend, akut, subakut), Schwellung, Rötung, Trauma
- **Schmerzanamnese:**
  - **Wo?** Gelenke (Mon-, Oligo-, Polyarthritis), HWS, BWS, LWS, Muskeln, Bänder, Sehnenansätze, Triggerpunkte andere Organe
  - **Wie?** Akut, schleichend, dumpf, stechend. Lokalisiert oder ausstrahlend
  - **Wann?** Morgensteifigkeit (> 30 Min: V.a. entzündl., < 30 Min: V.a. degenerative Erkr.), Jahreszeit, nach Belastung, Ruheschmerz.
  - **Wodurch ausgelöst?** Z.B. durch bestimmte körperliche und psychische Belastungen, Bewegungen, Medikamente, Witterung
  - **Folgen?** Steifigkeit, Kraftlosigkeit, Bewegungseinschränkung
- **Eigenanamnese:** Erkrankungen anderer Organe (vgl. Tabelle 14.2), Fieber, Vorerkrankungen, frühere OP's (Komplikationen, Erfolg), Unfälle
- **Soziale Anamnese:** Beruf, Arbeitsplatz, körperliche Belastung, Umschulung, Dauer der AU, Renten(-Antrag)
- **Familienanamnese:** rheumatische Erkr., Psoriasis, erbliche oder Stoffwechselleiden
- Bisherige Ther. (Erfolg?) und Verlauf der Erkr. (Progredienz)
- Aktuelle Medikation (seit wann?), Allergien.

Klinische Untersuchung
- **Gelenkuntersuchung**: Inspektion, Palpation, Funktionsprüfung (spezielle Gelenkuntersuchung Hüfte [☞ 191.2]., Knie [☞ 19.2.2], Fuß [☞ 19.3.2], Schulter [☞ 17.1.2], Ellenbogen und Hand [☞ 19.3.2]). Fingergelenke von dorsolateral palpieren. Zehengrundgelenke. Manubriosternalgelenk, Sternoklavikulargelenke, Mandibulargelenke und Krikoarythenoidgelenk nicht vergessen. *Tests:* Kompressionsschmerz des Vorfußes, der Hand (*Gaenslen-Handgriff*); Volarbeugeschmerz (Arthritis), tanzende Patella (Erguß), Kraftprüfung (z.B. Luftdruckmanschette zusammendrücken lassen und Druck ablesen)
- **Untersuchung der WS**: Inspektion, Palpation, Funktionsprüfung (☞ 18.1.3). Im Frühstadium Seitneigung meist eher als Flexion eingeschränkt.
  Tests: Schober-Zeichen, Ott-Zeichen, Finger-Boden-Abstand, Menell-Test
- **Weichteiluntersuchung**: Schmerzhafte Sehnenansätze bzw. Triggerpunkte?
  - *Wichtige Hautveränderungen:* Psoriasis (Arthritis psoriatica), Schmetterlingserythem im Gesicht (z.B. SLE), lilafarbenes Erythem im Gesicht (Dermatomyositis), Sklerodaktylie und schmale Lippen (Sklerodermie), schmerzhafte Knoten (Panarteriitis nodosa), Schleimhauttrockenheit (Sjögren-Sy.), Balanitis, schmerzlose Ulcera (M. Reiter), Erythema nodosum (Sarkoidose, Tbc, Enteropathien, M. Reiter, rheumatisches Fieber), Exanthem (z.B. reaktive Arthritis, Borreliose).
  - *"Knoten":* Heberden-Knoten (Arthrose DIP), Bouchard-Knoten (Arthrose PIP), Rheumaknoten (subkutan, v.a. an Stellen mechanischer Beanspruchung, z.B. an der Streckseite des Ellenbogens), Gichttophus (kleine, gelbliche, harte Knötchen in der Haut, z.B. an den Ohrmuscheln), Ganglion (zystischer, prallelastischer Tumor von Gelenk, Sehne oder Sehnenscheide ausgehend, unter der Haut liegend, z.B. Handgelenksganglion (☞ 17.3.8)
- Augenuntersuchung: durch Facharzt veranlassen
- Neurolog. Basisuntersuchung: bei Auffälligkeiten fachneurol. Untersuchung.

14

Organmanifestationen bei seronegativen Spondarthritiden

	Poly-arthritis	Spon-dylitis/ Sakro-ileitis	Uveitis/ Konjunk-tivitis	Harn-wegs-infekt/ Urethritis	Psoria-sisähnl. Efflores-zenzen	Schleim-hautlä-sionen (Mund, Genitale)	Entero-kolitis	Erythe-ma no-dosum/ Throm-bophle-bitis
Spondy-litis an-kylosans								
Psoria-sis-Ar-thritis								
M. Reiter								
Colitis ulcerosa								
M. Crohn								
M. Whipple								
M. Behçet								
(juvenile Arthritis)								
Legende		= Leitsymptom		> 20 %		< 20 %		nach Müller (1995)

Organmanifestationen bei Kollagenkrankheiten

	Lupus Erythe-matodes dissens	Progressive Sklerodermie	Poly- und Dermato-myositis	mixed connec-tive tissue disease
Lymphknoten				
Lunge/Pleura				
Gelenke				
Niere				
Haut				
Gefäße				
Herz				
Ösophagus/GIT				
Knochen				
Muskel				
Legende		> 50 %		
		30–50 %		
		20–30 %		

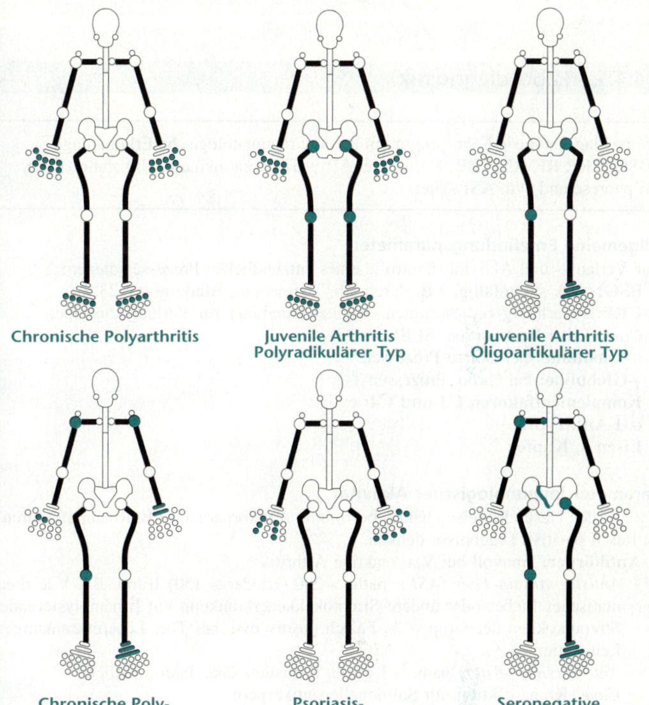

Chronische Polyarthritis

Juvenile Arthritis
Polyradikulärer Typ

Juvenile Arthritis
Oligoartikulärer Typ

Chronische Poly-
arthritis im Alter

Psoriasis-
Arthritis

Seronegative
Spondarthritis

Abb. 14.1

14 | **14.4   Spezielle diagnostische Methoden**

> Vorschlag für Basis-Laborprogramm bei V.a. rheumatologische Erkrankung.:
> BSG, CRP, RF, ANF, BB, Harnsäure, AP, γ-GT, Kreatinkinase, Urinstatus, Krea,
> E'phorese und evtl. ASL-Titer.

Allgemeine Entzündungsparameter

Zur Verlaufs- und Aktivitätskontrolle eines entzündlichen Prozesses dienen:
- **BSG:** stark störanfällig, z.B. durch Hb, Temperatur, Blutfette (☞ 23.B3)
- **CRP:** zuverlässig zu bestimmen → guter Parameter zur Verlaufskontrolle.
  Cave: keine Reaktion bei SLE! (☞ 23)
- **α-Globuline:** bei akuten Prozessen ↑
- **γ-Globuline:** bei chron. Prozessen ↑
- **Komplementfakoren C3 und C4:** evtl. ↓
- **α-1-Antitrypsin**
- **Eisen ↓, Kupfer ↑.**

Parameter immunologischer Aktivität

Cave: Auch Gesunde weisen häufig bestimmte Antikörper auf (z.B. Rheumafaktoren);
an falsch positive Ergebnisse denken.
- **Antikörper:** sinnvoll bei V.a. reaktive Arthritis
  - *Antistreptolysin-Titer (ASL):* path. > 200 (Kinder > 150) IE/ml. Bei V.a. rheu-
    matisches Fieber oder andere Streptokokkenerkrankung mit β-hämolysieren-
    den Streptokokken der Gruppe A. Falsch positiv evtl. bei Tbc, Lebererkrankungen,
    Leukämien
  - *Anti-Yersinien-Titer:* path. > 1 : 160. Persistenz über Jahre möglich.
    Cave: Kreuzreaktion mit Salmonellenantikörpern
  - *Anti-Salmonellen-Titer:* path. > 1 : 100; 1 : 120 bei V.a. postdysenterische
    Arthritis
  - *Anti-Chlamydien-Titer:* path. > 1 : 10, 1 : 64. Bei M. Reiter. Evtl. zusätzlich
    Abstrich aus Harnröhre
  - *Anti-Borrelien-Titer:* path. > 100 E/ml, 1 : 64 IgG-AK, 1 : 16 IgM-AK. Bei V.a.
    Lyme-Arthritis
  - *Anti-Gonokokken-Titer* (path. > 1 : 10) und *antivirale AK* (z.B. Hepatitis B,
    Röteln, HIV): immer mit Klinik korrelieren
- **Rheumafaktoren (RF):** IgG-Auto-AK gegen Fc-Fragment path. veränderter IgG-
  AK. *Path.:* Waaler-Rose-Test (bes. spezifisch) > 16 IE/ml, Latex-RF-Fixationstest
  > 1 : 20. **Höhe des RF zur Beurteilung der Prognose**
  Bei c.P. in 60–80 % positiv (Hauptindikation), aber auch bei Kollagenosen
  (20–30 %), bakt. Endokarditis und seltener bei Sarkoidose, Lues, Tbc, M. Walden-
  ström, Plasmozytom, Leukämien, Tumoren, bei Gesunden (ca. 8 %, bes. im Alter).
  Im Gelenkpunktat höhere ,,Trefferquote"
- **Antinukleäre Faktoren (ANF, ANA):** allg. gegen Zellbestandteile (z.B. DNA,
  RNA, Mitochondrien) gerichtete unspezifische AK. *Hauptindikation:* Screening Test
  bei V.a. Kollagenosen (z.B. beim SLE in ca. 100 % positive ANF), zur Verlaufskontrolle.

Histokompatibilitätsantigene

Genetisch fixierte Antigene auf Zellmembranen kernhaltiger Körperzellen, die bei bestimmten Erkr./Prädispositionen gehäuft auftreten (*HLA: H*uman *L*eucocyte Antigen). **Anmerkung:** Kontrollen sinnlos, da genetisch fixiert → einmal positiv, immer positiv. Tests z.B. sinnvoll bei V.a. Spondylitis ankylosans oder chronischer Polyarthritis: **HLA-B27** → In 90 % bei einer Spondylitis ankylosans positiv. Aber auch in 50 % bei Verwandten Erkrankter, Reiter-Sy. (ca. 75 %), reaktiven Arthritiden (85 %), M. Crohn und Colitis ulcerosa (ca. 70 %), juveniler chron. Arthritis (ca. 30 %), Spondylitis psoriatica (ca. 35 %) und bei Gesunden (ca. 7 %).
HLA-DR-B1, HLA-DR4: häufig bei der chronischen Polyarthritis nachweisbar.

Cave: Auf 100 Gesunde mit positivem HLA-B27-Test kommt ein Pat. mit M. Bechterew! Gefahr der Fehldiagnose Spondylitis ankylosans bei Rückenschmerzen und positivem HLA-B27. Evtl. zusätzlich HLABw60 bestimmen (erhöht Treffsicherheit).

Hämatologie und klinisch-chemische Untersuchungen

- **Hb:** ↓ Anämie (die meisten chron. rheumatischen Erkr. haben eine hypochrome Anämie mit *relativem* Eisenmangel (Transferrin ↓, Ferritin ↑ und Kupfer ↑ → Eisengabe nicht sinnvoll)
- **Leukozyten:** ↑ bei infektiöser Arthritis, ↓ bei SLE, Still- und Felty-Sy.
- **Kreatinin:** ggf. Nierenbeteiligung (bei Kollagenosen, NW von Medikamenten)
- **Leber und Knochenparameter:** GOT, GPT, γ-GT, AP. Leber/Knochenbeteiligung, Medikamenten-NW
- **Muskelenzyme:** CPK und Aldolase als Hinweis auf entzündliche Muskelerkrankungen (z.B. Myositis)
- **Harnsäure:** z.B. bei Gicht ↑. Kann während eines akuten Gichtanfalles normal sein!
- **Urinstatus:** Hinweis auf Nierenbeteiligung.

14.4.2　Arthroskopie, Synovialanalyse und Synovialisbiopsie

- **Ind.:** bei Gelenkergüssen unklarer Genese oder zur Therapiekontrolle (Entzündungsaktivität). Die arthroskopische Inspektion sollte auf jeden Fall eine *Biopsie* einschließen (☞ 14.4.2)
- **Spezifische histologische Befunde** bei: Tbc, Sarkoidose, Kristallarthropathien, Synovialtumoren. Die **c.P.** zeigt nur gelegentlich die pathognomonische fibrinoide Nekrose. **Beurteilung nur im Zusammenhang mit Klinik und Labor!** Ergebnis meist: „Befund vereinbar mit einer Erkrankung aus dem rheumatischen Formenkreis". *Bakterielle Arthritis* histologisch mit hinreichender Sicherheit zu diagnostizieren
- **RF** im Gelenkpunktat sicherer nachzuweisen als im Serum
- **Technik der Gelenkpunktion:** ☞ 2.3.2
- **Asservierung des Punktates:** *1. Röhrchen* (ohne Zusatz) für Makroskopie, Viskositätsprüfung und Zellzahlbestimmung, *2. Röhrchen* (steril) zur Bakteriologie und *3. Röhrchen* (mit Heparinlösung) zur Untersuchung der Rhagozyten, Kristalle und des Sediments.

14

Differentialdiagnose des Synoviapunktats (modifiziert nach Kaiser 1990)						
	Farbe	Trübung	Viskosität	Zellzahl ca.	Leukoanteil ca.	Sonstiges
normal	strohgelb	klar	↑	100	10 %	–
Arthrose	strohgelb	klar	↑	bis 1000	10–20 %	–
Traumafolge	rosa bis blutig	klar bis trüb	↑	2000	20 %	Erythrozyten
c.P.	gelb/grün	trüb, flockig	↓	5000–50.000 (je nach Aktivität)	50–75 %	Rhagozten +++
SLE	gelb	trüb	(↓)	bis 10.000	25 %	Rhagozyten ++
SPA	gelb	klar bis leicht trüb	(↓)	> 2000	50 %	Rhagozyten +
Gicht	milchig	trüb	↑	10.000	90 %	Harnsäurenadeln intrazellulär
Pseudogicht	gelb bis milchig	trüb	↑	20.000	90 %	Kalziumpyrophosphatkristalle
Tuberkulose	graugelb	trüb, flockig	↓	20.000–50.000	50 %	Tuberkelbazillen
Eitrige Arthritis	purulent	rahmig, flockig	↓↓	50.000 und mehr	95 %	Eiter-Erreger

14.5 Medikamentöse Therapie

14.5.1 Nichtsteroidale Antiphlogistika (NSA)

Medikamente erster Wahl mit antiphlogistischer, analgetischer und antipyretischer Wirkung.

Ind.: Akute/chron. Arthritis, WS-Erkr., aktivierte Arthrose, Weichteilrheumatismus.

NW: Beschwerden des GIT, Ulzera, allergische Reaktionen (Pruritus, Exantheme), ZNS-Symptome (Kopfschmerz, Schwindel, Müdigkeit, Verwirrtheit, *Ohrensausen*), Ödeme, Cholestase, Nierenfunktion ↓. *Labor:* Anämie, Leuko-, Thrombopenie, Eosinophilie, okultes Blut im Stuhl, GOT und GPT ↑.

Kontrollen: BB, Tests auf Blut im Stuhl, Harnstoff, Krea.

KI: Magen-Darm-Ulzera, schwere Störungen der Hämatopoese und der Leber, bekannte Allergien gegen NSA, letztes Schwangerschaftsdrittel.

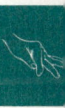

Interaktionen: Wirkungshemmung von Diuretika, Betablockern, Antihypertensiva, Antazida (je nach Präparat; ☞ 22.1).

Klinisches Management: bei Halbwertzeit von

- – *ca. 1–3 h:* Einnahme drei- bis viermal tägl. (inkonstante Wirkspiegel)
- – *ca. 10–20 h:* Einnahme zweimal tägl.
- – *ca. 35–72 h:* Einnahme einmal tägl. (eher konstante Wirkkonzentration)

- Deutliche individuelle Unterschiede bezüglich Verträglichkeit und Ansprechen → evtl. Medikament wechseln. Einschleichen mit geringen Tagesdosen nicht sinnvoll
- Keine Kombinationstherapie der NSA, höchstens abwechselnde Ther.
- **Empfehlung:** nur wenige Medikamente anwenden und sich deren Pharmakokinetik und NW einprägen. Nicht untereinander kombinieren
- Evtl. Kombination der NSA mit Glukokortikoiden zur Dosisreduktion.

 Unerwünschte gastrointestinale NW der NSA sind durch **Suppositorien** nicht zu vermeiden, da gleichhohe Serumspiegel erreicht werden.

Therapie bei Gastritis oder Ulzera

Absetzen der NSA wegen drohender Einsteifung der Gelenke häufig nicht möglich. Deshalb:

- Magenverträglicheres Präparat verwenden, z.B. Ibuprofen (Imbun®, Profen®)
- Kombination mit Antazida (z.B. Maaloxan®), H$_2$-Blockern (z.B. Zantic®), Omeprazol (z.B. Antra®)
- Verwendung von Prodrugs (Freisetzung der Wirksubstanz erst nach Resorption, z.B. Proglumetazin [Protaxon forte®])
- Präparate mit magensaftresistenter Umhüllung verwenden, z.B. Colfarit®
- Prophylaxe der NSA-Gastropathie scheint mit Misoprostol (Cytotec®) in niedriger Dosierung möglich (2–3 x 200 µg tägl.).

Halbwertzeiten und Tagesdosen der NSA (Handelsnamen)

Auswahl	h	Tagesdosis (mg)
Präparat mit kurzer HWZ		
Tiaprofensäure (Surgam®)	2	300-600
Indometacin (Amuno®)	3 (2-11)	75-150
Ibuprofen (Brufen®)	2	400-1200
Fenoprofen (Feprona®)	2	1800-2400
Ketoprofen (Orudis®)	2	150-300
ASS (Aspirin®)	0,3-8**	3000-6000
Nifluminsäure (Actol®)	3	500-750
Diclofenac (Voltaren®)	3-4	75-150
Tolmetin (Tolectin®)	5	800-1200
Präparat mit mittlerer HWZ		
Diflunisal (Fluniget®)	7-8	500-1000
Sulindac (Imbaral®)	7	300-400
Fenbufen (Lederfen®)	12	600-900
Azapropazon (Prolixan®)	12	600-1200
Naproxen (Proxen®)	14	500-750
Präparat mit langer HWZ		
Isoxicam (Pacyl®)	26	200-400
Piroxicam (Felden®)	42	10-20
Phenylbutazon (Butazolidin®)	72*	400-600*

* nur bei **akutem** Schub von SPA, c.P., M. Reiter oder beim Gichtanfall indiziert
** dosisabhängig

14

14.5.2 Glukokortikoide

Stärkstes und wirksamstes Medikament zur Ther. rheumatischer Erkrankungen, aber mit zahlreichen NW behaftet (☞ 22.6, 14.5.5).

Ind.: akuter Schub bei **Kollagenosen** insbes. mit Organbeteiligung, **Polymyalgia rheumatica,** Rheumatisches Fieber mit Karditis, aktive juvenile chron. Arthritis.

Bei c.P., wenn
• BSG > 100 in der ersten h
• Fieber, Gewichtsverlust, schwere Anämie
• Organbeteiligung
• Drohender Invalidität, Bettlägerigkeit, Arbeitsunfähigkeit
• „Maligne" Verlaufsformen.

NW, KI, Präparate: ☞ 22.3; **Interaktionen:** ☞ 22.1.

Therapieprobleme
• Nachlassen der Wirksamkeit nach längerer Therapiedauer
• „Vergessen" von NW nach jahrelanger Therapie
• *Cave:* Übersehen schwerer Infektionen bei bekannter Leukozytose und Unterdrückung von Entzündungszeichen
• Gedeckte, symptomarme Perforation von Ulzera
• *Kein* abruptes Absetzen bei höherer Dosierung vor OP's: **evtl. tödliche NNR-Insuffizienz.**

> **Wichtige orthop. KO:** Osteoporose (☞ 16.1.1), aseptische Knochennekrose des Hüftkopfes (☞ 19.1.12), Wachstumstörungen im Kindes- und Jugendalter (☞ 10.2).

Klinisches Management
• **Glukokortikoide erst bei fehlendem Ansprechen auf NSA und Basistherapeutika.** Langzeittherapie möglichst verhindern. Kleinstmögliche Dosis wählen
• **Einleitung** hochdosiert; nach Wirkungseintritt Abbau bis zur Erhaltungsdosis
• **Erhaltungsdosis:** soll 7,5 mg Prednison tägl. nicht überschreiten (Cushing-Schwellendosis). Dosierung ca. 5 mg tägl.
• Evtl. **Stoßtherapie** für 2–3 Wo., z.B. mit 20–30 mg Prednison und stufenweise Reduktion
• **Pulstherapie** mit Gabe von ca. 1 g Prednison als Kurzinfusion, meist an 3 Tagen (stationär). Effekt für einige Wo., Langzeiteffekt nicht gesichert
• **Absetzen:** bei *Langzeitbehandlung* alle 1–4 Wo. 1 mg reduzieren, abhängig vom klinischen Bild und humoraler Entzündungsaktivität (CRP). *Hochdosierte Kortikoidtherapie über 1–2 Wo.* innerhalb einer Woche ausschleichen. *3–4wöchige Ther. < 15 mg Prednison tägl.:* alle 2–3 Tage 2,5 mg reduzieren.

14.5.3 Basistherapeutika

Langfristige krankheitsmodifizierende Pharmaka unterschiedlicher chemischer Substanzen zur Behandlung rheumatischer Erkrankungen.

- Wirkprinzip meist nicht bekannt. Trotzdem häufig gute Erfolge mit Abschwächung der klinischen Aktivität, Minderung der Häufigkeit von Krankheitsschüben und Abnahme der Entzündungsaktivität bei Laborkontrollen bis hin zu Remissionen
- Wirkungseintritt häufig erst nach Wo. und Mon
- Basistherapeutika müssen vor einer evtl. OP i.d.R. nicht abgesetzt werden.

Wegen z.T. gravierender NW strenge klinische und laborchemische Überwachung der Basistherapie.

Sulfasalazin (Azulfidine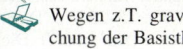)
Ind.: c.P. des Erwachsenen, enteropath. Arthritis (M. Crohn), reaktive Arthritis, evtl. Spondylitis ancylosans (M. Bechterew).
KI: Allergie gegen Sulfonamide/Salizylate, Nieren-, Leber- und hämatopoetische Erkr., Porphyrie, Asthma.
NW: gastrointestinale Beschwerden, Haut- und Schleimhautveränderungen, Kopfschmerzen. Selten hämolytische Anämie, Anosmie, BB-Veränderungen, Oligospermie.

Dosierung Sulfasalazin				
	1. Wo	**2. Wo.**	**3. Wo.**	**4. Wo.**
morgens	–	500 mg	500 mg	1 000 mg
abends	500 mg	500 mg	1 000 mg	1 000 mg

Kontrollen: BB, Urinstatus, Krea (zu Therapiebeginn alle 14 Tage, dann monatlich), GOT, GPT, γ-GT, AP (erst monatlich dann alle 3 Mon.).

Goldpräparate
Häufigste Basistherapeutika weltweit. Therapeutische Wirksamkeit parenteraler Goldpräparate und D-Penicillamin annähernd gleich. Orale Goldtherapie wird als etwas schwächer wirksam eingestuft.

Einsatz der Goldpräparate im Frühstadium der c.P., noch bevor Gelenkschäden eingetreten sind. Im destruktiven und ausgebrannten Stadium Basistherapie evtl., um weitere Destruktionen zu verhindern bzw. zur Dämpfung humoraler Entzündungsaktivität.

Hauptindikation: gesicherte c.P. mit eindeutiger Krankheitsaktivität (nach ARA-Kriterien ☞ 14.8.1) fehlende Wirksamkeit von NSA und kurzfristigen Glukokortikoidgaben. *Therapieversuche* bei chron. M. Reiter, Psoriasisarthritis ohne floride Hauterscheinungen und SPA mit peripherer Gelenkbeteiligung.
Absolute KI: Goldallergie, Kollagenosen und Vaskulitiden (SLE, Polymyositis, Dermatomyositis, Sklerodermie, systemische Arteriitiden), schwere chron. Nieren- und Leberschäden, aktive Tbc, maligne Tumoren, Schwangerschaft.
Relative KI: ausgebrannte c.P., insulinpflichtiger Diab. mell., floride Psoriasis, SPA ohne periphere Gelenkbeteiligung, Leukopenie vor Therapiebeginn, Thrombopenie, c.P. mit Sjögren-Sy.

14

NW: Haut- und Schleimhautveränderungen, Metallgeschmack, Hyperpigmentierung, Photosensibilisierung, Kornealulzera (selten), Haarausfall, Durchfall, Schmerzen im Bereich des GIT, Nierenschäden (Hämaturie, Albuminurie), Neuritis, Ikterus, Pruritus. Störungen der Hämatopoese (selten, aber schwerwiegend): Eosinophilie, Ganulozytopenie, Agranulozytose, aplastische Anämie.
Disposition zu NW bei vorhandenem HLA-B8, HLA-DR3 → vor Therapiebeginn bestimmen.

Klinisches Management
- Gesamtdosis von 1,5–2 g reinen Goldes sollte nicht überschritten werden
- **Parenterale Goldtherapie:** einschleichend mit der geringsten Einzeldosis und Aufsättigung auf ca. 500–1000 mg reinen Goldes innerhalb von 15–25 Wo. Dann Erhaltungsdosis von 50 mg im Mon. *Beispiel:* Aurothioglukose (Aureotan®). Die ersten 6 Injektionen zweiwöchentlich, dann einmal wöchentlich. 1.–3. Injektion 10 mg, 4.–6. Injektion 25 mg, ab 7. Injektion 50–100 mg bis Präparatgesamtdosis 2000 mg (= 1000 mg Gold)
- **Orale Goldtherapie:** z.B. mit Auranofin 3 mg (Ridaura®); *nicht einschleichend dosieren.* 2–3 Tbl. tägl. für 4–6 Mon. NW wahrscheinlich geringer als bei parenteraler Anwendung
- **Wirksamkeit:** Nach 6 Mon. bei 1/3 der Pat. gutes Ansprechen, 1/3 Besserung und 1/3 Therapieversager oder schwere NW. Der Therapieeffekt hält Mon., im günstigsten Fall Jahre an
- Bei Therapiebeginn **Pat. auf NW hinweisen** und sehr **engmaschig kontrollieren.** Sorgfältige Zahnpflege, Vermeidung intensiver UV-Bestrahlung (,,Sonnenbad")
- **Laborkontrollen:** großes BB, Thrombos, Urinstatus, Krea, GPT, γ-GT, AP (vor Therapiebeginn, in den ersten 3 Mon. alle 14 Tage, dann alle 1–2 Mon.)
- Bei Auftreten von NW und größeren Laborveränderungen (ca. 15 %) i.d.R. sofortiger Therapieabbruch, da schwierige Bekämpfung wegen extrem langer Verweildauer der Goldsalze im Körper. *Häufige Ausnahme:* Diarrhoe bei oraler Goldtherapie.

D-Penicillamin
Ind.: c.P., juvenile chron. Arthritis, evtl. Sklerodermie. Mittel 1. Wahl bei hohen RF-Titern und Vaskulitis (→ Gold kontraindiziert).
KI: Penicillin und Penicillinaminallergie, Nieren-, Leber und Knochenmarksschäden, SLE mit hohen ANF-Titern, Schwangerschaft.
NW (ca. 35 %): Geschmacksstörungen, Magen-Darm-Beschwerden, Exantheme, Proteinurie (häufig). Panmyelopathie mit Agranulozytose, Schleimhautveränderungen (gelegentlich). Myasthenie-Sy., ANF-Induktion, Optikusneuritis, Cholestase, SLE, Colitis ulcerosa (selten). *Disposition zu NW* bei positivem HLA-B8, HLA-DR3, -DR1, -DR7.

Klinisches Management
- **Einschleichende Dosierung** mit 150 mg tägl. Alle 3–4 Wo. um 150 mg steigern bis zur *Erhaltungsdosis* von 600 mg tägl. (*Maximaldosis* 1200 mg/Tag)
- **Einnahme** ca 1,5 h nach der letzten Mahlzeit und 1 h im Abstand von anderen Medikamenten
- **Neurologische und Laborkontrollen:** Urinstatus, BB, Thrombozyten, GPT, GOT, γ-GT, AP, ANA zunächst wöchentlich, dann einmal im Mon. Alle 8 Wo. augenärztliche Kontrolle
- **Abbruch der Ther.:** Nach viermonatiger erfolgloser Ther. Bei NW: Proteinurie, Krea > 2 mg/dl, Leukos < 3000/mm^3, Granulozyten < 1500, Thrombos < 120.000, Cholestase, Exanthem, ANF-Titer ↑↑, Augenmuskellähmungen.

Chloroquin (Antimalariamittel)

Ind.: Milde Verlaufsformen bei gesicherter c.P. (ARA-Kriterien ☞ 14.8.1), juvenile chron. Arthritis, mäßig aktiver SLE, lupoide Verlaufsform der c.P.

KI: Myasthenia gravis, Retinopathien, Störungen der Hämatopoese, Chloroquin-allergie, Schwangerschaft, Porphyrie, Glukose-6-P-Dehydrogenase-Mangel.

NW: häufig harmlose gastrointestinale Beschwerden und Korneaeinlagerungen. Gelegentlich Psychosen, Agitiertheit, Verwirrtheit, Vertigo. Gefürchtet ist die irreversible dosisabhängige Retinopathie! Selten Pigmentierungen, Haarausfall, Photosensibilisierung, Kardiomyopathien, Myopathien. Sehr selten Agranulozytose, Panmyelopathie, Thrombopenie, Hörschäden.

Klinisches Management

- **Dosierung:** z.B. Chloroquindiphosphat (Resochin®) 4 mg/kg KG tägl. Gesamtdosis nicht mehr als 150 **g** (Gramm!). Wirksam bei ca. 50 % bei c.P.
- Nach einem Jahr Therapiedauer Pause von 3–4 Mon.
- **Kontrollen:** Augenärztliche Kontrolle vor Therapiebeginn, dann alle 3 Mon. Bei ersten Anzeichen der Retinopathie (Rotsehen gestört) Präparat sofort absetzen. BB, Krea, Urinstatus, GPT, GOT, γ-GT und AP vierteljährlich
- **Therapieabbruch** bei Auftreten von NW, v.a. bei Augenschäden oder Verschlechterung der Laborwerte.

Pyritinol

Gute Verträglichkeit bei Pat. mit zerebraler Insuffizienz. Pyritinol scheint ähnlich wie D-Penicillamin zu wirken, nur milder.

Ind.: nur zur Ther. der aktiven c.P. zugelassen.

KI: Störungen der Hämatopoese, Myasthenie, SLE, schwere Hauterkrankungen.

NW: Pruritus, Ekzem, Magen-Darm-Beschwerden; gelegentlich Stomatitis, Geschmacksstörungen; selten Leuko-, Thrombopenien, Proteinurie, Agranulozytose, Myasthenie, Leberfunktionsstörungen, Pemphigoid, ANF ↑.

Klinisches Management

- Dosierung: 3 x 200 mg Pyritinol (Encephabol forte®)
- Bei Niereninsuffizienz an Dosisanpassung denken (☞ 22.4).

14.5.4 Immunsuppressiva und Zytostatika

Präparate mit Hauptindikationsbereich in der Onkologie. Einsatz bei Versagen der Ther. mit NSA, Glukokortikoiden und Basistherapeutika (hohe Rate gefährlicher NW).

Ind.: Aktive Kollagenosen mit Organbeteiligung, c.P. bei malignen, therapieresistenten Fällen, schweren, therapieresistenten Verläufen von M. Reiter, SPA mit peripherer Gelenkbeteiligung, M. Behçet, Wegnerscher Granulomatose.

NW: Panzytopenie, Haarausfall, Schleimhautprobleme, Verhinderung von Ovulation und Spermiogenese, Hepatotoxizität, kanzerogene Wirkung, Infektabwehr ↓.

☞ Abbruch der Therapie schon bei Verdacht auf NW!

KI: BB-Veränderungen, Magen-Duodenalulkus, Inf., schwere Organschäden, Gravidität, präop.

Laborkontrollen: alle 14 Tage großes BB, Thrombos, Urinstatus, GOT, GPT, γ-GT, AP. Alle 2 Mon. IgG, IgM, IgA.

14

- **Azathioprin (Imurek®):** *Ind.* bes. bei lupoider c.P. mit hohem ANF-Titer, SLE ohne Organbeteiligung. *Dosis:* einschleichend 1–3 mg/kg KG; nach Besserung Reduktion auf niedrigstmögliche Erhaltungsdosis. **Cave:** Kombination mit Allopurinol → Dosisreduktion. *Spezifische NW:* „Azathioprin-Fieber"
- **Cylclophosphamid (Endoxan®):** *Ind.:* akute Organkomplikationen bei Kollagenosen, Wegnerscher Granulomatose. *Dosis:* 1–2 mg/kg tägl. Gesamtdosis 8–10 g. *Spezifische NW:* hämorrhagische Zystitis, Kanzerogenität
- **Chlorambucil (Leukeran®):** 0,05–0,2 mg/kg in 3 Einzeldosen. Stoßtherapie in Erprobung
- **Amethopterin (Methotrexat®):** *Ind.:* therapieresistente c.P., M. Reiter, Arthritis psoriatica. Hochdosiert evtl. bei therapieresistenter Iridozyklitits und Myositis. *Dosierungsbeispiel:* 7,5–15 mg. i.m. einmal wöchentlich (wegen Lebertoxizität), bei Besserung Dosisreduktion. Höhere Dosierung bei Kollagenosen. Rascher Wirkungseintritt nach ca. 2–4 Wochen.
  Keine simultane Gabe von NSA, Allopurinol und Sulfonamiden. *Spezifische NW:* Lebertoxizität, Lungenveränderungen.

14.5.5   Intraartikuläre Injektionen

- **Degenerative Erkrankungen:** Injektion von Substanzen, die eine verbesserte Gleitfähigkeit bzw. bessere Ernährung und Regeneration des Gelenkknorpels ermöglichen sollen, z.B. Dona 200®, Artepanon®(*cave* NW)
- **Entzündlich-rheumatische Erkrankungen:** Injektion von Substanzen mit antiphlogistischer, antiexsudativer und antiproliferativer Wirkung, Kortikoide (z.B. Volon A®), Osmiumsäure, Varicocid, Zytostatika (z.B. Endoxan®), radioaktive Isotope (☞ 14.6.1).
  Bei entzündlichen rheumatischen Erkr. wegen reicher Vaskularisation der Synovialis und des Pannusgewebes ist eine systemische Wirkung der injizierten Med. unvermeidlich → keine reine Lokaltherapie.

Glukokortikoide
Medikamente, NW, klinisches Management (☞ 22.3 und 14.5.2)
Ind.: chron., auf NSA und orale Glukokortikoide nicht ansprechende Arthritis, aktivierte Arthrose, „Hydrops intermittens", evtl. als Zusatz bei Synoviorthesen, einzelnes Gelenk bei sonst gut therapierter c.P. („Ausreißer"). **KI:** Bei *nicht* aktivierten Arthrosen (Chondrozytenschädigung!)
- Nur in Ausnahmefällen bei *systemischen* rheumatischen Erkr. indiziert
- Präparate mit langer Halbwertszeit verwenden
- Wiederholte Injektionen kritisch abwägen
- Mindestabstand von 4 Wo. zwischen Injektionen einhalten
- Nicht in mehrere große Gelenke injizieren (systemische Wirkung)
- Gelenk nach Injektion mehrfach durchbewegen, evtl. Druckverband.

 Cave: Bei V.a. Infekt keine intraartikuläre Kortikoidinjektion!

	Dosierungsbeispiele verschiedener Kortikosteroide				
Gelenk	Prednison, Prednisolon (Decortin®)	6-Methyl-prednisolon (Urbason®)	Triamcino-lonacetonid (Volon A®)	Dexa-methason (Fortekortin®)	Beta-methason (Betnesol®)
Hüfte-, Knie-, Schulter-	25–50 mg	20–40 mg	20–40 mg	4–6 mg	4–6 mg
Ellbogen-, Hand-, OSG	10–25 mg	10–20 mg	10–20 mg	2–4 mg	2–4 mg
Interpha-langeal-, Mandibular-	5–10 mg	4–10 mg	2,5–5 mg	0,5–1 mg	0,5–1 mg

(modifiziert nach Checkliste Rheumatologie, Thieme, Stuttgart 1991)

Chemische Synoviorthese

Verödung der Synovialis bei rheumatischen Erkr. im Anfangsstadium oder später bei Gewebeproliferation und Erguß. Rezidive, auch nach op. Synovektomie.
Osmiumsäure-Injektion: zur Kniegelenkssynoviorthese. Je nach Gelenkgröße ca. 1–10 ml 1 %iges Osmiumtetroxid pro Kniegelenk. Knorpelschädigung nicht auszuschließen.
Varicocid®-Injektion: Natriummorrhuat (Varicocid®): Gemisch von Natriumsalzen ungesättigter Fettsäuren des Lebertrans.

> ☞ Streng intraartikulär injizieren! **Vor** Varicozid-Injektion dieselbe Menge eines **Lokalanästhetikums** injizieren (z.B. Carbostesin®).

Ind: exsudative Synovitis ohne stärkere Proliferation bevorzugt bei Pat. < 40 J.
KI: akuter Schub. Gelenkdestruktionen mit Zysten und fortgeschrittener Arthrose und fibröser Kapselschwellung, Synovialitiden bei degenerativen Gelenkerkran-kungen, massive Synovialschwellungen, große Poplitealzysten.

- Zur Punktion evtl. Bildwandler benutzen (z.B. Hüfte, Schulter)
- Bei Bedarf Injektion an der Hand in Plexusanästhesie (mit langwirkendem Anästhetikum, z.B. Bupivacain® oder Duranest®) oder besser noch mit Plexusverweilkatheter (zur Analgesie nach Injektion)
- Vor der Injektion Erguß abpunktieren
- Hälfte des Carbostesins® infiltrieren (damit auch Kontrolle der korrekten Nadellage, Stempel der Spritze muß relativ leicht laufen) → Varicocid®-Injektion → restliches Carbostesin® injizieren
- Mehrfache (bis 7 malige) Injektionen erhöhen die Erfolgsrate.
- Fingergelenke: keine Injektion von 2 Gelenken am selben Strahl (Durchblutungsstörung wegen Schwellung!); feinste Nadeln benutzen (evtl. Tuberkulinspritzen)
- **Handgelenk:** immer alle 3 Gelenke infiltrieren (BV-Kontrolle): Radiokarpalgelenk, Mediokarpalgelenk und dist. Radioulnargelenk
- **Sprunggelenk:** immer OSG und USG infiltrieren (BV-Kontrolle).

14

Dosierungsschema je Gelenk					
Gelenk	**Varicocid®**	**Carbo-stesin®**	**Gelenk**	**Varicocid®**	**Carbo-stesin®**
PIP	0,3 ml	0,1 ml	Ellenbogen-	4 ml	2 ml
Hüftgelenk	4 ml	2 ml	Schulter-	4 ml	2 ml
Kniegelenk	6 ml	3 ml	OSG und USG	je 2 ml	je 1 ml
Metatarso-Phalangeal-gelenk	0,5 ml	0,2 ml	prox. HG dist. HG Radioulnargelenk	1,5 ml 1,0 ml 1,0 ml	1 ml 1,0 ml 1,0 ml

NB: Nach Injektion konsequente lokale Eisbehandlung am besten über 24 h, potente Analgetika (☞ 22.2)! Stationäre Behandlung empfehlenswert.

14.5.6   Supportive Pharmakotherapie

- **Allopurinol, Urikosurika, Urikostatika:** ☞ 16.1.5
- **Infiltrationen mit Lokalanästhetika** (☞ 2.4.1) **und Glukokortikoiden** (☞ 22.3)
- **Analgetika** (☞ 22.2)
- **Myotonolytika:** Herabsetzung des durch zentrale Regelkreise gesteigerten Muskeltonus z.B. bei therapieresistentem lokalisierten Weichteilrheumatismus, Lumboischialgien, Fibromyalgie-Sy. Nur als adjuvante Ther. zu sehen → kausale Ther. anstreben, z.B. Korrektur einer Fehlstatik. *Beispiele:*
  - *Diazepam* (z.B. Valium®): 5–15 mg tägl., evtl. einschleichend
  - *Chlormezanon* (Muskel Trancopal®): 2–3 x 200 mg tägl.
  - *Tetrazepam* (Musaril®): 0,5–1 Tbl. (50 mg) tägl. Dosis täglich um 25 mg steigern. Max. Tagesdosis: 400 mg (8 Tbl).
  Keine Ind. bei lokalisierten Myosen, Tendomyosen, Insertionstendopathien, Ligamentosen, Periarthropathien. *Wichtig:* Pat. auf Beeinträchtigung des Reaktionsvermögens (Fahrtüchtigkeit) hinweisen!
- **Psychopharmaka:** Zur Durchbrechung des Circulus vitiosus *Schmerz → Angst → Depression* oft letzter Ausweg. Sorgfältige Ind.-Stellung und nur so kurz als nötig verabreichen. Begleitende Psychotherapie, autogenes Training, Verhaltenstherapie ebenso wichtig (☞ 8.2). Agitierend wirksame Pharmaka morgens, eher sedierende abends geben.
  Drei Substanzgruppen:
  - *Tranquilizer:* Ind. bei psychosomatischem Hintergrund (☞ 8.1.4), failed back surgery syndrome (☞ 18.1.7). Beispiele: Chlordiazepoxid (Librium®): gut entspannend, wenig sedierend; 10 (-50) mg. Flurazepam (Dalmadorm®): starke Sedierung, 7,5(-30) mg
  - *Antidepressiva:* Ind. bei reaktiver Depression, Depression als Ursache für Schmerzverstärkung. Dauer bis Wirkungseintritt ca. 14 Tage nach Therapiebeginn. Beispiele: Amitryptilin (Saroten®) mit stark thymoleptischer, anxiolytischer Wirkung; 125(-300) mg
  - *Neuroleptika:* Ind. bei Kombination mit Analgetika, psychosomatisch bedingten Angstzuständen, Einschlafstörungen, Erregung insbes. bei Weichteilrheumatismus (☞ 14.8.). Beispiele: Promethazin (Atosil®): vorwiegend sedierend; 50(-150) mg tägl. Haloperidol (Haldol®): vorwiegend antipsychotisch; 2(-50) mg tägl.

- **Chondroprotektiva:** Viele Hinweise auf positive therapeutische Wirkung durch Hemmung knorpelabbauender Enzyme bzw. Stimulation der Glykosaminoglykan, Protein, Hyaluronat und Kollagensynthese. Kontrollierte Studien schwer durchzuführen. Gabe nur im *Frühstadium* einer Arthrose sinnvoll, nicht bei einer „Knochenglatze". *Beispiel:* Artepanon® 50 mg i.m. 2 mal wöchentlich für 8 Wo. 2 Serien/Jahr
- **Externa (Einreibemittel):** lokaler hyperämisierender oder kühlender Effekt mit Wirkung am Krankheitsherd oder über Reflexzone. *Beispiele:* Etofenamat (Traumon®), Salizylsäurederivate (ABC-Salbe®), Nikotinsäureester (Finalgon®), Voltaren Emugel®.
- **Retinoide:** Ind. bei schwerer generalisierter Psoriasis und therapieresistenter Arthritis psoriatika. Etretinat (Tigason®) 50 mg tägl. Nach Wirkungseintritt 25 mg tägl. *KI:* Schwangerschaft (teratogen!).

14.6   Strahlentherapie

14.6.1   Radiosynoviorthese

Intrartikuläre Injektion eines β-Strahlers (Yttrium, Rhenium, Erbium). Yttrium für große, Erbium für kleine Gelenke. Erfolge nach 12 Mon. bei 50–60 %. Erst bei Pat. > 40 J. (Ausnahme: Pat. mit Blutergelenken, villonodulärer Synovitis). Nach 6 Mon. wiederholbar.

Ind.: Therapieresistente Synovitis > 6 Mon. (meist bei c.P.), Rezidiv nach operativer Synovektomie, villonoduläre Synovitis (☞ 19.2.32); chron. rez. Ergüsse bei Arthrose.
Therapiebeispiele: Knie 6 mCi, Y-90; Schulter, Ellenbogen, Hand, OSG 0,5 mCi Er-169; MCP, PIP 0,25 mCi Er-169.
NW: Strahlensynovitis → adäquate Analgetikather. (☞ 22.2); Fieber, Verschlechterung des AZ, evtl. Induktion einer Arthrose oder genetische Spätschäden.
Kontraind.: Stad. III-IV nach Larsen; Baker-Zyste rel. KI.

14.6.2   Entzündungsbestrahlung

Röntgenstrahlen niedriger Herddosen von 0,3–0,4 Gy. Je akuter die Entzündung, desto kürzer die Zeitabstände zwischen den Bestrahlungsterminen: ca 12–24 h. Bei chron. Arthritis 3–7 Tage Abstand. I.d.R. 5–8 Bestrahlungen; Wiederholung frühestens nach einem Jahr.

Ind.: nur bei Versagen anderer „harmloserer" Therapieformen bei chron. aktivierten Arthrosen, hartnäckigen Insertionstendopathien (z.B. Epikondylitis), therapieresistenter SPA.
NW: Knochenmarksschädigung (Leukämien werden unterhalb einer Dosis von 1 Gy scheinbar *nicht* induziert).
KI: Schwangerschaft, bekannte Knochenmarksschäden oder Blutbildungsstörungen, maligne Tumoren, aktive Tbc (absolute KI); Dermatosen im Bestrahlungsfeld, latente Infektionskrankheiten, Patientinnen im gebärfähigen Alter (relative KI).

14

14.7 Operative Therapie

14.7.1 Operationsindikationen

Eindeutige OP-Indikationen	Relative OP-Indikationen
• Drohende/manifeste Sehnenruptur, Nervenkompression • Instabile HWS mit drohenden oder vorhandenen neurol. Störungen • Extreme Gelenkfehlstellungen mit Behinderung, Ankylose der Kiefergelenke • Mechanisch störende Rheumaknoten	• Persistierende Synovialitis, Tenosynovialitis, Bursitis • Störender Ausfall von Gelenkfunktionen • Störende Gelenkfehlstellung • Instabile HWS ohne neurol. Störungen • Chron. ständig anhaltende Schmerzen in einem Gelenk

Operativer Behandlungsplan: OP-Vorbereitung und speziell NB bei op. Eingriffen sind aufwendig, bedürfen häufig neben der stationären auch der ambulanten Weiterbehandlung durch Physiotherapeuten und/oder Ergotherapeuten (☞ 20.8.4).

> I.d.R. sind mehrere Gelenke erkrankt → Prioritäten setzen. Zunächst Eingriffe an den unteren Extremitäten, um die Gehfähigkeit zu erhalten. Eingriff mit der höchsten Erfolgchance zunächst durchführen *(„start with a winner")*.

KI: OP-Risiko zu hoch, Intubationshindernisse (Kiefergelenk, HWS-Beteiligung), mangelnde Compliance, mangelnder Funktionsbedarf des Pat.

> Nicht alles, was operativ korrigierbar ist, sollte auch operiert werden!

14.7.2 Operationsverfahren

Operationen mit sehr guten Erfolgschancen (Gschwend)
• **Hand:** Caput-ulnae-Resektion, dorsale Tenosynovektomie, MP-I-Arthrodese
• **Hüfte:** TEP
• **Knie:** Arthroplastik
• **Fuß:** Vorfußkorrektur
• **Wirbelsäule:** Spondylodese der oberen HWS.

Operationen mit guten Erfolgschancen
• **Hand:** Flexorsehnensynovektomie, MP-Arthroplastik; PIP-II und -III-Arthrodese, Handgelenksynovektomie und -arthrodese; Schwanenhalskorrektur
• **Ellenbogen:** Synovektomie, Resektionsarthroplastik
• **Knie:** Kniegelenkssynovektomie
• **Fuß:** Arthrodese Sprunggelenke und Chopart-Gelenk.

Operationen mit mäßigen Erfolgschancen
• **Hand:** MP-, PIP-Synovektomie, PIP-IV- und -V-Arthrodese, Knopflochoperationen, Handgelenksarthroplastik
• **Schulter:** Schultergelenkssynovektomie, -arthroplastik, -osteotomie
• **Fuß:** Arthroplastik oberes Sprunggelenk.

Synovektomie

Frühsynovektomie: *radikale Entfernung der entzündlich hypertrophierten Gelenkinnenhaut bzw. der Sehnenscheiden* (Tenosynovektomie). Idealindikation vor den zu erwartenden Gelenkdestruktionen *nach* konsequenter aber erfolgloser Basismedikation > 6 Mon.

Spätsynovektomie: bei bereits sichtbarer Gelenkzerstörung in Kombination mit einer Gelenktoilette bzw. rekonstruktiven Maßnahmen. *Ziel:* Besserung von Schmerz, Schwellung und Funktion. Fortschreiten der Gelenkzerstörung kann i.d.R. jedoch nicht aufgehalten werden.

Rezidive möglich, bes. an Gelenken, die nur die partielle Resektion erlauben. Diese Fakten führten im anglo-amerikanischen Bereich zu gewisser Zurückhaltung bezüglich dieser OP.

NB anspruchsvoll. Gelenke bereits ab dem 1. postop. Tag passiv und assistiv mobilisieren. Bewährt hat sich die Dauermobilisation auf Motorschienen.

Arthroskopisch durchgeführte Synovektomien bieten Vorteile in der NB und werden neben dem Kniegelenk auch an Schulter und Ellenbogengelenken durchgeführt. Inwiefern die Resultate des offenen Vorgehens erreicht werden, bleibt noch zu belegen.

Resektions-Interpositions-Arthroplastik

Am häufigsten Vorfußoperationen (*OP nach Clayton, Tillmann, Hoffmann, Lelièvre und anderen*). Bei hochgradiger Destruktion und Fehlstellung Resektion und Neuformung der veränderten Gelenkanteile. Als Interponat und artikulierende Fläche dienen entweder lokal einwachsendes Bindegewebe oder Transplantate (autologe Kutis-, Faszien- oder Fettlappen bzw. Lyodura). Häufig sind zusätzlich Rekonstruktionen am Kapsel-Band-Apparat erforderlich.

Sehnenrekonstruktionen

Spontanrupturen durch chron. Tenosynovitis, intratendinöse Prozesse, mechanische Scheuerung. *Häufigste Ind.:* Strecksehnenrupturen an der Hand.

Arthrodesen

Selten bei großen Gelenken bewegungsbehinderter Rheumatiker indiziert. Gute Ind. bei Destruktion und Instabilität an Hand und Fingern, am OSG und im Fußwurzelbereich.

Endoprothesen

Vorteile: Schmerzfreiheit, hohe Mobilität, häufig rasche Belastbarkeit sowie relativ einfache NB. Bewährt haben sich *Hüft- und Kniegelenksersatz*. An Hand und Fingern führen die Silastik-Implantate zu mittelfristig andauernden Erfolgen. Endoprothesen an Schulter-, Ellenbogen- und Sprunggelenken wiesen bisher eine hohe Rate an mechanischen Komplikationen, hauptsächlich aseptischen Lockerungen auf. Sie werden daher in höheren Zahlen lediglich an wenigen Zentren implantiert.

Osteotomien (selten)

Dienen zur Veränderung der mechanischen Achsen (Umstellungsosteotomie) oder in Form der Doppelosteotomie jeweils in der gelenknahen prox. und dist. Metaphyse als unspezifischer Reiz, der einen zusätzlichen entzündungshemmenden Effekt bewirken soll. Gelegentlich in Kombination mit Synovektomien oder Resektionsarthroplastiken. Die i.d.R. in sämtlichen Bereichen geschädigten rheumatischen Gelenke eignen sich nicht für Umstellungsosteotomien. Ausnahme: ausgeprägte Fehlstellungen vor, wie z.B. bei der Coxa valga nach juveniler Koxarthritis, bei ausgeprägter Valgusdeformität am Kniegelenk oder bei der Bajonettstellung des Handgelenkes nach Volarverkippung der prox. Handwurzel.

14.7.3 Operative Eingriffe der einzelnen Körperregionen

Halswirbelsäule
OP-Vorbereitung: immer Rö. HWS in 2 Ebenen (☞ 6.1.2)! Je nach Fall evtl. Funktionsaufnahmen, CT, Myelographie, NMR, fachneurologische Untersuchung.
* **Probleme:** Instabilitäten und Fehlstellungen aufgrund synovitischer Destruktionen an Gelenken, Bändern und Kapseln, bes. häufig bei der c.P., aber auch bei Psoriasisarthritis, juveniler chron. Arthritis, SPA
* **Obere HWS:** gehäuft atlanto-axiale Instabilitäten (horizontale Dislokation; ☞ Abb.14.4). Gelegentlich auch occipito-axiale Dislokationen (aufgrund Destruktion der Wirbelgelenke zwischen C 1, C 2 und dem Occiput: Eintritt des Dens in das Foramen magnum, vertikale Dislokation → Kompressionen des Myelon sowie der A. vertebralis mit den entsprechenden neurol. bzw. vertebro-basilären Symptomen möglich (☞ Abb. 6.1)
* **Mittlere/untere HWS:** Gelenkdestruktionen und entzündliche Ermüdung der Bandscheiben → Fehlstellungen, Instabilitäten, Wirbelgleiten (subaxiale Dislokation; ☞ 18.1.25)
* **OP-Ind.:** bei starken Schmerzen, neurol. Symptomatik (Radikuloneuropathien, zervikal-medulläre Kompressionssyndrome, Läsion der Medulla oblongata und Hirnnervenkerne), vertebro-basiläre Insuffizienz und auch bei raschem Fortscheiten der Dislokationen
* **Korrektur und Stabilisierung:** i.d.R. *Spondylodese*. Unterschiedliche Instrumentationen: bilaterale Drahtumschlingung C 1/2 nach *Brooks*, transartikuläre Verschraubung C 1/2 nach *Magerl*, occipito-cervikale Fusion nach *Brattström* mit Drahtumschlingungen oder mit speziellen occipito-cervikalen Platten. Bei subaxialen Dislokationen gelegentlich auch ventrale Fusionen nach *Robinson*
* **Fortgeschrittene Fehlstellungen und Luxationen:** zunächst Vorbehandlung mit einem *Halo-Body-Jacket* zweckmäßig. Dieses oder ein *Minerva-Gips* bei hochgradiger Osteoporose auch zur postop. Immobilisation. Meist jedoch ist eine Zervikalstütze (☞ 21.2.1) ausreichend (Tragezeit ca. 8–12 Wo.).

Schultergelenke
* In über 50 % bei der c.P. mitbefallen. In späteren Stadien neben der Gelenkdestruktion häufig Rupturen der Rotatorenmanschette (☞ 17.1.14) und der langen Bizepssehne (☞ 17.15) – i.d.R. funktionell zu kompensieren
* **Synovektomien:** vermögen Schwellung und Schmerz in gutem Ausmaß zu beeinflussen. Allerdings aufwendige NB mit Abduktionsschienen für mind. 6 Wo.
* **Totalendoprothesen** (in fortgeschrittenen Stadien): bisher nicht eindeutig bewährt. Bei *ungekoppelten Prothesen* (z.B. Neer-Endoprothese) besteht aufgrund der häufig unzureichenden Muskelführung die Gefahr der Luxation. Pfannenlockerung muß nicht zur Funktionsverschlechterung führen und ist keine Ind. zum TEP-Wechsel. *Gekoppelte Prothesen*: verstärkte Gefahr der Lockerung aufgrund der hohen mechanischen Beanspruchung des meist osteoporotischen knöchernen Implantatlagers
* **Arthrodesen:** Ausnahme-Ind., bei voll mobilen Hand- und Ellenbogengelenken.

Ellenbogengelenke

- **Synovektomie** (am häufigsten): bei persistierender Schwellung und beginnender Mobilitätseinschränkung. Vom dorso-radialen Zugang nach Gschwend kann sie unter Schonung des Seitenbandapparates im dorsalen und kubitalen Gelenkbereich durchgeführt werden. Häufig ist ein zusätzliches Debridement erforderlich, bei Destruktionen und Luxationen des Radiusköpfchens kann dieses mitentfernt werden
- **Kompression des N. ulnaris** (☞ 9.6.1) durch synovitische Schwellung, Knochenerosionen oder Fehlstellungen: Ventralverlagerung. *NB:* i.d.R. problemlos, in den ersten 10 Tagen kann passiv und assistiv aus einer Schiene heraus beübt werden, danach wird eigentätig aktiv geübt
- **Resektionsarthroplastik:** bei erheblicher Destruktion evtl. bei Ankylose. Dabei werden Radiusköpfchen, Olekranon und Trochlea ganz oder partiell reseziert und dann mit einem Faszien- oder Lyodurastreifen gedeckt. *Ziel der NB:* ausreichende Pronations- und Beugefähigkeit
- **Totalendoprothesen** wiesen anfangs zahlreiche Mißerfolge auf, in den letzten Jahren scheinen sich verbesserte Modelle jedoch in einigen Zentren zu bewähren.

Handgelenke

- **Dorsale Tenosynovektomien**: ausgezeichnete Erfolge, verhindern die Sehnendestruktion (Frühsynovektomie!)
- **Synovektomien der Beugesehnen:** Gefahr der Vernarbung mit resultierenden Funktionseinbußen
- **Synovektomie des Handgelenkes** sowie im Bereich der Handwurzel nur unvollständig möglich. Wird daher nur bei ausgeprägter Schwellung in Verbindung mit der Tenosynovektomie durchgeführt
- **Sehnenrupturen** an der Hand (☞ 17.3.4 und 17.3.19): dringliche OP-Indikation Ausfall z.B. der aktiven Fingerstreckung führt zu beträchtlichen Störung der Greiffunktion. Wenn End-zu- End-Nähte aufgrund der Sehnendestruktion nicht mehr möglich: Sehnenverlagerungen (z.B. Indicis proprius-Sehne)
- **Resektionsarthroplastik:** bei durch Band- und Gelenkdestruktionen hervorgerufene schmerzhafte Subluxation des Ellenköpfchens (*Caput ulnae-Sy.*)
- **Interkarpale Arthrodesen:** sollen Fehlstellungen im Handwurzelbereich ausgleichen. Scheinen, auf eine Hand beschränkt, langfristig die besten Erfolge zu bringen. Wichtig: präop. günstigste Funktionsstellung der Hand festlegen
- **Resektions-(Interpositions-)Arthroplastik, Silastikplatzhalter oder Arthrodese:** bei schmerzhaften Destruktionen im prox. Handgelenk. Bei der *Resektions-(Interpositions)-Arthroplastik* evtl. Stabilitätsprobleme. *Siliconkautschukimplantate* nach *Swanson* (auch an MCP- und PIP-Gelenken). Relativ einfache *OP-Technik:* Nach Resektion der Gelenkflächen Aufbohren der Diaphysen und Einbringen der Implantate ohne Knochenzement. Hinsichtlich Schmerzminderung, Achsenkorrektur und Gelenkstabilisierung gute Resultate, Motilität bleibt allerdings eingeschränkt. *Verlauf:* Knochenresorptionen und Destruktionen durch toxischen Silikonabrieb. Schutz des Knochens und des Implantats durch Kombination mit Titan-Halbtrichtern (Tillmann 1995). Arthrodese z.B. nach Mannerfeld.

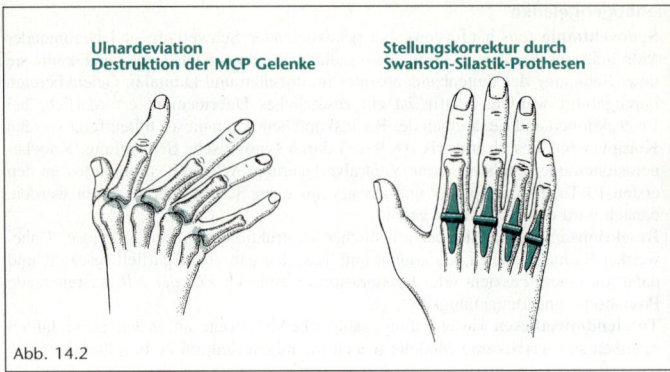

Ulnardeviation
Destruktion der MCP Gelenke

Stellungskorrektur durch
Swanson-Silastik-Prothesen

Abb. 14.2

Langfinger

- **Synovektomien** an MCP und PIP-Gelenken nur begrenzt erfolgreich. Bei bestehenden Fehlstellungen (Ulnadrift) evtl. zusätzliche Weichteileingriffe (z.B. Lösung der ulnaren Streckaponeurosen und radiale Raffung), evtl. kombiniert mit einem Transfer der ulnaren Interosseusfasern auf die Radialseite des benachbarten Fingers
- Während die sog. *Knopflochdeformität* durch den erhaltenen Faustschluß funktionell eher unbedeutend erscheint, führt die *Schwanenhalsdeformität* (☞ 14.8.1) in fortgeschrittenen Stadien zum Verlust des Faustschlusses. In Frühstadien ist das sog. *Littler release* der Strecksehnenaponeurose zu bevorzugen
- Bei noch passiver Korrigierbarkeit können Eingriffe am Kapselbandapparat des PIP-Gelenkes in Verbindung mit Sehnenverlagerungen oder Tenodesen erfolgreich sein
- Wenn jedoch bereits Einsteifungen oder Destruktionen vorliegen, bieten sich *Arthrodesen, evtl. Silastik-Implantate* am PIP-Gelenk an.

> Speziell die OP's an den oberen Extremitäten verlangen aufwendige NB mit Schienenversorgungen (☞ 21.3.2, 21.3.3), ergotherapeutischen und krankengymnastischen Übungen.

Hüftgelenke

- **Synovektomie:** um möglichst vollständig zu synovektomieren, muß der Femurkopf luxiert werden → Gefahr der sekundären Kopfnekrose. Größere Serien, die eindeutige Erfolge belegen, liegen nicht vor. Deshalb wird bei der rheumatischen Coxitis i.d.R. abgewartet, bis fortgeschrittene Destruktionen und Schmerzen die Implantation einer TEP indizieren
- **TEP:** oft durch stark ausgeprägte Protrusionen Verankerungsprobleme für die Kunstpfanne. Durch plastische Auffüllung des Pfannenbodens (z.B. mit Spongiosa des reserzierten Hüftkopfes) und evtl. durch Aufbau des Pfannenerkers mit autologen Knochenspänen gelingt bei Primärimplantationen fast immer die Schaffung eines stabilen Pfannenlagers. Pfanne sollte bevorzugt zementfrei verankert werden. *Nachteil:* 6- bis 12wöchige Entlastung.

Kniegelenke

- Bei ca. 65 % der c.P.-Pat. befallen. Häufig ausgeprägte Synovialitis → evtl. rasche Beugekontraktur des Gelenkes → Instabilitätsprobleme der gesamten unteren Extremität: Überdehnung der Kapsel, synovitische Schädigung der Bänder, mangelhafte Muskelführung (Atrophie)
- **Frühsynovektomie:** nach erfolgloser kons. Therapie
- **Spätsynovektomie** mit Gelenktoilette: i.d.R. Linderung der Beschwerden, Fortschreiten der Destruktionen kann jedoch nicht verhindert werden. Größere Kniekehlenganglien (*Baker-Zyste;* ☞ 19.2.24) können in der gleichen Narkose mitentfernt werden.
  OP-Erfolg: hängt u.a. von der op. Radikalität ab. Rezidive: 10–30 % (präop. Aufklärung!).
  NB: Bewegungsübungen erfolgen ab dem 1. postop. Tag, vorteilhaft als Dauermobilisation mit der Motorschiene. Nach anfänglicher Gelenkentlastung kann ab dem 10. postop. Tag auf Vollbelastung übergegangen werden
- **Arthroskopische Synovektomie:** in den letzten Jahren zunehmend in den Vordergrund getreten. Erfordert erfahrenen Operateur, Motorfräse. *Vorteile:* u.a. wenige punktförmige Zugänge, geringerer postop. Schmerz, schonenderes Verfahren, Mobilisierung schneller. Langzeitergebnisse noch ausstehend
- **Endoprothesen:** Heutige Knieendoprothesen mit polyzentrischer Achse zeigen gute Ergebnisse. Sofern die Stabilität der Seitenbänder noch gegeben ist: *Oberflächenersatzprothesen* (Vorteil: sparsame Knochenresektion → gute Rückzugsmöglichkeiten bei evtl. Wechsel-OP; ☞ 19.2.10)
- **Arthrodesen:** KI! *Ausnahme:* Rückzug-OP nach fehlgeschlagener TEP.

Oberes Sprunggelenk

- **Synovitis** häufig nur mäßig stark ausgeprägt, aufgrund der festen knöchernen Führung Instabilitäten selten. Beschwerden häufig erst recht spät
- **Synovektomien:** bei andauernden starken Schwellungen sowie Tenosynovitiden
- **Orthop. Schuhversorgung:** bei stärkeren Destruktionen als kons. Versuch (☞ 21.5)
- **Arthrodese***:* bei starken Deformierungen, wenn orthop. Schuhe nicht mehr ausreichen. Fixateur externe. Rechtwinkelstellung im OSG bevorzugen.
- **Endoprothesen:** bisher nicht bewährt.

Fußwurzel

- Unteres Sprunggelenk und Talonavikulargelenke bevorzugt von Synovitis und Destruktionen betroffen
- **Sub- und prätalare Arthrodesen:** bei anhaltend starken Schmerzen sowie bei Fehlstellungen, die allein mit Schuhzurichtungen nicht zu bessern sind.

Vorfuß

- Zehengrundgelenke häufig schon früh betroffen. **Synovektomien** werden jedoch nur **selten** durchgeführt. In Spätstadien häufig komplexe Vorfußdeformität. Korrektur mittels Resektionsarthroplastiken. **Aufklärung der Patienten:** NB, Verkürzung der Füße
- **OP:** Meist plantarer Zugang, Exzision von Plantarschwielen und Bursen. Viele Verfahren. *Bewährt:* Resektion der luxierten und destruierten Metatarsaleköpfchen

14

allein (*OP nach Hoffmann*; ☞ 19.3.23) oder zusammen mit den Grundgliedbasen (*OP nach Clayton* ☞ 19.3.23) unter Beachtung des Metatarsalindex (Alignement), gleichzeitig Synovektomie und Kapselraffung. Meist wird auch das Großzehengrundgelenk nach *Hüter-Mayo* reseziert (☞ 19.3.20)

- **NB:** Postop. Hochlagerung mit Redression der Zehen. Etwa ab dem 10. postop. Tag Teilbelastung mit einem stützenden Vorfußverband. Nach einigen Wo. i.d.R. Versorgung mit orthopädisch *zugerichteten Konfektionsschuhen* (☞ 21.5.1).

14.8   Häufige Krankheitsbilder

14.8.1   Chronische Polyarthritis, ICD 714.0

Häufigste rheumatische (immunologische, systemische) Erkrankung mit chron. Entzündung der Synovialis (→ tumorähnliche Proliferation → Destruktion) von Gelenken sowie extraartikuläre Einbeziehung von Bursen, Sehnenscheiden, Gefäßen und serösen Häuten mit meist schubweisem progredientem Verlauf.

- **Ätiol.** nicht geklärt, evtl. Zusammenhang mit Epstein-Barr-Virus. Hinweise für erhöhtes Krankheitsrisiko bei Trägern bestimmter HLA-Antigene. Familiäre Häufung
- **Epidemiologie:** weltweit verbreitet, Prävalenz ca. 1 %; F : M = 3 : 1
- **Pathologie:** 4 Phasen: *Exsudation* (Ergußbildung) – *Proliferation* der Synovia („wächst wie Tumor") – *Destruktion* von Gelenken (Knorpel) – *Degeneration*
- **Verlauf** nicht vorauszusagen, große Variabilität. Ca. 1/4 *milder* Verlauf, Ca. 3/4 *chron. progredient*, 10 % völlige Invalidität. *„Maligne" c.P.* in ca. 8 %
- **Hauptmanifestationsalter** 3.–5. Lebensjahrzehnt.

Klinik

- Frühfälle, oligosymptomatische und seronegative Fälle sind oft schwierig zu diagnostizieren
- **Prodromalstadium:** Schwitzen 50 %, Ermüdbarkeit 40 %, Gewichtsverlust 33 %, Morgensteifigkeit 50–60 %. Hyperhydrosis der Hände, diffuser Muskelschmerz, diskrete Anämie, evtl. Monarthritis
- **Frühstadium:** Morgensteifigkeit (> 60 Min.), Kraftverlust, Synovitis, typisch schleichend, symmetrisch, kleine Gelenke bevorzugt befallen (Hand, Vorfuß, MCP-Gelenke), jedoch nur in ca. 2/3 der Fälle. Weiterhin Druckschmerz, Flexionsschmerz im Handgelenk, „Begrüßungsschmerz". In ca. 20 % monarthritischer Beginn
- Diagnose einer **beginnenden c.P.** oft sehr schwierig, deswegen Diagnosezusatz: *möglich, wahrscheinlich, gesichert, klassisch.*

Diagnostische Kriterien für die c.P. (ARA-Kriterien)
(American Rheumatism Association 1988)
- Morgensteifigkeit, Dauer mind. 1 h bis max. Besserung. Dauer > 6 Wo.
- Weichteilschwellung (Arthritis) von 3 oder mehr Gelenken. Dauer > 6 Wo.
- Schwellung (Arthritis) der prox. Interphalangeal- oder Metakarpophalangeal- oder Handwurzelgelenke > 6 Wo.
- Symmetrische Schwellung (Arthritis) > 6 Wo.
- Rheumaknoten
- Nachweisbare Rheumafaktoren
- Radiologische Veränderungen im Bereich der Hände (zumindest gelenknahe Osteoporose oder Erosionen).

Sicherheitsgrad der Diagnose wird durch Anzahl der erfüllten Kriterien bestimmt: sichere c.P.: 4 oder mehr Kriterien müssen erfüllt sein.
Vollbild: Polyarthritis unterschiedlichen Ausmaßes.

- **Hand und Finger:** Prox. Handgelenk wesentlich mitbetroffen, mit schmerzhafter Bewegungseinschränkung. Wichtige Symptome/Deformitäten:
  - *Caput ulnae-Sy.:* Dorsalluxation des destruierten Caput ulnae. Sehnenrupturen (Extensoren)
  - *Handskoliose:* Radialabweichung und Volarverkippung der Handwurzel, Ulnardeviation der Langfinger
  - *Knopflochdeformität:* Fixierte Beugestellung der PIP, Überstreckung der DIP
  - *Schwanenhalsdeformität:* Fixierte Überstreckung der PIP, Beugestellung der DIP (☞ Abb. 14.3)
  - *90°/90°-Deformierung des Daumens* (Ninety-to-Ninety-Deformity): im Extremfall 90°-Überstreckung im Daumengelenk und starke Beugung im Grundgelenk.
- **Periartikuläre Manifestationen:** Bursen (z.B. Baker-Zyste in Kniekehle), Tendovaginitiden
- **Befall HWS:** Bei juveniler c.P. und nach mehrjährigem Verlauf häufig (ca. 50 %) befallen (sog. „5. Extremität"). *Problem:* Instabilität der oberen HWS durch Band- und Gelenkdestruktion mit folgender atlanto-axialer Subluxation sowie vertikaler Densdislokation (pseudobasiläre Invagination des Dens), subaxiales Wirbelgleiten (☞ Abb. 14.4).
- **Befall großer Gelenke. Hüftgelenke:** Im weiteren Verlauf bis zu 30 % beteiligt, radiologisch charakteristisch ist u.a. die konzentrische Gelenkspaltverschmälerung und in späteren Stadien die Pfannenprotrusion. **Kniegelenke:** In ca. 80 % betroffen. Im Gegensatz zur Arthrose häufig Valgusfehlstellung. Bandinstabilität. Bakerzysten.

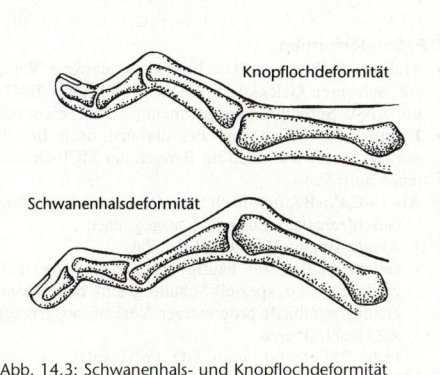

Knopflochdeformität

Schwanenhalsdeformität

Abb. 14.3: Schwanenhals- und Knopflochdeformität

14

- **Füße:** Durch Verlust des Quergewölbes entsteht am häufigsten ein dreieckiger Spreizfuß mit Hallux valgus und Digitus quintus varus mit nach plantar durchgetretenen Metatarsaleköpfchen. An der Fußsohle befinden sich schmerzhafte Bursen. Luxation der Zehengrundglieder nach dorsal, krallenförmige Deformierung der Zehen. Destruktion im Fußwurzelbereich (Chopart-Gelenk) sowie im unteren Sprunggelenk mit Verlust des Längsgewölbes: *rheumatischer Knickfuß*
- **Organbeteiligung:** Vaskulitis und rheumatische Granulome finden sich auch im Bereich von Pleura, Lunge, Herz, Haut, Niere, ZNS, periphere Nerven (Mononeuritis multiplex), Muskulatur (Myositis), Augen (Episkleritis, Skleritis). Sekundäre Amyloidose.

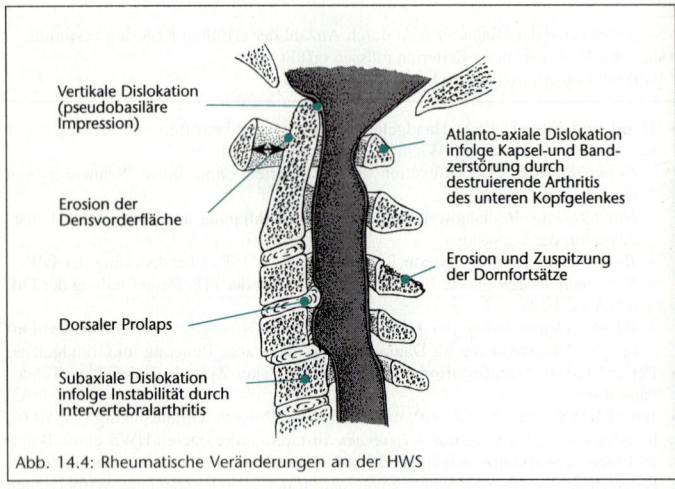

Vertikale Dislokation
(pseudobasiläre
Impression)

Atlanto-axiale Dislokation
infolge Kapsel-und Band-
zerstörung durch
destruierende Arthritis
des unteren Kopfgelenkes

Erosion der
Densvorderfläche

Erosion und Zuspitzung
der Dornfortsätze

Dorsaler Prolaps

Subaxiale Dislokation
infolge Instabilität durch
Intervertebralarthritis

Abb. 14.4: Rheumatische Veränderungen an der HWS

C.P.-Sonderformen

- **Maligne C.P.:** In ca. 8 % besonders schwerer Verlauf mit massiver Störung des AZ, schweren Gelenkdestruktionen, sehr hoher BSG und hohen RF-Titern, häufig mit ANA. Spricht auf medikamentöse Ther. nicht oder unzureichend an.
- **Pfropf-C.P.:** Mischform, bei der erst nach Bestehen einer Fingerpolyarthrose arthritische Synoviitiden im Bereich der MCP-Gelenke, PIP-Gelenke und Handgelenke auftreten
- **Alters-C.P.:** Beginnt nach dem 60. Lj mit folgenden Charakteristika
  - Geschlechtsverteilung fast ausgeglichen
  - Akuter Beginn bei ca. 1/3 der Pat.
  - Gelenkbefallmuster häufig atypisch (monoartikulär, asymmetrisch, unilateral, große Gelenke, speziell Schultergelenk beim Mann)
  - Häufig schubhaft progressiver Verlauf, ausgeprägte Muskelatrophie, schlechter AZ, Kontrakturen
  - Hohe BSG (> 60 mm/h, DD: Polymyalgia rheumatica!)
- Mäßige bis schlechte Prognose.

■ Diagnostik

Röntgen ☞ Abb. 14.4; Gelenkveränderungen: Klassifikation n. Larsen: Grad 0–5.
Sono: Ergußdiagnostik, Erfassung paraartikulärer Weichteilschwellungen.
Labor: BSG > 20/40 n.W., Rheumafaktornachweis in 75 %, ANA in ca. 40 %. CRP
> 1 mg/dl, Leukos > 10 800/µl, Hb < 12 g/dl, (sekundäre hypochrome, mikrozytäre
Anämie), Serumeisen < 50 µg/dl, Serumkupfer > 155 µg/dl, *Serume'phorese:* α_1-
Globuline > 4,1 %, α_2-Globuline > 10,0 %, γ-Globuline > 20,5 %, IgG > 1510 mg/
dl. Saures α_1-Glykoprotein > 120 mg/dl.
Gelenkpunktion ☞ 2.3.2
DD: manchmal sehr schwierig, oft aufwendige technische Diagnostik (☞ 14.2).

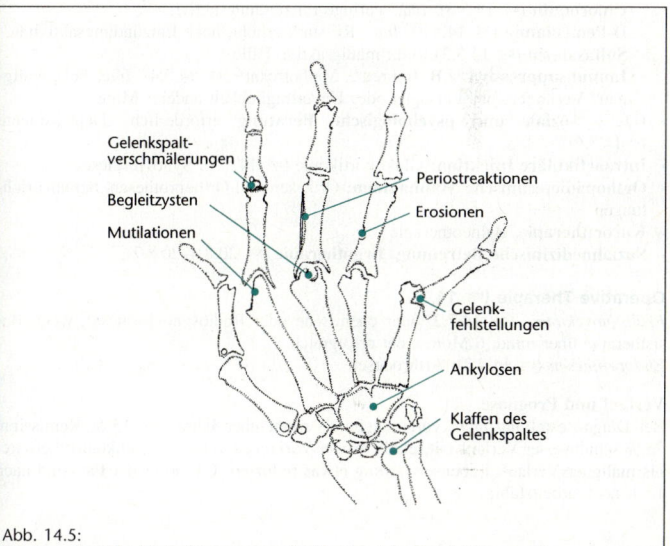

Abb. 14.5:
Röntgenologische Veränderungen an der Hand bei fortgeschrittener c.P.

■ Therapie

*Kausale Ther. gibt es bislang nicht. Medikamentöse und physik. Therapie stehen immer
an erster Stelle. Ther. u.a. abhängig von: Krankheitsaktivität, Stadium, NW, Compliance des Pat., Diagnosesicherheit. Die einzelnen Therapieformen greifen ineinander
und führen häufig nur bei kombinierter Anwendung zu Erfolgen.*

Konservative Therapie
- Kein Medikament ohne **physik. Ther.:** KG (☞ 20.1), Wärme- bzw. Kältetherapie
  (☞ 20.7) je nach Krankheitsaktivität. Hydrotherapie (☞ 20.5). Aus dem gesamten
  Spektrum individuelles Programm zusammenstellen
- **Ergotherapie** (Gelenkschutz ☞ 20.8.8, ADL ☞ 20.8.8), Krankengymnastik

14

- **Medikamentöse Ther.** in höchstens 50–70 % erfolgreich, schwierig und erfordert viel Erfahrung (i.d.R. Internist oder Orthopäde mit Zusatzbezeichnung Rheumatologie)
- Mittel der 1. Wahl: **NSA** (☞ 14.5.1). Bei leichter oder mittlerer Aktivität beginnend mit voller Dosis über 10–14 Tage. Falls damit keine Eindämmung der Entzündungsaktivität möglich → zusätzlich **Glukokortikoide** (☞ 14.5.2). Bei gutem Effekt Reduktion der Dosis, evtl. Absetzen eines der Präparate, im Zweifelsfall eher des Glukokortikoids
- Wenn c.P. durch NSAR nicht beherrscht werden kann → langfristige **Basistherapie**. Wichtige Voraussetzungen: Diagn. gesichert, nachgewiesene entzündliche Aktivität bzw. Progredienz, keine KI, Compliance des Pat. gesichert. Richtschnur:
  - **Gold** (☞ 14.5.3): *Ind.:* hohe Entzündungsaktivität und progredienter Verlauf
  - **Chloroquin** (☞ 14.5.3): *Ind.:* geringe Entzündungsaktivität
  - **D-Penicillamin** (☞ 14.5.3): *Ind.:* RF stark erhöht, hohe Entzündungsaktivität
  - **Sulfasalazin** (☞ 14.5.3): Ind.: mäßig aktive Fälle
  - **Immunsuppressiva** (z.B. Imurek®, Methotrexat®, ☞ 14.5.4): *Ind.:* bei ,,malignen" Verläufen, bei Versagen oder Unverträglichkeit anderer Mittel
- Häufig **soziale und psychologische Beratung** erforderlich (Depressionen; ☞ 14.5.6)
- **Intraartikuläre Injektion:** Glukokortikoide (☞ 14.5.5), Synoviorthese
- **Orthopädietechnische Maßnahmen:** Orthesen und Orthoprothesen, Schuhzurichtungen
- **Kurorttherapie**, Balneotherapie
- **Sozialmedizinische Betreuung. Ergotherapie** (☞ 20.8.4–20.8.7).

Operative Therapie (☞ 14.7)
Frühsynovektomie (☞ 14.7.2, oder chemische oder Radiosynoviorthese), wenn Basistherapie über mind. 6 Mon. nicht erfolgreich.
Endoprothesen (☞ 14.7.2); Arthrodesen

Verlauf und Prognose
Bei Diagnosestellung nicht voraussagbar, Verlauf über Jahre. Ca. 15 % Remission, 75 % schubweiser Verlauf mit relativ großer Variationsbreite, 15 % unkontrollierbarer bis maligner Verlauf. Lebenserwartung etwas reduziert. Ca. 50 % der Pat. sind nach 15 J. noch arbeitsfähig.

14.8.2 Arthritissonderformen mit Beteiligung anderer Organsysteme

Sjögren-Syndrom (ICD 710.2; H. Sjögren: schwedischer Ophthalmologe)
Entzündung und Zerstörung insbes. der Tränen- und Speicheldrüsen mit dadurch bedingter Verminderung der Sekretionsleistung → Trockenheit der Schleimhäute (Sicca-Sy. = primäres Sjögren-Sy.). Typisch sind Keratoconjunctivitis sicca (Xerophthalmie) und Mundtrockenheit (Xerostomie). Sekundäres Sjögren-Sy.: Sicca-Sy. bzw. Symptomatik in Kombination mit Kollagenkrankheiten insbes. von c.P., SLE, Sklerodermie, Dermatomyositis (☞ 14.8.10).

Klinik: Mundtrockenheit, Keratoconjunctivitis sicca mit Fremdkörpergefühl und Hornhautulzerationen. In ca. 30 % Parotisschwellung. Heiserkeit und Reizhusten bei Befall von Drüsen des Nasen-Rachenraumes. Auch Befall anderer Drüsen möglich: z.B. Pankreatitis. Gelenkschmerz und -schwellung.

Diagn.: *Schirmer-Test:* Funktionsprüfung der Tränendrüsen mit Filterpapier (muß innerhalb von 5 Min. etwa 15 mm weit angefeuchtet sein). *Labor:* BSG ↑, γ-Globuline ↓, Autoantikörperdiagnostik. Evtl. Biopsie (z.B. Unterlippenschleimhaut).
Ther.: künstliche Tränenflüssigkeit, Filmbildner (z.B. Bromhexin [Ophtosol®]; 0,5 %ige Methylzellulose [Isopto-Fluid®]). Glukokortikoide (☞ 14.5.2) bei Organmanifestation und Vaskulitis. In schweren Fällen Immunsuppressiva (☞ 14.5.4). Mundhygiene.

Morbus Behçet (ICD 136.4; H. Behçet, türkischer Dermatologe)
Erkrankung vor allem im Vorderen Orient und Japan häufig.

Klinik: bunte Symptomatik, deswegen oft schwierige Diagnosestellung („Chamäleon"). Klassische Trias vom *Stomatitis aphthosa* (entstehen meist aus roter Papel, die zerfällt), *Iridozyklitis/Uveitis* (Gefahr der Erblindung), *Genitalulzera*. Weiterhin Arthritiden (in 50 %) meist in Form rez. Oligoarthritiden der Gelenke der unteren Extremität, Vaskulitiden großer Gefäße, ZNS-Beteiligung (z.B. Enzephalitis, Hirnstammsyndrome) möglich.
Labor: BSG ↑. Akute Phasen-Proteine ↑. ☞ Serotest Lues, AIDS.
Progn.: überwiegend benigner Verlauf, KO bei Augen- bzw. ZNS-Befall.
Ther.: Colchizin 0,5–1 mg/tägl. Glukokortikoide (☞ 14.5.2) v.a. bei ZNS-Beteiligung. Symptomatische Ther. von Aphthen und Ulzera.

Löfgren-Syndrom (akute Sarkoidose; S.H.L. Löfgren, Stockholm)
Klinik: Hauptsymptome meist symmetrische Gelenkschwellungen vorwiegend an unterer Extremität (**OSG,** Knie), überwiegend doppelseitiges Erythema nodosum. Fast immer doppelseitige Hilusschwellung, Fieber. ACE bestimmen!
Ther.: NSA, lokal Eis bei Arthritis. Glukokortikoide (☞ 14.5.2) bei Persistenz der Sarkoidose und Hinweis auf Organbeteiligung.

Still-Syndrom des Erwachsenen (Sir G.F. Still, Pädiater, London)
Sehr selten. **Leitsymptom** Fieber (oft septisch, kann anderen Symptomen monatelang vorausgehen), Arthralgien, Arthritis, Exanthem. Weiterhin Lymphadenopathie, Pharyngitis, Splenomegalie.
Labor: starke Leukozytose, BSG ↑, RF negativ.
Ther.: Antiphlogistika (☞ 14.5.1), Glukokortikoide (☞ 14.5.2).

Felty-Syndrom (Augustus R. Felty, Internist, Hartford), ICD 714.1
Seltene, *schwere Verlaufsform der c.P.* bei Erwachsenen mit Rheumaknoten mit zusätzlich Splenomegalie, rezid. Infektionen, chron. Unterschenkelulzera (Vaskulitis).
Labor: Leukozytopenie, Thrombozytopenie, hohe RF-Titer.
Ther.: wie bei c.P., Glukokortikoide. Splenektomie in Ausnahmefällen bei rezid. Infektionen.

14

14.8.3 Juvenile chronische Arthritis (JcA), ICD 714.3

Heterogene Gruppe (mind. 5 Entitäten) von Gelenkerkrankungen im Alter unter 16 J. (Arthritisdauer von mind. 3 Mon.). Überwiegend akute Formen. Progn. unterschiedlich, insges. besser als bei Erwachsenen-c.P.

- **Systemische juvenile chron. Polyarthritis (M. Still, ca. 10 %):** Kleinkindesalter. In ca. 20 % aller Fälle von JcA. Anfangs systemische Beteiligung im Vordergrund mit hohem intermittierendem *Fieber* (meist frühmorgentliche Spitzen), in 50 % flüchtiges, kleinfleckiges Exanthem, Lymphadenopathie, in ca. 70 % Hepatosplenomegalie. *Häufig Perikarditis*! *RF negativ.* Symmetrische Arthritiden erst später, in ca. 40 % oligoartikulär, in 60 % polyartikulär, vorwiegend Handgelenke, später auch Hüftgelenke → Destruktionen (*Häfner und Truckenbrodt 1991*). Oft Minderwuchs. Amyloidose als langfristige Komplikationsmöglichkeit in 5–10 % (→ Niereninsuffizienz). *Labor* mit ausgeprägten Entzündungszeichen: BSG ↑, CRP ↑, Leukozytose, Thrombozytose. *Gelenkpunktat* zellreich
- **Seroneg. Polyarthritis (ca. 30 %):** Beginn im gesamten Kindesalter möglich. *RF negativ.* Häufig schon im 1. Lj. Symmetrische Polyarthritis kleiner (Hand) und großer Gelenke. Veränderungen an Epiphysen und Knochenkernen führen zu ausgeprägten *Fehlstellungen und Deformitäten*
- **Seropositive Polyarthritis:** in ca. 10 % aller Fälle von JcA. Häufig **präpubertäre Mädchen**. Ähnliches Erkrankungsmuster wie bei Erwachsenen. RF positiv. In ca. 65 % ANA positiv (☞ 14.4.1). Verlauf rasch progredient, daher früher Therapiebeginn wichtig!
- **Frühkindliche Oligoarthritis (Typ I):** ca. 25 % der JcA. Erkrankungsgipfel im Alter von 1–3 J. Beginn meist mit Monarthritis, Knie, OSG bevorzugt. In bis zu 50 % chron. rezid. **Iridozyklitis** (regelmäßige augenärztliche Untersuchung!). In ca. 70 % ANA positiv → erhöhtes Risiko einer Iridozyklitis
- **HLA-B27-assoziierte Oligoarthritis (Typ II):** ca. 25 % der JcA. In ca. 80 % HLA-B27 (☞ 14.8.4) positiv. Befällt hauptsächlich Knaben vor der Pubertät. Iridozyklitis möglich, eher akuter Verlauf. Oligoarthritiden und Enthesopathien (Tendoostitis, bevorzugt an Ferse) manifestieren sich häufig vor sichtbaren Veränderungen am Achsenskelett. Bei Achsenskelettbeteiligung → Übergang in juvenile Spondarthritis.

Subgruppen

- **Juvenile Spondarthritis:** fortgeschrittenes Stadium von Typ II. Kriterium u.a. Ausbildung einer Sakroiliitis (Rö „buntes Bild" ☞ 14.8.4). Gefahr des Übergangs in einen M. Bechterew nach dem 20. Lj.
- **Juvenile Arthritis psoriatica:** sehr selten; in ca. 4 % der JcP. Familienanamnese? In ca. 50 % *vor* Auftreten von psoriatischen Hautsymptomen manifestieren sich asymmetrische Oligo-, später Polyarthritiden. Häufig Strahlbefall (Unterschied zur Erwachsenen-Psoriasisarthritis). Gelegentlich mit Beteiligung von ISG und Wirbelsäule
- **Arthritis bei M. Crohn oder Colitis ulcerosa** (☞ 14.8.9): meist geht Darmerkrankung der Arthritis, die sich in ca. 10 % entwickelt, voraus. Zwei Verlaufsformen: prognostisch günstige Oligoarthritis (bes. Knie- und Sprunggelenke). 2. Form entspricht Typ II. (s.o.)

Therapieprinzipien, Besonderheiten

- **Zunächst NSA** (☞ 14.5.1) z.B. Diclofenac (z.B. Voltaren® 2–3 mg/kg/Tag oder Ibuprofen (z.B. Brufen®, Dolgit®) 15–20 mg/kg/Tag oder Indometacin (Amuno®) 2–3 mg/kg/Tag. ASS (z.B. Aspirin®) 60–100 mg/kg/Tag, aber **cave NW!** Mit Nahrung einnehmen. Medikationsdauer abhängig vom Verlauf
- **Basismedikamente:** Gold (Tauredon®, Aureotan®), D-Penicillamin, Chloroquin, Sulfasalacin (☞ 14.5.3).
- **Glukokortikoide** (☞ 14.5.2) *systemisch* nur mit größter Zurückhaltung einsetzen (Gefahr der Wachstumshemmung, Osteoporose, aseptische Knochennekrosen, *Häfner et al. 1991),* Ind. bei schweren, sonst nicht beherrschbaren Verlaufsformen. **Lokale** Therapieformen wichtig bei Iridozyklitis; intraartikuläre Injektionen (☞ 14.5.5), insbes. bei Oligoarthritis
- **Iridozyklitis:** chron. Form schwerwiegende KO → *Gefahr der Erblindung.* Ther.: lokale Kortikoidapplikation, lokal Mydriatika. Augenarzt! Rheumatologe!
- KG, Ergotherapie, individuelle Hilfsmittelversorgung, Orthesen (z.B. Schienen, Dreirad, Gehstützen); lokal Kälte, Wärme. Sozialmedizinische Betreuung (Information, Beratung, Gesprächstherapie).
- **OP:** arthroskopische Synovektomie bei Therapieresistenz (Zurückhaltung beim Kleinkind, da in NB gute Kooperation des Kindes erforderlich). Evtl. Achsenkorrektur bei schweren Deformitäten und Kontrakturen. In Einzelfällen (Jugendliche) bei schweren Destruktionen z.B. des Hüftgelenkes → TEP (☞ 19.1.13).

Differentialdiagnose der Mon- oder Oligoarthritis im Kindesalter

- Coxitis fugax (☞ 19.1.8)
- JcP mit ihren Subtypen (☞ 14.8.3)
- Virale (z.B. Hepatitis B, Zytomegalie, Röteln) Infektionen (☞ 14.8.7)
- Reaktive Arthritiden nach Infektionen (☞ 14.8.8)
- Bakterielle Arthritiden, Osteomyelitis (☞ 13.4.1)
- Hämopathien: Leukämien, Sichelzellanämie, Thalassämie, Hämophilie (☞ 15.9)
- Synovialiserkrankungen, z.B. Hämangiome, villonoduläre Synovitis (☞ 19.2.32)
- Kollagenosen (☞ 14.8.10)
- Malignome, z.B. Ewing-Sarkom (☞ 15.5.3), Neuroblastom
- Trauma
- Osteochondrosis dissecans (☞ 19.2.20), M. Perthes (☞ 19.1.15)
- Infantile Sarkoidose (Säuglings- oder Kleinkindesalter).

14

14.8.4   Spondylitis ankylosans (M. Bechterew), ICD 720.0

Chron. entzündliche seronegative Systemerkrankung v.a. des Achsenskeletts (mit starker Ossifikationstendenz) und der Gelenke. Fakultative Mitbeteiligung innerer Organe. M : F = 3 : 1; Krankheitsbeginn überwiegend zwischen 15–40. Lj. Prävalenz in Europa ca. 1 %. Genetische Prädisposition (HLA B 27 in ca. 90 % positiv).

Klinik
- **Verdachts- bzw. Frühstadium (Mon. bis Jahre):** Frühdiagnose manchmal sehr schwierig (z.B. Rö neg.; blander Verlauf)
  - *Persistierender tiefsitzender Rückenschmerz, mit Maximum nach Mitternacht → treibt Pat. oft aus dem Bett → Besserung durch Bewegung*
  - Schmerz an Sehnenansätzen und Gelenken, im Thorax. Motilitätseinschränkung, Morgensteifigkeit
  - *BKS und Rö. noch stumm!* Bei ca. 25 % als erstes Symptom oder parallel Arthralgien oder Mon- und Oligarthitiden
  - Familiäre Belastung? Uveitis?
  - *Körperl. Untersuchung:* Schober, Ott, Kinn-Jugulum-Abstand, Brustumfang, Klopf- und Stauchschmerz der ISG, Einschränkung der Atembreite (☞ 18.1.3)?
- **Stadium der Iliosakralgelenksbeteiligung:** Nachweis einer Sakroileitis („buntes Bild")
- **Stadium mit Nachweis des Wirbelsäulenbefalls:** Versteifung meist von thorakolumbal ausgehend. Verlust der Lendenlordose. Spondylitis anterior führt zur Verkürzung des vorderen Längsbandes und mit zur *Kyphosierung*. Weitgehende *Versteifung der WS inkl. der HWS* (Bambusstab). Häufig Spätarthritis (Hüftgelenke). Verminderung der Atembreite.
- **Endstadium:** entweder Stillstand in irgendeinem Verlaufsstadium oder es entwickelt sich ein Endzustand mit völlig eingesteifter WS inklusive HWS; evtl. Kardiopathie, Aortitis, Aortenklappeninsuff. und Amyloidose.

Extravertebrale Manifestationen
- **Periphere Arthritis:** häufig Befall der Hüftgelenke, aber auch polyartikuläres Bild. Häufig destruierende Verläufe, die sich klinisch und radiologisch nicht von der c.P. abgrenzen lassen
- **Enthesopathien und entzündliche Veränderungen an Synchondrosen:** Häufig an Symphyse und Sternumfuge zwischen Corpus und Manubrium. Tendoostitis (Sitzbein, Trochanter major, Darmbeinkamm, Fersenbein)
- **Iritis** (ca. 10 %), **Urethritis**, **Prostatitis**, Assoziation mit entzündlichen Darmerkrankungen (M. Crohn, Colitis ulcerosa).

Röntgen: Maßgeblich für Diagnose!
- **ISG (BÜ, Schichtaufnahmen**, evtl. CT): Pseudoerweiterung, fast immer doppelseitig. Später perlschnurartige Randusuren, nebeneinander von **Osteolysen** und Reparationen (Sklerosen) **„buntes Bild"** (simultan Erosions-, Sklerose-, Ankylosezeichen; *Dihlmann* 1987). Später zunehmende Ankylosierung mit vollständiger knöcherner Durchbauung.

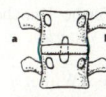

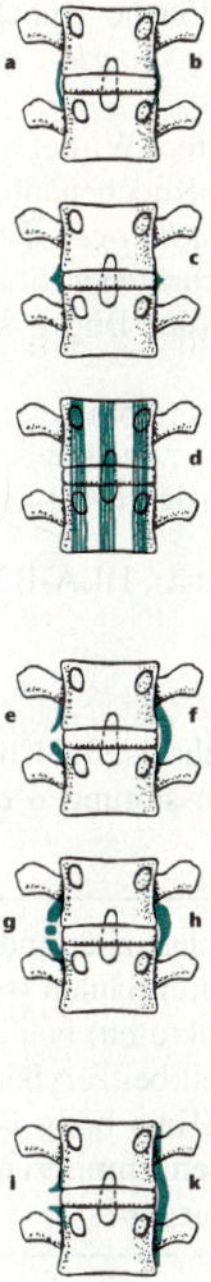

Morbus Bechterew

a: marginaler Syndesmophyt
b: grober Syndesmophyt
(z.B. Bambusstab)

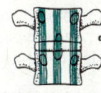

c: Mixta-Osteophyt (Spondylose und
M. Bechterew bei spätem Beginn)

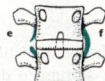

d: Ankylose der Wirbelbogengelenke
ohne Syndesmophyten) bei Beginn
des M. Bechterew im Jugendalter,
Ossifikation der Gelenkkapseln und
Ligamente (= "Trambahnschienen")

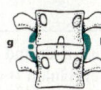

Psoriasis vulgaris, Reiter-Syndrom

e: Syndesmophyt, **nicht-marginal**
f : Bywaters-Dixon-Typ

g: Parasyndesmophyt
h: Komma- bzw. Tränentropfentyp

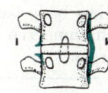

Spondylosis deformans

i: Spondylophyt
k: Spondylosis hyperostotica, Forestier

Abb. 14.6:
Röntgenol.
Differential-
diagnose
zum M.
Bechterew

Differentialdiagnose der Iliosakralgelenkveränderungen

• **Degenerativ:** Iliosakralarthrose, Kapselverknöcherung (Spondylosis hyperos-
totica)
• **Entzündlicher Umbau:** Spondylitis ankylosans (Iliosakralarthritis), juvenile
Arthritis (Synostose), c.P.? (Porose!), psoriatische Arthritis, Reiter-Sy., Entero-
pathien, Arthritis urica
• **Ostitis condensans:** iliakale trianguläre Hyperostose
• **Pseudo-arthritischer Umbau:** ossipenische Osteopathien: Osteoporose, Osteo-
malazie, Hyperparathyreoidismus, Hypogonadismus
• **Einseitiger Umbau:** produktive Osteopathie: Ostitis deformans Paget,
Osteomyelosklerose
• **Einseitige Destruktionen:** Infekte, z.B. Osteomyelitis, Tbc, Brucellose
• **Gutartige und bösartige Tumoren** (Metastasen, z.B. Prostata-Ca).

14

- **Wirbelsäule:** Sichtbare Veränderungen häufig erst nach mehreren Jahren, i.d.R. am thorakolumbalen Übergang.
  - *Syndesmophyten charakteristisch (☞ 14.6):* Flache Knochenspangen, die den Zwischenwirbelraum überbrücken. *Spondylitis anterior,* zuvor Unschärfe der Vorderkante (*shining corner*)
  - *Kastenwirbel:* Rechteckstruktur der veränderten Wirbel nach Ausfüllung der Konkavität der Vorderkante durch periostalen Knochenanbau
  - *Andersen Läsion (O. Anderson, schwed. Radiologe, 1932):* Erosionen und Sklerosen der Deckplatten speziell in fortgeschrittenen Stadien. Fraglich Spondylodiszitis. Zusammenhang mit Streßfraktur der Bögen speziell in Bereichen besonderer mechanischer Beanspruchung
  - *Schienenphänomene:* Ankylosierung der Intervertebralgelenke sowie der Kapsel und Ligamente erscheint im a.p. Strahlengang „zweigleisig" oder bei Verknöcherung der Ligamenta supraspinalia „dreigleisig" (☞ 14.6).

Labor: BSG ↑ (keine strenge Beziehung zur Aktivität); HLA-B27 in ca. 90 % positiv → nur hinweisend!

Komplikationen
Maligner Verlauf mit rascher Progredienz und Panarthritis. **Bei Enterokolitiden häufig letale KO.** In fortgeschrittenen Stadien Ventilationsstörungen durch gestörte Atemmechanik. Amyloidose in ca. 15–20 %.

> **Wirbelsäulenfrakturen** aufgrund der fehlenden Elastizität und der Osteoporose recht häufig. **I.d.R. instabile Frakturen,** da alle drei Säulen (☞ 18.1.9, vorderer und hinterer Wirbelkörperbereich sowie Bogenstrukturen) beteiligt sind. Daher ausgeprägte Gefahr von *neurol. KO.* Progn. speziell bei zervikalen Frakturen schlecht. Hohe Letalität. Sofortige Stabilisierung (Halo-body-Jacket oder OP).
> **Bei jedem Sturz mit nachfolgenden Wirbelsäulenschmerzen an Fraktur den ken und entsprechend transportieren und versorgen!**

DD: Alle seroneg. Spondarthritiden (Arthritis psoriatica, M. Reiter, M. Behçet, Arthritis bei Darmerkrankungen), bakt. Sakroiliitis, Ostitis condensans ilii. Degenerative WS-Erkrankungen, bakt. Spondylitis, Spondylitis hyperostotica, c.P.

Konservative Therapie
- **NSA (☞ 14.5.1):** z.B. Indometacin 3 x 25 (-50) mg/tägl. oder Diclofenac 3 x 50 mg/tägl.; evtl. zusätzlich für die Nacht 1 Supp. 50–100 mg
- **Konsequente KG! Tägliche selbständige Übungen! Sport!** Auch Gruppenbehandlung. Körperdisziplin. Nächtliche Flachlagerung
- Physik. Ther., z.B. Ultraschall (☞ 20.3.11) an schmerzhaften Regionen
- Ergotherapie (☞ 20.8.4)
- Kurorttherapie.

Operative Therapie
- **Problem:** in schwereren Fällen Versteifung in kyphotischer Fehlstellung → Einschränkung des Blickfeldes und des Sichtkontaktes
- **Aufrichtung** z.B. durch *monosegmentale Keilosteotomie nach Smith-Petersen* bei L 2–3 möglich; heute werden mehrsegmentale Wirbelbogenosteotomien mit transspedikulärer Fixierung (*dorsale Lordosierungsspondylodese*) bevorzugt
- Zur äußeren Stabilisierung und Sicherung des Korrekturergebnisses postop. **6–9 monatige Gips- und Korsettbehandlung** erforderlich

- Kyphosierung im Bereich des zerviko-thorakalen Überganges können durch die
dorsale Keilosteotomie bei C 6 bis Th 1 (nach Mason und Urist) aufgerichtet werden.
Dabei werden der Wirbelbogen C 7 weitestgehend sowie die Bögen C 6 und Th
1 teilweise reseziert. Der mit dem Halo gesicherte Kopf wird dann vorsichtig in die
gewünschte Extensionsstellung gebracht. Eine dreimonatige Ruhigstellung im
Halo-Body-Jacket (☞ 21.2.1) ist i.d.R. ausreichend

Progn.: *Verlauf sehr variabel* (maligne – blande). Erkr. kann in jedem Stadium
stehenbleiben. Bei frühem Beginn vor dem 18. Lj. meist schwer; 1/3 zeigt milde
Verläufe, bes. bei Frauen. Nur in 5 % sehr schwere Verläufe. Ca. 80 % der Pat. bleiben
erwerbsfähig, nur selten Berufsbeeinträchtigung bzw. Umschulung.

14.8.5 Arthritis psoriatica, ICD 713.3

*Vererbte seronegative (RF negativ) Polyarthritis meist nach Manifestation der
Psoriasis mit intraartikulärer Synovitis sowie extraartikulären epi- und diaphysärem
Knochenbefall (Osteoarthopathia psoriatica). Arthritis psoriatica bei Psoriasis ca.
10 %.*

Klinik: Psoriasis (Schuppenflechte; Inzidenz 1–2 %) in ca. 60 % der Arthritis
vorhergehend *(gezielte Suche von Herden!)*. Ca. in 20 % Arthralgien. Beginn häufig
akut, oligoartikulär, DIP-Gelenk eingeschlossen, asymmetrischer Befall, häufig *Strahl-
befall („Wurstfinger")*. Beteiligung des Achsenskeletts in ca. 10 %, Enthesopathien
(Ferse). Sakroileitis in ca. 20 %
Rö.: Häufig Endgelenke beteiligt. Nebeneinander von Knochenanbau und -abbau.
Gleichzeitig arrosive und produktive Kapselansatzläsionen. Mutilationen.
Ther.: 1. Wahl sind NSA (☞ 14.5.1). Bei Nichtbeherrschbarkeit: Basistherapie mit
Gold (☞ 14.5.3). Bei malignen Verläufen: Zytostatika (☞ 14.5.4). Glukokortikoide
(☞ 14.5.2), Radiosynoviorthese (☞ 14.6.1), op. Ther., physik. Ther. wie bei c.P.
Psoriasis (nicht infektiös oder kontagiös): → Dermatologe; Ultraviolettbestrahlung,
„Photochemotherapie", Salbenbehandlung, Kurorttherapie.

Verlauf und Progn.: schubweise, gutartiger als bei c.P.

14.8.6 Borreliose (Lyme-Arthritis)

*Durch Borrelia burgdorferi ausgelöste bakt. (Allg.-)Erkrankung, Übertragung meist
durch Zeckenbiß. 3 Stadien (I: Erythema chron. migrans, II: neurol. Manifestationen,
Meningopolyneuritis, III: Arthritis, progressive Enzephalomyelitis).*

**Wichtige DD zu rheumatischen Arthritiden mit zunehmender Bedeutung! Aus-
schlußdiagnose!**

Klinik: Nach Zeckenbiß flächenhafte oder kokardenförmige Rötung (Erythema
chronicum migrans) in ca. 70 % der Fälle. Bei unbehandeltem Verlauf in ca. 50 %
der Pat. Nach 1–3 Mon. Auftreten von **Arthritiden** (hauptsächlich große Gelenke).
Spontane Remission nach wenigen Mon. In ca. 15 % mit Beteiligung des Nervensystems
(Meningitis, Enzephalitis, Radikulitis). **DD:** Mechanische Wurzelkompression. Evtl.
periphere Fazialisparese.

14

Diagn.: Zeckenbiß in **Anamnese** (gezielt fragen!), typisches Erythem. BSG ↑, Serodiagnostik richtungsweisend: IFT, IgG- und IgM ⇑ gegen Borrellien (jedoch nur ca. 50 % sensitiv). BSG mäßig ↑, Anämie, Leukozytose, Transaminasen ↑. Schwieriger direkter Erregernachweis nur in Speziallabors.
Ther.: in Frühstadien Tetracyclin 3 x 500 mg tägl. über 10–21 Tage. Bei Arthritis Penicillin G 6 Mio. IE tägl. oral über 2–3 Wo. Bei schwereren Fällen Cephalosporine 4–6 g tägl. i.v (☞ 13.2.3). Bei Sekundärmanifestation längere parenterale Gabe.

14.8.7 Virusbedingte Arthritis

Rel. häufige Reizzustände eines Gelenkes bei Viruserkrankungen mit guter Prognose.

Erreger: häufig sind Röteln-, Hepatitis B, Arboviren der A-Gruppe, Mumps-, Pocken-, Enteroviren. Selten Influenza-Virusgruppe, Herpes-Viren, HIV-Virus. **Klinik:** sehr unterschiedliche Verläufe möglich (flüchtige Arthralgie bis schwere Arthritis). **Labor:** BSG häufig normal, häufig reaktive Lymphozytose. Spezielle Serologie richtungsweisend. **Ther.:** Schonung, Bettruhe in akuten Fällen, evtl. NSA (☞ 14.5.1).

14.8.8 Reaktive (para-/postinfektiöse) Arthritis

Immunprozesse, die nach unterschiedlicher Latenzzeit nach einer Infektion zur Entzündung der Gelenke führen. Bei der Borrelien- und Chlamydienarthritis wurde jedoch auch der Erreger selbst bzw. Bestandteile davon im Gelenk nachgewiesen (Müller 1995).

Erreger, die eine reaktive Arthritis auslösen können

Darmerkrankungen	durch Geschlechtsver-kehr übertragen	andere
Yersinien	Chlamydien	beta-hämolysierende Strepto-kokken der Gruppe A
Campylobacter jejuni	Ureaplasmen	Brucellen
Salmonellen	HIV	Viren (z.B. Hepatitis, Parvoviren)
Shigellen	Gonokokken	andere exogene Antigene
Clostridien		

Akutes Rheumatisches Fieber

Erkrankung heute bei uns sehr selten. Akut verlaufende migratorische Polyarthritis im Anschluß an eine Streptokokkenpharyngitis (ß-hämolysierende Streptok.-Gruppe A).

Klinik: hohes Fieber; akute schmerzhafte Polyarthritis großer Gelenke in ca. 50 %. Karditis bei Kindern in ca. 40 % (Tachykardie, EKG-Veränderungen, Geräusche, evtl. Perikarditis), Erythema marginatum, subkutane Knoten. Chorea minor als sehr seltene Spätkomplikation.
Labor: ASL-Titer deutlich erhöht (> 500 E; ☞ 14.4.1). Rachenabstrich in Frühphase und vor Therapiebeginn. Max. Titeranstieg nach ca. 3 Wo. BSG und CRP stark erhöht.

Ther.: über 2–3 Wo. Penicillin in hoher Dosis. Oral z.B. 4 x 400 000 IE Propicillin®; i.m. 1 x 1 Mio. Penicillin G/tägl. (☞ 13.2.3). Im akuten Stadium Bettruhe, geeignete Lagerung zur Kontrakturprophylaxe. Lokal Eis auf betroffene Gelenke. Rezidivpro-

phylaxe mit z.B. Benzathin-Penicillin 1,2 Mio. alle 3 Wo.; beim Erwachsenen mind. 5 J., bei Kindern bis zum 20. Lj.
Verlauf und Progn.: nur sehr selten Gelenkdestruktion. Karditis bestimmt Progn.

Reiter-Syndrom (ICD 711.1; Hans C.R. Reiter, Berliner Hygieniker)

Trias Arthritis (Synovitis), Konjunktivitis, Urethritis. M:F = 20 : 1, bevorzugtes Alter 20–40. Lj. HLA-B27 in ca. 80 % positiv. RF neg. Auslösung durch Darminfekte, sporadisch meist durch venerische Infektion.

Erreger: Yersinien, Shigellen (Ruhr), Salmonellen bei der postenteritischen Form; Neisserien, Clamydien evtl. Mykoplasmen bei der postvenerischen Form.
Klinik: Variables klinisches Bild. Obligate **(reaktive) Arthritis** folgt im allg. der **Urethritis** und der **Konjunktivitis**. Letztere können fehlen oder auch nicht bemerkt werden! Typisch ist eine *Oligoarthritis (nichtdestruierend) der unteren Extremität,* häufig zusätzlich *Enthesopathie* im Fersenbereich. Oft zusätzlich *Haut- und Schleimhautveränderungen:* Balanitis circinata, papulopustulöse parakeratotische Exantheme insbes. an Handinnenseite und Fußsohle, Stomatitis, Glossitis. Auf *Iridozyklitis* achten! Herzbeteiligung möglich.

Diagn.: klinisch, bei florider Urethritis Abstrich → Erregernachweis. HLA-B27 positiv. Evtl. serolog. Erregernachweis.
Ther.: bei florider Synovitis NSA (☞ 14.5.1), Tetrazykline bei Chlamydien- oder Mykoplasmen-Nachweis. Bei chron. Gelenkbefall evtl. Goldtherapie (☞ 14.5.3).
Progn.: Abheilung bei ca. 50 % innerhalb 6 Mon.; in 20 % rezid. Verlauf, chron. Verläufe in ca. 30 %: asymmetrische Oligo- oder Polyarthritis. Iliosakralarthritis meist zunächst einseitig; Spondarthritis; Parasyndesmophyten typisch.

Yersinen-, Salmonellen-, Shigellen-, Campylobacter, Brucellen-Arthritis

Arthritiden (vorzugsweise größere Gelenke), die kurz nach Abklingen eines Infektes auftreten und sterile Gelenkergüsse zeigen. RF negativ.

Enteroarthritiden: z.B. nach gastrointestinalen Infekten mit
- *Salmonellen (Erreger von Typhus, Paratyphus und Gastroenteritis – ,,Salmonellose").* Evtl. mehrere Mon. anhaltende Arthritis möglich. Bei Erkrankungsverdacht serologischer (☞ 14.4.1) oder Stuhlnachweis versuchen, **Meldepflicht!**
- *Shigellen:* bakt. Ruhr. Shigellennachweis aus Stuhlkultur. Ca. 4 Wo. nach Darminfekt Oligoarthritis
- *Yersinien* (Y. pseudotuberculosis, enterocolica): in ca. 50 % Arthralgien/Arthritiden (nach Ablauf der Darminfektion als ,,Pseudoappendizitis" oder Enteritis). *Nachweis:* Immunoblot IgA-AK (☞ 14.4.1). *Ther.:* symptomatisch mit NSA; Antibiose nur bei persistierenden Entzündungszeichen (Tetracycline, Vibramycin 100 mg/Tag/ Erw.). In ca. 50 % chron. Verlauf möglich
- *Campylobacter:* I.d.R. ohne urologische oder ophthalmologische Affektionen.

Uroarthritiden: Nach Infekten mit Gonokokken, Clamydien, fraglich auch Mykoplasmen und Herpes genitalis.
Parasiten: selten (Ferntourismus): z.B. Zwergfaden-, Haken-, Medinawurm, Filarien, Bilharziose, Rinderbandwurm, Echinococcus, Amöben, Leptospiren. *Diagn.:* Eosinophilie, Aufenthalt in Endemiegebiet, Nachweis von Parasiten in Blut, Stuhl, Urin, immunologische Tests.

14

14.8.9   Arthritis bei gastrointestinalen Erkrankungen

Periphere Arthritiden bei **Morbus Crohn** in ca. 20 %, bei **Colitis ulcerosa** in ca.
10 %. Typisch akuter mono- oder oligoartikulärer Beginn. *Dauer:* Wo. bis wenige
Mon. Rezidive eher selten. Symptomlose Sakroileitis in ca. 10 %, Spondylitis
ankylosans als assoziierte Erkrankung in ca. 4 %.

14.8.10 Arthritis bei Kollagenosen und Vaskulitiden

**Systemischer Lupus erythematodes (SLE), Sklerodermie, Dermatomyositis, Po-
lymyositis, Sharp-Syndrom:** häufigste klinische Befunde (nach *Sharp* 1981): Arthralgien, Raynaud-Phänomen, Fingerschwellung, Muskelschwäche, Myalgie/Myositis,
Abgeschlagenheit, Hypergammaglobulinämie.

Arthritiden bei Kollagenosen mit geringer Destruktionspotenz (vielfach flüchtig und
intermittierend). Manifestation bei den einzelnen Kollagenosen unterschiedlich häufig,
beim SLE bei ca. 90 % der Pat. im Verlauf der Erkrankung: häufig symmetrischer
Befall der kleinen Gelenke an Hand und Fingern sowie Befall der Kniegelenke. Keine
wesentliche Gelenkdestruktion, durch entzündliche Veränderungen des periartikulären
Bindegewebes jedoch **beträchtliche Fehlstellungen** (ulnare Deviation, Schwanenhalsdeformität).

Wegnersche Granulomatose
Immunologisch bedingte systemische Vaskulitis. Arthralgien und Myalgien in ca. 2/3
der Fälle, in ca. 1/3 mono- oder oligoartikulärer Gelenkbefall ohne wesentliche
Destruktion.

Vaskulitisähnliche Symptome können auch ausgelöst sein durch:
* Infektionskrankheiten: Viren (Herpes, HIV, Hepatitis u.a.), Bakterien (Spirochäten,
  Streptokokken), Würmer (z.B. Ascaris) und Pilze (z.B. Aspergillus)
* Medikamente: Antirheumatika, Antibiotika, Thyreostatika u.a.
* Paraneoplastisch: z.B. durch Non-Hodgkin-Lymphome
* Intoxikationen: z.B. Kokain, Morphin (nach Müller 1995).

14.8.11 Polymyalgia rheumatica

*Entzündliche Allgemeinerkrankung des älteren Menschen (>50 J.) bei ungeklärter
Ätiol. F:M = 2 : 1. Häufig assoziiert mit einer Riesenzellarteriitis (Arteriitis cranialis).*

Klinik: Symmetrische Nacken-, Schulter- oder Beckengürtelschmerzen verbunden mit
Morgensteifigkeit und Schwäche der stammnahen Muskulatur. Häufigste Nebensym-
ptome: Fieber, Kopfschmerzen, flüchtige Arthritiden, reduzierter AZ. Depressive
Verstimmung. Neurologisch o.B.

Labor: Stark beschleunigte BSG („Sturzsenkung").
KO: Ischiämische Insulte, Visusstörungen.

Ther.: zwingend Glukokortikoide (☞ 14.5.2); unkomplizierte Polymyalgie: z.B.
30 mg Prednisolon initial, dann Reduktion auf Erhaltungsdosis (5 bis max. 7,5 mg)
über 6 Mon. Oft verblüffender schneller Erfolg!

14.8.12 „Weichteilrheumatismus"

Extraartikuläre nichtentzündliche (periartikuläre und gelenkferne) schmerzhafte Bindegewebsveränderungen verschiedener Ursache und Lokalisation. Nomenklatur nicht einheitlich (eher verwirrend!).

Ätiol.: statische, dynamische, mikrotraumatische, degenerative, klimatische und psychische Faktoren spielen eine Rolle.

„Periarthropathie": Sammelbegriff. Heute sollte man diese Krankheitsgruppe differenzierter (z.B. bei der Periarthropathia humeroscapularis; ☞ 17.1.13) betrachten.

- **Pannikulosen:** *Dermopannikulose:* fälschlich als „Zellulitis" bezeichnet. Akrozyanose über umschriebenen Fettgewebspolstern (*Hornstein 1990*). *„Orangenhaut"* nur Ausdruck einer spezifischen weiblichen Binnenstruktur der Haut- und Unterhautregion. Harmlos, kosmetisches Problem.
- **(Insertions-)Tendinosen**, Tendopathien:
  - Schmerzhafte Veränderungen an Sehnen, an Muskelansätzen oder -ursprüngen, aber auch in Kapsel- und Bandansätzen. *Ursache:* lokale chron. Überlastung (gleichförmige Belastung, ungewohnte Tätigkeit). Prinzipiell können alle Sehnen(ansätze) erkranken, am häufigsten sind Tendopathien im Bereich von Schulter, Ellbogen, Knie und Ferse, Hüfte. (☞ 11.2.4)
  - **Wichtige Lokalisationen**: Epikondylus humeri, Rotatorenmanschette (M. supraspinatus), Bizepssehne, Trochanter major, Patella, Pes anserinus, Achillessehne
  - **Tendovaginopathien** (Tendovaginitis, Tenosynovitis): Schwellungen und Verdickungen des Sehnengleitgewebes bzw. der Sehnenscheiden (☞ 11.2.5).
- **Myosen:** Lokal bis generalisiert. Oft Kombination mit Tendinosen (Tendomyosen, ☞ 11.2.4).
- **Fibromyalgie:** idiopathisches Schmerzphänomen, das sich an Skelettmuskulatur, Sehnen- und Kapselgewebe abspielt. *Ther.:* Myotonolytika. (Fassbender u. Martens, Z. Orthop. 130, 99, 1992)

14

Volker Ewerbeck
und Karl-Ludwig Krämer

15

Knochen- und Weichteiltumoren

15.1 Allgemeines

- **Primäre Knochentumoren** sind *selten* (ca. 1 % aller Tumoren); benigne sind wesentlich häufiger als maligne. **Knochenmetastasen** (sekundäre Knochentumoren) sind weitaus die häufigsten Knochenmalignome
- *Alter, Lokalisation und Röntgenbild* (in 2 Ebenen) geben meist richtungsweisende Informationen bei **Knochentumoren**
  - 2/3 der primären Knochentumoren treten in der 1.–4. Lebensdekade auf, Metastasen meist später (*Ausnahmen:* Plasmozytom, Chondrosarkom, primäres Knochenlymphom, Mamma- und Bronchial-Ca-Metastasen, Neuroblastom-Metastasen)
  - Malignome sind im **Kindesalter** nach Unfällen die häufigste Todesursache. *Häufigkeit:* Leukämien und lymphoretikuläre Tumoren 51 %, Knochentumoren dagegen nur ca. 6 %
  - **Lokalisation:** ca. 3/4 der primären Knochentumoren sind im Extremitätenbereich lokalisiert, am häufigsten kniegelenksnah
- **Klinik**: *spezifische Symptome fehlen.* Hauptsymptome (Spätzeichen): Schmerz, Schwellung, Bewegungseinschränkung; Kompressionssymptome von Nerven, Gefäßen; Spontanfrakturen
- **Progn.** abhängig vom histologischen Typ, Grading (Differenzierungsgrad) und Tumorstaging (lokale, lokoregionale, systemische Ausbreitung).

Therapiekonzept
- Bei **malignen** Knochen- und Weichteiltumoren meist interdisziplinär (Onkologischer Arbeitskreis; OP, Bestrahlung, Chemotherapie oder Kombination)
- **Benigne** Knochentumoren: meist OP, alternativ Verlaufsbeobachtung. Therapiewahl abhängig von Histologie, Tumor-Lokalisation, Ausdehnung, Progressionstendenz und Symptomatik. Cave: Strahlentherapie kontraindiziert, Provokation bei Entartung.

Klassifikation von Knochentumoren und tumorähnlichen Läsionen nach ihrem Ursprungsgewebe (nach WHO)		
Ursprungsgewebe	benigne	maligne
Knorpel	**Osteochondrom** **Enchondrom** (Chondrom) Chondroblastom Chondromyxoidfibrom	**Chondrosarkom:** primär, sekundär, entdifferenziert, mesenchymal, hellzellig, periostal, extraskelettal
Knochen	Osteom Osteoidosteom Osteoblastom	**Osteosarkom:** primär, sekundär; parossal, periostal, teleangiektatisch, low grade central
Fibröses, fibrohistiozytäres Gewebe	benignes, fibröses Histiozytom, desmoplast. Fibrom	• **Fibrosarkom** • **malignes fibröses Histiozytom (MFH)**
Fettgewebe	ossäres Lipom	Liposarkom
Knochenmark		**Plasmozytom malignes Lymphom** (Hodgkin, Non-Hodgkin)
Gefäße	Hämangiom Hämangioperizytom Lymphangiom	Hämangiosarkom Hämangioperizytom Lymphangiosarkom

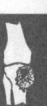

Klassifikation von Knochentumoren und tumorähnlichen Läsionen nach ihrem Ursprungsgewebe (nach WHO)		
Ursprungsgewebe	**benigne**	**maligne**
Unbekannt	Riesenzelltumor (RZT)	maligner RZT, Ewing-Sarkom, Adamantinom
Nervengewebe	Neurinom (Schwannom) Neurofibrom	malignes Schwannom
Muskelgewebe	Leiomyom	Leiomyosarkom
Chordagewebe		Chordom
Tumorähnliche Läsionen	**Nichtossifizierendes Fibrom** Fibröse Dysplasie (☞ 10.3.1) Juvenile Knochenzyste Aneurysmatische Knochenzyste Intraossäres Ganglion Eosinophiles Granulom	
Verschiedene		**Knochenmetastasen** (häufigste Knochen-Tumoren)

TNM-System der UICC für solide Tumoren	
T0 Tis T1–4 TX	**Ausdehnung/Größe Primärtumor** Keine Anhaltspunkte für Primärtumor Carcinoma in situ (nichtinvasiv) Zunehmende Größe und Ausdehnung des Primärtumors Mindesterfordernisse zur Erfassung des Primärtumors nicht erfüllt
N0 N1–3 N4 NX	**Regionale Lymphknoten** Kein Anhalt für regionale Lymphknotenbeteiligung Anhalt für regionale Lymphknotenbeteiligung Anhalt für Befall nicht-regionaler Lymphknoten Mindesterfordernisse zur Erfassung von Lk-Beteiligung nicht erfüllt
M0 M1 MX	**Metastasen** Kein Anhalt für Fernmetastasen Anhalt für Fernmetastasen Mindestanforderung zur Erfassung von Metastasen nicht erfüllt
G1–4 GX	**Histopathologisches Grading (Differenzierungsgrad)** Gut (1), mäßig (2), schlecht (3), undifferenziert (4) Differenzierungsgrad nicht zu bestimmen
Prätherapeutische klinische Klassifikation:	**cTNM**
Postop. histopathologische Klassifikation:	**pTNM**

Chirurgisches Stagingsystem nach Enneking			
Stadium	**Grad**	**Lokalisation**	**Metastasen**
benigne: 1 2 3	G0 G0 G0	T0 T0 T1	M0 (latent) M0 (aktiv) M0 (aggressiv)
maligne: IA IB	niedrig (G1) niedrig (G1)	intrakompartimental (T1) extrakompartimental (T2)	keine (M0) keine (M0)
IIA IIB	hoch (G2) hoch (G2)	intrakompartimental (T1) extrakompartimental (T2)	keine (M0) keine (M0)
IIIA IIIB	niedrig (G1) hoch (G2)	intra oder extra intra oder extra	regional oder fern (M1) regional oder fern (M1)

15.2   Diagnostische Methoden

Bei **Malignomverdacht** erfordert eine optimale Ther. ein hohes Maß an diagnostischen Informationen. **Nativ-Röntgen, Sono, Knochenszinti, CT** und evtl. **MRT** zum präoperativen Staging und zur Therapieplanung.

Ziele: Informationen über Größe und Ausdehnung, Topographie, Infiltration benachbarter Strukturen, Dignität und evtl. Metastasierung des Tumors. Entscheidend: exakte pathohistologische Klassifikat., Grading (histol. Diff.grad), Staging, Kompartmentbestimmung.

15.2.1   Bildgebende Basisdiagnostik bei V.a. Knochentumoren

Diagnose und Staging (TNM-Stadienzuordnung) von Knochentumoren
- Beschwerden des Pat. → Klinischer Befund
- Nativ-Rö. (a.p., seitl., Spezialaufnahmen)
- Verdachtsdiagnose: benigner oder maligner primärer Tu bzw. Metastase
- Klinisches Staging → Malignom
- Sono, Knochen-Szinti, CT, NMR, evtl. Angiographie (DSA) (☞ 6.2)
- **Biopsie** (☞ 15.2.3)
- Gesicherte Diagn. → Chirurgisches Staging und definitive Ther.

Röntgen (☞ 6.1)
Rö.-Aufnahmen (in 2 Ebenen oder Zielaufnahmen) entscheidend und unerläßlich, evtl. Tomographien.
- Beurteilung oft schwierig, da sehr variable Veränderungen. Diese sind *selten charakteristisch*. Aggressivität und Dignität eines Tu lassen sich jedoch oft abschätzen
- **Rö.-Thorax:** (in 2 Ebenen) Ausschluß von Lungenmetastasen
- **Röntgenologisch diagnostizierbare Tumoren:** Nichtossifizierendes Knochenfibrom, Osteochondrom am Gliedmaßenskelett. Häufig: juvenile Knochenzyste (nicht zuverlässig!).

Analysekriterien des Röntgenbildes (☞ 6.1)
- **Lokalisation:** Prädilektionsstellen? epi-, meta-, diaphysär, zentral, exzentrisch

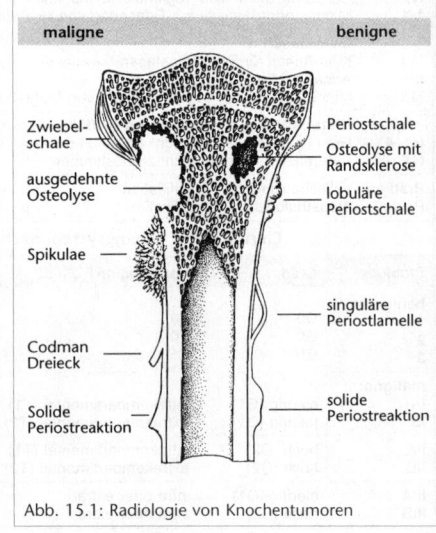

Abb. 15.1: Radiologie von Knochentumoren

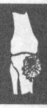

- **Morphologie**
  - Osteolytisch, osteoblastisch, gemischt?
  - Reaktive Knochenneubildung, Tumormatrixmineralisation?
  - Kortikalis erhalten, verdünnt, ausgebuchtet, zerstört? Periostale Reaktion (abhängig von Intensität, Aggressivität, Dauer des Prozesses): Solide (wenig aggressiv) oder unterbrochen (lamellär, radiär, amorph [sehr aggressiv]?)
  - Weichteile, Verkalkungen, Verknöcherungen?
  - Läsion solitär oder multipel?
  - Osteolyseform *(Röntgenmuster nach Lodwick 1980)*
    geographisch (zusammenhängende Osteolyse) → langsames Wachstum, wenig aggressiv
    Mottenfraß (zahlreiche verstreute, unterschiedlich große Osteolysen) → mittelschnelles Wachstum
    permeativ (multiple Aufhellungen in Kompakta) → schnelles Wachstum, sehr aggressiv
- **Patientenalter:** Prädilektionsalter der Tumoren beachten (☞ Tabelle unten)
- **Klassische radiologische Malignitätszeichen:** Spiculae, Codman-Dreieck, lamelläre Periostreaktion, mottenfraßähnliche Osteolyse (☞ Abb. 15.1).

Klin.-rad. Merkmale häufiger Knochentumoren bzw. tumorähnlicher Läsionen		
Tumor	**Häufige Lokalisationen**	**Röntgenbild**
Kartilaginäre Exostose (meist Jugendalter)	meist Metaphyse langer Röhrenknochen, v.a. Kniebereich, Humerus	typischer pilzartiger Tumor, breitbasig oder gestielt. Keine echte Neoplasie. Häufigster Knochen-„Tumor"
Osteoidosteom (10–25 Lj.)	50 % in Femur und Tibia	ovale Aufhellung (Nidus) bis 15 mm groß, oft zentrale Kalkablagerung und Randsklerose, oft starke periostale Knochenneubildung
Osteoblastom (5–20 Lj.)	Bogen und Gelenkfortsätze der Wirbel und Ossa tarsalia	ähnlich wie Osteoidosteom; selten expansives Wachstum in die Weichteile
Juvenile Knochenzyste (80 % < 20 Lj.)	meta-diaphysär in langen Röhrenknochen	scharf begrenzte Aufhellung, grobe Trabekel, häufig Aufblähung. Bei Längenwachstum Wandern in Richtung Diaphyse
Aneurysmatische Knochenzyste (90 % < 20 Lj.)	Metaphyse der langen Röhrenknochen	meist scharf begrenzte Aufhellung, oft starke Aufblähung. Bei schnellem Wachstum unscharfe Begrenzung; oft multiple Septierung (Tumor simuliert Malignität)
Chondroblastom (10–25 Lj.)	überwiegend Epiphyse der langen Röhrenknochen oder epimetaphysär	Läsionen rund bis unregelmäßig, sklerotischer Randsaum häufig, Läsionen zeigen oft Verkalkungen.
Chondromyxoidfibrom (80 % < 20 Lj.)	Röhrenknochen untere Extremität, besonders Tibia	exzentrische Aufhellung, evtl. Trabekel, Kortikalisdestruktion, paraossale Ausbreitung möglich
Riesenzelltumor (=Osteoklastom; 90 % > 15 Lj.)	Epiphysen der langen Röhrenknochen; epimetaphysär (überschreitet oft die Fuge)	runde oder ovale, oft exzentrische Aufhellung der Epiphyse. Aufblähungen, pseudomultilokulär, kaum Randsklerosen und periostale Reaktion. Maligne Formen: unscharfe Begrenzung, Kortikalisdestruktion

15

Klin.-rad. Merkmale häufiger Knochentumoren bzw. tumorähnlicher Läsionen

Tumor	Häufige Lokalisationen	Röntgenbild
Osteosarkom (75 % < 20 Lj.)	Metaphysen der langen Röhrenknochen (ca. 90 %)	Mischformen von Knochendestruktion und -neubildung meist mit Überwiegen eines Anteils. Häufig grobe Spikula, Codman-Dreiecke, lamelläre periostale Knochenschalen
Juxtakortikales Osteosarkom (90 % 15–40 Lj.)	Metaphysen der langen Röhrenknochen	1. Tumorschatten sehr dicht, dem Knochen aufsitzend; evtl. dünne, helle Trennlinie. Meist lappige scharfe Kontur (keine Spikulae, Codman-Dreiecke) 2. grob gefiederte juxtakortikale Ausläufer 3. selten exostosenähnlich
Ewing-Sarkom (90 % 5–25 Lj.)	Diaphysen von Femur, Tibia, Fibula und Humerus, Becken	Große Variabilität im Rö., **2 Typen** häufig: **1.** unscharfe Aufhellung oder „mottenfraßähnlich" in platten Knochen (kaum Knochenneubildung), evtl. zentrale reaktive Sklerose **2.** Mottenfraß-Struktur in den Röhrenknochen, Spikulae, Codman-Dreiecke, lamelläre Knochenschalen ("zwiebelschalenartig"), Läsionen oft ausgedehnt
Chondrosarkom (kein bestimmtes Alter)	Metaphysen von Femur, Tibia und Humerus, Pelvis und Rippen	*Zentrales* Chondrosarkom: Zentrale, manchmal ausgedehnte, oft scharf begrenzte Aufhellung, Kalkablagerungen. *Exzentrisches* Chondrosarkom: Exostosenähnliche Apposition mit irregulärer Kontur, oft mit Ausläufern. *Subperiostales* Chondrosarkom: Flache hypodense Apposition, Spikulae, Codmanbzw. reaktive Dreiecke
Malignes fibröses Histiozytom (50. und 60. Lj.)	Metaphysen der langen Röhrenknochen	Meist metaphysäre mottenfraß-ähnliche Osteolysen, endostale Kortikalsarrosionen bzw. -durchbrüche

Sonographie (☞ 6.6)

Insbes. bei Weichteiltumoren; Lagebeziehung zu anderen Organen bei retroperitonealen oder abdominellen Tumoren. Metastasensuche (Leberfiliae?).

Szintigraphie (☞ 6.5)

- **Ganzkörper-Szinti:** Vorteil: geringe Strahlenbelastung, mäßige Kosten
- Hohe Sensitivität, geringe Spezifität → **Früherkennung**. Suche nach Skelettmetastasen: v.a. bei V.a. Mamma-, Prostata-, Bronchial-Ca, Nierenzell-Ca. Jedoch keine Aussagen über Dignität! Evtl. 3-Phasen-Szintigramm
- **Informationen des Skelett-Szinti:** Rein osteolytische Metastasen → Defekte („cold lesions"); osteoblastische bzw. gemischte Metastasen → fokale Mehrspeicherung. Beurteilung von Intensität, Verteilung und zeitlicher Änderung der Anreicherung.
- **Szintigraphische Speicherzellaktivität von Knochentumoren**
  - *Intensiv:* Metastasen, Osteosarkom, parossales Osteosarkom, Chondrosarkom, Ewingsarkom. Osteoid-Osteom, Osteom, Osteoblastom.
  - *Weniger intensiv, unzuverlässig:* Plasmozytom, Lymphom, Glomustumor, Chondrom, Hämangiom.

Computertomogramm (☞ 6.3)

Beurteilung der ossären Strukturen, insbesondere bei Tumor-Lokalisation in WS und Becken.

Angiographie (☞ 6.2)

Beurteilung der Gefäßmorphologie und des Vaskularisationsgrads. Nur bei spezieller Fragestellung; überwiegend digitale Subtraktionsangiographie (DSA).

Kernspintomographie (MRT; ☞ 6.4)

Beurteilung der para- und intraossalen Geschwulstausbreitung. Z.Zt. kontrastreichstes Verfahren zur Tumordarstellung in Weichteilen und intramedullär.
Durch i.v.-Gabe von paramagnetischem KM (Gadolinium-DTPA) bessere Kontrastgebung zwischen Tumor und Umgebung (T1-gewichtetes Bild). Für alle Malignome gilt: vor **OP** → MRT.

15.2.2   Labor

- Bei benignen Tumoren unergiebig, bei Knochenmalignomen meist unspezifisch (BSG, AP, Basislabor). Tumormarker in der Orthopädie selten notwendig.
- **Basis-Labor:** BSG, BB, E'lyte, γ-GT, AP, SP, BZ, Harnsäure, Eisen, CRP (DD Entzündung), Gesamteiweiß, E'phorese, Urinstatus, Hämoccult (☞ Kapitel 23)
- **Tumormarker:** Kein Tumormarker ist streng tumorspezifisch oder organspezifisch. Tumormarker als Screening und Suchtest (Primärdiagnostik) mit wenigen Ausnahmen kaum geeignet.
- **Ind.:** Insbes. zur *Verlaufskontrolle* (Tumornachsorge): Tumorstadium, prognostische Aussage, Frühdiagnostik von Rezidiven und Therapiekontrolle. *DD und Stadieneinteilung.* Vor Ther. eines bekannten Tumors Bestimmung eines oder Kombination mehrerer Tumormarker für spätere Verlaufskontrollen.
  Häufigkeit der Markerbestimmung: Nach OP oder kons. Ther. in ersten 3 Mon. 2–4 mal, dann 1/4–1/2jährlich *(nach Dostal et al. 1990).*

Tumormarker				
Organ	**Tumorart**	**Tumormarker**	**Diagnose***	**Verlauf***
Lunge	Adeno-Ca kleinzelliges Ca	CEA, TPA, SP 1, SP 3, TPA, NSE	+ ++	+++ +++
Colon/ Rectum	Adeno-Ca	CA 19–9 + CEA, CEA, TPA	++	+++ +++
Pankreas	Adeno-Ca	CA 19–9, TPA, CEA	+++ +	+++ ++
Leber	Hepatozelluläres Ca Metastasen	AFP, CA 19–9, TPA CEA, CA 19–9, TPA	+++ ++	+++ +++
Ösophagus		SCC-Antigen	+	+++
Zervix		SCC-Antigen	+	+++
Magen	Adeno-Ca	CA 72–4 CEA, TPA, SP 3	+	+++ ++
Prostata	Adeno-Ca	PAP, TPA	+	+++
Hoden	Nonseminom Seminom	AFP und/oder HCG HCG	+++ +++	+++ +++

15

Tumormarker				
Organ	**Tumorart**	**Tumormarker**	**Diagnose***	**Verlauf***
Uterus	Adeno-Ca Chorion-Ca	CEA, TPA, SP 1 HCG,, SP 1, SP 3	+++	++ +++
Ovar	muzinöses Cystadenom epitheliale Tumoren Keimzellentumor	CEA, TPA CA 125, TPA AFP und/oder HCG	+++	+++ +++ +++
Schilddrüse	medulläres Ca follikulär, papillär	CEA+Calcitonin(HCT) hTG, TPA	+++	+++
Plasmo-zytom	monoklonales IG	Immunelektrophorese	+++	+++
*+ geeignet, ++ gut geeignet, +++ Marker der Wahl				

15.2.3   Biopsie

☞ **Biopsie:** *Wichtigste und entscheidende Maßnahme in nahezu allen Fällen.*

- *Letzter Schritt der Diagnostik* (☞ 15.2). Liefert i.d.R. endgültige Diagnose
- Voraussetzung für Ther. primärer Knochentumoren (Ausnahmen: nichtossifizierendes Fibrom, Osteochondrom, Osteoidosteom, intraossäres Ganglion, evtl. juvenile Knochenzyste)
- Biopsien bei V.a. **Malignom** sollten erfahrene Operateure in der Klinik durchführen, in der auch definitive op. Ther. durchgeführt werden kann (z.B. Ewing-Sarkom, Osteosarkom). Im Zweifelsfall besser an Tumor-Zentrum überweisen
- **Zugang:** *Inzisions- oder Punktionsstelle* so auswählen, daß beim definitiven Eingriff Mitentfernung möglich ist; Redon-Drainage aus Wundwinkel legen
- **Material:** genügend **repräsentatives** Material gewinnen, sonst Gefahr von Fehleinschätzungen bzw. Fehldiagnosen; Tumorperipherie am vitalsten
- Eröffnung neuer *Kompartimente* unbedingt vermeiden
- evtl. Abtupfpräparate für **Zytologie; adäquates Transportmedium**
- **Abstrich** z. Ausschluß eines Infektes (z.B. primär chron. OM. DD: Ewing-Sarkom)
- **Histologiebegleitschein:** Angaben zu Ort der Gewebsentnahme und Verdachtsdiagnose! **Rö.-Bild mitschicken**! Bei Knochentumoren muß Gewebeprobe entkalkt werden (daher Histologieergebnis frühestens nach 3–4 Tagen erhältlich)
- **Referenzpathologe:** bei diagn. Unsicherheiten werden histologische Schnitte an ein bes. erfahrenes Institut zur Absicherung der Diagn. oder der Diagnosefindung geschickt (z.B. Knochentumorregister, Institut für Pathologie der Universität Hamburg (Prof. Delling) oder der Universität Basel, Schoenbeinstr. 40, CH-4003 Basel).

15.3   Benigne Knochentumoren

15.3.1   Exostosen

Solitäre Exostose (Osteochondrom)

Entwicklung aus versprengten enchondralen Ossifikationskeimen der Epiphysenfuge. Keine echte Neoplasie. Eher „Wachstumsstörung". Häufigster Knochen-„Tumor". Der knöcherne Stiel ist mit einer Knorpelkappe überzogen.

Lokalisation: bevorzugt lange Röhrenknochen (Metaphysenbereich), v.a. Kniebereich und Oberarm. **Symptomatik** von Tumorgröße abhängig, meist symptomlos. **Rö.-Bild** typisch: pilzartiger Tumor, breitbasig oder gestielt. **Op. Abtragung** bei Beschwerden, lokalen Druckerscheinungen (Funktionsbehinderung, Irritation an Gefäßen oder Nerven) und raschem Wachstum. Cave: Schädigung der Wachstumsfuge. **Progn.:** maligne Entartung äußerst selten, bei stammnaher Lokalisation (Becken, WS) häufiger.

Multiple kartilaginäre Exostosen (☞ 10.3.1)

Vererbbar. Gehört zu **Knochendysplasien.** Können an fast allen Skeletteilen auftreten. Induzieren häufig **Fehlwachstum** bei Befall der Röhrenknochen, z.B. Genu valgum. Maligne Entartung nach Wachstumsabschluß ist möglich, aber selten. **OP-Ind.:** ☞ solitäre Exostose, bei Malignomverdacht (stammnahe Lokalisation!).

15.3.2   Enchondrom (Chondrom)

Ca. 10 % der gutartigen Knochentumoren; Vorkommen in jedem Alter, Mehrzahl vor 40. Lj.

Lokalisation: meistens im zentralen Bereich der Diaphyse der kleinen Röhrenknochen der Hand (häufigste Tumoren im Handbereich ☞ 17.3.6) und des Fußes. **Klinik:** meist Beschwerdefreiheit, selten Spontanfrakturen, Auftreibung an Hand- oder Fußknochen. **Rö.:** Meist zentrale, ovaläre scharf begrenzte Osteolyse. Kortikalis kann verdünnt sein → *Spontanfraktur!* Häufig zentrale stippchen- förmige Verkalkungen. *Sonderform:* kalzifizierendes (En)chondrom (meistens Zufallsbefund, *DD:* Knocheninfarkt).

Therapie

• Kleine Röhrenknochen: bei Symptomfreiheit und fehlender Frakturgefährdung keine Therapie. Meist jedoch Kürettage und autologe Spongiosaauffüllung. Bei dringendem Malignitätsverdacht vorher Biopsie

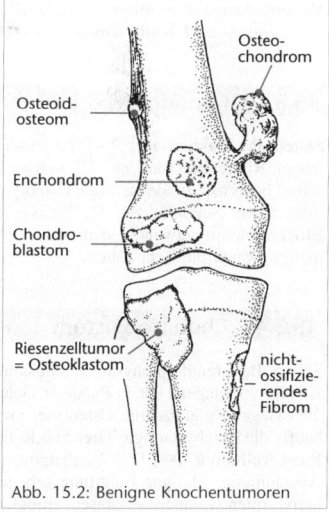

Abb. 15.2: Benigne Knochentumoren

15

- Lange Röhrenknochen und Stammskelett:
  - kalfizierendes Enchondrom (scharf begrenzter Sklerosesaum!) ohne klinische Symptome: Beobachtung, Röntgenkontrolle 1 x/Jahr
  - alle anderen Enchondrome dieser Lokalisation: Kürettage, Spongiosaplastik (Alternative Knochenzementplombe). Bei Malignitätsverdacht vorher Biopsie. Cave: chondromastöse Tumoren sind häufig innerhalb der Läsion sehr inhomogen. Gefahr des histologischen Undergradings.

☞ **Progn. von Lokalisation abhängig:** an Hand und Fuß gut. Bei Lokalisation am Stammskelett und langen Röhrenknochen *potentiell maligne Entartung möglich*. Daher sind dort insbes. bei Rezidiven radikalere OP-Verfahren erforderlich.

Multiple Enchondrome (Enchondromatosen)

Sechs Typen, u.a.:
- **M. Ollier:** *einseitiger* Befall der Röhrenknochen und flachen Knochen. In etwa 30 % maligne Entartung zu Chondrosarkomen!
- **Maffuci-Syndrom:** multiple *Enchondrome* gemeinsam mit multiplen *kavernösen Hämangiomen* der Haut und inneren Organen.

Klinik: Manifestation meist im frühen Kindesalter. **Deformitäten** bzw. indolente Schwellungen im Metaphysenbereich am häufigsten an *Händen und Füßen*. Oft excessive einseitige Extremitätenverkürzung. X- oder O-Beine (in ca. 80 % Knochenknick am dist. Femurende), Vorderarmdeformierungen, path. Frakturen, Pseudo-Madelung-Deformität.

Rö.: z.T. groteske Auftreibungen und Verformungen von befallenen Knochen; längliche, scharf begrenzte osteolytische Herde in Metaphysen; Herde wandern diaphysenwärts.

Ther.: *Gliedmaßenverkürzung* → apparativer Ausgleich oder operativ (z.B. diaphysäre Verlängerungsosteotomie ☞ 19.1.3). Korrekturosteotomien bei zu starker Achsenabweichung (> 25°) diaphysenwärts so spät wie möglich. *Path. Frakturen:* kons. Ther.

15.3.3 Chondromyxoidfibrom

Selten. Prädilektionsalter 2.–3. Lebensdekade. **Lokalisation:** vorwiegend Metaphyse langer Röhrenknochen, ca. 2/3 untere Extremität. **Klinik:** uncharakteristisch. **Rö.:** scharf begrenzte runde bis ovale Osteolyse mit marginaler Sklerose. **Ther.:** Exkochleation. *Cave:* septierte Areale. Belassenes Gewebe → **Rezidiv:** Bei Re-OP kann Blockresektion notwendig sein, meist jedoch erneute Kürettage erfolgreich. **Diagnose:** maligne Entartung sehr selten.

15.3.4 Chondroblastom

Selten. Bevorzugt epiphysäre Lokalisation meist in Humerus, Hüftkopf, Knieregion. **Klinik:** vorwiegend Pat. in *Pubertät*. Gelenkschmerzen. **Rö.:** zentrale oder exzentrische überwiegend glattrandige Osteolyse, meist mit dünnem Sklerosesaum, überschreitet häufig die Epiphysenfuge. **Ther.:** i.d.R. Exkochleation. **DD:** nach Wachstumsabschluss Riesenzelltumor (☞ 15.3.7). **Progn.:** große Rezidivgefahr bei nicht gründlicher Ausräumung. Maligne Entartung sehr selten. Sehr aggressive "quasi-maligne" Verlaufsformen (Lungenmetastasen!) möglich.

15.3.5 Osteoidosteom

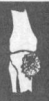

Ca. 10 % der benignen Knochentumoren. Lokalisation: meist Metaphyse Femur, Tibia, Humerus, WS. Makroskopie: exzentrisch oder zentral in Knochen gelegener < 2 cm großer Aufhellungsherd = Nidus (mit Nervenfasern versehen → Schmerz), umgeben von einer ausgeprägten Sklerosierung. Altersgipfel: 2. Lebensdekade; M > F.

Klinik: Typisch: starker Nachtschmerz, der in ca. 50 % auf Salicylate anspricht (Test: Aspirin® 3 x 500 mg für 3–4 Tage). Bei Lokalisation im Bereich eines **Wirbelbogens** häufig skoliotische Fehlhaltung.

Diagnose
- **Rö.:** Kleine Aufhellung, umgeben von Sklerosezone. Lokalisation: kortikal am häufigsten, spongiös, subperiostal. Tomographie hilfreich. Diagnosestellung oft schwierig bei sehr kleinen Herden und/oder ungewöhnlicher Lokalisation.
- **Szinti:** erhebliche Anreicherung, v.a. im **Frühstadium**
- **CT/NMR:** Hilfe für OP-Planung z.B. an WS (Lokalisation)
- **Angiographie:** Artdiagnose möglich (Hypervaskularisierung). Für besondere differentialdiagnostische Fragestellungen geeignet.

DD: Osteomyelitis, Streßfraktur.

Ther.: Resektion des Nidus → Schmerzbeseitigung. Manchmal schwierige Lokalisierung, insbes. bei sehr kleinem Nidus. **Prognose:** sehr gut.

15.3.6 Osteoblastom

„Größerer Bruder" des Osteoidosteoms. Bevorzugter Befall von WS (ca. 40 %) und langen Röhrenknochen. Nidus > 2 cm. Auftreten meist in den ersten 3 Lebensdekaden.

Rö.: nicht spezifisch, bei typischer Lokalisation (dorsaler WS-Abschnitt) *ein* Hinweis. Ca. 2–12 cm große expansive Osteolyse mit meist reaktiver Sklerose.
Lokalisation: oft in Wirbelbögen, Sakrum.
DD: manchmal schwierig: aneurysmatische Knochenzyste, hoch differenziertes Osteosarkom. Riesenzelltumor.
Ther.: Exkochleation, Defektauffüllung mit Spongiosa. Cave: Blutung (Tumor stark vaskularisiert).

15.3.7 Riesenzelltumor (Osteoklastom)

Osteolytischer, fast ausschließlich epiphysär gelegener lokal aggressiver Tumor mit starker Neigung zu Rezidiven. Verlauf schwer vorhersehbar: trotz benigner Histologie pulmonale Metastasierung möglich. Spätrezidive und maligne Entartung ebenso wie primäre maligne Verlaufsformen möglich. Häufigkeit: ca. 15 % aller benignen Knochentumoren.

Klinik: lokaler Schmerz, später lokale Schwellung möglich, auch Gelenkschmerz mit Bewegungeinschränkung. Durchschnittliche Anamnesedauer 7 Mon. *Lokalisation:* ca. 50 % Kniegelenksregion, jedoch selten Einbrechen ins Gelenk. Befall aller Skelettabschnitte möglich. *Prädilektionsalter:* ca. 30–40 J. (80 % jenseits 20. Lj.).

15

Diagnose

Rö.: Typische Osteolyse in *Epiphyse* der Röhrenknochen, mehr exzentrisch (*DD* Chondroblastom), keine Matrixossifikationen, keine Randsklerose, aufgetrieben. **CT** bzw. NMR zu empfehlen.

Stadieneinteilung, röntgenologisch

- **I = inaktive Form:** (Corticalis allenfalls geringfügig verdünnt)
- **II = aktive Form:** (häufigste Variante: Corticalis meist hochgradig ausgedünnt, Tumor jedoch stets von Periost begrenzt)
- **III = aggressive Form:** (Tumorausbruch in das parossale Weichgewebe).

Stadieneinteilung, histologisch

Unterscheidung nur zwischen benigne und maligne. Weitere Graduierung nicht bewährt, da ohne prognostische Aussagekraft. Maligne Riesenzellen entsprechen immer dem röntgenologischen Stadium III, jedoch nicht jedes röntgenologische Stadium III ist histologisch maligne.

DD: Osteosarkom, Metastasen, Chondroblastom, aneurysmatische Knochenzyste, brauner Tumor bei Hyperparathyreoidismus.

Operative Therapie (Empfehlung)

> Bioptische Diagnosesicherung präop. obligat! Biopsie von **erfahrenen Operateur.** Hautschnitt bei Biopsie so legen, daß bei definitivem OP Mitentfernung des gesamten Biopsie-kanals möglich ist. **Probleme:** häufige Rezidive, leichte Implatationsmöglichkeit → Primärbehandlung entscheidend. Bei gelenknaher Lage ist der Erhalt der Gelenkintegrität problematisch (Patientenaufklärung).

Definitive Therapie stets operativ

- *Benigne Varianten:* falls genügend gesunde Knochensubstanz vorhanden → breite Fensterung, gründliche Kürettage mit einer Schicht makroskopisch gesunden Gewebes (Kugelfräse), evtl. lokale Adjuvantien wie Phenol, Elektrokauterisierung u.a. Defektfüllung mit Knochenzement. Bei Rezidivfreiheit fakultativ Austausch nach 3 J gegen autologe Knochentransplantate. Bei sehr ausgedehnten Läsionen primäre Segment- oder Gelenkresektion mit entsprechender Defektüberbrückung. Cave: primäre Radiatio (Entartung!)
- *Primär maligne Variante:* onkologisch adäquate Resektion, mindestens weite Resektionsgrenzen!
- **Sekundär maligne Variante** (entarteter primär gutartiger Riesenzelltu): in Abhängigkeit von der Histologie evtl. Kombinationsbehandlung zwischen Chemotherapie und OP.

Prognose: Lokalrezidive nach intraläsionalen Vorgehen 10 % (früher 40 %!), nach Segmentresektion (marginal oder weit) 0–1 %. Lungenmetastasen bei benigner Histologie 1–2 %. Maligne Entartung: 5 %, meist strahleninduziert! → 80 % Mortalität. Langfristige Nachsorge (>3 J) auch bei benignen Riesenzelltumoren.

15.4 Tumorähnliche Knochenläsionen

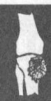

15.4.1 Juvenile Knochenzyste

*Synonym: solitäre Knochenzyste. Häufigste tumorähnliche Knochenläsion im Kindes-
alter (Prädilektionsalter 10–15 J.) Entwickelt sich metaphysär (meist prox. Humerus,
Femur), kann erheblich an Größe zunehmen mit oft papierdünner Kortikalis. Wandert
allmählich diaphysenwärts.*

Klinik: Meist keine Beschwerden, aber **Stabilitätsminderung.** Diagn. häufig erst bei
Spontanfraktur (bei ca. 70 % der Pat.).
Rö.: scharf begrenzte Osteolyse mit stark verdünnter Kortikalis.
Op. Verfahren: Kürettage mit Spongiosaauffüllung. Selten **Radikale Resektion**
mit Defektüberbrückung. Kontinuierliche Dekompression des Herdes durch **Hohl-
schrauben.** Punktion und **Kortisoninstillation** (z.B. 1 Amp. Volon® A 40 oder
Urbason®-Depot) unter BV-Kontrolle. Vor Instillation des Kortikoids KM-Injektion
und Überpüfung, ob sich die gesamte Zyste darstellt; sonst evtl. zweites Knochenfenster.
Vierteljährliche Kontrollen.
Progn.: gut. Rezidive häufig → wiederholte Kortisoninstillation oft erforderlich.
Merke: Spontanheilungen nach Fraktur möglich.

15.4.2 Aneurysmatische Knochenzyste

*Osteolytischer Knochenprozeß, expandierend mit mehrkammerigen blutgefüllten Hohl-
räumen. Häufigkeit: 1–2 % aller primären Knochentumoren. 75 % der Pat. < 20 J.
Einzige tumorähnliche Läsion, die auf einen zweiten Knochen übergreifen kann (WS).*

Lokalisation: am häufigsten Metaphysen von Femur und Tibia sowie WS und Becken
befallen.
Klinik: Schmerz, Schwellung, meist uncharakteristisch. WS: neurol. KO möglich
(Nervenwurzelläsionen, sogar Querschnitt).
Rö.: charakteristisch *zentral* gelegene Osteolyse mit Septierung. Exzentrisch: expan-
dierte extraossäre und kleinere intraossäre Komponente. Tumor respektiert gewöhnlich
Wachstumsfugen.
DD: Riesenzelltumor, juvenile Knochenzyste, fibröse Dysplasie, teleangiektatisches
Osteosarkom.
Ther.: Meist Biopsie zur Diagnosesicherung. *Ziel:* Erhaltung von Funktion und Statik.
Exkochleation mit Spongiosaauffüllung. En-bloc-Resektion, evtl. OS mit gekreuzten
KD. Resektionsverfahren im WS-Bereich gelegentlich problematisch. *Progn.:* Rezidive
in ca. 20 % (inkomplette Exkochleation?). Sehr aggressive Verläufe möglich. Entartung
sehr selten (<1 %). Cave: Radiatio!

15

15.4.3   Nicht ossifizierendes Fibrom, fibröser Kortikalisdefekt

Wahrscheinlich häufigster gutartiger „Tumor". In ca. 75 % 10–20 Lj. Bevorzugt im Bereich der Metaphyse randständig an der Kortikalis gelegen. Über 90 % an unterer Extremität, v.a. im Kniebereich.

Fibröser Kortikalisdefekt: kleine auf Kompakta beschränkte Läsion.
Nichtossifizierendes Fibrom: größere, vorwiegend in der Spongiosa gelegene Läsionen.
Klinik: Meist Zufallsbefund.
Rö.: Diagnosestellung mit hoher Sicherheit möglich: ovaläre scharf begrenzte osteolytische Aufhellung mit marginalem Sklerosesaum. Biopsie überflüssig.
Ther.: im allg. keine, spontane Rückbildung die Regel. Nur bei größerer Ausdehnung mit Gefahr einer Spontanfraktur Ausräumung (evtl. mit Spongiosaplastik). Rö.-Kontrollen halbjährlich.

15.4.4   Solitäres eosinophiles Granulom (LCH)

Eine der 3 Formen der (früher sogenannten) Histiozytosis X (☞ 15.9). Neue Bezeichnung: Langerhans-Zell-Histiozytose. Haupterkrankungsalter erstes Lebensjahrzehnt. Prädilektionsstellen: Schädel, prox. Femur, Becken, WS. Herde zu ca. 2/3 solitär, selten multiple Herde.

Klinik: meist unauffällig oder lokalisationsabhängige Beschwerden.
Diagn.: Rö.: osteolytische fleckige Destruktion, scharf oder unscharf begrenzt. WS: Vertebra plana (☞ 15.7.1). Zunächst Ausschluß weiterer Herde: Szinti (50 % negativ), Rö.-Schädel, WS, Rippen, Becken. Biopsie obligat.
DD: Ewing-Sarkom, Neuroblastom, OM.
Ther.: Vertebra plana (☞ 15.7.1). Aufgrund guter Progn. und möglicher spontaner Regressionen „Durchführung des eben ausreichenden Eingriffes", Kürettage und je nach Herdgröße und statischer Beanspruchung Spongiosaplastik.
Evtl. lokale Corticoidinstikationen (gute Ergebnisse!). Im Zweifelsfall Rücksprache mit Studienleitung der LCH-Studie (Prof. Gader, Wien)
Progn.: gut, spontane Regressionen möglich. *Merke:* exaktes Staging! Diabetes insipidus?

15.4.5   Intraossäres Ganglion

Seltener zystischer Knochendefekt in Gelenknähe. Zwei Gruppen: arrodierende Form (Usur eines angrenzendes Knochens durch in Weichteilen entstandenes Ganglion) und intraossäre Form (wichtigste Lokalisation: Hüft-, Sprung-, Hand- und Kniegelenk).

Klinik: diffuse Schmerzen im Gelenkbereich möglich, mittleres Alter.
Röntgen: rundlich bis ovaler, scharf begrenzter Herd, typischerweise 1–2 cm, zarter Sklerosierungssaum.
DD: Geröllzyten, Chondroblastom, fibröse Dysplasie, aneurysmatische Knochenzyste.
Ther.: Exkochleation, Spongiosaplastik. Gelegentlich zeigt sich eine Verbindung zum Gelenk.

15.5 Maligne primäre Knochentumoren

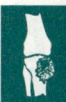

15.5.1 Osteosarkom

Nach dem Plasmozytom häufigster primär maligner Knochentumor. Inzidenz etwa 5/Jahr/1 Mio. Einwohner. Ca. 15 % aller primären malignen Knochentumoren. Erkrankungsgipfel um Pubertät.

Lokalisation: typisch im Metaphysenbereich langer Röhrenknochen, vorzugsweise am distalen Femur. Ca. 50 % aller Osteosarkome entstehen im kniegelenknahen Bereich.
Klinik: Uncharakteristisch: Schmerzen, Schwellung, Funktionsbehinderung.

Diagnose
- **Rö.:** Morphologie sehr vielfältig, typisches Rö.-Bild gibt es nicht. Häufigster Befund: **gemischte** Knochenreaktion mit Destruktion und Neubildung (Spiculae, Codman-Sporn). Periostale Veränderungen häufig, aber nicht pathognomonisch
- **3-Phasen-Szinti:** Nachweis von Metastasen, intraossärer Tumorausbreitung und Skip-Läsionen. Überprüfung des Ther.-Erfolges nach Chemother., Rezidiverfassung
- **CT und NMR:** Tatsächliche Tumorausdehnung größer als röntgenologisch sichtbar. NMR bezüglich lokalem Staging dem CT überlegen
- **Angiographie:** Darstellung und auch Quantifizierung der path. Tumorvaskularisation (z.B. nach Chemotherapie).

DD: u.a. Ewing-Sarkom, Osteoblastom, fibröse Dysplasie, Riesenzelltumor, aneurysmatische Knochenzyste.

Untergruppen des Osteosarkoms
- **nach Lokalisation** (progn. wichtig): zentrales (klassisches) Osteosarkom (ca. 75 % der Osteosarkome), juxtakortikales = parossales Osteosarkom (seltene und späte Metastasierung, günstigeres biologisches Verhalten), extraskelettales Osteosarkom
- **nach Entstehung:** primäres oder sekundäres Osteosarkom (z.B. nach Bestrahlung, bei Morbus Paget*)*
- **nach histologischer Subklassifizierung** (progn. wichtig): vorwiegend osteoblastisch, vorwiegend chondroblastisch, fibroblastisch, riesenzellreich, teleangiektatisch (sehr schlechte Progn.), gemischt, low grade central Osteosarkom.

Therapie (Kooperative Osteosarkomstudiengruppe COSS)
Deutliche Verbesserung der Progn. in den letzten Jahren durch Einführung der Polychemotherapie in Verbindung mit radikaler Resektion. *Ziel:* ausreichende lokale Tumorentfernung und Beseitigung der Mikrometastasen. Heilungsquote des Osteosarkoms bei *alleiniger* chirurgischer Ther. nur ca. 20 %.

- **Planung** der Entnahmelokalisation → Biopsie (möglichst schon in einem Tumorzentrum durchführen!) → später gesamten Biopsieweg mitresezieren
- Präoperative **Chemotherapie** (Dauer ca. 10 Wo.: z.B. Doxorubicin, Methotrexat, Cisplatin, Ifosphamid [Ziel: Mikrometastasierung eliminieren. Volumenreduktion des Primärtumors, im Idealfall Devitalisierung])

15

- **Operativ**
  - Chirurgische Entfernung des Tumors obligat. Onkolog. adäquat: mindestens weite Resektionsgrenzen.
  - Extremitätenerhalt häufig möglich, jedoch nicht erstes Behandlungsziel.
    Beispiele: Resektion und Ersatz durch "Tumorendoprothese", Arthrodese durch Interposition autologer Knochentransplantate (Iuvaraplastik) oder Allografts, Umkehrplastik nach Borgreve-van Nes, Schultergürtelresektion nach Tikhoff-Linberg
  - **Merke:** Erhalt des Lebens geht vor Erhalt der Extremität!
- Postop. Fortführen der **Chemotherapie**

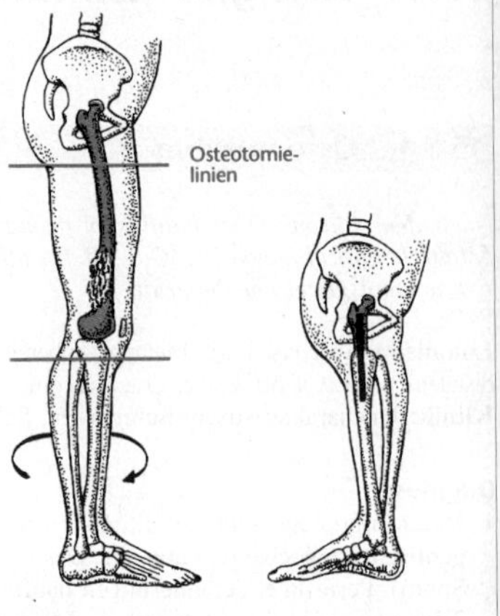

Abb. 15.3: Borggreve Plastik

- **Lungenfiliae:** nach Chemotherapie u.U. Thorakotomie und Metastasenenukleation oder *wedge resection*. In ca. **80 % Mikrometastasierung** (meist Lunge).

Progn.: Ungünstige Faktoren: Lokalisation des Tumors prox. oder am Stammskelett, großer Primärtumor, später Behandlungszeitpunkt. Chondroblastische Differenzierung: schlechtes Ansprechen auf Chemotherapie. Seit Einführung der Polychemotherapie *Osteosarkom prognostisch günstigster maligner Knochentumor.* Bei fehlender Fernmetastasierung tumorfreie 5 JÜR 60–70 %. Lokalrezidive häufiger bei Resektionen als bei Amputationen und Umdrehplastiken.

15.5.2 Chondrosarkom

Dritthäufigster maligner Tumor (ca. 10 % aller malignen Knochentumoren). Relativ langsam wachsend; Fernmetastasierung selten. Prädilektionsalter 30.–50. Lj.

Lokalisation: u.a. Becken, Femur (ca. 50 %), Rippen, Humerus überwiegend mit zentralem Sitz. *Je näher am Stammskelett, desto höher die Malignität.*
Histologische Malignitätsgrade: *Grad I:* niedrig; *II:* mittel; *III:* wenig differenziert; *IV:* entdifferenziert.

Klinik: Leitsymptom Schmerz. Bei guter Differenzierung Anamnesedauer oft jahrelang. Schwellung eher bei exzentrischen Chondrosarkomen (z.B. Rippen, Skapula).
- **Primäres Chondrosarkom:** ohne präexistente Läsion
- **Sekundäres Chondrosarkom:** ausgehend von z.B. Osteochondrom, Enchondrom)

Rö.: großflächige osteolytische Destruktion, intratumorale **Verkalkungen** in ca. 65 %. Tumorgröße stark variabel, Tumorgrenzen oft nicht eindeutig bestimmbar. Ausgedehnte extraossäre Tumoranteile möglich. Verdickung, Auftreibung der Kortikalis. Im Zentrum häufig Verkalkungsherde.

Manifestationstypen in Röhrenknochen
* relativ umschriebener Sklerosesaum, zumeist wellige Arrosion der Kompakta
* Diffuses Wachstum im Schaft. Tumorgrenzmarkierung *durch MRT möglich*
* Feinere osteolytische Defekte

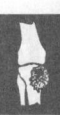

DD: Problem bei Chondrosarkom Grad I: „weicher" Übergang zum Enchondrom bzw. Chondrom.

Ther.: Biopsie mit repräsentativem Material. Cave: Häufig inhomogener Tumoraufbau: Areale unterschiedlicher Dignität möglich! Neigung zu Implantationsmetastasen. Radikale Resektion. Intraop. Eröffnung der Geschwulst vermeiden. *Radikale operative Tumorentfernung,* z.B. am Becken: Hemipelvektomie. Der Tumor ist strahlen- und chemotherapieresistent!
Progn.: Bei primär radikaler Entfernung: Heilungsquote 80 %, ansonsten 6 %! 5 JÜR: Histologischer Grad I: 90 %, II: ca. 80 %, III: ca. 30 %.

15.5.3   Ewing-Sarkom

Hochmaligner, rundzelliger Knochentumor (James Ewing, Pathologe, New York 1866–1943). Stammzelle bislang unbekannt. Etwa 10 % der malignen Knochentumoren. Zweithäufigster maligner Knochentumor im Kindes- und Jugendalter. Prädilektionsalter: 10.–15. Lj.

Hauptlokalisationen: Femur, Tibia, Humerus (typisch dia- oder metaphysär), Becken.

Klinik: lokale Schmerzen und Schwellung, ferner Rötung und Überwärmung. Allgemeinsymptome: Fieber, Krankheitsgefühl (*DD:* **OM** !). Anamnese i.d.R. einige Mon. Frühzeitig hämatogene Metastasen in der Lunge oder in anderen Organen, zum Diagnosezeitpunkt in ca. 25 %.

Diagnose
* **Rö.:** Osteolyse. Knochenperipherie mit reaktiver Knochenneubildung mit Lamellierung oder zwiebelschalenartiger Anordnung der Bälkchen. Gelegentlich radiäre Ausstrahlung am Periost („sun burst"-Phänomen). Tumorausdehnung meist ausgedehnter als im Rö.-Bild zu erkennen
* **Sono, CT** bzw. **NMR, Skelettszintigraphie**
* **Labor:** Basisprogramm. Ergänzend LDH, Ferritin, Serum-NSE (Neurospezifische Enolase zur *DD* neurogener Tumor); Katecholamine im 24-h-Urin (DD: Neuroblastom)
* Unbedingte **Biopsie:** Formalin-Fixierung. Zusätzlich Alkohol-Fixierung zum Glykogennachweis. Am besten unfixiertes Frischgewebe. Evtl. Referenzpathologen einschalten (dort auch evtl. ergänzende Spezialuntersuchungen: Immunhistologie, Elektronenmikroskop)
* **Weiterführende Diagnostik:** Thorax-CT, Knochenmarkuntersuchung, Lumbalpunktion (DD: Non-Hodgkin-Lymphom mit primärer meningealer Beteiligung). Evtl. regionale Angiographie.
* **DD: Osteomyelitis,** eosinophiles Granulom, Osteosarkom, Neuroblastom (Katecholamine im Urin), akute Leukämie.

15

Therapie (Jürgens 1988)

Meist in onkologischen Behandlungszentren unter Studienbedingungen

- **Präoperative Chemotherapie:** Vincristin, Actinomycin D, Cyclophosphamid (evtl. Ifosfamid) und Adriamycin
- **OP und Strahlentherapie** (nach Polychemotherapie): Möglichkeiten zur Lokalbehandlung (abhängig von Lokalisation, Ausdehnung, Tumorverhalten unter initialer Chemotherapie):
  - aggressive **Strahlentherapie** (Tumor ist sehr strahlensensibel) von 50 Gy für distal und 60 Gy für prox. und zentral gelegenen Tumoren. NW: Mitbestrahlung von Epiphysenfugen → Extremitätenverkürzung
  - **OP** unter **vollständiger** Entfernung des Tumors (mindestens "weite" Resektionsgrenzen)
  - Funktionserhaltende Tumorresektion, postoperativ Bestrahlung
- **Nach abgeschlossener Lokal-Ther.:** Fortsetzung der systemischen Chemo-Ther. Bei Vorliegen primärer Lungen- oder Skelettmetastasen Radiatio.

Nachsorge: Zusammenarbeit mit pädiatrisch-onkologischen Behandlungszentren im Rahmen der *kooperativen Ewing-Sarkom-Studie CESS86*.

Progn.: Günstiger: radikal operierte Pat. Langfristige Überlebensrate ca. 55 %. Ungünstig: Großvolumiger Primärtumor, erhöhte Serum-LDH, Metastasen bei Diagnosestellung. Lokalrezidiv ist fast immer gefolgt von rascher systemischer Tumoraussaat.

15.5.4   Plasmozytom (Multiples Myelom) ICD 203.0

Häufigster primärer bösartiger Knochentumor (2–3 Neuerkrankungen/100.000/J.). Neoplastische Wucherung eines Plasmazellklons meist vom Knochenmarksraum ausgehend → Überproduktion eines intakten monoklonalen Immunglobulins (IgG = 55 %, IgA, IgD, IgE) oder freier monoklonaler Kappaoder Lambda-Ketten = BenceJones-Protein. Meist generalisiertes Plasmozytom (PZ); "Solitäres" PZ selten. Einteilung nach Lokalisation, Zelltyp, Proteinanomalie.

Klinik

Stadieneinteilung (nach Durie und Salmon)		
	Stadium I alle folgenden Kriterien erfüllt	**Stadium III** eines oder mehrere der folgenden Kriterien erfüllt
Hämoglobin **Serum-Kalzium** **Knochen** **IgG** **IgA** **Leichtketten im Urin** **Serum-Kreatinin**	> 10 g/100 ml normal keine Osteolysen < 5 g/100 ml < 3 g/100 ml < 4 g/24 h < Zweifache der Norm	< 8,5 g/100 ml erhöht multiple oder schwere Osteolysen > 7 g/100 ml > 5 g/100 ml > 12 g/24 h > Zweifache der Norm
Stadium II: weder Stadium I noch Stadium III zuzuordnen		

- Alter: meist älter als 40 J. (Durchschnittsalter bei Diagnose 62 J.), M > F
- Persistierende unklare Knochenschmerzen (insbes. Rücken, Thorax)
- **Cave: häufige Fehldeutung der Skelettbeschwerden (z.B. „Rheuma", Lumbago)**

- Unklare Infektanfälligkeit, Anämie mit Müdigkeit und Schwäche, Schwindel
- **Path. Frakturen:** Spontanfrakturen an Extremitäten, Wirbelkörperkompressions-frakturen → Ischialgien bis zu Querschnittssymtomatik (☞ 15.7.2)
- **Hyperviskositäts-Sy.** bei hohen Serumkonzentrationen von Paraproteinen.

Diagnostik (im Frühstadium oft schwer)

- **Labor: BSG** hochgradig beschleunigt („*Sturzsenkung*", > 100 mm/2 h). Anämie sowie Geldrollenbildung der Ery. Bei fortgeschrittener Erkrankung Neutropenie und Thrombopenie. Im Finalstadium Ausschwemmung von Plasmazellen. Häufig Hyperproteinämie (8–10 g/100 ml Gesamt-Eiweiß) bei gleichzeitiger Dys- und Paraproteinämie. **Serum**/-**Urinelektrophorese:** schmalbasige monoklonale Ig im γ-Globulinbereich (M-Gradient). **Immunelektrophorese:** Klassifizierung der Immunglobuline nach H- und L-Typ durch monospezifische Antiseren
- **Knochenmarkspunktion:** erhöhte Zahl an Plasmazellen aller Reifungsstadien. **Histologie/Zytologie:** bei nicht eindeutigen Befunden
- **Knochenmarksszinti:** bei path. Befund → gezieltes **NMR:** Erfassung von Infiltrationen im Knochenmark
- **Neg. Skelettszinti schließt Myelome nicht aus, da diese häufig nicht speichern (bis zu 40 % falsch negativ)!**
- **Rö.:** Becken, Rippen, Schädel (Schrotschußschädel), gesamte WS (Keil-, Fisch-, Plattwirbel), beide Oberarme und Oberschenkel. Scharf begrenzte osteolytische Herde (→ rotes Knochenmark) ohne Sklerosierungssaum (Mottenfraß). Progrediente Osteoporose der WS. Bei V.a. Raumforderung im Bereich der WS (Neurologie) → CT bzw. NMR

Diagnose gesichert, wenn zwei der drei folgenden Kriterien erfüllt sind:
- Monoklonales Immunglobulin im Serum bzw. Bence-Jones-Protein im Urin
- 10 % Plasmazellen im Knochenmark
- Rö.: Osteolysen und/oder lokal begrenzte „Osteoporose".

Therapie
Stadium II und III behandlungsbedüftig. **Ziele:** Schmerzreduktion. Verhindern von Immobilisation. Verhindern bzw. Behandlung path. Frakturen.
Stadium I: Kontrolle alle 3 Mon.
Bei solitären Plasmozytomen *Bestrahlung* (Herddosis >40 Gy).
Stadium II und II: *Chemotherapie*. Evtl. Kombination der Therapiemaßnahmen.

Chemotherapie
- Z.B. Ther. nach *Alexanian* (1969): Intermittierend Melphalan (Alkeran®) und Prednisolon (Decortin®). Bei starker Knochenmarkdepression Reduktion der Melphalan-Dosis. Cave: mind. Leukos > 2500/mm³, Thrombos > 90000/mm³
- Bei ca. 60 % objektives Ansprechen der Ther.

Strahlentherapie
- Solitäres Plasmozytom: ca. 50–60 Gy in 5–6 Wo.
- Palliativ bei Destruktionen mit Frakturgefährdung. Nachbestrahlung chirurgisch versorgter path. Frakturen. Symptomatische Bestrahlung bei starken Schmerzen: 10–20 Gy in 1–2 Wo.

15

Operative Therapie
- Wirbelsäulenbefall mit neurol. Ausfällen: Dekompression, Tumorausräumung, evtl. Stabilisierung (☞ 15.7.2)
- Stabilisierung frakturgefährdeter oder frakturierter Skelettanteile: Verbundosteosynthesen mit z. B. Palakos, Platten, Nägeln, Schrauben.

Orthopädietechnik (☞ 21.2.8): Rahmenstützkorsett bei Destruktion von Wirbelkörpern, falls operative Stabilisierung nicht indiziert.

Symptomatische Therapie
- *Anämie:* Blutkonserven, ausreichende Flüssigkeitszufuhr. *Hyperurikämie:* Allopurinol 300 mg. *Infektgefährdung:* Substitution IgG-Immunglobulinpräparate i.v.
- *Hyperkalzämie:* 0,9 % NaCl-Infusion i.v. (3–10 l/24 h) und/oder Furosemid i.v. 80–100 mg/h über 24–48 h; Biphosphonat Präparat i.v. (z.B. Clodronat), Calcitonin 500–1000 IE über 12–24 h.
- *Hyperviskositätssyndrom:* Plasmapherese (Plasmaaustausch).

Progn.: Progressiver Verlauf. **Mittlere Überlebenszeit** behandlungsbedürftiger Pat. 2 J; Stadium I: 64 Mon., Stad. II: 32 Mon., Stad. III: 6–12 Mon.
- **Beste Prognose:** IgM-Plasmozytom bzw. bei Diagn.-Stellung keine Allg.-Symptome. Mehrjährige Verläufe bes. bei kompletter Remission auf Chemo-Ther.
- **Prognostisch ungünstig:** Erkrankungsalter > 65 J., schwere Anämie, Hyperkalzämie, Niereninsuffizienz, hoher Paraproteinspiegel, Fieberschübe unklarer Genese, Gewichtsreduktion über 10 % bzw. Bence-Jones Paraproteinämie und IgD-Plasmozytom.

15.6 Knochenmetastasen

Metastasen sind die häufigsten Knochentumoren. Das Skelett ist nach Lunge und Leber die dritthäufigste Lokalisierung. Über 80 % von Knochenmetastasen sind durch Malignome von Brust, Prostata, Lunge, Niere, Schilddrüse verursacht; alle Malignome können Knochenmetastasen setzen.

☞ Karzinompatienten haben bereits in ca. 30 % der Fälle klinisch manifeste Skelettmetastasen bei Diagnosestellung.

Pathogenese: Osteolytische Knochenmetastasen → Störung der normalen Knochenfestigkeit → Bagatelltrauma → evtl. Spontanfraktur (pathol. Fraktur)

Diagnostik
- **Klinik:** Schmerzen, path. Fraktur, neurol. Ausfälle. WS in ca. 80 % ausschließlich oder in Kombination mit anderen Knochenabschnitten betroffen, am zweithäufigsten Becken, dann Femur.
- Beckenmetastasen meist im weit fortgeschrittenem Stadium.
- **Rö.:** vorwiegend *osteolytisch:* v.a. Nierenzell-Ca, Lungen-Ca, Colon-Ca, Gallenwegs- und Schilddrüsen-Ca. *Osteoplastisch:* bes. Prostata-Ca. Ggf. *Mischformen*(Mamma-Ca)
- **Ganzkörperknochen-Szinti:** frühere Erfassung von Metastasen als durch Rö. Nachweis oder Ausschluß weiterer Metastasen (☞ 6.5). Ggf. **CT, NMR**

- **Labor:** BSG ↑, Anämie, Hyperkalzämie, AP ↑
- **Biopsie einer Metastase:** nicht immer eindeutiger Rückschluß auf Primärtumor möglich (s.u.).

Grobe Therapierichtlinien
- *Bei Kachexie:* eher symptomatisch; bei path. Frakturen dennoch operative Stabilisierung
- *Bei relativ gutem AZ* nach Diagn. aktives Vorgehen: Operation, Strahlen-, Chemo-, Hormontherapie oder Kombinationen
- *Bei hormonempfindlichen Primärtumoren* von Mamma, Prostata, Endometrium →Hormontherapie, erst in in zweiter Linie Chemotherapie
- **I.d.R. Palliativtherapie:** Verbesserung der Lebensqualität. OP-Methoden: Verbundosteosynthesen, En bloc-Resektion, Endoprothese, selten Amputation. Sehr selten kurative Zielsetzung: z.B. Solitärmetastasen bei Nierenzell-Ca, Schilddrüsen-Ca

Medikamente
- Chemotherapeutika
- Clodronsäure (Ostac®): Kps. oder Amp. **Ind.:** *multiple Osteolysen infolge von Knochenmetastasen* solider Tumoren oder hämatologischen Neoplasien. *Hyperkalzämie infolge tumorzell-induzierter Osteoklastenaktivierung.* Dosierung: initial: 300 mg/Tag i.v. für 3 Tage, dann im allg. 1 x 4 Kps./Tag. Max. 8 Kps./Tag im Einzelfall. 1 h vor und nach Einnahme nichts essen. Tagesdosis kann auf einmal, z.B. vor dem Schlafengehen, eingenommen werden. **Wichtig:** regelmäßige BB- und Ca^{++}-Kontrolle, Phosphatspiegel, Nieren- und Leberfunktionskontrolle.

■ Knochenmetastasen bei unbekanntem Primärtumor

Bei ca. 20 % aller Tumorpat. ist der Primärtumor nicht bekannt. In nur ca. 30 % der Fälle ist dann eine Primärtumorsuche erfolgreich. Progn.: äußerst schlecht.

Fragen: wie aggressiv soll Diagn. erfolgen? Therapeutische Konsequenzen bei gefundenem Primärtumor? Welche Ther., wenn Primärtumorsuche erfolglos?

Primärtumorsuche
- Anamnese nochmals genau erheben, gezielte Befragung; Palpation
- Bei Skelettmetastasen Wahrscheinlichkeiten beachten. Bronchialkarzinom ist in ca. 50 % der Fälle Primärtumor (→ Röntgen Thorax, evtl. Thorax-CT)
- **Osteolytische Metastasen:** Hypernephrom, Mamma-, Schilddrüse-, Lungen-Ca
- **Osteoplastische Metastasen:** Prostata-, Mamma-, Lungen-Ca
- An die Möglichkeit eines Zweittumors denken
- Biopsie, Histologie, (Elektronenmikroskop, [Immun-]Histochemie), evtl. Hormonrezeptoren
- Weitere Diagn.: Labor (☞ 15.2.2), ferner Knochenszinti, Sono Abdomen, Schilddrüse. CT-Thorax, ggf. gynäkologisches Konsil, urologisches Konsil, ggf. Gastroskopie und Koloskopie.

15.7 Tumoren im Bereich der Wirbelsäule

15

- Unterscheidung (Kombinationen möglich): **intradural**: intramedullär (z.B. Ependymome), Cauda equina, Filum terminale und extramedullär (z.B. Neurinome, Meningeome). **Extradural**: intraspinal, vertebral (z.B. Metastasen)
- **Extradurale** Tumoren gehen von WS, epi- bzw. periduralem Gewebe oder paravertebralem Raum aus → direkte Kompression von Rückenmark und Nervenwurzeln oder indirekte Schädigung über spinale Durchblutungsstörung
- **Klinik:** Wird bestimmt von Höhenlok. *HWS:* z.B. segmentale radikuläre Ausfälle, Brachialgien, Brown-Sèquard-Sy., Zwerchfellhochstand. Medulläre Symptomatik. *Thorakal:* motorische und sensible Ausfälle an Rumpf und unterer Extremität. Blasen-, Mastdarmstörungen. Medulläre (Paraspastik, gesteigerte Eigenreflexe) bzw. radikuläre Symptomatik. *Lumbal oder sakral:* periphere schlaffe Paresen (Monoparesen bis inkompletter oder kompletter Querschnitt), Sensibilitätsstörungen, Reithose
- **Rö.** (evtl. zusätzlich Ziel- oder Schichtaufnahmen); achten auf: Osteolysen, Bandscheibenhöhe bleibt (außer beim Plasmozytom) meist erhalten, Bogenwurzeln (ovale Struktur im a.p.-Bild)
- Skelett-Szinti, CT, NMR, evtl. Myelographie, Angiographie (digitale Subtraktionsangiographie = DSA ☞ 6.2)
- **OP-Ind.:** Biopsie, wenn Diagnose durch nicht-invasive Verfahren unmöglich. Dekompression und Stabilisierung bei neurol. Ausfällen, Querschnitt, Instabilität
- **OP-Verfahren:** z.B. **radikale Resektion** ohne Destabilisierung (v.a. bei benignen Tumoren); radikale Resektion oder palliative **Dekompression mit Stabilisierung**
- nach ausgedehnten Laminektomien im Wachstumsalter: als Spätkomplikation **progrediente Kyphoskoliosen** möglich.

15.7.1 Primäre Wirbelkörpertumoren und tumorähnliche Erkrankungen

- Verhältnis Metastasen zu primären Knochentumoren ca. 70 : 30
- **Wichtigste Tumoren der WS und des Sakrums:** *Metastasen, aneurysmatische Knochenzyste, Hämangiom, eosinophiles Granulom,* Chondrosarkom, Chordom, Riesenzelltumor, Osteoblastom und Osteoidosteom, Osteosarkom, Ewingsarkom, kartilaginäre Exostosen, fibröse Dysplasie, Skelettmanifestationen bei M. Hodgin oder Leukämie
- Primäre Knochentumoren der WS ca. 10 % aller Knochentumoren (*Dahlin 1978*). Ca. 85 % der WS-Tumoren sind benigne
- WS-Tu im Kindesalter (≤ 18 J.): am häufigsten Neuroblastome, Sarkome, Astrozytome, Lymphome.

Chordome
Selten. Ausgehend von Resten der embryonalen Chorda dorsalis. Kommen nur am Achsenskelett vor, bevorzugt Sphenookzipital- und Sakrokokzygealregion (ca. 85 %). Prädilektionsalter 50.–60. Lj. Häufigster primärer, maligner Knochentumor im Sakrokokzygealbereich (vergl. W. Doerr 1970).

Klinik: keine spezifische Symptomatik, Schmerzen, neurol. Symptome (Parästhesien bis kompletter Querschnitt). *Cave:* Fehldiagnose Diskusprolaps. Zervikale Chordome: Verdrängung von Ösophagus und Trachea möglich. Chordome im Sakrokokzygealbe-

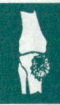

reich: ca. 2/3 größere Tumormasse präsakral → rektale Untersuchung; Miktions- und Defäkationsstörungen möglich.

Diagn.: Rö.: unspezifische Osteolyse. Bei langsamem Wachstum Sklerosesaum, bei raschem Wachstum eher reaktionslose Osteolyse. In ca. 40 % intratumorale Kalzifikationen (DD Chondrosarkom). Besonderheit: bei in WS gelegenen Tumoren Permeation durch die Bandscheibe in benachbarte Wirbel möglich. **CT, Myelographie:** zum weiteren Staging und Beurteilung einer intraspinalen Tumorausbreitung. **Ther.:** Operativ. Vorgehen von Ausdehnung und Lage abhängig. Radikale Blockexzision bei sakrokokzygealer Lage. Strahlentherapie in Einzelfällen. **Progn.:** In ca. 10 % Metastasierung. Kraniale Chordome ungünstigere Progn. Durchschnittliche Überlebenszeit ab Symptombeginn ca. 5–6 J.

Hämangiom

Ca. 40 % der Knochenhämangiome. Gehört zu den häufigsten benignen WS-Tumoren. Oft Zufallsbefund, meist zeitlebens klinisch stumm. I.d.R. solitär

Rö. charakteristisch: vergröberte Spongiosastruktur. **Szinti:** keine Speicheraktivität. **Ther.:** *nur bei Frakturen oder spinalen Raumforderungen (beides selten) indiziert. Blutungsrisiko bei OP → evtl. selektive präop. Embolisation. Bei symptomatischen Hämangiomen auch Strahlentherapie empfohlen.*

Osteoblastom, Osteoidosteom

Ther.: Exkochleation. Cave: aggressive Form des Osteoblastoms → sichere Entfernung im Gesunden anstreben! Häufig in dorsalen Wirbelabschnitten lokalisiert. Beim aggressiven Osteoblastom sorgfältige präop. Planung wegen hoher Rezidivfreudigkeit.

Riesenzelltumor

Häufiger Sakrum als WS befallen. Im Stadium 2 und 3 mind. marginale Resektion anstreben. Bei unvollständiger Resektion in sonst aussichtslosen Fällen adjuvante Strahlentherapie. **Progn.** für WS-Lokalisation ungünstiger als an Extremitäten.

Aneurysmatische Knochenzyste

Ca. 20 % im Bereich der WS. Am häufigsten thorakal. Breites Spektrum klinischen Verhaltens von Spontanheilung bis sarkomartige Aggressivität. Bevorzugter Befall dorsaler Strukturen, meist exzentrisches Wachstum. **Ther.:** vollständige Kürettage der Läsion. Cave: massive Blutungen möglich. **Progn.:** je nach Radikalität Rezidive knapp über 20 % der Fälle.

Eosinophiles Granulom, Vertebra plana (Plattwirbel; ☞ 15.4.4)

V. plana: keine nosologische Einheit, meist verursacht durch eosinophiles Granulom. **Klinik:** Kinder entlasten WS, häufig akute Schmerzen. **Rö.:** Plattwirbel, glatte Grundund Deckplattenbegrenzung, meist BWS-/LWS-Bereich → **Szinti:** Ausschluß weiterer Lokalisationen. In ca. 50 % der Fälle negativ! **Labor** zum Ausschluß maligner hämatologischer Erkrankungen. **Biopsie:** Stanzbiopsie gedeckt CT-gesteuert oder offen transpedikulär. **DD:** Leukämie (Labor), Kompressionsfraktur, Hyperparathyreoidismus, primäre (z.B. Ewing-Sarkom) und sekundäre Knochentumoren, bakt. Spondylitis (Labor mit hoher BSG, Fieber, Bandscheibenraum verschmälert). **Ther.:** überwiegend kons. (Korsett). Gute Resultate mit lokaler Kortisoninstillation. OP bei neurol. Symptomatik, bei ausgeprägter Kyphosierung mit Gibbus. **Progn.:** überwiegend spontan komplette oder inkomplette Restitutio. Wiederaufrichtung um ca. 1/3 der ursprünglichen Wirbelhöhe. Plasmozytom: Beim solitären Plasmozytom ohne Neurologie Bestrahlung (40 Gy.; ☞ 15.5.4)

15

15.7.2   Wirbelsäulenmetastasen

- WS häufigster Ort von Skelettmetastasen (ca. 2/3 aller Knochenmetastasen)
- **Problematik:** Drohender Querschnitt, Instabilität; nicht selten relativ späte Erkennung, radikale Entfernung nicht möglich
- am häufigsten Mamma-, Prostata-, Bronchial-Ca, Niere, maligne Lymphome, unbekannter Primärtumor
- **Lokalisation:** Mehrzahl thorakal und lumbal (ca. 80 %), epidural-ossär
- **Therapieziele:** Schmerzreduktion, -beseitigung, Aufrechterhaltung der Mobilität, Verbesserung der **Lebensqualität.** Durch möglichst radikale Tumorresektion Beseitigung der spinalen Enge, Entlastung des Myelons, Wiederherstellung der Stützfunktion
- **Klinik** abhängig von Lokalisation, Ausdehnung und Aggressivität des Tumors.

> ☞ Bei **Rückenmarkskompression** mit Querschnittssymptomatik: Kortikosteroide (z.B. Dexamethason initial 100 mg/Tag) geben.

Diagnostik (beachte DD ☞ 16.1.1)
- Suche nach Primärtumor und Abklärung der Ausdehnung der Metastasierung, falls zeitlich möglich. Rasche, zielbewußte Abklärung. **Lähmung ist immer ein Notfall.**
- **Rö.:** achten auf u.a. Destruktion der Bogenwurzeln, Osteolysen
- **CT/NMR:** Tumorausdehnung, OP-Planung
- **Evtl. Angiographie:** mit selektiver Darstellung der Tumorhauptgefäße. Ind. therapeutisch: Gezielte **Gefäßembolisation** von Vorteil bei gefäßreichen Tumoren (Reduktion intraop. Blutverluste), v.a. bei Nierenzell-Ca-Metastasen. Embolisation wenige Tage *vor* Eingriff durchführen. Auch als palliative Maßnahme.
- **Fachneurologische Kontrolle:** Status praesens → Verlaufskontrolle.

Therapie (meist interdisziplinäres Konzept)
Schematische Therapierichtlinien lassen sich nicht aufstellen. **Möglichkeiten:** Tumorresektion, Dekompression, Stabilisierung, Chemotherapie, Radiotherapie, Tumorembolisation, orthopädietechnische Versorgung und deren Kombination.
OP-Ind.: zunehmende neurolog. Ausfälle (bei vollständiger Lähmung Erfolg einer Op allerdings sehr fraglich). Starke Schmerzen. Instabilität → Dekompression mit Tumorausräumung und meist Stabilisierung. Bei fortgeschrittenen und rasch progredienten Tumor (z.B. Bronchialca) Zurückhaltung.

OP-Taktik individuell abhängig von AZ, Histologie, Stabilität, Lokalisation des Tumors:
- Möglichst *radikale Tumorreduktion, -resektion von ventral.* Wirbelkörperersatz bzw. Defektauffüllung mit Knochenzement oder künstlichem Platzhalter und Stabilisierung mit Implantaten (z.B. Platte USIS); evtl zusätzliche dorsale Stabilisierung
- *Alleinige dorsale Stabilisierung:* zu schlechter AZ, um ventralen Eingriff zu rechtfertigen. Ind.: Multiple Metastasierung an der WS durch ventralen Eingriff nicht vollständig zu stabilisieren. Ausschließlich dorsale Tumorlokalisation. Instrumentation: z.B. Harrington-Luque, paraspinale Plattenstabilisation, CD, Spine fix (segmentäre Stabilisierung)
- *Alleinige Laminektomie* nur bei sonst guter Wirbelsäulenstabilität (z.B. vorwiegend epidurale Metastasierung) und keiner Gefährdung derselben durch die OP, in der Regel als alleinige operative Maßnahme jedoch abzulehnen!

Lokale Radiotherapie: Bei ca. 85 % teilweise oder vollständige Schmerzbeseitigung. Alternative: Halbkörperbestrahlung (fortgeschrittene Metastasierung).

Primäre Radiotherapie: Bei strahlenempfindlichen Tumoren ohne massiv progrediente neurol. Ausfälle wie malignes Lymphom, kleinzelliges Bronchus-, Mamma- und Prostata-Ca.

Postop. Radiotherapie (bei OP Resttumor). Beginn im allg. am 7. postop. Tag.
Progn. abhängig von prätherapeutischem **motorischem** Status. Infaust, wenn keine wesentliche Verbesserung der neurol. Ausfälle in den ersten Wo. (Frankel-Stadien ☞ 9.5) Mittlere Überlebensrate ca. 14 Mon.

15.8 Weichteiltumoren

Tumoren der nichtepithelialen, extraskelettären Gewebe mit Ausnahme des retikuloendothelialen Systems, der Glia und der Stützgewebe spezifischer Organe und Eingeweide. Unterscheidung in zentrale innere (Mediastinum, Retroperitoneum, Mesenterium, Orbita) und periphere Weichteile (Kopf, Hals, Rumpf, Extremitäten). In ca. 55 % Extremitäten betroffen. Nicht alle malignen Weichteiltumoren können exakt klassifiziert werden, ebenso ist die histologische Differenzierung benigne/maligne manchmal äußerst schwierig.

> ☞ Dignität eines Weichteiltumors ist aus der *klinischen* Untersuchung nicht abzuleiten. Ein Weichteiltumor ist bis zum Beweis des Gegenteils als maligne anzusehen.

Diagnose und Staging von Weichteiltumoren
• Beschwerden des Pat. → Klinische Untersuchung
• Nativ-Rö. in 2 Ebenen → Sono → evtl. CT, NMR (☞ 6.4)
• Interpretation Klinik und apparative Diagnostik
• V.a.: Benigner Tumor → Beobachtung oder Biopsie → gesicherte Diagn. → Ther.
• V.a.: Maligner Tumor → Staging → Biopsie → chirurgisches Staging → definitive Ther.

Häufigkeit
Über 85 % der Weichteiltumoren sind benigne. Maligne Weichteiltumoren (Sarkome) sind selten.
• **Erwachsene** (ca. 1 % aller maligner Tumoren): Liposarkom 20 %, Fibrosarkom 20 %, malignes Fibrohistiozytom 15 %. Rhabdomyosarkom 10 %, unklassifizierte Sarkome 10 %, Synovialsarkome 7 %
• **Kinder** (ca. 10 % aller malignen Tumoren): ca. 65 % Rhabdomyosarkome. Synoviale Sarkome 6–10 %, Fibrosarkome 7–10 %, extraossäre Ewingsarkome ca. 3 %. Günstigeres biolog. Verhalten als bei Erwachsenen.
• **Klinik:** keine spezielle Symptome, in ca. 70 % ist die Tumorgröße Leitsymptom.

15

15.8.1 Therapierichtlinien

Staging
Verschiedene Systeme; Klassifikation von *Enneking et al.* weiteste Verbreitung
(☞ 15.1). Tumor **intrakompartimental:** Tumor hat natürliche Grenzen (Faszie,
Kortikalis, Gelenk) seines Entstehungsortes nicht durchbrochen.
Tumor **extrakompartimental:** natürliche Grenzen seines Ursprungskompartimentes
sind durchbrochen.

Definitives chirurgisches Vorgehen
Stellt je nach Lokalisation, Dignität und Größe des Tumors besondere Anforderungen.
Eingehende präop. Pat.-Aufklärung (mögliche Funktionsdefizite). **Biopsie** indiziert bei
fast allen peripheren Weichteiltumoren.

- Bei geringstem V.a. Malignität **offene Inzisionsbiopsie** nach vollständigem Tumor-
  staging. Bei Biopsie Kontamination benachbarter Kompartimente vermeiden. Verarbeitung
  des Präparates vor Biopsie mit Pathologen absprechen (Nativ, Formaldehyd, Glutaralde-
  hyd). Rö.- und CT-Bilder usw. dem Pathologen mitschicken
- **Exzisionsbiopsie** bei oberflächlichen kleinen Tumoren geringen bis mäßigen
  Aktivitätsgrades → Histologie, evtl. Elektronenmikroskopie, Histochemie und
  Immunhistochemie (z.B. Marker wie Desmin, Vimentin, Myoglobin, Keratin).
  Knochenmarksbiopsie bei Rhabdomyosarkomen und Ewing- Sarkome. Feinnadel-
  biopsie obsolet!
- **Intraläsionale Exzision:** wird primär selten angestrebt. Allenfalls geeignet für tumo-
  rähnliche Veränderungen (z.B. Myositis ossificans) und für technisch nicht anders zu
  therapierende größere Tumoren. Meist aber leider unabsichtlich durchgeführt
- **Marginale Exzision:** für die meisten benignen Tumoren geeignet
- **Weite Exzision:** Großteil der aggressiven benignen und der *low grade* malignen
  Tumoren. Zusätzliche adjuvante Therapie klären
- **Radikale erweiterte Tumorresektion** mit angrenzenden Strukturen und Resektion
  des Kompartments → vorwiegend bei hochgradig malignen Tumoren
- **Gliedmaßenamputation** (☞ 21.6).

> Chirurg soll Tumor während Resektion nie zu Gesicht bekommen. Sicherheitsab-
> stand zu den Seiten 4 cm, in die Tiefe mind. 2 cm. Narbe der vorausgegangenen
> Inzisionsbiopsie muß en bloc mit dem Malignom entfernt werden. Bei Befall ei-
> nes Muskels oder Muskelgruppe → Entfernen von Ansatz und Ursprung

Strahlen und Chemotherapie
- **Postop. Radiotherapie** (z.B. Hochvolttechnik) im Anschluß an Wundheilung bei
  lokalisierten Sarkomen ab Stadium II zu empfehlen. Da Tumorgruppe sehr
  inhomogen ist, Strahlenempfindlichkeit sehr unterschiedlich. Große Strahlensensi-
  bilität bei Kaposi-Sarkom, undifferenziertem Liposarkom, Rhabdomyosarkom,
  undifferenzierten Sarkomen
- **Palliative Radiatio:** bei subjektiven Beschwerden durch inoperable Tumoren oder
  Rezidive
- **Chemotherapie** hat beschränkte Wirksamkeit. Adjuvante postop. Chemotherapie
  bei Rhabdomyosarkom, evtl. Synovialome und Angiosarkome (CWS-E-Studienpro-
  tokoll). *Kombinierte Chemotherapie(Adriamycin und andere) bei metastasierenden
  Weichteilsarkomen. Ggf. regionale intraart. Chemotherapie → Radiotherapie →
  en-bloc-Resektion*

Therapeutische Empfehlungen bei Weichteilsarkomen bei Kindern und Jugendlichen (Treuner 1989, Gesellschaft für Pädiatrische Onkologie)

- *Bei primär nicht resezierten Tumoren:* zunächst Biopsie → Chemotherapie und evtl. Strahlentherapie (Tumorverkleinerung)→ OP
- *primäre vollständige Tumorentfernung* nur bei lokal begrenztem Tumor, wenn keine funktionelle oder schwere kosmetische Beeinträchtigung folgt (wie Enukleation des Auges, OP am Gesichtsschädel mit kosmetisch störenden Defekten, Amputation einer Extremität, bleibender Anus praeter naturalis, definitive supravesikale Harnableitung, Entfernung Vagina und Uterus, Prostatektomie)
- **Strahlentherapie** bei makroskopischen und mikroskopischen Tumorresten nach chemotherapeutischer Vorbehandlung
- **Chemotherapie:** obligat bei Rhabdomyosarkom, undifferenzierten Sarkomen, extraossären Ewing-Sarkomen, Synovial-Sarkomen, Askin-Tumoren. Bei Fibrosarkomen, Liposarkomen, Hämangioperizytomen, malignen Schwannomen entscheidet der path. Malignitätsgrad.

Prognose
- 5 JÜR *aller* Altersstufen *(nach Senn et al. 1988):* Liposarkom 60 %, Fibrosarkom 50 %, malignes fibröses Histiozytom 45 %, malignes Schwannom 45 %, Synovialsarkom 45 % Rhabdomyosarkom 30 %
- Postop. **Lokalrezidivrate** von Weichteilsarkomen 80–100 % nach ungenügender Exzisionsbiopsie, 50 % nach weiter Exzision im Gesunden, 10–20 % nach radikaler Weichteilresektion, 5 % nach Amputation.

Nachsorge (Malignome)
Nachuntersuchungstermine: nach Behandlungsabschluß im 1. J. alle 3 Mon, im 2. J. nach 6 Mon. (ca. 85 % aller Rezidive in ersten 2 postop. J.!), danach jährlich. Kontrolle des Lokalbefundes, Lymphknoten, Labor, Rö.-Thorax, Sono Primärtumorregion, ggf. Abdomen.

15.8.2 Ausgewählte Weichteiltumoren

Tumoren und tumorähnliche Veränderungen des fibrösen Bindegewebes
Gutartige Bindegewebstumoren häufig, ca. 25 % aller gutartigen Weichteiltumoren.
- **Fibrom:** kutane und subkutane Tumoren. *Ther.:* Exzision bei oberflächlicher Lage
- **Keloid:** reaktive posttraumatische Bindegewebswucherung. Genetische Disposition. Bevorzugt im Kindesalter. Ther. schwierig. Chirurgische Exzision. Evtl. lokale Rö.-Bestrahlung. Narbenbehandlungsmittel (z.B. Contractubex® mehrmals tägl. einmassieren)
- **Fibrosarkom** (ca. 18 % der malignen Weichteiltumoren). Bevorzugt an Oberschenkeln. Altersgipfel 6. Lebensdekade. Progn. abhängig von Stadium und Differenzierungsgrad
- **Plantarfibromatose** ☞ 19.3.32, M. Ledderhose
- **Palmarfibromatose** ☞ 17.3.5, M. Dupuytren
- **Extraabdominale Fibromatose (aggressive Fibromatose):** infiltrierendes Wachstum. Altersgipfel 25–35 J. Ther.: operativ, radikale Exzision. Große Rezidivneigung. Evtl. adjuvante Radiatio. Evtl. bei Rezidiven Antiöstrogene.

15

Fibrohistiozytäre Tumoren
Malignes fibröses Histiozytom (5 Subtypen): häufigstes Weichteilsarkom im späten Erwachsenenalter (60–70 Lj). *Lokalisation:* meist untere, obere Extremität und Retroperitoneum. *Klinik:* meist schmerzloses, langsames Wachstum, gelegentlich Fieber, Leukozytose. *Ther.:* radikale Exzision, Versuch mit Radio- und Chemotherapie.

Tumoren des Fettgewebes
- **Lipom:** ca. 40 % der benignen Weichteiltumoren. Bestehend aus reifem Fettgewebe mit Kapsel. Jede Lokalisation möglich. Intramuskuläres Lipom Sonderform mit Rezidivneigung
- **Liposarkom:** ca 20 % aller Weichteilsarkome. Histologisch 5 Subtypen (→ Prognose). Lokalisation: untere Extremität bevorzugt.

Tumoren des Muskelgewebes
Rhabdomyosarkom: häufigstes Weichteilsarkom im Kindesalter, ca. 4 % aller malignen kindlichen Tumoren. Altersgipfel: 2–6 J. Häufigste Lokalisation: Kopf- und Halsregion (am häufigsten in Orbita), Urogenitaltrakt. Extremitäten ca. 18 % (schmerzloser Tumor). Bis zu 20 % initial manifeste hämatogene Metastasen. *Ther.:* Probebiopsie mit primärer Lk-Revision bei klinischer Auffälligkeit (Extremitäten). Primär radikale OP, wenn keine schweren funktionellen oder kosmetischen Defekte entstehen. Adjuvante Chemotherapie (CWS 86 Protokoll) in pädiatrisch-onkologischen Zentren. Bei mikroskopischen Tumorresten Radiotherapie mit 40–50 Gy. *Progn.* (Kinder): ca. 60 % 5 JÜR.

Tumoren und tumorähnliche Veränderungen von Blutgefäßen
- **Hämangiom:** überwiegend Hautbefall. Kombiniertes Auftreten bei mehreren Syndromen. Juxtaartikulärer und intraartikulärer Befall möglich. *Klinik bei Kniegelenksbefall:* typisch lange Anamnese, rezid. blutige Ergüsse, Gelenkschwellungen. Rö.: gelenknahe Osteolysen, periostale Reaktionen möglich. Arthrose. Ther.: radikale Tumorentfernung (Cave: Blutung). **DD:** villonoduläre Synovitis (☞ 19.2.32)
  Glomustumor: häufig an Fingern subungual (ca. 30 %) überwiegend bei Erwachsenen. Anfallsartige heftige Schmerzen charakteristisch. Ther.: Fingernagel ganz oder teilweise entfernen, zur Schienung nach Tumorentfernung refixieren

Tumoren der Lymphgefäße
Lymphangiom: oft angeboren. Sehr selten auch Lymphangiome des Knochens beschrieben, dann progressive Veränderungen.

Tumoren und tumorähnliche Veränderungen der Synovia
Synovialzellsarkom: entwickelt sich in Gelenkkapseln, Muskeln, Sehnen, Aponeurosen, Faszien. Neigt zu ausgedehntem infiltrativem Wachstum. *Ther.:* kleine Tumoren primär unverstümmelnd resezieren. Nachbestrahlung mit 40–50 Gy. Ausgedehnte Tumoren bei Kindern: zunächst Chemotherapie, dann Resektion des Resttumors, dann gleichzeitige Chemo- und Radiotherapie. Angrenzende Lk-Stationen primär oder sekundär biopsieren *(Treuner 1990).* Ca. 45 % 5 JÜR. Effektivität der Chemotherapie bei Erwachsenen noch nicht gesichert.

Tumoren und tumorartige Veränderungen der peripheren Nerven
- **Traumatisches Neurom (Amputationsneurom):** regelhafte Folge von Nervenamputationen („hypertrophische Vernarbung"). An sich harmlos, jedoch starke Schmerzen bei Druck möglich (☞ 21.6.1). Versuch der Verhinderung von Amputationsneuromen z.B. durch Histoacrylkleber bei OP (Martini 1991)

- **Neurofibrom:** häufigster peripherer neurogener benigner Tumor. Solitär oder multipel (Neurofibromatose von Recklinghausen). *Ther.:* Bei solitären Tumoren Exzision.
- **Neurofibromatose:** *Diagn.:* bei wenigstens 2 von 7 Kriterien (> 5 Café-au-lait-Flecken, > 2 kutane Neurofibrome oder ein plexiformes Neurofibrom, kleinfleckige Pigmentierungen axillär und inguinal, Optikusgliom, > 2 Irishamartome, charakteristische ossäre Läsion [z. B. Tibiapseudarthrose], Verwandter 1. Grades mit sicherer Neurofibromatose *[Leiber 1990]*). Selten schwere *(Kypho-)Skoliosen* (durch lokale Destruktion von Wirbelkörpern oder -anteilen), *Tibiapseudarthrose* (☞ 19.2.3), partieller Riesenwuchs, Epilepsie. Entfernung von einzelnen Tumoren bei Beschwerden, sonst symptomatisch. Maligne Entartung in 5–10 %.

Tumoren der sympathischen Ganglien

Neuroblastom (von Nebennierenmark oder Sympathikusgrenzstrang ausgehend): *dritthäufigstes Malignom bei Kindern.* 3/4 aller Pat. < 4 J. Lokalisation: ca. 70 % im Bauchraum, 15 % Mediastinum, ca. 5 % Halsbereich. *Frühe Metastasierung, überwiegend in Skelett* (mottenfraßähnliche Herde), Lk, Leber. Symptome abhängig von Tumorsitz: wächst in den Spinalkanal mit neurol. Symptomatik. Gelegentlich zunehmende Fußdeformität (Hohlfuß) erstes (Spät-) Symptom. Cave: Klinik oft eher von Metastasen als vom Primärtumor bestimmt: unklares **Fieber,** Knochenschmerzen, Bauchschmerzen, Anämie. *Diagn.:* entscheidend ist die Knochenmarkspunktion. Urin: erhöhte Ausscheidung von Vanillinmandelsäure. *Ther.:* stadienabhängig. Möglichst radikale chirurgische Resektion. Evtl. Kombination mit prä- und postop. Chemo- und Strahlentherapie. *Progn.:* schlecht. 5-Jahresrate ereignisfreies Überleben (EFÜ): Stadium I: 100 %, Stadium II: 94 %, Stadium III: 70 %, Stadium IV: 20 %, Säuglinge: deutlich bessere Prognosen.

Tumoren und tumorähnliche Veränderungen von Knorpel und knochenbildenden Geweben

- **Myositis ossificans:** nichtneoplastische, reaktive Bindegewebswucherung mit Knochen- und evtl. Knorpelneubildung in Muskulatur **und** anderen Weichteilen. Bei Lokalisation in Adduktoren: „Reiterknochen", in Schulter-Armmuskulatur „Exerzierknochen". Ätiol. unklar, in ca. 65 % Zusammenhang mit Trauma (zircumskripte Form). Progressive Form: autosomal dominant vererblich. U.a. fortschreitende Verknöcherung der Muskulatur
- **Myositis ossificans circumscripta mit Traumaanamnese:** lokalisierte Verknöcherungen (schreiten von peripher nach zentral fort). Am häufigsten Beugeseite Ellenbogengelenk, Wadenmuskulatur, Adduktoren Oberschenkel. Auch nach OP (Hüft- [☞ 19.1.13] und Ellenbogengelenk)
- **Myositis ossificans neuropathica** (☞ 9.5): meist oligo- oder polytop nach Para- oder Tetraplegien (z.B. nach SHT, entzündlichen Erkrankungen des ZNS). An der Hüfte in ca. 20 % bei Rückenmarksverletzungen. **Proc.:** Rö. *Mehrfach Knochenszinti* (da mehrere Phasen der Reifung von Ossifikationen) und AP. *Ther.:* Exstirpation (Ind. aus funktionellen Gründen: z.B. bei starker Bewegungseinschränkung). *Zeitpunkt:* AP sollte im Normbereich sein; *Szinti* sollte normale oder zurückgehende Aktivität aufweisen.

Tumoren mit unklarer Histogenese

Extraskelettales Ewing-Sarkom: Alter vorwiegend zwischen 15 und 30 J. Lokalisation paravertebral, untere Extremitäten. Schmerzlose Weichteilschwellung. *Ther.:* weite lokale Exzision, Radiotherapie, Chemotherapie (☞ 15.5.3).

15.9   Hämatologische Erkrankungen, Histiozytosen

15

Maligne Erkrankungen mit Proliferation leukozytärer Zellen und Verdrängung der normalen Hämatopoese im Knochenmark.

Akute lymphoblastische Leukämie (ALL)
In ca. 50 % der Fälle 3.–5. Lj. betroffen. ALL kann eine Reihe orthopädischer Krankheitssymptome imitieren: Diffuse, unspez. Knochenund Gelenkschmerzen.

Klinik: erste Krankheitszeichen uncharakteristisch (Blässe, Mattigkeit, Inappetenz, Gewichtsabnahme). Dann Fieber, Neigung zu Infekten. Haut- und Schleimhautblutungen (Thrombozytopenie). Generalisierte Lymphome, Milz- und Lebervergrößerung. Selten primärer Befall von ZNS, Niere, Hoden.
Diagn.: BB: mäßige normochrome Anämie. Thrombozytopenie. Zahl leukämischer Zellen 0/nl (aleukämisch) bis > 1000/nl möglich. Harnsäure, LDH, BSG und AP erhöht. Knochenmarkspunktion: diagnostisch entscheidend. Überwuchern leukämischer Zellen.

Röntgen: in ca. 50 % radiologische Auffälligkeiten nachweisbar. Nicht pathognomonisch *(Rogalsky et al. 1986):* Osteopenie, lytische Läsionen, metaphyseale Querbänder meist im Kniebereich (Destruktion von Knochentrabekeln, Hemmung enchondralen Knochenwachstums), Sklerosezonen, alleinige periostale Reaktionen. Häufige Lokalisation: lange Extremitätenknochen, WS.

DD: Cave Fehldiagnose OM (☞ 13.3.1), septische Arthritis, rheumatisches Fieber, juvenile c.P., infektiöse Mononukleose, Non-Hodgkin-Lymphom, Neuroblastom.

☞   Bei Kindern mit unklaren Knochenschmerzen, Fieber, Anämie oder Thrombozytopenie an Leukämie denken!

Ther.: *pädiatrischer Onkologe* → Polychemotherapie (Multizentrische Studien). Nach Krankheitsrisiko (klinische und immunzytologische Kriterien) modifizierte Therapiepläne. Knochenmarktransplantation bei Rezidiv anstreben.
Orthopädisch: bei path. Frakturen OS, sofern operabel. Bei OM (aufgrund Resistenzminderung) Antibiose.
Progn.: Heilungsrate ca. 60–70 %. B-Zell-ALL hohes Krankheitsrisiko. Häufigste Todesursache schwere Infektion (in ca. 70 %).

Akute myeloische Leukämie (AML)
Klinik ähnlich wie bei ALL. Leukozytose, Milztumor und Blutungsneigung oft stärker ausgeprägt.
Chlorome: seltene, aber charakteristische Erscheinungsform der AML. Invasiv und destruktiv wachsende grünlich aussehende Tumormassen. Meist subperiostal.
Progn.: günstiger als bei ALL: ca. 80 % Heilungsrate bei Polychemotherapie.

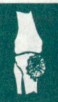

Chronische myeloische Leukämie (CML)

Häufigkeitsgipfel im 5. Lj.zehnt. Selten bei Kindern. Leitsymptom Splenomegalie mit Druck- und Völlegefühl. Blässe, Müdigkeit (Anämie). Knochenschmerzen, rezid. Gelenkschmerzen (sekundäre Arthritis urica).

Diagn.: BB mit Leukozytose. Im Knochenmark ausgeprägte Vermehrung der Granulozytopoese mit Linksverschiebung. Bestimmung fetales Hämoglobin, Chromosomenanalyse (adulter Typ: ca. in 85 % sog. Philadelphia-Chromosom).

Ther.: Zytostatika (z.B. Busulfan [z.B. Myleran®]), seltener Milzbestrahlung.

Progn.: mehrjähriger chron. Verlauf. Bei ca. 80 % meist terminaler akuter Blastenschub. Philadelphia-Chromosom-Negative: schlechtere Prognose.

Chronische lymphatische Leukämie (CLL)

75 % der Pat. > 60 J. Langsam progredienter Verlauf.

Klinik: zunehmende Lymphknotenvergrößerung. Hepatosplenomegalie. Hautinfiltrate. Leistungsminderung. Gehäufte Infektionen.

Orthop.: Nervenkompression durch Lymphome möglich → Neuralgien, Ischialgien.

Diagn.: im BB massive Lymphozytose.

Ther.: spezifische Therapie (Chemo- und/oder Strahlentherapie) so zurückhaltend wie möglich aufgrund der relativ gutartigen Prognose.

Histiozytosis X (Jetzt Langerhanszell-Histiozytose)

Drei nach ihrem klinischen Verlauf unterschiedliche Erkrankungen mit **path. Proliferation von Histiozyten**. Histopathologisch diffuse Infiltration oder fokale granulomartige Herde.

- **Hand-Schüller-Christian-Krankheit:** Osteolytische Knochenläsionen (v.a. WS, Schädel, Becken, Exophthalmus; i.d.R. polyostotisch), Diabetes insipidus. Spontanpneumothorax. Labor: Cholesterin ↑. Ther.: bei multiplem Befall, Wirbelkörpersinterung: Chemotherapie
- **Abt-Letterer-Siwe-Krankheit: Generalisierte Histiozytose**. Progredienz sehr rasch. Führt insbes. beim Säugling innerhalb von Mon. zum Tode. Hauptmanifestationsalter 1.–4. Lj. Klinik: Fieber, Hepatomegalie, Thrombopenie. *Rö.:* Osteolysen an Extremitäten, Schädel, Rippen, Becken. *Therapie:* Chemotherapie nach Studienprotokoll der Internationalen Histiocytose-Gesellschaft.
- **Eosinophiles Granulom** ☞ 15.7.1

15

Karl-Ludwig Krämer
Desiderius Sabo
und Martin Stock

16

Osteopathien, metabolische und endokrine Arthropathien

16.1   Osteopathien

16.1.1   Osteoporose, ICD 833.0

Erworbene generalisierte Skeletterkrankung mit niedriger Knochenmasse, gestörter Mikroarchitektur und erhöhtem Frakturrisiko (Konsensuskonferenz Kopenhagen 1990). Klinisch häufig akute oder chronische Rückenschmerzen, Schenkelhals-, Wirbel- und Radiusfrakturen. Ca. 5 Mio. Osteoporose-Patienten in Deutschland, davon ca. 800 000 Männer.

Einteilung der Osteoporosen
Primäre Osteoporosen (wesentlich häufiger als sekundäre)
- *Idiopathisch*: juvenil, adult, prämenopausal, präsenil, senil.
  - *Typ I*: **postmenopausal**, Östrogenmangel; Alter 50–70 J.; oft rascher Knochen- umsatz („high turn over")
  - *Typ II*: **senil**, Altersinvolution (ab ca. 70. Lj.; ca. 50 % aller Menschen > 70 J., meist schleichender Verlauf („low turn over") Auch Mischformen zwischen Typ I und II möglich

Sekundäre Osteoporosen (häufiger bei Männern)
- *Endokrin:* Hyperthyreose, M. Cushing, Hypogonadismus, Diab. mell.
- *Iatrogen-medikamentös:* z.B. Steroid-Ther. (ab Schwellendosis von ca. 7,5 mg Prednisolonäquivalent/Tag), Heparine, Schilddrüsenhormone, Laxantien
- *Entzündlich:* z.B. c.P., Infekt.
- *Intestinal:* gastrointestinal (Laktoseintoleranz, Malabsorption, Maldigestion, Pankreasinsuff.)
- *Renal:* chron. Niereninsuffizienz
- *Inaktivität:* Posttraumatisch, Bettruhe, Para-, Hemiplegie
- *Erbliche Bindegewebserkrankungen:* z.B. Osteogenesis imperfecta, Marfan-Sy.
- *Maligner Tumor:* z.B. Plasmozytom, Mastozytose.

Klinik
Anamnese: Verdachtsdiagnose bei akuten oder chron. *Rückenschmerzen* sowie bei *Frakturen* von prox. Femur, distalem Radius, Wirbelkörpern bei inadäquatem Trauma.
- Größenabnahme, zunehmender Rundrücken
- Familiäre Osteoporosebelastung
- Medikamente (z.B. Heparin, Kortikoide, Antazida)
- Hinweis auf bisher nicht bekannte Grunderkrankungen (z.B. Tachykardien → Hyperthyreose, Diarrhoe → z.B. Sprue, Laktoseintoleranz)
- Bekannte Vorerkrankungen: z.B. Hyperthyreose, M. Cushing, Magen-Darm-OP, Nephrolithiasis, Niereninsuffizienz.
- Gynäkologische Anamnese: Menopause? Gynäkologische OP? Amenorrhoe?

Schmerzanalyse
- **Akute Schmerzen:** Bei Frakturen nach evtl. *Sturzursache* fragen → Unfall (*DD:* Synkope, Schwindel, Medikamente, Hypotonie, Neurol. Erkrankung)?
- **Chron. Schmerzen:** Rückenschmerzen durch langsame Wirbelkörper-Verformung und -sinterung: WS-Deformierung, Myogelosen und Insertionstendopathien durch Fehlbelastung. Hyperlordoseschmerz der HWS und LWS? Evtl. larvierte Depression.

Risikofaktoren der postmenopausalen Osteoporose: u.a. familiäre Belastung, Nullipara, Untergewicht, schlanker Habitus, Ernährungsfaktoren (übermäßiger Tabak-, Alkohol-, Kaffeegenuß, kalziumarme Ernährung), Bewegungsmangel, frühe Menopause, Ovarektomie.

Klinischer Befund manifester Osteoporosen

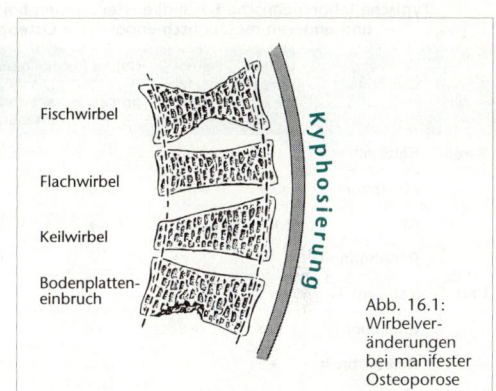
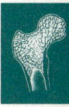

- Betonte Kyphose der BWS („Witwenbuckel"), Körperlängenverlust
- Hartspann der Rückenmuskulatur
- Schmerzen bei Seitneigung (Kontakt von Rippenbogen mit Beckenkamm)
- „Tannenbaumeffekt" durch schlaffe quere Hautfalten am Rücken
- Scheinbare Überlänge der Arme durch Rumpfverkürzung.

Fischwirbel

Flachwirbel

Keilwirbel

Bodenplatteneinbruch

Kyphosierung

Abb. 16.1: Wirbelveränderungen bei manifester Osteoporose

Diagnostik

- **Rö**: *BWS und LWS a.p. und seitl.* (☞ 6.1.3, 6.1.4). Zur weiteren *DD* zusätzlich BÜ, Hand a.p. und Schädel. Verminderte Knochendichte erst ab ca. 30 % Verlust zu erkennen → zur *Frühdiagnose* ungeeignet. *WS:* Kompakta akzentuiert? Keil-, Fisch- und Flachwirbel? Trabekelzeichnung? Rahmenwirbel? Höhenausmessung der Wirbelkörper? Spinalkanalstenose?
- **Basislabor:** Bei Osteoporose i.d.R. Normwerte von BSG, Blutbild, Ca^{++}, Phosphat, AP, (Immun-)E'phorese, GOT, GPT, Urinstatus. **Cave:** es gibt keine aussagekräftigen biochemische Tests zur Diagnostik der Osteoporose. Labor dient vor allem zur DD!

Weiterführende Diagnostik bei Besonderheiten

- **Labor:** gezielt, z.B. Immunelektrophorese, Osteokalzin, 25(OH)-Vit. D$_3$, Parathormon, T3, T4
- **Skelettszinti:** wenn Labor und Rö. nicht eindeutig (z.B. *DD* Skelettmetastasen)
- **Tomographie, CT, NMR:** v.a. zur Klärung der *DD* Tumor
- **Knochendensitometrie (Knochendichteanalyse):** Wesentliche Verfahren qCT, pqCT, DEXA, Ultraschall (☞ 6.8)
- **Knochenbiopsie** als letzte diagn. Maßnahme (histologisch-histomorphometrische Analyse): *Hauptindikationen:* Malignomverdacht, unklare Osteopathien, therapieresistente Osteopathien, rascher Knochensubstanzverlust bei jungen Pat., Therapiekontrolle. *Technik:* Meist vertikale Biopsie mit Hohlnadel oder Hohlfräse 2–4 cm hinter Spina iliaca ant. sup. *Präbioptische Tetrazyklindoppelmarkierung:* Tetrazyklin wird als fluoreszierender Farbstoff (UV-Licht) an Mineralisationsfront eingebaut. Messung von Knochenanbau- bzw. Mineralisationsraten → zeitlicher Verlauf. Versand mit Path.-Institut absprechen.

16

Diagnose Osteoporose weitgehend sicher bei: typischer Anamnese mit akuten oder chron. Rückenschmerzen *und* Klinik *und* Rö.-Bild der WS mit Kalksalzminderung *und* Wirbelkörper-Deformierung *und* normalen Laborwerten.

Typische laborchemische Befundkonstellationen bei Osteoporose und anderen metabolisch-endokrinen Osteopathien

	Differential-diagnose	Osteo-porose	Osteo-malazie	Ostitis fibrosa generalisata (HPT*)		
				primär	sekundär/intestinal	sekundär/renal
Serum	Kalzium	↔	↓, ↔	↑	↓	↓, ↔
	Phosphor	↔	↓, ↔	↓, ↔	↓, ↔	↑
	AP	↔, (↑)	↑	↑, ↔	↑	↑
	Parathormon	↔	↑, ↔	↑	↑	↑
Urin	Kalzium	↔, (↑)	↓, ↔	↑, ↔	↓	–
	Phosphor	↔	↔	↔	↓, ↔	–
	Hydroxyprolin	↔	↑	↑	↑	–

* = Hyperparathyreoidismus, ↔ = im Normbereich, ↑ = erhöht, ↓ = erniedrigt

Wichtigste DD zur Osteoporose
- *Neoplastisch:* **Plasmozytom** (☞ 15.5.4), Leukämien, maligne Lymphome; primäre und sekundäre Knochentumoren (maligne und benigne)
- *Degenerativ:* Osteochondrose, Spondylarthrose, Spondylose, Spondylolisthesis
- *Metabolisch-endokrin:* **Osteomalazie** (☞ 16.1.2), Ostitis fibrosa
- *Entzündlich:* **Spondylitis** (☞ 18.1.23), Diszitis, seronegative Spondylarthritiden, M. Paget
- *Visceral:* KHK, Pleuritis, Pankreatitis, Cholelithiasis, Nephrolithiasis, Aortenaneurysma, retroperitoneale Prozesse
- *Neurogen:* intraspinale Prozesse, Neurinom, Herpes zoster
- *Myogen:* Myositis, Myopathien, Polymyalgia rheumatica
Psychosomatisch: Konversion, reaktive Depression.

Osteoporose-Prophylaxe
Mit Ausnahme weniger sekundärer Osteoporosen ist keine kausale Ther. bekannt, daher Prävention entscheidend.
- **Ausreichende orale Kalziumzufuhr:** Kalzium: prämenopausal: 1 g/tägl. (z.B. in 1 l Milch enthalten), postmenopausal: ca. 1,5 g/tägl. Empfehlung an Pat.: Zufuhr von Milch und Milchprodukten
- **Postmenopausale Osteoporose:** Östrogensubstitution über mind. 10 J. Dauer (mind. bis 65. Lj.), z.B. mit *Sequenzpräparaten* (Presomen® comp. 0,6 und 1,25; Cyclo-Progynova®, Trisequens®); mit *Kombinationspräparaten* (z.B. Kliogest®), als *i.m.-Injektion* (z.B. Gynodian® Depot + Gestagen) oder *transdermal* (z.B. Estraderm TTS® und Gestagen oral). **KI:** u.a. bekannter östrogenabhängiger Tumor. Bei *KI* evtl. Ther. mit Kalzitonin-Nasenspray
- **Auch bei manifester Osteoporose (mit Frakturen) Östrogensubstitution sinnvoll**

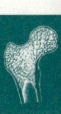

- **Körperliche Aktivität, Übungen:** Gymnastik, leichte körperliche Arbeit, (Rük-ken)-Schwimmen, Wandern → Verringerung des Frakturrisikos
- **Verzicht auf** Alkohol und Nikotin.

Schmerztherapie bei manifester Osteoporose

Akute stark schmerzhafte Osteoporose, z.B. bei Wirbelkörperfakturen:
- Gelockerte Bettruhe, lokale Kryotherapie (☞ 20.6), Elektrotherapie (☞ 20.3), Atemgymnastik. Thromboseprophylaxe mit Heparinen (☞ 3.1.7)
- Peripher wirksame Analgetika (NSA z.B. Voltaren® 3 x 50 mg/Tag). Zusätzlich zentral angreifende Analgetika bei sehr starken Schmerzen z.B. Tramadol (Tramal® Trp.), Buprenorphin (Temgesic® Sublingual-Tbl.). Calcitonin (s.c.-Injektion 1 x tägl. 100 IE Karil® oder Calsynar® über 2–3 Wo.), ggf. Magenschutz
- Bisphosphonate (s.u.)
- Evtl. lokale Infiltration an Schmerzpunkten mit z.B. Lokalanästhetikum-Kortikoid-Gemisch (z.B. Carbostesin®-Fortecortin®)
- Mieder (HE-Mieder nach Lindemann; ☞ 21.2.3) bei länger anhaltenden Schmerzen. Orthesen: Bei Keilwirbel mit Kyphosezunahme evtl. 3-Punkte-Reklinationsmieder nach Bähler und Voigt (☞ 21.2.7); evtl. Rahmenstützkorsett (☞ 21.2.8) bei instabilen Wirbelkörper-Frakturen (☞ 18.1.9). **Cave:** auf Akzeptanz achten; An-und Ausziehen leicht möglich?

Chron. Schmerzen bei Osteoporose (überwiegend weichteilbedingter Schmerz):
- Lokal eher Wärme, stabilisierende KG, Gangschulung, Haltungsschulung, Mas-sage, Elektrotherapie (Hydrogalvanische Voll- und Teilbäder, Iontophorese, nieder-frequente Wechselströme). Hydrotherapie, Bewegungstherapie im Wasser, Moor-bäder. Ergotherapie mit Rückenschulung (☞ 20.8.3)
- *Medikamente:* peripher wirksame Analgetika und Antirheumatika (z.B. Diclofenac z.B. Voltaren® 50 mg 3 x 1; ☞ 14.5.1). Evtl. Antidepressiva (☞ 14.5.6)
- Lokale Infiltration mit Lokalanästhetikum-Kortikoid-Gemisch
- Evtl. HE-Mieder nach Lindemann (☞ 21.2.3).

Förderung der Knochenbildung, Bremsung des Knochenabbaus (Frakturprophylaxe)

- **Östrogene:** wie bei der Osteoporose-Prophylaxe (bei Frauen)
- **Fluoride** mind. 2 bis max. 4 J. Überwiegend Stimulation der Osteoblasten. *NW:* selten Gelenkschmerzen (OSG), Magen-Darmunverträglichkeiten → Therapiepause für 4–6 Wo., erneuter Beginn mit reduzierter Dosierung. Jährliche Rö.-Kontrollen der WS.
  Medikamente (Auswahl): *Mono-Tridin®* (Natriummonofluorphosphat), 3 x 1 Tbl. über 3–4 Mon., dann Dauerbehandlung mit 2 x 1 Tbl. *Tridin®* (Natriumfluorphos-phat), 3 x 1–2 Kautbl. *Ossin®* (Natriumfluorid): 2 x 1 Drg. morgens und abends. Unbedingt zusätzlich Kalzium geben: ca. 1000 mg morgens und mittags, abhängig von individueller 24-h-Kalziumbilanz. *Ossiplex retard®* (Natriumfluorid + Ascor-binsäure). Dosierung: 3 x 1 Drg. für 2–3 Mon., dann 2 x 1 Drg. Risiko einer Fluorose nach neueren Studien bei Therapiedauer < 3 J. u. ca. 20 mg Fluoride pro Tag sehr gering
- **Calcitonin:** 1.-2. Wo. tägl., 3.–6. Wo. jeden 2. Tag 100 IE Karil® s.c. Lachs-Cal-citonin Nasenspray (100 IU/Tag)

- **Anabolika:** empirisch bewährt bei postmenopausaler Osteoporose: z.B. Nandrolon-decanoat 25 oder 50 mg (Deca-Durabolin®) alle 4–8 Wo. 1 Amp. 50 mg. Auch bei seniler Osteoporose bei Männern
- **Bisphosphonate** z.B. zyklische Behandlung Etidronat. Höhere Wirksamkeit durch Alendronat (5 mg/Tag).

Therapie wichtiger sekundärer Osteoporosen

Wenn kein kausaler Ther.-Ansatz möglich → wie primäre Osteoporose behandeln.
Glukokortikoid-Osteoporose: Prophylaxe und Ther.
- Fluoride: 2 x 1 Kau-Tbl. Tridin® prophylaktisch. Bei schon vorhandener Osteo-porose: 2 x 2 Tbl.
- Calcitonin zusätzlich zu Fluoriden: 100 IE Calcitonin/tägl. über 2–3 Mon.
- Reduktion der Kortikoid-Dosis soweit möglich.

Komplexe Osteopathien (z.B. intestinale Osteopathie): Ungenügende Zufuhr bzw. Resorption von Kalzium bzw. Vit. D durch Malnutrition (Unter- und Fehlernährung) bzw. Malabsorption. **Ther.:** z.B. Vit. D (z.B. Vigantol®)und Kalzium oral.

Operative Therapie

Mediale Schenkelhalsfrakturen bei Typ II-Osteoporose: TEP zu bevorzugen. Alternative im Einzelfall: Dynamische Hüftschraube (DHS).
Wirbelsäulenfraktur und -fehlstellung: im allg. keine OP-Ind. (Wichtig: Ausschluß instabile Fraktur).

16.1.2 Osteomalazie, ICD 268.2

Mineralisierter Skelettanteil ist vermindert. Knochen verlieren daher an Festigkeit und erleiden Deformierungen. Merke: Bei generalisierten Schmerzen und Gangstörungen bei älteren Pat. und bei südländischen Gastarbeitern an Osteomalazie denken!

Wichtigste Ursachen von Osteomalazien (nach Dambacher 1986)

- **Störung des Vit. D-Stoffwechsels**
  - *Mangel an Vit. D_3:* mangelhafte UV-Bestrahlung und/oder mangelhafte Vit. D-Zufuhr (Rachitis ☞ 16.1.7) durch Mangelernährung, Malabsorption oder Maldigestion durch z.B. Magenresektion, Dünndarmerkrankungen
  - *Mangelhafte Metabolisierung des Vit. D_3:* Antiepileptika, Leberzirrhose, chron. Niereninsuffizienz, hereditäre Pseudomangelrachitis
- **Störung des Phosphatstoffwechsels** am häufigsten: Phosphatdiabetes (renale Tubulopathien, Vit. D-resistent): hereditär, idiopathisch beim Erwachsenen, onkogen durch Knochen- und Bindegewebstumoren
- **Andere Ursachen:** Diphosphonattherapie, renal-tubuläre Azidose.

Klinik und Diagnose

- **Generalisierte Knochenschmerzen**, **Gehstörungen**, rasche **Ermüdung** infolge allg. Muskelschwäche (Watschelgang), Fersenschmerzen, Schmerzen im Adduktorenbereich, Schmerzen von Sitz- und Schambeinfrakturen ausgehend. Allmähliche **Deformierung** der belasteten Knochen: WS-Kyphose, Beckenverformungen, Genua valga bzw. vara
- **Rö.:** Kortikalis rarefiziert mit Längsstreifung, Spongiosa verdichtet (Osteosklerose) oder fleckförmig entkalkt; unscharfe Konturen und verwaschene Feinstruktur; Pseudofrakturen (*Looser-Umbauzonen* bzw. *Milkman-Frakturen*) an Stellen starker

mechanischer Beanspruchung wie koxales Femurende, distales Ulnadrittel, Rippen; an der WS Fisch- bzw. Keilwirbelbildungen
- **Labor:** AP ↑↑(**gesteigerte Osteoblastentätigkeit**), *Serumkalzium –/(↓)*, *Serumphosphat ↓↓* (bedingt durch sekundären Hyperparathyreoidismus), *Kalziumausscheidung* im Harn ↓ (☞ 16.1.1 Tabelle)
- **Histologie:** Nach Tetrazyklinmarkierung breite Osteoidsäume ohne aktive Mineralisationsfront.

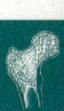

Therapie
- **Reiner Vitamin-D-Mangel:** 400–4000 IE Vit. D₃/tägl.
- **Malabsorption:** 3 x 300.000 IE Vit. D₃ im Abstand von 3–6 Wo. i.m. Nach Normalisierung der AP und Beschwerdefreiheit (nach ca. 3–6 Mon.) alle 3 Mon. 300.000 IE Vit. D₃ i.m. *Orale Substitution möglich:* tägl. ca. 8000 IE Vit. D₃ und 1–2 g Calcium oral
- **Osteomalazie nach Antiepileptika:** ca. 5000 IE Vit. D₃/tägl.
- **Renal tubuläre Osteomalazie mit Phosphatverlust**: Phosphatgabe bis 2,5 g/m² tägl. (Erwachsener). Regelmäßige Bestimmung des Parathormons
- **Operative Ther.:** Ind. zur Korrekturosteotomie bei deutlichen Beinachsenfehlstellungen

Progn.: bei Vit.-D-Mangel oder Stoffwechselstörung schnelle Besserung. Bei Tubulopathien langwierige Behandlung.

16.1.3 Chondrokalzinose, ICD 712.1 (Pseudogicht)

Ablagerungen von Kalziumpyrophosphatkristallen in Gelenken mit Befall von Gelenkknorpel und Synovialis. Auch Befall von Sehnen, Bändern, Menisken, Bandscheibe (Anulus fibrosus), Symphyse. Überwiegend idiopathisch. Ein sicherer Zusammenhang besteht u.a. mit einem primären Hyperparathyreoidismus, Hämochromatose, Gicht, Hypothyreose.

Klinik
Chondrokalzinose klinisch häufig stumm. Vier Manifestationsformen:
- *Akute Oligo- oder Monarthritis,* ähnlich einem Gichtanfall („Pseudogicht"). Bildet sich i.d.R. spontan zurück
- *Subakute rezid. Polyarthropathie:* Schübe von Wo. bis Mon. Dauer
- *Chron. Gelenkschmerzen:* häufigster Verlauf (bei ca. 50 % der Fälle)
- *Destruktive Arthropathie:* in ca. 20 % der Fälle. Destruktion eines Gelenkes innerhalb Mon. möglich.

Diagnose
- **Rö.:** Verkalkungsstreifen der Menisken des Kniegelenks und des Gelenkknorpels. Verschattungen in Sehnen, Bandscheiben, Symphysen (Rö.: BÜ, beide Knie, beide Handwurzeln jeweils a.p.)
- Bei **Kniegelenksarthroskopie** auf Menisken, Synovia und Knorpel kleine weißliche Ablagerungen
- **Punktion:** Nachweis typischer Kristalle, mikroskopische Untersuchungen im polarisierten Licht → am häufigsten quaderähnliche Kristalle, optisch positiv

DD: Gicht, c.P., aktivierte Arthrose
Ther.: symptomatisch → Punktion eines Ergusses (☞ 2.3.2), Injektion von Glukokortikoiden (☞ 14.5.2). Antiphlogistika (☞ 14.5.1), Kryotherapie (☞ 20.6).

16.1.4   Morbus Paget, ICD 731.0

Lokalisierte mon- oder polyostotisch auftretende Osteopathie mit übermäßigem Knochenumbau, dadurch mechanische Minderwertigkeit des Knochens (Paget 1877).

Ätiol.: höchstwahrscheinlich Slow-Virus-Inf. des Skelettes. Vermehrung und Überaktivität der Osteoklasten → Skelettresorption, beschleunigter Knochenabbau → Reparationsversuche der Osteoblasten, überstürzter unkoordinierter Anbau von untermineralisiertem mechanisch minderwertigem Faserknochen → Deformierung und Fraktur. Lokaler Knochenumsatz stark erhöht → AP teilweise exzessiv ↑ (☞ 23.A2).

Klinik
Durchschnittsalter ca. 60 J. Ca. 1/3 der Pat. asymptomatisch. Lokalisation: am häufigsten im Bereich **Becken, LWS**, Femur, Tibia, Schädel. **Symptome:** Schmerzen, Deformierung, Überwärmung, Fraktur.
KO: Deformierung („Säbelscheidentibia"), (Ermüdungs-)Fraktur, Arthrose, Dislokation. Schädelvergrößerung, neurologische Kompressionssyndrome (Hirnnerven), Schwerhörigkeit, Hyperkalzämie, Gicht, Herzinsuffizienz, Nierensteine (Hyperkalzurie). Sarkomatöse Entartung (< 1 %).

Diagnostik
- **Rö:** meist charakteristischer grobsträhniger Umbau der Spongiosa. Je nach Vorherrschen von An- oder Abbau: hyper- bzw. hypostotische Formen. WS: 3 Befallsmuster: *Rahmenwirbel* (am häufigsten), *Dreischichtwirbel* oder *Elfenbeinwirbel*
- **Knochenszinti:** monostisch-polyostotisch? dann gezieltes Rö.
- **Labor:** AP erhöht = guter Parameter für Krankheitsausdehnung und -aktivität (☞ 16.1.1). Cave: Ausschluß von Lebererkrankungen! (GOT, GPT, γ-GT im Normbereich)
- **Knochenbiopsie:** bei unklarer Diagnose.

DD: primärer Hyperparathyreoidismus, M. Recklinghausen, fibröse Dysplasie, osteoplastische Skelettmetastasen, chron. sklerosierende OM (Garré). Schmerzen im Hüftbereich bei Ischialgien und primären Koxarthrosen.

Therapie
Indikation *(n. Ziegler 1988)***:**
- **Absolute Ind.:** Knochenschmerzen, Deformität und Frakturrisiko, Nervenausfälle, Schädelbasisbefall, starke Umbauaktivität (AP > 600 IE/l)
- **Relative Ind.:** Jugendliches Alter mit mittlerer Krankheitsaktivität, Schädelkalottenbefall, lästiges Wärmegefühl, radiologisch Progression, Vorbereitung auf operative Korrekturen, Herzinsuffizienz mit Volumenbelastung
- **Keine gesicherte Ind.:** Pat. symptomfrei, geringe Umbauaktivität, Pat. > 75 J., Befall wenig gefährdeter Knochen.

Ziele: Osteoklastenhemmung, Schmerzreduktion, Verhindern von Deformierungen
- **Calcitonin** (Selbstinjektion, Schulung): z.B. Karil® 100 IE tägl. über 3–6 Mon., in schweren Fällen über J. Nasenspray in Testung. *NW.:* Wärmegefühl, Übelkeit. Bei Nachlassen der Beschwerden (nach 6 Mon. oder länger) Therapiepause. In ca. 70 % deutliche Beschwerdebesserung
- **Diphosphonate** (Diphos®) 5 mg/kg Körpergewicht/Tag
- **Kombinationstherapie** bei schwerem Verlauf: 3 x 100 E Calcitonin/Wo. + 5 mg Diphos®/kg tägl.
- Medico-physikalische Maßnahmen (in Abhängigkeit vom AZ).

16.1.5　Gicht, Hyperurikämie, ICD 712.0

Familiäre primäre Gicht: (anlagebedingte) Purin-Stoffwechselstörung, die über An-
stieg der Harnsäurekonzentration zu artikulären und extraartikulären Uratab-lage-
rungen führt. Zu 95 % Männer betroffen. Sekundäre Hyperurikämien: am häufigsten
bei hämatologischen Erkr. und ihrer Ther. (z.B. Leukämien, Polycythaemia vera).

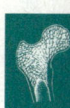

Ätiol.: Exogene Faktoren: Übergewicht, purinreiche Nahrungsmittel (Fleisch, Innereien, Fisch, Spinat, Erbsen, Tomaten, Gurken), übermäßiger Alkoholgenuß, körperliche Überbeanspruchung. *Endogene Faktoren:* Steigerung der Harnsäurebiosynthese,
renale Harnsäureausscheidungsstörung. Proliferative Erkrankung, z.B. Leukämie,
Polyzythämie. Vermehrter Zellumsatz, z.B. bei Pneumonie. Iatrogen (Zytostatika-,
Saluretikatherapie).

Klinik (Stadien)
- **Asymptomatische Hyperurikämie**
  (*Hyperurikämie:* F > 6,0–6,5 mg/dl; M > 7,0 mg/dl)
- **Akuter Gichtanfall:** hochakute enorm schmerzhafte Monarthritis (stark berührungs-
  empfindlich) innerhalb weniger h entstehend, bevorzugt Großzehengrundgelenk
  (*Podagra*). Hyperurikämie in über 90 % nachweisbar. Häufig nach auslösender
  Ursache: z.B. Familienfeier, Chemotherapie (Zerfall von Tumorzellen im Remis-
  sionsstadium)
- **Interkritische Phase:** klinisch symptomlose Phase zwischen zwei akuten Gichtan-
  fällen, kann sich über Wo. und J. hinziehen. Abstände zwischen Anfällen werden
  jedoch meist kürzer. Intervalle dann häufig nicht völlig schmerzfrei
- **Chron. Gichtphase:** heute selten; polyarthritisches Bild mit fortschreitender
  Gelenkdestruktion und extraartikulären Uratablagerungen (Schleimbeutel, Sehnen-
  scheiden, Gichttophi am Ellbogen, Ohrmuscheln, Händen und Füßen)
- **Stadienunabhängig:** Gichtnephropathie mit intraparenchymalen Uratablagerungen
  (Albuminurie, Erythrozyturie), häufig Pyelonephritis durch Nephrolithiasis. Herz-
  infarkt (fragl.). Hypertonie nicht selten.

Diagnostik
- **Typisches klinisches Bild** bzw. Anamnese. Gichttophus, Hyperurikämie
- **Rö.:** im Frühstadium unauffällig; später zunehmend randständige Gelenkusuren,
  Zysten, Gelenkzerstörung, Weichteilverkalkungen, überhängende Knochenränder an
  den Grundphalangen
- **Labor:** typischerweise Harnsäurekonzentration im Serum > 9 mg/dl. *Leukozytose*
  mit mäßiger Linksverschiebung, *erhöhte BSG*, α_2-Globuline ↑
- **Punktat:** Nachweis stäbchenförmiger *Uratkristalle* (DD Synovia ☞ 14.4.2).

DD: Rheumatische Erkrankungen, bakt. Arthritis (z.B. Monarthritis gonorrhoica).
Phlegmone, Bursitis. Pseudogicht. Psoriasisarthropathie, Arthritis bei akuter Sarkoidose. Abgrenzung: keine Besserung auf Colchicin bei bestehender Hyperurikämie.

Konservative Therapie

 Therapie des Gichtanfalls
- **Colchizin** (Colchizin dispert®) 1 mg in stündlichen Abständen für 4 h, dann zweistündlich 0,5–1 mg, max. Tagesdosis 8 mg. Rasche Dosisreduktion bei Befundbesserung, am 2. Tag halbe Dosis des Vortages, am 3. Tag nur noch 1,5 mg. NW: Durchfälle, KM-Depression, Haarausfall
- **Acemetacin** (Rantudil® forte) 2–3 Kps. am ersten Tag, dann weiter 1 x 1 Rantudil® retard.
- **Indometazin** (Amuno®, wenn Colchizin nicht gegeben wird oder bei schwerem Verlauf): 100 mg rektal alle 4–6 h bis max. 400 mg tägl., über 2–3 Tage ausschleichen
- **Prednisolon** (wenn Gichtanfall schon mehr als 2 Tage besteht): 60–80 mg oral für 2 Tage in Kombination mit Colchizin
- **Lokaltherapie:** kühlende Alkohol-Umschläge, Extremität ruhig lagern, viel Flüssigkeit, Alkoholverbot!

Intervall-Therapie
Diät (bei Hyperurikämie bis 9 mg/dl), kein Alkohol (Laktat im Blut hemmt Harnsäureausscheidung), **cave** Kaffee, purinhaltige Lebensmittel (z.B. Innereien). ASS und Thiazid-Diuretika vermeiden. Reichlich trinken.
Medikamente: bei Harnsäure > 9 mg/dl (540 μmol/l) oder sobald Symptome gebessert. Nutzen der Langzeit-Sekundärprophylaxe jedoch umstritten. Ziel: Harnsäure im Plasma 5,5–6 mg/dl.
- **Allopurinol** (z.B. Zyloric®), 300 mg tägl., einschleichende Dosierung mit 100 mg/die, dann langsam steigern auf 300 mg/die. NW: GIT-Symptome, Exantheme, Vaskulitis (Haut, Niere), Leukopenie
- **Urikosurika** (Benzbromaron [Uricovac®, Narcaricin®]): nur bei gravierenden NW von Allopurinol, einschleichend dosieren (1 x 50 mg), Diurese mind. 2 l tägl., Harnalkalisierung. Häufige NW: Harnsäuresteinbildung. KI: Gicht-Nephropathie.
- **Harnneutralisation** (Uralyt-U®) zur Verbesserung der Löslichkeit der Harnsäure. Ziel: Harn-pH 6,5–7,0 (Indikatorpapier)

Operative Therapie
Bei Gelenkdeformierungen bzw. ausgeprägten Funktionseinschränkungen (z.B. Resektionsarthroplastiken, ☞ 19.3.20).
Progn.: Bei frühzeitiger Behandlung günstig. Je früher der erste Anfall, desto progressiver der Verlauf. **Progn. ist bestimmt durch Nieren-KO** (Uratnephropathie, Nephrolithiasis mit Abflußstörung und Pyelonephritis, Schrumpfniere und Urämie).

16.1.6   Renale Osteopathie, ICD 588.0

Komplexe Osteopathie bei glomerulärer Niereninsuffizienz: Kombination von Osteomalazie, sekundärem Hyperparathyreoidismus und Osteosklerose.

Klinik: „Gelenksteife", Bewegungseinschränkung, Rundrücken, path. Frakturen. Karpaltunnelsyndrome häufig. Minderwuchs bei Krankheitsbeginn im Wachstumsalter.
Diagn.: Labor: Phosphat ↑, Ca ↓, Albumin ↓, AP ↑, PTH ↑, Krea ↔ oder ↑. **Rö.:** Osteopenie, Kompakta spongiosiert. Subperiostale Usuren an Phalangen. Gefäß- und Weichteilverkalkungen.

Kons. internistische Ther.: Diät, Vit. D_3, kalziumhaltige Phosphatbinder. Schleifendiuretika, ggf. Dialysen. **Operative Ther.**: bei Frakturen, Arthropathien, Osteochondronekrosen. Korrekturosteotomien bei Achsenfehlstellungen. Bei SH-Frakturen, Arthrosen und Femurkopfnekrosen älterer Pat. TEP.

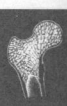

16.1.7 Rachitis, ICD 268.0 (D-Avitaminose, englische Krankheit)

Gestörte Mineralisation des wachsenden Knochenskelettes infolge Vit. D-Mangel. In Mitteleuropa durch Vit. D-Prophylaxe selten.

Ätiol.: Mangel an Vit. D in der Nahrung oder mangelndes Sonnenlicht. Kalziumspiegel kann nur auf Kosten des Skelettkalziums aufrechterhalten werden. Große Mengen unverkalkten Osteoidgewebes in den wachsenden Epiphysen führen zur allg. Erweichung und Verbiegung bereits gebildeter Knochen.

Klinik
Klinische Zeichen vor dem zweiten Lebensmonat selten (Ausnahme: untergewichtig geborene Säuglinge). **Unspezifische Symptome:** Unruhe, Reizbarkeit, Schlafstörungen, Kopfschweiß. **Klinische Zeichen:**
- *Muskelhypotonie* (z.B. Bauchmuskulatur, ,,Froschbauch")
- *Kraniotabes:* Eindrückbarkeit der Lambdanaht
- *Rachitischer Rosenkranz:* Rippenauftreibung bedingt durch Anlagerung nicht verkalkenden Osteoids
- *Glockenthorax* beim jungen Säugling
- *Harrison-Furche:* Zwerchfellansatz wird bei Inspiration kräftig nach innen gezogen
- *Knöcherne Verbiegungen:* Skoliosen, ,,Kartenherzbecken", Coxa vara. Femur, Genu und Crus valgum.

Diagn.: *Rö.:* pathognomonisch: a.p.-Aufnahme der Handwurzelknochen zeigt verminderten Kalksalzgehalt, verspätete Verkalkung der Knochenkerne, verbreiterte, verwaschene Metaphysengrenzen und Becherform an langen Röhrenknochen. **Labor:** *AP* ↑↑, *Kalzium* ↔/↓, Phosphat ↓.
Ther.: Ausreichende Vit. D-Gabe per os (z.B. 1000 IE/Tag). Operative Maßnahmen im allg. nicht notwendig. Rachitische Verbiegungen heilen bei ausreichender Vit. D-Zufuhr folgenlos aus. **Korrekturosteotomien bei Genua vara, valga,** bei Achsenfehlstellung > 30° und fehlender Rückbildungstendenz.

16.1.8 Osteopetrose, ICD 756.5 (M. Albers-Schönberg)

Generalisierte Sklerosierung des Skeletts durch unzureichende Osteoklastenaktivität und mangelnde Resorption des verkalkten Gewebes. Osteopetrosis congenita: schwere Form mit frühzeitiger Manifestation (autosomal rezessiv vererbt). Osteopetrosis tarda: milde Form mit späterer Manifestation (autosomal dominant vererbt).

Klinik
Osteopetrosis congenita: nahezu vollständige Petrosierung des Knochens mit der Folge einer Anämie mit Erythroblastose und Thrombozytopenie, Hepato- bzw. Splenomegalie; Optikusatrophie. Gefürchtet sind (Kiefer-)OM; grotesk erhöhte Knochenbrüchigkeit bereits durch Bagatelltraumen. Wachstumsverzögerung, Taubheit, Genua vara/valga.

16

Osteopetrosis tarda: Organmanifestationen seltener (ca. 50 % asymptomatisch); im Vordergrund steht die Frakturhäufigkeit bei geringer klinischer Symptomatik (oft röntgenologischer Zufallsbefund).

Diagn.: Rö.: Sklerosierung und Verdichtung der Knochen, keulenförmige Auftreibung der Metaphysen. **Orthopädische Probleme:** Knochenschmerzen, Spontan- oder Streßfrakturen mit schlechter Heilungstendenz oder Fehlstellung sowie erschwerter OS. Coxa vara, Genua valga/vara. Spondylolyse. Spontane oder postop. OM. Vorzeitige Kox- und Gonarthrosen.

Ther.: *Kongen. Form:* Splenektomie und Bluttransfusion bei Anä- mie, Antibiotika bei Infekten, neuerdings Knochenmarkstransplantation.

Progn.: *Osteopetrosis congenita:* Totgeburt oder Tod vor dem mittleren Erwachse-nenalter (ausgeprägte Anämie, Sepsis). *Tarda-Form:* gute Progn. quoad vitam.

16.2   Metabolische und endokrine Arthropathien

16.2.1   Arthropathie bei Hämophilie A und B, ICD 713.2

Bluterkrankheit. Mangel an Gerinnungsfaktoren VIII (Hämophilie A) oder IX (Hämo-philie B). Verschiedene Schweregrade abhängig von Restaktivität der Faktoren (schwer < 1 %, mittelschwer 1–5 %, leicht 5–15 %, Subhämophilie 15–50 %). Vorkommen ca. 1 : 10 000.

- **Klinik:** Neigung zu Spontanblutungen oder Blutungen nach geringem Trauma. Folgenschwere intraartikuläre Blutungen in Kniegelenk, OSG, Ellenbogen-, oder andere Gelenke: *schwere Knorpeldestruktionen, Bandinstabilitäten,* **Beugekontrak-turen** *und Muskelatrophien*
- **Diagn.:** PTT verlängert, Blutungszeit normal, quantitative Faktorenanalyse. **Rö:** Veränderungen im allg. nicht pathognomonisch
  DD: von Willebrand-Jürgens-Sy. (Fehlbildung des Faktor-VIII-Moleküls → Blu-tungszeit verlängert, petechiale oder flächenhafte Blutungen).

Therapie

- **Substitutionsbehandlung** mit Faktor VIII- (Haemate® HS, Behringwerke) bzw. IX-Konzentraten (Beriplex® HS). Bei akuten Gelenkblutungen sofortige Substitution von 20–30 E/kg des Faktorkonzentrats. Erhaltungsdosis für 2–4 Tage. Heimselbst-behandlung mittels Konzentraten. *NW:* Anaphylaxie, Hepatitis, HIV- Infektion. Nach größeren Gelenkoperationen mehrwöchige Substitution
- *Punktion eines hämorrhagischen Gelenkergusses* allenfalls bei Ausbleiben einer Ergußresorption nach Substitution
- *Allg. Ther.:* KG als prophylaktische Maßnahme schon im Kindesalter zu empfehlen. Bei Arthropathie konsequente KG, Kryotherapie. Durch Desmopressin (Minirin® 0,4 g/kg i.v. 2 x tägl.) kann Faktor VIII-Spiegel um das 4-fache gesteigert werden. Ind. bei milder Hämophilie und Subhämophilie. Allerdings Effekt nach 3–4maliger Gabe erschöpft
- Ind. zu *op. Gelenkeingriffen* bei Arthropathien: wie bei Pat. ohne Hämophilie.

Die Behandlung bzw. periop. Betreuung von Pat. mit Gerinnungsstörungen erfordert wegen vielfältiger Interaktionen (→ Medikamente) außer in Notfällen die Hinzuziehung eines hierin erfahrenen Arztes.

16.2.2 Ochronose, ICD 713.0

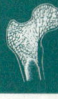

Ablagerung von Homogentisinsäure (schwärzliche oder ockerfarbene Pigmentierung) vorwiegend in Knorpel und Sehnen. Dadurch vorzeitige Degeneration von Gelenkknorpel, Faserknorpel und Sehnen.

Klinik: meist bekannte Dunkelbraun- Schwarzverfärbung des Urins. Arthrotischer Umbau peripherer Gelenke (Hüft-, Knie- und Schultergelenke) ca. ab dem 40 Lj.; insbes. an Hüftgelenken plötzlich rasche Destruktionen möglich. Ochronotische Spondylopathie mit zunächst belastungsabhängigen Schmerzen und zunehmende Verkalkung der Bandscheiben und Ankylose. Um das 50. Lj. charakteristische Verfärbung der Skleren.

Rö.: unspezifische Arthrosezeichen in betroffenen Gelenken. Veränderungen an WS charakteristisch mit Diskusverkalkungen.

Ther.: symptomatisch. Physik. Ther. Gelenkschutz, Rückendisziplin.

16.2.3 Idiopathische Hämochromatose, ICD 713.0

Path. Eisenablagerung v.a. in Leber, Pankreas, Herz. Sekundäre Formen z.B. bei alkoholischer Leberzirrhose, nach häufigen Bluttransfusionen. Autosomal vererbbar.

Klinik: meist Männer ab ca. 40 Lj.; Gehäuft grau-braunes Hautkolorit, Hepatomegalie, Diab. mell., Kardiomyopathien.
Bei Koinzidenz von Diabetes mellitus und Gelenksymptomen: Hämochromatose ausschließen!

In ca. 60 % kommt es zur Arthropathie (*in ca. 30 % Erst- bzw. Frühsymptom; Schattenkirchner 1989*). Formen: in ca. 90 % symmetrische Arthropathie der *MCP-Gelenke II und III*. In ca. 35 % Zeichen einer Chondrokalzinose (meist Spätmanifestation; am häufigsten Hand- und Kniegelenken) mit möglichen Pseudogichtanfällen.
Diagn.: Klinik. Serumeisen > 31,3 μmol/l, Transferrinsättigung > 60 %, Serumferritin ↑. Leberbiopsie.

Ther.: internistische Ther. (Aderlässe, Chelatbildner [z.B. Desferal®], diätische Eisenrestriktion) zeigt kein bessernden Einfluß auf Arthropathie. Symptomatische Ther. bei Pseudogichtanfällen mit NSA. Physik. Ther.

Operative Therapie
• **Path. Fraktur**: OS, jedoch häufig Implantatausbruch und Refraktur
• **Deformierungen:** Umstellungsosteotomien

Therapiebedüftige Koxarthose: TEP. *6 Mon. präop.* Ther. mit Calcitonin und Diphosphonaten. **Cave:** meist 2 Packungen Knochenzement erforderlich wegen weiter Markhöhle. Vorsicht beim Fräsen der Pfanne (Durchbrechen ins Becken). Erhöhter Blutverlust.

16

Karl-Ludwig Krämer
Hans-Werner Bouman
Hermann Schmidt
und Martin Stock

17

Obere Extremität

17.1 Schultergelenk

17.1.1 Wichtige Differentialdiagnosen des Schulterschmerzes

17

- **Trauma**
  - Im Bereich Schultergürtel (Humeruskopf, Klavikula, Skapula, entsprechende Gelenke): Fraktur, Subluxation, Luxation
  - Weichteile Schulter: Rotatorenmanschettenruptur, Bizepssehnenriß
  - Im Bereich HWS: Wirbelfrakturen, Weichteilläsionen, Schleudertrauma der HWS
- **Entzündung/Infektionen:** OM, Gelenkinfekt, Herpes zoster
- **Weichteilrheumatische Affektionen:** C.P., „PHS" mit ihren Untergruppen, Schultersteife, Tendomyosen, Polymyalgia rheumatica, Polymyositis, andere Kollagenosen
- **Tumoren:** Chondromatose, Pancoast-Tumor
- **Degenerativ:** Omarthrose; Arthrose im AC-Gelenk, Sternoklavikulargelenk
- **Impingement-Syndrom**
- **Angeborene Erkrankungen:** Sprengel-Deformität
- **Veränderungen im Bereich HWS/ Radikuläre Syndrom:**
  - Angeboren: Basiläre Impression, Muskulärer Schiefhals, Klippel-Feil-Sy.
  - Degenerative Veränderungen, Nervenirritation, Diskushernie
  - Entzündlich: c.P., M. Bechterew
  - Stenose: Tumoren, intramedullär (z.B. Angiome).

- **Nervale Irritation im Schultergelenksbereich**
  - Kompression N. suprascapularis oder des N. dorsalis scapulae, neuralgische Schulteramyotrophie, traumatische Nervenläsionen, Kompression des Armplexus durch Tumoren (Pancoast, Mamma-Ca, M. Hodgkin, Lymphosarkome)
  - Kompressions-Sy.: Skalenus-Sy., Kosto-klavikuläres-Syndrom
  - Periphere neurol. Läsionen: Karpaltunnel-Sy., Sulcus-ulnaris-Sy., Supinator-Sy.
- **Neurodystrophische Prozesse** M. Sudeck
- **Gefäßveränderungen**
  - Arteriell: akute und chron. Arterienverschlüsse, a.-v.-Fisteln, Aneurysma
  - Venös: akute Thrombosen, Thrombophlebitis
  - Lymphogen: bes. nach Lk-Ausräumung
- **Stoffwechselstörungen:** z.B. Gicht
- **Andere Organsysteme:** Herz (Angina pectoris, Myokardinfarkt, Perikarditis), Aortenaneurysma, Lunge, Bronchial-Ca., Gallenblasenaffektionen, Zwerchfell
- **Pseudoradikuläre Schmerz-Sy. und Überlastungs-Sy.:** Brachialgie, Skapulokostal-Sy. (Schmerzen zwischen Skapula und Wirbelsäule)
- **Psychosomatische Beschwerden**
- **Sonstige:** Humeruskopfnekrose, schmerzhaftes Schulterkrachen.

17.1.2 Spezielle orthopädische Untersuchung

Spezielle Anamnese
- **Hauptbeschwerden:** Seit wann Beschwerden; akut, chron.; Ruhe-, Nachtschmerz; ständig, gelegentlich, rezidivierend. Wesentliche Funktionseinschränkung? Rechts- oder Linkshänder. Schmerzen auch an anderen Gelenken (systemische Erkr.)? Kraftmangel? Leistungsanspruch des Pat.?
- **Schmerzlokalisation:** wo genau, ausstrahlend in HWS, Oberarm, Unterarm, Hand. Re, li, bds.? Dermatom zuordenbar?
- **Schmerzprovokation:** typische Bewegung, belastungsabhängig (Hinweis auf degenerative Veränderung), in Ruhe, nachts (entzündliche Genese), Sport, Beruf?
- **Unfall?** Unfalldatum, -ort, -mechanismus, -ursache. Sport-, Arbeitsunfall (BG)?
- **Frühere Schultererkrankungen?**
- **Frühere OP:** welche? KO?
- **Bisherige Ther.:** Punktion, Injektion, Medikamente, Analgetikabedarf, physik. Ther., Kurmaßnahmen? Operation.

Klinischer Befund

- **Inspektion:** Beobachtung beim Entkleiden. Schulter- und Beckenstand, Hämatom, Entzündungszeichen, Narben, sonstige Hautveränderung, Schwellung, Umfangsvermehrung, **Atrophien,** Deformität (Schulter, WS, Thorax), Schonhaltung, Asymmetrien, Achsenfehlstellung (z.B. Cubitus varus, Cubitus valgus), Skapulastand, Scapula alata?
- **„Screening der HWS":** Kinn-Jugulum-Abstand, Seitneigung, Rotation, axialer Druck (Lhermitte-Zeichen), Blockierung, Zwangshaltung, Myogelosen, Hartspann, Krepitation
- **Palpation Schultergürtel:** Überwärmung, Myogelosen, Hartspann, Muskelatrophie.

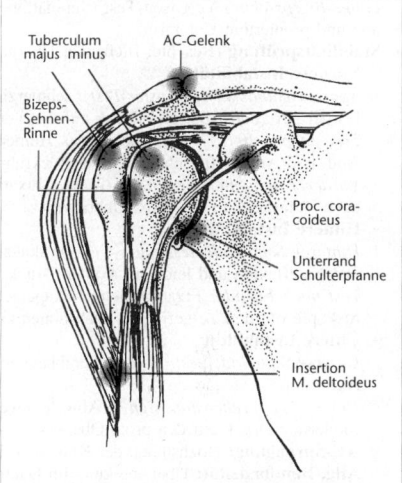

Abb. 17.1: Druckschmerzpunkte Schulter

DS *Tuberculum majus* (kraniale Anteile der Rotatorenmanschette), *Processus coracoideus* (Impingement-Sy.), *Sulcus intertubercularis:* bei 10° Iro. genau ventral (Tendinitis lange Bizepssehne). DS *AC-Gelenk* (Instabilität, Klaviertastenphänomen, Arthrose). DS *Sternoklavikulargelenk, Akromioklavikulargelenk, Klavikula:* Subluxation, Luxation, Klaviertastenphänomen
- **Aktive und passive Beweglichkeit:** Abd./Add.: normalerweise 180–0–40°, bei Fixation der Skapula 90–0–40°. Flex./Ext.: 170–0–40°. Iro./Aro. (Oberarm anliegend und 90° abd.): 95–0–60°. Ab welchem Winkelgrad Mitbewegen der Skapula (Frozen shoulder)? *Schürzengriff* (Iro. und Add.), *Nackengriff* (Aro. und Abd.). Schnappen, Krepitationen (☞ 1.2.3)?
- **Impingementtests:** *„Painful arc"* zw. 60 und 120° Abd.; *Impingementzeichen nach Neer:* Schmerzen bei Fixation der Skapula und forcierter Flexion
- **Isometrische Funktionstests:** *Supraspinatussehne: Drop arm sign* (Arm kann nicht in 90° Abd. gehalten werden), *Null-Grad-Abd.-Test* (Abd. des hängenden Armes gegen Widerstand), Supraspinatustest (Halten des Armes in 90° Abd. bei Druck von oben [☞ 17.1.26]). *Rotatoren:* Aro., Iro. gegen Widerstand. Ausschluß des M. deltoideus bei Aro. durch 90° Abd. und 30° Anteflex. *Pseudoparalyse* (völliger Verlust der Abd.-Kraft bei Rotatorenmanschettenruptur).

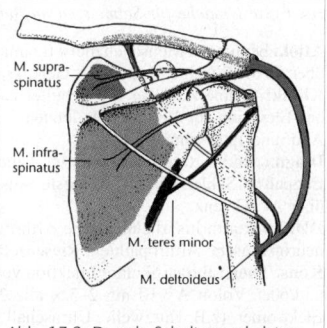

Abb. 17.2: Dorsale Schultermuskulatur

Lange Bizepssehne: Yergason-Test (Supination gegen Widerstand bei 90° flektiertem und proniertem Unterarm)
- **Stabilitätsprüfung** (Beachte: fließender Übergang Subluxation – Luxation!)
  - **Vordere Instabilität**
    Apprehensiontest (wichtigster Test): schmerzhafte Subluxation des Humeruskopfes bei Aro. und Abd. und Druck auf den vorderen Glenoidalrand.
    Test nach Leffert: Ventralisation des Humeruskopfes durch Daumendruck bei Abd. und Aro., evtl. Schnappen bei Rückführung des Armes.
    Vorderer Schubladentest nach Gerber: Fixation der Skapula und ca. 90° Abd., dann Ventralschub des prox. Oberarmes
  - **Hintere Instabilität**
    Hinterer Schubladentest nach Gerber: dorsale Schublade bei Daumendruck in 30° Anteflexion und leichtem axialen Druck.
    Test nach Fukuda: Fixation beider Skapulae mit dem Daumen und die Humerusköpfe mit den Zeigefingern nach hinten ziehen
  - **Untere Instabilität**
    Unterer Schubladentest: Zug am herabhängenden Arm, evtl. Rinne unterhalb des Akromion (,,sulcus sign").
    Unteres ,,apprehension sign": Abwehrbewegung des Pat. bei 90° Abd. und forciertem Druck auf den prox. Oberarm
  - **AC-Sprengung:** Hochstehen der Klavikula, Klaviertastenphänomen
  - **Allg. Bandlaxizität:** Überstreckung im Daumengrund-, Ellenbogengelenk
- **Ellenbogengelenk,** *Palpation:* DS über entsprechenden anatomischen Strukturen (z.B. knöcherne Vorsprünge, Sehnenansätze); Muskelkonsistenz (z.B. Muskelhartspann, Myogelosen); Fluktuationen. Bei Schwellungen Konsistenz (teigig, derb, fluktuierend) sowie zusätzliche Entzündungszeichen (z.B. Rötung, Überwärmung) beschreiben. *Stabilitätsprüfung:* zur Beurteilung der kollateralen Bandverbindungen. *Bewegungsprüfung:* Beu-gung/Streckung sowie Pro- und Supination. *Provokationstests:* radiale Handgelenksextension und ulnare Handgelenksflexion (Epikondylitis)
- **Neurologischer Befund:** Immer Seitenvergleich! Paresen, Sensibilität, Reflexe (BSR, TSR, RPR). **Durchblutung:** Pulse.

17.1.3 Akromioklavikulargelenksarthrose

Häufigste Ursache für Schmerzen im Bereich des Schultereckgelenkes (AC-Gelenk).

Ätiol.: bei jungen Menschen meist traumatisch, am häufigsten degenerativ bei Männern über 40 J. (Beachte: ,,physiol." Gelenkspaltverschmälerung im höheren Alter).
Klinik: Schmerzen über der Schulter nach Überlastung. *AC-painful arc:* Schmerzen bei Elevation im Bereich der letzten 30°. Druckschmerz über AC-Gelenk. Passive Add. und Ext. schmerzhaft.
Diagn.: Rö.: Arthrosezeichen, evtl. kaudale Osteophytenbildung (kaudaler Sporn → Engpaß?). Schichtaufnahmen beste Aussage. **Szinti:** lokalisierte Mehranreicherung über AC-Gelenk.
DD: Infektarthritis, rheumatische Arthritis, posttraumatische Arthrose oder Osteolyse, neuropathische Arthropathien, Riesenzelltumor.
Kons. Ther.: Intraartikuläre Injektion von LA und Kortikoiden (z.B. Scandicain® 1 % und/oder Volon A® 10 mg 2–3 x alle 2 Wo.). Querfriktion der Bandverbindungen. Elektrother. (z.B. Kurzwelle, Ultraschall [☞ 20.3.1]). Antirheumatika (z.B. Voltaren® 50 mg 3 x 1 Tbl.). Pendelübungen am hängenden Arm. Vermeidung der Abd. > 90°. Behandlung der Begleit- oder Grunderkrankungen wichtig. Sportreduktion.

Operative Ther. (selten indiziert): Resektion des lat. Klavikulaendes um ca. 1 cm (Bänder bleiben erhalten). Frühfunktionelle *NB:* Desault-Verband für 3 Tage.

17.1.4 Akromioklavikulargelenkverletzung, ICD 840.0

Bänder des Schultereckgelenkes: Lig. acromioclaviculare und Lig. coracoclaviculare.

Ätiol.: Direktes Trauma bei Sturz auf Schulter mit adduziertem Arm.
Klinik: Immer Vergleich mit Gegenseite.

Einteilung nach Rockwood (erweiterte Tossy-Klassifikation)	
Grad I (Tossy I)	Bänderdehnung : Schmerzen, lokale Schwellung, keine Funktionseinschränkung
Grad II (Tossy II)	Zerreißung der akromioklavikulären Bänder, Dehnung der korakoklavikulären Bänder. Alle Bewegungen im Schultergelenk schmerzhaft, AC-Gelenk etwas hochstehend, instabil
Grad III (Tossy III)	Riß der akromioklavikulären und korakoklavikulären Bänder mit deutlichem Hochstand des lat. Klavikulaendes
Grad III-VI	Starke Schmerzen, deutliche Bewegungseinschränkung, Instabilität, Schonhaltung, Klaviertastenphänomen (außer bei VI), Schulterkontur verkürzt
Grad IV	Entspricht III, jedoch mit Dorsalverschiebung des lat. Klavikulaendes
Grad V	Geht über Typ III hinaus, massive Dislokation
Grad VI	Sehr selten. Luxation der Klavikula unter Akromion. Starke Schwellung.

Rö.: Zunächst Ausschluß einer Fraktur durch Rö. Schulter a.p., dann gehaltene Aufnahmen beider Schultern *(Panoramaaufnahme)* mit je 10 kg Gewicht am hängenden Arm (**Gewichte mit Schlaufe am Handgelenk aufhängen**, *kein* aktives Festhalten der Gewichte → Anspannung der Arm- und Schultermuskulatur).

DD: AC-Gelenksarthrose, lat. Klavikulafraktur oder -pseudarthrose, Gicht.

Konservative Therapie
Typ I: symptomatisch (Kryo-Ther., Antiphlogistika, Salbenverbände für 1–3 Wo., z.B. Voltaren Emugel®).
Typ II: 1–2 Wo. Gilchrist-Verband. Danach KG. Alternative: Pelottenverband, Tape-Verband. Schweres Heben, Kontaktsportarten für 6 Wo. vermeiden.

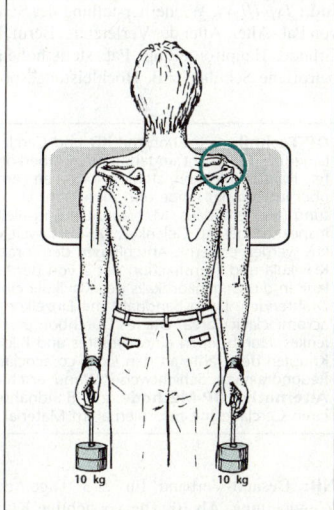

Abb. 17.3: Gehaltene Aufnahme bei Verletzung des Schultereckgelenks

17

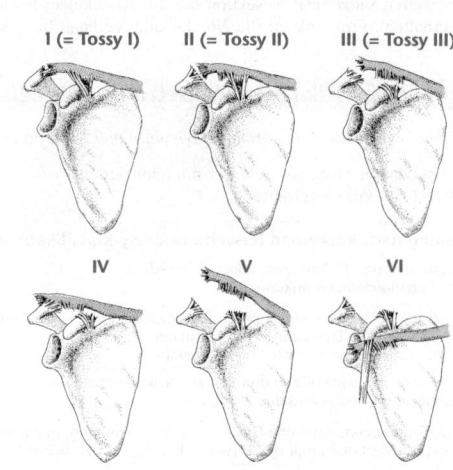

I (= Tossy I) II (= Tossy II) III (= Tossy III)

IV V VI

Abb. 17.4: Verletzungen des Akromioklavikulargelenkes: Rockwood-Klassifikation

Operative Therapie

Ind.: *Typ III-VI.* Wiederherstellung der Schultergürtelstabilität unter Berücksichtigung von Pat.-Alter, Alter der Verletzung, Beruf, Händigkeit auf verletzter Seite, kosmetische Gründe. Hauptforderung: Pat. stellt hohen und überdurchschnittlichen Anspruch an betroffene Schulter, z.B. Hochleistungssportler, Handwerker, Schwerarbeiter.

OP-Technik: Refixation mit KD und Cerclage bei frischer AC-Gelenkssprengung. Lagerung mit leicht angehobenem Oberkörper, Kissenunterlage unter verletzter Schulter. Hautdesinfektion, steriles Abdecken (Arm frei beweglich). Längsgestellte Inzision über lat. Klavikulaende und Akromion. Darstellen des AC-Gelenkes nach Faszienspaltung (M. deltoideus, M. trapezius) und weiter medial der korakoklavikulären Bänder. Inspektion des AC-Gelenkes. Diskus soweit wie möglich erhalten. Lose Anteile des Diskus werden entfernt. Anschlingen der korakoklavikulären Bandstümpfe. Reposition der Klavikula und Transfixation mit 2 von der lat. Akromionkante her durch das AC-Gelenk in die Gegenkortikalis der Klavikula eingebrachten KD (2,0). Umbiegen der lat. Drahtenden. Dann Bandnaht mit Einzelknopfnähten. Adaptierende Nähte der Ligg. acromioclavicularea. Queres Durchbohren der Klavikula ca. 3 cm medial des AC-Gelenkes. Durchziehen eines Drahtes und Bildung einer 8er-Tour um die lat. KD-Enden. Knüpfen der Nähte an den Ligg. coracoclavicularia. Spülung. Sorgfältige Blutstillung. Redondrainage. Schichtweiser Wundverschluß. Steriler Verband. Desault-Verband.
Alternative OP-Methode: z.B. Bandnähte und Kombination mit einer korakoklavikulären Cerclage mit resorbierbarem Material.

NB: Desault-Verband für 2–3 Tage, dann Gilchrist-Verband bis Abschluß der Wundheilung. Ab 10. Tag vorsichtige KG mit Abd. zunächst bis 60°, dann strikt nur bis 90° (**Cave** Metallbruch). Stationäre Wiederaufnahme zur ME 7. Wo. postop. (späterer Termin: Gefahr von Metallbrüchen und Dislokation).

Progn.: Bei frischer Verletzung in 90 % gute Ergebnisse. Bei bestehender Arthrose im AC-Gelenk: 30 % Erfolg bei op. Ther. und ca. 50 % bei kons. Ther.

Veraltete AC-Gelenkssprengung
Vor OP Ausschluß anderer Schmerzursachen! Sono zur DD hilfreich, evtl. Arthrographie. Bester Hinweis auf Schmerzursache im AC-Gelenk: Schmerzfreiheit nach intraartikulärer Injektion eines LA (z.B. Scandicain® 1 %).
Resektionsarthroplastik
bei schmerzhaften Instabilitäten.
NB: 3–7 Tage Gilchrist-Verband.

OP nach Weaver und Dunn bei ausgeprägtem Klavikulahochstand: Transposition des Lig. coracoacromiale an lat. Klaviculaende. *NB:* Gilchrist-Verband für 2 Wo.

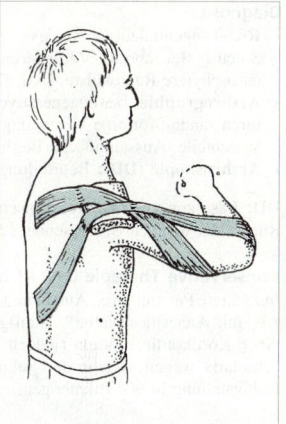

Abb. 17.5: Hartung-Verband

17.1.5   Bizepssehnenruptur

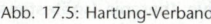

Prox. lange Bizepssehne verhindert bei Abd. ein Höhertreten des Humeruskopfes.

Degeneration der Sehne möglich bei mechanischer Überbeanspruchung im Sulcus intertubercularis durch Vorbeigleiten des Humeruskopfes bei Abd. (Sehne selbst bewegt sich nicht).
Folge: **Tenosynovitis, Subluxation und Luxation, partielle oder komplette Ruptur.**
Echte traumatische Ruptur bei akuter Überlastung sehr selten. Häufig begleitende Läsionen der Rotatorenmanschette
(☞ 17.1.14).

Klinik
Meist durch einmalige kräftige Kontrakur oder Bagatelltrauma. Stechender Schmerz sowie typischer dist. Muskelbauch bei prox. Ruptur. Evtl. Hämatom. Flex. gegen Widerstand bei jüngeren Pat. schwächer, beim älteren Pat. Kraftverlust oft weniger ausgeprägt. Ein funktioneller Ausfall nach Rupturen der langen Bizepssehne wird meist als nicht sehr schwerwiegend angesehen.

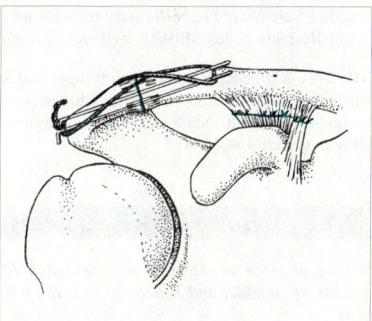

Abb. 17.6: Osteosynthese bei AC-Luxation

Diagnose
- **Rö.**, Tangentialaufnahme des
  Sulcus. Bei chron. Veränderungen unregelmäßige Begrenzung, Sklerosierung,
  osteophytäre Randwülste. Evtl. flacher Sulkus mit großem Öffnungswinkel
- **Arthrographie:** bei degenerativen Veränderungen wenig aussagekräftig. Bei Rupturen sanduhrförmige Verengung des KM-Bandes oder diffuser KM-Austritt in die Weichteile. Ausschluß von Begleitverletzungen der Rotatorenmanschette
- **Arthroskopie (DD):** Beurteilung des intraart. Verlaufs der langen Bizepssehne.

DD: Läsionen an Rotatorenmanschette, Gelenkkapsel, Limbus. Freie Gelenkkörper. Ruptur der distalen Bizepssehne, Läsion des N. musculocutaneus.

Konservative Therapie (☞ 17.1.26)
Ind.: ältere Pat. mit prox. Ausriß und nur geringen funktionellen Einbußen. Iontophorese z.B. mit Anaesthesinsalbe®. Häufig schlagartige Schmerzbesserung bei **intraartikulärer** Kortikoidinfiltration (jedoch keine Kortikoidinfiltration in den Sulcus intertubercularis wegen Gefahr der Sehnennekrose). Bei Rupturen zunächst 2–3wöchige Ruhigstellung in 90° Ellenbogenflexion.

Operative Therapie (spätestens 4–6 Wo. nach Ruptur)
Ind: Bei aktiven, sportlichen Pat. mit Berufen mit häufigen Supinationsbewegungen und Überkopfarbeiten wegen Kraftverlust *(Wiedemann 1990)*. Erfolglose kons. Ther. bei Subluxation, Luxation und isolierter Bizepssehnenruptur und persistierenden Schmerzen und lästiger Funktionseinschränkung.
- **Proximale Ruptur (lange Bizepssehne : kurze Bizepssehne ≈ 1 : 10):** *„Schlüsselloch"-OP nach Froimson* zu bevorzugen: Refixation der verknoteten Sehne in Kortikaliskerbe im Sulcus intertubercularis *(Habermeyer et al. 1990)*. *Alternative:* Versetzung der langen Bizepssehne auf den Processus coracoideus. *Vorteil:* Zweigelenkigkeit des Muskels bleibt erhalten. *Nachteil:* Entstehen/Verstärkung eines Impingement-Sy. durch höhertretenden Humeruskopf (depressorische Wirkung der Sehne fällt weg). *Alternative:* Transposition auf den kurzen Bizepskopf und Resektion des prox. Sehnenstumpfes
- **Distaler Ausriß (eindeutige OP-Ind.):** Verankerung der Sehne an der Tuberositas radii *(Ausziehnaht nach Bunell)*, transossäre Refixation. Bei zurückliegender Ruptur mit Retraktion des Muskels evtl. Kombination mit einer Sehnenverlängerung.

NB: 2–4wöchige Ruhigstellung in Beuge- und Supinationsstellung mittels rechtwinklig angelegter, dorsaler Oberarmgipsschiene (☞ 2.2.3). Danach Beginn mit aktiven Beugebewegungen. Nach der 6. Wo. Beginn mit Streckübungen. Volle Funktionsfähigkeit nach 3–4 Mon.

17.1.6 Dysostosis cleidocranialis

Seltene angeborene Störung der desmalen Ossifikation vorwiegend mit Hypo- bis Aplasie an Schädel und Klavikula (z.T. auch Beckenverengung und Wirbelmißbildungen).

Klinik und Diagn.: meist re Seite betroffen. Häufig keine Beschwerden. Selten Belastungsschmerz und Schulter-Arm-Schmerzen. Je nach Ausprägung der Fehlbildung vermehrte Beweglichkeit im Schultergürtel. Schultern können u.U. vor der Brust zusammengeklappt werden. Schädel: Brachyzephalie (vergrößerter Hirnschädel, Hy-

pophyse, Gesichtsschädel. **Rö.:** Bestätigung der klinischen Diagn.
DD: Kongenitale Klavikulapseudarthrose, geburtstraumatische Klavikulafraktur.

Ther.: Überwiegend symptomatische Ther. *Pseudarthrosen:* Knochenspaninterposition und Plattenosteosynthese (☞ 17.1.8). *Teilaplasien:* bei Beschwerden Exstirpation des Rudiments. *Totalaplasie:* keine OP, evtl. Schulterbandage.

17.1.7 Infraspinatustendopathie

Ätiol., Diagn. und Ther. ☞ 17.1.26.

Klinik: Druckschmerz an der Rückseite des Tuberculum majus, Aro. gegen Widerstand schmerzhaft. „*Painful arc*" (zwischen 60 und 120° Abduktion).

17.1.8 Klavikulafraktur, ICD 810.0

Ätiol.: Meist Sturz auf ausgestreckten Arm, direktes Trauma selten. Mittleres Drittel am häufigsten betroffen (in ca. 80 %). Eine der häufigsten Frakturen (ca. 12 % aller Frakturen beim Erwachsenen)

Diagn.: Anamnese. Inspektion. Mediales Fragment meist höherstehend (Zug des M. sternocleidomastoideus); Verkürzung (Zug des M. pectoralis major). *Palpation:* Stufe, evtl. Krepitation. Beweglichkeit im Schultergelenk schmerzhaft. Selten Läsion des Plexus brachialis oder der A. subclavia → D,M,S prüfen! **DD:** Schultereckgelenksprengung bei lat. Frakturen.
Rö.: Schulter mit Klavikula a.p. und tangential.

Kons. Ther. (in ca. 98 % der Fälle): *Rucksackverband* (☞ 2.1.3). In der ersten Wo. tägl. nachziehen. Auf Nervenläsionen und Durchblutungsstörungen achten. Tragedauer: Kinder ca. 10 Tage, Erwachsene 3–4 Wo. Frühe Schultermobilisation entsprechend Beschwerderückgang! Bei lateralen Frakturen mit nur geringer Dislokation (Typ II nach Neer) Akromionverband. *Ind. zur Reposition in Bruchspaltanästhesie* nur bei Achsenknick > 10° und/oder fehlender Knochenkontakt der Fragmente.

Op. Ther.: bei sehr stark dislozierten Frakturen, die kons. nicht zu halten sind. Offene Fraktur, drohende Perforation, Gefäß-Nerven-Verletzung, Pseudarthrose nach kons. Ther. Lat. Fraktur mit AC-Gelenk-Beteiligung. Path. Frakturen.
Keine intramedulläre Draht-Stabilisierung → Dislokationen, Infekte und Pseudarthrosen häufiger.

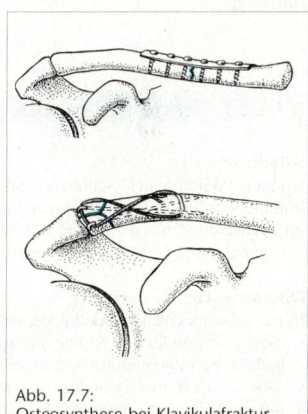

Abb. 17.7:
Osteosynthese bei Klavikulafraktur

Methode der Wahl: Plattenosteosynthese in Kombination mit Zugschrauben (Forderung nach absoluter Stabilität), DC-Platte (☞ 12.4.4) 3,5 mm 6–8 Loch.

Lat. Klavikulafraktur: hier Pseudarthrose häufiger (meist korakoklavikulärer Bandapparat mitbetroffen). Stärkere Dislokation → OP-Ind. **NB:** Gilchrist-Verband bis zur Wundheilung, dann aktive Schultermobilisation. Nach
6.–12. Wo. Belastungssteigerung abhängig vom Rö.-Bild. ME nach 1 J.

17.1.9 Klavikulapseudarthrose (erworbene)

Selten nach kons. Ther. einer Klavikulafraktur (ungenügende Reposition bzw. Fixation), häufiger nach Osteosynthese mit unzureichender Stabilisierung (z.B. mit KD). Persistierende Schmerzen > 8 Wo. → V.a. Pseudarthrose.

Operative Ther.: bei hypertropher und atropher Pseudarthrose insbes. bei zusätzlichen Schmerzen, Kraftminderung, Belastungsinstabilität, neurol. Störungen (Parästhesien) und/oder periphere Durchblutungsstörungen (*Hansis und Weller 1989*).

OP-Technik: Hosenträgerschnitt (beste kosmetische Narbe), Platten-OS: sorgfältige Dekortikation, dynamische Kompressionsplatte (Platte nicht zu klein wählen), mind. 3 Schrauben pro Hauptfragment. Bei *atrophen Pseudarthrosen* Anlagerung von autologen kortikospongiösen Spänen. Bei *Defektpseudarthrosen* Interposition eines kortikospongiösen Blocks aus der Crista iliaca. *Klavikulapseudarthrose im lat. Viertel:* Zuggurtungs-OS.

NB: bei guter Stabilität Übungsbehandlung ab 1. postop. Tag; bei unsicheren Stabilitätsverhältnissen Gilchrist-Verband für 2 Wo. Anteversion und Abd. nur bis zur Horizontalen!

17.1.10 Eitrige Omarthritis

Klinik: ☞ 13.1.
Diagn.: Punktion des Schultergelenks. BSG, CRP. Evtl. zusätzliches Labor: RF, Immunglobuline, Komplementreaktionen, Antikörpersuchtests, Harnsäure, AP. **Rö.:** im Frühstadium meist regelrechter Befund. Später lokale Osteoporose, Gelenkspaltverschmälerung, Gelenkdestruktionen, Luxationen.

Operative Ther.: Ausheilung nur bei Revision aller betroffenen Abschnitte (Gelenk, Bursa subcoracoidea, subdeltoidea, subacromialis).
- *Akuter Frühinfekt*: sofortige arthroskopische Spülung und Synovektomie. Evtl. mehrfache Intervention (Spülungen) nötig
- *Chron. Infekt und erfolglose arthroskopische Intervention:* offene Synovektomie mit radikaler Entfernung der Bursae. Evtl. Saug-Spül-Drainage (2–3 Tage)
- Postop. Antibiotika für 4–6 Wo. (☞ 13.2.3)
- Gefahr der Knorpeldestruktion und Versteifung des Gelenkes.
  Bei therapieresistenten starken Schmerzen und Funktionsbehinderung aufgrund Gelenkdestruktion → Arthrodese in Funktionsstellung. Empfehlung: ca. 20° Abd., 20° Flex., 545° Iro. (*Rockwood 1991*). Arm „beweglich" durch Skapularotation. Alternative: Schulterendoprothese nach Infektausheilung.

17.1.11 Omarthrose

Ätiol.: Meist sekundäre Arthrosen (z.B. Trauma, Luxationen, Osteonekrosen, OD). Primäre Arthrose des Schultergelenkes selten (nicht statisch belastet).

Klinik und Diagn.: Schmerzen, aktive und passive Bewegungseinschränkung (v.a. Rotation), Krepitationen, Reibegeräusche, Muskelatrophien (Supra-, Infraspinatus, Deltoideus). **Rö.:** Gelenkspaltverschmälerung, subchondrale Sklerosierung, Osteophyten, Konturunregelmäßigkeiten.
DD: Abgrenzung von Begleiterkrankungen des Schultergelenkes.

Kons. Ther.: Physik. und funktionelle Ther., Medikamente, Hilfsmittel (☞ 21.8.3).
Op. Ther.: Bei sehr schmerzhafter Arthrose nach erfolgloser kons. Ther.: *Doppelosteotomie* nach Benjamin. *Arthrodese* in Funktionsstellung (☞ 17.1.10).
Endoprothese als letzte Möglichkeit (Verankerung und Stabilität z.Zt. noch problematisch). 3 Gruppen von Schulterendoprothesen: unconstrained (bewegliches Rotationszentrum), semi-constrained, constrained (gekoppelte Konstruktionen).

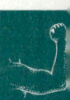

17.1.12 Osteonekrose des Humeruskopfes

Nekrose des Humeruskopfes aufgrund Unterbrechung der Blutzufuhr.

Ätiol.: u.a. Trauma, Alkohol-Abusus, Sichelzellanämie, Tumor, Medikamente (z.B. Steroide), Entzündung, Caissonkrankheit, neuropathisch (Lues, Syringomyelie, Diab. mell.).

Klinik: Schmerzen, Bewegungseinschränkung, Instabilität. Neuropathische Nekrosen meist schmerzlos!

Rö.: im Frühstadium nicht zu erkennen. In späteren Stadien perifokale Osteoporose, Frakturen, herdförmige Sklerosierung und Aufhellung, vollständiger Zusammenbruch, arthrotische Veränderungen (☞ 6.1.5). Erkrankung im Kindesalter → Humerus varus.

NMR: gute Beurteilbarkeit der Nekroselokalisation u. -ausdehnung

Szinti: Veränderungen vor röntgenologischen Zeichen sichtbar. *Initialstadium:* verminderte Anreicherung, *Spätstadium:* Aktivitätsanreicherung (Reparation).

Kons. Ther.: soweit möglich Ther. der Grunderkrankung, ansonsten symptomat. Ther., Orthesenversorgung. **Op. Ther.:** Endoprothese, Arthrodese.

17.1.13 Periarthropathia humeroscapularis (PHS)

Kein eigenständiges Krankheitsbild, sondern unpräziser Sammelbegriff für mehrere degenerative Erkrankungen des Schultergelenkes. „Diagnose" PHS möglichst vermeiden. Besser ist folgende Differenzierung:

Klinische Diagnose	Ätiologische Diagnose
• **PHS simplex** (schmerzhafte Schulter) • **PHS acuta** (hyperalgische Schulter), • **PHS pseudoparalytica** (Pseudoparalyse) • **PHS ancylosans** (Schultersteife)	• Tendopathie der Rotatorenmanschette (oder der langen Bizepssehne; ☞ 17.1.5) • **Akute Bursitis subacromialis** (bei Tendopathie der Rotatorenmanschette; ☞ 17.1.14) • **Ruptur der Rotatorenmanschette** (und der langen Bizepssehne; ☞ 17.1.14) • **Fibrose der Gelenkkapsel** (☞ 17.1.18)

17.1.14 Rotatorenmanschettenruptur, ICD 726.1

Traumatische (selten) oder degenerative (häufig) Ruptur des Sehnenmantels der Rotatoren entweder partiell oder komplett (mit Verbindung zur Bursa subacromialis). M:F = 10 : 1. Alter meist > 50 J. Meist re Schulter betroffen. Mit fortschreitendem Alter Rupturen auf degenerativer Basis zunehmend → Zurückhaltung mit OP-Ind.

Ätiol.: Erhebliches Trauma (Sturz auf ausgestreckten Arm) bzw. Degeneration und Schwächung der Zugkraft der Supraspinatussehne (☞ 17.1.26). Meist zunächst partielle Rupturen an der Unterseite des Ansatzes der Rotatoren. Trauma i.d.R. nur auslösender Faktor. Durch Retraktion des Muskelmantels evtl. Entstehen großer Lücken.

Klinik

- *Inkomplette Ruptur:* Klinik wie bei Supraspinatussyndrom (☞ 17.1.26) oder Tendinosis calcarea (☞ 17.1.27) → Sono, Arthrographie
- *Frische Ruptur:* Heftiger Schmerz, oft hörbares Reißen oder Krachen. Verlust der aktiven Abd. (Supraspinatus) bzw. Aro. (Infraspinatus): *Pseudoparalyse.* Hämatom. Kraftloses Herabfallen des Armes in 90° Abd. *(drop arm-Sy.)*: Supraspinatussehne rupturiert, Humeruskopf kann nicht mehr in der Pfanne fixiert werden → Deltoideuswirkung (Abd.) aufgehoben. Aro. gegen Widerstand nicht möglich: Infraspinatussehne betroffen (Arm in Iro. und Pronation).
- *Degenerative Ruptur:* Schmerzen (*painful arc*), Krepitationen, Schnappeffekte. Atrophie von Infra- und Supraspinatus. Evtl. Schultersteife. Symptomatik entsteht langsam mit geringerem aktiven Bewegungsverlust. Häufig Nachtschmerz. Druckschmerz am Tuberkulum und unter dem Korakoid.

Diagnose

- **Rö.:** Humeruskopfhochstand (< 6 mm path.) durch Zug des M. deltoideus, Subluxation des Humeruskopfes bei Abd. Bei degenerativer Ruptur: Zysten, Sklerose, Osteophyten, unregelmäßiger Gelenkspalt
- **Sono:** Verschmälerung oder Ausdünnung der Rotatorenmanschette (RM) oft kombiniert mit Pseudoverbreiterung der Bursa subacromialis. Kalibersprung der RM. Bei ausgedehnten Defekten fehlende Darstellung der RM (☞ 6.6)
- **Arthrographie:** Einfließen von KM durch den Rupturspalt in die Bursa subacromialis bei kompletter Ruptur (**cave:** „keine OP eines positiven Arthrogrammes")

- **NMR:** Hohe Sensitivität und Spezifität bei Rotatorenmanschettenrupturen
- **Arthroskopie:** Lage und Ausdehnung der Ruptur. Diagn. degenerativer Veränderungen (☞ 6.9).

DD: Paralyse durch Läsion des N. axillaris oder suprascapularis (neurol. Untersuchung). Schmerzbedingte Blockaden, z.B. Tendopathien (Infiltration zur Schmerzausschaltung), Arthrose.

Konservative Therapie
Inkomplette Ruptur: Supraspinatus-Sy.(☞ 17.1.26).
Komplette Ruptur: bei inaktiven Pat. > 65 J. und tolerablen Beschwerden. Ruhigstellung (Thoraxabduktionsorthese), Kryo-Ther., Antiphlogistika, Schmerzmittel (☞ 22.2). Nach Abnahme der Orthese KG-Mobilisation.

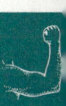

Operative Therapie
Ind.-Kriterien: Schmerz, Alter, berufliche und sportliche Aktivität, dominanter Arm, Leidensdruck/Beschwerden, Therapieresistenz, Schulterfunktion (die auch altersabhängig ist), bereits bestehende degenerative Veränderungen des Schultergelenkes. (Einteilung der Rupturen intraop. nach *Rowe*).
- **Inkomplette Ruptur:** Einriß meist an Kapselinnenseite → (Arthroskopische) OP (Akromioplastik nach Neer, Exzision des Sehnenbezirks). Sofortige frühfunktionelle NB möglich. Auch Sehnennaht
- **Komplette Ruptur:**
  - *Frische Ruptur* vorwiegend bei jüngeren (< 50 J.), beruflich und sportlich aktiven Pat. mit adäquatem Trauma und erheblichem Funktionsausfall (gute Ergebnisse bei Versorgung innerhalb der ersten 3 Mon.)
  - *Veraltete Ruptur* nach erfolgloser kons. Ther. über ca. 1 J (z.B. persistierende Schmerzen, erheblicher Funktionsausfall, Nachtschmerz, hoher Schmerzmittelbedarf). Bei Rupturnachweis und vorliegender *traumatischer Schulterluxation* („Rezidivprophylaxe")
  - Pat. mittleren Alters mit vorzeitiger Degeneration und inkompletter Ruptur zur Vermeidung der sog. Defektatrophie.

Aufklärung: Auf lange Rehabilitationsdauer hinweisen.

OP-Verfahren (abhängig von Lage und Ausdehnung)
- **Dekompression, vordere Akromioplastik nach Neer** mit Resektion des Lig. coracoacromiale (notwendiger Bestandteil bei jeder Rekonstruktion einer Rotatorenmanschettenruptur). Ggf. arthroskopisch. End-zu-End-Naht oft erschwert
- **Transossäre Verankerung nach McLaughlin bei relativ breitem Sehenausriß:** Ausmeißelung einer Knochennut und transossäre Fixation der U-förmig gefaßten Rißränder in Abd.-Stellung des Armes. Erhalt der Bursa subacromialis (außer bei extremen entzündlich narbigen Veränderungen). Bei großen Defekten evtl. Transposition der noch intakten Rotatorensehnenanteile oder Verschiebe- und Schwenklappenplastiken (z.B. *supraspinatus slide*)
- **Plastisch rekonstruktive Verfahren:** z.B. lokale Verschiebeschwenkplastik, Infraspinatussehnentransfer, kombinierter Sehnentransfer des M. infraspinatus und subscapularis nach Neviaser, Subscapularissehnentransfer nach Cofield, Mobilisierung nach Debeyre, Muskelersatz-OP *(Habermeyer, Schweiberer 1991)*
- **OP nach Apoil und Dautry:** Bei schwerster degenerativer Zerstörung und vergeblicher Defektdeckung. **Exzision allen rupturierten Gewebes** und des Lig. coracoacromiale. Gute Schmerzfreiheit bei unbefriedigender Funktion. Daher nicht beim jüngeren Pat. mit Funktionsanspruch anzuwenden.

NB (mehrere Mon. Schmerzfreiheit wichtiger als Funktionsverlust): Bei geringer Nahtspannung Schulterkissen (Abd.) für 2–4 Wo. Evtl. CMP (motorisierte Bewegungsschiene). Bei plastischen Maßnahmen Thoraxabduktionsorthese oder -gips für 6 Wo. Assistive Mobilisation und Verringerung der Abd. vor endgültiger Entfernung der Fixation. Weiter KG über mehrere Mon.

Progn.: Um so besser, je kleiner der Defekt, je kürzer die Anamnese und je jünger der Pat. Häufig chron. Beschwerden. Sorgfältige Ind. zur OP. Klin. Score: Score nach Constant und Murley 1987.

17.1.15 Scapula alata

Einseitig abstehendes Schulterblatt.

Ätiol.: Meist idiopathisch. Selten Lähmung des M. serratus ant. durch z.B. Druck bei Tragen eines schweren Rucksackes, Gips, postop., neuralgische Schulteramyotrophie, Infektionserkrankungen, Myopathien.
Klinik: Schulterblatt steht flügelartig ab → kosmetisches Problem. *Test:* Abstemmen der ausgestreckten Arme nach vorn gegen Wand. Beim Abspreizen des Armes weicht unterer Skapulawinkel nach medial ab.
DD: Dystrophia musculorum progressiva (fazioskapulohumeraler Typ), Exostosen, Sprengel-Deformität. N. accessorius-Parese (Schulterblatt **lateralisiert!**).
Kons. Ther.: Serratusbandage. Tragezeit 24 h für 8–12 Mon. Funktioneller Ausfall wird meist gut toleriert.
Progn.: Spontanheilungsrate bei druckbedingter Läsion groß. Bei Ausfall des N. accessorius schlechte Progn., selten Heilung.

17.1.16 Traumatische Schultergelenksluxation, ICD 831.0

Einteilung nach Entstehungsmechanismus:
Traumatische: frische, veraltete, rezid. Luxation.
Begünstigend sind z.B. Dysplasie von Pfannenrand und glenohumeralen Bändern, nicht ausgeheilte Verletzungen, neuromuskuläre Ursachen.
Atraumatische (☞ 17.1.17): habituelle unidirektionale, habituell willkürliche, habituell multidirektionale Luxation.
Lokalisationen: vordere, hintere, obere, untere Läsion. Sonderform: Lux. axillaris erecta

Schweregrade:
Grad I (**Distorsion**): Dehnung, Zerreißung einiger Fasern, Kapsel und Muskulatur intakt
Grad II (**Subluxation**): Ruptur oder Ablösung der Kapsel, partielle Läsion der Muskulatur
Grad III (**Luxation**): Kapsel-Band-Verletzung obligatorisch. Zu 97 % vordere Luxation.

Pat. < 45 J. eher Pfannenrandzone betroffen (schlechte Heilungschance).
Pat > 45 J. eher Ruptur der Kapsel (größere Ausheilungschance, geringe Rezidivrate).

■ Klinik und Diagnose

- Bei Distorsion und Subluxation Diagn. evtl. schwierig. Anamnese richtungsweisend (*Unfallmechanismus*, Schnappen, Instabilitätsgefühl; ☞ 17.1.2)
- **Sichere Luxationszeichen:** Arm in Fehlstellung federnd fixiert. Gelenkkontur verformt, leere Gelenkpfanne (lat. Delle)
- **Schmerzen:** *Vordere Luxationen:* ventral v.a. bei Abd.-Aro. *Hintere Luxation:* dorsalseitig
- **Nach Begleitverletzungen fahnden!**
  - *Knöcherne Verletzungen* (ca. 40 %): z.B. Oberarmkopfimpression (**Hill-Sachs-Läsion**), vordere Pfannenrandfraktur (**Bankart-Läsion**), Tuberkulumfrakturen (v.a. ältere Menschen), Luxationsfraktur des Humeruskopfes
  - Verletzungen der *Rotatorenmanschette* (35 %)
  - *Nervenverletzungen* (vor allem N. axillaris in ca. 15 % mit meist spontaner Rückbildung nach 3–4 Mon.)
  - Selten Gefäßverletzungen (A. axillaris → Radialispuls ↓, Hautblässe)

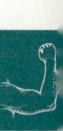

> ☞ **Cave:** Durchblutung, Motorik und Sensibilität **vor** und **nach** der Reposition überprüfen und **dokumentieren.**

- **Rö.:** Schultergelenk in zwei Ebenen. Luxationstyp, knöcherne Begleitverletzung, Pfannendysplasie (☞ 6.5). Evtl. CT, NMR.

■ Therapie

Vordere Läsionen

- *Grad I:* 7–10 Tage Desault oder Gilchristverband (ältere Pat. 2–3 Tage in Trageschlinge). Danach langsame Bewegungssteigerung innerhalb der Schmerzgrenze. Sport ab 3. Wo.
- *Grad II:* rezidivfreudig. 3 Wo. Desault oder Gilchrist-Verband. Danach langsame Mobilisation innerhalb der Schmerzgrenze. Volle Aktivität erst bei Schmerzfreiheit. Sportkarenz für 6–8 Wo.
- *Grad III (Luxation):* schnellstmögl. geschlossene Reposition (bis ca. 6 Wo. nach Trauma möglich). **Keine gewaltsame Reposition** (Urs. evtl. Weichteilinterposition, Pfannen, Kopffrakturen → offene Reposition.). **Rö.-Kontrolle nach Reposition und Anlegen einer Schulterbandage.**

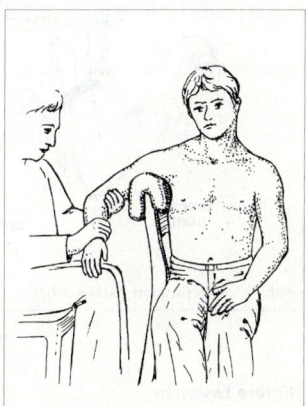

Abb. 17.8: Reposition über die Stuhllehne nach Arlt

Bei späterer Reposition evtl. vorher Analgetika und Muskelrelaxantien (z.B. Tramal® 50 mg langsam i.v. und Diazepam® 5–10 mg i.v., **Notfallbereitschaft!** auf Verkehrsuntüchtigkeit hinweisen). Retention im Desault-Verband bei Pat. < 45 J. für 3 Wo. bei älteren Pat. kürzer (geringere Rezidivrate). **NB:** Pendelübungen, assistive KG unter Vermeidung der Aro. Erst nach Schmerzfreiheit

Bewegung gegen Widerstand. Sportkarenz 8–12 Wo.

Repositionsmanöver bei vorderer Luxation
- Nach *Arlt:* schonende Reposition durch Längszug am Arm bei 90° flektiertem Ellenbogen. Pat. sitzt auf einem Stuhl und läßt luxierten Arm über die gepolsterte Lehne hängen
- Nach *Kocher:* Pat. liegt, Oberkörper leicht aufgerichtet, Ellenbogen in 90° Flex. 3 Schritte: Zug und Add., Aro. und Elevation, rasche Iro. und Add.
- Nach *Manes:* bes. bei Pat. > 60 J. Zug am Arm bei gleichzeitiger Bewegung des Humeruskopfes nach prox.-lat. mit dem Unteram in 90° Ellenbogen-Flex.
- Nach *Hippokrates:* Zug am gestreckten Arm beim liegenden Pat. Ferse des Arztes als Hypomochlion. **KI bei Pat. > 60 J. (Gefahr von Gefäß-Nervenverletzungen).**

17

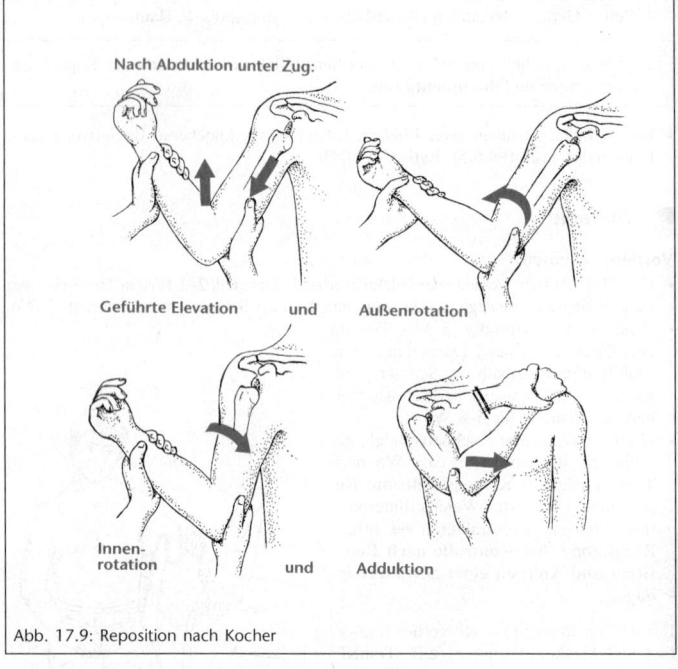

Abb. 17.9: Reposition nach Kocher

Hintere Läsionen
Grad I und II: 1–3 Wo. Ruhigstellung in leichter Abd., Aro. und Anteversion (Schulterkissen, Gips). *Grad III:* Zug am Arm und Aro. Gleichzeitig Druck auf luxierten Kopf. 3 Wo. Thoraxabduktionsgips oder -orthese in leichter Retroversion und Aro. Danach intensive KG-Mobilisation. Sportverbot für 12 Wo.

Obere und untere Läsionen
Grad I und II: Ruhigstellung in Neutralposition für 1–3 Wo. im Desault-Verband.
Cave: Subluxation nach unten.

Operative Therapie
- Offene Reposition bei sonst nicht möglicher Reponierbarkeit
- **Bei vorderer-unterer Erstluxation:** wenn sichere Stabilität im Schultergelenk aufgrund sportlicher oder beruflicher Betätigung notwendig ist (junge Pat., Leistungssportler): arthroskopische Limbusnaht oder -verschraubung (Labrum glenoidale sollte weitgehend erhalten sein) oder „offenes" Verfahren: OP nach Bankart
- **Rezid. Luxation:** Berücksichtigen morphologischer Kriterien an Pfanne und Humeruskopf!
- Bei unidirektionaler vorderer Instabilität und weitgehend normaler Pfanne (nicht antevertiert, nicht plan, sondern gekrümmt, knöcherner Rand intakt, kein sekundär destruierter knöcherner Pfannenrand): Standardverfahren (in ca. 80 % der Fälle) = **OP nach Bankart.** Rekonstruktion des Limbus glenoidalis durch Reinsertion der Gelenkkapsel am Pfannenrand mit U-Nähten (vgl. *Resch 1989). NB:* Desault, nach 3 Tagen Gilchrist für 2–3 Wo. Keine Abd. und Aro. für mind. 6 Wo.
- **Andere Verfahren**: ☞ habituelle Schulterluxation.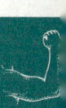

Progn.: *Spät-KO:* rezid. Schulterluxation (ca. 50 % der < 30jährigen), M. Sudeck, Schultersteife.

17.1.17 Habituelle Schultergelenksluxation

Richtung der Instabilität: vordere und untere (95 %), hintere, multidirektionale.

Ätiol.: Voraussetzung ist das Vorhandensein primärer luxationsbegünstigender Faktoren (zu flache, zu kleine Pfanne, Pfanne zu stark antevertiert, primär zu grosse Gelenkkapsel. Torsionsfehler des Humeruskopfes [normal ca. 20° Retrotorsion]).
- *Atraumatisch:* angeborene knöcherne oder ligamentäre Fehlbildungen (v.a. Ligg. glenohumeralia), angeborene Bindegewebsschwäche (z.B. Ehlers-Danlos-Sy., Dysostosis cleidocranialis, Marfan-Sy.), muskulo-nervale Imbalance
- *Willkürlich* auslösbare Luxationen (häufig begleitende **psychische** Komponente). Beginn häufig schon im Kindesalter. Luxationsrichtung meist nach dorsal.

■ Vordere Instabilität

- **Luxation:** genaue Anamnese (früheres adäquates Schultertrauma? Erstluxation häufig ohne wesentliches Trauma meist beim Sport. Wie häufig Luxation? Willkürliche Luxation?). Untersuchung: leere Pfanne, Zwangshaltung. Stabilitätstests
- **Subluxation:** *„dead-arm-Sy.":* kraftloses Herabfallen des Armes und Bewegungseinschränkung für einige Min. nach auslösender Bewegung (Abd. + Aro.). Stabilitätstests, *apprehension sign* (☞ 17.1.2). Schnapp-Phänomene?
- **Rö.:** Schulter in leichter *Abd.-Iro.-Stellung* (Kopfdefekt besser zu erkennen), *Tangentialaufnahme* nach Hermodsson (Defekttiefe), *axiale Aufnahme* (Pfannendefekt, -dysplasie), evtl. Aufnahmen unter BV-Kontrolle. **Hill-Sachs- und Bankart-Läsion meist geringer ausgeprägt als bei traumatischen Läsionen**
- **Sono:** Darstellung Hill-Sachs-Defekt; funktionelle Untersuchung (☞ 6.6)
- **NMR:** insbes. gute Darstellung von Labrumveränderungen

- **Arthroskopie:** gute Aussage v.a. bei Subluxationen, Beurteilung Schultergelenkbinnenstrukturen
- **(Arthropneumo- bzw. Doppelkontrast-)CT:** evtl. bei unklarer Diagn., zur genaueren Feststellung luxationsbegünstigender Faktoren (☞ 6.3).

Konservative Therapie

Ind.: bei seltener Luxation und ohne wesentliche Funktionseinschränkung (vorwiegend ältere Pat.). Zu Beginn evtl. Bandage mit Aro.-Abd.-Hemmung. KG zur Muskelkräftigung (Widerstandsübungen), Vermeiden von Auslösebewegungen.

Operative Therapie

Es gibt kein für alle Instabilitätsformen gleichermaßen geeignetes Standardverfahren.

Ind.: sportliche aktive Pat. mit kurzfristig rezid. Luxation, Schmerzen und lästiger Instabilität trotz vorheriger konsequenter KG. *Ziele:* u.a. sichere Beseitigung der Instabilität, Vermeidung von Spätschäden (Arthrose, Impingement-Sy., Restinstabilität).

OP-Methoden (Auswahl), → differenzierte Ther., kausaler Ansatz. Vielzahl von Verfahren bekannt *(Gohlke und Eulert 1990, Resch und Beck 1991)*:

- **Bankart: Voraussetzung ist weitgehend normale Gelenkpfanne!** Refixation von Kapsel bzw. Limbus. [Modifikation: Fixierung mittels Klammern *(stapling)*]. Aro.-Verlust ca. 15–20°. Reluxationsrate ca. 1–3 %. Biomechanisch beste Methode, technisch jedoch anspruchsvoll. (Bankart, A.S., Brit. J. Surg. 26, 23, 1938; Caspari 1985: arthroskopische Kapselrefixation)
- **Putti-Platt:** Doppelung der vorderen Gelenkkapsel, Lateralisation des M. subscapularis. *Aufklärung:* Bei Lateralisation des M. subscapularis und Kapselraffung Aro.-Verlust um ca. 15°-20° (Kapseldoppelung mittels Metallklammern *[stapling]* problematisch: neigen zur Lockerung und zum Wandern, verursachen häufig Schmerzen *[Krueger 1990]*. Erhebliche Einschränkung der Aro. Zudem Reluxationsraten bei längerem Nachuntersuchungszeitraum > 10 %)
- **Eden-Lange-Hybinette:** bei großen knöchernen Pfannendefekten. Erster Teil entspricht OP nach Putti-Platt. Zusätzlich Knochenspaneinbolzung (Spanentnahme vom Darmbeinkamm) am vorderen Pfannenrand zum Vergrößern der Pfanne. Reluxationsrate 1–4 %., lange Immobilisierung, relativ hohe Arthroserate
- **Neer:** *Inferior-T-shift:* T-förmige Inzision und Mobilisierung der Kapsel. Übernähung der Kapselschenkel. Deutliche Bewegungsein-

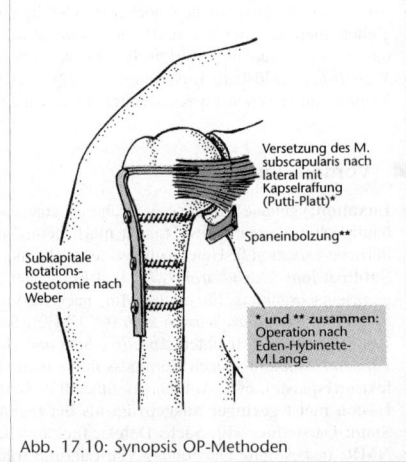

Versetzung des M. subscapularis nach lateral mit Kapselraffung (Putti-Platt)*

Spaneinbolzung**

Subkapitale Rotations-osteotomie nach Weber

* und ** zusammen: Operation nach Eden-Hybinette-M.Lange

Abb. 17.10: Synopsis OP-Methoden

schränkung (gewünscht). Lange NB: 6 Wo. Fixierung des Armes in 20° Iro. ohne Abd. (Orthese). Danach Arm in Schlinge und 3 Wo. Pendelübungen. Nach einem halben Jahr noch 20° Rotations- und 10° Elevationsdefizit erwünscht. Bis ein Jahr postop. Tragen von Lasten über 15 kg verboten

- **Bristow-Helfert:** Versetzung der Korakoidspitze (inclusive Sehnen und Muskeln) auf vorderen unteren Pfannenrand zur extraartikulären Blockierung des Luxationsweges. **Cave** *KO.:* Läsion des N. musculocutaneus, Schraubenbrüche, Pseudarthrosen (25–50 %), Impingement-Sy., Plexusläsion, erhebliche Vernarbung bei Revisions-OP, Krafteinbuße bei Sportlern bis 20 %. Reluxationsrate ca. 6 %
- **Weber: nur bei sehr großem Hill-Sachs-Defekt.** Subkapitale Rotationsosteotomie (20–30°) und Lateralisierung des Subskapularis (Einrasten von Hill-Sachs-Delle des Humeruskopfes in vorderen Pfannenerker soll verhindert werden, Verbesserung der „dynamischen Stabilisierung"). ME nötig. Pseudarthrosen, Kopfnekrosen, Aro.-Einschränkung. Reluxation ohne Kapselraffung > 10 %, mit Raffung 0 % (nach 2 J.)
- **Mayer-Burgdorff:** Skapulahalsosteotomie mit Korrektur der Pfannenebene.

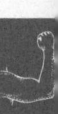

NB: je jünger der Pat., desto längere Ruhigstellung im Gilchrist-Verband oder Thoraxabduktionsorthese mit innenrotiertem Arm (noch in Narkose anlegen) für ca. 3–6 Wo. Danach intensive KG unter Vermeidung der Aro.! Keine Kontaktsportarten für 3 Mon. **Ausnahme T-shift (s.o.).**

Ursache von Fehlschlägen: Präop. falsche Luxationsrichtung diagnostiziert. Falsche OP-Technik. Keine gute Ind. bei habitueller Luxation mit multidirektionaler Bandlaxizität und willkürlicher Luxation!

Prozedere bei unsicherem Befund (n. Neer): ein Jahr Auftrainieren der Rotatoren ohne Abd. des Armes, wiederholte Untersuchungen mit erweiterter Anamnese (adäquates Trauma, generelle Bandlaxizität, Luxationsrichtung). Evtl. Arthropneumo-CT, NMR, Arthroskopie. Erst dann Entscheid über evtl. OP.

Progn.: nach 6 Mon. meist annähernd freie Funktion.

■ Hintere Instabilität (selten)

Überdehnung des M. infraspinatus, Gelenkkapsel, Läsionen am hinteren Pfannenrand. Evtl. anteromediale Impression am Humeruskopf.

Klinik: *Auslösemechanismus* Flex., Add. und Iro. v.a. bei Bewegungen gegen Widerstand. *Apprehension sign* (☞ 17.1.2). **Rö.:** meist o.B. Evtl. Veränderungen an Pfannenrand und Humeruskopf. Gehaltene Aufnahmen zur Dokumentation der Instabilität. **Arthrographie:** Nachweis Weichteilschädigung. **Arthroskopie:** Beurteilung von Knorpel-Knochenläsionen. **Ther.:** problematisch, Ind. zurückhaltend bei atraumatischer Instabilität. OP nur nach konsequenter kons. Ther. *Klare Ind.* bei jungen Pat. mit rezid. posttraumatisch-willkürlicher Luxation und Behinderung im Alltag und Sport.

OP-Prinzipien: normalerweise Umkehrung der OP's bei vorderer Instabilität (Putti-Platt, Bankart, Eden-Lange, Boyd-Sisk, Scott). *NB.:* Thoraxabduktionsgips oder -orthese in neutraler Flex. und Rotation (ca. 6 Wo.). Danach assistive KG. Intensive berufliche und sportliche Aktivität erst nach 12 Wo.

■ Multidirektionale Instabilitäten

Meist bei Bindegewebsschwäche, beidseitig. Oft mehrfache erfolglose Vor-OP.

Klinik: meist bei Überkopfbewegung auslösbar. Hypermobilität anderer Gelenke (ca. 50 %). Instabilitätstests wesentlich (☞ 17.1.2)! **Rö.:** gehaltene Aufnahmen zur Dokumentation der Instabilität. Evtl. CT oder NMR.

Kons. Ther.: *Intensive KG* zur muskulären Stabilisierung des Schultergelenkes. **Operative Ther.:** nur bei Versagen der kons. Ther. mit chron. Schmerzen, Instabilität, Schwäche und Bewegungseinschränkung. Häufig *psychogene Überlagerung* mit schlechter Progn. *Präop. Narkoseuntersuchung:* Feststellen der Hauptinstabilitätsrichtung zur Entscheidung, ob ventraler oder dorsaler Zugang.

OP nach Neer (Kapsel-T-Shift): Raffung der vorderen und hinteren unteren Kapsel, Lateralisation des Subskapularis bzw. Infraspintatus. *NB.:* Ruhigstellung in Add. mit neutraler Ext. und Flex. Dabei Vermeidung der Subluxation nach kaudal wichtig (ca. 6 Wo.). Danach assistive KG. Intensiver Sport nach 9–12 Mon.

Progn.: Bei vorderer Luxation im allg. gut; Rezidivneigung postop. bei 2–4 %. Bei hinterer Luxation OP-Ergebnisse schlechter.

17.1.18 Schultersteife („frozen shoulder"), ICD 719.5

Fibrosierung und Schrumpfung der Gelenkkapsel mit schmerzhafter Bewegungseinschränkung des Glenohumeralgelenks. Häufiger sekundär als primär.

Ätiol.: *primär = idiopathisch:* Ätiologie unbekannt. Zusammenhang mit z.B. Trauma, bei Zervikal-Sy, Herzinfarkten, Hemiplegien, Pancoast-Tumoren, Barbiturateinnahme; *sekundär:* z.B. bei Tendinosis calcarea, Rotatorenmanschettenrupturen, nach Immobilisation, Omarthrosen.

Klinik: Schmerzen, Muskelspasmen, zunehmende aktive und passive Bewegungseinschränkung v.a. der Aro. und Abd. Funktionsstörungen werden oft erst relativ spät z.B. beim Kämmen, Waschen bemerkt. Ca. 60 % der Erkrankten sind Frauen. Alter meist 40–60 J.

Stadienhafter Verlauf (primäre = idiopathische Schultersteife).
- *Stadium I:* Häufig nächtliche Schmerzen, durch bestimmte Bewegung provozierbar. Keine Bewegungseinschränkung
- *Stadium II:* Schmerzminderung, aber zunehmende Bewegungseinschränkung
- *Stadium III:* weitere Schmerzlinderung bei ausgeprägter Einsteifung mit deutlicher Muskelatrophie. Abd. nur durch Rotation der Skapula
- *Stadium IV:* Langsame Zunahme der Beweglichkeit ca. 5–6 Mon. nach Erkr.-Beginn. Dauer bis zum Erreichen einer (fast) physiol. Schulterfunktion 1–3 J. *(self limiting)*.

Falls Ruhigstellung der Schulter über Wo. notwendig, Armstellung in Abd. (z.B. Thoraxabduktionsgips oder -orthese) zur Vermeidung von Kapselschrumpfung und Bewegungseinschränkung in ungünstiger Stellung.

Rö.: evtl. kleinzystische Entkalkung des Humeruskopfes in Spätphase, sonst unauffällig. **Arthrographie:** zeigt Ausmaß der Kapselschrumpfung. **Sono.**
DD: schmerzbedingte Bewegungseinschränkung bei Tendopathien und Bursitiden (Linderung nach Infiltrationen mit LA); Rotatorenmanschettenrupturen; Nervenläsionen (primärer Funktionsausfall, dann erst Fibrose → neurologisches Konsil, Arthroskopie); Störungen der Gelenkmechanik, z.B. nach Trauma (Rö.).

Konservative Therapie (sehr zahlreiche Vorschläge in der Literatur)

Schmerzhafte Frühphase (Stadien I und II): KG, 2 x tägl. über mehrere Wo. unterstützt durch **Selbstbehandlung**. Stretching.

Spätphase (Bewegungseinschränkung im Vordergrund, Stadien III und IV):

- *KG:* Dehnung der Muskulatur und Kapsel, Manual-Ther. (Traktion, Mobilisation), evtl. Eisbeutel
- *Massagen, Hydro-Ther.*
- *Medikamente:* antiphlogistisch-analgetisch (z.B. Diclofenac®, Muskel Trancopal® comp.). Konsequente Schmerzausschaltung vor KG (z.B. Tramal® Tropfen). Evtl. für wenige Wo. Kombination mit Sedativa (z.B. Diazepam® 5 mg). Weitere Medikamente, wie Kalzitonin (z.B. Karil®) werden empfohlen
- *Injektionen:* Triggerpunkte, z.B. Xyloneural®; N. suprascapularis-Anästhesie
- **Schonende Narkosemobilisation, Brisement modéré** (in Allgemeinnarkose bei völliger Relaxierung): *Ziel:* Abkürzung des Krankheitsverlaufes. *Ind.:* bei Therapiestillstand. **Cave:** Humerusfraktur aufgrund Inaktivitätsosteoporose. **Rö.-Kontrolle!** Anschließend (am OP-Tag) KG-Mobilisation unter guter analgetischer Abschirmung. Evtl. intraartikuläre Kortisoninjektion mit LA-Zusatz. Anleitung zu selbstständigem Üben wichtig („Hausaufgaben"). CMP (Motorschiene) zu empfehlen. Vor Narkosemobilisation Abduktionsschiene anpassen.

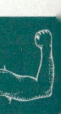

Progn.: meist Restitutio ad integrum nach oft jahrelangem Verlauf.

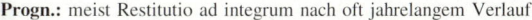

17.1.19   Skapulafrakturen, ICD 811.0

- **Korpus- und Fortsatzfrakturen:** Skapulablatt, einfach und mehrfragmentär, Spina, Akromion, Processus coracoideus
- **Kollumfrakturen (anatomicum, chirurgicum):** Collum chirurgicum mit oder ohne begleitende Klavikula- und Spinafraktur
- **Gelenkfrakturen:** Pfannenrandabbrüche, Fossa glenoidalis-Fraktur, Kombinationsfrakturen mit Collum-Corpusfrakturen (ca. 10 % aller Skapulafrakt.).

Ätiol.: Meist bei komplexen Schultergelenksverletzungen mit starker Gewalteinwirkung (Verkehrsunfall, Skiunfall).

Klinik: Schmerzhafte Bewegungseinschränkung, lokaler Druckschmerz, Schulterkonturen deformiert, Hämatom, evtl. Krepitationen. Begleitverletzungen z.B. Schulterluxation, Klavikulafraktur.

KO: Läsion des N. axillaris, Plexus brachialis, N. suprascapularis (Aro. unmöglich), A. suprascapularis. Gelenkbeteiligung, Thoraxverletzung.

Diagn.: oft nicht einfach. **Rö.:** Schultergelenk a.p. und axial, Skapulatangentialaufnahme. Bei Pfannenfrakturen evtl. *CT, NMR.*

Konservative Therapie

- *Korpusfraktur:* Desault-Verband oder Mitella bis Schmerzfreiheit (einige Tage). Frühzeitig aktive Abd. und Aro. Brustschwimmen im Thermalbad ab 3.–4. Wo. Sehr selten OP-Ind. (nur bei sehr starker Dislokation)
- *Halsfraktur mit geringer Dislokation:* Abd.-Orthese oder Schulter-Arm-Gips für 6–8 Wo. Aktive Mobilisation vor Entfernung
- *Gelenkpfannenfraktur:* meist Spontanreposition. Ruhigstellung mittels Mitella oder Desaultverband
- *Gering dislozierte Fortsatzfrakturen:* Ruhigstellung für wenige Tage. Danach aktive KG, Schwimmen.

17

Operative Therapie

- *Stark dislozierte Frakturen des Glenoid:* Schraubenfixation
- *Große Pfannenrandabbrüche:* Schraubenfixation
- *Kombinationsverletzung* Scapulahals, Spina scapulae, Klavikula: OS der Klavikula genügt meist. Ruhigstellung im Gilchrist-Verband für 3–6 Tage, dann assistive KG ohne Extrembewegungen
- *Stark dislozierte Fortsatzbrüche:* Zuggurtung oder Verschraubung
- *Stark dislozierte und instabile Korpusfrakturen:* Plattenosteosynthese.

Progn.: Verlauf bei komplexen Frakturen oft langwierig mit evtl. funktionellen Ausfällen.

17.1.20 Skapulothorakales Syndrom (Schulterblattkrachen)

Hör- und fühlbares, auch willkürlich auslösbares Schnappen des Schulterblattes, evtl. mit Schmerzen am oberen med. Skapulawinkel.

Ätiol.: Haltungsfehler, Muskelverspannungen, Formvarianten der Skapula, Tumoren, überschüssige Kallusbildung. Path. Veränderungen der skapulothorakalen Muskulatur und Bursae. Rippenbuckel bei Skoliosen.
Klinische **Diagn.** einfach. *Rö:* evtl. knöcherne Veränderungen. Ausschluß anderer Verletzungen und Erkrankungen.
Ther.: Schulterblattkrachen nicht behandlungsbedürftig. Bei Haltungsschwäche KG. Bei Schmerzen lokale Infiltration des Schmerzpunktes (z.B. Scandicain® + Fortecortin®). Sehr selten operative Ther. bei Beschwerdepersistenz: evtl. Einkerbung der Muskulatur bzw. Skapulateilresektion. Exostosenabtragung (☞ 15.3).

17.1.21 Sprengel-Deformität (angeborener Schulterblatthochstand; ICD 755.5)

Seltene angeborene kranio-mediale Verschiebung und Rotationsfehlstellung des fehlgebildeten Schulterblattes; meist einseitig. Fast immer Kombination mit anderen Mißbildungen. F > M.

Klinik und Diagn.: Schulterblatthochstand mit Rotation, Bewegungseinschränkung im Schultergelenk, evtl. neurol. Kompressionssymptome. Fehlstellung der Skapula, Steilstellung der Klavikula evtl. mit Subluxation im Sternoklavikulargelenk → Schulter erscheint schmaler. Bewegungssperre der Skapula (oft in Kaudalrotation) → Bewegungseinschränkung des Oberarmes. Schmerzen selten, nur beim extremen Hochstand.

Auf begleitende Fehlbildungen achten: Os omovertebrale (zwischen med. Skapularand und Halswirbel), Wirbelsäulenmißbildungen (Keil-, Halbwirbel, Segmentations-, Fusionsstörungen, Diastematomyelie [☞ 18.8.1]), hochthorakale kurzbogige Skoliosen, Rippenfehlbildungen (z.B. fehlende, überzählige, Synostosen, Gabelrippen), fehlerhafte Muskelanlagen (v.a. Mm. trapezius, pectorales, serratus anterior), Fehlbildungen an Extremitäten und inneren Organen.

Operative Therapie

Verbesserung des kosmetischen Aspektes im Vordergrund. Bewegungssteigerung für Pat. meist zweitrangig. **OP-Alter:** 4.–6. Lj. (OP-bedingte Armplexusparesen seltener als in höherem Alter).

Einteilung nach Cavendish *(modifiziert nach Laumann und Ciré 1985)*
- **Grad I:** Deformität nicht oder kaum zu erkennen (< 2 cm): OP nur bei wesentlicher Funktionseinschränkung
- **Grad II:** Deformität als Erhöhung im Nacken zu erkennen (2–4 cm): Resektion meist ausreichend
- **Grad III:** Deformität deutlich sichtbar (4–6 cm): Resektion und Transplantation (s.u.)
- **Grad IV:** Skapulaoberrand nahe des Okziputs. (> 6 cm): Frühzeitige Resektion und Transplantation. OP bringt oft keine wesentliche Besserung.

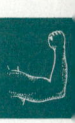

OP-Verfahren

- **Resektion** (OP nach Woodward, *vgl. Gohlke und Eulert. Operat. Orthop. Traumatol. 3 [1991], 81*): Resektion störender kraniomedialer Anteile der Skapula sowie des Os omovertebrale, Durchtrennung des M. levator scapulae am Ansatz. Abtragung des Angulus superior scapulae
- **Transplantation** (OP nach *König*): Stellungskorrektur durch Distalisierung und Derotation evtl. mit Refixation der Skapula an den Rippen bzw. Fesselung durch Muskelplastiken. Nur bei funktionsfähiger Muskulatur.

KO: z.B. Armplexusparese, Exostosenbildung, Narbenkeloide.
NB: Gilchrist-Verband für 2–3 Wo.
Progn.: I.d.R. gut. Bei höherem Schweregrad evtl. vorzeitige Arthrose des Schultergelenkes. OP-Erfolg umso besser, je jünger der Pat.

17.1.22 Unspezifische Sternoklavikulargelenkarthritis

Häufigste Ursache sternoklavikulärer Schmerz-Sy. Meist F im mittleren Lebensalter.

Klinik: Schwellung im Bereich des Gelenkes, evtl. Druckschmerz. Schmerzverstärkung bei Retroversion und Elevation des Armes. Meist geringe Beschwerden.

Diagn.: *Labor* zum Ausschluß bakterieller und rheumat. Erkrankungen (☞ 13.1, 14.4). *Rö.:* zystisch sklerotische Veränderungen. *Schichtaufnahmen und CT:* bessere Aussagekraft. *NMR:* technisch schwierig, da Bildunschärfe durch Atembewegungen (lange Bildaufnahmezeiten). *Szinti:* lokale Aktivitätsanreicherung. *Histo:* oft unspezifisch-chronische Synovialitis. **DD:** bakt., rheumatische Arthritis, Tumoren, posttraumatische Instabilität. M. Friedrich, M. Tietze (Osteonekrosen [?] des med. Klavikulaansatzes bzw. der med. Rippenansätze).

Ther.: Bei Schmerzen intraartikuläre Kortikoid*injektionen* (z.B. Volon A® 10 mg), *Ruhigstellung* des Schultergelenkes für einige Tage. *Sportverbot* für 3–6 Wo. Nur bei hartnäckigen Beschwerden evtl. Resektion des sternalen Klavikulaanteiles. *Biopsie* nur bei unklarem Befund.

17.1.23 Sternoklavikulargelenkluxation

Ätiol.: Meist indirektes seitliches Trauma mit Hebeln des med. Klavikulaendes über die erste Rippe und Luxation nach ventral oder kranial. Selten retrosternale Luxation durch direktes Trauma. Bei Kindern und Jugendlichen auch „spontan".

Schweregrade der Verletzung nach Allmann
- *Grad I:* keine wesentliche Dislokation, Rö. negativ, Gelenk stabil
- *Grad II:* Subluxation, Teilzerreißung der sterno-klavikulären Bänder, evtl. Diskusläsion
- *Grad III:* komplette Zerreißung aller Bänder und Diskus. Leere Gelenkpfanne im Rö.-Bild. Deutliche Stufenbildung.

Klinik: Anamnese, Schwellung, lokaler Druckschmerz. Schmerzen bei Schulterbewegung. Durch Abd. und Retroversion des Armes Luxation evtl. zu provozieren.

Bei **zentraler** Luxation Verletzungsgefahr zahlreicher retrosternaler Strukturen (z.B. Karotiden, N. vagus, Trachea) → auf entsprechende Klinik achten (z.B. Hämatothorax, Heiserkeit, Dyspnoe)!

Rö.: Aufnahme nach Rockwood (Röntgenröhre 40° nach dorsal kippen, Zentralstrahl auf Manubrium sterni). Zusätzlich evtl. **Tomographie** bzw. **CT.**
DD: med. Klavikulafraktur, Epiphysenlösungen (Kinder), Fehlbildung, Osteomyelitis, Tumoren, Tietze-Sy. (☞ 18.2.4), rheumatische Erkrankungen, M. Friedrich.

Therapie frischer Luxationen
Reposition meist einfach, v.a. bei ventro-kranialer Luxation (dorsolat. Zug bei gleichzeitigem Druck auf das med. Klavikulaende am besten in Allgemeinnarkose mit Muskelrelaxation), *Retention jedoch schwierig.* Häufig erneut sekundäre Dislokationen.

Kons. Ther.: Verletzungen Grad I und II. Bei Grad III, falls Heilung in anatomischer Stellung von untergeordneter Bedeutung. Reposition, Ruhigstellung des Armes in Armschlinge oder Rucksackverband für einige Tage. Lokal Eis, frühfunktionelle Behandlung. Gilchristverband für 4–6 Wo.
Op. Ther.: bei fehlgeschlagener kons. Ther. und funktioneller Beeinträchtigung. Dorsale Luxation absolute Ind. Sehr zahlreiche OP-Verfahren beschrieben.
- Neben Rekonstruktion der Kapsel auch Berücksichtigung von Diskus und Lig. costoclaviculare sinnvoll, z.B. bei Technik nach *Tscherne und Magerl* (Achtertour aus Fascia-lata-Streifen überkreuzt sich im Gelenkspalt)
- Intaktes Lig. costoclaviculare: OP nach *Jäger und Wirth* (Kutislappenplastik)
- Chron. oder frische vordere Luxation: offene Reposition und Retention mit kostoklavikulärer PDS-Cerclage
- Resektion oder Arthrodese *nur* bei schwerer Degeneration im höheren Alter.

NB: Desault-Verband bis zum Abschluß der Wundheilung. Anschließend Gilchristverband oder evtl. Armabduktionsorthese für 4–6 Wo.
Progn.: Reluxationen bei Bandplastiken häufig → Pat.-Aufklärung. Resektionsarthroplastik zeigt gute funktionelle Ergebnisse.

17.1.24 Subskapularis-Tendopathie

Selten; **Ätiol:** Bei jüngeren Pat. meist Überlastung durch plötzliche Anspannung bei
vorgedehntem Muskel (z.B. Aufschlag bei Tennis, Wurfsport). Häufig degenerativ bei
Frauen im 40–60 Lj.
Klinik: Tub. minus druckempfindlich. Iro. gegen Widerstand schmerzhaft, *Painful
arc.*

17.1.25 N. suprascapularis-Kompression

*Kompression des Nerven in der Incisura scapulae meist nach indirektem Trauma (Sturz
auf ausgestreckten Arm); selten chron. Kompression (z.B. bei Turnern).*

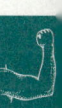

Klinik: Schmerzen lat. und dorsal der Schulter (AC-Gelenk), Nachtschmerz, Schwäche
und Atrophie von M. supra- und infraspinatus → Bewegungseinschränkung im
Schultergelenk. *Provokationstest:* passive Add. sehr schmerzhaft.

DD: Arthritis, Tendinitis, (Teil)-Rupturen der Mm. infra- und supraspinatus, AC-
Gelenk-Affektionen.

Ther.: 2–4 Injektionen von z.B. Volon® A 10 mg in 2wöchentl. Abständen in die
Incisura scapulae (**Cave** A. suprascapularis). Bei erfolgloser kons. Ther. Resektion des
Lig. transversum scapulae superius.

17.1.26 Supraspinatussehnensyndrom (SSP-Syndrom)

*Degenerative Veränderungen der Supraspinatussehne begünstigt durch eine physiol.
Enge in diesem Bereich → mechanischer Reizzustand der Sehne (und evtl. Bursa
subacromialis) durch Druck- und Reibebeanspruchung bei Add. und Abd. (Degeneration). Hypovaskularisierte Zone am Sehnenansatz. Verstärkung der Minderdurchblutung bei herabhängendem Arm: „Wringing-out-Phänomen" (v.a. bei Schwimmern,
Langstreckenläufern). Muskuläre Insuffizienz → Humeruskopfhochstand.*

Impingement-Sy. (De Palma 1950; *to impinge:* stoßen): Einklemmung, Reizung
subakromialer Weichteile (Rotatorenmanschette, Bursa subacromialis, -subdeltoidea)
zwischen Akromion, Lig. coracoacromiale, Akromioklavikulargelenk, Tub. majus und
Humeruskopf v.a. während der Abd. des Armes; vielfältige Ursachen: z.B. Supraspinatussehnensyndrom, Rotatorenmanschettenruptur, muskuläre Insuffizienz.

Einteilung nach Neer (Klinik, intraop. Befund)
- *Stadium I:* Ödem und Einblutung. Typischerweise junge Pat. (< 25 J.). Beschwerden
  verschwinden nach kons. Ther.
- *Stadium II:* Fibrose und Tendinitis. Pat. ca. 25–40 J., treiben oft schulterbelastende
  Sportart. Schmerzen nach entsprechender Belastung. Auf kons. Ther. und Vermeiden
  der Belastung meist Besserung
- *Stadium III:* Rupturen und ossäre Veränderungen. Pat. typischerweise > 40 J.

Klinik und Diagn.: Bewegungsabhängiger chron. Schulterschmerz, auch nachts.
Druckschmerz im Bereich Tub. majus, am vorderen Gelenkspalt, Sulcus der Bizepssehne, Processus coracoideus. Abd. gegen Widerstand schmerzhaft. Häufig *painful arc*
(ca. 60–120°). Schmerz bei Elevation. Krepitationen, Schnappen. Supraspinatustest

(☞ 17.1.2) positiv. Evtl. Begleitverletzungen (Bizepssehnenruptur). Aktive oder passive Bewegungseinschränkung nicht obligat.

Rö.: Meist unauffällig; evtl. Humeruskopfhochstand im Spätstadium (normaler Abstand Acromionspitze – Humeruskopf: 9–10 mm; < 5 mm path.). Evtl. akromiale Osteophyten, vermehrte Sklerose im Bereich des Tub. majus.

Arthrographie, Sono: Ausschluß Rotatorenmanschettendefekt, Verkalkung.

DD: Andere degenerative Veränderungen der Schulter, z.B. Rotatorenmanschettenruptur, Bizepssehnen-Sy., Bursitis subacromialis (Abd. gegen Widerstand bei Zug am Humerus eher neg., bei SSP-Sy. unverändert).

17

Therapie
Behandlung schwierig, da erster Arztbesuch meist nach Wo. im chronifizierten Stadium erfolgt. Trotzdem bei intensiver Behandlung in ca. 90 % Besserung oder Heilung.

Konservative Therapie
Ind.: Stadium I–III. Komplette Ruptur bei inaktiven älteren (> 65 J.) Pat.
- *Sportreduktion* im Schulterbereich. Nach Abklingen Verbesserung der sportspezifischen Technik, Muskelkräftigung
- *Kryo-Ther.:* bei akuten Schmerzen mehrfach tägl. (Analgesie, Muskeldetonisierung). In chron. Stadium eher Wärmeapplikation
- *Elektro-Ther.:* Diadynamische Ströme im subakuten bis chron. Stadium (Analgesie, Muskeldetonisierung)
- *KG:* Lockerung der verspannten Muskulatur, Verbesserung des *joint play*, Krafttraining, Koordinationsschulung, Manualther. (Traktion, Mobilisation, Querfriktion; ☞ 20.1, 20.2, 22.2). Beseitigung muskulärer Imbalancen
- *Medikamente:* nur kurzfristig antiphlogistisch-analgetische Ther. (☞ 22.2)
- *Analgesie des N. suprascapularis:* evtl. vor KG zur Analgesie der Gelenkkapsel und Sehnen
- *Infiltrationen:* in Hauptschmerzpunkt meist am Vorderrand des Lig. coracoacromiale (z.B. mit Peroxinorm® 4 mg + 2 ml Scandicain® 1 %). Wegen schwieriger Beurteilung der Nadellage Glukokortikoide vermeiden (Gefahr der Sehnenruptur). Wenn Kortikoide, dann Injektion in **Bursa subacromialis** (z.B. 1–2 x 1 ml Volon A® 10 mg mit Scandicain® 1 %).

Operative Therapie
Ind.: *Stadium I und II,* persistierende Beschwerden nach konsequenter kons. Ther. über 12 Mon., Läsion der Sehne durch Akromionsporn, Os acromiale oder inferiore Osteophyten des AC-Gelenkes (☞ 17.1.3). *Stadium III,* nach erfolgloser kons. Ther. bei inkompletten Rupturen.

Akromioplastik nach Neer, sog. Défilé-Erweiterung:
- **Prinzip:** Erweiterung des subakromialen Raumes durch Dekompression der Supraspinatussehne (Resektion des Lig. coracoacromiale und der Unterfläche des Akromions). Resektion des Akromions oder des Akromioklavikulargelenks nicht sinnvoll (Biomechanik gestört). Osteophytenabtragung (v.a. nach distal gerichtete). Evtl. Schultersteife in gleicher Sitzung mobilisieren
- **Bei Rotatorenmanschettenläsionen** (häufiger): Rekonstruktion *und* Akromioplastik nach Neer
- **Bei intakter Rotatorenmanschette:** isolierte Akromioplastik

NB: 2 Wo. Gilchrist Verband. Assistive Bewegung (KG) nach Abklingen des Wundschmerzes. Aktive Übungen gegen Widerstand nach frühestens 3–4 Wo.

Arthroskopische Akromioplastik: Resektion der Bursa subacromialis, Abfräsen der Unterfläche des Akromions mit Motorfräsen. Geringe Morbidität, rasche Rehabilitation. *NB:* Thoraxabduktionsschiene. Evtl. CMP (Motorbewegungsschiene). Ab 2. postop. Tag passive Bewegungsübungen, Pendelübungen. Aktiv: KG konsequent über ca. 6–12 Wo.

Progn.: kons. ca. 90 % gebessert oder geheilt. Unbehandelt langer Verlauf und Gefahr der Rotatorenmanschettenruptur; Rezidive; Übergang zur Ausdünnung der Supraspinatussehne → Perforation, Ruptur.

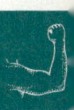

17.1.27 Tendinitis calcarea, chronische und akute Bursitis subacromialis

* **Tendinitis calcarea:** Reaktive Kalkablagerungen in Sehnenansätzen bei Minderdurchblutung der Rotatorenmanschette (90 % Supra- und Infraspinatus)
* **Bursitis subacromialis** (chron. Bursitis): Ausdehnung des Kalkherdes bis an die Oberfläche des Sehnenspiegels und mechanische Irritation der Bursa subacromialis
* **Akute Bursitis:** Durchbrechen des Kalkdepots in die Bursa.

Klinik und Diagn.: *Tendinitis calcarea:* keine Schmerzen, oft Zufallsbefund im Rö. *Chron. Bursitis:* Impingement-Sy. (☞ 17.1.26) mit chron. rezid. Beschwerden. *Akute Bursitis* nach Durchbruch des Kalkherdes in die Bursa: sehr starker Dauer- und Druckschmerz im Bereich des Tub. majus und ventral davon, *painful arc,* Überwärmung, Gelenkkonturen evtl. verstrichen. Starke schmerzbedingte Bewegungseinschränkung, Supraspinatustests positiv (☞ 17.1.2). **Rö.:** Subakromialer Kalkherd (Hydroxylapatit) unterschiedlicher Dichte. Ruhender Herd dicht, scharf begrenzt. In Auflösung begriffener Herd mit unscharfer Randzone (Ausdehnungstendenz, expandierend). Keine Korrelation zwischen Größe des Kalkherdes und Klinik. **Labor:** Werte im Normbereich. **Arthrographie:** Ausschluß einer Rotatorenmanschettenruptur. **NMR** bei unklarer DD.
DD: septische Omarthritis, Gicht, Chondrokalzinoseanfall; rheumatische Erkr.

Konservative Therapie
Aufgrund der **Selbstheilungstendenz** (Kalkherd löst sich oft auf) zunächst immer kons. Ther.
* *Akute Bursitis:* Starke Analgetika (z.B. Tramal®), NSA (z.B. Voltaren®), Kryo-Ther. (mehrfach tägl. Eispacks), Elektro-Ther. (analgetisch-diadyname Ströme). **KI:** Wärme, Massagen, Bewegungsübungen. Ruhigstellung des Armes in Abd.-Stellung
* *Verflüssigung des Kalkherdes* (Rö.: weich gezeichneter Verkalkungsherd): oft schlagartige Besserung nach Punktion unter BV-Kontrolle und Spülung der Bursa subacromialis (*needling*). Injektionen alleine nicht immer erfolgreich: zur Analgesie z.B. 2–5 ml Scandicain® 2 %, bei sicherer Lage in der Bursa z.B. 3 ml Scandicain® 1 % + 2 ml Volon A® 10 mg. Sinnvoll z.B. bei noch liegender Nadel im Anschluß an eine Punktion
* *Chron. Bursitis:* Ultraschall, lokale Injektionen, physik. Ther. Falls diese Maßnahmen erfolglos bleiben, evtl. Versuch mit Stoßwellenbehandlung (ähnlich der Lithotrypsiebeh. von Nierensteinen), Rö.-Bestrahlung umstritten.

Operative Therapie
Ind. zur Kalkentfernung zurückhaltend stellen, da *hohe Spontanheilungstendenz.* OP
bei Versagen der kons. Ther., Kalkherd > 1 cm und scharf begrenztem fragmentiertem
Herd (Hinweis auf harte Konsistenz); deutliche Beeinträchtigung des Pat. **Aktuelle
Rö.-Aufnahmen wichtig** (Herd schon aufgelöst?). **Prinzip:** Entfernung der Kalkdepots
und Erweiterung des subakromialen Raumes durch Resektion des Lig. coracoacromiale
über vorderen Zugang.

NB: Bei intakter Rotatorenmanschette nach 2–3 Tagen aktive KG und Schultermobilisation. **Progn.:** Meist Selbstheilung innerhalb von Mon. oder Jahren (Resorption des
Kalkes).

17

17.2 Oberarm, Ellbogen und Unterarm

Leitsymptome und wichtige DD (☞ 17.1.1, 18.1.2).
Spezielle orthopädische Untersuchung (☞ 17.1.2).

17.2.1 Arthrose des Ellenbogengelenkes

Ätiol.: Achsenfehlstellungen bei in Fehlstellung verheilten intraartikulären Frakturen,
nach Entzündungen, Chondromatosen sowie avaskulären Nekrosen.

Klinik: Zunehmende aktive und passive Bewegungseinschränkung mit Streck- und
Beugedefizit. Tastbare synovitische Schwellung und Ergußbildung bei aktivierter
Arthrose. Bei stärkeren degenerativen Veränderungen Konturverplumpung des Gelen-
kes bei knöcherner Deformierung. **Rö.:** typische degenerative Veränderungen mit
Gelenkspaltverschmälerung, osteophytäre Ausziehungen der Gelenkflächenkanten.

Kons. Ther.: physik. Ther. (z.B. Wärmeapplikation, Kurzwelle im Kondensatorfeld,
Kryo-Ther. bei aktivierter Arthrose [☞ 20.6]) in Kombination mit KG-Mobilisierung
sowie lokaler Injektionsbehandlung, z.B. mit 5 ml Scandicain® 1 % + 4 mg Fortecor-
tin®-Kristallsuspension.

Operative Ther.: Entsprechend der Funktionsbehinderung kann auch eine *Arthrolyse*
indiziert sein. Alternativ *Resektions-Interpositions-Arthroplastik* (Sine-Sine-Plastik).
Endoprothetische Versorgung des Ellenbogengelenkes bisher wenig erfolgreich (ausgeprägtes Lockerungsrisiko).

17.2.2 Bursitis olecrani

Ätiol.: Chron. Bursitis (☞ 11.2.8) meist nach Überlastung (z.B. bei Schreibtischarbeit).
Akut eitrige Bursitis meist nach offener Verletzung.

Klinik: Deutliche teigige bis fluktuierende Schwellung über dem Olekranon. Bei bakt.
bedingter akuter Bursitis zusätzlich Rötung und Überwärmung, zeitweilig auch
Lymphangitis und Lymphadenitis.

DD: Lipom (keine Entzündungszeichen), c.P., Synovialom, Tbc, Liposarkom (destru-
ierendes infiltratives Wachstum).

Ther.: *Akut eitrige Bursitis:* septische Bursektomie, Ruhigstellung, Antibiose.
Chron. Bursitis: zunächst evtl. kons. Behandlungsversuch mit Schonung, Ruhigstellung für 2–3 Wo., lokalen Salbenverbänden (z.B. Rheumon®, Voltaren Emulgel®). Bei unklarer Genese diagn. und entlastende Punktion. Bei Therapieresistenz Bursektomie und sofortige Bewegungstherapie.

17.2.3 Chondromatosis des Ellenbogengelenkes

Multiple intraartikuläre, zum Teil verknöcherte Knorpelneubildungen.

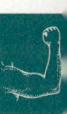

Ätiol.: Bildung freier Gelenkkörper durch eine metaplastisch umgewandelte Synovia. Eine Häufung nach rezid. Traumata im Bereich des Ellenbogengelenkes wurde beobachtet *(Judoellenbogen).*
Klinik: Schwellung, messerstichartige Schmerzen im Bereich des Ellenbogengelenkes, Bewegungseinschränkung und zeitweilige Blockierungserscheinungen.
Rö.: Meist eindeutige Diagn. durch die zum Teil verknöcherten Chondrome.
DD: Gelenkblockierungen bei OD, Arthrose mit osteophytären Anbauten. Sehr selten Entstehung eines sekundären synovialen Chondrosarkoms beschrieben.
Ther.: Operative Entfernung der freien Gelenkkörper, Synovektomie.

17.2.4 Cubitus varus und valgus

Physiol. Stellung: Valgusabweichung bei gestrecktem Ellenbogengelenk in der Frontalebene zwischen Ober- und Unterarm: bei Männern bis 10°, bei Frauen bis 20°.

Ätiol.: posttraumatisch bei Kondylenfrakturen (häufigste KO nach suprakondylären Humerusfrakturen), Frakturen des Epikondylus humeri ulnaris (Varusdeformität), nicht optimal reponierte traumatische oder kongen. Radiusköpfchenluxationen oder -frakturen (Valgusdeformität), selten kongen.
Rö.: Zur genauen Achsenmessung (vgl. Abb. 17.12). Zusätzlich Erfassung ursächlicher Veränderungen (in Fehlstellung verheilte Frakturen oder Luxationen).
Ther.: Fehlstellung mit Bewegungseinschränkung: suprakondyläre Umstellungsosteotomie. KG bei begleitenden muskulären und sehnenbedingten Bewegungseinschränkungen. Im Kindesalter u.U. mehrmalige Korrektur-Osteotomie erforderlich.

17.2.5 Ellenbogengelenkfraktur, ICD 812.4

Meist durch indirekte Gewalteinwirkung, z.B. Sturz auf den ausgestreckten Arm entstanden.

Unterteilung in *extra- und intraartikuläre* Frakuren: supra-, epi- und transkondyläre Humerusfrakturen, Frakturen des prox. Radius, der prox. Ulna und des Olekranons. Im *Kindesalter zusätzlich Epiphysenlösungen* mit und ohne metaphysärem Keil sowie *Epiphysenfrakturen* (☞ 12.5).
Häufigkeit im Kindesalter: suprakondyläre Fraktur häufigste Fraktur im Ellbogenbereich (ca. 60 %), Collum radii ca. 20 %, transkondyläre Humerusfraktur ca. 15 %.

Klinik: Umschriebene *Schwellung,* schmerzhafte *Bewegungseinschränkung* und *Fehlstellung.* Durch Dislokation der scharfkantigen Frakturenden evtl. Irritation des

N. ulnaris, radialis und medianus. Bei suprakondylären Frakturen Gefahr der Verletzung der A. brachialis. **Wichtig:** auf *Durchblutungsstörungen* sowie neurogene *Reiz-* und *Ausfallserscheinungen* achten.

Rö.: Ellenbogengelenk in zwei Ebenen (a.p.-Aufnahme bei gestrecktem Arm schmerzbedingt nicht immer möglich). Beurteilung der Gelenkachse mit Hilfe des *Baumannschen-Winkels*. Auf positives sog. Fettpolster-Zeichen achten → Abb.

Kindesalter: Beurteilung des Rö.-Bildes (exakte Aufnahmen in zwei Ebenen) oft schwierig: komplizierte Gelenkanatomie, Achsenverhältnisse. Kenntnisse der Knochenkernentwicklung wichtig! **Cave:** vorschnelle Diagn. „Distorsion". Folge übersehener Gelenkverletzungen sind oft erhebliche Funktionsstörungen! Aufnahme der Gegenseite zum Vergleich!

17

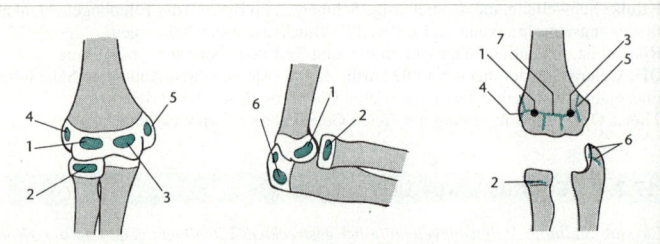

Abb. 17.11: Epiphysäres Wachstum am Ellenbogen

Nr.	Lokalisation	Knochenkernentwicklung		Epiphysenfugenschluß	
		Mädchen	**Jungen**	**Mädchen**	**Jungen**
1	Capitulum humeri	4. Mon.	5. Mon.	Pubertät	Pubertät
2	Caput radii	4 J.	5 J.	14–15 J.	15–17 J.
3	Trochlea humeri	8 J.	9 J.	Pubertät	Pubertät
4	Epicondylus lat.	11 J.	12 J.	Pubertät	Pubertät
5	Epicondylus med.	5 J.	7 J.	15 J.	18 J.
6	Olecranon	8 J.	10 J.	14–15 J.	15–17 J.
7	Distaler Humerus	—	—	14 J.	17 J.

Beurteilung der einzelnen Frakturarten

- **Suprakondyläre Humerusfraktur:** im *Kindesalter* bei geringradiger Dislokation oft nicht eindeutig erkennbar. Hilfsmittel: *Rodgersche-Hilfslinie* zur Beurteilung der Dislokation im seitlichen Strahlengang. Rotationsfehler lassen sich durch Nachweis eines sog. **Rotationssporns** von einer Seit-zu-Seit-Verschiebung abgrenzen. Unterscheidung zwischen supra- und transkondylären Frakturen im seitlichen Strahlengang: Frakturspalt bei suprakondylären Frakturen endet oberhalb der Wachstumsfuge, bei transkondylären Frakturen im Fugenspalt!
- **Epiphysenlösungen des distalen Humerus:** Trochlearkerne noch nicht sichtbar, keine wesentliche Verschiebung sehr schwer beurteilbar und letztendlich nur mit Hilfe der Arthrographie genau zu diagnostizieren

- **Epikondyläre Frakturen:** Im Erwachsenenalter selten, im *Kindesalter* die am häufigsten übersehene Verletzung am Ellenbogengelenk, da **Gelenkfraktur bei knöchern noch nicht angelegter Trochlea nicht zur Darstellung kommt.** Schalenförmige Absprengungen, meist im Zusammenhang mit einer Ellenbogenluxation. Frakturen des radialen und ulnaren Kondylus im Kindesalter: Seitaufnahme, Frakturspalt endet in der Fuge
- **Radiusköpfchenfrakturen:** im *Erwachsenenalter* Meißelfrakturen, Trümmerfraktur oder Impressionsfrakturen. Im *Kindesalter* Beurteilung schwierig, insbes. wenn noch kein Epiphysenkern des Köpfchens sichtbar ist. Hier hilft der Nachweis einer metaphysären Stauchungszone od. einer metaphysären Kortikalisunterbrechung
- **Olekranonfrakturen:** meist Querfrakturen mit mäßiggradiger Dislokation. Bei undislozierten Frakturen im Kindesalter ist ebenfalls auf eine Türspaltbildung im metaphysärem Bereich zu achten
- **Frakturen des Processus coronoideus:** Seitaufnahme, meist bei Ellenbogenluxationen.

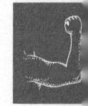

■ Therapie

> **Absolute OP-Ind.** begleitende Gefäß- und Nervenverletzungen, offene Frakturen.
> **Dringliche OP-Ind.** bei allen dislozierten intraartikulären Frakturen.

Undislozierte distale Humerusfrakturen
Ruhigstellung mittels Oberarmgips in rechtwinkeliger Beugung sowie in mittlerer Drehstellung zwischen Pro- und Supination für 4 Wo. (Erwachsene und Kinder). Im *Kindesalter* evtl. *collar and cuff band* oder Vertikalextension mit Gegenzug.

Dislozierte distale Humerusfrakturen
Reposition in Narkose und definitive Versorgung: im Erwachsenenalter entweder mittels Platte oder Zugschrauben-OS, im *Kindesalter* mittels KD-Osteosynthese. Anschließend Ruhigstellung im Oberarmgips für 3 Wo.

Frakturen des Condylus radialis humeri
Im *Kindesalter* exakte anatomische Reposition: sonst *Gefahr der Wachstumsstörung*. Häufig auftretende posttraumatische passagere Stimulation des radialen Fugenanteiles → Varusfehlwachstum; primär abhängig von der Stabilität der Fraktur. Je länger die Konsolidierungsphase der Fraktur, desto stärker die Varusfehlstellung. Folge: Bei reponierten Frakturen des radialen Kondylus *primäre Fixation mittels Kleinfragmentzugschrauben* und **nicht** mittels KD. Postop. dorsale Oberarmgipsschiene, nach 3 Tagen zirkulärer Oberarmgips für 3 Wo. ME nach ca. 8 Wo. **Cave:** Nach mehrmaligen Repositionsversuchen evtl. vorzeitiger Verschluß der radialen Epiphysenfuge.

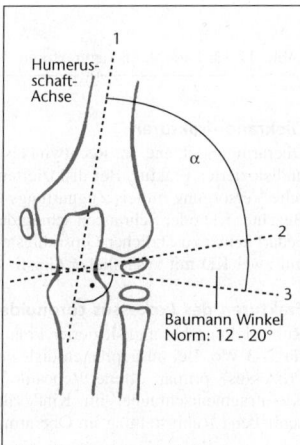

Abb. 17.12: Achsenverhältnis am kindlichen Ellenbogen

Dislozierte Frakturen des Condylus ulnaris humeri
Nach Reposition Fixierung mittels Kompressionsschrauben.

Epikondylusabrisse im Kindesalter
Bei stärkerer Dislokation Fixation mit KD.

Frakturen des proximalen Radius
- Im *Erwachsenenalter* osteosynthetische Versorgung mit Kleinfragmentschrauben bei mehr als ein Drittel der Gelenkfläche umfassender Fraktur. Sorgfältige anatomische Rekonstruktion der Gelenkfläche. Bei Trümmerfrakturen empfiehlt sich die Exstirpation des Radiusköpfchens und Ersatz mittels Silicontransplantat
- Im *Kindesalter* werden bis zum 6. Lj. Abkippungen bis max. 60° toleriert und nur mittels vierzehntägiger Oberarmgipsruhigstellung behandelt. Nach dem 10. Lj. sollte bei Dislokationen über 20° geschlossen (evtl. auch offen) reponiert werden. Fixation mittels feinem, von radial eingebrachten KD.

17

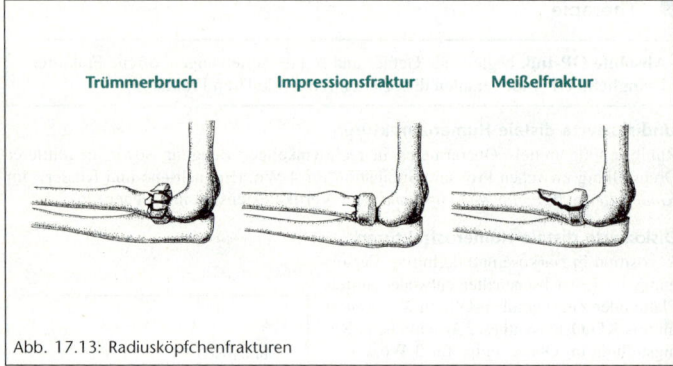

Trümmerbruch   Impressionsfraktur   Meißelfraktur

Abb. 17.13: Radiusköpfchenfrakturen

Olekranonfrakturen
Oberarmgipsschiene in Rechtwinkelstellung und vierwöchige Ruhigstellung bei undislozierter Fraktur. Bei dislozierten intraartikulären Querfrakturen: osteosynthetische Versorgung mittels Zuggurtungs-OS, bei Schrägfrakturen mittels Schrauben-OS. Beachte: KD oder Schrauben schräg durch das Olekranon legen! Die Zuggurtungs-OS bedarf keiner zusätzlichen Gipsruhigstellung. Bei *Kindern* evtl. ausschließliche Fixation mit zwei KD mit zusätzlicher Gipsfixierung für 3 Wo.

Frakturen des Processus coronoideus ulnae
Ruhigstellung bei undislozierter Fraktur: bei Erwachsenen für 4–5 Wo., bei *Kindern* für 2–3 Wo. Bei ausgeprägten dislozierten Frakturen (insbes. Abriß von > 50 % des Prozesses) primär offene Reposition und Fixation: im Erwachsenenalter mittels Kleinfragmentschraube, im Kindesalter mittels KD bei ventralem Zugang. Anschließend Ruhigstellung im Oberarmgips wie bei der nichtdislozierten Fraktur.

NB: Gepolsterte dorsale Oberarmgipsschiene, Bewegungsübungen aus der Gipsschiene heraus. Entlastung bei unkomplizierten Frakturen bis nach der 6. bis 8. Wo., bei

Trümmerfrakturen bis nach der 12. Wo. ME i.d.R. nach 12 Mon., bei einfacheren Frakturen auch nach 6 Mon. möglich.

Spezielle Risiken: Gefahr der N. radialis- und N. ulnaris-Verletzung. Im Kindesalter Fehlwachstum bei Epiphysenfraktur mit entsprechenden Achsenabweichungen. Deshalb exakte und schonende Reposition und stabile Fixierung. Bei Achsenabweichungen im Sinne eines Cubitus varus und valgus u.U. zu einem späteren Zeitpunkt suprakondyläre Korrekturosteotomie.

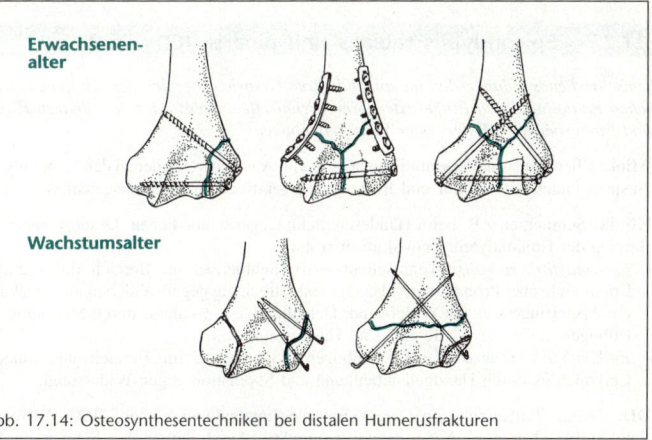

Abb. 17.14: Osteosynthesentechniken bei distalen Humerusfrakturen

17.2.6   Ellenbogenluxationen, ICD 832.0

Luxation im Bereich des Humeroulnargelenks bei meist adäquatem Trauma, z.B. Sturz auf Arm. Selten angeborene Luxation im Humeroulnargelenk oder kongen. Radiusköpfchenluxation. In ca. 85 % dorsale Luxation, dorsolateral häufiger als dorsomedial, in ca. 40 % knöcherne Begleitverletzungen.

Klinik: Diagn. aufgrund der Schwellung und Fehlstellung meist eindeutig; nach Spontanreposition bisweilen schwierig. Häufig Begleitverletzungen, z.B. Fraktur des Processus coronoideus, Ausriß des Epikondylus ulnaris oder radiale Seitenbandinstabilität. **Cave:** Auf Begleitverletzungen wie Irritation des N. ulnaris, medianus und radialis sowie der A. brachialis achten.
Rö.: Ellenbogen in 2 Ebenen: zeigt Luxation und evtl. Begleitverletzungen (meist Ausriß des Epikondylus ulnaris). 45° Schrägaufnahmen bei Unklarheiten.

Kons. Ther: Beim Fehlen von Begleitverletzungen zunächst unverzügliche *Reposition* (oftmals in Narkose). Nach erfolgreicher Reposition Ruhigstellung im Oberarmgipsverband für ca. 2–3 Wo. Bei primärer Bandinstabilität keine OP-Ind. (Ausnahme: völlig instabile Gelenke nach Reposition).

Operative Ther: indiziert bei begleitenden Frakturen, Gefäß-, Nerven- oder Sehnenverletzungen. Drohendes Kompartmentsy.

Frakturen des Proc. coronoideus ulnae ☞ 17.2.5 (Ellbogengelenkfrakturen).

Progn.: Rezidivluxationen bzw. habituelle Luxation bei frischen Ellbogenluxationen nur in ca. 2 % zu erwarten. Dann fast ausschließlich posterolaterale Instabilität. *Ther.:* dorsoradiale Kapselraffung

17.2.7   Epicondylitis radialis und ulnaris, ICD 726.3

17

Umschriebenes Schmerz-Sy. im epikondylären Ursprungsbereich der häufiger betroffenen Radialhand und Fingerextensoren (Tennisellenbogen) oder der ulnaren Hand- und Fingerbeuger (Golfer- oder Werferellenbogen).

Ätiol.: Überbeanspruchung mit Degeneration im Ansatzbereich der an den Epikondylen entspringenden Muskulatur und Bildung degenerativen Granulationsgewebes.

Klinik: Schmerzen z.B. beim Händeschütteln, Gegenstände heben. Druckschmerz im Bereich der Epikondylen. **Provokationstests:**

- *Epikondylitis radialis* (Tennisellenbogen): Schmerzen im Bereich des radialen Epikondylus bei Pronation und Handgelenksstreckung gegen Widerstand; Streckung des Mittelfingers gegen Widerstand. Dehnung der Muskulatur durch Streckung im Ellbogen und passiven Beugung im Handgelenk
- *Epikondylitis ulnaris* (Golferellenbogen): Schmerzen im Bereich des ulnaren Epikondylus durch Handgelenkbeugung und Supination gegen Widerstand.

DD: *Lokale Entzündungsprozesse* (klinische Entzündungszeichen, BSG, Differentialblutbild). *Tumoren. Nervenkompressions-Sy.:* Ausstrahlung der Schmerzen bei Epikondylitiden zum Teil auf den prox. Unterarm und den distalen Oberarm. Abgrenzung zum Nervenkompressions-Sy. im Bereich des Ellenbogens (Sulcus ulnaris-Sy., Pronator teres-Sy., Supinatorlogen-Sy., Nervus radialis) durch genaue Lokalisation der Schmerzausbreitung, umschriebener lokaler Druckschmerz über den Epikondylen und Fehlen neurol. Ausfallssymptome.

Konservative Therapie

- **Aufklärung:** Zum Teil längerer Verlauf der Erkrankung. Hinweis auf Unterlassung einseitiger ursächlicher Belastungen
- **Physik. Ther.:** Kryo-Ther., Wärmebehandlung, Querfriktion der Handgelenksstreckmuskulatur bzw. der Handgelenksbeugemuskulatur. Lok. Ultraschallbehandlung, Mikrowelle,

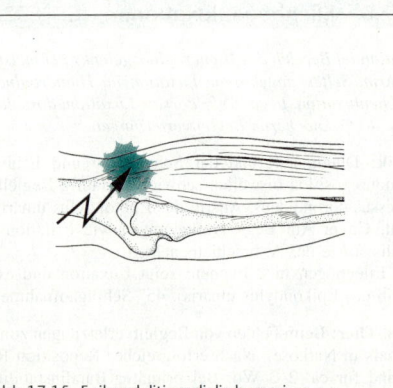

Abb.17.15: Epikondylitis radialis humeri

Mikrowelle, MID-Laser und hydroelektrisches Teilbad
- **Medikamentöse Ther.:** Salbenverbände (z.T. auch kortikoidhaltige Cremes). *Infiltration* des Sehnenansatzes sowie des Epikondylus mit LA-Kortikoidgemisch, z.B. 5 ml Mepivacain 1 % + 4 mg Dexamethason Kristallsuspension); evtl. auch im Bereich der Sehnenansätze distal des Epikondylus radialis humeri. Wiederholung der Injektionsbehandlung dreimal wöchentlich. Bei Ansprechen auf Kortison genügen meist zwei Injektionen
- **Volare Unterarmgipsschiene:** zusätzliche Ruhigstellung bei Therapieresistenz (alternativ: Tape-Verband). Fixierung der Hand bei Epikondylitis humeri radialis in leichter Dorsalextension; bei Epikondylitis ulnaris in leichter Handgelenksbeugung; Dauer ca. 14 Tage
- **Orthopädietechnik:** Prophylaktisch Epikondylitisspange oder z.B. Epitrain®-Bandage, die Druck bei der radialen Epikondylitis auf die Handgelenksextensoren ausübt. Dadurch Änderung der Zugrichtung der Sehne und Entlastung des Sehnenansatzes. Die Spange kann im täglichen Leben und bei der Arbeit getragen werden
- **KG:** Bewegungs-Ther., Dehnungsübungen
- **Bei Tennisspielern:** Hinweis auf korrekte Schlagtechnik (Rückhand korrekt?) und Trainingsaufbau. Bei weitgehender Schmerzfreiheit: langsam ansteigende Spielbelastung, konsequentes Aufwärmungstraining, Stretching. Evtl. Umsteigen auf einen flexibleren, nicht zu schweren und nicht kopflastigen Schläger
- **Epicondylitis humeri ulnaris:** vorübergehend das Tragen schwerer Gegenstände einschränken bzw. vermeiden.

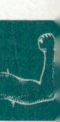

Operative Therapie

Ind.: Versagen der kons. Ther. bei einer Behandlungsdauer bis zu einem 1/2 J. **Spezielle Risiken:** Bei sorgfältiger OP-Technik komplikationslose OP-Verfahren. Zu achten ist auf eine Schonung der Kollateralbänder sowie ulnarseitig auf den N. ulnaris.

OP nach Hohmann: Desinsertion der entsprechenden Handgelenksstreck- oder -beugemuskulatur (Entlastung des Sehnenansatzes). Ausheilung in narbiger Verlängerung der Muskelansätze.

> **OP-Technik:** Rückenlage, Armtisch, Blutleere. Bogenförmiger Hautschnitt dorsal des Epikondylus humeri radialis oder ulnaris. Scharfe zirkuläre Umschneidung des Epikondylus, Wegschieben des Periostes nach kranial unter Entfernung eines schmalen Streifens. Ablösung der Sehnenansätze vom Epikondylus und von der Gelenkkapsel, bis die Muskulatur sich distal etwas retrahiert. Kontrolle durch die entsprechenden Bewegungstests (Handgelenksstreckung und Pronation bei Deinsertion am ulnaren Epikondylus. Handgelenksbeugung und Supination bei Deinsertion am radialen Kondylus). Bei Prominenz des Epikondylus wird er leicht geglättet. Öffnen der Blutleere, sorgfältige Blutstillung, Redon-Drainage, Hautnaht.

OP nach Wilhelm: Denervation der Gelenkäste des Nervus radialis. Zusätzlich Desinsertion der Muskelansätze. Der OP-Erfolg kann präop. durch LA getestet werden. Diese OP-Technik kommt zusätzlich bei der radialen Epikondylitis in Betracht, wenn die Schmerzausstrahlung bis auf den distalen Oberarm und prox. Unterarm reicht.

OP-Technik: Rückenlage, Armtisch, Blutleere. Bogenförmiger Hautschnitt dorsal des Epikondylus humeri radialis. Verlängern des Schnittes auf den distalen Oberarm. Epifasziales Ablösen des ventralen Weichteillappens (hierdurch Durchtrennung des schmerzleitenden Astes des N. cutaneus antebrachii dorsalis). Darstellung des Septum intermusculare radiale im prox. Wundwinkel. Ca. 3 cm prox. der Epikondylenspitze, unmittelbar dorsal des Septums, liegt der radiale, kollaterale Gefäßnervenstrang, der mit dem Elektrokauter durchtrennt wird. **Desinsertion der radialen Extensoren** (s.o.); hierdurch Unterbrechung der ventralen schmerzleitenden Bahnen des N. radialis. Der Schnitt beginnt 3 cm prox. der Epikondylenspitze mit Ablösung des M. extensor carpi radialis longus unmittelbar am Septum intermusculare radiale. Der Schnitt wird ventral des Epikondylus nach distal bis über das Radiusköpfchen geführt und endet hier in einem nach dorsal auslaufenden Bogen im Bereich des Sehnenansatzes der Radialextensoren. Die beiden Handgelenksstrecker müssen exakt abgelöst werden, so daß die Gelenkkapsel eingesehen werden kann. *Das Lig. collaterale radiale muß auf jeden Fall geschont werden.* Sicherheitshalber wird noch das Periost auf der Ventralseite des medialen Epikondylus massiv eingekerbt. Dann Öffnen der Blutleere, sorgfältige Blutstillung. Es können die abgelösten Weichteile mit einigen Situationssnähten readaptiert werden. Hautnaht.
NB: Postop. sofort Fingerbewegungsübungen. Aktiv assistive Bewegungsgymnastik.
Fehler und Gefahren: Keine Schonung der Kollateralbänder, Verletzungsgefahr des N. ulnaris.

Progn.: Der überwiegende Anteil der Erkrankungen kann **kons.** zur Ausheilung gebracht werden. Rezidive nach OP insbes. bei der Technik nach Hohmann.

17.2.8 Galeazzi-Fraktur

Fraktur des Radiusschaftes bei Luxation im dist. Radioulnargelenk.

Klinik: Schwellung, schmerzhafte Bewegungseinschränkung, Fehlstellung. Durch völlige Instabilität charakterisierte Kombinationsverletzung. Gleichzeitig meist ausgeprägtes Weichteiltrauma.
Wichtig: Auf Durchblutung und periphere Nervenkompressionssymptome achten.
Rö.: Unterarm in zwei Ebenen mit Ellbogen und Handgelenk.

Operative Ther.: aufgrund völliger Instabilität Platten-OS des Radius. Reposition der Ulna erfolgt in den meisten Fällen spontan. Bei verbleibender Instabiliät im Radioulnargelenk temporäre Stellschraubenfixation.

Risiken: Bei ausgeprägtem Weichteiltrauma ist wegen Gefahr einer ischämischen Kontraktur z.T. eine dekomprimierende Faszienspaltung nötig.

Progn.: Bei primär guter Fraktur- und Gelenkstellung gut. Bei Ausheilung der Radiusfraktur unter Verkürzung sowie bei persistierender Subluxation der distalen Ulna, Tendenz zur distalen radioulnaren Arthrose bzw. Handgelenksarthrose.

17.2.9   Humerusfraktur, proximal (ICD 812.0)

Humerusschaftfraktur (☞ 17.2.10 Humerusschaftfraktur), Distale Humerusfraktur
(☞ 17.2.5 Ellenbogenfraktur)

Ätiol.: Meist bei adäquatem Trauma, direkte oder indirekte Gewalteinwirkung. Oft
bei osteoporotisch geschwächtem Knochen im Alter.

Klinik
*   Anamnese: Unfallmechanismus, adäquates Trauma. Wichtig für Therapieplanung:
    Alter, körperl. und berufl. Aktivität, Rechts- oder Linkshänder, soziale Situation
*   Inspektion: Schwellung, Hämatom, bläuliche Verfärbung (Hinweis auf Gefäßläsion).
    Der Patient versucht, eine schmerzhafte abnorme Beweglichkeit durch Anpressen
    des Armes an den Thorax zu verhindern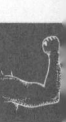
*   Palpation und Bewegungsprüfung: Lokaler Druckschmerz, schmerzhafte Bewe-
    gungseinschränkung, Krepitation
*   Pulsstatus und Prüfung der peripheren Motorik und Sensibilität (Dokumentation!)
*   Ausschluß von Begleitverletzungen, z.B. Thoraxwandverletzungen, Lungenkontu-
    sion.

Diagnostik
*   Röntgen: Schulter a.p. (Gegenseite um 40 nach vorn gedreht) und Skapula tangential
    (Y-Aufnahme; am bestem im Stehen), Axilla-Aufnahme (falls schmerzbedingt
    möglich).
*   CT: zur besseren Beurteilung der Fragmentdislokation, ggf. Arthro-CT bei V.a.
    Kapselläsionen
*   NMR: zur Beurteilung von Weichteilschäden, wie z.B. Rotatorenmanschette,
    Bizepssehne, Knorpelverhälnisse, Labrum glenoidale, Vitalität des Humeruskopfes
*   Angiographie: bei fehlendem Puls der A. radialis. *Ein positives Dopplersignal
    schließt eine Arterienverletzung nicht sicher aus (Kollateralkreisläufe)!*
*   BV-Untersuchung: bei unklarem Röntgenbild und V.a. Fraktur, z.B. Trochanter
    majus-Abriß.

Klassifikationen proximaler Humerusfrakturen
Zahlreiche Klassifiktionen proximaler Humeruskopffrakturen, z.B. nach *Codman,
Neer, Jakob*. Einordnung in die jeweiligen Typen oft schwierig und uneinheitlich.
Wichtig für die Therapiestrategie ist die Frage, ob die Fraktur stabil eingekeilt steht
und ob Knochenfragmente (z.B. Tuberculum majus und/oder minus) weiter dislozieren
und zu einem Impingement führen können.

AO-Frakturklassifikation der langen Röhrenknochen: (☞ 25.2.1 Prox. Humerusfrakturen)

DD: Schulterluxation, Humerusschaftfraktur, Rotatorenmanschettenruptur, Skapula-
fraktur, Schultereckgelenkverletzung, Akute Bursitis subacromialis bei Tendinosis
calcarea.

Konservative Therapie
Wichtig: keine langfristige Ruhigstellung, um einer Bewegungseinschränkung durch
Schrumpfung der Schultergelenkkapsel vorzubeugen.

Ind.: Alle stabilen Frakturen oder Frakturen, bei denen die Kontur des Oberarmkopfes
gegenüber dem Glenoid weitgehendst erhalten ist oder bei denen die Fragmente nicht
zu einem Impingement-Syndrom führen, z.B. minimal dislozierte subkapitale Hume-

rusfrakturen, nicht dislozierte Tuberculum majus-Fraktur (Fragmente nicht mehr als 10 mm ad latus verschoben oder nicht mehr als 45 abgekippt). Viele Frakturen können nach geschlossener Narkosereposition konservativ weiterbehandelt werden.

Bei sehr alten Menschen kann auch bei gegebener OP-Indikation (s.u.) eine konservative Behandlung gerechtfertigt sein.

Stabile eingekeilte Abduktionsfraktur
Ruhigstellung im Desault- oder Gilchrist-Verband bis zur Schmerzfreiheit. Nach einigen Tagen Beginn mit Pendeln. Vorübergehende Subluxation des Humeruskopfes nach kaudal wird häufig beobachtet und bildet sich unter konsequenter Physiotherapie zurück.

Mobile Fraktur
Zunächst Ruhigstellung im Desault- oder Gilchrist-Verband bis zur Schmerzfreiheit, dann Anlegen eines *Hanging cast:* schwerer zirkulärer Gips vom Oberarm bis zum Handgelenk. Extension durch Eigengewicht des Gipses. Der Verband wird im Sitzen unter BV-Kontrolle angelegt. Anbringung eines Ringes in Höhe der radialen Unterarmoberseite durch den eine Schlaufe um den Hals geführt wird. Durch Versetzen des Ringes kann die Frakturstellung beeinflußt werden. Im Liegen kann durch diesen Ring sowie einen zusätzlichen Ring an der Ellenbogenstreckseite durch Gewichte die Reposition beibehalten werden. Beginn mit Pendelübungen im Hanging cast, bei primär eingestauchten, stabilen Frakturen nach 7 Tagen, bei stabilen Frakturen nach Reposition nach 14 Tagen. Die Entfernung des Gipsverbandes erfolgt nach Kallusbildung (in der Regel nach 6 Wo.). Begleitende Krankengymnastik bis zur Erreichung der vollen Schulterfunktion konsequent durchführen. Alternativ kann auch ein Thoraxabduktionsgips angelegt werden.

Stärker dislozierte Fraktur
Behandlung nach *Poelchen* und *Specht* (☞ 17.2.10 Humerusschaftfraktur).

Operative Therapie

Indikation
• Jede irreponible Fraktur mit Beteiligung der Gelenkfläche oder durch Fragmentdislokation bedingtes Impingement-Syndrom
• Schulterluxationsfrakturen
• Dislozierte Mehrsegmentfrakturen
• Stark dislozierte Abrisse des Tuberculum majus oder Tuberculum minus
• Offene Frakturen
• Frakturen mit Gefäßschäden und/oder Nervenschäden
• Pseudarthrosen nach konservativer Therapie.

Möglichst Minimalosteosynthese: Kirschner-Draht-Spickung, Schrauben-OS (Kleinfragment) oder Zuggurtung mit Cerclage-Draht oder PDS-Kordel bevorzugen. Bei iatrogener zusätzlicher Lösung der Fragmente aus dem Weichteilverbund höhere Gefahr der Fragment- bzw. Kopfnekrose.
Bei allen operativen Verfahren ist sorgfältig intraoperativ auszuschließen, daß Osteosynthesematerial intraartikulär zu liegen kommt. Mit dem BV nicht nur in den Standardebenen kontrollieren und dokumentieren!

Beispiele operativer Verfahren

- **Perkutane Gewindedrahtosteosynthese:** ältere Patienten mit osteoporotischem Knochen, instabile Frakturen im Collum anatomicum oder chirurgicum
- **Verschraubung oder Zuggurtung** bei Tuberculum majus-Abriß
- **Plattenosteosynthese** (übungsstabil) bei Luxationsfrakturen und komplexen Frakturen, auch bei Schaftfrakturen, z.T. mit T-Platte oder Kleeblatt-Platte (ggf. Spitze umbiegen und versenken oder entfernen)
- **Hemialloarthroplastik:** bei älteren Patienten mit Zerstörung mindestens der Hälfte der Kalotte beziehungsweise Trümmerfrakturen (zum Beispiel Neer-II-Prothese)
- **Kalottenresektion** nur bei sehr alten, körperlich inaktiven Patienten mit andauernden starken Schmerzen zu empfehlen
- Bei persistierenden Bewegungeinschränkungen trotz guter Fagmentstellung und konsolidierter Fraktur ggf. Narkosemobilisation oder offene bzw. arthroskopische Arthrolyse.

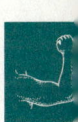

Plattenosteosynthese bei subkapitaler Humeruskopffraktur

OP-Technik: Inzision entlang dem Sulcus deltoideo-pectoralis. Schonen der Vena cephalica. Teilablösung des Musculus deltoideus von der lateralen Klavikula, eventuell Osteotomie des Processus coracoideus mit nachfolgender Verschraubung. Darstellung der Fragmente. Reposition in Abduktion der Schulter und Beugung des Ellenbogens. Zubiegen und Verschrauben der Platte am Humeruskopf bei distaler Fixierung mittels Repositionszange. Eventuell BV-Kontrolle, anschließend definitive Fixierung der Platte. Redon-Drainage, eventuell Refixation des Musculus deltoideus sowie Coracoidverschraubung. Hautnaht.

Nachbehandlung: Desault-Verband bis zur Wundheilung. Danach Mobilisierung durch Pendeln; eventuell CMP (Motorschiene). Aktive Mobilisierung entsprechend der Stabilität nach ca. 4 Wo. Lagerung auf Abduktionsschiene bei Ablösung und Naht des Musculus deltoideus. Metallentfernung in 1 J.

Prognose
Bei unverschobenen Frakturen in 90 % befriedigende Ergebnisse. Bei Mehrfragment-Frakturen deutlich schlechtere Resultate (4 Fragmente nur noch ca. 10 % befriedigende Ergebnisse). Prognose bei diesen Verletzungen evtl. durch Endoprothetik zu verbessern.

Proximale Humerusfrakturen im Kindesalter

Meist infratuberkuläre Humerusfraktur ohne Beteiligung der Epiphysenfuge. In ca. 30 % Epiphysenlösungen mit oder ohne metaphysärem Keil (Salter I oder II). Gelenkfrakturen sind eine Rarität.

Infratuberkuläre Humerusfraktur

Klinik: Schonhaltung des Armes (Parot-Pseudoparalyse). Im Gegensatz zur echten Plexusparese Schmerzen bei Bewegung.
Röntgen: Humerus mit Ellenbogen in zwei Ebenen, ggf. transthorakale Aufnahme.
Konservative Therapie: gute Spontankorrektur von Fehlstellungen. Ad latus-Fehlstellungen und bis 50–60 % Achsknick in der Frontal- und Sagittalebene werden bis zum 12. Lj. ausgeglichen (v. Laer 1991). Geringradige Fehlstellungen nach Wachstumsabschluß bei Frakturen über dem 12. Lj. führen zu keiner funktionellen Beeinträchtigung. Ggf. Reposition in Narkose unter BV-Kontrolle und je nach Alter 2–4 Wo. gegipster Velpeau- oder Gilchrist-Verband.
Operative Therapie: Kirschner-Draht-Osteosynthese oder retrograde Marknagelung. Bei nicht reponierbaren Frakturen Osteosynthese mit 3,5-mm-Platte. Die Schrauben dürfen die Wachstumsfuge nicht tangieren. NB: Bei KD-Osteosynthese gegipster

Gilchrist oder Velpeau-Verband für ca. 3 Wo. Bei Schraubenosteosynthese frühfunktionelle Behandlung ab 3–4 postop. Tag.

Epiphysenlösung
Klinik: Schonhaltung des Armes (Parot-Pseudoparalyse). Im Gegensatz zur echten Plexusparese Schmerzen bei Bewegung.
Röntgen: Humerus mit Ellenbogen in zwei Ebenen, evtl. im Seitenvergleich: Hochstand bzw. Lateralisation des Humerusschafts.
Konservative Therapie: ggf. Reposition in Narkose: Längszug bei 90°-Stellung des Unterarms und Abduktion/Flexion/Außenrotation unter BV-Kontrolle. Je nach Alter 2–4 Wo. Velpeau- oder Gilchrist-Verband.

Operative Therapie: bei nicht reponierbaren Frakturen, z.B. aufgrund eingeschlagener Bizepssehne oder im M. deltoideus eingespießtem Fragment vor Wachstumsabschluß Kirschner-Draht-Osteosynthese, nach Wachstumsabschluß Kleinfragment-Zugschrauben. NB: KD-Osteosynthese: 4 Wo. Velpeau- oder Gilchrist-Verband, Schrauben-Osteosynthese: frühfunktionelle Behandlung ab 3–4 postop. Tag.

Literatur
- *Magin M, Sommer HM*: Oberarm und Ellenbogen. In: Cotta H, Wentzensen A: Standardoperationen in der Orthopädie und operativen Unfallchirurgie, Thieme Stuttgart 1995
- *Melzer, C:* Der Oberarmkopfbruch beim alten Menschen. Akt. Traumatol. 25 (1995): 136–142
- *Neubauer T, Reichel M, Wagner M:* Frakturen im Kindesalter. In: Rüter A, Trentz O, Wagner M: Unfallchirurgie. Urban & Schwarzenberg, München 1995
- *Rüedi T, Schweiberer L:* Scapula, Clavicle, Humerus. In: Müller ME, Allgöwer M, Schneider R, Willenegger H. Manual of Internal Fixation. 3. Aufl. Springer, Berlin 1990
- *Rüter A, Trentz O, Wagner M:* Schultergelenk und Schultergürtel. In: Rüter A, Trentz O, Wagner M: Unfallchirurgie. Urban & Schwarzenberg, München 1995
- *Schauwetter F:* Osteosynthesepraxis. 3. Aufl. Thieme, Stuttgart 1992
- *Siebenrock KA, Gerber C:* Frakturklassifikation und Probleme proximaler Humerusfrakturen. Orthopäde 21 (1992):98–105
- *von Laer, L:* Frakturen und Luxationen im Wachstumsalter, 2. Aufl. Thieme, Stuttgart 1991

17.2.10 Humerusschaftfraktur (ICD 9 : 812.-)

Meist konservativ behandelbare Fraktur des Humerusschaftes ohne Beteiligung der subkapitalen oder suprakondylären Region.

Proximale Humerusfraktur (☞ 17.2.9 Proximale Humerusfraktur), Distale (suprakondyläre) Humerusfraktur (☞ 17.2.5 Ellenbogenfraktur)

Ätiol.: *Indirekte Krafteinwirkung:* Spiralfraktur, evtl. mit zusätzlichem Drehkeil. *Direkte Krafteinwirkung:* unterschiedliche Frakturformen (Querbruch, Biegungsbruch, Stückbruch bis hin zum Trümmerbruch. Abhängig von der Art der Gewalteinwirkung entsprechende Weichteilverletzung mit Gefäß- und Nervenläsionen (z.B. bei Schußbrüchen).

Klinik

- Verkürzung und Fehlstellung des Oberarmes. Der Pat. versucht, eine schmerzhafte abnorme Beweglichkeit durch Anpressen des Armes an den Thorax zu verhindern
- **Wichtig:** Sorgfältiger Pulsstatus und neurologische Untersuchung zum Ausschluß einer Verletzung des schräg dorsal um den Humerusschaft verlaufenden Gefäß-Nervenbündels (A. profunda brachii, N. radialis) in **10–20 %**, des N. ulnaris bei distalen, suprakondylären Frakturen (2 %) oder der A. brachialis (1–2 %)
- Beurteilung von Begleitverletzungen, z.B. Weichteil- und Thoraxwandverletzung, Lungenkontusion
- Wichtig für Therapieplanung: Alter, körperl. und berufl. Aktivität, Rechts- oder Linkshänder, Umfang des Oberarms (Adipositas), soziale Situation, Erkrankungen der Nachbargelenke.

Diagnostik

AO-Frakturklassifikation der langen Röhrenknochen (☞ **25.2.2 Humerusschaft**).

- Röntgen: Oberarm in zwei Ebenen, falls möglich am hängenden Arm. Bei V. a. Begleitverletzungen zusätzlich z.B. knöcherner Hemithorax zum Ausschluß von Rippenfrakturen und Rö-Thorax
- Angiographie: bei fehlendem Puls der A. radialis. *Ein positives Dopplersignal schließt eine Arterienverletzung nicht sicher aus!*
- EMG, NLG: in Zweifelsfällen zur Unterscheidung einer frischen von einer alten Radialisläsion (z.B. bei zervikalem Bandscheibenvorfall).

Konservative Therapie

Humerusfrakturen werden in den meisten Fällen konservativ behandelt. Sie heilen meist rasch und bei fehlenden Begleitverletzungen und korrekter Rotationsstellung mit gutem funktionellen Ergebnis aus. „*Der Oberarmschaftbruch ist unter allen Schaftbrüchen der langen Röhrenknochen der gutartigste.*" (*Lorenz Böhler 1964*).

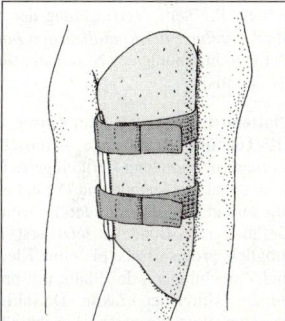

Stabile und wenig dislozierte Frakturen (lange Torsionsfrakturen, Frakturen in Schaftmitte)
Zunächst Ruhigstellung im *Gilchrist-Gips-Verband* oder Hanging cast (**cave:** Frakturdislokation) für 2–3 Wo. Dann Anpassung eines *Sarmiento-Brace* für weitere 4–5 Wo. Bei Schmerzen ggf. zusätzliche *cuff and collar-Schlinge* Alternativ kann auch ein Desault-Verband mit Gipsverstärkung oder ein Abduktionsgips angelegt werden. Die Fixierung erfolgt bis zur Kallusbildung, diese wird in der Regel nach ca. 6–8 Wo. erreicht.

Abb. 17.16: Konservative Behandlung einer Humerusfraktur nach initialer Ruhigstellung mit Sarmiento-Brace

Instabile Frakturen mit gröberer Dislokation und Verkürzung
Frühfunktionelle Behandlung nach Poelchen und Specht: Kombination einer Bewegungstherapie und Extensiontherapie. Erfordert viel Zeit (ca. 1 h Physiotherapie tägl.) und gute Compliance des Pat. Für 2–4 Tage Anlage einer Oberarmgipsschale und Gamaschenextension und Extension über ein Armbänkchen mit einem Gewicht von ca. 1,5–2 kg. Ziel ist die schonende Frakturreposition unter der nachlassenden Muskelspannung. Dann zunehmende Mobilisation unter Pendelbewegungen des Armes

bei vorgeneigtem Rumpf unter krankengymnastischer Anleitung. Tragen eines Gewichtes von 1–2 kg. Zunehmende Mobilisation mit Abnahme der Krepitation und Schmerzen.

Operative Therapie

Indikationen

- Weichteilinterposition
- Drohende Perforation der Fragmente
- Erkrankungen der Nachbargelenke, deren Ruhigstellung bei der konservativen Frakturbehandlung zu einer deutlichen Verschlechterung führen würde
- Ausgeprägter Weichteilmantel bei adipösen Patienten
- Torsionsfraktur mit distalem Drehkeil
- Bilaterale Schaftfraktur
- Serienfraktur am selben Arm
- pathologische Frakturen
- Bei ausgedehnten Begleitverletzungen der Thoraxwand und der Lunge sowie mehrfachverletztem Patient (Polytrauma) operative Versorung zur rascheren Mobilisierung und Pneumonieprophylaxe bzw. optimalen Pflege.

Als Standardverfahren gilt die Plattenosteosynthese mit einer *breiten 4,5-mm-DC-Platte*. Alternativ bei kleinem Humerus: schmale 4,5 mm LC-DC-Platte.

In den letzen Jahren zunehmend häufiger intramedulläre Stabilisationen bei Quer- und kurzen Schrägbrüchen im mittleren Schaftdrittel: Marknägel (aufgebohrte und unaufgebohrte Technik mit und ohne Verriegelung), proximale oder retrograde Bündelnagelung. Problem: Verriegelung der Nägel durch unterschiedliche Schaftweite. *Keine Marknagelung bei Radialisläsion oder distaler Schaftfraktur.*

Bei Durchtrennung des N. radialis Nervennaht. Bei Substanzdefekt Nerventransplantat (N. suralis).

Plattenosteosynthese einer Humerusschaftfraktur

OP-Technik: Rückenlage, Armtisch, Schulterabduktion, Ellenbogen frei beweglich. Vorderarm und Hand steril eingepackt. Radiale Inzision vom Ansatz des M. deltoideus nach distal. Aufsuchen und Darstellen des N. radialis zwischen dem M. brachialis und brachioradialis (keine unnötig weite Denudierung des Nerven). Anschlingen des Gefäß-Nerven-Bündels. Jetzt erst Darstellung der Fraktur und Reposition. Falls möglich, provisorische Fixation. Kleine Keilfragmente werden verschraubt. Anschließend Zurechtbiegen der Platte mit provisorischem Festschrauben an einem Fragment. Feinreposition der Fraktur. Definitives Festschrauben unter interfragmentärer Kompression (Beim Besetzen der Schraubenlöcher sollte unbedingt darauf geachtet werden, daß die Schrauben in unterschiedlichen Winkeln eingebracht werden. Liegen die Austrittsstellen in einer Linie, besteht die Gefahr eines Längsrisses auf der Gegenseite der Platte.) Kontrolle der Plattenlage und der Stabilität. Der N. radialis sollte mit Weichteilen gedeckt sein und nicht direkt der Platte anliegen. Einlegen einer Redon-Drainage. Schichtweiser Wundverschluß, Verband.

NB: Hochlagerung, frühzeitiger Beginn mit aktiven Bewegungsübungen; eventuell CMP (Motorschiene). Entlastung bis zum Frakturdurchbau (ca. 6 Wo.). Metallentfernung nach 1 J.

Marknagelung des Humerus (aufgebohrt, AO)

OP-Technik: Inzision lateral der Akromionspitze. Darstellung des Humeruskopfes. Mittels Pfriem wird der Humeruskopf perforiert. Anschließend BV-Kontrolle. Der Bohrdorn wird an der Spitze aufgebogen und in den Humeruskopf eingebracht.

Vorschlagen des Dornes bis zur Fraktur. Reposition und Vorschieben des Bohrdorns in das distale Hauptfragment unter Außenrotation und Innenrotation des Armes, bei gebeugtem Ellenbogen. BV-Kontrolle. Ausbohrung der Markhöhle beginnend mit dem 9 mm-Bohrkopf. Nach Beendigung des Ausbohrens wird der Markraum mit Ringerlösung ausgespült. Der Bohrdorn wird dann über einem Teflonrohr durch den 4 mm-Führungsstab ersetzt. Bestimmung von Nagellänge und Durchmesser mit Meßband und Lochschablone. Einschlagen eines Unterschenkelmarknagels mit nach lateral gerichteter Krümmung. BV-Kontrolle. Nach Einbringen des Marknagels ins distale Hauptfragment wird der Führungsstab entfernt und der Nagel bis zum Anschlag eingeschlagen. Das untere Nagelende sollte ungefähr 4 cm oberhalb des Ellenbogengelenkes enden. Anschließend Einlegen einer Redon-Drainage in den Marknagel

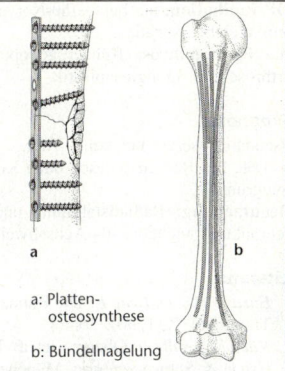

a: Platten-
osteosynthese

b: Bündelnagelung

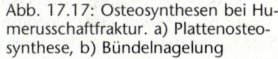

Abb. 17.17: Osteosynthesen bei Humerusschaftfraktur. a) Plattenosteosynthese, b) Bündelnagelung

(ohne Sog), schichtweiser Wundverschluß. Hautnaht, Verband.

NB: Schultermobilisation abhängig von Beschwerden, eventuell CMP (Motorschiene). Knöcherne Konsolidierung nach ca. 6 Wo., Metallentfernung nach 8–12 Mon. Vermeiden der Außenrotation wegen geringerer Rotationsstabilität als bei der Plattenosteosynthese.

Bündelnagelung nach Hackethal
OP-Technik: Elastische Verklemmung der Fraktur durch mehrere Bündelnägel. Wichtig zur Vermeidung von Nagel- und Frakturdislokation:
- Verklemmen des Nagelbündels im Einschlagfenster („Fensterschürung")
- Verklemmung des Nagelbündels (3–5 Nägel) in Diaphysenmitte („Taillenschnürung")
- Spreizung der Nägel im metaphysären Bereich („Spongiosanagelung")
- Auffüllen des fensternahen, weiteren Markraumes mit 1–2 Kurznägeln („Verkeilungsnägel")
NB: wie nach Marknagelung.

Fixateur externe
Bei drittgradig offenen beziehungsweise Infekt-Defekt-Pseudarthrosen, Schußverletzungen. Nach 1–2 Wo. Verfahrenswechsel und Marknagelung (nicht bei Infekt) oder Plattenosteosynthese. Weitere (seltene) Indikation: nach mißlungener Plattenosteosynthese und Marknagelung.

Humerusschaftfrakturen im Kindesalter
Sehr selten; < 1 % aller kindlichen Frakturen. Seitverschiebungen um Schaftbreite und Verkürzungen um 1–2 cm werden im Verlauf des Wachstums wieder ausgeglichen.
Konservative Behandlung: nach schonender Grob-Reposition für eine Woche Gilchrist-, Desault- oder Velpeau-Verband. Danach Sarmiento-Brace für weitere 3–5 Wo. Entfernung der Fixation bei Kallusbildung in der Rö.-Kontrolle und palpatorischer Indolenz und Beginn mit aktiven Bewegungsübungen ohne Belastung. Vollbelastung ca. 4–6 Wo. nach Freigabe. Gesamtbehandlungsdauer ca. 8–10 Wo.

OP-Indikation: nur bei Gefäß-Nervenläsionen oder offenen Frakturen mit ausgedehntem Weichteilschaden.

Bei Pseudarthrose frühzeitige operative Stabilisierung mit Resektion der Pseudarthrose und Spongiosaplastik.

Prognose

Pseudarthroserate bei kons. Ther. 2–3 %, bei op. Ther. 6–15 %. Postop. Infektrate 1–4 %. Bei Radialisparesen ohne Kontinuitätsunterbrechung in > 90 % Restitutio ad integrum.

Begutachung: Radialislähmung und Pseudarthrose MdE 20–40 %. Funktionseinschränkung wichtiger als Achsabweichung.

Literatur

- *Baranowski D, Brug E:* Die Bündelnagelung bei Humerusfrakturen. Operat. Orthop. Traumatol. 2 (1990): 56–64
- *Käch K, Trentz O:* Oberarmschaft. In: Rüter A, Trentz O, Wagner M: Unfallchirurgie. Urban & Schwarzenberg, München 1995
- *Magin M, Sommer HM:* Oberarm und Ellenbogen. In: Cotta H, Wentzensen A: Standardoperationen in der Orthopädie und operativen Unfallchirurgie, Thieme Stuttgart 1995
- *Nast-Kolb D, Knoefel WT, Schweiberer L:* Die Behandlung der Oberarmschaftfraktur. Ergebnisse einer prospektiven AO-Sammelstudie. Unfallchirurg 94 (1991): 447–454
- *Rüedi T, Schweiberer L:* Scapula, Clavicle, Humerus. In: Müller ME, Allgöwer M, Schneider R, Willenegger H. Manual of Internal Fixation. 3. Aufl. Springer, Berlin 1990
- *Schauwetter F:* Osteosynthesepraxis. 3. Aufl. Thieme, Stuttgart 1992
- *Specht G:* Primäre funktionelle Behandlung der Oberarmschaftbrüche. Akt. Chir. 11 (1976): 227ff
- *von Laer, L:* Frakturen und Luxationen im Wachstumsalter, 2. Aufl. Thieme, Stuttgart 1991
- *Wentzensen A, Magin M:* Die Plattenosteosynthese im Schaftbereich des Oberarms. Orthop. Traumtol. 3 (1991): 49–58.

17.2.11 Madelung Deformität, ICD 855.5

Erbliche meist doppelseitige Wachstumsstörung der distalen Radiusepiphyse mit Bajonettstellung und z.T. radialer Klumphand in Folge einer radial- und palmarwärts gerichteten Dislokation des Carpus. F:M ca. 4 : 1. Ther. nicht bei allen Pat notwendig.

Klinik: Verkürzung und Fehlstellung des Radius mit radial-palmarseitiger Verschiebung der Hand. Das Ellenköpfchen springt deutlich hervor. Im Extremfall kann eine radiale Klumphandstellung vorliegen. Durch Gelenkfehlstellung Herabsetzung der Beweglichkeit im Handgelenk. Schmerzen im Handgelenk Hauptsymptom. Die Fehlstellung kann bis zum Abschluß des Wachstums zunehmen. Schmerzen im Handgelenk Hauptsymptom.

Rö.: Handgelenk a.p. und seitlich: u.a. karpale Radiusgelenkfläche ist nach ulnar- und palmarwärts verkippt. Verkürzung des Radius im Vergleich zur Elle. Handwurzel keilförmig deformiert. Elle und Speiche weichen auseinander. Bei Erstdiagnose im Erwachsenenalter teilweise schon degenerative Veränderungen hauptsächlich im dist.

Radioulnargelenk. Oft vorzeitiger Schluß der dist. Radiusepiphysenfuge (dreieckförmige Epiphyse). Subluxation des Ellenköpfchens.

Ther.: Abhängig von **Schmerz**, Funktion, Kosmetik, Stabilität. Kons. Versuch mit Handgelenksschiene. OP sollte **nach Wachstumsabschluß** durchgeführt werden.
- **Denervierungs-OP nach Wilhelm:** Darstellung des N. interosseus und des Ramus articularis spatii interossei und teilweise Resektion. Gelenkäste des N. cutaneus antebrachii radialis und der N. interosseus palmaris werden blind durchtrennt. Die OP ist zur ausschließlichen Schmerzbeseitigung durchzuführen
- **Osteotomie** des Radius mit gleichzeitiger Verkürzung der Ulna oder korrigierenden Verlängerung des distalen Radius. Bei der Korrekturosteotomie des Radius wird die Gelenkfläche nach radial/dorsal gekippt. Im Erwachsenenalter kann die Keilosteotomie des Radius bei Fesselung beider Unterarmknochen mit einer Ellenköpfchenresektion kombiniert werden. Oft individuelles Vorgehen notwendig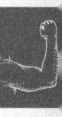
- **Handgelenksarthrodese** bei ausgeprägten degenerativen Veränderungen.

NB: *Korrekturosteotomie:* Ruhigstellung auf volarer Unterarmgipsschiene bis zum Ablauf der Wundheilung. *Distale radioulnare Fesselung:* ca. 4 Wo. Ruhigstellung.
Progn.: *Korrekturosteotomie*, kosmetisch befriedigendes Ergebnis. Exakte Kongruenz der Gelenkflächen läßt sich jedoch nicht wieder herstellen → häufig postop. Schmerzzustände, deshalb gleichzeitige *Denervation des Handgelenkes nach Wilhelm* indiziert. Selten Schmerzfreiheit und regelrechter Bewegungsumfang zu erreichen.

17.2.12   Monteggia-Fraktur

Schaftfraktur der Ulna mit gleichzeitiger Luxation des Radiusköpfchens, evtl. Luxationsfraktur des prox. Radiusendes. Relativ selten.

Ätiol.: Fraktur entsteht durch Sturz auf den Vorderarm bei gebeugtem Ellenbogen. Volare Monteggia-Fraktur in ca. 70 %.
Klinik: Frakturzeichen, Achsenknick der Ulna, Radiusköpfchen in der Ellenbeuge tastbar.
Rö.: Unterarm **und** Ellenbogen in 2 Ebenen, möglichst auch Handgelenk miteingeschlossen. Fraktur kann vom mittleren Drittel bis nach prox. reichen und sich z.T. auch als Olekranonfraktur darstellen.

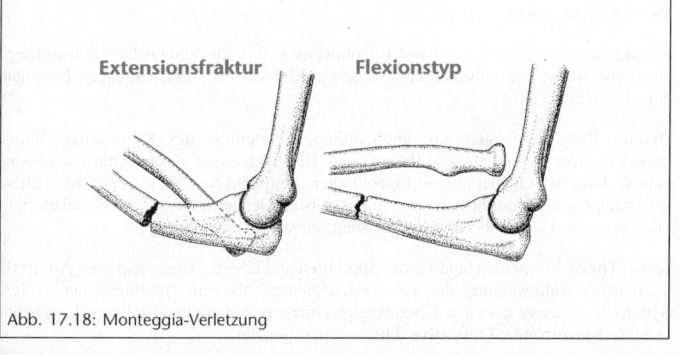

Extensionsfraktur   Flexionstyp

Abb. 17.18: Monteggia-Verletzung

Konservative Therapie

Reposition durch Längszug am rechtwinkelig gebeugten Vorderarm bei Abd. der Schulter. Bei Grünholz-Fraktur im Kindes- und Jugendalter muß die Ulna durchgebrochen werden. Nach Korrektur der bestehenden Ulnafehlstellung korrigiert sich die Luxationsstellung des prox. Radiusendes im allg. spontan. Problem ist jedoch häufig die Retention!
Ruhigstellung im Oberarmgipsverband bei Kindern und Jugendlichen für 4 Wo., bei Erwachsenen für 6–8 Wo. Stellungskontrolle nach einer Wo. Bei Achsabweichung der Ulna kann durch Gipskeilung noch eine Korrektur herbeigeführt werden. Sportfähigkeit 10–12 Wo. nach Fraktur.

Operative Therapie

Ind.: alle Monteggiafrakturen bei Erwachsenen. Monteggiafrakturen bei Kindern, die nicht exakt reponiert oder retiniert werden können. Plattenosteosynthese der Ulna (zusätzliche Gelenkkapselnaht des Radius beim Erwachsenen).

Beachte: Bei **veralteten Luxationen des Radiusköpfchens** ist meistens eine geringe Fehlstellung der Ulna für die Persistenz der Luxation verantwortlich. Klinik: Cubitus valgus, Vorwölbung in Ellenbeuge. Beseitigung der Luxation: *Korrekturosteotomie der Ulna* mit meist leichter Verlängerung, dann meist spontane Reposition des Radiusköpfchens. Zusätzlich sollte zur Fixierung eine *Ringbandplastik* durchgeführt werden (vgl. *Hertel* et al. 1991). OP-Alter: bis ca. zum 12. Lj.

Progn.: Bei achsengerechter Frakturreposition und Fixation gut. Unbedingt auf eine Fehlstellung des Radiusköpfchens achten. **Diese darf bei der Diagn. einer Ulnafraktur in keinem Fall übersehen werden** → Bewegungseinschränkungen, Instabilität und Valgusfehlstellung des Ellenbogens sind mögliche Folgen.
Nach Luxationen und Luxationsfrakturen evtl. Kopfumbaustörungen mit entsprechenden Deformierungen des prox. Radiusendes oder Wachstumsstörungen durch Fugentraumatisierung. *Deshalb klinische Kontrollen bis zu zwei J. nach dem Trauma bei Verletzungen im Kindes- und Jugendalter.*

17.2.13 Morbus Panner, ICD 732.3

Avaskuläre Nekrose des (lateral gelegenen) Capitulum humeri, hauptsächlich bei Knaben im Alter von 6–10 J.

Klinik: Schmerzen im Bereich des Ellenbogens, evtl. sicht- und tastbare Schwellung. Deutliche Bewegungseinschränkungen sowie Einklemmungserscheinungen bestehen nur in seltenen Fällen.

Diagn.: Rö., Ellenbogen a.p. und seitlich. Beurteilung des Krankheitsstadiums (Kondensation, Fragmentation, Reparation). **DD:** Akute und chron. Arthritis (Laboruntersuchungen). OD bei älteren Jugendlichen, Zeitpunkt des Wachstumsfugenschlusses: Radiologisch besteht hier eine umschriebene Demarkierung eines Knochenfragmentes an der Gelenkoberfläche (Mausbett, Gelenkmaus).

Kons. Ther.: Vermeiden belastender Sportarten und Überlastungen jeglicher Art. Evtl. kurzfristige Ruhigstellung des Ellenbogengelenkes bis zum Abklingen der akuten Symptome in einer dorsalen Oberarmgipsschiene in Rechtwinkelstellung. Unterstützend Salbenverbände. **Operative Ther.:** selten indiziert.

Progn.: gut, i.d.R. keine Bewegungseinschränkung (im Gegensatz zur avaskulären Nekrose des Radiusköpfchens, welche meist als präarthrotische Deformität ausheilt). Erkrankungsdauer 1–3 J.

17.2.14   Radioulnäre Synostose

Angeborene ein- oder doppelseitige (in ca. 60 %) knöcherne Verbindung zwischen Radius und Ulna im prox. Drittel, meist in Pronationsstellung.

Ätiol.: z.T. genetisch fixiert, familiäres Auftreten.
Klinik: Völlige Aufhebung der Rotationsbewegung beider Unterarme. Durch Mehrbeweglichkeit der Handgelenke kann die Rotationseinschränkung z.T. ausgeglichen werden. Aus diesem Grund fällt die Erkr. meist erst im Vorschulalter auf.

Ther.: Operative Trennung der Synostose obsolet. Bei funktionell völlig ausgleichbarer Fehlstellung – besonders im Hinblick auf hygienische Verrichtungen – Zurückhaltung mit der operativen Korrektur. Häufig Rezidive (begleitende Fehlanlage der Muskulatur?). Bei funktionell ungünstiger Rotationsstellung Korrekturosteotomie im Bereich der Synostose: Rotationsstellung der Gebrauchshand von 20° Pronation, kontralaterale Hand in Neutralstellung.

17.2.15   Distale Radiusfraktur (ICD 9 : 813.4)

Bruch des distalen Radius durch Sturz auf die abfangende Hand. Häufigste Fraktur (10–25 %).

Ätiol.: Sturz auf die ausgestreckte oder palmarflektierte Hand und meist *metaphysärer Biegungsbruch* des Radius proximal der Strecksehnenfächer. Weitere Verletzungsformen: *epiphysäre Abscherfraktur, epiphysäre Stauchungsfraktur.* Altersgipfel: 6–10 Lj. (meist Grünholzfraktur) und 60–70 Lj.

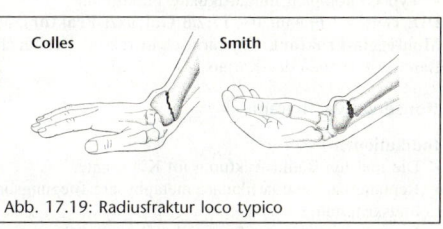

Abb. 17.19: Radiusfraktur loco typico

Unterscheidung zwischen extraartikulären, artikulären Frakturen, Extensionsfrakturen (Colles-Fraktur in 85 %) mit Neigung der Gelenkflächen nach dorsal, Flexionsfrakturen (Smith-Fraktur) mit Dislokation des distalen Fragmentes nach palmar und Trümmerfrakturen.

Klinik
Schwellung, Druckschmerz und schmerzhafte Bewegungseinschränkung im Handgelenk. Bei der häufigeren Extensionsfraktur mit Dislokation Bajonettstellung der Hand durch Dislokation des distalen Fragmentes mitsamt der Hand nach dorso-radial.

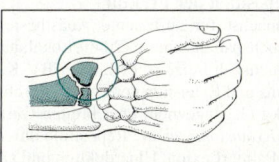

Abb. 17.20: Bajonettstellung der Hand bei distaler Radiusfraktur

17

Diagnostik

Rö: Hand a.p. und seitlich. Fehlstellung, artikuläre Beteiligung sowie evtl. Abrißfraktur des Processus styloideus ulnae. Ausschluß von Skaphoidfrakturen und perilunären Luxationsfrakturen (ggf. zusätzlich Schrägaufnahme in 45° Anhebung radialseitig). Auf begleitende karpale Bandverletzungen achten (z.B. skapholunäre Dissoziation). Regelrechte Winkelstellung der Radiusgelenkfläche: 10° palmar und 30° ulnar.

Wichtig für die Wahl des therapeutischen Vorgehens ist die Stabilitäts-beurteilung

- Stabile Frakturen
  Isolierte metaphysäre Biegungsfrakturen, d.h. keine zusätzliche Bandverletzung (meist Verkürzung < 3 mm, dorsale Abkippung oder Supinationsfehlstellung < 20°)
- Instabilitätskriterien
  – Abscherfraktur
  – Metaphysäre Trümmerzone
  – Fraktur des Proc. styloideus ulnae mit ulnarer Desinsertion
  – Dislokation zwischen Radius und Ulna
- Instabile Frakturen
  – Epiphysäre Abscherfrakturen
  – Stauchungsfrakturen der Typen Melone II–IV.

AO-Frakturklassifikation der langen Röhrenknochen: Radius/Ulna (☞ 25.3.3)
- **Typ A:** extraartikuläre Frakturen
- **Typ B:** teilweise intraartikuläre Frakturen
- **Typ C:** komplett intraartikuläre Frakturen.
DD: Galeazzi-Fraktur (☞ **17.2.8 Galeazzi-Fraktur**), Monteggia-Fraktur (☞ **17.2.12 Monteggia-Fraktur**), Unterarmschaftfraktur, Verstauchung, Zerrung, Frakturen und Bandverletzungen des Karpus.

Konservative Therapie

Indikationen
- Die meisten Radiusfrakturen im Kindesalter
- Reponierbare extraartikuläre metaphysäre Biegungsbrüche mit max. einem Instabilitätskriterium
- Reponierbare Abscherfraktur der Gelenkfläche mit minimaler Dislokation
- Epiphysäre Stauchungsfrakturen Typ I nach Melone
- Geriatrische Pat. mit stabil impaktierter Fehlstellung: Hier nimmt man evtl.eine Bewegungseinschränkung zugunsten einer raschen Mobilisation in Kauf.

Reposition der Fraktur
Zunächst für suffiziente Anästhesie sorgen: Plexusanästhesie, Narkose oder auch Bruchspaltanästhesie (20 ml Lokalanästhetika, z.B. Mepivacain wird von dorsal in den Bruchspalt injiziert, evtl. unter BV-Kontrolle). Anschließend „Aufhängen" des Unterarms und Extension der Fraktur durch Fingerextensionshülsen („Mädchenfänger") und 3 kg Gegengewicht über breiten Gurt am Oberarm.
- *Extensionsfraktur:* Reposition durch Längszug über 2 bis 5 Min. mit anschließender Palmarflexion, Ulnarduktion und abschließender Pronation mit Druck auf das distale Fragment von dorsoradial und Gegendruck von palmar
- *Flexionsfraktur (selten):* Repositionsgang entgegengesetzt, Dorsalextension, Radialduktion und Supination mit Druck von palmar.

Gipsfixation
Anlage einer dorsalen Unteramgipsschiene
oder eines zirkulären Unterarmgipses für
eine Woche (je nach Fraktur bei geriatrischen Patienten evtl. auch Oberarmgips).
Sorgfältiges Anmodellieren über dem Ra-
diusfragment und der Mittelhand in leichter
Ulnarduktion. Gips soll Daumen und Finger
freilassen, so daß ein Faustschluß möglich
ist. Bei zirkulärem Gips nach Abbinden
Spalten desselben durch Entnahme eines
1 cm breiten Gipsstreifens und Durchtrennung des Polstermaterials.
Nach einer Woche Gips zirkulieren und für
weitere 3 Wo. belassen. Bei Flexionsfrakturen wird die Gipsschiene zunächst volar
angelegt.

NB
- Klinische und Röntgen-Kontrollen: nach
  Reposition, und am 1., 3., 7. und 14. Tag
  nach dem Trauma. *Engmaschige Röntgenkontrollen wichtig,* da die Fraktur
  aufgrund der nach Reposition verbleibenden Hohlräume in der Spongiosa die
  Tendenz hat, wieder abzukippen
- Aufklärung des Patienten: Kontrolle am
  folgenden Tag. Hochlagern, lokal Eis,
  Antiphlogistika. Sofortige Vorstellung
  bei Durchblutungs-, Sensibilitätsstörungen oder motorischen Störungen! Sinnvoll: Merkzettel für Patienten mit Gipsruhigstellung mitgeben
- Frühzeitig aktive Bewegungsübungen
  der Finger, des Ellenbogens und der
  Schulter; nach Gipsabnahme aktive Be-
  wegungs-Therapie des Handgelenks ggf.
  zunächst aus dem geschalten Gips heraus
- Belastung erst nach vollständig konsolidierter Fraktur.

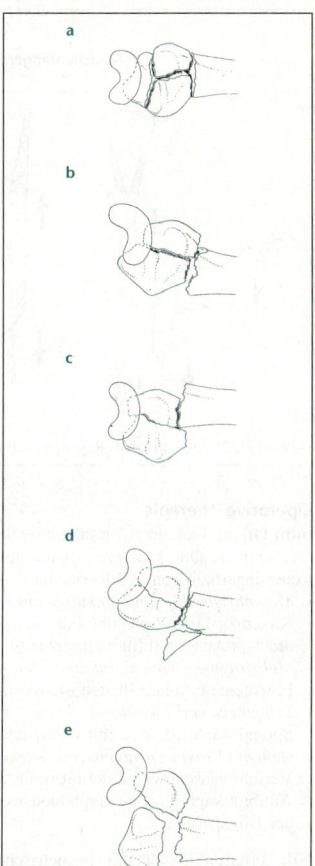

Abb.: 17.21: Klassifikation epiphysärer
Stauchungsfrakturen nach Melone

Klassifikation epiphysärer Stauchungsfrakturen nach Melone			
(entsprechend der Position der epiphysären Knochenfragmente)			
Typ I	**Typ II**	**Typ III**	**Typ IV**
Abb. 21 a)	Abb. 21 b) und 21 c)	Abb.21 d)	Abb. 21 e)
Knochenfrag-mente **nicht disloziert**	Fragmente nach a) **dorsal** oder b) **volar disloziert**	Dorsale Dislokation; Gefähr-dung des N. medianus durch **volar abgesprengte Fragmente**	komplexe Fehlstellung und **Verdrehung des Fragments** Nr. 4

17

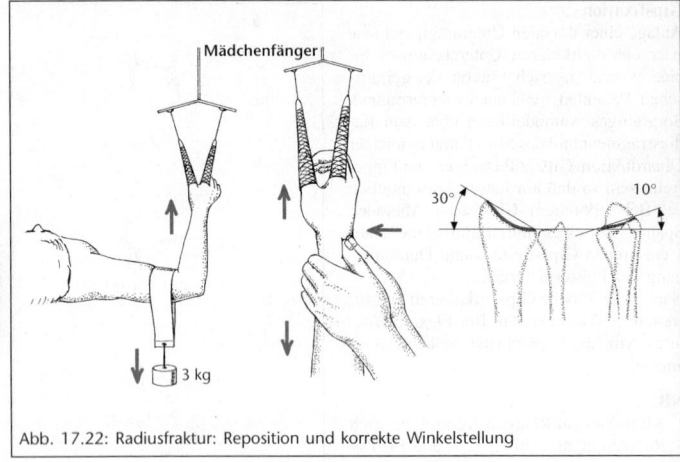

Abb. 17.22: Radiusfraktur: Reposition und korrekte Winkelstellung

Operative Therapie

Ind.: Offene Frakturen, Zirkulationsstörungen, Innervationsstörungen, nicht reponierbare und instabile Frakturen (hauptsächlich Flexionsfrakturen). **OP-Zeitpunkt:** entweder innerhalb von 6–8 h oder nach Abschwellung nach ca. 4 Tagen.

- *Metaphysäre Biegungsfrakturen mit mehr als einem Instabilitätskriterium:* Perkutane Kirschner-Draht-Spickung oder bei größerem Defekt offene Reposition, Kirschnerdrahtspickung und Spongiosaplastik
- *Mehrfragment-Gelenkfrakuren der Typen Melone II, III und IV* mit großen Fragmenten: volare Plattenosteosynthese
- *Trümmer- und Luxationsfrakturen:* Fixateur externe zwischen Radius und MT II, Spongiosaplastik, ggf. mit zusätzlicher Osteosynthese
- *(Offene) Frakturen mit ausgedehntem Weichteilschaden:* Fixateur externe. Geplanter Verfahrenswechsel auf definitive Osteosynthese. Bei offenen Frakturen präoperative Antibiotikaprophylaxe empfehlenswert, z.B. Zinacef® 1 x 1,5 g vor dem Schließen der Blutsperre.

NB: Frühfunktionell mit isometrischen Übungen, aktives Bewegen der Finger. Bewegen des Handgelenks im schmerzfreien Bereich ohne Belastung nach Abschluß der Wundheilung. Belastung abhängig von Konsolidierung der Fraktur bei Schmerzfreiheit zwischen 8. und 12. Wo.

Risiken: Gefahr der Arteria radialis-Verletzung, insbesonders bei der perkutanen Kirschnerdraht-Osteosynthese. Bei palmarer Plattenosteosynthese (zum Beispiel Flexionfraktur) Gefahr der Nervus medianus-Läsion.

ME: K-Drähte: nach 4 Wo., dorsale u. volare Platten: 6–12 Mon., einzelne Schrauben können belassen werden.

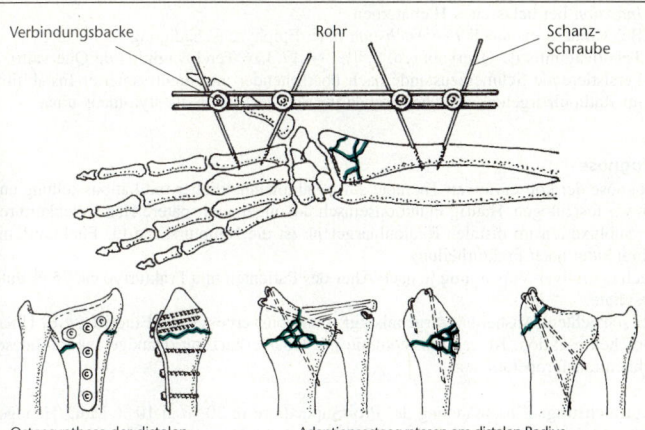

Verbindungsbacke   Rohr   Schanz-Schraube

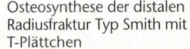

Osteosynthese der distalen Radiusfraktur Typ Smith mit T-Plättchen

Adaptionsosteosynthesen am distalen Radius

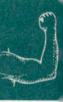

Abb. 17.23: Osteosynthese bei distaler Radiusfraktur. a) Drahtspickung (K-Drähte fassen Gegenkortikalis!), b) volare Abstützplatte, c) Fixateur externe (hier mit Wagner-Apparat).

Radiusfrakturen im Kindesalter

Häufig *Grünholzfraktur,* metaphysärer Stauchungsbruch *(Wulstbruch)* oder *Epiphysenlösung* des distalen Radius (seltener). Evtl. zusätzlich Lyse oder Fraktur der distalen Ulna. Epiphysenfrakturen sehr selten. Sehr gute Spontankorrektur vor allem bei Extensionsfrakturen: Seit-zu-Seit-Verschiebungen um max. 1/4 der Schaftbreite (wegen Einschränkung von Pronation und Supination), Achsenknickungen in der Frontal- und Sagittalebene bis zu 50° werden spontan korrigiert (bis zum 10.–12. Lj.).

Durch Stimulation der Wachstumsfuge *Radiusverlängerung* möglich, die sich im weiteren Verlauf des Wachstums wieder ausgleicht.

➤ *Eltern aufklären über eventuell belassene Fehlstellung und Wachstumstimulation!*

Bei metaphysärem Wulstbruch im Kindesalter: Kontrolle erst nach 2–3 Wo. Gipsruhigstellungg nötig. Metaphysäre Biegungsbrüche und Epiphyseolysen: 4 Wo. Oberarmgips. Kontrolle nach 1 Wo., ggf. Gips keilen oder Nachreposition.

Bei Kindern über 12 J und instabiler Fraktur perkutane Kirscher-Draht-Spickung. Irreponible und drittgradig offene Frakturen werden offen reponiert.

Komplikationen

- *Algodystrophie* (Morbus Sudeck). Mögliche Ursachen: Gips zu eng? Häufige Nachrepositionen; schlechte Schmerzbekämpfung; keine Ödemprophylaxe (Hochlagern, Antiphlogistika), persönliche Disposition (☞ M. Sudeck).
- *Sekundäre Dislokationen* meist innerhalb der ersten 2 Wo. (Spongiosaimpaktierung durch Fraktur unterschätzt?). Auch später noch Sinterung besonders bei Osteoporose
- *Medianuskompressionssyndrom:* Hyperflexionsstellung, nach volar ausgesprengtes Fragment (Melone III-Fraktur)
- *Lokaler Dekubitus* z.B. durch Implantate oder Druckstelle durch Gips

- *Infektion* bei belassenen Hämatomen
- Bei Kindern eventuell *Fehlwachstum* nach Epiphysenschädigung
- Tendovaginitis de Quervain (ca. 2,5 %, ☞ 17.3.16 Tendovaginitis de Quervain)
- Persistierende Schmerzzustände nach übersehender und nicht sanierter Instabilität im Radioulnargelenk oder bei Pseudarthrosen des Processus styloideus ulnae.

Prognose

Prognose der konservativen Therapie aufgrund uneinheitlicher Indikationsstellung nur schwer festzulegen. Häufig Funktionseinschränkungen und spätere Handgelenkarthrose. Subluxation im distalen Radioulnargelenk ist die Hauptursache für Funktionseinschränkung nach Frakturheilung.

Nach operativer Versorgung je nach Alter des Patienten und Frakturtyp ca. 75 % gute Resultate.

Bei schlechtem Ausheilungsergebnis ggf. funktionsverbessernde Eingriffe, z.B. Ulnaköpfchenresektion, Korrekturosteotomie mit Ulnaverkürzung, Handgelenkarthrodese, Sehnentransferoperationen.

Begutachtung: Einschränkung der Pro-/Supination: re 20 %, li 10 % MdE. Handgelenkversteifung in Fehlstellung: re 40 % li 30 % MdE.

Literatur

- *Friedl HP, Trentz O:* Distaler Radius. In: Rüter A, Trentz O, Wagner M: Unfallchirurgie. Urban & Schwarzenberg, München 1995
- *Heim U:* Forearm and Hand. In: Müller ME, Allgöwer M, Schneider R, Willenegger H. Manual of Internal Fixation. 3. Aufl. Springer, Berlin 1990
- *Kienle, KH, Bindel G, Holz U:* Die differenzierte Therapie der distalen Radiusfraktur. Akt. Traumat. 19 (1989): 11ff
- *Melone CP:* Articular fractures of the distal radius. Orthop. Clin. N. Amer. 15 (1984): 217ff
- *Neubauer T, Reichel M, Wagner M:* Frakturen im Kindesalter. In: Rüter A, Trentz O, Wagner M: Unfallchirurgie. Urban & Schwarzenberg, München 1995
- *Schauwetter F:* Osteosynthesepraxis. 3. Aufl. Thieme, Stuttgart 1992
- *von Laer, L:* Frakturen und Luxationen im Wachstumsalter, 2. Aufl. Thieme, Stuttgart 1991

17.2.16 Radiusköpfchensubluxation (Chassaignac)

Einklemmung des Lig. anulare zwischen Capitulum humeri und Radiusköpfchen.

Ätiol.: Beim Kleinkind Auftreten der Subluxation meist durch abrupten Zug am ausgestreckten pronierten Arm („*Nurse made elbow*"). **DD:** **Klinik:** Kind schont den betroffenen Arm, schmerzhafte Pronationsbehinderung. **DD:** Ellenbogenfrakturen, Ellenbogenluxationen (im Kleinkindesalter selten).

Ther.: schnelle Supination und gleichzeitige Streckung im Ellenbogengelenk durch den Therapeuten bei evtl. zusätzlicher Kompression des Radiusköpfchens. Ruhigstellung nicht erforderlich. Nach Reposition normalen Gebrauch des Armes prüfen (z.B. Spielzeug hinhalten). **Cave:** Schädigung des N. radialis.

17.2.17 Radiusköpfchenluxation

Isolierte Luxation des Radiusköpfchens selten, meist zusätzliche Fraktur der Ulna (Monteggia-Fraktur,☞ 17.2.11). Sehr selten angeboren.

Klinik: Umschriebene Schwellung und Fehlstellung des Radiusköpfchens, lokaler Druckschmerz.
Rö.: Dislokation des Radiusköpfchens: Verlängerung der Achse des prox. Radiusendes nicht mehr auf das Capitulum humeri zentriert (☞ 17.2.5).

Therapie
* *erworben:* sofortige, meist problemlose Reposition in Regional- oder Allgemeinanästhesie, abhängig vom Alter des Pat.: *Druck auf das Radiusköpfchen* bei gleichzeitiger *Supination.* In seltenen Fällen können sich Teile des Lig. anulare einschlagen (Repositionshindernis) → in gleicher Narkose offene Reposition und Rekonstruktion des Lig. anulare. Zusätzliche KD-Fixation des Radiusköpfchens ist nicht erforderlich
* *angeboren:* offene Reposition im Alter bis zu 3 J. *(Tachdjian 1990).*

NB: Postop. Ruhigstellung in einem Oberarmgips bei Erwachsenen für 4–5, bei Kindern für 3 Wo. Nach Gipsabnahme Mobilisierung des Ellenbogengelenks. Vollständige Beweglichkeit meistens 2–4 Wo. nach Freigabe.

17.3   Hand

17.3.1   Wichtige Differentialdiagnosen des Schmerzes in Unterarm und Hand

* **Unterarm und Hand:** Nervenkompressionen, Sehnenscheidenentzündungen, -stenosen (z.B. Tendovaginitis stenosans de Quervain), Tendoperiostosen, Sehnenverkalkungen, entzündliche Prozesse, benigne oder maligne Knochentumoren
* **Handgelenk:** Arthritiden, Arthrosen, posttraumatische Fehlstellung, Skaphoidpseudarthrose, Diskusläsion Ulnokarpalgelenk, Lunatummalazie und andere Nekrosen der Handwurzelknochen, skapholunäre Dissoziation und andere Bandverletzungen, chron. entzündliche Prozesse, Handgelenksganglion, intraossäre Ganglien, Zysten oder Tumoren, Luxation der Extensor carpi ulnaris-Sehne, Synoviitiden der Streck- bzw. Beugesehnen, Karpaltunnel-Sy., N. ulnaris-Kompression in der Guyonschen Loge
* **Daumensattelgelenk:** Rhizarthrose, posttraum. Arthrose, Kapsel-Band-Läsionen, Arthritis
* **Mittelhand:** Knochentumoren, Weichteiltumoren oder Fremdkörper in der Nähe von Nervensträngen, z.B. Ringbandganglion, schnellender Finger, Sehnenscheidenphlegmonen
* **Finger und Fingergelenke:** Arthritiden, Arthrosen, posttraumatische Fehlstellungen, Sehnenscheidenphlegmonen, alte Seitenbandverletzungen
* **Fingerendglieder:** Glomustumoren, Panaritien, Mukoidzysten, Heberdenarthrosen
* **Gesamte Hand:** Kausalgie (brennende Schmerzen nach Nervenverletzungen), Neurome, Sudeck-Sy., Phlegmonen.

17

17.3.2   Spezielle orthopädische Untersuchung

Spezielle Anamnese
- Unfall, Zeitpunkt, Hergang, womit verletzt (z.B. Glassplitter, Hochdruckspritzpistolenverletzung), Umfeld (z.B. Bißwunde, Metzgerei)
- Begleiterkrankungen, seit wann (z.B. c.P., Gicht, Diab. mell.)
- Vorausgegangene Hand-OP, Rechts- oder Linkshänder
- Schmerzanalyse, typische auslösende Bewegungen
- Tetanusschutz, evtl. Tollwutimpfung (bei Unfall).

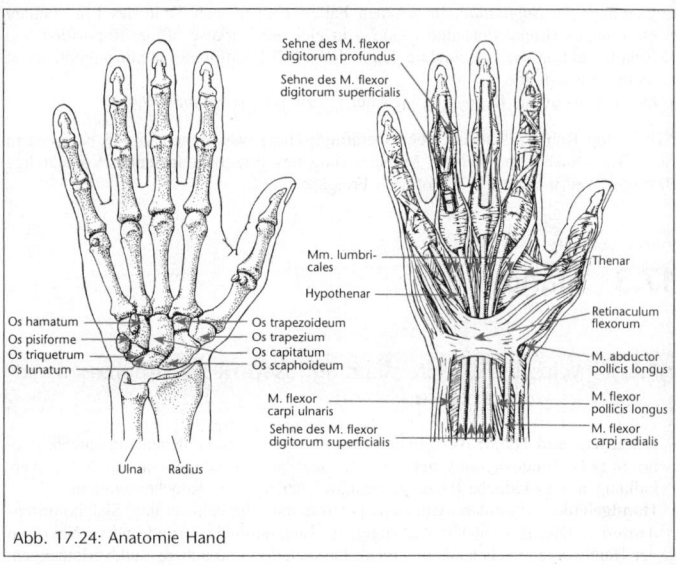

Abb. 17.24: Anatomie Hand

Klinischer Befund (Vergleich mit Gegenseite!)

Inspektion
- Form und Haltung der Hand, Achsenfehlstellungen (z.B. nach Trauma, Luxation), schlaffe Streckhaltung von Fingern (Beugesehne verletzt?), Krallen- oder Fallhand (Nervenläsion?), Schwellungen (z.B. bei Entzündungen, Frakturen, c.P., Tumoren), Muskelatrophien (z.B. periphere Nervenläsion)
- Hautfarbe: Durchblutungsverhältnisse, gelbe Fingerkuppen bei Rauchern
- Verlauf und Zustand alter Narben
- Palmare Beschwielung: atrophisch flache, anhydrotische Hautleisten bei Nervenläsionen, Hinweis auf Gebrauch und Belastung der Hand
- Fingernägel (z.B. mykotische, toxische Veränderungen).

Palpation
- Turgor, Temperatur (z.B. Entzündung ↑, Durchblutungsstörung ↓), Oberflächenbeschaffenheit, Verschieblichkeit der Haut, Konsistenz, Schmerzlokalisation
- Beklopfen von Nervenstämmen und -endigungen (z.B. Kompression, Neurome).

Funktionsprüfung (spezielle Tests ☞ einzelne Krankheitsbilder)
- Greifformen (Grob-, Spitz-, Schlüsselgriff), Faustschluß, Streckung, Beugung, Abspreizung der einzelnen Finger und Anspreizen. Berührung der Fingerspitzen mit dem Daumen (Opposition)
- Beweglichkeit, Kontrakturen, Narbenzüge
- Sensibilitätsprüfung, grobe Kraft, Pulse.

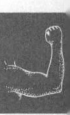

17.3.3　Bennett- und Rolando-Fraktur

Bennett-Fraktur: *Luxationsfraktur des Daumensattelgelenkes durch intraartikulären Bruch der Basis des Metacarpale I (ein Fragment),* ☞ *Abb. 17.28.*

Rolando-Fraktur: *T oder Y-förmiger Trümmerbruch der Metakarpale-I-Basis (mehrere Fragmente)*

Ätiol.: Direkter Sturz auf Daumen mit axialer Kompression und Abbruch der ulnaren Kante der Metakarpale-Basis. Durch Zug bes. des M. abductor pollicis longus. Verkürzung und Verschiebung des Metakarpaleschaftes nach dorsoradial.
Klinik: Starke, bewegungsabhängige Schmerzen im Daumensattelgelenk, Druck und Verschiebeschmerz. Schwellung. Daumen leicht abduziert.
Rö-Daumensattelgelenk: Bruchstück ulnar zur MC-I-Basis. Verschiebung des 1. Mittelhandknochens auf dem Trapezium nach radial-dorsal. Evtl. mehrere Fragmente.

Kons. Ther.: wenig sinnvoll, da Reposition im Gips nicht gehalten werden kann → Arthrose.

Operative Therapie

Bennet-Fraktur: Unter BV-Kontrolle Zug am Daumen und Druck auf die Basis des Metakarpale I von radial. Reposition des Bruchstücks. Dann perkutane Fixation des Bruchstückes mit 1,0 mm KD von radial nach ulnar. Zweiter KD durch das prox. Metakarpaledrittel in den zweiten Mittelhandknochen in palmarer Abd. des Daumens. Falls dies geschlossen nicht möglich ist, offene Reposition über winkelförmigen Zugang.
Rolando-Fraktur: geschlossene Reposition durch Zug am Daumen und Fixation des 1.Mittelhandknochens gegen den 2. mit zwei KD's, die parallel perkutan eingebracht werden.

NB: Postop. Daumen-Unterarm-Gips. KD nach 4 Wo. entfernen, dann vorsichtige Bewegungsübungen, Entlastung für weitere 2–3 Wo.
Progn.: relativ gut bei stufenloser Reposition.

17.3.4 Beugesehnenverletzungen

Glatte Schnittverletzung oder ausgedehnte Gewebszerreißung (z.B. Kreissäge)der oberflächlichen und/oder tiefen Beugesehne (Ausnahme: Am Daumen nur eine Sehne des M. flexor pollicis longus [FPL]).

Einteilung der Verletzungshöhe in 5 Zonen, wobei Zone zwei (→ ,,Niemandsland") der kritischste Bereich ist. Beugesehnen verlaufen in Kanälen (Ringbändern) → Verwachsungsgefahr. Selten *geschlossener* Ausriß der Profundussehne am Endglied. Bei **Rheumatikern** durch Tenosynovialitis Ruptur der Sehnen. Arrosion der FPL-Sehnen bei **Rhizarthrose** durch Osteophyten.

Klinik und Diagn.: Gelegentlich nur kleine Hautverletzung sichtbar → sorgfältige Funktionsprüfung der oberflächlichen und tiefen Sehne! Test bei Kindern schwierig → Beobachtung beim Spiel. Im Zweifelsfall Exploration der Sehnen im OP-Saal.
* *Prüfung der Profundussehne:* Endgelenk kann bei gestrecktem Finger und fixiertem Mittelgelenk aktiv nicht gebeugt werden
* *Prüfung der Superficialissehne:* Mittelgelenk kann aktiv nicht gebeugt werden, wenn die benachbarten Finger in Streckstellung fixiert werden (Profundussehne wird ausgeschaltet). Bei nur teilweise eingerissener Sehne wird über ein Schwächegefühl und Schmerzen bei Beugung gegen Widerstand geklagt. Druckschmerz über Sehnenscheide (→ Hämatom).
* *Nervenfunktion prüfen* → evtl. Sensibilitätsstörung distal der Wunde.

DD: Bewegungseinschränkung, Nervenläsion, z.B. N. interosseus ant. (Kiloh-Nevin-Sy.) versorgt u.a. M. flexor pollicis longus und Mm flexor digitorum profundus II + III → keine Beugung in Endgelenken der Finger I–III.

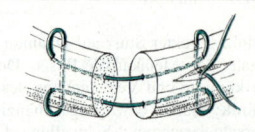

Abb. 17.25: Sehnen-Naht nach Kirchmayr/Kessler/Zechner

Kons. Ther.: Nicht möglich.

Operative Therapie

OP-Technik: Axilläre Plexusanästhesie oder Vollnarkose, Oberarmblutleere, Lupenbrille. Erweitern der Hautläsion in einem zickzackförmigen Hautschnitt, Gefäß-Nervenbündel darstellen, um eine Verletzung der Arterie oder des Nervens auszuschließen! Oft liegt der prox. Sehnenstumpf weit von der Verletzungsstelle entfernt. Präparation der Sehnenscheide ohne diese weiter als nötig zu eröffnen. Durch Beugung des Fingers und Ausdrücken der Sehnenscheide wird versucht, den prox. Stumpf zu sichten. Dann Fixation mit ganz dünner Kanüle, die quer durch ein Ringband durch die Sehne gestochen wird. Nicht mit einer Klemme nach der Sehne ,,fischen", ggf. Exploration der Sehne prox. durch zusätzlichen Hautschnitt. Haupt- oder Kernnaht mit nicht resorbierbarem Nahtmaterial (z.B. Ethibond, 3–0 oder 4–0) nach Kirchmayr/Kessler. Anschließend exakte Adaptierung der Ränder mit einer fortlaufenden Naht (z.B. PDS 7–0); dorsolateral beginnen. Nerven- und Arterienverletzungen müssen mit Hilfe des Mikroskops anschließend versorgt werden.
Falls die Verletzung nicht fachgerecht versorgt werden kann → desinfizierender, steriler Verband → handchirurgische Klinik (sog. aufgeschobene Versorgung).

NB: Anlegen einer Haltenaht am Fingernagel noch in Narkose, dann dorsale Gipsschiene mit Beugung des Handgelenks und der Grundgelenke. Am 1. postop. Tag Beginn der Übungsbehandlung: Nach Verbandswechsel Anfertigung einer dorsalen Gips- oder Plastikschiene **(Kleinert-Gips)** mit 30° Beugung im HG und 60–70° Beugung in den Grundgelenken. Mittel-

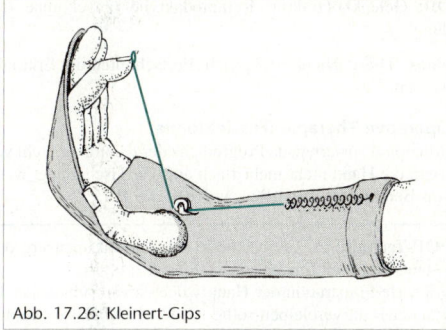

Abb. 17.26: Kleinert-Gips

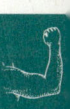

und Endgelenke gestreckt. Am Haltefaden wird ein Gummiband befestigt, das den Finger über eine Umlenkrolle in Beugestellung zieht: Finger kann jetzt *aktiv gestreckt* werden und wird *passiv wieder flektiert* (Verkleben der Sehnen wird vermieden, die Naht entlastet).

Wichtig: gute Aufklärung des Pat., regelmäßige Kontrolle durch KG, Ergotherapeut und Operateur. Die Schiene wird für 4 Wo. belassen und dann entfernt. Beugeübungen nur noch mit an einem Armband befestigten Gummizügel für eine weitere Wo. Anschließend vorsichtig aktive Übungen ohne Belastung der Sehne (nach 8 Wo. langsam möglich).
Progn.: Behandlung gehört in die Hand eines erfahrenen Handchirurgen. Gute Ergebnisse dann in ca. 75 %.

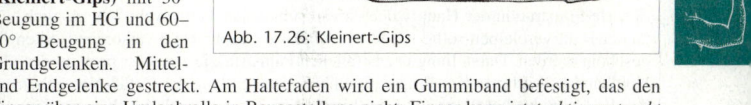

17.3.5 Morbus Dupuytren, ICD 728.6

Knoten- und Strangbildung der Palmarfaszie unter der Haut der Hohlhand und Finger mit zunehmender Beugekontraktur der Finger.

Ätiol.: unklar. „Myofibroblasten" bilden Knoten und kontrakte Stränge, in denen vermehrt Kollagen III nachgewiesen werden kann. M:F = 10 : 1, vermehrt im Norden Europas, selten im Mittelmeerraum, Asien und Afrika. Familiäre Häufung bei ca. 25 % der Erkrankten. Bei jüngeren Menschen oft ausgeprägtere Kontrakturen mehrerer Finger und stärkere Progredienz. Sonst meist Verlauf über viele Jahre.

Klinik: Behinderung durch Streckdefizit, gelegentlich Druckschmerz beim festen Zugreifen auch schon im Anfangsstadium (Knoten). Befallen werden häufig zunächst der Klein- bzw. Ringfinger; selten die radialen Finger. Anfänglich kleine, tastbare Knoten und Einziehungen der Haut in der Hohlhand, dann zeigen sich Stränge, die zu den betroffenen Fingern ziehen. Zunehmende Beugekontrakturen des Grund- und/oder Mittelgelenks, gelegentlich Überstreckung des Endgelenks, eingeschränkte Abspreizung der Finger.
Stadieneinteilung: der Grad der Beugekontraktur aller Gelenke des betroffenen Fingers wird addiert: 0–45° = *Stadium I*, 45–90° = *Stadium II*, 90–135° = *Stadium III*, > 135° = *Stadium IV*.
Rö.: nur bei Unklarheiten, Krankheitsbild klinisch eindeutig.

DD: Gelenkkontraktur, Kamptodaktylie (angeborene Beugekontraktur), Narbenbildung.

Kons. Ther.: Nicht erfolgreich, Fortschreiten der Erkrankung kann nicht aufgehalten werden.

Operative Therapie (Fasziektomie)

Prinzipiell zuwarten, da Progredienz der Kontrakur nicht voraussagbar. Ideale **OP-Ind.**, wenn die Hand nicht mehr flach auf den Tisch gelegt werden kann. Eingriff abhängig von Bedürfnissen und Beschwerden des Pat.

17

OP-Technik: Plexusanästhesie, Blutleere, Lupenvergrößerung. Zickzackförmiger Hautschnitt am Finger oder Z-Plastik.
Scharfe Präparation der Haut, wobei soviel subkutanes Fettgewebe wie möglich an der Haut verbleiben sollte. Größere Gefäßäste, die die Haut versorgen, sollten geschont werden. Darstellung der befallenen Palmarfaszie zunächst prox. in der Hohlhand und schrittweise Präparation nach distal entlang der Gefäß-Nervenbündel. Es sollte das **befallene Gewebe bis weit in den makroskopisch gesunden Bereich** entfernt werden. Schwierigere Präparation im Bereich der Finger, da hier das Gefäß-Nervenbündel ummauert und bis zur Gegenseite verschoben sein kann. Auch die noch nicht sichtbar veränderten Bandstrukturen sollten am Finger soweit wie möglich reseziert werden, da sonst ein Rezidiv droht.
Nach Öffnung der Blutsperre exakte Blutstillung (Hämatom führt zu verlängerter NB). Entweder Redon-Drainage oder Offenlassen der Wunde im Verlauf der proximalen Grundgelenks-Beugefalten in der Hohlhand („open palm-Technik"). Lockerer Verband mit Gazeknäuel. Sofortige Mobilisation der Finger mit voller Beugung und Streckung.

NB: KG, regelmäßige Verbandswechsel, kleinere nekrotische Hautbezirke heilen spontan gut ab. Größere Nekrosen evtl. plastisch decken. Etwa ab dem 7. Tag setzt die Narbenbildung ein → Haut verhärtet sich → Beweglichkeit eingeschränkt → intensive KG. Lockerung des Gewebes nach ca. 6 Wo. Narbe nach ca. 5 Mon. endgültig „ausgereift".

KO: Gefäß-Nervenverletzungen (Kälteempfindlichkeit, Sensibilitätsstörung), Hautnekrosen, Narbenkontraktur.

Progn.: Hohe Rezidivrate (bes. am Kleinfinger) bis 50 % (auch abhängig von der Sorgfalt bei der OP). Re-OPs sind schwieriger. Gelegentlich Amputation des V. Strahles vorzuziehen *(OP nach Adelmann).*

17.3.6   Enchondrom

Häufigster gutartiger Knochentumor der Hand. (☞ 15.3.2).

Ätiol.: solitäre Enchondrome entwickeln sich meta- und diaphysär v.a. in der Grundphalanx, seltener in Mittelphalanx und Mittelhandknochen. Keine Altersbevorzugung; M:F = 1 : 1.

Klinik: Meist Zufallsbefund. Schmerzen nur bei Spontanfraktur im Tumorbereich, evtl. Druckschmerz. Harte Schwellung dorsal über dem Tumor. Meist keine Bewegungseinschränkung.

Rö.: Hand a.p. und schräg; Finger a.p. und seitlich: charakteristische fleckige, teils blasige Aufhellung im meta- oder diaphysären Bereich mit stark ausgedünnter oder sogar frakturierter Kortikalis. **DD:** evtl. solitäre Knochenzyste.

Nur operative Ther.: Ausräumung des Tumors und Auffüllen der Knochenhöhle mit Knochenspänen (möglichst autologe, homologe schlechter). Kleinere Höhlen ohne Bruchgefährdung brauchen nur kürettiert zu werden.
Progn.: gut, keine Entartung.

17.3.7   Mittelhand und Fingerfrakturen

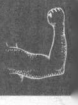

Mittelhandbrüche (ICD 815.-)
Meist direktes Trauma durch Schlag oder Sturz. Bruch der Basis, des Schaftes oder im Köpfchenbereich mit oder ohne Gelenkbeteiligung.

Klinik: Fehlstellung (Verkürzung, Achsenknick oder Rotationsabweichung) unbedingt beachten. Finger soweit wie möglich beugen lassen: Fingerspitzen müssen auf Kahnbeinköpfchen zeigen.
Rö.: Hand a.p. und schräg: Achsabweichung und Fragmentgröße gut zu beurteilen. Rotation nicht beurteilbar.

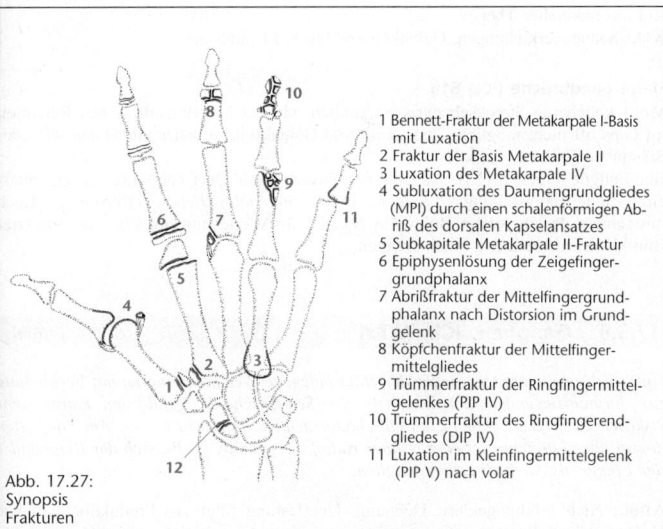

1 Bennett-Fraktur der Metakarpale I-Basis mit Luxation
2 Fraktur der Basis Metakarpale II
3 Luxation des Metakarpale IV
4 Subluxation des Daumengrundgliedes (MPI) durch einen schalenförmigen Abriß des dorsalen Kapselansatzes
5 Subkapitale Metakarpale II-Fraktur
6 Epiphysenlösung der Zeigefinger-grundphalanx
7 Abrißfraktur der Mittelfingergrund-phalanx nach Distorsion im Grund-gelenk
8 Köpfchenfraktur der Mittelfinger-mittelgliedes
9 Trümmerfraktur der Ringfingermittel-gelenkes (PIP IV)
10 Trümmerfraktur des Ringfingerend-gliedes (DIP IV)
11 Luxation im Kleinfingermittelgelenk (PIP V) nach volar

Abb. 17.27:
Synopsis
Frakturen

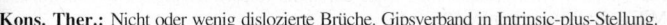

Kons. Ther.: Nicht oder wenig dislozierte Brüche. Gipsverband in Intrinsic-plus-Stellung.

Operative Therapie

- *Ind.:* Instabile Frakturen mit Achabweichung > 20–30° (z.B. nach palmar abgekippte Köpfchenbrüche oder Schaftfrakturen), Rotationsfehlstellungen, deutlich verkürzte Fragmente, Gelenkfrakturen

- *Perkutane KD-Stabilisierung* oft ausreichend (BV-Kontrolle). Wenn möglich 2 KDs seitlich intramedullär einbringen; sollen sich nicht in

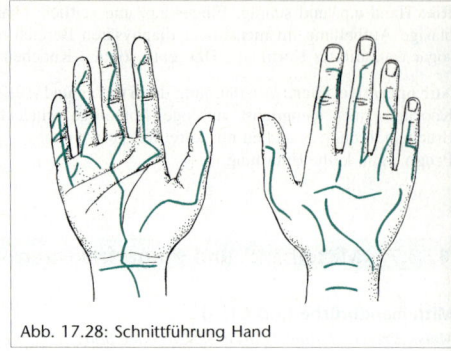

Abb. 17.28: Schnittführung Hand

Höhe des Bruchspaltes kreuzen → Rotationsinstabilität. Einbringen der Drähte oft schwierig: Köpfchenfrakturen bei gebeugten Fingern aufrichten und mit einem KD, der durch das Köpfchen in den Markraum gebohrt wird, fixieren

- Abgerutschte Spiral-, Gelenk- oder Trümmerbrüche *offen* reponieren und mit AO-Kleinfragment Instrumentarium, KD-Spickung oder Ausziehnähten versorgen (dorsaler Zugang).

NB: Gips für 20 Tage ausreichend, obwohl Frakturspalt noch für Wo. sichtbar. Dann KG mit manueller Ther.

KO.: Sehnenverklebungen, Gelenkkontrakturen, M. Sudeck.

Fingergliedbrüche (ICD 816.-)

Meist knöcherne Strecksehnenrisse. Ähnlich wie bei Mittelhandfrakturen Retention im Gips oft nicht möglich. Dislozierte und Gelenkbrüche daher mit feinen KD oder Schrauben fixieren.

Bei Endgliedbrüchen (z.B. Nagelkranzfrakturen nach Quetschtrauma) genügt meist einwöchige Ruhigstellung auf Schiene. Evtl. *subunguales Hämatom* trepanieren: Loch mit feinem desinfiziertem Bohrer in Nagel bohren oder mit aufgebogener erhitzter Büroklammer vorsichtig hineinbrennen.

17.3.8   Ganglien, ICD 727.4

Gutartige, prallelastische, unter der Haut gelegene Weichteiltumoren mit Verbindung zur darunterliegenden Gelenkkapsel oder Sehnenscheide, gefüllt mit klarer, sehr visköser Flüssigkeit (Mucin, enthält hauptsächlich Hyaluronsäure). Am häufigsten dorsal über Lunatum, seltener palmar radial oder ulnar. Im Bereich der Ringbänder der Finger als Anularligamentganglien.

Ätiol.: Nicht völlig geklärt: Dehnung, Überlastung führt zur Produktion von v.a. Hyaluronsäure durch modifizierte Synovialzellen. Ausgehend von der Grenzschicht der Synovialmembran zur Gelenkkapsel, zum Band oder Sehne bricht die muköse Flüssigkeit in einer *gekammerten Zyste* durch die Kapsel. *Häufigster Weichteiltumor.* M:F = 1 : 3. Altersgipfel 20–30 J.

Klinik: sehr unterschiedlich, von Beschwerdefreiheit bis zu heftigsten, v.a. belastungs-abhängige Schmerzen. Ausstrahlung bis in Oberarm, Griffschwäche. Bei Ringbandgan-glion bes. Druckschmerz beim Zugreifen. Evtl. Dys- und Hypästhesien bei Druck auf Nerv (bei Nervenkompression auch an Ganglien denken).
Pralle, mehr oder minder große Vorwölbung, am häufigsten dorsal **über dem Lunatum** (meist ausgehend von Bandverbindung zw. Skaphoid und Lunatum, palmar im Bereich der A. radialis, selten ulno-palmar) → evtl. Kompression des N. ulnaris. **Ringband-ganglion** in Höhe des 1. Ringbandes tastbar, Haut darüber gut verschieblich. Dorsales Ganglion wölbt sich bei Beugung im HG gut vor → Vergleich mit Gegenseite. Gelegentlich Schmerzen durch winzige Ganglien, die nicht sicht- und tastbar sind = *Mikroganglien,* Diagn. dann schwierig.
Rö.: Handgelenk in zwei Ebenen zum Ausschluß einer Arthrose oder tumoröser knöcherner Veränderungen. **Sono** bei unklarem Befund.
DD: Synovialitis bei Arthrose, Tenosynovialitis bei chron. Polyarthritis.

Konservative Therapie

Zunächst **Aufklärung** des Pat. über Gutartigkeit des Tumors. Bei leichter Instabilität des Handgelenks und noch erträglichen Beschwerden zunächst Versuch, das Gelenk durch **Kräftigungsübungen** der Unterarmmuskulatur zu stabilisieren: Rezept über 4 x KG mitgeben, damit Pat. entsprechende Übungen erlernt, die dann intensiv eigenständig ausgeführt werden (z.B. ständiges Drücken eines kleinen Schwammes oder Gummibal-les, der immer mitgeführt werden sollte).

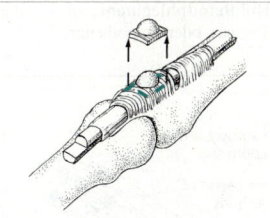

Weiter Kräftigung der gesamten Unterarm-muskulatur, also auch der Handgelenkstrek-ker und -beuger. Falls nach 1/4 J keine Besserung eintritt → **OP.**
Ruhigstellung auf Schiene ungünstig → Schwächung der Muskulatur. Zerdrücken des Ganglions oder Stichelung mit evtl. Korti-soninstallation (1 ml Scandicain® 1 % + 1 ml Fortecortin® KS) soll in ca. 45 % Besserung bringen.

Abb. 17.29: Exzision eines volaren Ringbandganglions

Operative Therapie

Handgelenksganglien: immer Betäubung durch axilläre Plexusanästhesie. Blut-leere, Lupenvergrößerung. Ausreichend großer Hautschnitt dorsal möglichst quer in Hautfalte über Skaphoid und Lunatum. Palmar leicht bogenförmiger längsver-laufender Schnitt zur besseren Darstellung der A. radialis. Sensible Nervenäste unbedingt schonen. Vorsichtige Freilegung des Ganglions bis zur Handgelenks-kapsel. Inzision der Handgelenkskapsel dorsal bei gebeugter Hand zwischen Radi-us und Skaphoid/Lunatum. Der Ganglienstiel entspringt von der Bandverbindung zw. Kahn- und Mondbein. Unter Sicht wird die Gelenkskapsel um das Ganglion ausgeschnitten, dann der Ansatz auf dem skapholunären Band durchtrennt. Zusätz-liche kleine Zysten werden vorsichtig exzidiert. Die skapholunäre Bandverbin-dung muß immer dargestellt werden, auch wenn das Ganglion bei der Präparation einreißt und ausfließt. Die Handgelenkskapsel wird immer offen gelassen. Öff-nung der Blutsperre und Blutstillung. Hautnaht. Verband. Sofortige vorsichtige Mobilisation, keine Schiene.

> **Radiopalmares Ganglion:** sorgfältig die A. radialis darstellen. Ganglion muß evtl. dazu geöffnet werden. Dann Präparation bis auf die Gelenkkapsel, die mit dem Ganglionstiel exzidiert wird. Die karpalen Bänder werden geschont.
> **Ringbandganglien**: Entweder querer Hautschnitt über dem Ganglion in Beugefalte oder zickzackförmiger Schnitt. Stumpfe Darstellung des Ganglions, das mitsamt dem darunterliegendem kleinen Ringbandanteil ausgeschnitten wird.

KO.: Verletzung von Hautnerven oder der A. radialis. Durchtrennung eines karpalen Bandes. **Progn.:** Bei sauber ausgeführter OP ca. 10 % Rezidive.

17.3.9   Infektionen

Die meisten Infekte der Hand befallen den Nagelbereich bzw. das Fingerendglied.
- **Panaritien** (☞ Abb. 17.21)
- **Schwielenabszeß:** im Zwischenfingerraum (Interdigitalphlegmone)
- **Sehnenscheidenphlegmone:** Infekt der Beugesehnenscheide
- **V-Phlegmone:** in Sehnenscheiden des Daumens und Kleinfingers, die miteinander verbunden sein können
- **Hohlhandphlegmone:** ober- oder unterhalb der Palmarfaszie der Hohlhand, des Thenars oder Hypothenars.

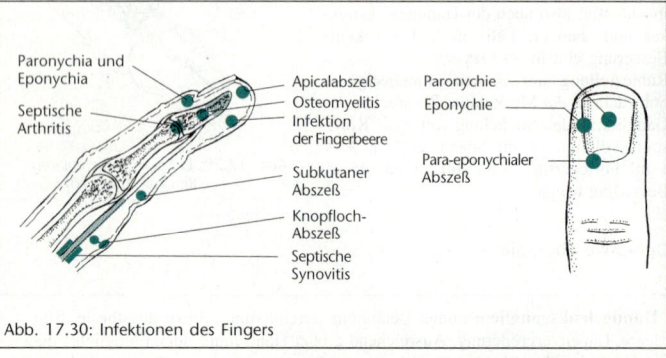

Abb. 17.30: Infektionen des Fingers

Ätiol.: *meist Staphylokokkeninfekte*, seltener Streptokokken, Mischinfekte als sekundäre Infektionen. Gelegentlich Viren (Herpes), Pilze, Tuberkulose. Kleine Infekte können rasch in die Spalträume einbrechen und sich ausbreiten (z.B. subkutanes Panaritium bricht in Sehnenscheide ein).
Klinik und Diagn.: rasch zunehmende, meist pochende Schmerzen; evtl. starker, umschriebener Druckschmerz → mit Knopfsonde Infektzentrum austasten. Rötung und Schwellung, evtl. subkutaner Abszeß mit Fluktuation. Ausbreitung in den vorgegebenen Spalträumen oder entlang der Sehnenscheiden. Lymphangitis oder -adenitis, Fieber. *Sehnenscheidenbefall*: Finger in halbgebeugter Stellung. *Thenarbefall*: Daumen steht stark abduziert.
Labor: BSG, CRP, BB. Werte häufig noch im Normalbereich!. **Rö.:** Hand a.p. und

schräg bzw. Finger a.p. und seitl. → Ausschluß Knochenbefall. Bei chron. unklarem Infekt evtl. **Szinti.**
DD: Tumoren, Synovialitiden.

Konservative Therapie

Nur bei nicht sehr ausgedehntem Paronychien: täglich mehrmalige Fingerbäder in warmem Wasser (Kamille, Ichtyol®, Seife), Zugsalbe (z.B. Furacin® Sol Verbände) bis zur spontanen Öffnung des Abszesses und zur Abheilung.
Bei phlegmonöser Rötung: Ruhigstellung auf Schiene, kühlende und desinfizierende Verbände (z.B. Alkohol, Rivanol®), Antibiotikum (z.B. Panoral® = Cephaclor 3 x 500 mg Kps./Tag; Oracef® 3 x 500–1000 mg Tbl./Tag [Erwachsene]).

Operative Therapie

Bei allen Eiteransammlungen zur Entlastung und Säuberung der Wunde. Gute Betäubung (Oberst-Anästhesie bei Paronychien [☞ 2.4.2]; Leitungsanästhesie oder axilläre Plexusanästhesie [☞ 2.4.6]; bzw. Allgemeinnarkose bei proximaleren Infekten); Blutsperre (**nicht auswickeln** → Keimverschleppung). Ausreichend große Inzision nach handchirurgischen Regeln (☞ Abb. 17.27). Evtl. Drainage oder Spülung, Abstrich, Antibiotikum (z.B. Ceporexin® 3 x 1 Tbl.). Ruhigstellung auf Schiene.

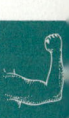

- **Paronychie:** möglichst keine Inzision des Eponychiums (Narbenbildung, da offene Wundheilung). Eingehen vom Nagelrand, der Wall wird abgehoben, der Nagel bei etwas ausgedehnteren Infekten evtl. seitlich vom Bett gelöst und mit der Schere 3–4 mm reseziert. Dies kann auch bilateral geschehen. Immer versuchen, den Nagel soweit wie möglich zu erhalten. Desinfizierender Salbenverband. Keine Schiene, häufige Kontrollen
- **Panaritium subcutaneum:** seitliche Inzision ca. 3 mm vom Nagelwall parallel dazu. Durchtrennung der Septen (11er Messer)
- **Infekt am Mittel- oder Grundglied:** Inzision seitlich, Inspektion der Sehnenscheide → Eröffnen nur bei Befall! Cave: Gefäß-Nervenbündel. Spülung, Gummilasche für 24 h, Schiene, dann rasch Mobilisation
- **Hohlhandphlegmone:** Inzision parallel zur Thenarfalte, Resektion der befallenen Palmarfaszie, Darstellung der Nerven. Beugesehnenscheiden dürfen nicht eröffnet werden. Ggf. Präparation des M. adductor pollicis und Entfernung der Muskelfaszie. Gegeninzision dorsal längs unterh. der Interdigitalfalte. Drainage. Sofortige Mobilisation um Sehnenverklebungen zu vermeiden. Antibiotikum (z.B. Zinacef® 3 x 1,5 g)
- **Sehnenscheidenphlegmone:** Querinzision in prox. Grundgelenksbeugefalte. Eröffnung der Sehnenscheide. Bei blandem Befund Verschluß der Wunde und Inzision im Bereich des Infektes ohne die Sehnenscheide nochmals zu tangieren.
Wird jedoch zellreiche Flüssigkeit im Sehnenkanal gefunden, zusätzliche Inzision dist. und Ausräumung des eitrigen Herdes. Prox. wird in die Sehnenscheide ein dünner Katheter eingeschoben (z.B. Cavakatheter), an dem ein Perfusor angeschlossen wird. Hierüber wird für 2–4 Tage Ringerlösung durch den Sehnenkanal gespült. Zusätzlich Antibiotika (z.B. Zinacef® 3 x 1,5 g). Bewegungsübungen; häufiger Wechsel des nassen Verbandes.

NB: Möglichst alle Fingergelenke und Handgelenke rasch mobilisieren. Antibiotische parenterale Ther. nach Antibiogramm. Evtl. Sekundäreingriffe (Hautdeckung, Tenolyse, usw.) notwendig.
KO.: Bei nicht rechtzeitiger Intervention Verlust der Funktion der Hand oder Finger, evtl. Amputation. Bei **Ausbreitung** des Infektes sogar **Lebensgefahr.**

17.3.10 Karpaltunnelsyndrom, ICD 354.0

Einengung des N. medianus im Karpalkanal verbunden mit Gefühlsstörung, Mißempfinden und Schmerzen der von ihm versorgten Finger (palmarer Daumen, Zeige- und Mittelfinger sowie radiale Hälfte des Ringfingers, gelegentlich Variationen möglich).

Ggf. Schäden der vom N. medianus innervierten Daumenballenmuskulatur (M. opponens, M. abduktor pollicis brevis und M. flexor pollicis brevis caput superficialis sowie Mm. lumbricales 1 + 2). Die restlichen Thenarmuskeln (M. adductor pollicis, M. flexor pollicis brevis caput profundum, Mm. interossei und Mm. lumbricales 3 + 4) werden vom N. ulnaris versorgt (Variationen möglich!).
Befall: M:F = 1 : 2, *Altersgipfel:* bei Frauen 50.–60. Lj.
Ätiol.: Nerv, der mitsamt den Beugesehnen durch den Karpaltunnel zieht, wird unter dem Retinaculum flexorum komprimiert.
Ursachen: Meist idiopathisch. Tenosynovialitis bei Rheumatikern, in Fehlstellung verheilte distale Radiusfrakturen, Verrenkungen der Handwurzelknochen, Tumoren, hormon. Veränderungen (Schwangerschaft, Myxödem, Hyperthyreose), Hämodialyse.

Klinik und Diagnose
Zunächst leichte Kribbelparästhesie und Hypästhesie der Fingerspitzen, evtl. nur des Zeige- oder Mittelfingers; dadurch können kleine Gegenstände nicht mehr sicher gegriffen werden. Später nächtliche Parästhesien; Pat. wacht auf, muß sich Hände reiben oder ausschütteln, damit Schmerzen nachlassen. Gegenstände fallen aus der Hand → Kraftlosigkeit, Gefühlsstörung. Schmerzen ausstrahlend in Handgelenk, Unterarm und Ellenbogen, gelegentlich auch bis in Schulter.
Befund: *Hoffmann-Tinel-Zeichen:* Klopfschmerz und Parästhesien bei Perkussion des N. medianus am Handgelenk. *Karpal-Kompressionstest* (*Durkan* 1991): 30 Sek. Kompression des N. medianus im Karpaltunnel mit beiden Daumen → Schmerzen, Parästhesien. *Phalen-Test:* bei max. Flex. im HG nach ca. 1 Min. zunehmende Parästhesien. *Flaschen-Test:* Flasche kann mit betroffener Hand nicht richtig umfaßt werden, da Daumen nicht weit genug abgespreizt werden kann → Schwäche und Ausfall des vom Thenarast versorgten M. opponens. Grobe Kraft herabgesetzt (Pinch-Griff).
Rö.: Handgelenk a.p. und seitlich sowie evtl. Karpaltunnelaufnahme zum Ausschluß knöcherner Kompression nach Frakturen oder Luxationen im HG.
Elektrophysiologie: Verlängerte NLG, evtl. EMG (Grenzwerte: dist. motorische Latenz: zwischen 4,4 und 4,7 m/Sek., sensible Leitgeschwindigkeit 40 m/Sek.).
Neurologische Untersuchung und elektrophysiologischer Befund sollte immer zur Objektivierung der Nervenschädigung durchgeführt werden.
DD: Medianuskompression am dist. Oberarm oder im Bereich des Pronator teres (Pronator teres-Sy.), C_6- oder C_7-Symptomatik bei NPP. Thoracic outlet Syndrom.

Konservative Therapie
Ruhigstellung des HG nachts auf dorsaler Schiene in Neutralstellung (→ starke Belästigung des Pat., Erfolg unsicher). **Kortisoninfiltration** des Karpalkanals: (**Cave:** Verletzung des N. medianus → Neurombildung). *Technik:* Feine Nadel, Punktion HG Beugefalte, Winkel 45° ulnar der Palmaris longus-Sehne. Injektion unter ständigem Stempeldruck → bei Nachlassen des Widerstands liegt die Kanüle im Karpalkanal. Bei Parästhesien Nadel sofort zurückziehen. Erfolg meist nicht dauerhaft.

Operative Therapie

Immer in axillärer Plexusanästhesie und Blutleere! Möglichst Lupenvergrößerung. Operateur sitzt an ulnarer Handseite. Inzision soweit ulnar wie möglich im
Verlauf des 3. Strahls in Thenarfalte oder parallel zur Thenarfalte bis Hohlhand-
mitte bis HG-Beugefalte (**Cave:** Verletzung des Ramus palmaris; ☞ 17.3.5).
Durchtrennung der Palmarfaszie, die vorsichtig vom Retinakulum auf ca. 1 cm
Breite abgelöst wird. Subcutane Tunnelierung nach proximal, um Muskelfaszie
darzustellen. Einführen eines Langenbeck-Hakens, Inzision der Muskelfaszie, die
vorsichtig unter Sicht mit der Schere aufgetrennt wird. Die Faszie
geht distal ins Retinakulum über. Dieses wird proximal nach distal weit ulnar entlang des Ansatzes am Hamulus ossis hamati vollständig gespalten. Anheben des
radialen Randes des Retinakulums mit 2-Zinker → Thenarast kann jetzt gut dargestellt werden. Vollständige Freilegung des Thenarastes (**Cave:** Evtl. mehrere
Äste, ulnarer Abgang). Inspektion des Bodens des Karpalkanals. Wenn Osteophyten z.B. bei Rhizarthrose → Abtragung und Deckung des Kapseldefektes mit Re-
tinakulumstreifen (sonst Gefahr der Ruptur der FPL-Sehne. Öffnen der Blutsperre, Blutstillung, Hautnaht und Verband.

NB: Hochlagern. Sofort Bewegungsübungen. Nach 3 Wo. zunehmende Belastung der
Hand, schwere manuelle Tätigkeit meist nicht vor 6 Wo. postop.
Progn.: Subjektive Besserung in über 90 % der Fälle (häufig sofortige Schmerzfreiheit.
Objektive Besserung dauert oft länger (Thenaratrophie, Sensibilitätsstörung).

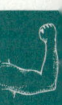

17.3.11　Lunatummalazie, ICD 732.3 (M. Kienböck)

*Aseptische Knochennekrose des Mondbeins, das im weiteren Verlauf zusammenbrechen
und über Jahre zu einer zunehmenden Handgelenksarthrose führen kann.*

Atiol.: Ungeklärte Durchblutungsstörung, wahrscheinlich aufgrund verschiedener
Ursachen: Minus-Variante der Elle bei 20 % der Erkrankten (normal: 8 %), dadurch
wird das Mondbein stärker komprimiert, da es nur noch mit dem Radius artikuliert
und die Krafteinleitung sich auf eine kleinere Fläche begrenzt. Zusätzlich führen
Gefäßanomalien bzw. ständige kleinere Traumen (Arbeiten mit Preßluftwerkzeugen)
oder ein Unfall zu Gefäßrupturen oder -verschlüssen.
M:W = 1 : 4, handwerkliche Berufe überwiegen, Altersgipfel 20 bis 30 Lj.
Klinik: Gelegentlich schon im Stadium 0 oder I Schmerzen im Handgelenk, dann
zunehmende Beschwerden. Umschriebener Druckschmerz bes. dorsal über Lunatum.
Im Endstadium häufig geringere Beschwerden. **Befund:** Anfänglich äußerlich unauf-
fällig, Einschränkung bes. der Dorsalextension. Später evtl. leichte Schwellung dorsal.

Diagnose
- **Rö.:** Handgelenk in zwei Ebenen (Stadieneinteilung nach Decoulx)
  - *Stadium 0:*　Noch keine röntgenologischen Veränderungen sichtbar (Schmerzen,
    → evtl. path. Befund in Szinti oder NMR)
  - *Stadium I:*　Verdichtung des Mondbeins bei erhaltener Kontur
  - *Stadium II:*　kleinfleckige Aufhellungen, erhaltene Form
  - *Stadium III:* Mondbein zusammengebrochen und fragmentiert, umschriebene
    Arthrose
  - *Stadium IV:* Deformierung mit radiokarpaler Arthrose. Später Sinterung der
    Handwurzel (karpaler Kollaps)

- **Szinti:** Sollte bei zweifelhaftem Röntgenbefund angefertigt werden, da die Speicherung bereits im Anfangsstadium sichtbar ist
- **NMR:** Früherkennung der Malazie bei im Röntgenbild noch nicht sichtbaren Veränderungen (Stadium 0).

DD: Da Beschwerden häufig sehr uncharakteristisch sind, ist die Abrenzung bei negativen Rö.-Befund schwierig: z.B. Mikroganglion, Synovialitis bei beginnender Arthrose, Distorsion mit Zerrung oder Teilruptur eines Bandes.

Kons. Ther. nicht erfolgversprechend.

Bevorzugt operative Ther. je nach Stadium der Erkrankung:
- **Stadium I und II:** Radiusverkürzungsosteotomie bei Minus- oder Nullvariante der Elle ca. 1–2 mm unter das Niveau der Ulna. Durch die dadurch hervorgerufene Druckentlastung soll sich die Durchblutung des Mondbeins bessern. Entlastung des Handgelenkes über Mon., jedoch keine Ruhigstellung (☞ vgl. M. Perthes) bis sich Rö.-Befund normalisiert
- **Stadium III** oder bei Verschlechterung: Arthrodese zwischen *Skaphoid, Trapezium, Trapezoideum (STT-Arthrodese) oder zwischen Skaphoid und Kapitatum:* dabei wird das Kahnbein aufgerichtet, nimmt den Druck im Handgelenk auf und entlastet das Mondbein. Zusätzlich Denervierung des Handgelenks nach Wilhelm: Durchtrennung der verschiedenen Nervenäste, die das Handgelenk sensibel versorgen, um eine zusätzliche Schmerzlinderung zu erzielen.
  Weitere Möglichkeiten: Resektion des Lunatums und Interposition einer aufgerollten Sehne als Platzhalter oder Implantat eines Silastik-Platzhalters nach Swanson
- **Stadium IV:** Denervierung. Evtl. STT-Arthrodese und Sehneninterposition. Bei fortgeschrittener Arthrose evtl. Arthrodese des Handgelenkes.

Progn.: Die zahlreich beschriebenen OP-Verfahren zeigen, wie problematisch und teilweise unbefriedigend die Behandlung ist. Remissionen sind im Stadium I und II möglich. Unbehandelt führt die Erkrankung zum Zusammenbruch des Mondbeins und zum karpalen Kollaps und damit zur Arthrose des Handgelenks.

17.3.12 Rhizarthrose

Arthrose des Daumensattelgelenks (Carpometacarpalgelenk = CMC I-Gelenk).

Ätiol.: Meist primär, bes. bei Frauen nach der Menopause, oft gleichzeitig arthrotische Veränderungen anderer Gelenke der Hand (z.B. zwischen Trapezium/Trapezoideum und Skaphoid). Durch Lockerung des Kapselbandapparates dorsoradiale Subluxation des Metakarpale I mit zunehmender Fehlstellung der Gelenkflächen. Sekundär hauptsächlich nach Basisfraktur MC I (Bennett- oder Rolandofraktur; ☞ 17.3.3).

Klinik: Anfänglich nur belastungsabhängige Schmerzen im CMC I-Gelenk bes. beim Zufassen mit Opposition des Daumens (Auswringen von Wäsche, Schlüsseldrehen), lokaler Druckschmerz. Später zunehmende Beschwerden teils auch in Ruhe (nachts). Schmerzausstrahlung nach dist. und prox. *Befund:* Kapselschwellung, zunehmende Bewegungseinschränkung im CMC I-Gelenk mit Add.-Kontaktur des Metacarpale I. Dadurch kompensatorische Überstreckung des Daumengrundgelenks. Krepitation. Oft trotz ausgeprägtem klinischem und Röntgenbefund nur relativ geringe Schmerzen.

Rö. Hand in 25° Pronation sowie a.p. zur Beurteilung der Handwurzel: Zunächst verschmälerter Gelenkspalt, später zunehmende Subluxation der CMC I-Basis nach dorsoradial sowie osteophytäre Ausziehungen und Osteophyten bes. zwischen Metakarpale I + II Basis.

DD: Isolierte Arthrose zwischen Skaphoid und Trapezium/Trapezoideum (STT-Arthrose), Skaphoidpseudarthrose und andere Veränderungen der Karpalia, Tendovaginitis de Quervain.

Konservative Therapie

Wärmebehandlung, Antiphlogistika, ggf. Kortikoidinfiltration des CMC I-Gelenks (**Cave:** Punktion A. radialis oder umgebende Sehnen). Manualtherapie. Evtl. Ledermanschette oder Schiene zur Ruhigstellung des Gelenks.

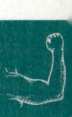

Operative Therapie:
- **Arthrodese des Sattelgelenks.** *Vorteil:* Gute Stabilität und Kraft bes. bei Spitz- und Schlüsselgriff. *Nachteil:* Erhebliche Bewegungseinschränkung des Daumens, evtl. nachfolgende Arthrose zwischen Trapezium und Skaphoid. *Ind.:* v.a. bei jüngeren Pat. mit manueller Tätigkeit
- **Alleinige Resektion des Trapeziums.** *Vorteil:* Relativ einfacher Eingriff, Mobilität erhalten. *Nachteil:* Erhebliche Verkürzung des Daumenstrahls mit nachfolgender muskulärer Dysbalance. Schlechte Stabilität und herabgesetzte Kraft
- **Trapeziumresektion und Interposition:**
  - *von eigenem Sehnengewebe* (aufgerollte Palmaris longus-Sehne bzw. Flexor carpi radialis-Sehne, FCR) oder Lyodura. *Vorteil:* Gute Beweglichkeit, etwas geringere Verkürzung als ohne Interponat. *Nachteil:* Zusätzliche Sehnenentnahme, Verkürzung des 1. Strahls, Kraftminderung
  - *von Silikon-Kautschuk* (z.B. Swanson-Implantat). *Vorteil:* Gute Beweglichkeit, kaum Verkürzung des 1. Strahls, guter Kraftgriff. *Nachteil:* Evtl. Subluxation oder Luxation des Platzhalters, Materialabrieb oder Bruch mit Synovitis und zystischen Veränderungen am Knochen
- **Trapeziumresektion und „Fesselung" der MC I Basis** mit der Flexor carpi radialis-Sehne oder Extensor carpi radialis longus-Sehne (Suspensionsplastik)
- **Totalendoprothetischer Ersatz** (z.B. de la Caffinière-Prothese). Ind. bei älteren Menschen. *Vorteil:* Gute Beweglichkeit, Stabilität und Kraft. *Nachteil:* Lockerung der Prothese, technisch aufwendig.

NB: Unterarmkunststoffschiene oder zirkulärer Verband bis zum Daumengrundglied für 3 Wo. postop. in mittlerer Oppositionsstellung des Daumens. Dann aktive vorsichtige Mobilisierung ohne Widerstand. Nach weiteren 2–3 Wo. allmählich zunehmende Belastung. Volle Belastung nach 8 Wo. postop. möglich.

KO.: Wundheilungsstörung, M. Sudeck, Verletzung der Radialisäste (Neurom), der A. radialis, Verletzung der FCR-Sehne, Schmerzen durch übersehene Osteophyten. Bei zu kräftiger Fesselung mühsame Mobilisation.

17.3.13 Skaphoidpseudarthrose

Nicht ausgeheilter Bruch des Kahnbeins, Bruchstücke bindegewebig miteinander verbunden.

Einteilung der Pseudarthrosen
- Stabile, nicht verschobene Psendarthrose
- Instabile bzw. verschobene oder eingestauchte Bruchstücke (→ zusätzliche Bandverletzung)
- Pseudarthrose mit frühen degenerativen Veränderungen (beginnende Arthrose im Bereich des Skaphoids)
- Pseudarthrose mit späten degenerativen Veränderungen (Arthrose des gesamten Handgelenks).

Ätiol.: Meist übersehene oder falsch behandelte Kahnbeinbrüche. Ungenügende Gefäßversorgung bei kleinem prox. Fragment. Dislokation und Instabilität der Fragmente, z.B. bei Ruptur der skapholunären Bandverbindung bzw. radio-karpaler Bänder.

Klinik: gelegentlich symptomlos (Zufallsbefund). Meist starke, zunehmende, belastungsabhängige Schmerzen dorsal und palmar über Skaphoid bes. jedoch in Tabatière. Druck- und Bewegungsschmerz, Stauchungsschmerz des Daumens und Zeigefingers. Schwellung bes. dorsal und in der Tabatière. Vor allem Dorsalextension im Handgelenk eingeschränkt. Watson-Test: Bei Radial- und Ulnarduktion des HG kann die Instabilität des Skaphoids zwischen Daumen und Zeigefinger getastet werden.

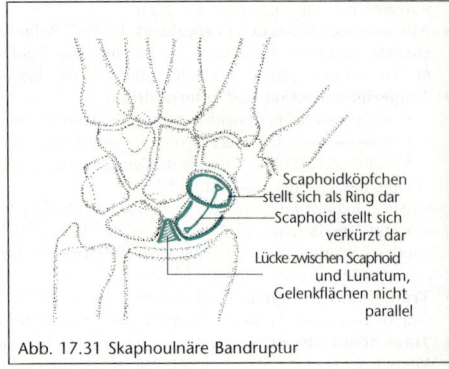

Scaphoidköpfchen stellt sich als Ring dar
Scaphoid stellt sich verkürzt dar
Lücke zwischen Scaphoid und Lunatum, Gelenkflächen nicht parallel

Abb. 17.31 Skaphoulnäre Bandruptur

Diagnose
Rö. a.p. und seitlich in Neutralstellung des Handgelenks; evtl. **Kahnbeinspezialaufnahmen** (Lücke zwischen Kahn- und Mondbein in a.p.-Aufnahme sowie Verkippung des Mondbeins nach dorsal oder palmar im seitlichen Bild → Instabilität der prox. Reihe bei zusätzlicher Bandverletzung), **Tomographie, NMR, Szinti.** Vergleich zur gesunden Seite.
Wichtig: Fragmente stabil oder verkippt und rotiert, zystische Veränderungen im Skaphoid, kleines prox. Fragment, evtl. verdichtet (nekrotisch)?

DD: Rhizarthrose oder Arthrose zwischen Skaphoid-Trapezium-Trapezoideum; M. Preiser (avaskuläre Kahnbeinnekrose).

Kons. Therapie
Weitere Gipsruhigstellung 4–6 Mon. nach Unfall nicht mehr erfolgreich. Magnetfeldtherapie (in USA propagiert, hier nicht üblich, Erfolge nicht sicher bewiesen). *Handgelenksbandage*

aus Walkleder nach Gipsabdruck, Kortisoninfiltration (z.B.: Fortecortin® KS 4 mg in arthrotischen Gelenkspalt, dorsaler Zugang, feinste Nadel (☞ 2.3.2).

Operative Therapie

Ausheilung der Pseudarthrose durch Stabilisierung der Bruchstücke meist mit *Spanplastik*, evtl. Aufrichtung der eingestauchten Fragmente durch *Interposition eines Knochenkeils* (um Länge des Kahnbeins wieder herzustellen). KD und/oder Schraubenfixierung. Fortgeschrittene Arthrosen: interkarpale *Arthrodese* oder Arthrodese des gesamten Handgelenks. Von Silastik-Prothesen wird wegen KO zunehmend Abstand genommen.

- **Typ I** (stabile Pseudarthrosen): Spanplastik nach Matti-Russe. Ruhigstellung im Gips
- **Typ II** (instabile Pseudarthrosen): Aufrichtung der verkippten und verkürzten Bruchstücke durch Interposition eines Knochenblocks oder -keils, Fixation mit KD oder Schraube. Evtl. zusätzlich Bandplastik. Gipsruhigstellung, da nicht übungsstabil
- **Typ III** (leichte degenerative Veränderungen): Zusätzlich Stabilisierung der Pseudoarthrose, Abtragung des Processus styloideus radii. Denervierung des Handgelenks nach Wilhelm
- **Typ IV** (schwere degenerative Veränderungen): Handgelenksarthrodese oder interkarpale Arthrodese zwischen Lunatum u. Kapitatum mit Resektion des Skaphoids.

Risiken: Verletzung der Blutversorgung des Skaphoids (Hauptarterie kommt von dist. dorsal, daher besser palmarer Zugang), Nichtheilung der Pseudarthrose.

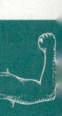

> **OP-Technik:** Blutleere, Lupenvergrößerung, Zugang palmar im Verlauf der Flexor carpi radialis-Sehne vom Tub. scaphoideum ca. 4 cm nach prox. Durch die Sehnenscheide wird die Kapsel freigelegt und längs inzidiert. Durchtrennung des Lig. radiocapitatum; Darstellung des Skaphoids und der Pseudarthrose.
>
> **a) stabiler Bruch:** *Matti-Russe-Plastik:* mit Meißel und Kürette wird ca. 4–5 mm breite und 10–15 mm lange Rinne in beide Bruchstücke in Längsrichtung eingebracht und die nekrotische Spongiosa ausgekratzt. Einpassen eines kortikospongiösen Knochenspans (aus dist. Radiusende oder Beckenkamm) in die Höhle. Naht des Bandes und schichtweiser Wundverschluß.
>
> **b) eingestauchter Bruch:** *Keilspan-Implantat:* Darstellung des Skaphoids wie oben, evtl. etwas weiter nach dist. Mit Meißel Entfernung des sklerosierten, nekrotischen Knochens, so daß plane Osteotomie-Flächen entstehen. Aufspreizen der Fragmente und exaktes Einpassen eines kortikospongiösen Blockes oder Keils: schwierig wegen Form des Skaphoids! (Größe vorher anhand des Rö.-Bildes der gesunden Seite errechnen, so daß die Länge des Skaphoids und damit das Alignement des Karpus wieder hergestellt wird). Fixation der drei Anteile mit KD (über 2. Schnitt in Tabatière unter BV eingebracht (**Cave** A. radialis!) oder von palmar dist. radial des Tub. scaphoideum zur Spitze evtl. auch bis ins Lunatum. Bei stabiler OS: Einbringen einer 3,5 mm AO-Kortikalisschraube oder speziellen Kahnbeinschraube (**Herbert**-Schraube).

NB: *Matti-Russe oder KD-Fixation;* Oberarmgips für 6 Wo. mit Einschluß des Daumengrundgliedes, dann Unterarmgips für mind. weitere 6 Wo., abhängig von Rö.-Befund. Vor Mobilisation Entfernung des Drahtes. *Stabile Schraubenfixation:* abhängig von Angaben des Operateurs, evtl. Unterarmgips für 3 Wo., dann vorsichtige Mobilisation ohne Belastung.

Fehler: KD oder Schraube nicht exakt eingebracht → Verschiebung des Interponats, Verletzung der Radialisäste, Sehnenverletzung.

Progn.: Bei exakter Technik ca. 90 % Heilung. Bei Fortbestehen der Pseudarthrose evtl. 2. Versuch oder Teilarthrodese. Unbehandelt zunehmende Arthrose zunächst zwischen distalem Fragment und Processus styloideus radii, dann karpaler Kollaps (Sinterung und Verkürzung des Karpus) und degenerative Veränderungen des Handgelenks (nach ca. 5–10 J.).

17

17.3.14 Skidaumen (Ruptur ulnares Seitenband)

Riß des ulnaren Seitenbandes des Daumengrundgelenks. Bei Nicht- oder falscher Behandlung Gefahr der chron. Instabilität des MP-Gelenks, fester Spitzgriff ist dann nicht mehr möglich.

Ätiol.: Ca. 10 % aller Skiverletzungen: Daumen bleibt beim Sturz am Griff des Stockes oder in Schlaufe hängen und wird nach radial (dorsal) gedrückt. Riß des Kollateral- und/oder akzessorischen Seitenbandes entweder interligamentär oder als knöcherner Ausriß dist. oder prox. (selten). Dabei kann der prox. Bandrest auf die Sehnenaponeurose des M. adductor pollicis schlagen *(= Sterner-Läsion)*, so daß eine Annäherung der Bandstummel verhindert wird und dadurch eine anatomische Ausheilung nicht möglich ist → chron. Instabilität.

Klinik: Bewegungs- und Streßschmerz über MP I-Gelenk ulnar. MP I-Gelenk bes. ulnar und palmar geschwollen, ulnar aufklappbar (auch bei Beugung = Kollateralband gespannt). Immer Prüfung der Gegenseite zum Vergleich. Bei älteren Verletzungen: entweder chron. Reizzustand mit Rötung, Schwellung und Schmerzen und/oder ausgeprägte Instabilität.

Rö.: Daumen a.p. und schräg zum Ausschluß einer Fraktur oder eines knöchernen Bandausrisses. Streßaufnahmen nur bedingt sinnvoll, da Instabilität auch klinisch meßbar ist und Aufnahmen bei gebeugtem MP-Gelenk nicht sicher beurteilbar sind. Arthrographie bringt nur selten mehr Klarheit.

DD: Entzündungen, Arthrose.

Therapie bei akuter Verletzung

Entscheidung, ob kons. oder operative Ther. abhängig von Interposition der Adduktoraponeurose zwischen den Bandanteilen. Hierfür gibt es jedoch kein sicheres diagn. Merkmal. Im Mittel werden 35° Aufklappbarkeit (bei leicht gebeugtem Gelenk), als OP-Indikation angegeben, da dann eine Interposition angenommen wird. Disloziertes Fragment soll offen refixiert werden.

Kons. Ther.: Ruhigstellung im Daumen- Unterarmgips für 3–4 Wo., dann Mobilisation. Nach weiteren 2 Wo. zunehmende Belastung. *Alternativ:* Tape-Verband.

Op. Ther.: 3 cm langer, leicht bogenförmiger Schnitt über MPI ulnar-palmar. **Cave:** dorsalen Nervenast → darstellen und anschlingen. Präparation der Aponeurose (man erkennt hier das eingeschlagene Bandende). Anschlingen der Aponeurose und Durchtrennung, da sonst der dist. Bandrest oder Bandansatz nicht dargestellt werden kann. Bei interligamentären Rissen: exakte Adaptation und Naht des Kollateral- und evtl. akzessorischen Bandes (tief und weit palmar!) → z.B. 4– 0 PDS. Bei dist. knöchernen Ausrissen: Refixation mit dünnen KD, transossäre Naht oder Ausziehnaht (z.B. Lengemann-Naht). Öffnung der Blutsperre und Blutstillung, Naht der Adduktorsehne, Hautnaht.

Therapie bei chronischer Instabilität

Bandplastik: Verschiedene Verfahren, die häufig mit Bewegungsverlust einhergehen. *Bandersatz* mit Streifen z.B. der Palmaris longus Sehne, die prox. auf die gekürzten Bandstummel genäht und dist. transossär durch die Basis der Grundphalanx weit palmar gezogen werden. Verankerung durch Ausziehnaht. Bei Arthrose und chron. Schmerzen bzw. Fehlschlag der Bandplastik: *Arthrodese*, da Stabilität für Funktion des Daumens entscheidend ist. *NB:* Gips für 4 Wo., dann vorsichtige Mobilisation.

Progn.: *Bandnaht* bei exakter Adaptation sehr gut. Bei *Bandplastik* evtl. Bewegungseinschränkung, gelegentlich weiter Instabilität.

17.3.15 Syndaktylie, ICD 755.1

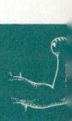

Fehlende komplette oder inkomplette Trennung zweier oder mehrerer Finger in unterschiedlich starkem Ausmaß gelegentlich mit weiteren Fehlbildungen z.B. Polydaktylie, Spalthand. Eine der häufigsten Fehlbildungsformen an der Hand.

Ätiol.: In der 6.–8. SSW bleibt die Trennung der Finger aus. In ca. 70 % sporadisches Auftreten, sonst autosomal dominanter Erbgang. Häufigkeit: 1 : 2000 Geburten, M:W = 2 : 1. Dritte Zwischenfingerfalte bevorzugt betroffen.

Klinik: Kinder passen sich der Fehlbildung anfänglich gut an, später jedoch erhebliche Behinderung und psychischer Leidensdruck. Evtl. weitere Zunahme der Behinderung durch Fehlwachstum der miteinander verbundenen Finger und damit weitere Störung der Greiffunktion. **Einteilung:**
• *Komplett:* bis zur Fingerspitze reichend
• *Inkomplett:* nur den prox. Teil der Finger verbindende Form
• *Kutan:* Finger durch Weichteilbrücke vereint
• *Ossär:* knöcherne Verbindung meist nur des Endglieds
• *Komplex:* vergesellschaftet mit weiteren Anomalien, hierbei treten häufig auch komplizierte Veränderungen an den Muskeln und Sehnen (z.B. dünne, fibröse Stränge), den Gefäß-Nervenbahnen (z.B. weit dist. Teilung) sowie den Knochen und Gelenken (z.B. Ankylose) auf. Daher genaue klinische Beschreibung und Dokumentation der Beweglichkeit der einzelnen Gelenke.

Rö.: beide Hände a.p. und schräg, evtl. *Zielaufnahmen* um Anomalien besser darzustellen. **Photodokumentation** beider Hände dorsal und palmar sowie mit gestreckten Fingern und Faustschluß.

DD: Syndaktylierezidiv, meist durch falsche OP-Technik hervorgerufenes erneutes Verwachsen der Finger. Narbenbildung nach Verletzungen oder Verbrennungen.

Ther.: ausschließlich operativ durch erfahrenen Operateur. Je schwerer die Fehlbildung, desto früher die operative Trennung (meist vor 3. Lj.).

17.3.16 Tendovaginitis de Quervain

Schmerzhafte Einengung und Stenose der im 1. Strecksehnenfach verlaufenden Sehnen (Abductor pollicis longus [APL] und Extensor pollicis brevis [EPB]). Meist Frauen im mittleren Alter oder jüngere Frauen mit manueller Tätigkeit (Sekretärinnen) betroffen.

Ätiol: Durch übermäßige Beanspruchung hervorgerufene Tenosynovialitis, dann zunehmend strukturelle Veränderungen wie spindelförmige Auftreibung der Sehnen und Verdickung des Retinakulums.

Klinik: Belastungs- und bewegungsabhängige Schmerzen im 1. Strecksehnenfach im Bereich des Processus styloideus radii, z.B. bei festem Halten und Zugreifen. Ausstrahlung in Daumen und nach prox. in Unterarm. Druckschmerz. Mehr oder minder starke sicht- und tastbare Verdickung des Retinakulums, eingeschränkte Ulnarduktion des Handgelenks.

Finkelsteinsches Zeichen: Bei max. Beugung des Daumens (Daumen in Faust eingeschlossen) und Ulnarduktion im Handgelenk → starke Schmerzen.

Rö.: meist unauffällig, gelegentlich Verkalkung im Retinakulum.

DD: Rhizarthrose, interkarpale Arthrose, entzündliche oder tumoröse Veränderungen am dist. Radiusende.

Kons. Ther.: Ruhigstellung des Daumens im Gipsverband meist nur anfänglich erfolgreich. Lokale Infiltration von Kortison in das 1. Strecksehnenfach hilft häufig im Anfangsstadium, bei strukturellen Veränderungen jedoch nicht mehr wirksam.

Operative Ther.: Sehnen werden durch die Spaltung des Retinakulums dekomprimiert. *Ind.:* Bei erfolgloser kons. Ther. OP nicht zu lange hinauszögern.

OP-Technik: Subcutane Infiltration ca. handbreit proximal des Proc. styloideus radii zur LA der sensiblen Radialisäste (Scandicain 1 % ca. 5–7 ml). Auswickeln der Hand u.d. Unterarms mit steriler Esmarchbinde, die distal wieder entfernt u. proximal am Unterarm belassen wird. Quere, ca. 1 1/2–2 cm lange Inzision direkt unter den beiden Sehnen am Proc. styl. radii. Stumpfe Präparation d. Retinakulums unter Schonung der im Schnittbereich verlaufenden Radialäste. Einsetzten von Langenbeck- oder Lidhäkchen und Darstellung des Retinakulums von distal nach proximal. Das 1. Strecksehnenfach wird vom distalen Rand soweit palmar wie möglich mit einem Messer inzidiert und mit der Schere komplett und proximal durchtrennt. Unbedingt Inspektion des Sehnenfaches → evtl. akzessorisches Fach, hier ebenfalls Einengung der darin verlaufenden Sehne möglich. Dieses muß auch aufgetrennt werden. Reposition der Sehnen und des Retinakulums, Öffnung der Blutsperre und Blutstillung, Hautnaht, Verband.

NB: Schmerzmittel, evtl. Antiphlogistika, Hand hochlegen, sofortige eigene Mobilisation, Kontrolle am 2. postop. Tag, Fäden nach 10 Tagen entfernen. Hand zunehmend belastbar. **KO.:** Wundheilungsstörung, Neurom bei Nervenverletzung. Narbige Verwachsungen des Nervens. **Progn.:** gut. „Rezidive" sind meist durch ein übersehenes zusätzliches Strecksehnenfach verursacht.

17.3.17 Skaphoidfraktur, ICD 814.-

Häufigste Handwurzelfraktur (ca. 50 %). M : F = 6 : 1. Einteilung nach:
- **Lokalisation:** Brüche im prox., mittleren und dist. Drittel
- **Bruchformen:** Horizontal-, Schräg- und Vertikalfrakuren. Je steiler die Frakturlinie, umso instabiler ist der Bruch aufgrund der auf ihn einwirkenden Scherkräfte. Instabilität durch zusätzliche Bandverletzung (z.B. palmarer Bandapparat, skapholunäre Bandverbindung).

Ätiol.: Sturz auf die Hand, die dabei im Handgelenk überstreckt und verdreht wird.
Klinik: Schmerzen bes. radial im Handgelenk, Druckschmerz über Tabatière, Stauchungsschmerz des Daumens und Zeigefingers. Schmerzhaft eingeschränkte Handgelenksbeweglichkeit, Schwellung v.a. radialseitig, verstrichene Tabatière.
Rö: Handgelenk a.p. und seitlich, Kahnbeinspezialaufnahmen (☞ 6.1.7). Bei unklarem Befund: Ruhigstellung im Unterarm-Daumengips für 1 Wo., dann Rö.-Kontrolle, evtl. Szinti, CT.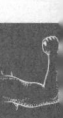
DD: Distorsion mit Zerrung des Kapsel-Bandapparates. Bandrupturen → Lücke zwischen Skaphoid und Lunatum, Verkippung des Lunatums im Seitbild, Luxationen oder Luxationsfrakturen der Handwurzelknochen.

Kons. Ther.: Immer bei stabilen, nicht verschobenen Brüchen: Ruhigstellung im Oberarmgips mit Einschluß des Daumengrundgliedes, Daumen in Opposition zur Hohlhand, Langfinger bis zur proximalen Grundgelenksbeugefalte frei (sog. Rehbein-Gips mit Einschluß der Finger 2 + 3 ist obsolet). Nach 6 Wo. Unterarm-Daumengips oder besser Kunststoffverband für weitere 3–10 Wo., abhängig von der im Rö.-Bild gesicherten Ausheilung des Bruches. Zwischendurch aus hygienischen Gründen Gipswechsel, sonst ekelhafter Geruch!

Operative Ther.: Bei stark instabilen, d.h. verschobenen oder eingestauchten Brüchen: offene Reposition und Fixation mit KD oder spezieller Kahnbeinschraube (*Herbert-Schraube*). OP-Technik und Nachbehandlung (☞ 17.3.13). Nach Ausheilung KG-Mobilisation des Handgelenkes. Bei zusätzlicher Bandverletzung: Bandnaht und temporäre interkarpale Arthrodese.

Fehler und Gefahren: Nichtheilung des Bruches, evtl. Osteonekrose eines Teils oder des gesamten Kahnbeins. Übersehene Begleitverletzung (z.B. Bandläsion).
Progn.: gut, Ausheilung in 90 % der Fälle.

17.3.18 Schnellender Finger bzw. Daumen

Plötzliches, teilweise schmerzhaftes Schnappen des Fingers bei Beugung und Strekkung. Evtl. vollständige Beuge-oder Streckhemmung. Bei Kleinkindern Beugekontraktur des Daumenendgliedes = Pollex flexus **congenitus**.

Ätiol.: Durch Überlastung oder degenerative Veränderung schwillt das Sehnengleitgewebe an, dann knotige Verdickung der Sehne in Höhe des ersten Ringbandes → Knoten kann nur mit Kraft durch den Ringbandkanal gezogen werden und führt zu einer Stenosierung am Rand des Bandes.

Klinik: Schmerzen bei Beugung und Streckung des Fingers in Höhe des Metakarpaleköpfchens, hier auch Druckschmerz. Plötzliches Schnappen des Fingers bei zunehmender Beugung oder Streckung im PIP-Gelenk oder IP-Gelenk des Daumens. Reiben

und knotige Verdickung über Metakarpaleköpfchen tastbar. Symptomatik kann anfänglich noch wechselnd auftreten, gelegentlich sind mehrere Finger betroffen. Bei *Kleinkindern* fixierte Beugestellung des Daumenendglieds (Vergleich mit Gegenseite).
Rö.: nur im Zweifelsfall, da klin. Bild typisch.
DD: Tenosynovialitis bei z.B. c.P., Schnappen der Profundussehne im Chiasma tendineum, Strecksehnenluxation über Metakarpaleköpfchen.

Kons. Ther.: Vorsichtige Injektion eines Kortikoids in die Beugesehnenscheide (z.B. Fortecortin® 1 mg + 1 ml Scandicain® 1 %). Dünnste Nadel etwas prox. des MC-Köpfchens im Winkel von 30° nach distal über der Sehne vorschieben. Bei Sehnenkontakt (fühlbares Reiben bei Beugung des Fingers) Kanüle geringfügig zurückziehen, um eine **Infiltration der Sehne zu vermeiden** (Ruptur!). Bei Kindern keine Injektion.

Operative Therapie
Bei erfolgloser, konservativer Behandlung oder Rezidiv.

OP-Technik: Leitungsanästhesie des N. medianus bzw. ulnaris bzw. radialis im Handgelenksbereich bzw. der Fingernerven im prox. Drittel der Metakarpalia; bei Kindern Maskennarkose. Blutleere (wird ca. 15 Min. ertragen). Entweder quere Inzision in Grundgelenksbeugefalte über der Sehne oder schräger Hautschnitt von Grundgliedbasis bis prox. des Metakarpaleköpfchens (bessere Darstellung). Stumpfe Präparation der Beugesehnen (**Cave:** parallel verlaufende Gefäß-Nervenbündel radial und ulnar). Vorsichtige Längsinzision des Ringbandes A$_1$ mit dem Messer und komplette Durchtrennung mit der Schere. Bei Synovialitis → Synovialektomie der Sehnen (mit Haken herausziehen) und testen, ob Finger frei bewegt werden kann. Daumen: quere Inzision in Grundgelenksbeugefalte. Stumpfe Präparation der Sehnenscheide. **Nervenäste laufen direkt neben der Sehne sehr oberflächlich, große Verletzungsgefahr!** Dann vollständige Durchtrennung des Ringbandes. Hautnaht, Verband.

NB: sofortige Mobilisation der Finger. **Fehler:** Inkomplette Durchtrennung des Ringbandes, Nervenverletzung.

17.3.19 Strecksehnenabrisse

Ausriß der Strecksehne an der Basis des Fingerendglieds evtl. mit Knochenfragment. Meist geschlossene Verletzung durch Schlag auf gestreckten Finger (z.B. Ballspiel, insbes. Basketball). Häufig Mittel- oder Ringfinger betroffen.

Klinik: Schmerzen dorsal am hängenden Fingerendglied (Hammerfinger), das aktiv nicht gestreckt werden kann. Passive Beweglichkeit frei. Schwellung und evtl. Hämatom.
Rö.: Finger a.p. und seitlich: bei großem knöchernen Ausriß der Sehne (Gelenkfraktur) subluxiert das Endglied nach palmar.
DD: Schwanenhalsdeformität bei c.P. (Klinik, Anamnese).

Kons. Ther.: Geschlossene Risse heilen gewöhnlich durch konsequente Ruhigstellung des Endgliedes auf *Stackscher Schiene* mit gutem Resultat aus. Wegen Schwellung zunächst größere Schiene anpassen, später Wechsel auf kleinere. Schiene wird so fixiert, daß das Mittelgelenk frei bewegt werden kann.

Pat. unbedingt anhalten, den Finger mind. 1 x tägl. zu säubern. Schiene vorsichtig entfernen, Finger feucht abwischen, pudern (z.B. Penaten®-Puder) und Schiene wieder anlegen. **Dabei darf das Gelenk nicht gebeugt werden → Dislokation des Narbenkallus.**

Operative Ther.: nur bei disloziertem knöchernem Ausriß. Bei Subluxation des Endgliedes oder offener Verletzung exakte Repositon und Refixation, z.B. mit dünnem KD oder Ausziehnaht.

- Transartikuläre Kirschnerdrahtfixation in Überstreckstellung
- Wenn keine ausreichende Reposition des Knochenfragments möglich: offene Reposition mit transossären Drahtnähten nach Bunnell oder Lengemann
- *Offene Schnittverletzung:* sofortige primäre Naht, temporäre KD-Arthrodese in Überstreckstellung. Drahtentfernung nach spätestens 6 Wo. KG.
- *Veraltete Strecksehnenabrisse:* bei insuffizientem Sehnenregenerat, z.B. Raffnähte und Sehnenduplikatur, KD-Arthrodese 6 Wo. in Streckstellung.

NB: Schiene für 6 Wo. ganztags, dann zunehmend Entwöhnung innerhalb 2–3 Wo. PIP soll gebeugt werden. Bei kleineren knöchernen Ausrissen: Schienenruhigstellung für ca. 4 Wo.

KO.: Weiter Hammerfinger → Ruhigstellung verlängern, evtl. Narbenkallus ausschneiden und Sehne refixieren.

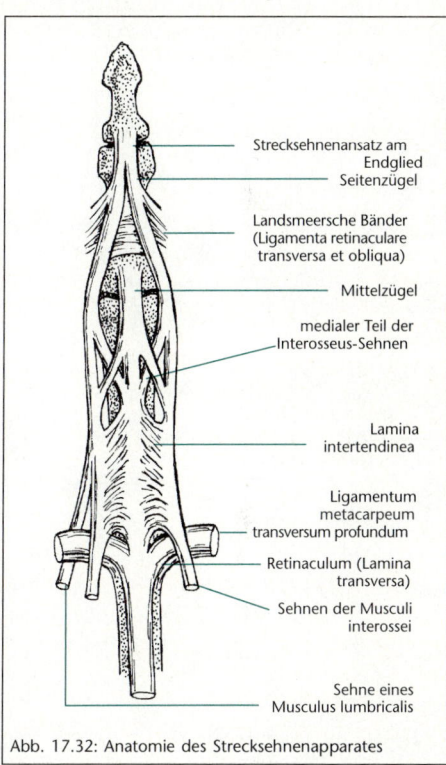

Strecksehnenansatz am Endglied
Seitenzügel

Landsmeersche Bänder (Ligamenta retinaculare transversa et obliqua)

Mittelzügel

medialer Teil der Interosseus-Sehnen

Lamina intertendinea

Ligamentum metacarpeum transversum profundum

Retinaculum (Lamina transversa)

Sehnen der Musculi interossei

Sehne eines Musculus lumbricalis

Abb. 17.32: Anatomie des Strecksehnenapparates

17

Karl-Ludwig Krämer
Ludwig W. Ackermann
und Rainer Passon

18

Wirbelsäule und Thorax

18.1 Wirbelsäule, Hals

18.1.1 Begriffe und Syndrombezeichnungen

- **Zervikalgie:** Nackenschmerzen
- **Zervikal-Syndrom:** aufgrund von degenerativen Veränderungen oder funktionellen Störungen ausgehende Beschwerden im Bereich der HWS. Unexakter undifferenzierter Sammelbegriff ohne Hinweis auf Ätiol. oder Pathogenese
- **Zervikozephales Syndrom:** Kopfschmerzen, Schwindel, Globusgefühl, Hör- und Sehstörungen. Ursache: Wirbelblockierung zu ca. 50 % (Neumann 1989), degenerative Halswirbelsegmente, Durchblutungsstörungen
- **Zervikobrachiales Sy.** (syn. unteres Zervikalsyndrom): Nacken-Schulter-Arm-(Hand-)Schmerz infolge Wurzelreizung (entspricht Segment C4-C7)
- **Brachialgien:** Armschmerzen
- **Dorsalgie:** Rückenschmerz oberhalb der Kreuzregion (regio sacralis)
- **Lumbago:** „Hexenschuß", akuter Kreuzschmerz
- **Lumbalgie:** chron. Kreuzschmerz ohne radikuläre Ausstrahlung
- **Lumboglutäalgie:** Kreuzschmerz mit Ausstrahlung ins Gesäß
- **Lumboischialgie:** Kreuzschmerz mit radikulärer Ausstrahlung in das Bein
- **Ischialgie:** reiner Beinschmerz im Verlauf des N. ischiadicus
- **Panalgesie:** Schmerzen im gesamten Rücken und Kreuz, in Schultern und Arme, teilweise in beide Beine ausstrahlend
- **Radikuläre Schmerzen:** eindeutig einer Nervenwurzel zuzuordnender Schmerz. Ursache: mechanische Kompression, Arachnopathie, am häufigsten durch NPP (☞ 18.1.7). *Segmentale Schmerzausbreitung* entsprechend sensiblem Dermatom. Evtl. motorische Beteiligung von Kennmuskeln
- **Pseudoradikuläre Schmerzen** *(Brügger)*: Ausgehend von Bandscheiben, Zwischenwirbelgelenken, Muskeln, Bändern der WS sowie extraspinalen Strukturen. Es besteht *keine segmentale Zuordnung*
- **Vegetative Schmerzen:** Fortgeleitet durch sympathisches Nervengeflecht. Im Bereich HWS z.B. Kopfschmerzen, Schwindel und Sehstörungen. Im Bereich der Extremitäten z.B. Überwärmung, Hyperhidrosis.

> All diese Syndrome beinhalten zahlreiche DD.
> Daher: subtile Anamnese und genaue klinisch-neurologische Untersuchung! Häufig werden interdisziplinäre Untersuchungen notwendig.

18.1.2 Wichtige Differentialdiagnosen

Subokzipitalschmerz und Kopfschmerz (☞ 9.2.3)
- Segmentale Instabilität (oft durch Veränderungen des Dens: Rheuma, os odontoideum)
- Fraktur oder Luxation
- Blockierung der Kopfgelenke
- Tumor
- Hämatom
- Abzeß
- gestörte Liquorbalance

- Glaukom, dentaler Abzeß
- Neuralgie Nervus occipitalis magnus, C2
- Psychogen, „tension headache" (☞ 8.3.2)
- Meningitis (Kinder!)
- vaskulär bedingt: Basiliarinsuffizienz, Migräne, Clusterkopfschmerz
- thermischer Kopfschmerz
- Subarachnoidalblutung
- Hypertonie.

Schwindel (☞ 9.2.2)
- **Internistisch:** z.B. Hypotonie (kardiogen, z.B. Arrhythmien, neurogen, medikamentös, idiopathisch), Anämie, Medikamente
- **Neurologisch:** zerebrale Durchblutungsstörungen, zentral-vestibulärer Schwindel (Tumoren, Hirnstammprozesse, Epileptischer Schwindel, Kleinhirnerkr. u.a.)
- **Otologisch:** vestibulärer Schwindel → fast immer Drehschwindel, meist Korrelation mit Horizontalnystagmus. U.a. benigner paroxysmaler Lagerungsschwindel, M. Menière, Labyrinthitis
- **Okulär:** z.B. bei Augenmuskelparesen
- **Orthopädisch:** Funktionelle Kopfgelenksstörungen, vertebrobasiläre Insuffizienz: Gefäßanomalie, Halsrippe (☞ 18.2.2)
- **Psychosomatisch,** psychogen. (☞ 8.1.4).

■ Wichtige DD von Nacken-Schulter-Arm-Schmerzen

Erkrankungen der HWS
- Degenerative Veränderungen (Osteochondrose, Spondylarthrose, Unkovertebralarthrose mit/ohne radikuläre Symptomatik; Segmentinstabilität)
- Blockierungen (reversible Funktionsstörungen)
- NPP mit und ohne radikulärer Symptomatik
- rheumatoide Arthritis mit und ohne Instabilitätsproblem, Spondylarthritis
- Trauma, posttraumatische Störungen (Zervikalsyndrom)
- Tumoren
- Spondylitis, Spondylodiszitis
- Angeborene Anomalien (os odontoideum, basiläre Impression, Klippel-Feil, Arnold-Chiari)
- Psychogene Ursachen (☞ 8.3.2).

Neurologische Erkrankungen
- ZNS: z.B. zervikale Syringomyelie
- Nervenwurzelläsionen: Wurzeltumoren
- (Neurinome), Arachnitiden, Herpes zoster, Diskushernie, Unkovertebralarthrose
- Läsionen des Armplexus
- Plexuskompression: Tumoren (z.B. Neurinome, Pancoast-Tumor, Sarkome), Bestrahlung, neuralgische Schulteramyotrophie, Z.n. traumatischer Plexusläsion, Neuritiden, Neuropathien
- Läsionen peripherer Nervenstämme: N. medianus, radialis, ulnaris. suprascapularis. Schmerzen nach traumatischer Nervenläsion. Neuromschmerz, Kausalgie, Phantomschmerzen.

Schultergürtel- und Extremitätenskelett

Trauma, rheumatoide Arthritis, Ansatztendinosen, Sudeck-Dystrophie, Blockierung, Rotatorenmanschettenruptur, Supraspinatus-outlet-Syndrom, Chondrokalzinose, Tendinosis calcarea (PHS allg. ☞ 17.1.13), Schulterinstabilitäten, Knochentumoren, bakterielle Arthritiden.

Rheumatische Syndrome

Polymyalgia rheumatica, Polymyositis, Dermatomyositis.

Durchblutungsbedingte Schmerzen

- Akute/chron. periphere art. Verschluß-Sy.
- Vasospastische Sy.: Raynaud, Ergotismus
- Armvenenthrombose
- Thoracic outlet-Sy.: Halsrippen-Sy., Kostoklavikular-Sy., Hyperabduktions-Sy.

Internistische (viszerale) Erkrankungen

- Angina pectoris, Myokardinfarkt, Perikarditis, funktionelle Herzbeschwerden
- Pleuraschmerzen
- Aneurysma dissecans.

Andere Ursachen

Überlastungsbrachialgien, Skapulo-kostales-Sy., psychische Affektionen.

Wichtige DD bei Kreuz- und Rückenschmerzen im Erwachsenenalter	
• Osteochondrose, Spondylose, Spondyl-arthrose • Bandscheibenprotrusion,-vorfall • Blockierung, funktionelle Störungen • Spondylolyse, Spondylolisthese • M. Paget • Knochenmetastasen, primäre Knochen-tumoren • Osteoporose • Osteomalazie • Spondylitis, Spondylodiszitis • M. Bechterew • Enger Spinalkanal, Rezessusstenose • Trauma • pAVK • Koxarthrose, Periarthropathia coxae	• M. Baastrup • Kyphosen (z.B. M. Scheuermann, post-traumatisch) • Skoliosen • Angeborene Mißbildungen: Spina bifida,Keilwirbel, Blockwirbel • Statische Beschwerden bei z.B. Becken-fehlstellungen (Kontrakturen Hüftgelenk, Beinlängendifferenz) • Statische Beschwerden bei muskulärer Insuffizienz • Störungen im Bereich des ISG • Seroneg. Spondylarthritiden: Psoriasis, M. Reiter, reaktive Spondylarthritiden Myalgien, Tendinosen • Haltungsbedingt: muskuläre Insuffizienz

Neurologische Störungen

- Periphere Nervenschmerzen
- neurologische Systemerkrankungen
- neuromuskuläre Dystrophien/Atrophien
- Neuritis, periphere Nervenerkrankung
- Syringomyelie
- tethered (spinal) cord
- Borreliose, Herpes zoster
- Tumoren.

In den Rücken projizierte Schmerzen

- Erkrankungen im kleinen Becken
- Intra- oder retroperitoneale Tumoren

18

- Gynäkologisch: Lageanomalien des inneren Genitale wie Uterusprolaps, Retroflexio uteri, Entzündungen wie Adnexitis, Schmerzursachen unter Hormoneinfluß wie Endometriose, prämenstruelles Spannungs-Sy., „Mittelschmerz"
- Urologisch
- Abdominelle Erkrankungen: z.B. Pankreatitis, Cholezystitis.
- **Psychische/psychosomatische Affektionen** (☞ **8.1.4**)

Wichtige DD bei Rücken- und Kreuzschmerz im Wachstumsalter

• Morbus Scheuermann	• Wirbelfrakturen
• **Spondylolyse, Spondylolisthesis**	• Spondylitis, Spondylodiszitis
• **Statischer Rückenschmerz**	• Bandscheibenvorfall
• Vertebra plana	• Rheumatoide Arthritis
• Leukämien, Tumoren	• Tethered cord-Syndrom
• Wirbelhämangiom	• Erkrankung innerer Organe
• Postdiskotomiesyndrom	• „failed back syndrome" (Wilkinson 1983).

Wichtige und oft nicht erkannte Ursachen von Rückenschmerzen

- **Vaskulär:** abdominelles Aortenaneurysma, pAVK
- **Neurogen:** Nervenwurzeltumoren (z.B. Neurofibrom, Neurolemnom), Rückenmarkstumoren, diabetische Neuropathie
- **Spondylogen:** Plasmozytom, Wirbelmetastasen, Osteoidosteom, Fraktur bei Osteoporose; Spondylitis, Morbus Bechterew
- **Gynäkologisch:** Retroversio uteri und andere Uterus-Haltungsanomalien.

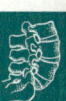

18.1.3   Spezielle klinische Diagnostik

Anamnese

Spezielle Anamnese
- Unfall? Systemische Erkrankung? Infekt?
- Beginn der Beschwerden (akut, schleichend), nach einem bestimmten Ereignis? (z.B. Trauma, Infekt, Belastung)
- Verlauf (Dauer, Besserung, Verschlimmerung, mögliche beeinflussende Faktoren, Intensität, Kontinuität)
- *Schmerzanamnese:*
  - WO? Lokalisation? Mit Finger zeigen lassen, Ausstrahlung, anatomische Zuordnung? Pseudoradikulär? Diffus, punktförmig, flächenhaft?
  - WANN? dauernd, intermittierend, remittierend, episodisch. Tagesrhythmus?
  - WARUM? Abhängig von bestimmten Faktoren (Bewegung, Belastung, Lage, Witterung)? Hust- und Niesschmerz
  - WIE? dumpf, bohrend, brennend, ziehend. Gleichbleibend, wechselnd im Charakter, Schmerzstärke?
- *Funktionsstörungen?* Steifigkeit, Bewegungsausfall, Blockierung, Kraftlosigkeit, Koordinationsstörungen, Gangstörungen, Gehstrecke, Hinken
- Deformierungen, Haltungsveränderungen?
- *Neurologische Symptome?* Dysästhesie, Parästhesien (Ameisenlaufen, Taubheit, Kribbeln, Elektrisieren), Miktions-, Defäkations-, Potenzstörungen, Kraftlosigkeit, Muskelschwäche, Lähmungen, Kopfschmerzen, Schwindel, Schluckstörungen, Sehstörungen, Migräne, Bewußtseinsstörungen
- *Psychische Symptome?* Depressive Verstimmungen, Schlafstörungen, Neurosen, Psychosen, familiäre, berufliche Schwierigkeiten, Dissimulation, Aggravation

- Behinderung im Alltag und Beruf, Freizeit, Sport
- *Allgemeine Krankheitssymptome?* z.B. Allgemeinbefinden, Krankheitsgefühl, Gewichtsverlust, Fieber, Schwitzen
- *Bisherige Ther.?* Welche? Besserung?
- *Hilfsmittel?* Mieder, Stock, Bandagen, Prothesen, Orthesen
- Frühere Laboruntersuchungen?
- Frühere bildgebende Diagnostik: Rö, CT, NMR, Sono, Szinti?

Allgemeine Anamnese: Vorerkrankungen, OP's, Kuraufenthalte, Allergien, Medikamente, Alkohol, Nikotin, frühere WS-Erkrankungen, Unfall.

Soziale Anamnese (besonders wichtig): Beruf, Familienstand, Rente, Schwerbehindertenausweis? Rentenantrag? AU?

Klinischer Befund

Inspektion
- Aus- und Ankleiden, Gang, Sitzhaltung
- Psychische Auffälligkeiten (☞ 8.1.4)

- *Von vorne*
  - Habitus
  - Kopfhaltung, Kopf mittelständig, Gesichtsskoliose, Schiefhals
  - Schulterstand, Nacken- und Schultermuskulatur Schlüsselbeinkontur
  - Horner-Sy. (Lidspaltenverengung, Miose, Enophthalmus): Schädigung der Wurzeln C8, D1
  - Besonderheiten der Thoraxform? Atemexkursion seitengleich?
  - Abdomen
  - Bein-, Fußdeformität.

- *Von hinten*
  - Lotgerechter Aufbau der WS? Skoliose? Zwangshaltung? Beckenstand
  - Beim Vornüberbeugen (funktionelle Tests): Rippenbuckel, Lendenwulst, fixierte Brustkyphose?

- *Von der Seite:* Rückenform (☞ 18.1.10)? Physiol. Lendenlordose, Brustkyphose? Bauchdecken. Reifezeichen? (Skoliose, Kyphose).

Palpation
- Stauchungsschmerz
- Druck-/Klopf-/Rüttelschmerz, Fersenfallschmerz
- Stufe in der Dornfortsatzreihe (☞ Spondylolisthesis)
- Thoraxkompressionsschmerz (Prellung, Rippenfraktur)
- „Hängenbleiben" einzelner Rippen bei In- oder Expiration (Blockierung)
- Muskeltonus; M. Piriformis → Piriformis-Syndrom (☞ 19.1.17)
- Subkutanes Fettgewebe: Konsistenz, Druckschmerz. **Kiblersche Hautfalten:** Hautfalten mit beiden Händen abheben und entlang den Dermatomen „entlangrollen". In hyperalgischen Zonen Verdickung dieser Falte tastbar, derbere Konsisten, Schmerzen.
- Segmentale Irritationspunkte (reflektorische Gewebsirritationen) meist in Austrittsnähe des segmentalen Spinalnerven
- Muskulatur: Myogelosen, Muskelhartspann.

Fnktionsprüfung und Messung
- Trendelenburgsches Zeichen (Betonung liegt bei Aussprache auf 1. Silbe; ☞ 19.1.11), Beinlänge (☞ 19.1.3)
- Atemexkursion (insbes. bei V.a. M. Bechterew, Normalwert beim jungen Erwachsenen 5 cm, gemessen über den Mamillen)
- Haltungstest nach Matthiaß (Haltungsschwäche? ☞ 18.1.10)
- Bewegungsspiel der WS, lokale Haltungsanomalien? Passiver Torsionsschmerz LWS → Instabilität?

Bewegungsprüfung
- Kinn-Sternum-Abstand in cm in max. Flex. und Ext
- Schobersches und Ottsches Maß (☞ Abb. 18.1), Fingerspitzen-Boden-Abstand (FBA)
- Seitneigen, Rotation, Vor- und Rückneigen
- Beweglichkeit der Schulter-, Hüft-, und Kniegelenke.

Spezielle Tests
- Z.B. Mennelzeichen (ISG): Pat. in Seitenlage, Überstrecken des Hüftgelenkes der betroffenen Seite
- Viererzeichen, Vorlaufphänomen (☞ 20.2), Spine test
- Federtest (ventralisierender Druck segmental); passive axiale Rotation.

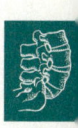

Neurostatus
- Sensibilität? Dermatom?
- Motorische Ausfälle? Gang, Zehengang, Hackengang, Plantar-, Dorsalflexion der Zehen
- Reflexstatus
- Lasègue, Bragard (Dorsalext. im OSG nach Anheben des Beines), Valleixsche Druckpunkte. Umgekehrter Lasègue (Femoralisdehnungsschmerz).

Pulsstatus: Periphere Pulse? Bei V.a. *Thoracic outlet Sy.*: Adson-Test u.a. (☞ 18.2.1).

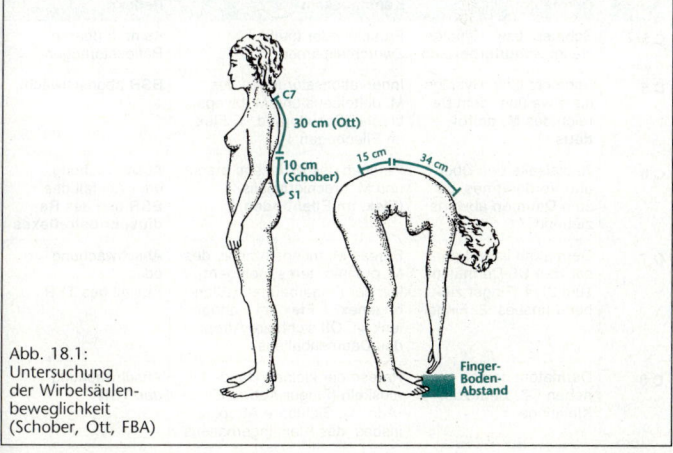

Abb. 18.1:
Untersuchung
der Wirbelsäulen-
beweglichkeit
(Schober, Ott, FBA)

18.1.4   Degenerative Erkrankungen der Halswirbelsäule

Degenerative Veränderungen treten an den Bandscheiben, Unkovertebralgelenken (Processus uncinati) und kleinen Wirbelgelenken auf (klinisch relevant v.a. an der unteren HWS).

- Degenerative Veränderungen sind beim älteren Menschen vom Rö.-Bild allein ohne klinische Befunde nicht unbedingt als path. zu werten. Grenze zwischen path. und „altersentsprechend" (normal) ist nicht sicher zu ziehen
- Aufgrund der engen anatomischen Beziehungen zwischen HWS, A. vertebralis, Nervenwurzeln und vegetativem Nervensystem können *isoliert und kombiniert neben medullärer und radikulärer Symptomatik auch vaskuläre und vegetative Symptome* entstehen. Exakte Abgrenzung einzelner Krankheitsbilder wegen Überlappung oft schwierig
- Unterscheide akute/chron. Zustände; mit oder ohne radikuläre Symptomatik
- *Funktionsstörungen (z.B. Blockierungen, Hypermobilität)* haben i.d.R. kein pathomorphologisches Korrelat
- **Beachte:** Prolaps C 5/6: macht überwiegend C 6-Symptomatik.

18

Diagnostik bei HWS-Beschwerden
- **Stufe 1:** Anamnese, Untersuchung, Röntgen: HWS in zwei Ebenen
- **Stufe 2:** HWS-, Funktions-, oder Traktionsaufnahme, neurolog. Untersuchung mit EMG
- **Stufe 3:** NMR, CT, zervikale Myelographie mit Funktion, Angiographie

---

Synopsis von Wurzelreizsyndromen im HWS-Bereich			
Wurzel	**Dermatom**	**Kennmuskeln**	**Reflexe**
C 3/4	Schmerz bzw. Hypalgesie im **Schulterbereich**	Partielle oder totale Zwerchfellparese	Keine faßbaren Reflexstörungen
C 5	Schmerz bzw. Hypalgesie etwa über dem Bereich des **M. deltoideus**	Innervationsstörungen des M. deltoideus und M. biceps brachii (Schulterabd. ↓, Flex. im Ellenbogen ↓)	**BSR** abgeschwächt
C 6	Radialseite des Ober- und Vorderarmes, bis zum **Daumen** abwärts ziehend	Paresen des M. biceps brachii und M. brachioradialis **(Flex. im Ellenbogen ↓)**	Abschwächung oder Ausfall des **BSR** und des **Radiusperiostreflexes**
C 7	Dermatom lateral-dorsal vom C6-Dermatom, zum 2.–4. Finger ziehend (insbes. 3. Finger)	Parese M. triceps brachii, des M. pronator teres, gelegentlich der Fingerbeuger. (Ellenbogenext.↓ **Flex.** im Handgelenk ↓). Oft sichtbare Atrophie des Daumenballens	Abschwächung oder Ausfall des **TSR**
C 8	Dermatom dorsal neben C7, zieht zum Kleinfinger	Parese der kleinen Handmuskeln (Finger-Abb. und -Add. ↓). Sichtbare Atrophie insbes. des Kleinfingerballens	Abschwächung des **TSR**

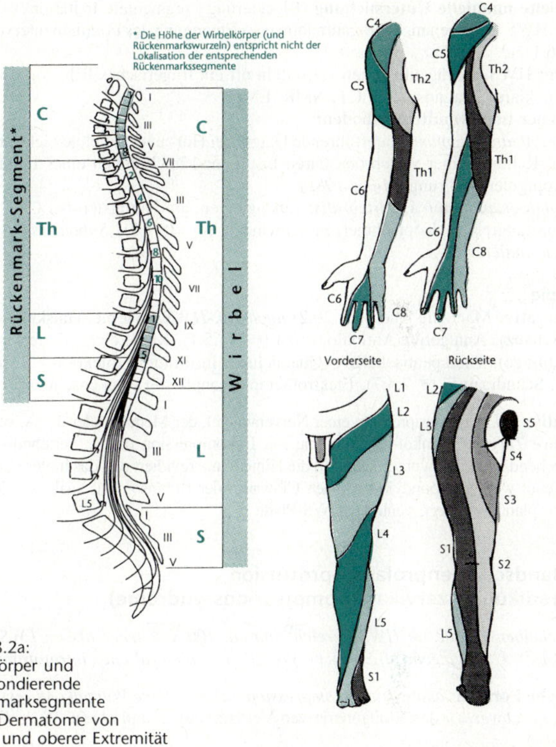

* Die Höhe der Wirbelkörper (und Rückenmarkswurzeln) entspricht nicht der Lokalisation der entsprechenden Rückenmarkssegmente

Abb. 18.2a:
Wirbelkörper und
korrespondierende
Rückenmarksegmente
18.2b: Dermatome von
unterer und oberer Extremität

■ Unkovertebralarthrose

Einengungen des Foramen intervertebrale werden hauptsächlich durch degenerative Vergrößerungen der Processus uncinati hervorgerufen. Radikuläre und/oder neurovaskuläre Symptome können im Vordergrund stehen.

Klinik: phasenhaft chron./akute Nackenschmerzen, Nacken-Arm-Schmerzen (ein- oder beidseits), Bewegungseinschränkung der HWS, Dysästhesien meist pseudoradikulär; Spannungs- und Schwellungsgefühl der Hand. Rotationsbewegungen vor allem zur kontralateralen Seite schmerzhaft.
Zervikozephales Syndrom (☞ 18.1.1): Kopfschmerzen, Schwindel, Hör- (Ohrensausen), Schluck- und Sehstörungen. Beschwerden positionsabhängig.

Diagnose

- Schmerzausstrahlung einem *Dermatom* zuordenbar? Reflexe? Paresen?
- **Gezielte manuelle Untersuchung** (Blockierung? segmentale Irritation?)
- **Rö.:** HWS in 4 Ebenen, Schrägaufnahmen → Einengung des Foramen intervertebrale (☞ 6.1.2)?
  Cave: HWS-Schrägaufnahmen vermitteln oft ein trügerisches Bild sog. „Engen"!
- Bei unklarer Diagnose evtl. CT, NMR, EMG
- **Seltener angewandte Methoden:**
  - *Zervikalnystagmus:* weiterführende Diagn. bei Hör- und Gleichgewichtsstörungen im Rahmen einer vertebrobasilären Insuff. und im Rahmen einer funktionellen Kopfgelenksstörung (*Hülse 1983*).
  - *Angiographie der A. vertebralis:* Einengungen, am häufigsten bei C5-C7.
  DD: umfangreich. Kopfschmerzen/Schwindel (☞ 18.1.2), *Subclavian steal-Sy.*, *Thoracic-outlet-Sy.*

Therapie

Konservativ: Manuelle Ther. (☞ 20.2) *nach Rö.-HWS!* Wärme, Halskrawatte (z.B. nach Schanz), Analgetika/Antiphlogistika (☞ 14.5.1), KG. Leichte Extension (Glisson-Schlinge). Therapeutische LA (Quaddelung, Infiltration, Injektion z.B. mit Meaverin®, Scandicain®; ☞ 2.4.7); Elektrotherapie; langfristig Rückenschule.

Operativ: *Ind.:* bei Kompression einer Nervenwurzel, der Medulla oder der A. vertebralis. *Operative Therapie:* Unkoforaminotomie mit Dekompression der A. vertebralis und der entsprechenden Nervenwurzel. Oft muß die Hinterkante revidiert und das hintere Längsband durchtrennt werden. Spondylodese nach Cloward oder Robinson mit analogem Knochenspantransplantat und ggf. ventraler HWS-Platte.

■ Bandscheibenprolaps, -protrusion (radikuläre zervikale Kompressionssyndrome)

Bandscheibenvorfälle im HWS-Bereich sind ca. 100 x seltener als im LWS-Bereich (☞ 18.1.7). Überwiegend sog. weiche Vorfälle dorsolateral oder intraforaminal.

Klinische Formen: *akute Wurzelkompression* (selten), *akute Wurzelkompression nach chron. Beschwerden* durch degenerativen Veränderungen und *chron. Wurzelkompression.*
Klinik: je nach Form radikuläre Nacken-Schulter-Arm-Schmerzen mit und ohne Parästhesien. Manchmal Hust- und Niesschmerz. Auf Bewegungseinschränkung der HWS achten, „Schiefhals", Schmerzausstrahlung, Paresen, Sensibilitätsstörungen, Reflexausfall bzw. -differenz (vgl. Synopsis); positiver HWS-Kompressionstest.

 Querschnittssymptomatik bei medianem Vorfall möglich (Myelokompression): gesteigerte Eigenreflexe, Blasenlähmung, Spastik.

Rö.: HWS in 2 Ebenen. CT und bei myelopathischen Zeichen NMR, zervikale Myelographie mit Funktionsaufnahmen.
EMG: zur Objektivierung oder Ausschluß von Paresen; zur DD.
DD: neuralgische Schulteramyotrophie (Plexusneuritis; Stärkere diffuse Schmerzen, HWS-Beweglichkeit meist frei). *Karpaltunnelsyndrom* (nächtliche Brachialgie, Sensibilitätsausfall nur distal des Handgelenks; DD zur Wurzelkompression C 6/7; ☞ 17.3.10). *N. ulnaris-Kompression* (☞ 9.6.1).

Therapie

Kons.: zunächst immer (vgl. Unkovertebralarthrose). Ausnahme: akute (mediane) Massenvorfälle.

Operativ: Ventrale Bandscheibenexstirpation und ventrale Fusion nach Cloward oder Robinson mit autologem Knochentransplantat und ggf. ventraler HWS-Platte. Bei dorsalen Vorfällen muß in jedem Fall das hintere Längsband reseziert werden. *KO* bei und nach Spondylodesen: neben gängigen Risiken zusätzlich Schädigung von N. recurrens oder N. hypoglossus, Spanlockerung und -dislokation.

■ Enger zervikaler Spinalkanal, ICD 723.0

Degenerative Einengung des Spinalkanals und Pelottierung des Zervikalmarkes mit möglichem Enstehen einer zervikalen Myelopathie. Häufig durch spondylophytische Randzacken. M > F.

Klinik: Langsam zunehmende Beschwerden wie Schwäche in Armen und/oder Beinen, meist seitenbetont. *Gangunsicherheit*, Miktionsstörungen. Radikuläre Armschmerzen sowie diffuse Schmerzen und Mißempfindungen an Armen und Beinen. *Befunde:* Tetra- oder Paraspastik, symmetrisch oder einseitig betonte Paresen, gesteigerte Muskeleigenreflexe. Sensibilitätsstörungen können radikulär, querschnittsähnlich (uncharakteristisch) sein oder auch fehlen.

Diagnose

* **Rö.:** HWS in 4 Ebenen (a.p., seitlich und schräg) ergibt Anhaltspunkte über das Ausmaß degenerativer Veränderungen. Funktionsaufnahmen (☞ 6.1.2)
* **CT, NMR, evtl. auch Myelographie (HWS):** Beurteilung der Weite des Spinalkanals. Einengung des sagittalen Durchmessers < 13 mm ist path.
* **CCT**: zum Ausschluß zerebraler Ursachen (Tumor) bei entsprechendem Verdacht
* **EMG, NLG, evozierte Potentiale** ergänzend zur DD.

DD: Amyotrophische Lateralsklerose, Multiple Sklerose, funikuläre Spinalerkrankung (→ Vit. B_{12}-Spiegel).

Therapie

Kons.: Ruhigstellung mittels äußerer Fixation der HWS kann gelegentlich eine Besserung bringen. Bei Muskelspastik Baclofen (Lioresal®) oder z.B. Tetrazepam (Musaril®).

Operativ: Bei frustraner konservativer Therapie oder progressiver Symptomatik und Schmerzen. Ventrale Spondylodese nach Bandscheibenextirpation und Abtragung der dorsalen Randosteophyten. Ventrale Fusion nach Cloward oder Robinson. Bei ausgeprägten mehrsegmentigen dorsalen Spondylophyten erfolgt zur Dekompression des Zervikalmarkes die Korporektomie mit ventraler Fusion mit Beckenkammspaninterponat und ventraler Plattenosteosynthese. In einigen Fällen sollte zusätzlich eine dorsale Dekompression und Plattenosteosynthese durchgeführt werden.
NB: Mobilisation am 1. postop. Tag, Zervikalstütze für Wo. bis Mon., je nach OP-Verfahren.

Progn.: kons. Ther. angesichts der wechselnden Dynamik und Progression des Krankheitsbildes unsicher. Nach operativer Dekompression kommt es in bis zu 3/4 der Fälle zu einer deutlichen funktionellen Leistungssteigerung und subjektiven Beschwerdereduktion. Bei lange bestehenden medullären Ausfällen ist von einem operativen Eingriff allerdings keine Besserung zu erwarten.

■ Mißbildungen des craniozervikalen Übergangs

Bei Arnold-Chiari- und Klippel-Feil-Mißbildungen oder anderer Störung des cranio-zervikalen Übergangs kommt es entweder zur Zervikozephalgie oder zervicalen Myelopathie bis zur spastischen Parese.

Therapie
Probeweise Halo-Traktion. Bei Beschwerdebesserung Dekompression und dorsale Distraktionsspondylodese mit Platten.

■ Atlantodentale oder atlantooccipitale Instabilität

Zum Beispiel Denspseudarthrose nach Fraktur, os odontoideum.

18

Klinik: chronische belastungsabhängige Zervikozephalgien, schmerzhaft einge-schränkte HWS-Beweglichkeit.
Diagnose: *Rö.:* Dens-Ziel-Aufnahmen und Funktionsaufnahmen, ggf. HWS-Schichten, seitl. Mittelschicht-Tomographie in Funktion, ggf. NMR mit Funktion
Therapie: konservativ kaum möglich. Operative Taktik je nach Befund. *Ventral:* transorale Fusion mit autologem Knochenspan und Platte von HWK 1/2 nach Densoder Pannusresektion. *Dorsal:* transartikuläre Verschraubung HWK 1/2 nach Magerl und Fusion, nach Galli oder dorsale okzipitozervikale Fusion CO/2 mittels Platten und angelagerter autologer Spongiosa.

■ Zervikale Instabilität

Degenerative Segmentinstabilität, oft kombiniert mit einer Unkovertebralarthrose und dorsalen Spondylophyten.

Klinik: Leitsymptom ist der HWS- oder Kopfschmerz bei Belastung. *Konservative* Therapie bei Beschwerdepersistenz. *Operative* Therapie wie bei zerv. Bandscheiben-prolaps oder Unkovertebralarthrose.

18.1.5 Degenerative Erkrankungen der BWS

Dorsalgien relativ häufig, desgleichen funktionelle Störungen (Blockierung Kostover-tebral-Gelenke o.ä.).

Klinik: i.d.R. ohne wesentliche Beschwerden.

Röntgen
• Häufig Osteochondrose der unteren BWS
• Ventrale Spondylophyten im Krümmungsscheitel.

MRT: Hohe Anzahl von weichen oder harten (= osteophytären) Vorfällen. Diese sind jedoch weitgehend asymptomatisch! (vgl. Journal of Bone and Joint Sur-gery 77 A (1995): 1631–1638).

18.1.6 Degenerative Erkrankungen der LWS

Häufigste Ursache von Rückenbeschwerden jenseits des 30. Lj. Degenerative Veränderungen in der 5. Lebensdekade bei ca. 60 % der F und 80 % der M; > 70 Lj. bei fast jedem Menschen. Aufgrund der Biomechanik v.a. Befall der unteren LWS (Lumbalsyndrome). Häufig Kombinationen von Schäden → erschwert oft Diagn. und Ther.

> Sozialmedizinische Relevanz: 50 % der vorzeitig gestellten Rentenanträge in Deutschland werden mit bandscheibenbedingten Erkrankungen begründet.

Rö.-Verlauf ist mit dem pathologisch-anatomischen Verlauf korreliert:

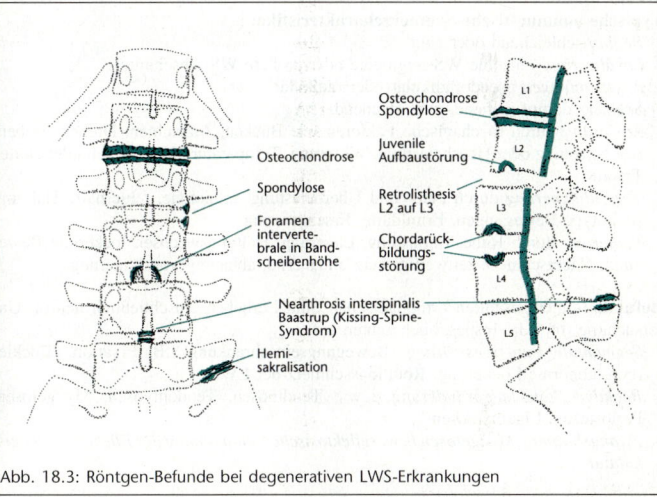

Abb. 18.3: Röntgen-Befunde bei degenerativen LWS-Erkrankungen

- **Chondrose:** Regressive Veränderungen an der Bandscheibe. Elastizitätsverlust (Dehydratation des Gallertkernes). Zunehmend Risse des Faserringes. Sinterung der Bandscheibe. **Instabilität** im Bewegungssegment. Verlust der Pufferfunktion.
  Rö.: Zunächst reaktionslose Höhenabnahme des Zwischenwirbelraumes, u.U. Vakuumphänomen (Gasansammlung zentral in der degenerierten Bandscheibe)
- **Osteochondrose:** Vermehrte mechanische Belastung bei Chondrose. Einbeziehen der angrenzenden Grund- und Deckplatten der Wirbelkörper in den degenerativen Prozeß. Folge: Vermehrte subchondrale Sklerosierung und exophytäre Randzackenbildung → Instabilität des Bewegungssegmentes.
  Rö.: Subchondrale Sklerosierung der benachbarten Deck- und Bodenplatten. Erosive Osteochondrose bei schweren osteochondrotischen Veränderungen mit Einbruch des subdiskal sklerosierten Knochens (DD: Spondylodiszitis)
- **Spondylose:** Durch Gefügelockerung vermehrte Zugbeanspruchung der Bänder. An den Wirbelkörperrändern Bildung von reparativen appositionellen Knochenzacken (Spondylophyten). In ausgeprägten Fällen durch Fusion von Spondylophyten

überbrückende Spangenbildung.

Rö.: Vordere und seitliche osteophytäre (spondylophytäre) Randzacken an den
Deck und Bodenplatten

- **Spondylarthrose:** Durch Instabilität des Bewegungssegmentes Inkongruenz im
Bereich der kleinen Wirbelgelenke, vermehrte Belastung → Spondylarthrose.
Rö.: Gelenkspaltverschmälerung, subchondrale Sklerosierung, unregelmäßige Ge-
lenkflächen der kleinen Wirbelgelenke

- **Verschiebung der Wirbelkörper** gegeneinander Translation (Instabilität;
☞ Abb. 18.23):
Retrolisthesis: Rückwärtsgleiten. *Degenerative Spondylolisthesis: Vorgleiten. Dreh-
gleiten:* seitliches Wirbelgleiten.

Klinik

Typische anamnestische Schmerzcharakteristika:

- *Beginn* schleichend oder akut
- *Lokalisation:* einzelne WS-Segmente oder größere WS-Abschnitte
- *Ausstrahlungen* pseudoradikulär oder radikulär
- *Schmerz* dumpf ziehend, evtl. stechend
- *Auslösung* durch mechanische Faktoren wie Bücken, Aufrichten, Drehen, Heben,
Fehlbelastung oder Überbelastung, Witterung, Temperatur, Feuchtigkeit oder akutes
Trauma
- *Verschlimmerung* durch Fehl- und Überbelastung, monotone, fehlerhafte Haltung,
stereotype Bewegungen, Ermüdung, Erschütterung
- *Besserung* durch Ruhe, Entlastung, Lagerung, Haltungswechsel, lockernde Bewe-
gung. Nachtschmerz zeitweilig, kurz andauernd, abhängig von Lagerung.

Befund: Immer gesamten orthopädischen Status erheben einschließlich neurol. Untersuchung (☞ 9.1). Insbes. auch achten auf:

- *Segmentale Funktionsstörung* (Bewegungseinschränkung z.B. Fixation, Blockie-
rung, abnorme Lockerung; Rotationsschmerz der LWS)
- *Reaktive Weichteilveränderungen* wie Tendinosen, Tendomyosen, Myogelosen,
Periostosen, Ligamentosen
- *Zwangshaltung. Myogelosen bzw. reflektorische Verspannung der Rückenstreckmus-
kulatur.*

■ Diagnostisches Vorgehen

Die Differenzierung von WS-Beschwerden ist oft schwierig. Jedes Bewegungssegment
stellt ein hochdifferenziertes System dar, dessen Teileelemente sich gegenseitig
beeinflussen. Schädigungen an einer Stelle (z.B. Bandscheibe, Intervertebralgelenke,
Ligamente, Wirbelkörper usw.) wirken sich auf das gesamte Bewegungssegment und
auch auf Nachbarsegmente aus. Hinter dem Symptom Rückenschmerzen können sich
viele verschiedene Krankheitsbilder verbergen. Daher: konsequenter Untersuchungsgang, Checkliste für DD parat haben (☞ 18.1.2).

- **Anamnese und klinische Untersuchung** mit neurol. Status. *Ziel:* Einengung des
großen Spektrums der differentialdiagnostischen Möglichkeiten. *Fragestellung:*
  - Radikulärer Schmerz (Kompressionssyndrom, ☞ 18.1.7)
  - Pseudoradikulärer Schmerz
  - Vertebragenes Syndrom

Apparative Diagnostik
- **Rö.-LWS in 2 Ebenen** (☞ 6.1.4); s.o. Chondrose etc.; ggf. Funktionsaufnahmen. Zeichen einer Instabilität (Chondrose, Gelenksubluxation, „Traction spur" = knöcherner Sporn an Ansatzstelle des Anulus fibrosus, degenerative Spondylolisthesis)? Bei V.a. Lyse → Schrägaufnahmen der LWS
- **BSG** (immer bei persistierendem Kreuzschmerz, Spondylitis? ☞ 18.1.22, 18.1.23)
- **Bei Kompressionssymptomatik:** Rö.-LWS in 2 Ebenen, **CT** (evtl. zur weiteren Klärung Myelo-CT, Myelographie, NMR, EMG, Diskographie)
- **Bei V.a. Instabilität:** Rö.-LWS in 2 Ebenen, Funktionsaufnahmen. Evtl. dynamische Myelographie (Funktionsmyelographie)
- **Bei V.a. Tumor oder Spondylodiszitis:** Rö.-LWS in 2 Ebenen, BSG, CT, MRT, Szinti, Tomographie, Serologie und Tine-Test, evtl. Punktion
- **Bei unklaren Lumbalgien oder Lumbischialgien bei Frauen:** zusätzlich an gynäkologisches Konsil denken.

DD: ☞ 18.1.2

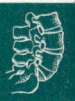

Konservative Therapie
- **Akutes Stadium:** Aufklärung. Lokale Thermo-Ther. (ausprobieren, ob Wärme oder Kälte), z.B. Bäder, Fango-Packungen, Wärmeflasche. Bettruhe. Stufenbettlagerung. Analgetika-Antiphlogistika. Muskelrelaxantien (☞ 14.5.6)
- **Chron. Beschwerden:**
  - *Eher aktive Maßnahmen:* KG, Rückenschule, evtl. Gewichtsreduktion. Bei körperlich zu schwerer Arbeit mit biomechanisch für die WS ungünstiger Situation (z.B. in vornübergeneigter Haltung) ggf. Arbeitsplatzwechsel
  - *Passive Maßnahmen* wie Massagen, Wärme, Hydro-Ther., Elektrother., Antiphlogistika (☞ 14.5.1), Miederversorgung (☞ 21.2.3), Injektionsbehandlung. Manuelle Ther. (☞ 20.2) nach Ausschluß entzündlicher tumöser Prozesse und Bandscheibenprotrusion bzw. -vorfall.

Operative Therapie
Degenerative „banale" Kreuzschmerzen sind meistens keine OP-Ind. Menschenkenntnis und große Erfahrung des Operateurs sind für die Ind.-Stellung gefordert. Vorausgehen sollte eine konsequente kons. Ther. inklusive KG für mehrere Wochen.

Auswahlkriterien zur OP an der LWS
- Rezidivierende und auf intensive konservative Heilmaßnahmen resistente Beschwerden, welche eindeutig einem oder mehreren Wirbelsegmenten zuzuordnen sind, sowie
- im Röntgenbild nachzuvollziehendes, pathomorphologisches Substrat: z.B. Segmentinstabilität, Osteochondrose etc.
- enger lumbaler Spinalkanal
- statische Imbalance, z.B. Spondylolisthese, *flat back syndrome* etc.

Bei unklaren Fällen ohne spinale Enge
Dorsale, temporäre Probefusion mit Pendikelschrauben unter Erhalt der Facettengelenke (Fixateur nach Dick), bei Mißerfolg kann das Instrumentarium ohne allzugroßen Schaden entfernt werden, bei Beschwerdebesserung kann die ventrodorsale Spondylodese o.ä. indiziert sein.

Auswahlkriterien gegen OP
- Diffuse LWS-Beschwerden
- Neurotische Persönlichkeit; psychosoziale Probleme

- Beinschmerz im Vordergrund
- Offensichtliches Rentenbegehren.

Operationsverfahren (☞ 18.1.25)
Viele mögliche OP-Verfahren. OP-Verfahren werden bestimmt durch Ind., Lokalisation der Läsion und Anzahl der zu operierenden Segmente. **Ziel** der Operation ist die Verbesserung der Schmerzen des Patienten unter Gewährleistung einer schnellen Vollmobilisation. Voraussetzung ist die sichere Spondylodese unter Erhaltung nicht betroffener, benachtbarter Segmente.

Gebräuchliche Spondylodese-Methoden jeweils mit oder ohne Dekompression
- Posterolaterale Fusion
- Rein dorsale, transpedikuläre Stabilisierungsmaßnahmen, z.B. Fixateur interne, Plattenosteosynthese, CD-Instrumentarium, Steffee-Platte
- Dorsoventrale, transpedikuläre Stabilisierungstechniken, USIS, MOSS, DKS
- Dorsale, interkorporelle Fusion nach Cloward, auch als „PLIF" später bekannt geworden.

KO: „Fusion cages", Pseudarthrosenrate bei dorsoventralen Verfahren bei ca. 5 %, bei rein dorsalen und dorsolateralen Fusionen über 10 %, bei rein ventralen Fusionen knapp 20 %. Metallbruch, Schmerzen und Taubheit nach Beckenkammspanentnahme, Mehrbelastung der angrenzenden Bewegungssegmente.

Progn.: Spontane Schmerzremission bei degenerativem Lumbalsyndrom fast immer möglich! Rezidive jedoch häufig.

18

18.1.7 Facettensyndrom

Pseudoradikulärer Schmerz ausgehend von den Wirbelgelenken und ihren Strukturen ohne Beeinträchtigung der Nervenwurzeln (R.K. Ghormley 1933). Diagn. meist nicht einfach, da häufig andere Erkr. mit Facettensyndrom vergesellschaftet: z.B. Postdiskektomie-Sy., Spondylolisthese, Osteoporose, segmentale Instabilität.

Häufigste Entstehungsursache: Bandscheibenlockerung → unphysiologische Mikrobewegung im Bewegungssegment (*Segmentinstabilität*) → hierdurch verstärkte Belastung der Wirbelgelenke und Reizung der gut innervierten Gelenkkapseln. Eine akute Lumbago kann durch eine akute Subluxation eines Wirbelgelenkes bei Instabilität im Bewegungssegment hervorgerufen werden (*Benini 1991*).

Klinik: typischer tiefsitzender, diffuser belastungsabhängiger Kreuzschmerz mit Ausstrahlung in untere Extremität sowie Gesäß, Leiste, Hoden und Unterbauch. Schmerz abends oft am stärksten mit Besserung im Liegen.

Diagn.: Lokaler Rüttel- und Klopfschmerz. Deutlicher Hinweis ist das *Viererzeichen* (passive Lordose-Torsionsbewegung der LWS durch max. Abd. und Aro. der Hüfte). Häufig Schmerzerleichterung bei Entlordosierung der LWS.
Typische Schmerzpunkte über M. gluteus medius und maximus, Dornfortsätze der LWS und Trochanter major.
Rö.-LWS, CT: Nachweis einer Spondylarthrose in der klinisch lokalisierten Region.

DD: Radikuläre Syndrome. Claudicatio spinalis. Erkrankung im Bereich des ISG. Lumbale Plexusaffektion. Polyneuropathien. Extravertebrale abdominelle Erkrankungen (☞ 18.1.2).

Kons. Ther.: muskelkräftigende KG der Rumpfmuskulatur. Mehrfache Facettenin-
filtration unter Bildwandler-Kontrolle intraartikulär oder perikapsulär mit LA/Korti-
koiden. *Cave:* klinische Überwachung für mind. 30 Min; intrathekale Injektion als KO
möglich. Entlordosierendes HE-Mieder.
Operative Ther.: Facettendenervation mittels Thermokoagulation hat langfristig sehr
geringe Erfolgsrate. Wenn konservative Behandlung fehlschlägt, sollte eine monosegmentale Spondylodese erwogen werden, da eine Instabilität anzunehmen ist.

18.1.8   Lumbale Diskushernie, ICD 722.1

*Westliche Länder 15–80/10.000 Einwohner. Die Diskushernie ist die Folge chronischer
Strukturveränderungen und mechanischer Streßfaktoren. Nach Auftreten von Nukleus-
pulposus-Anteilen durch den Anulus fibrosus entsteht eine Raumforderung mit
neurologischen Reiz- und Ausfallserscheinungen. Die Diskushernien sind am häufigsten
im Bereich L4/5 und L5/S1, seltener im Bereich der HWS und sehr selten thorakal.*

Formen der Diskushernie
* *Protrusio:* Beginnende Degeneration des Faserrings und Vorwölbung des Nucleus
  pulposus, noch im intradiskalen Raum befindlich
* *Prolaps:* Vorfall. Faserring zerrissen, Nucleus pulposus tritt aus dem intradiskalen
  Raum aus.
* *Gedeckter Prolaps:* Längsband erhalten
* *Sequestrierter Prolaps:* durch oder neben das Längsband tretender Vorfall
* *Massenprolaps:* durch schwere Degeneration, massives Austreten von Diskusmaterial.

Folgende Leitsymptome sind nach Lokalisation wahrscheinlich:
* *Lateraler und dorsolateraler Prolaps:* radikuläres Syndrom
* *Mediolateraler Prolaps (ca. 90 % der Fälle):* Lumbago und radikuläres Syndrom
* *Medialer Prolaps:* Lumbago, radikuläres Syndrom und Kaudasyndrom.

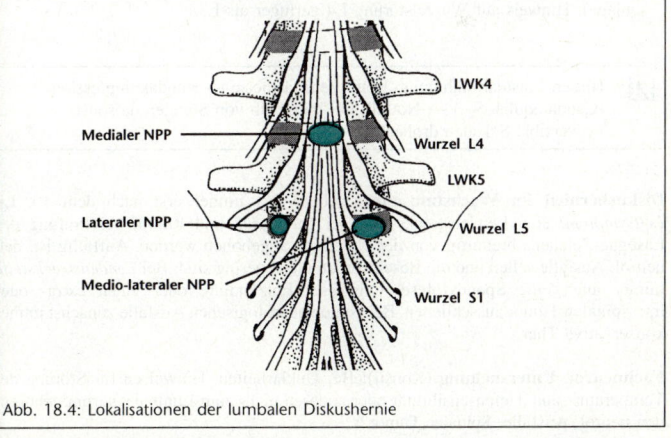

Abb. 18.4: Lokalisationen der lumbalen Diskushernie

Klinik (HWS ☞ 18.1.4)
Prädilektionsalter lumbaler NPP: 30–45 J. Meist plötzlich einsetzendes Schmerzgeschehen im Sinne einer Lumbago oder Lumboischialgie. Anamnestische Angaben von sog. Verhebetraumen und Bagatellbelastungen sind häufig.
Pflichtfragen: Sensibilitätsstörung, Lähmung, Schmerzausstrahlung? Schmerzverstärkung bei Husten, Niesen, Pressen? Blasen-Mastdarmstörung?

Diagnose
Ziel: Exakte Höhenlokalisation der Nervenwurzelstörung. Ausschluß Kauda-Syndrom → Notfall → hier sofort OP!
Bei plötzlicher Schmerzbesserung Ausschluß des „Nervenwurzeltodes": Schmerzbesserung nach fataler Nervenwurzelkompression, Nervenwurzel ist dann irreversibel geschädigt. **Inspektion** (oft typisch): *Zwangshaltung („Ischiasskoliose")*. Sehr vorsichtiges Hinsetzen oder -legen, An- und Ausziehen sowie Gehen. *Lendenstreckssteife* mit fixierter Verspannung der paravertebralen Muskulatur (Hartspann). Finger-Boden-Abstand ↑.

Befund (path. Befunde bei Nervenwurzelkompression).
* **Sensible Ausfälle:** Dermatom eindeutig zuzuordnen? Ist Sensibilitätsstörung kontinuierlich im Dermatom ausgebreitet oder mit Lücken und sog. befundfreien Inseln? → Radikulär oder pseudoradikulär? Reithosenhypästhesie prüfen! Perianalregion sensibel? Analreflex vorhanden? Restharnbestimmung?
* **Motorische Ausfälle?** Kennmuskeln. Fußspitzen-, Fersenstand bzw. -gang. Prüfung der Kniebeuger und -strecker. Plantarflektoren, Dorsalextensoren des Fusses. Prüfung Großzehenextension und -flexion (☞ Tabelle nächste Seite)
* **Reflexe:** Adduktorenreflex L3, Patellarsehnenreflex L4, Achillessehnenreflex S1, Blasenentleerungsstörungen und Corpus-cavernosus-Reflex S2–3. Pathologische Reflexe der langen Bahnen (z.B. Babinski) immer mitprüfen, da Conus-medullaris-Schädigung (BWK12-LWK2) o.ä. ausgeschlossen werden sollte.
* **Lasègue** positiv (Ischiasdehnungsschmerz)? *Valleixsche Druckpunkte (Verlauf N. ischiadicus)? Kontralateraler Lasègue:* Anheben des kontralateralen Beines → Hinweis auf sequestrierten Vorfall. Femoralisdehnungsschmerz (Bauch- oder Seitenlage): Hinweis auf Wurzelstörung L4 geringer als L3.

 Blasen-Mastdarmlähmung, Reithosenanästhesie → Kaudakompression (Cauda equina-Sy.) → Notfall. OP innerhalb von Stunden da sonst irreversible Schäden drohen.

Diskushernien im Wachstumsalter: selten, fast immer erst nach dem 10. Lj. *Leitsymptom:* sog. Lendenstreckssteife, bei der Gesäß und Rumpf bei Prüfung des Lasègue-Zeichens brettartig von der Unterlage abgehoben werden. Auffällig ist, daß neurol. Ausfälle selten und die Beschwerden meist gering sind. Bei *Lendenstreckssteife* immer auch eine Spondylolyse, Olisthese, Entzündung oder einen extra- oder intraspinalen Tumor ausschließen. Bei Fehlen neurologischen Ausfälle zunächst immer konservative Ther.

Fachneurol. Untersuchung (Konsil): Bei Unklarheiten, Hinweisen für Störung der Temperatur- und Tiefensensibilität oder anderen nicht zum Lumbalsyndrom gehörenden neurol. Ausfälle. Spinaler Tumor?

Synopsis der lumbalen Wurzelsyndrome			
Wurzel	Dermatom	Motorik	Reflexe
L 3	Schmerz, Sensibilitätsstörung quer über **Oberschenkel-vorderseite** zum Condylus med. ziehend	Parese des M. quadriceps und der Hüftadduktoren (**Kniestreckung ↓, Hüftadduktion ↓**)	**PSR** fehlend oder abgeschwächt
L 4	Oberschenkelaußenseite über **Patella** und Innenseite des Unterschenkels	Parese des M. quadriceps und M. tibialis anterior (Kniestreckung ↓, **Supination ↓**)	**PSR** fehlend oder abgeschwächt
L 5	Knieaußenseite, ventro-lateraler Unterschenkel, Fußrücken, **Großzehe**	Parese des M. extensor hallucis longus, M. ext. digitorum brevis (Fersengang ↓, Fußheber ↓, **Zehenheber↓**)	**Tibialis post.-Reflex** fehlend oder abgeschwächt
S 1	Laterodorsaler Ober- und Unterschenkel, **Ferse**, Kleinzehe	Parese des M. triceps surae, M. peronaeus, M. glutaeus max. (Zehengang ↓, **Fußsenker** ↓, Pronation ↓)	**ASR** fehlend oder abgeschwächt

Apparative Diagnostik

- **Rö.-LWS in 2 Ebenen:** Protrusionen und Prolapse sind mit Nativ-Röntgenaufnahmen nicht darstellbar. Meist „Steilstellung" der LWS sowie skoliotische Fehlhaltung (Schonhaltung). Degenerative Veränderungen der WS korrelieren *nicht* mit Lumbalsy. Ausschluß anderer Erkr. *DD:* Tumoren und Entzündungen, Spinalkanalstenosen, Aufbaustörungen, Bogenanomalien. *Seitaufnahme:* Aufhebung der physiol. Lordose mit Streckstellung (flat-back-syndrome).
  Degenerative Spondylolisthesis: Verschiebung der Wirbel gegeneinander bei degenerativer Bandscheibenlockerung. Funktionsaufnahmen. Instabilität?
  (☞ Abb. 18.23)
- **CT, NMR (ggf. Disko-CT):** genaue Lage des NPP oder der Protrusion. Wesentlich ist die Frage *nach Höhe und Ursache* der Kompression (Diskushernie, Stenose des Rezessus lateralis, path. Prozeß im Spinalkanal). *NPP: am häufigsten sind mediolaterale Vorfälle (ca. 90 %). Cave:* In ca. 3 % aller Fälle gleichzeitig symptomatische NPP auf zwei Höhen!
- **Myelo-CT (Myelographie):** bei unklaren Fällen
- **Liquordiagnostik:** bei Myelographie, z.B. zur DD eines entzündlichen oder tumorösen Geschehens
- **EMG und NLG**: Objektivierung neurol. Ausfälle, DD
- **Diskographie:** Injektion von Kontrastmittel unter Bildwandler-Kontrolle: Zustand der Bandscheibe? Typische Schmerzprovokation?
- **Labor:** Screening, ggf. OP-Vorbereitung: BSG, E'lyte, Diff.-BB, BZ, Harnsäure.

DD: insbes. spinale Tumoren, Spondylodiszitis, Herpes zoster, Borreliose, enger Spinalkanal, pAVK, Spondylolisthesis, Syringomyelie.

■ Konservative Therapie

Zunächst immer große Skala der kons. Ther. ausschöpfen, wenn keine gravierenden neurol. Ausfälle vorhanden sind.

I.d.R. Kombinationstherapie. Individueller Therapieplan unter Berücksichtigung von Akuität, Schmerzausmaß, Alter, Psyche, klinischen Befunde, Krankheitsstadium. Der therapeutische Aufwand ist den subjektiven Beschwerden anzupassen.

- **Aufklärungsgespräch:** Erläutern von Ursachen und Ther.-Möglichkeiten. *Ziel:* Compliance verbessern
- **Bettruhe, entlastende Lagerung:** Geeignete Körperposition findet Pat. meist selbst. Evtl. Stufenbett (angewinkelte Hüft- und Kniegelenke)
- **Thermo-Ther.:** *Wärme* (☞ 20.7) eher im chron. Stadium: heiße Bäder, Wärme-packungen, heiße Rollen, Fangopackungen, ABC-Pflaster® oder hyperämisierende Medikamente, z.B. Finalgon-Salbe®. *Kryo-Ther.* eher im akuten Stadium
- **Periodische oder Dauerextension** (Druckreduktion im Zwischenwirbelraum; ☞ 20.1.1). Zugkräfte greifen am Becken an. Extensionswirkung auf LWS mit verschiedenen Übungen und Geräten zu erzielen (Aushängen an Sprossenwand, Türrahmen, Streckbandage)
- **Medikamente:** *Analgetika* (☞ 22.2), z.B. Tramadol (Tramal®-Infusionen); *Antirheumatika, Antiphlogistika* (☞ 14.5.1), z.B. Diclofenac (Voltaren® bis 300 mg/Tag und Magenschutz; *Muskelrelaxantien* (☞ 14.5.6), z.B. Clormezamon (Muskel-Trancopal®; i.d.R. 3 x 1 Tbl. à 200 mg/Tag) oder Tetrazepam (Musaril®; Tbl. à 50 mg; Behandlungsbeginn mit 1/2 Tbl. abends (25 mg), dann 3 x 1/Tag); *Tranquilizer* z.B. Diazepam (z.B. Valium® 5–15 mg/Tag).
- **KG:** im akuten Stadium vorsichtig auch im Bewegungsbad. Stabilisierung. Auf muskuläre Dysbalancen achten. Rückenschule (☞ 20.1.1)
- **Ergo-Ther.:** Aufklärung, Rückenschule (☞ 20.1.1)
- **Schlingentisch** (☞ 20.1.1)
- **Massage**: erst wenn Akutphase abgeklungen. Klassische Massage und Unterwasserdruckstrahlmassage möglich. Lagerung in umgekehrter Stufenlagerung (☞ 20.4)
- **Elektro-Ther.:** insbes. Interferenzstrom (☞ 20.3.9). Saugelektroden über Lumbalund Gesäßregion beidseits. Stangerbad
- **Weichteilinfiltration:** An Stellen schmerzhafter Insertion von Bändern, Sehnen und Faszien an WS (z.B. Querfortsätze L4/5), Becken, Kreuzbein
- **Periduralinjektion (PDA):** ☞ 2.4.5. Evtl. mehrfach wiederholen
- **Paravertebrale Injektion:** in die Umgebung des Foramen intervertebrale *(Reischauer-Blockade)*.

Technik der lumbalen Wurzelinfiltration (Reischauer-Blockade)
Einstich der ca. 10 cm langen Injektionsnadel ca. 4 cm lat. der Medianlinie des gewünschten Dornfortsatzes. Vorschieben der Nadel bis zum Knochenkontakt auf dem Querfortsatz. Zurückziehen der Nadel um 2–3 cm und neues Vorschieben ca. 1–2 cm mehr kaudal. Bei Kontakt mit Nervenwurzel gibt Pat. blitzartigen, ins Bein ausstrahlenden Schmerz an. Sorgfältiges Aspirieren (Cave intravasale Injektion). Injektion von 5 ml z.B. Scandicain® 0,5–2 % oder Carbostesin® 0,5 % (längere Blockadedauer).
KO: Stärkere motorische Störung und Standunfähigkeit, intravasale Injektion, intra- oder epidurale Ausbreitung, Dysästhesien, Rückenschmerzen. Verhalten nach der Injektion: Horizontale Lagerung mit leicht erhöhtem Kopf. 30–60 Min. Überwachung. Pat. fahruntüchtig! Paravertebrale Injektion u.U. tägl. durchführen. Behandlungsserie: 6–12 Injektionen.

Chemonukleolyse
Enzymatische Andauung des Nukleus durch z.B. Chymopapain. Evtl. Alternative zu einer OP. Voraussetzung: hinteres Längsband, kein sequestrierter Prolaps, kein großer Riß im Längsband (Diskus).

- **Sorgfältige Ind.-Stellung:** Ischialgie > 6 Wo., Wurzelkompressionszeichen, positives Lasègue-Zeichen, pos. Myelogramm oder CT, Leidensdruck (*J. Krämer 1989*)
- **KI:** Kaudasymptomatik, hochgradige neurol. Ausfälle, extradiskaler Sequester im Myelogramm oder CT, ossäre Wurzelkompression, Spinalkanalstenose, bekannte Allergie gegenüber Injektionsmittel, Schwangerschaft, Allg.-Erkrankungen, Medikation mit β-Blockern.

■ Operative Therapie

Große Erfahrung und Menschenkenntnis sind erforderlich für *relative Ind.-Stellungen.* Entscheidend sind die klinischen Befunde, jedoch sind Gesamtpersönlichkeit des Pat. und soziale Situation mit zu berücksichtigen. ***Im Zweifelsfall nicht operieren.***

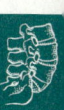

- **Absolute Ind.:** Cauda equina-Lähmung mit Blasen- und Mastdarmstörung sowie Reithosenanästhesie. Akut einsetzende Lähmung der Fuß- und Zehenheber sowie des M. quadriceps
- **Relative Ind.:** Wurzelirritation mit diskreten Ausfallserscheinungen ohne Besserungstendenz nach intensiver konservativer Ther. über 3 Mon. Chron.-rezid. Wurzelirritation mit segmentaler Schmerzausstrahlung und diskreten oder fehlenden neurol. Störungen
- **KI der lumbalen Diskotomie** (*J. Krämer 1989*)**:** Kreuzschmerzen ohne radikuläre Symptomatik, Unklarheiten in der Diagn., fehlende Bereitschaft des Pat., ,,Wirbelsäulenhypochondrie". V.a. psychosomatische Erkrankung (☞ 8.3.1).

☞ **Ein Bandscheibenpatient, bei dem eine relative OP-Indikation besteht, soll nie zu einer OP überredet werden.**

- **Prophylaxe** eines *Postnukleotomie-Sy.* (☞ 18.1.18) durch sehr strenge Ind.-Stellung und ausreichende präop. Diagnostik! Eine segmentale Instabilität immer ausschließen!
- **Präop. exakte Höhe und Lokalisation** auf Grund des klinischen und neuroradiologischen Befundes festlegen. *Cave:* es kann auch mehr als nur **ein** NPP vorliegen
- **Aufklärung, Risiken:** *Nachblutung, Rezidiv.* Hinweis auf bestehenbleibende Degeneration der betroffenen Bandscheibe (Postnukleotomiesyndrom ☞ 18.1.18). *Spondylodiszitis:* Risiko < 1 % (Fieber, heftige lumbale und meist beidseitige radikuläre Schmerzen, BSG ↑). *Verletzung einer Nervenwurzel* durch Zug oder direkte Verletzung. *Duraverletzung* (Gefahr der Pseudomeningozele). *Ventrale Perforation des Anulus fibrosus* mit Verletzung von Aorta abdominalis, Vena cava inferior, Harnleiter oder Bauchorgane. Häufigkeit ca. 1 : 3000
- **OP-Verfahren:** *Offene, mikrochirurgische oder perkutane Diskotomie* sind Standard-OP's in der Orthopädie. *OP-Prinzip:* Entfernung des verlagerten Bandscheibengewebes zur Entlastung der Nervenwurzel. *Zur Technik:* möglichst kleiner Zugang, möglichst geringe Beeinträchtigung der Statik der WS.

Aufgrund möglicher narbiger Verwachsung in der Umgebung der Nervenwurzel → Tendenz in Richtung mikrochirurgischer Eingriff mit möglichst kleinem Zugang.

Offene Nukleotomie, mikrochirurgische Operation

Ziel ist es die knöchernen Strukturen weitgehend intakt zu halten. Die mikrochirurgische Operation bewährt sich hier zunehmend. Zur besseren Darstellung des Prolaps kann eine Laminotomie notwendig werden, vor einer Verletzung der Facettengelenke muß aber gewarnt werden.

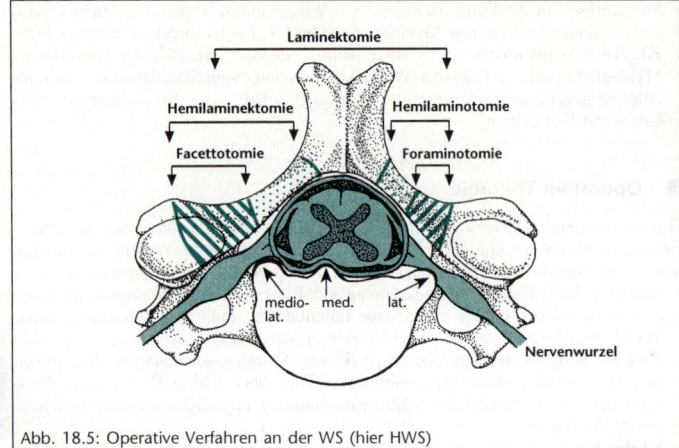

18

Abb. 18.5: Operative Verfahren an der WS (hier HWS)

Erfolgt im Zuge einer Nukleotomie oder Diskotomie die Hemilaminektomie oder Laminektomie, kann ggf. wegen Segmentinstabilität Spondylodese erforderlich werden. Ind.: sequestrierter NPP.

Checkliste zur OP-Vorbereitung
• Überprüfen des klinisch-neurol. Befundes durch Operateur
• Aufklärungsgespräch mit Skizze und Einwilligungserklärung
• Kontrolle des Rö.-Bildes und des CT
• Evtl. seitliche Rö.-Aufnahme der LWS mit Markierung der zu operierenden Bandscheibenetage durch aufgelegte Nadel, entsprechende Hautmarkierung
• *Am OP-Tag* Identifikation der richtigen Höhe. Radiologische Höhenkontrolle zu Beginn der OP (Prophylaxe u.a. einer Fehlexploration).

Perkutane lumbale Nukleotomie
Bandscheibenraum wird über eine perkutan eingeführte Sonde bzw. Faßzange (spezielle Kanülensysteme) ausgeräumt → Druckentlastung. Alternativ: Laser.

Vorteile: u.a. minimale Invasivität, ambulante OP in LA möglich, keine epidurale Narbenbildung durch den indirekten Zugang. Schnelleres Erreichen der Arbeitsfähigkeit bei guter Ind.-Stellung.

Ind.: Protrusionen, bei gedeckten Bandscheibenvorfällen mit eindeutigen neurol. und path. Befunden und persistierenden radikulären Beschwerden.

KI: Sequestrierte Bandscheibenvorfälle, Spinalstenosen, Instabilitäten und Spondylolisthesen.

Nachbehandlung nach Bandscheiben-OP
Unterschiedliche Schemata. Sofort nach Erwachen neurol. Untersuchung und Fragen nach radikulären Beschwerden. Flache Lagerung. Mobilisation des Pat. nach 1–2 Tagen, breit gewickelt (evtl. Mieder für einige Wochen postop., oder HE-Mieder nach

Lindeman bei ausgedehnter Knochenfensterung, ☞ 21.2.3). Beginn mit differenzierter KG. Schonung. Später Rückenschule (☞ 20.1.1). Für 6 Wo. tiefes Sitzen, für ca. 6 Mon. Heben schwerer Lasten vermeiden. Rückendisziplin.

Prognose/Ergebnisse
- Kons. Ther. auch bei nachgewiesenem NPP erfolgreich
- **Nachuntersuchungsergebnisse** nach Bandscheiben-OP in der Literatur uneinheitlich. Mäßige und schlechte (Früh-) Resultate ca. 20 %. Neuere Studien zeigen in den Spätergebnissen kaum Unterschiede zw. operierten und nichtoperierten Pat.!
- **Bessere postop. Ergebnisse** bei jüngeren Pat., kurzer Anamnese und massivem Prolaps. Mäßige Ergebnisse nach OP bei Bandscheibenprotrusion
- **Restsymptome** des Wurzelsyndroms (lang bestehende druckbedingte Leitungsstörung, Hypästhesie, Reflexabschwächung, motorische Schwächen) bilden sich erst – wenn überhaupt – meist nach Mon. zurück
- **Segmentinstabilität** nach Bandscheibenausräumung und vermehrt nach Hemilaminektomie und Laminektomie zu erwarten → degenerative Spondylolisthesis
- **Risikofaktoren** für chron. Schmerzen nach OP oder kons. Ther. sind v.a. psychologische Faktoren
- **Postnukleotomiesyndrom** (☞ 18.1.17). Chronifizierung von WS-Leiden → oft sozialmedizinisches Problem (Arbeitsunfähigkeit, Erwerbsfähigkeit, Berentung).

18.1.9 Diastematomyelie

Seltene sagittale Längsspaltung des Myelons mit knöcherner, knorpeliger oder bindegewebiger Septierung und Fixierung. Mögliche Kombination mit Mißbildungsskoliosen, Rippenanomalien, Schulterblatthochstand oder Myelozele.

Klinik: Verdacht bei Hautanomalien im Kreuzbereich (z.B. Hypertrichosis, Dermalsinus, Pigmentnävus), Gangauffälligkeiten, Hohlfuß, Klumpfuß, auch bei Bein- oder Fußlängendifferenz. Möglich sind Skoliosen, fixierte Lordosen. Paresen können mit Wachstum zunehmen oder erst auftreten.

Diagn.: *Rö.:* Spindelförmige Erweiterung des Wirbelkanals mit vergrößertem Bogenwurzelabstand. Segmentationsstörung. *Tomographie, Myelographie, CT oder NMR:* Nachweis eines Septums.

Ther.: Entfernung des Sporns bzw. der Septe und der Duraduplikatur bei progredienten Lähmungen zu erwägen.

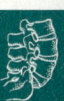

18.1.10 Traumatologie der Wirbelsäule

- Unterscheide **stabile** (Spongiosa solide impaktiert, Bandstrukturen intakt, ca. 90 % aller Frakturen) und **instabile Verletzung** (Subluxation, dorsaler Bandapparat zerrissen) mit Gefahr der Rückenmarksläsion
- Frakturen der WS sind überwiegend an der BWS und LWS lokalisiert, meist im thorakolumbalen Übergangsbereich
- Ossäre Läsionen sind i.d.R. nur passager instabil; diskoligamentäre Läsionen sind prognostisch ungünstiger
- Die Häufigkeit neurol. KO nimmt von kaudal nach kranial zu.

Die Häufigkeit neurol. KO nimmt von kaudal nach kranial zu
Einteilung von Wirbelverletzungen (nach McAfee, Magerl)
- Impressionskeilbruch (stabil), vordere Säule betroffen
- Inkompletter Berstungsbruch (Hinterkante WK mitbetroffen)
- Kompletter Berstungsbruch (alle Säulen betroffen)
- Chance-Fraktur (Fraktur horizontal durch den Wirbel)
- Flexions-Distraktionsverletzung
- Verschiedene Formen der Translationsverletzung
  (häufig mit vollständiger Einengung des Spinalkanals).

18

Sofortmaßnahmen bei Klinikeinlieferung
- Analyse des Unfallherganges. Vitale Bedrohung? Parenteraler Zugang, evtl. Schockbehandlung. Immobilisation bis zur Klärung ob Fraktur instabil
- Schmerzlokalisation. Begleitverletzungen? Klopf-, Druck- und Stauchungsschmerz. Achsenabweichung, Gibbus?
- **Sofortige exakte neurolog. Untersuchung:** Paresen (können Beine und Arme bewegt werden?), Sensibilitätsstörungen, Reflexstatus → welche Höhe der Läsion? Welche neurol. Ausfälle (radikuläre, medulläre Symptomatik)?
- **Querschnittlähmung** ☞ **9.5**
- **Abdomen** auskultieren. Bei BWS/LWS-Frakturen retroperitoneales Hämatom möglich → paralytischer Ileus
- **Neurolog. Konsil:** exakter Status, Dokumentation (Verlauf)
- **Rö.** in 2 Ebenen, Schrägaufnahmen, evtl. Schichtaufnahmen. *Hinweis auf Instabilität:* Translation oder Luxation; Fraktur obere und untere Deckplatte, seitliche Deformierung, Keilwirbelbildung > 20°, Ausbruch der Wirbelkörperhinterwand. Auseinanderweichen der Dornfortsätze → Hinweis auf diskoligamentäre Instabilität.
- **Evtl. an Verlegung** in eine Klinik mit besseren diagn. und ther. Möglichkeiten denken!
- **CT:** *bei jedem unklaren Befund.* Darstellung ossärer Schäden. Beurteilung des Spinalkanals, Hinterkantenfragment. Weite des Kanals? Frakturtyp? Stabilität?
- **Labor:** Hb, Hkt., Blutgruppe, evtl. Kreuzblut. Bei V.a. path. Fraktur BSG, AP
- **DD:** Fraktur bei Osteoporose, Osteomalazie, Metastasen, Plasmozytom, Hämatologische Erkr., Keilwirbel bei M. Scheuermann, Anomalien.

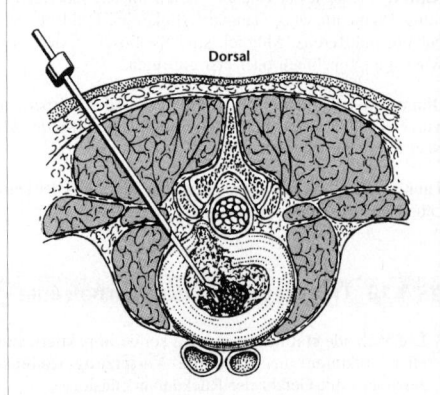

Abb. 18.6: Perkutane lumbale Nukleotomie

Dreisäulenprinzip der WS (Denis, McAfee, Louis):
- *Vordere Säule:* vorderes Längsband, vordere 2/3 des Wirbelkörpers, Bandscheibe
- *Mittlere Säule (für Stabilität am wichtigsten):* dorsales Drittel des Wirbelkörpers, Bandscheibe, hinteres Längsband. *Bei Verletzung Instabilität mit entsprechendem neurolog. Risiko!*
- *Hintere Säule:* Wirbelbögen mit Fortsätzen, Gelenk, dorsaler Ligamentkomplex.

> ☞ **Die korrekte Einschätzung von Stabilität bzw. Instabilität, evtl. neurolog. Defizit und Deformität ist Grundlage für Entscheidungen, ob funktionelle, kons. oder operative Ther.**

■ Verletzungen der Halswirbelsäule

Klinik: reicht je nach Schwere der Verletzung von Nacken- und Schulterschmerzen bei protektivem Hartspann der paravertebralen Muskulatur ohne neurol. Ausfälle bis zur kompletten Querschnittlähmung.

OP-Ind.: vgl. BWS und LWS-Verletzungen (s.u.)

> **Vorgehen bei Verdacht auf Fraktur/Luxation**
> - Rö.-HWS in 2 Ebenen, Dens Ziel-Aufnahme in 2 Ebenen
> - Je nach Befund passive Funktionsaufnahme (mit Arzt!) oder Traktionsaufnahme. Ggf. Tomographie, besonders im kraniozervikalen Übergang von Wichtigkeit. CT. NMR je nach Fragestellung, vor allem zur Beurteilung der Weichteile
> - Ruhigstellung mit Philadelphia-Halskrawatte oder Halo-Bodyjacket
> - Analgesie, ggf. Muskelrelaxans, aber Vorsicht mit Sedation!
> - Engmaschige neurologische Kontrollen
> - Eine Schmerz- und Beschwerdefreiheit schließt die HWS-Verletzung nicht aus!

Typische Traumen des kraniozervikalen Übergangs
- **Jefferson-Fraktur:** Atlasberstungsbruch durch axial einwirkende Kraft. Typisch ist die Inkongruenz der Gelenke HWK1/2 als Zeichen des Auseinanderweichens der Massae laterales und der Zerreißung des Lig. transversum. Wichtig ist die Stellung der Gelenke und die Beteiligung der Gelenke an der Fraktur.
  Ther.: Resultiert eine Rotationsfehlstellung oder Instabilität sollte eine transorale, interfragmentäre Osteosynthese erwogen werden, in einigen Fällen die transartikuläre, dorsale Verschraubung HWK1/2 nach Magerl mit Fusion nach Gallie oder Brooks. Bei guter Stellung auch Halo-Bodyjacket für ca. 12 Wo.
- **Hanged man's Fraktur:** Abriß der Axisbogenwurzel und Luxation des Axiskörpers nach ventral durch schweres Hyperextensionstrauma des Schädels gegen die obere HWS; verdächtig auf diese Verletzung ist eine Dorsalverlagerung des Wirbelbogens aus der Spinolaminarlinie von mehr als 2 mm. Einteilung nach B. Effendi (1981) in Typ I (unverschoben), Typ II (disloziert), Typ III (disloz. und Facettengelenke verhakt), Typ IV (Luxation des gesamten HWK2 über HWK3).
  Ther.: dorsale Verschraubung nach Judet bei Typ II – III. Bei guter Stellung (Typ I) Halo-Bodyjacket evtl. vorzuziehen. Bei Typ IV offene Reposition und ventrale Spondylodese.

- **Densfraktur:** Einteilung nach Anderson und D'Alonzo (1974) in drei Hauptgruppen. Typ I ist eine oft schräg verlaufende Densspitzenfraktur, wahrscheinlich eine Abrißfraktur durch die Ligg. alaria. Typ II ist die häufigste Verletzung mit einer Frakturlinie im Übergangsbereich von Dens zum Corpus des HWK2, bekannt für seine hohe (bis 64 %) Pseudoarthroserate nach konservativer Therapie. Die Fraktur Typ III ist durch eine in den Corpus axis ziehende Frakturlinie gekennzeichnet.
  Ther.: Typ I: konservativ, Philadelphia-Halskrawatte. Typ II: ventrale Verschraubung nach Magerl und Böhler, also direkte interfragmentäre Kompressionsschraubenosteosynthese mit zwei 3,5 mm Kortikalisschrauben oder kanülierten „Dens"-Schrauben unter Bildwandlerkontrolle in zwei Ebenen. Heilungsrate > 93 % (Aebi und Etter 1991). Alternative OP ist die dorsale Fusion HWK1/2 nach Gallie (1939) und Brooks (1978), hohe Heilungsrate, aber verbleibende Funktionseinschränkung! Typ III kann in manchen Fällen ähnlich instabil, bzw. disloziert sein, so daß auch hier ein Vorgehen, wie Typ II empfohlen werden sollte. Sonst aber ist Typ III die typische Indikation zur Ruhigstellung im Halo-Bodyjacket mit sehr guter Ausheilungstendenz.
- **Kombinierte Frakturen:** Bei unklaren Frakturen muß immer nach atlantodentaler und atlantooccipitaler Instabilität oder Rotationsfehlstellung gefahndet werden.
- **Diskoligamentäre Verletzungen:** z.B. „occipital dislokation" durch Ruptur der atlantooccipitalen Bänder sind schwerste, instabile Verletzungen, bei Kindern können hierbei die Vertebralarterien zerreißen. Ther.: je nach Befund, zumeist jedoch die Spondylodese erforderlich.

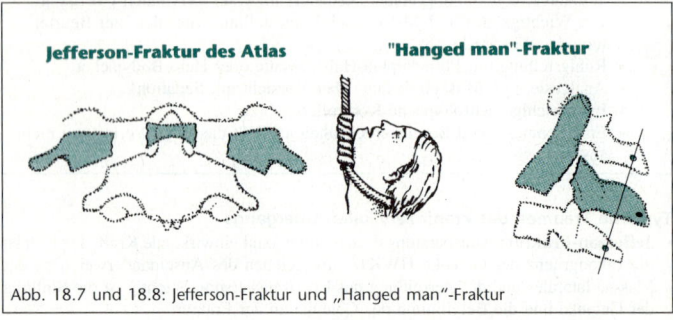

Abb. 18.7 und 18.8: Jefferson-Fraktur und „Hanged man"-Fraktur

■ Beschleunigungsverletzung der HWS (Whiplash-injury)

Begriff ausschließlich für das **eindimensionale Hyperflexions-Extensionstrauma** bei Auffahrunfällen reserviert. Leider wird immer noch unter dieser Bezeichnung (mit der lediglich der Verletzungsmechanismus beschrieben wird) sämtliche traumatischen Läsionen der HWS von der bloßen Distorsion bis zu schweren Luxationsfrakturen subsummiert. Dadurch werden bei leichten Verletzungen durch die ärztliche „Diagnose" *Schleudertrauma* häufig utopische Schmerzensgeldforderungen, Rentenansprüche usw. provoziert.

Klinik

- In ca. 90 % der Fälle Zerrung der Halsweichteile (korrekte Diagn.-Bezeichnung: Distorsion), dadurch tage- bis wochenlang schmerzhafte Verspannung der Halsmuskulatur
- Schmerzhafte Bewegungseinschränkung der HWS, gelegentlich mit ein- oder doppelseitiger Ausstrahlung der Schmerzen in Schulter(n) und Arm(e). Bei leichteren Traumen treten diese Beschwerden meist erst 1–3 Tage nach dem Unfall auf
- Oft auch meist einseitige auftretende suboccipitale Schmerzen mit Ausstrahlung in die Stirn; bei der Beschreibung dieser Schmerzen machen die Pat. typischerweise die „Bewegung des Helmabstreifens"
- Gelegentlich werden auch Kribbelparästhesien in Armen und Händen oder sogar motorische Schwächen angegeben.

Diagnose

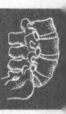

Immer Rö.-HWS in 2 Ebenen: knöcherne Verletzungen, Steilstellung der HWS? Bei retrograder Amnesie, Erbrechen, Schwindel, Seh- oder Hörstörungen: CT, (evtl. NMR), neurolog., angiologische oder HNO-ärztliche Untersuchungen zum Ausschluß schwerwiegender Verletzungen.

Bei der Beurteilung der Schwere der Verletzung sind (nicht zuletzt aus versicherungsrechtlichen Gründen) neben dem nach dem Unfall bestehenden beschwerdefreien Intervall eine Reihe weiterer Kriterien maßgebend (*J. Krämer 1986, Rompe und Erlenkämper 1992*):

- **Schweregrad I:** leichte Distorsion der HWS. *Klinik:* Schmerzen am Nacken-Hinterkopf, geringe Bewegungseinschränkung der HWS. *Rö:* unauffällig. *Neurologie o.B. Beschwerdefreies Intervall* > 1 h
- **Schweregrad II:** Gelenkkapsel-Bänder-Risse ohne Bandscheibenruptur, Muskelzerrungen, retropharyngeales Hämatom. *Klinik:* starke Beschwerden, Nackensteife, Schluckbeschwerden. *Rö:* Steilstellung der HWS, evtl. kyphotischer Knick. *Neurologie o.B. Beschwerdefreies Intervall* < 1 h
- **Schweregrad III:** isolierter Bandscheibenriß, Rupturen im dorsalen Bandapparat, Frakturen, Luxationen. *Klinik:* Zwangshaltung der HWS, Kopf- und Armschmerzen. *Rö:* abnorme Aufklappbarkeit (Funktionsaufnahmen), Fehlstellung, Frakturzeichen. *Neurologie:* Wurzel- und Rückenmarkssymptome. *Kein beschwerdefreies Intervall.*

Therapie

Bei Distorsion der HWS des Schweregrades I und II nach Erdmann (s.o.) Ruhigstellung mittels Halskrawatte (evtl. in leichter Flexionsstellung der HWS) für die Dauer der Beschwerden; ergänzend Muskelrelaxantien und NSA (☞ 14.5.1). Nach Abklingen der Akutphase stabilisierende KG. Schweregrad III ☞ HWS-Frakturen.

Arbeitsunfähigkeit nach HWS-Schleudertrauma			
Schweregrad	**I**	**II**	**III**
Dauer der unfallbedingten AU	1–3 Wo.	max. 6 Wo.	6 Wo.und mehr
Unfallbedingte MdE nach Wiedereintritt der Arbeitsfähigkeit	20 % auf die Dauer von 0–4 Wo.	20 % bis zum Ende der ersten 6 Mon. 10 % bis Ende des 1. Unfalljahres	30 % bis zum Ende der ersten 6 Mon. 20 % bis zum Ende des 2. Unfalljahres, mit 10–20 % in die Dauerrente

■ **Untere BWS- und LWS-Frakturen**

Klinik und Diagn.: ☞ Sofortmaßnahmen (s.o.).

Therapie stabiler Wirbelbrüche bis Knickbildung von ca. 15°
- Bettruhe 2–5 Tage auf flacher, harter Matratze, ggf. lordosierende Lagerung. KG mit *statischem* Rumpfmuskeltraining, Atemgymnastik
- Analgetika (☞ 22.2), Thromboseprophylaxe (☞ 3.1.7). Bei Darmhypotonie feucht-warme Wickel oder Gabe von Prostigmin® und Bepanthen® alle 4 h i.m.
- *Aufrichtungsphase* nach ca. 1 Wo. **ohne Rumpfgips**, dann *Mobilisationsphase*. AF nach ca. 3 Mon. 3-Punkte-Korsett nach Bähler bei muskelschwachen Pat. und persistierenden Schmerzen und bei Keilwirbelbildung von 10–15° (☞ 21.2.7)
- Langfristig Rückenschule, Rückendisziplin.

18

Therapie instabiler Frakturen
Konservative Therapie (Gipskorsett) ist heute nur noch in seltenen Fällen zu rechtfertigen. Die OP-Indikation ist in Abhängigkeit vom neurologischen Defizit, Art der Instabilität und dem Ausmaß der Deformität zu stellen. Es gibt drei Operationsziele: 1. anatomiegerechte Reposition mit Dekompression neurologischer Strukturen. 2. kurze Spondylodesestrecke. 3. suffiziente, belastbare instrumentelle Stabilisation (Stolze 1991). Kombinierte dorso-ventrale Spondylodese, rein dorsale (Fixateur externe) oder rein ventrale Eingriffe (Kaneda bzw. CDH).

KO: Spätfolgen nach insuffizienter Instrumentierung oder konservativer Therapie sind Korrekturverlust, Implantatbruch, Pseudarthrose, Ausbildung einer Kyphose oder Skoliose, sekundäres Auftreten neurologischer Probleme.

18.1.11 Haltungsschwäche und -fehler, ICD 737.0

Aktiv oder passiv völlig ausgleichbare Abweichungen der WS von der Normalhaltung in der Sagittal- oder Frontalebene.

Normhaltung ist von vielen Faktoren wie Alter, Psyche, Muskulatur, Skelettform u.a. beeinflußbar und daher erheblich variabel. Die Haltung ist eher unter funktionellen als statischen Gesichtspunkten zu sehen. Sie beinhaltet die Fähigkeit zum Haltungswechsel bei freier Beweglichkeit aller Wirbelsäulensegmente (*Jani 1991*).

Ätiol.: Hauptursache ist eine relative Schwäche der Rücken- und Bauchmuskulatur v.a. in Perioden raschen Skelettwachstums.

Klinik: Die Haltungstypen (☞ Abb. 18.9) sind charakterisiert durch Abflachungen oder Verstärkungen der physiolog. WS-Krümmungen (HWS-Lordose, BWS-Kyphose, LWS-Lordose) in der *Sagittalebene*; hierbei ist der *Rundrücken* häufigster Haltungsfehler. In der *Frontalebene* gilt als Haltungsschwäche die *skoliotische Haltung*, meist im Bereich der LWS lokalisiert und meist durch Beckenschiefstand verursacht.

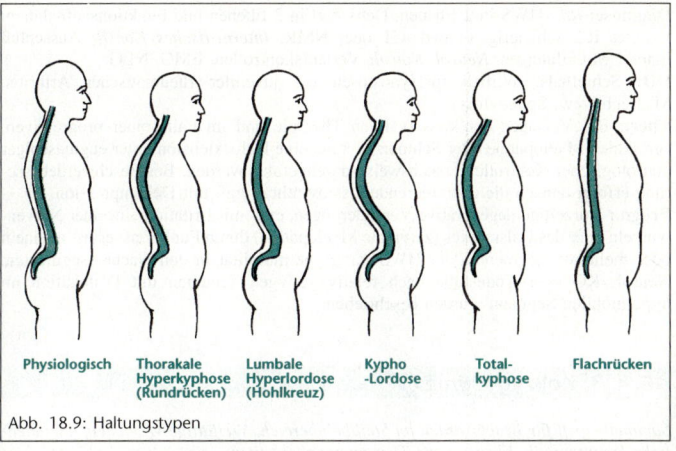

Physiologisch | Thorakale Hyperkyphose (Rundrücken) | Lumbale Hyperlordose (Hohlkreuz) | Kypho-Lordose | Total-kyphose | Flachrücken

Abb. 18.9: Haltungstypen

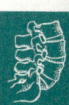

Typ. Befunde bei Haltungsstörung: verstärkte BWS-Kyphose, hängende nach ventral verlagerte Schultern, abstehende Schulterblätter, verstärkte Beckenkippung nach ventral (Hyperlordose der LWS), Vorwölbung des Abdomens.
Wichtigste Frage bei der Untersuchung: echte WS-Deformität bzw. -erkrankung oder Haltungsschwäche? **Tests:**

- *Flexibilitätsprüfung der WS* („Katzenbuckel" und „Rutschhalte"): deckt fixierte WS-Abschnitte auf; wenn auffällig → Rö. der WS in zwei Ebenen (Ausschluß z.B. M. Scheuermann, Skoliose, M. Bechterew)
- *Armvorhaltetest nach Matthiass:* dient zur Feststellung der Leistungsfähigkeit der Muskulatur und zur Differenzierung Haltungsschwäche – Haltungsfehler.

DD: unbedingt Ausschluß myogener und neuromuskulärer Erkrankungen (☞ 9.7).

Ther. schwerer Haltungsschwächen: systematisches, regelmäßiges aktives Muskeltraining (KG) sowie tägl. Übungen zu Hause. Zusätzlich sollten von den Eltern Schwimmen, evtl. Reiten sowie Sport in Schule und Verein gefördert werden. **Ther. leichter Haltungsschwächen:** regelmäßiger Sport.
Prophylaxe: körpergerechte Schulmöbel, tägl. Sportstunde, Rückenschule.

18.1.12 Klippel-Feil-Syndrom, ICD 756.1

Angeborene Fusion zweier oder mehrerer Halswirbel.

Klinik: kurzer Hals, tiefer Nacken-Haaransatz, eingeschränkter Bewegungsumfang der HWS und gelegentlich sogenanntes „*Flügelfell*" (Pterygium colli). Oft *weitere Mißbildungen:* Skoliose (ca. 60 %), Sprengel'sche Deformität (ca 35 %) und andere knöcherne Mißbildungen (Syndaktylie, Hypoplasie der oberen Extremität, basiläre Impression). Evtl. *neurol. Ausfälle* (lat. Rectuslähmung, Parese des N. facialis, Taubheit), *innersekretorische Störungen* (Hypogonadismus) oder *Mißbildungen innerer Organe* (Niere bis 35 %, Herz bis 14 %).

Diagnose: *Rö.:* HWS in 2 Ebenen, Dens Ziel in 2 Ebenen und Funktionsaufnahmen. Exaktes Rö. schwierig → evtl. CT oder NMR. *Internistisches Konsil:* Ausschluß innerer Mißbildungen. *Neurol. Konsil:* Verlaufskontrollen, EMG, NLG.

DD: Schiefhals, Wirbelkörpersynostosen bei juveniler rheumatischer Arthritis, M. Bechterew, Spondylitis.

Ther.: Bei Versagen der konservativen Therapie und im Falle einer progressiven, zervikalen Myelopathie oder Schmerzen kann eine Haloextension unter engmaschiger neurologischer Kontrolle versuchsweise durchgeführt werden. Bei Beschwerdebesserung erfolgt danach die distrahierende Osteosynthese ggf. mit Dekompression.

Progn.: Vorzeitige degenerative Veränderungen, evtl. mit Irritation einzelner Nervenwurzeln oder des Halsmarkes (zervikale Myelopathie) durch Funktionsverlust in einem oder mehreren Segmenten der HWS mit Hypermobilität in den Nachbarsegmenten. Neurol. KO oder Todesfälle nach relativ geringen Traumen mit Dislokation im hypermobilen Segment wurden beschrieben.

18.1.13 Kokzygodynie

Sammelbegriff für Beschwerden im Steißbeinbereich. Vielfältige Ursachen, uneinheitliche Symptomatik. Ebenso viele Therapiemöglichkeiten.

Ätiol. (vielfach unklar): Trauma, Lumbalgien und Lumboischialgien, Tumor, Bandscheibenvorfälle, gynäkologische Erkrankungen.

Klinik: 80 % der Pat. sind Frauen. Schmerzen beim Sitzen, Defäkation, Koitus. Lokaler Druckschmerz, rektaler Untersuchungsschmerz.

Diagn: *Rö.:* Steißbein in 2 Ebenen, Beckenübersicht. Unbedingt **sorgfältige DD:** Tumor, Entzündung, Trauma, NPP, psychogene Ursache.

Kons. Ther.: über mind. 3 Mon. versuchen. Z.B. lokale Infiltration an Synchondrosis sacro-coccygialis mit LA (z.B. Meaverin®), epidurale Infiltration, Steißbeinmanipulation. Sitzring. KG. Akupunktur.

Op. Ther.: Steißbeinresektion als ultima ratio. *Ind.:* therapieresistente Schmerzen, radiologisch verifizierte, posttraumatisch aufgetretene Stellungsveränderung.

18.1.14 Kyphosen

Fixierte dorsal konvexe Krümmung der WS, die über die physiol. Kyphose hinausgeht (BWS-Kyphose bei Messung der Gesamtkrümmung über 60° path.). An HWS und LWS ist eine Kyphose ab Kindesalter immer pathologisch. Unterscheide anguläre kurzbogige und arkuäre langbogige Kyphosen.

Häufigste Ursachen

- **M. Scheuermann:** häufigste Ursache einer langbogigen (=arkuären) Kyphose im Jugendalter (☞ 18.1.16). Neurol. Ausfälle bei starken Kyphosen möglich
- **Posturale Kyphose:** haltungsbedingt. Kons. Ther. (KG)
- **Alterskyphosen:** meist > 60 J., F bevorzugt (Osteoporose)
- **M. Bechterew** ☞ 14.8.4
- **Entzündliche Erkrankungen:** eher scharfe Knickbildung (anguläre Kyphose = Gibbus) durch keilförmigen Wirbelkörperzusammenbruch (☞ Tbc 18.1.22)
- **Posttraumatisch:** Defektbildung der vorderen Säule
- **Tumor:** Meist anguläre Kyphose, fast immer durch Metastasen verursacht.

- **Metabolische Störungen/Systemerkrankungen:** Osteoporose (☞ 16.1.1), Osteogenesis imperfecta (☞ 10.3.1)
- **Nach Laminektomie oder Wirbelentfernung** im Wachstumsalter wegen Tumor
- **Nach Radiatio im Kindesalter** bei Malignomen
- **Kongenitale Ursachen** (Wirbelbildungs- und Segmentationsstörungen) → OP-Ind.
- **Meningomyelozele:** meist starke Progredienz. OP-Ind. u.a. bei Verlust der Sitzfähigkeit. Resektion der Kyphose *(Hall).* ☞ 10.5.2
- **Neurofibromatose:** Skoliosen und Skoliokyphosen; oft sehr schwere Deformität.

Selbst nach evtl. Ausheilung der Primärerkrankung kommt es aus biomechanischen Gründen (Hebelarm), aber auch infolge Überbelastung der Wachstumszonen im ventralen Wirbelkörperbereich zur funktionellen und strukturellen Progression der Kyphose.

Therapie
Auf Grund der Individualität des Erscheinungsbildes und Vielfalt der Grundkrankheiten ist kein einheitliches Therapieverfahren anzugeben.
Konservative Therapie: KG, evt. Korsett (Becker-Gschwerl) im Wachstumsalter (☞ 18.1.6, M. Scheuermann)

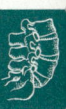

Operative Therapie
- *Kriterien für Ind.-Stellung:* Schmerzen, neurologische Probleme, erhebliche statische Imbalance mit Ausbildung sekundärer Probleme, wie z.B. Frakturen oder Defekte (bei M. Bechterew sind 30 % rheumatische Coxitiden und die Ausbildung von Spondylodisciditen, sog. Andersson-Läsionen bekannt), Minderung von Herz- und Lungenfunktion, Progredienz der Kyphose.
- *Prinzipien:* **Spondylodese in situ** oder **korrigierende Osteotomie** von ventral und/oder dorsal; i.d.R. **kombinierte ventrale (transthorakale)/dorsale Verfahren** (abhängig von Grunderkrankung und Ausmaß der Kyphose). Im *Wachstumsalter* ist i.d.R. eine dorsale Kompressionsspondylodese ausreichend
- *Sehr mannigfaltige Techniken der Fusion:* je nach Ausgangsbefund freies Spantransplantat (z.B. Fibula, Tibia, Rippe, Darmbeinkamm). Vaskulär gestieltes Transplantat. Spantransplantat in Kombination mit Implantat
- *Stabilisierung ohne knöcherne Fusion:* hauptsächlich bei Tumorpatienten (Wirbelkörperprothese, Verbundosteosynthese, Palakosplombe)
- *Kurzbogige Kyphosen:* im allg. kombinierte ventrale/dorsale Aufrichtung. Korrektur und Stabilisierung
- *NB:* individuell, überwiegend Korsettversorgung (☞ 21.2.7 und 21.2.8).

18.1.15 Baastrup-Syndrom

Schmerzsyndrom im Bereich der LWS durch sich berührende Dornfortsätze. Die „Osteoarthrosis interspinosa“ (Baastrup 1940) ist ein radiologischer Befund und beschreibt die reaktive Knochen- und Knorpelneubildung der Dornfortsätze, welche sich bei einer ausgesprochen degenerativ veränderter Lendenwirbelsäule, vor allem bei Höhenabnahme der Zwischenwirbelräume ausbilden kann. Das im englischen Sprachraum als „kissing spine“ bezeichnete Phänomen ist keine eigene Krankheits-Entität, sondern Ausdruck einer schweren Degeneration der lumbalen Wirbelsäulensegmente. Häufiger Röntgen-Zufallsbefund.

Ätiol.: Hyperlordose, Verbreiterung von Dornfortsätzen in sagittaler Ausdehnung, Bandscheibenraumverschmälerung, Hypermobilität.

Klinik: Isolierter Druckschmerz der betreffenden Dornfortsätze bzw. der interspinösen Bänder. Lordosierung regional schmerzverstärkend. *Diagn. Infiltration* mit LA (☞ 2.4.7): Diagnosesicherung durch Schmerzbeseitigung.

Diagn.: *Rö.* der LWS in 2 Ebenen → Nachweis des „*Kissing Spine*"-Phänomens: Funktionsaufnahmen in Reklination zeigen evtl. direkten Kontakt der Dornfortsätze. Häufig degenerative Veränderung wie Osteochondrosen und Spondylosen.

Kons. Ther.: Weitere Diagnostik und fahnden nach Instabilitäten und Osteochondrose, entsprechende kausale Therapie (☞ 18.1.25). Lordosierende KG. Physik. Ther. mit Wärme, Elektro-Ther. Interspinale Infiltration mit LA und Kortikosteroiden. Evtl. endlordosierendes HE-Mieder. **Operative Ther.:** Nur sehr selten bei therapieresistenten Beschwerden. Keilförmige Verkleinerung der betreffenden Dornfortsätze.

18.1.16 M. Forestier (Spondylosis hyperostotica)

18

Häufigste versteifende (degenerative) WS-Erkrankung. Überwiegend röntgenologische Diagn. mit relativ typischer breiter und langer Spangenbildung zwischen den Wirbelkörpern. Häufig Koinzidenz mit Diab. mell. „Osteoplastische Diathese".

Klinik: Pat. > 60 J., M > F, pyknische Typen. I.d.R. uncharakteristische schleichende Schmerzen; nicht selten aber auch Zufallsbefund im Rö.-Bild. Gelegentlich großbogige fixierte Kyphosen. Bevorzugt BWS-Bereich zwischen D4-D6 befallen. Tendinosen aufgrund ossifizierender Fibroostosen an Becken und Fersenbein relativ häufig.

Diagn.: *Rö.:* BWS, LWS in 2 Ebenen beweisend → hyperostotische Spondylophyten („*Zuckerguß*"), überwiegend rechtsseitig (☞ Abb. 14.6). HWS und LWS geringer befallen.

DD: *M. Bechterew.* Spätzustände nach M. Scheuermann, akromegale Spondylosis, OPLL (posterior longitudinal ligament ossification).

Ther.: Aufklärung über Gutartigkeit der Erkrankung. Bewegungsübungen. Flachlagerung in der Nacht. Antiphlogistika bei Bedarf (☞ 14.5.1).

18.1.17 M. Scheuermann (Adoleszentenkyphose)

Im Jugendalter auftretende Wachstumsstörung an Grund- und Deckplatten der BWS und/oder LWS mit teilfixierter vermehrter Kyphose. Häufigste WS-Erkrankung im Jugendalter (röntgenologisch bei ca. 20 % der Bevölkerung). Unklare Ätiol.

Pathogenese: reduzierte Belastbarkeit der knorpligen Abschlußplatten → Bandscheibengewebe bricht in den Wirbelkörper ein *(Schmorlsche Knötchen)* → Verschmälerung und Fibrosierung der betreffenden Bandscheibenräume. Da v.a. die ventralen Wachstumszonen der Wirbelkörper geschädigt werden, kommt es zu einer zunehmenden Keilwirbelbildung und fixierten Kyphosierung. Bei asymmetrischen Einbrüchen entstehen aufgrund asymmetrischer Keilwirbel in ca. 30 % leichtere Skoliosen meist ohne Torsionskomponente.
Lokalisationstypen: *Thorakal:* Hohlrundrücken. *Thorakolumbal:* totaler Rundrücken. *Lumbal:* Flachrücken (seltener, schlechtere Prognose).
Klinik: Grund für die Erstvorstellung beim Orthopäden ist meist eine Kyphose. Nach einer segmentalen Fixation bei den oft muskelschwachen Jugendlichen ist zu fahnden

(Rutschhalte). Nur ca. 1/3 der Erkrankten im Wachstumsalter haben Beschwerden. Die Lumbalform ist schmerzanfälliger.

Diagn.: *Rö.:* erst dadurch Diagnosesicherung. Vor einer Überbewertung des Rö.- Bildes allein muß gewarnt werden. *Kriterien:* Kyphose; Grund- und Deckplatten unregelmäßig begrenzt; verschmälerte Bandscheiben; mind. 3 Keilwirbel; Schmorlsche Knötchen (Ch. G. Schmorl, 1861–1932, Pathologe, Dresden).

DD: bei monosegmentalen Veränderungen v.a. entzündliche Erkrankungen und traumatische Schäden. Chordarückbildungsstörungen.

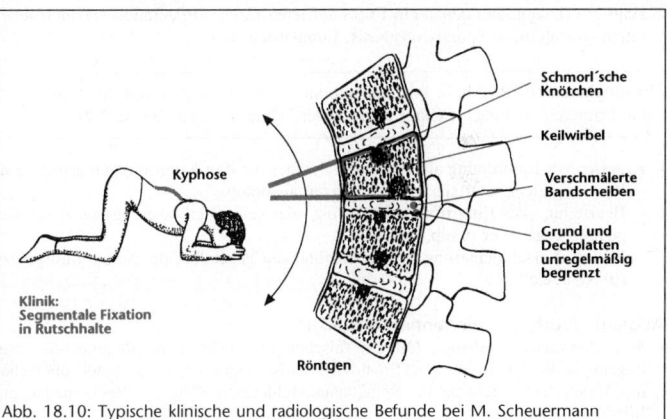
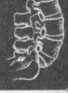

Abb. 18.10: Typische klinische und radiologische Befunde bei M. Scheuermann

Konservative Therapie

Leichtere Erkrankungsformen: konsequente „*Rückendisziplin*" und entkyphosierende *KG* mit Kräftigung der Rumpfmuskulatur (aktive Haltungskorrektur, Entlastung der ventralen Wirbelsäulenabschnitte). *Sport:* Schwimmen, insbes. Rückenschwimmen ist günstig; keine Sprungdisziplinen. *Berufsberatung:* Abraten von körperlich anstrengenden Berufen mit Tragen schwerer Lasten.

Schwerere progrediente Kyphosen im Wachstumsalter: Wie oben; zusätzlich ab ca. 50° *Korsettbehandlung* bei ausreichender pass. Korrigierbarkeit (Milwaukee-Korsett (☞ 21.2.5), Gschwend-Orthese; ☞ 21.2.7). Münstersche Kyphosenorthese.

Operative Therapie (selten indiziert)

Ind.: Therapieresistente Rückenschmerzen, neurolog. Symptome, Kyphose über 60° mit Problemen, Progression der Kyphose, Herz-Thorax-Kompression.

OP-Taktik: Bei erwachsenen Patienten kombinierte ventrodorsale Aufrichtungsspondylodese mit möglichst leichten dorsalen Kompressionssystemen z.B. USIS, DKS, MOSS o.ä.

Progn.: Meist gut. Erkrankung erlischt i.d.R. nach dem 18. Lj. mit mehr oder weniger starker segmentaler Fixation der Kyphose. Beschwerdefreie leicht Erkrankte sollten nicht unnötig stigmatisiert werden. Bei ausgeprägtem M. Scheuermann kann es im Erwachsenenalter aufgrund degenerativer Veränderungen zu schmerzhaften Rückenbeschwerden kommen.

18.1.18 Postnukleotomie-Syndrom, Failed Back Surgery Syndrom (FBSS)

Postnukleotomie-Sy.: Beschwerden speziell nach Bandscheiben-OP's.
FBSS: Anhaltende Schmerzzustände nach (evtl. mehrfachen) Wirbelsäulen-OP (überwiegend LWS, z.B. nach Nukleotomien, Spondylodesen).

- Problempatienten. Große Herausforderung an den behandelnden Arzt aufgrund einer oft sehr komplexen Problematik *(Morscher 1987)*. Kostenintensives Krankheitsbild
- Häufigste Diagn., bei denen ein FBSS auftreten kann: **NPP,** Bandscheibendegeneration (Instabilität), Spondylolisthesis, Lumbalstenose.

> **Prophylaxe** des FBSS bzw. Postnukleotomiesyndroms: richtige Ind.-Stellung zum Primäreingriff nach exakter Klärung der Schmerzursache (☞ 18.1.7).

18

- Kriterien zur Einordnung als FBSS: mind. eines der drei Kriterien muß erfüllt sein:
  - Postop. gleiche oder stärkere Schmerzen als präop.
  - Beurteilung des Eingriffs als Mißerfolg oder keine Verbesserung des Zustandes postop. gegenüber präop.
  - Postop. Verschlechterung der Arbeitsfähigkeit gegenüber der präop. infolge des Rückenleidens.

Ätiologie (auch Kombinationen möglich)
- Schlechte/falsche OP-Ind., OP am falschen Ort, übersehene Rezessus-Stenose, ungenügende Dekompression. Spondylodiscitis, Hämatom, Liquorfistel, übersehenes Bandscheibengewebe im Spinalkanal, fehlerhafte Osteosynthese, inadäquate Instrumentation
- *Spät-KO:* **Instabilität** (z.B. durch Entfernung von zuviel Bandscheibengewebe), **epidurale Fibrose, adhäsive Arachnoiditis oder Kombination.** Rezidiv-Diskushernie. Nachbehandlungsfehler
- *Speziell nach lumbalen Spondylodesen:* Pseudarthrosen, Infekt, Spanresorption, Spinalkanalstenose. Falsche, zu viele oder zu wenige Segmente gewählt, fehlende, ventrale Abstützung. Überlastung oder Instabilität benachbarter Segmente, Spondylolyse.

Klinik: Schmerzen, meist gemischt radikulär-pseudoradikulär. Schmerzen beim Vornüberneigen. Lasègue positiv beim FBSS. Belastungsschmerz.

Diagnostik
Ziel: Klärung der Schmerzursache und des Schmerzortes
- **Anamnese wesentlich: Zeit lassen.** Lokalisation und Ausstrahlungen der Schmerzen (genau zeigen lassen). Fragen nach Abhängigkeit von Tageszeit und Körperhaltung, Zeitpunkt des erstmaligen Schmerzauftretens. Auf evtl. freies Intervall nach Erst-OP achten. Instabilitätsgefühl? Verlauf und bisherige Ther.
- **Anhalt für psychische Auffälligkeiten:** Depression? Private Probleme? Soziales und berufliches Umfeld eruieren. Rente eingereicht, Rentenwunsch? Analgetikaverbrauch. *Unterlagen sorgfältig studieren* (oft umfangreich)
- **Rö.-LWS** a.p. und seitlich, Funktionsaufnahmen in max. Inklination und Reklination (☞ 6.1.4): achten auf Ausmaß evtl. entfernter Strukturen (Laminektomie, Facettektomie), Retrolisthesis, Vakuumphänomen im Diskus, Spondylose in Nachbarsegmenten

- **CT bzw. Myelo-CT:** Spinalkanalstenose, Recessusstenose, Instabilität, Diskusprolaps oder -rezidiv? Funktionsmyelogramm?
- **Szinti** bei Hinweis auf Spondylodiszitis (BSG, CRP erhöht?)
- **NMR** (evtl. mit KM, z.B. Gd-DTPA) als Zusatzuntersuchung bei noch bestehender Unklarheit. Zur DD epidurale Narbenbildung – Rezidivprolaps
- **EMG:** Objektivierung von Nervenläsionen.

DD bei fehlgeschlagener Diskushernien-OP: Ursprünglicher NPP nicht entfernt (kein schmerzfreies Intervall), NPP-Rezidiv auf gleicher oder anderer Etage (beschwerdefreies, -armes Intervall), Segmentinstabilität, Rezessus-Stenose, Arachnoiditis, Fibrose, Lumbalstenose, Spondylodiszitis (BSG, Fieber), Simulation (☞ 8.3.1), psychosomatische Probleme.

Konservative Therapie
Ind.: im allg. Arachnoiditis, starkes Überwiegen der psychischen Komponente.
Maßnahmen: z.B. Infiltrationen mit LA, PDA, Neoprenmieder, KG, Rückenschule, physik. Ther., psychosomatisches Konsil (☞ 8.1.4).

Operative Therapie bei Re-Intervention
Sehr verantwortungsvolle, oft schwierige Indikationsstellung, z.B.:
- **Rezidivhernie:** Nukleotomie
- **Enger Spinalkanal/Rezessus bzw. unvollständige Dekompression:** Dekompression und Stabilisierung
- **Arachnoiditis, Vernarbung:** Adhäsiolyse.

> *Cave: Erfolgsaussichten einer reinen Adhäsiolyse bei Narbenbildung unter 50 %!*

- **Instabilität:** Spondylodese. Methode: dorsoventrale Spondylodese oder dorsale, lumbale, interkorporelle Fusion (PLIF), in einigen Fällen ist die dorsolaterale Fusion mit guter Instrumentation ausreichend.

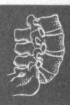

Prognose
Erfolgsaussichten umgekehrt proportional zur Zahl der Vor-OP's. *Neg. prognostische Faktoren:* Ind. für Ersteingriff schon problematisch, Narbenbildung, psychische Störungen. Progn. einer Re-OP im allg. umso besser, je länger die Dauer des postop. schmerzfreien Intervalls war und je deutlicher eine mechanische Ursache (z.B. erneuter NPP, Lumbalstenose, Instabilität) zugrunde liegt *(Morscher 1987).*

18.1.19 Säuglingsskoliose

Teilfixierte seitliche WS-Verkrümmung ohne Torsion und ohne strukturelle Veränderungen (keine echte Skoliose). Spontanheilungstendenz in ca. 90 %.

Ätiol.: Wahrscheinlich Folge einer Störung der neuromotorischen Entwicklung mit einseitiger Kontraktur der Stammuskulatur. Die gewohnheitsmäßige Schräglage des Säuglings fördert eine Fehlhaltung.
Klinik: Meist C-förmige großbogige Skoliose. Die Schräglage des Säuglings fällt auf. Prognostisch ungünstig: kurzbogige Krümmung, S-Form.
Ther.: Bauchlagerung (auch als Prophylaxe) und KG (z.B. Vojta) unterstützen Spontanrückbildung. Die Lagerung sollte so erfolgen, daß der Säugling bei Zuwendung den Rumpf zur konvexen Seite aktiv korrigieren muß. Passive Umkrümmung in

Liegeschalen oder mit Bandagen sind allenfalls in ausgeprägten Fällen nötig. **Regelmäßige Verlaufskontrollen, um keine infantile progrediente Skoliose zu übersehen!**

18.1.20 Muskulärer Schiefhals (Torticollis)

*Bei Neugeborenen oder jungen Säuglingen auftretende **fixierte** Schiefstellung des Kopfes mit Neigung zur erkrankten und Rotation des Kopfes zur gesunden Seite. Unbehandelt sekundäre Fehlentwicklung von HWS und Gesichtsschädel (Gesichtsskoliose, HWS-Skoliose).*

Ätiol.: Bindegewebige Verkürzung des M. sternocleidomastoideus; *Ursachen:* geburtstraumatisch („Kopfnickerhämatom"), nach intrauterinen Zwangslagen, genetische Faktoren.

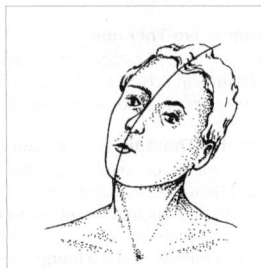

Klinik: Typische Kopfstellung (s.o.) mit eingeschränkter Beweglichkeit der HWS. In ca. 15 % Schwellung im distalen M. sternocleidomastoideus (ab ca. 2. Lw.), meßbare Verkürzung des verhärteten M. sternocleidomastoideus.

Diagn.: *Rö.:* bei begründetem V.a. andere Ursache (z.B. Klippel-Feil-Sy., basiläre Impression).

Abb. 18.11:
Schiefhals mit Gesichtsskoliose

Differentialdiagnose

- *Akuter Schiefhals*: Blockierung? → manuelle Diagn., Rö.-HWS. Ther.: Manuell (Traktion, Manipulation), ggf. Antiphlogistika, Wärme, Halskrawatte (☞ 18.1.4)
- *Torticollis spasmodicus:* hyperkinetische Bewegungsstörung mit sekundärer Hypertrophie des M. sternocleidomastoideus (☞ 8.4.3)
- *Knöcherne Fehlbildungen*: Klippel-Feil-Sy. (☞ 18.1.11), Sprengel-Deformität, Atlasassimilation, basiläre Impression, einseitige Halsrippe und andere
- *Okuläre Ursachen* (einseitige Parese des M. obliquus superior)
- *Otogene Ursachen*
- *Entzündliche oder tumoröse Prozesse.* Infekt des Nasen-Rachenraumes (Torticollis Naso-Pharyngien = *Grisel-Sy.*)
- *Psychische Einflußfaktoren* im Erwachsenenalter wesentlich (☞ 8.4.3).

Kons. Ther.: *Gegensinnige Lagerung* des Säuglings, d.h. in der Fehlhaltung schaut das Kind z.B. eine „uninteressante" Wand an und wird so angeregt, sich aktiv in die Richtung akustischer und optischer Reize zu drehen. *KG.*

Operative Ther.: möglichst im Vorschulalter. Bei erfolgloser kons. Ther. bzw. Zunahme der Deformität *kaudale* sternoklavikuläre offene Tenotomie des M. sternocleidomastoideus zwischen 1. und 3. Lj.; in Spätfällen biterminale Tenotomie. **Cave:** *Fazialisparese.* Mit zunehmendem Alter keine ausreichende Rückbildung eingetretener Asymmetrien (Gesichtsskoliose) mehr zu erwarten.

NB: Ruhigstellung mittels Schanz'-schem Watteverband, Halsorthese, oder Diadem-gips über 3–4 Wo. *Richtige Kopfstellung wichtig:* Kopf zur gesunden Seite geneigt, leichte Hyperextension, Kinn zur operierten Seite gedreht (*Cave* Überkorrektur: Schädigung des Plexus cervicalis). Begleitend bzw. nach Gipsabnahme aktive und passive Dehnungs- und Haltungsübungen für 1/2 J.

Progn.: Bei rechtzeitiger OP gut, ansonsten u.U. vorzeitige funktionelle Einschrän-kungen der HWS zu befürchten (präarthrotische Deformität).

18.1.21 Strukturelle Skoliosen, ICD 737.3

*Fixierte Seitausbiegung der Wirbelsäule in der Frontalebene mit Rotation und Strukturveränderungen. Sog. **funktionelle Skoliosen** bei Beckenschiefstand oder bei Ischialgien haben keine Progressionstendenz, sind reversibel und geschehen ohne Wirbelrotation (in Spätstadien jedoch Fixation durch Band- und Muskelverkürzung bzw. degeneratives Drehgleiten möglich). Sie sind somit definitionsgemäß keine echten Skoliosen.*

Pathogenese der idiopathischen Skoliose: Die Deformität in der Sagittalebene führt zur Rotation in die Frontalebene, so entsteht aus einer lordotischen Fehlstellung eine skoliotische (Dickson 1984). Die Rotation der Wirbel verläuft immer in einer konstanten Richtung. Die hinteren Elemente drehen sich zur Konkavität und die

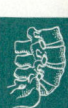

Wirbelkörpervorderseiten zur Konvexität der Krümmung. Eine Progression bis zur Skelettreife ist immer anzunehmen. Die Aussage zur Progression einer Wirbelsäu-lendeformität ist Grundlage zur ad-äquaten Therapie.

Ätiologie
• *Idiopathisch:* ca. 90 % aller Skoliosen (F:M ca. 5 : 1)
• *Neuropathisch,* z.B. bei ICP, Meningomyelozele (☞ 10.5)
• *Myopathisch,* z.B. bei Arthro-grypose, Muskeldystrophie
• *Osteopathisch,* Osteochondro-dystrophie, Fraktur, Tumor, Ent-zündungen, Beckenschiefstand, M. Scheuermann
• *Desmogen,* z.B. bei Narben, nach Thoraxoperationen.
• *Kongenital:* Blockwirbel, Halb-wirbel, Schmetterlingswirbel, etc. (☞ Abb. 18.12)
• Weitere Ätiologien bekannt, vor allem bei Systemerkrankungen.

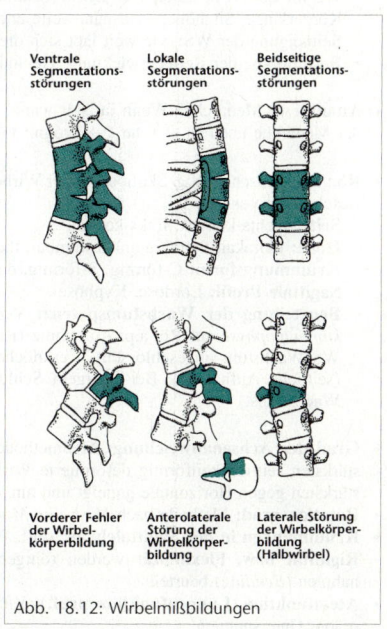

Ventrale Segmentations-störungen

Lokale Segmentations-störungen

Beidseitige Segmentations-störungen

Vorderer Fehler der Wirbel-körperbildung

Anterolaterale Störung der Wirbelkörper-bildung

Laterale Störung der Wirbelkörper-bildung (Halbwirbel)

Abb. 18.12: Wirbelmißbildungen

Charakteristika idiopathischer Skoliosen (n. Morscher et al. 1976)		
Typ	**Alter**	**Progredienz**
Angeboren (Mißbildungsskoliosen)	bei Geburt	+++
Säuglingsskoliosen	bis 1 Lj.	selten
Idiopathische Skoliosen • infantile • juvenile • adoleszente	1.–3. Lj., (linkskonvex, meist Knaben) 4.–9. LJ. 10.–15. Lj., (meist Mädchen)	+++ ++ ++

Klinik: Die meisten Skoliosen werden im Alter von 10–12 J. (oft zufällig) entdeckt, nur selten bestehen Beschwerden.

18

Diagnose
- **Inspektion**
  - Schulterstand, Taillendreiecke, Beckenstand. Beim Vorbeugen evtl. Rippenbuckel und Lendenwulst
  - Hautveränderungen (Neurofibromatose?)
  - WS im Lot? (Lot fällen vom Dornfortsatz des 7. HWK)
  - Körperlänge, Sitzhöhe, Armspannweite und Gewicht dokumentieren
  - Seitneigung der WS: wie weit läßt sich die Fixation ausgleichen?
  - Bestimmung der Reifeentwicklung: Genitalentwicklung (Tanner-Studien)

- **Anamnese:** Menarche? Wenn ja, seit wann? (WS-Wachstum hält vom Zeitpunkt der Menarche noch ca. 2 J. an (→ Progn.; ☞ 10.2.2)

- **Rö.:** Bei klinischem V.a. Skoliose immer Wirbelsäulenganzaufnahme a.p. im Stehen. Beschreiben von:
  - **Seite:** rechts-konvex, links-konvex
  - **Höhe:** thorakal, thorakolumbal, lumbal, thorakal und lumbal
  - **Krümmungsform:** C-förmig, S-förmig, doppelkurvig
  - **Sagittale Profil:** Lordose, Kyphose
  - **Beurteilung der Wachstumspotenz:** Verknöcherungsstadium der *Darmbein-kammapophyse* auf Rö.-a.p.-Aufnahme (Risser-Zeichen. Positiv = Stadium 5 = WS-Wachstum abgeschlossen). Verknöcherung der *Wirbelkörperringapophyse* (seitliche Aufnahme). Bei völligem Schluß der Apophysen → Abschluß des Wachstums.

- **Grad der Achsenabweichung:** Meßmethode nach *Cobb. Scheitelwirbel:* der am stärksten seitlich keilförmig deformierte Wirbelkörper. *Neutralwirbel:* ist u.a. am stärksten gegen Horizontale geneigt und am wenigsten keilförmig.
- **Rotationsgrad:** Methode nach *Nash und Moe*
- **Krümmungen in der Sagittalebene:** seitl. WS-Ganzaufnahme
- **Rigidität bzw. Flexibilität** werden röntgenologisch anhand von Seitbeugeaufnahmen *(Bending)* beurteilt
- **Atemfunktion (Lungenfunktionsprüf.):** Vitalkapazität, Atemgrenzwert. Wichtige präop. Untersuchung.

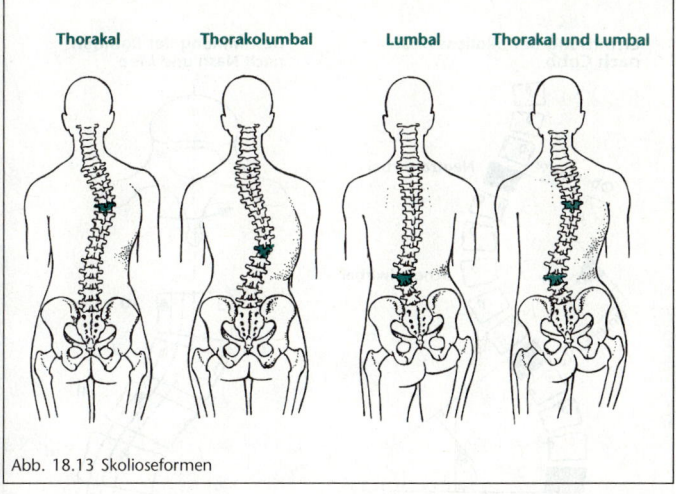

Thorakal   Thorakolumbal   Lumbal   Thorakal und Lumbal

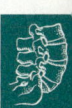

Abb. 18.13 Skolioseformen

Therapie

Prognostische Faktoren für Ther. maßgebend. **Ziel:** Aufhalten einer nachgewiesenen Progredienz, Korrektur der bestehenden Krümmung und Halten des Korrekturergebnisses und somit Verhütung von Spätfolgen. OP nur bei ca. 10 % aller Skoliosen erforderlich. **Ambulante Kontrollen im Wachstumsalter** zur Beurteilung der Progredienz: während Pubertät alle 3 Mon., sonst alle 6–12 Mon. *Rö.:* bei raschem Wachstum und Progredienz. Bei Ther. mit Orthesen alle 3–6 Mon., sonst alle 6–12 Mon.

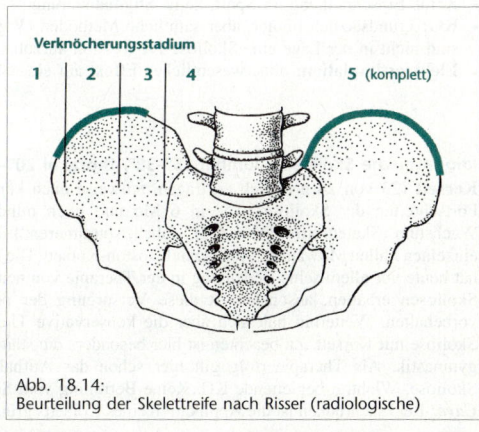

Verknöcherungsstadium

1   2   3   4   5 (komplett)

Abb. 18.14:
Beurteilung der Skelettreife nach Risser (radiologische)

18

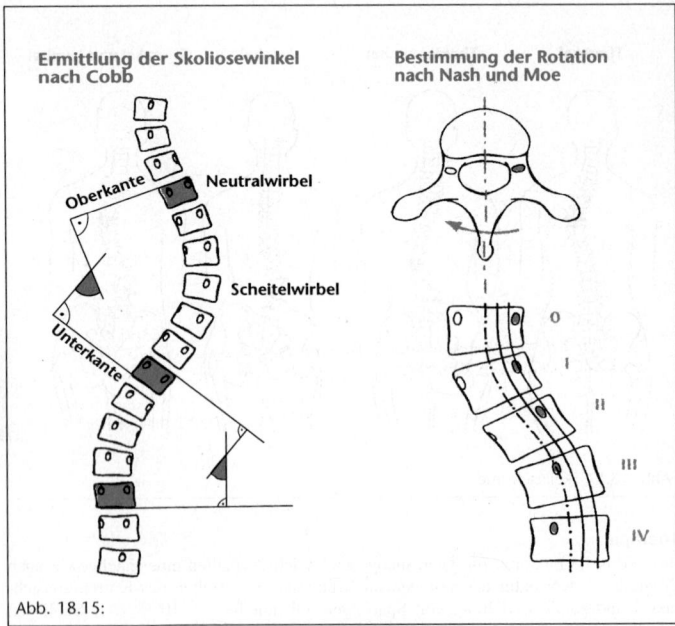

Ermittlung der Skoliosewinkel nach Cobb

Oberkante

Neutralwirbel

Scheitelwirbel

Unterkante

Bestimmung der Rotation nach Nash und Moe

0

I

II

III

IV

Abb. 18.15:

Idiopathische Skoliosen, lumbal bis 15°, thorakal bis 20° nach Cobb:
- Keine Einschränkung im Sport, keine Stigmatisierung
- **KG:** grundsätzlich immer, aber sämtliche Methoden (Vojta, Klapp, Schroth, u.a.) sind nicht in der Lage eine Skoliose-Progression aufzuhalten
- **Elektrostimulation:** ohne wesentlichen Effekt auf eine Skoliose.

Idiopathische Skoliosen, lumbal 15°–35°, thorakal 20°–50° nach Cobb:
Korsett (23 von 24 h täglich zu tragen, teilweise auch kürzere Zeit empfohlen bei Fortschreiten der Skoliose > 5° in 6 Mo und noch mind. 1 Jahr verbleibendem Wachstum (Skelettreife). Danach 1/2 Jahr „Abtrainieren"): Boston oder Cheneau, in einzelnen Fällen Milwaukee-Aufsatz auf Boston-Korsett. Die Behandlung mit Orthesen hat heute vor allem seine Bedeutung in der Therapie von neurogenen und muskulären Skoliosen erhalten, ansonsten ist diese Versorgung der postoperativen Nachsorge vorbehalten. Weiterhin hält sich aber die konservative Therapie der idiopathischen Skoliose mit Korsett. Zu beachten ist hier besonders die ständig begleitende Krankengymnastik. Als Therapieerfolg gilt hier schon das Aufhalten der Progression der Skoliose. Wichtig: begleitende KG. Keine Befreiung vom Schulsport.
Cave: Bei Flachrücken ist die Applikation eines Korsetts grundsätzlich kontraindiziert.

Idiopathische Skoliosen, lumbal über 35°, thorakal über 50° nach Cobb:
Ind. zur Operation, solange keine Kontraindikation besteht.
- Der OP-Zeitpunkt ist sorgfältig zu wählen. Oft ist das Alter kurz vor Abschluß des Wachstums günstig, da noch etwas Wachstum stattfindet, welches einen weiteren Ausgleich der Skoliose fördern kann. Bei zu früher OP kann sich die Gegenkrümmung vergrößern. Bei zu später OP sind die Krümmungen und Gegenkrümmungen oft sehr rigide und strukturell verändert.
- Im Erwachsenenalter: Skoliosen mit Schmerzen und Ausbildungen von degenerativen, vor allem diskoligamentären Veränderungen. Beides wird sicher zunehmen, daher OP-Indikation stellen.
- Präoperativ kann bei Ausschluß einer neurologischen Gefährdung eine Halotraktion über einige Wochen erfolgen. *Cave:* Bei zu langfristiger Extension tritt unweigerlich eine Osteoporose auf!

Kongenitale Skoliose
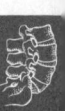
- **Hauptproblem:** Unterschiedliches Wachstumspotential an Konkav- und an Konvexseite der Krümmung. Schwerste Progression bei einseitigen Segmentationsfehler. Prognose jedoch oft schwer absehbar
- **Ther.** differiert wesentlich von der idiopathischen Skoliose. Kongenitale Skoliosen erfordern z.T. schon im frühen Wachstumsalter korrigierende Eingriffe
- **Wichtig:** Vor operativer Ther. Diastematomyelie (☞ 18.1.8) sowie Tethered cordSy. (☞ 18.1.26) ausschließen (CT, NMR). Aber auch ohne diese zusätzlichen Mißbildungen ist die Aufrichtung einer Mißbildungsskoliose gefährlich z.B. wegen evtl. atypischer Blutgefäßversorgung des Rückenmarks
- **Operative Möglichkeiten**: Dorsale Fusion mit Instrumentation, dorsoventrale Spondylodese, greffe anterieur (vorderer Abstützspan), konvexseitige Ephiphysiodese mit dorsaler konvexseitiger Wirbelfusion, Halbwirbelresektion.

■ Operationsverfahren

Zahlreiche OP-Verfahren mit dem Ziel der Korrektur und Stabilisation (**knöcherne Versteifung = Spondylodese**) der verkrümmten WS mittels verschiedener Metallimplantate. Korrekturen gelingen in ca. 50–60 %.
- Man unterscheidet **ventrale komprimierende und derotierende** (CDH, Dwyer, Zielke) und **rein dorsal** angewandte Verfahren *(Harrington, Luque, Cotrel-Dubousset = CD)*. Inzwischen haben sich auch kombinierte Verfahren dorsaler Instrumentarien (CD und Derivate) mit ventralem Release zur besseren Derotation etabliert.
- **Rippenbuckelresektion:** Kosmetische Ind. bei sehr starkem Buckel. Als Ergänzung zu einem der angegebenen Verfahren; einzeitig oder in zweiter Sitzung.

Operation nach Harrington
Haupt-Ind.: Thorakale oder thorakolumbale Skoliosen ohne Defekte der dorsalen Wirbelelemente.

Präop. Rö.-Aufnahmen: *WS-Aufnahme im Stehen a.p. und seitlich*, Bending-Aufnahme in Frontalebene, Bending-Aufnahme in der Sagittalebene (Kyphose) und evtl. Suspensions-Aufnahme zur Bestimmung der Distraktionshakenposition.

Prinzip der OP: Korrektur durch Kombination von Distraktion und Kompression. Wirbelfusion durch Resektion bzw. Anfrischung der kleinen Wirbelgelenke, Überbrückung mit kortikospongiösen Knochenspänen (Beckenbereich, dorsale Wirbelele-

mente). Ergänzung durch quere Stabilisierung.
Evtl. intraop. *Aufwachtest* nach Distraktion (neurol. Kontrolle).

NB: Unmittelbar postop. neurol. Kontrolle, Bewegungsprüfung. Mobilisation nach 10–14 Tagen
mit Rumpfgipskorsett. WS-Orthese für 6–9 Mon.
(z.B. Stagnara- Korsett).
Cast-Sy.: abdomineller Druck durch Rumpfgips
oder Korsett. Klinisch Inappetenz und Erbrechen,
ileusartiges Bild, Darmgeräusche aber vorhanden.
Ther.: Gips entfernen; neuer Gips.

Gefahren und KO: *Hoher Blutverlust* möglich
→ blutsparende Maßnahmen und Techniken des
Blutersatzes, wie z.B. Infiltration des OP-Gebie-
tes mit Noradrenalinlösung (1 : 500 000), exakte
Blutstillung, kontrollierte Hypotension, Eigen-
bluttransfusion, Cellsaver. *Kardiopulmonale KO:*
z.B. Hämatothorax, Atelektasen, Pneumonie,
Pneumothorax. *Neurol. KO:* Kompletter bzw.
inkompletter Querschnitt, Läsion von Hirn- und
peripheren Nerven. Neurol. Risiko bei Standard-
Harrington-OP bei 0,1 %. *KO der Instrumentation:* Hakenausriß, Stabbruch, Pseudarthrose.
Verlust des sagittalen Profils (Erstellung einer
thorakalen Lordose oder lumbalen Kyphose), es
kann keine segmentale Derotation erreicht werden. Die Anwendung dieser Instrumentation
rechtfertigt sich heute immer seltener. *Postop.:*
Streßulkus, Wundinfektion.

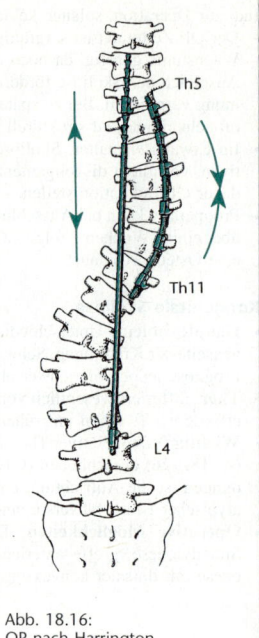

Abb. 18.16:
OP nach Harrington

Operation nach Luque

Haupt-Ind.: neuromuskuläre Skoliosen.
Technik: Luquestab muß in etwa dem Ausmaß der zu erreichenden Krümmungskor-
rektur dreidimensional vorgebogen werden. Maßgeblich ist eher die Linie der
Dornfortsatzreihe als die skoliotische Krümmung. Vielfach jedoch auch Mitstabilisation
des Beckens notwendig (z.B. über *Galvestontechnik*: Weiterführen des Luquestabes
in das Becken). *Korsettfixation postop. nicht erforderlich!* Mobilisation ca. 1 Wo.
postop. Durch die vielsegmentige sublaminäre Verdrahtung liegt das neurologische
Risiko bei etwa 2 %. **Vorteile:** Korsettfreie NB bei Lähmungsskoliosen und neuromuskulären Skoliosen.

Operation nach Cotrel-Dubousset (CD)

Durch hohe primäre Stabilität Mobilisation *ohne* postop. Rumpfgips oder Korsett (gilt
auch für einige ähnliche Instrumentarien). Verbesserte dreidimensionale Korrektur
möglich.
Haupt-Ind.: Thorakale Skoliosen, auch kombinierte Skoliosen. Instrumentarium kann
sehr vielseitig verwendet werden (Skoliosen, Kyphosen, Frakturen, Tumoren, degenerative WS-Veränderung).
OP-Prinzip: Korrektur mittels Stäben und Haken an sogenannten „strategischen
Wirbeln". Stäbe werden individuell gebogen. Größter Wert wird gelegt auf die

Wiederherstellung einer physiol. thorakalen Kyphose und lumbalen Lordose. Eine
segmentale Derotation kann hier nur eingeschränkt erfolgen, es sei denn es wird
zusätzlich ein ventrales Release durchgeführt. **NB:** Korsettfrei (Ausnahme z.B. bei
MMC).

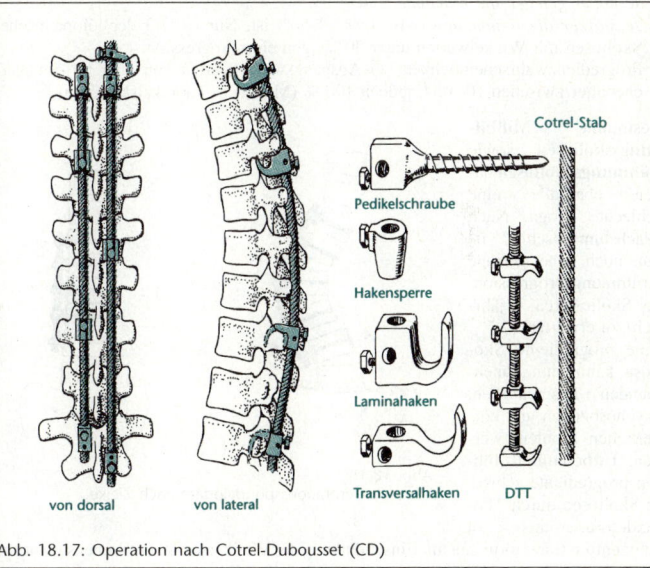
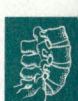

Abb. 18.17: Operation nach Cotrel-Dubousset (CD)

Ventrale Derotationsspondylodese (VDS nach Zielke)

Haupt-Ind.: Thorakolumbale, thorakale und lumbale Skoliosen. *Vorteile gegenüber
Dwyer-Instrumentarium:* Höhere Stabilität, Möglichkeit der Derotation und der
Lordosierung.

OP-Prinzip: Die Korrektur erfolgt echt segmental von ventral durch Entfernung der
Bandscheiben, in schweren Fällen wird ein dorsales Release vorgeschaltet. Deform-
itäten in der Frontalebene werden durch Verkürzung der vorderen Säule korrigiert.
Das betrifft hauptsächlich die thorakale Skoliose, welche durch den ventral verkür-
zenden Eingriff in eine gewünschte Kyphose überführt wird. Das "Derotator"-Instru-
ment funktioniert physikalisch als Lordosator und führt die lumbale Deformität in der
Frontalebene in die Sagittalebene über. So wird eine lumbale Kyphosierung vermieden.
Durch Ausnutzung dieser biologischen Prinzipien reicht eine kurze Fusionsstrecke zur
Korrektur aus. Häufig Kombination von VDS und dorsalem Verfahren (z.B. CD)
sinnvoll.

NB: Nach Nahtentfernung Rumpfgips bzw. WS-Orthese für 7–9 Mon. postop.

Prognose struktureller Skoliosen

Hängt im wesentlichen von **Ursache** und **Progredienz** ab. Gerade im Wachstumsalter ist mit einer Zunahme der Progredienz zu rechnen. Diese kann u.a. an Hand von Alter, Krümmungswinkel, Höhe, Risser-Zeichen abgeschätzt werden. Die **Progn. ist umso schlechter:**

- *Je jünger das Kind* ist (z.B. infantile Skoliose)
- *Je höher gelegen die Krümmung* ist
- *Je stärker die Krümmung* (z.B. über 40–50°) ist. Nur ca. 1/3 der idiopathischen Skoliosen mit Winkelwerten unter 30° zeigen eine Progression.
  Progredienzwahrscheinlichkeit bei Ausgangswinkelwerten von über 60° im Knochenalter zwischen 10–12 J. jedoch 100 % (Mädchen, Thorakalskoliosen).

Bestimmte **Mißbildungsskoliosen** sowie **Lähmungsskoliosen** haben ebenfalls eine schlechte Progn. Nach Wachstumsabschluß ist nur noch eine geringe Krümmungsprogression der Skoliose (ca. 1° jährlich) zu erwarten.

Eine progrediente Skoliose kann zum zunehmenden kosmetischen, psychosozialen und körperlichen Problem werden. **Unbehandelt** führen progrediente schwere Skoliosen durch Thoraxdeformierung zu

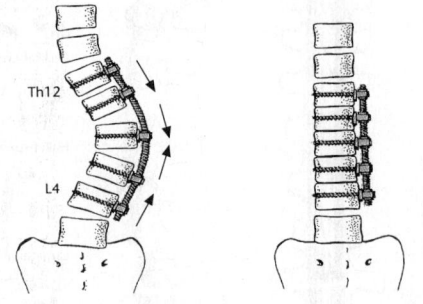

Abb. 18.18:
Ventrale Derotationsspondylodese nach Zielke

Lungenfunktionsstörungen mit Einschränkung der Vitalkapazität. Die Lebenserwartung ist bei sehr schweren Skoliosen herabgesetzt (Cor pulmonale).

18.1.22 Spinalkanalstenose, Rezessusstenose, ICD 724.0

- **Spinalkanalstenose:** Überwiegend durch degenerative Veränderungen bedingte Enge des Spinalkanals mit dem Leitsymptom der *Claudicatio spinalis* (Schmerzen, Sensibilitätsstörungen, evtl. Lähmungen) beim Gehen. Unterscheidung in zervikale, thorakale und lumbale Enge
- **„Rezessusstenose":** Kompression der Nervenwurzel im Recessus lateralis durch degenerative Veränderungen am Processus articularis superior. Am häufigsten L4/5 und L5/S1 betroffen. Übersehene Rezessusstenose ist häufige Ursache unbefriedigender Ergebnisse nach Bandscheiben-OP.

Ätiol.: Häufigste Ursachen: *Erworbene* degenerative Einengungen durch Osteophyten, Bandscheibenprotrusion und Pseudospondylolisthesen evtl. in Kombination mit einer idiopathischen Wirbelkanalstenose. Seltener *rein angeborene* Stenosen: idiopathisch, bei Achondroplasie.

Klinik: vielfältig und abhängig von Lokalisation und Ausmaß der Veränderungen. Eindeutige segmentale Zuordnung nicht immer möglich.

- Chron. Lumbalgien bzw. Lumbischialgien. Typisch: beim Gehen heftige, tief lumbal gelegene, ins Gesäß und in die Beine ausstrahlende Schmerzen. *Durch Vorbeugen* (Fahrradtest, Kyphosierung), Hinsetzen oder Hinlegen *Besserung der Schmerzen*. Typische Symptome eines NPP fehlen. Gelegentlich Klagen über Brennen und Schwäche-gefühl in den Bei-

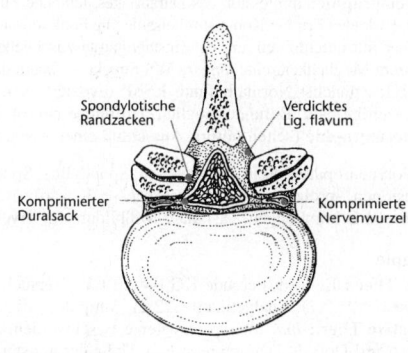

Abb. 18.19: Rezessusstenose beidseits

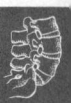

nen. Schmerzverstärkung durch Lordosierung. Fußpulse sind tastbar
- Beweglichkeit der LWS altersbedingt meist deutlich eingeschränkt
- **Neurol. Ausfallserscheinung,** z.B. positiver Lasègue, Reflexabschwächungen, motorische und sensible Ausfälle sprechen **eher** für eine gleichzeitige Wurzelkompression durch eingeengten Recessus lateralis und/oder begleitenden NPP
- *Rezessus-Stenose:* Monoradikuläre, meist einseitige Schmerzen, unter Belastung Zunahme. Parästhesien, seltener sensorische oder motorische radikuläre Ausfälle. In ca. 70 % L4 und L5 betroffen.

Diagnostik

Durch klinischen Befund allein ist Höhe der Kompression häufig nicht festzulegen. Abklärung des gesamten lumbalen Wirbelkanals notwendig → Myelographie einschließlich *Funktionsmyelographie*. CT kann nur über eine begrenzte Strecke der WS sinnvoll eingesetzt werden. Die Stenose kann an einer Stelle oder in mehreren Lokalisationen an der WS vorhanden sein. Der enge Recessus lateralis kann mit oder ohne Stenose des Spinalkanals vorkommen.
- **Rö.:** LWS in zwei Ebenen → beachte Ausmaß von degenerativen Veränderungen, Spondylarthrose, Osteochondrose, Spondylose, Pseudospondylolisthese. Seitaufnahme: *Verkürzung der Bogenwurzeln, geringe Abstände der Bogenwurzeln.* Immer auf mögliche Knochentumoren (Metastasen) oder Entzündung achten.
- **CT, NMR:** Diagnosesicherung. Sagittaler Durchmesser > 12 mm normal. Absolute Stenose des Spinalkanals im sagittalen Durchmesser < 10 mm. Relative Stenose 10–12 mm.

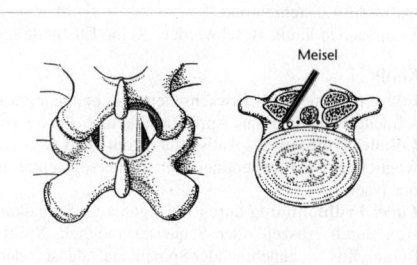

Abb. 18.20: Teilfacettektomie mit Erweiterung des Recessus lateralis

- **Myelographie:** Impression des Duralsackes, fehlende Füllung der Nervenwurzelscheiden, kaskadenförmige Kontrastmittelsäule, die Funktionsaufnahmen in der Myelographie immer mit durchführen, um eine Instabilität auszuschließen! *Vorteil der Myelographie:* Bessere Möglichkeit, eine *längere* WS-Strecke zu beurteilen
- **EMG:** Zunächst Normalbefund. **ESSP** (evozierte somato-sensorische Potentiale): Frühzeitige path. Befunde möglich. Hilfreiche neurol. Etagendiagnostik
- **Arteriographie** (selten nötig): Ausschluß einer vaskulär bedingten Claudicatio.

DD: Polyneuropathie, Wirbelmetastasen, Spondylitis, Spondylodiszitis, Bandscheibenprotrusionen, -prolaps, intraspinale Prozesse, Koxarthrose, Spondylolisthesis Psychosomatische Erkrankungen, vaskuläre Mißbildungen, Myelom, Anämie.

Therapie
Kons. Ther.: Entlordosierende KG (☞ 20.1.1), Versuch mit einer entlordosierenden Orthese (☞ 21.2.7), Analgetika (☞ 22.2), Antiphlogistika (☞ 14.5.1), PDA (☞ 2.4.5).
Operative Ther.: *Ind.:* therapieresistente Beschwerden, zunehmende Lähmungen.
OP-Prinzip: Dorsale Dekompression in Höhe der am stärksten ausgeprägten Symptomatik. In Frage kommen Laminektomie, Hemilaminektomie, Facetten- und Bogenunterschneidung. Bei Laminektomie über mehrere Segmente → Instabilität → evtl. gleichzeitig instrumentelle Stabilisierung eines oder mehrerer Segmente planen.
Rezessusstenose: Rezessotomie mit Entfernung der hypertrophierten medialen Anteile des Processus articularis inferior bzw. superior.

18.1.23 Spondylitis tuberculosa

Häufigste Form der Skelettuberkulose. Bevorzugt untere BWS und LWS. Höhere Altersgruppen überwiegen. Frühere klassische „Pott'sche Trias" mit Abszeß, Gibbus, Lähmung heute sehr selten.

Erreger: Nach oft zeitlich weit zurückliegender Primärinf. der Lunge sekundäre hämatogene miliare Aussaat von *Mycobacterium tuberculosis*, selten *M. bovis*.

Lokalisation bei Kindern und Jugendlichen im Ventralbereich der Wirbelkörper, beim Erwachsenen in Bandscheibennähe.

Senkungsabszesse: bei reduzierter Abwehrlage, exsudative Form. Granulome zerfallen nekrotisch, bilden sog. kalte Abszesse. Paravertebrale Absenkung auf den M. psoas bis in die Leistenregion.
Verursachen kaum Beschwerden. Keine Entzündungszeichen.

Klinik
Frühsymptome beim Erwachsenen: wie bei anderen Formen der Tbc Leistungsabfall, schnelle Ermüdbarkeit, Appetitlosigkeit, *Nachtschweiß*.
Lokale Symptome: lokalisierter Klopf- und Druckschmerz, eingeschränkte WS-Beweglichkeit, paravertebraler Hartspann, segmental ausstrahlende Schmerzen (v.a. in der Nacht).
Cave: **Frühlähmung** durch Einengung des Spinalkanals oder Nervenwurzelkompression durch Abszeß oder Sequester möglich. **Spätlähmung:** Ergebnis langjähriger Spondylitis bei zunehmender Spinalkanalstenose, oder nach kyphotischer Knickbildung beim thorakalen Wirbelbefall.

Diagnostik

- **Rö.** in 2 Ebenen: erst ca. 3 Mon. nach Krankheitsbeginn verwertbare Zeichen. Unscharfe Konturierung von Wirbelkörper und Deckplatten, erst später Verschmälerung der Bandscheibe. *Paravertebrale Abszesse:* Weichteilschatten im Thorakalbereich. In der Lumbalregion Verschwinden des typischen *Psoasschattens*. Neg. Rö.-Befund schließt Verdachtsdiagnose nicht aus!
- **Tomographie:** Veränderungen (Osteolysen) besser zu erkennen
- **Skelettszinti:** v.a. in der Frühphase bei noch neg. Rö.-Befund und zur Verlaufskontrolle
- **CT und/oder NMR:** Klärung des Ausmaßes der Destruktion, Abszeß? Myelokompression?
- **Tine-Test:** Tuberkulin-Test als abgestufter Intracutantest (Mendel-Mantoux) schließt bei neg. Ausfall eine Spondylitis tuberculosa aus (Ausnahme immunsuppressive Reaktionslage). Positiver Ausfall jedoch kein Beweis für das Vorliegen einer Spondylitis tuberculosa, bestätigt lediglich die Auseinandersetzung des Körpers mit Tuberkelbakterien
- **Untersuchung von Sputum, Magensaft und Urin** auf säurefeste Stäbchen. Mikroskopische Untersuchung. Kultur dauert 2–8 Wo. Tierversuch
- **Labor**
  - BSG: In Frühstadien leicht erhöht, bei chron. Fällen mittlerer bis normaler Wert. **Diff.-BB:** im Frühstadium allenfalls leichte Leukozytose; relative Lymphozytose
  - Insbes. bei noch unklarer Diagn.: CRP, serolog. Untersuchung auf Salmonellen und Brucellen, Blutkulturen, Serumelektrophorese
- **Evtl. Stanz-Biopsien** aus dem betroffenen Wirbelkörper: in ca. 80 % Diagnosesicherung.

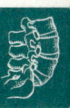

DD: *unspezifische Spondylitiden:* stärker ausgeprägtes Krankheitsgefühl, hohes Fieber, hohe BSG, erhöhte oder stärkere Leukozytose. Nachweis unspezifischer Erreger im Blut oder im Punktat. Tumoren (meist Metastasen). Frakturen. Wirbelsäulenechinokokkus. Spondylitis ankylosans. Ostitis deformans Paget.

Konservative Therapie

Ind.: frisches Stadium ohne größere Destruktionen, keine neurol. Ausfälle.

Allg. Maßnahmen: *Immobilisation* bis ca. 6 Wo. Bei BSG-Rückgang und deutlicher Schmerzreduktion Anlage eines Gips- oder Kunststoffkorsettes und vorsichtige Mobilisation. *Korsettbehandlung* abhängig vom Verlauf (Rö.) bis zu 2 J.

Chemother.: Kombinationstherapie (mehrere Schemata möglich; Beginn möglichst mit 4er-Kombination). Kooperation und Zuverlässigkeit des Pat. von großer Bedeutung. Durch Unzuverlässigkeit werden Rezidive begünstigt (z.B. bei Alkoholabusus).

Behandlungsdauer abhängig von der Zusammensetzung des Behandlungsregimes und Ausdehnung der Tbc. Im allg. heutige Therapiedauer bei tuberkulöser Spondylitis 6–9 Mon. (3–4er Kombination).

Beispiele für Kombinationen bei 6-Monats-Therapie (nach Weihrauch 1990)	
Initialphase (2 Mon.)	**Stabilisierungsphase** (4 Mon.)
INH+RMP+PZA+SM INH+RMP+PZA+EMB INH+RMP+PZA	INH+RMP tägl. INH+RMP 2–3 x wöchentlich
Abkürzungen: INH = Isoniacid; RMP = Rifampicin; PZA = Pyrazinamid; EMB = Ethambutol; SM = Streptomycin	

Auch bei 9(-12)-Monats-Regime immer Kombination von INH+RMP anstreben. Zusätzlich EMB oder SM.

Standard-Antituberkulotika

18

Rifampicin (RMP), z.B. Rifa®: 10 mg/kg KG p.o. (Erwachsene und Kinder ab 6 J.; Kinder ab 2. Mon. bis 6 J. 15 mg/kg KG). *Richtdosis* 450 mg/tägl. bei KG < 50 kg und 600 mg/tägl. bei KG > 50 kg. Gabe am besten morgens 1 h vor dem Essen (bessere Resorption). Parenteral im allg. nur 2–3 Wo., dann oral. *NW (selten):* Transaminasenanstieg (GPT > 100 IE → vorübergehend absetzen), cholestatische Hepatitis. Orale Kontrazeption unwirksam. Wirkung von Cumarinen und oralen Antidiabetika ↓. *Regelmäßige Transaminasen- und BB-Kontrollen*

Isoniacid (INH), z.B. Isozid®: 4–5 mg/kg KG p.o. oder i.v. *Richtdosis* max. 300 mg tägl. *NW:* sensible Polyneuritis, Hepatitis, Alkoholintoleranz. *Regelmäßige Kon- trollen von Leberfunktion, BB; neurol. Status.* Zur Verringerung der neurol. NW begleitende Gabe von Pyridoxin (Vit B_6, z.B. Benadon® 3 x 40 mg/tägl.)

Pyrazinamit (PCA), z.B. Pyrafat®: 25–35 mg/kg p.o. nicht über 2–3 Mon. *Richtdosis:* 1,5 g bei KG < 50 kg und 2,0 g bei KG > 50 kg. *NW:* Hepatitis, allergische Exantheme, Hyperurikämie (60–90 %, ***Cave:*** Gichtanfälle → begleitend Urikosurika, z.B. Probenecid [Benemid®] max. 3 g tägl. Auf 2,5 l Flüssigkeitszufuhr und Harnalkalisierung mit z.B. 3 x 3 g Uralyt® tägl. achten), Arthralgie. *Kontrollen:* GPT, GOT, Bilirubin, BB, Harnsäure

Streptomycin (SM), z.B. Streptothenat®: 15–20 mg/kg KG i.m. *Richtdosis:* 0,75 g bei KG < 50 kg und 1,0 g bei KG > 50 kg. *Serumspiegel:* Konz. von 25 mg/l nicht überschreiten. Gesamtdosis soll 30–60 g nicht überschreiten (Kinder 15–20 g, Säuglinge 10 g) *NW:* ***Vestibularisschädigung*** (Schwindel, Ataxie, Tinnitus, Hörverlust) hängt von Dosierung und Behandlungsdauer ab (bei > 1 g tägl. häufiger; ***Cave:*** Kumulation bei Niereninsuffizienz); nephrotoxische Wirkungen (akut bei Überdosierung): Harnstoffsteigerung, Proteinurie, Mikrohämaturie, allergische Reaktion relativ häufig. *Kontrollen:* HNO-Konsil vor Therapiebeginn, alle 2 Wo. Nierenfunktion, Vestibularisfunktion und Hörfähigkeit, BB, Harnstatus

Ethambutol (EB), z.B. Myambutol®: 20–25 mg/kg 1 x tägl. p.o. (i.v.). Nicht bei Kindern < 10 J. *NW:* ***Optikusneuritis*** (Grünsehen, Sehschwäche, Gesichtsfeldausfälle); allergische Reaktionen, Gichtanfälle (s.o.). *Kontrollen:* Augenärztliche Untersuchung vor der ersten Gabe und während der Behandlung alle 4 Wo. Vorher Krea-Clearance feststellen. Bei Niereninsuffizienz Dosis reduzieren.

Operative Therapie (hierdurch Verkürzung der Krankheitsdauer möglich)
Absolute Ind: neurologische Ausfälle, zunehmende Defektbildung mit hoher Instabilität und drohendem Querschnitt. **Relative Ind:** Abszedierung, zunehmender Defekt mit Instabilität. Rezid. ältere Herde. Fortschreiten der Spondylitis unter Chemotherapie. Schnell fortschreitende Prozesse.

OP-Ziel: Ausräumung des Herdes und Wiederherstellung und Erhaltung von Form und Statik der WS durch Defektauffüllung mit auto- oder homologem Knochen. Zusätzlich Korrektur der Kyphose möglich.

Zugang abhängig von der Höhe der Läsion. *Thorakalbereich:* Kostotransversektomie, bei größerer Herdausdehnung Thorakotomie. *LWS:* dorsaler, seitlich retroperitonealer oder transabdominaler Zugang. Zur Erzielung der Primärstabilität evtl. Stabilisierung mit dorsalen Implantaten.

NB: Abhängig von Primärstabilität Liegezeit zwischen 2–6 Wo. Danach äußere Fixation für ca. 6–9 Mon. *Rö-Kontrolle* alle 6–8 Wo. bis zum 6. Mon., danach in dreimonatlichem Abstand. Für 2 J. Chemotherapie (auch schon präop. Tuberkulostatika [Dreier-Kombination]) begleitend unter Beachtung der NW.

Progn.: neurol. KO bei ca. 10 % der Pat. in Mitteleuropa bei Diagnosestellung; meist Frühlähmungen. Bei adäquater Ther. insgesamt günstige Progn. Progn. der myelopathischen Spätlähmung schlecht.

18.1.24 Unspezifische Spondylitis (Spondylodiszitis)

Durch unspezifische Erreger hervorgerufene OM eines Wirbelkörpers (Spondylitis). Relativ selten, überwiegend im Erwachsenenalter. Anteil an pyogenen Knochenerkrankungen: ca. 3 %. Unspezifische Spondylitis in Mitteleuropa ca. 10 x häufiger als spezifische Spondylitis (Tbc, M. Bang, Lues).

Spondylodiszitis: Entzündung im Bereich der Bandscheibe auf die benachbarten Deckund Bodenplatten übergreifend.
Endogene Spondylitis: Haupterreger Staph. aureus (30–40 %). Dann Streptococcus viridans pyogenes. Salmonellen, Enterokokken, Pseudomonas, Brucellen eher selten. Hämatogene Keimaussaat.
Exogene Spondylitis: Folgen einer bakt. Kontamination (z.B. nach Nukleotomie, Diskographie, Chemonukleolyse).

Klinik
* Akute Spondylitis seltener als chronische
* In ca. 50 % vorausgegangener bakt. Infekt. Prädisponierend sind Diab. mell., Autoimmunerkrankungen, Alkoholismus. Besondere **Disposition** zu Inf. der WS bei Erkrankung des Beckens, Bauchraumes sowie Urogenitaltraktes (Prostatektomie, septische Aborte, postpartale Inf.). Grundsätzlich kann jede pyogene Erkrankung ein Primärherd sein
* **Diagnoseverzögerung** oft erheblich: durchschnittlich ca. 14 Wo., außer bei akuten Verläufen mit septischem Krankheitsbild
* **Lokalisation:** bevorzugt untere BWS und obere LWS
* **Akute Form:** Allg. schweres Krankheitsgefühl mit septischen Temperaturen, hoher BSG und Leukozytose
* **Chron. Form:** subfebrile Temperaturen, Müdigkeit, Gewichtsverlust

- **Lokalbefund** bei beiden Verlaufsformen lokaler Druckschmerz. Schmerzverstärkung bei Perkussion oder Stauchung (Fersenfallschmerz). Schonhaltung, Steifhaltung der WS., dumpfer Nachtschmerz
- Neurol. Ausfälle? Miktionsstörungen? → Restharnbestimmung!

> ☞ Bei **persistierendem** Rückenschmerz immer an eine Spondylitis denken.

Diagnostik (Reihenfolge)
- **Labor:** *BSG* ↑ (stark in > 60 %). Verlaufskontrollen!
  Leukozytose in ca. 40 %. *CRP* ↑
- **Blutkulturen:** insbes. im Fieberschub abnehmen
- **Rö.:** Radiologische Veränderungen folgen mit deutlicher Verzögerung der klinischen Symptomatik. *Hinweise:* Verschmälerung des *Zwischenwirbelraumes* (nach ca. 3 Wo.). Reaktionslose monosegmentäre Diskushöhenabnahme im Kindes- und Jugendalter → hohe Wahrscheinlichkeit einer Spondylitis. Zusätzlich evtl. *Retrolisthesis* des kranialen Wirbels. *Osteolysen* an Grund- und Deckplatten (Spondylodiszitis). Auf paravertebrale *Abszeßbildung* (spindelförmiger Schatten) achten. *Ausheilungszeichen:* Osteophytäre Randzacken, zunehmende Verblockung. Mögliche Spätfolge: Kyphose
- **Tomographie:** zur weiteren Klärung, zeigt Veränderungen v.a. im Frühstadium besser
- **Szinti:** Methode der Wahl bei Verdacht und neg. Rö.-Befund. Hohe Aktivität im akuten Stadium (☞ 6.5)
- **CT:** in fortgeschrittenen Fällen charakteristische Destruktion von Wirbelkörperabschnitten. Abszedierung, perivertebrale Weichteile? Ausmaß der Wirbeldestruktion? *Einengung des Spinalkanals?*
- **Punktion:** in LA unter BV-Kontrolle, ggf. CT-gesteuert; im BWS-Bereich rechtsseitiger, im LWS-Bereich linksseitiger Zugang. Eintrittswinkel der Nadel (LWS) 45°, ca. 9 cm von Medianlinie entfernt. Evtl. auch transpedikulärer Zugang. Aspirationsflüssigkeit und Gewebsprobe zur Bakteriologie und Histologie. Nur in ca. 50 % der Fälle Erregernachweis (auch oft antibiotische Vorbehandlung)
- **NMR:** Zur DD und Beurteilung der Weichteilinfiltration (z.B. Psoasabszeß), Myelonbeteiligung.

DD: *Tuberkulöse Spondylitis* ☞ 18.1.22 (Anamnese, BSG i.d.R. mittelgradig erhöht, häufiger paravertebrale Abszesse, selten Leukozytose, dafür Lymphozytose, schleichender Verlauf). Spondylitis bei *Brucellose, Typhus* (Anamnese, Serologie; ☞ 14.4.1), sehr selten auch Echinokokkus-Inf. *Primäre und sekundäre Malignome* (mehr umschriebene Osteolyse, keine Bandscheibenraumerniedrigung). *M. Bechterew:* sog. Andersson-Läsion, wie Spondylodiscitis wirkender Ermüdungsbruch, bzw. Pseudarthrose meist im thorakolumbalen Übergangsbereich, c.P. Bei *Kindern:* Neuroblastom, Leukämie.

Konservative Therapie
Ausheilung durch konsequente Ruhigstellung und testgerechte antibakterielle Chemotherapie möglich. *Ind.:* mehr protrahiert verlaufende unspezifische Spondylitis, bei erhöhtem Narkose- oder OP-Risiko, Frühstadium, chron. Stadium ohne wesentliche knöcherne Destruktionen. *Proc.:* Bettruhe 6–8 Wo. Antibiotika i.v. mind. 4–6 Wo. (testgerecht, falls positiv nach Abstrichergebnis; ☞ 13.2.3). Danach mehrwöchige orale Antibiotika-Ther. (keine einheitliche Meinung über optimale Dauer. An Rö.-Bild und BSG orientieren, individuell).

Operative Therapie

Absolute Ind.: septische Temperaturen trotz adäquater Antibiotikatherapie über 14 Tage, schwere Wirbeldestruktion, neurol. KO, Rezidiv *(Dick 1987)*, Sepsis, wenn trotz invasiver Diagn. keine sichere Artdiagnose erhalten werden kann.
Rel. Ind.: Erreger unbekannt. Erreger bekannt, jedoch kons. Behandlungserfolg unsicher. Schmerzen. Untragbar lange Liegezeit *(Dick 1987)*.

Vorteile: Vermeidung von weiterer Destruktion, von Lähmungen und Abszedierungen; schnellere Schmerzreduktion sowie deutlich verkürzte Immobilisation. Kürzere stationäre Behandlung, sicherere knöcherne Ausheilung, verringerte Rezidivgefahr, Vermeidung von Deformitäten.

Keimnachweis: Ein positiver intraop. Abstrich gelingt in ca. 50 %.

OP-Prinzip: Letztendlich wird der Zugang von Art, Umfang und Lokalisation des Herdes bestimmt; jedoch immer ventrodorsale Operation, Herdausräumung und Spondylodese mit autologem, möglichst bikortikalem Beckenkammspan. Zusätzlich dorsale Stabilisierung, da ventraler autologer Knochenspan unter stabilen Verhältnissen durchbauen soll.

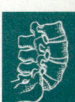

Nachbehandlung

- Dauer der NB orientiert sich am Verlauf der BSG, Klinik und radiologischem Befund. Postop. strikte Immobilisation. Mehrwöchige i.v.-antibiotische Behandlung. Zeitpunkt der Mobilisation abhängig von BSG. Mobilisation mit Rumpfgips
- Wöchentlich BSG-, monatlich auch CRP-Kontrollen in den ersten postop. Mon. Bei Anstieg erneute Ruhigstellung. Nach ca. 3 Mon. Ersatz des Gipses durch ein stabilisierendes Korsett oder Neofrakt®-Tutor bei Spondylodiszitis im LWS- und unteren BWS-Bereich. Orale Antibiose abh. von klin. Verlauf und deutl. Rückgang der Entzündungsparameter, z.B. CRP < 50. Gabe bis zur Normalisierung der Entzündungsparameter
- Nachbeobachtungszeit über ca. 2 J. Wiederaufnahme der beruflichen Tätigkeit nach unseren Erfahrungen nach ca. 6–9 Mon.
- **Dauer der knöchernen Durchbauung:** an HWS ca. 3–6 Mon., an BWS ca. 6 Mon., an LWS ca. 7 Mon.

18.1.25 Spondylitis brucellosa

Menschliche Brucellose in Deutschland selten (ca. 100 Fälle/J.). Bei chron. Brucellose Knochenbefall häufigste KO. LWS und Iliosakralgelenk häufigster Sitz. Übertragung durch brucellosekranke Tiere (Rind, Schwein, Ziege). Vorkommen bei Metzgern, Tierärzten, aber auch vermehrt bei Gastarbeitern und Urlaubern in ,,Entwicklungsländern''.

Klinik: häufig uncharakteristischer Beginn, oft latenter Verlauf. Akute Form: starke Schmerzen. **Diagn.:** Rö. Labor, Szinti, CT, AK-Nachweis in Serum, Blutkultur.
Ther.: Keimnachweis durch Wirbelpunktion gelingt kaum. Kons. Ther.: Kombinationstherapie Tetrazycline + Gentamicin. Ruhigstellung im Rumpfgips. Op. Ther.: bei starker Destruktion mit Abszeßbildung.
Bei jeder unklaren Wirbelsäulenerkrankung serologisch Brucellose ausschließen!

18.1.26 Spondylolyse, Spondylolisthesis, ICD 738.4

Spondylolyse: Defekt in der sog. Interartikularportion eines Wirbelbogens.
Spondylolisthesis (oder kurz „Olisthesis"): eine i.d.R. ventrale Verschiebung eines
Wirbelkörpers mit seinen Bogenwurzeln, Querfortsätzen und oberen Gelenkfortsätzen
über den nächst tieferen. Klassifikation nach Newman (dysplastisch, isthmisch u.a.)

Häufigkeit: Spondylolyse 5–7 % (weiße Rasse). Bei 2–4 % liegt eine Olisthesis vor.
In ca. 80 % ist der 5. LWK, in 15 % der 4. LWK betroffen. Auffällig ist die hohe
Rate bei Leistungssportlern mit Hyperlordosierungsbelastung der LWS *(nach Gradinger et al. 1991)*: Speerwerfer ca. 50 %, Judokas ca. 25 %, Kunstturner ca. 25 %,
Delphinschwimmer und Ringer 24 %.
Klinik: ca. *50 % der Spondylolysen und Olisthesen sind asymptomatisch* (oft
röntgenologischer Zufallsbefund). Verdächtig sind belastungsabhängige eher pseudoradikuläre, selten radikuläre Kreuzschmerzen (Nervenwurzelkompression). Bei stärkerem
Gleiten ist eine Stufenbildung zwischen den Dornfortsätzen zu tasten, evtl. Hohlkreuz.
Bei Kindern z.T. *Hüftlendenstrecksteife* (beim Anheben der Beine wird schmerzreflektorisch gesamter Rumpf angehoben).

Apparative Diagnostik

- **Rö.:** LWS a.p. und seitlich. Schrägaufnahmen stellen eine Lyse am besten dar
  („Hündchen"= Wirbelbogen mit aufgehelltem „Halsband" = Lysezone) und erlauben
  eine Beurteilung, ob eine einoder doppelseitige Lyse vorliegt. *Spondyloptose*
  (völliges Abkippen eines Wirbels) stellt sich in a.p.-Aufnahme als „umgekehrter
  Napoleonshut" dar. **Grad der Verschiebung:** Einteilung nach Meyerding.
- Funktionsaufnahmen in max. Ante- und Retroflexion: Instabilitätszeichen: z.B.
  Kippwinkel, seitliche Translation bei Bendingaufnahmen; Ziel: Abgrenzung Hypermobilität — path. Instabilität.

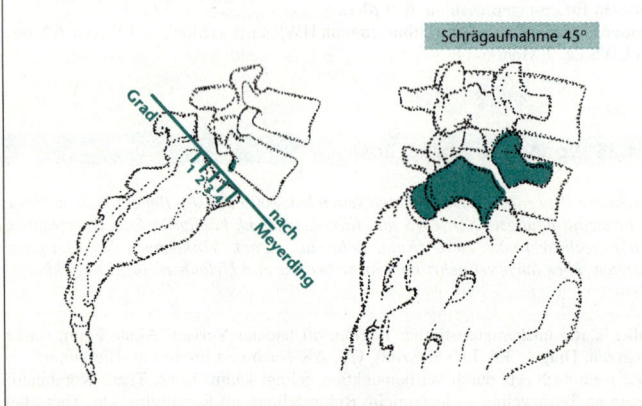

Abb. 18.21: Röntgenkriterien der Spondylolisthesis

- **Myelographie/Funktionsmyelographie**, CT, NMR: insbes. bei zur Diskussion stehenden operativen Eingriffen: Kompression von Nervenwurzel bzw. Duralsack? Morphologische Sekundärveränderungen?
- **Evtl. EMG/NLG:** bei neurol. Defiziten zur Objektivierung.

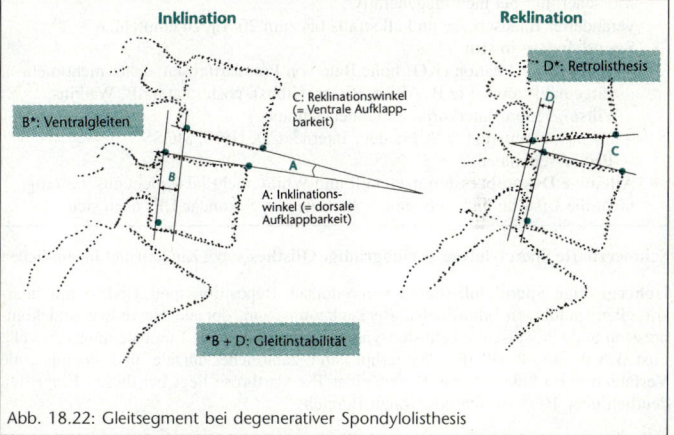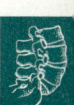

Abb. 18.22: Gleitsegment bei degenerativer Spondylolisthesis

Konservative Therapie

Immer, wenn **keine** neurol. Ausfälle oder Beschwerden vorhanden sind.
- **Bei Lyse oder geringgradiger Olisthese ohne Beschwerden: keine Ther. erforderlich.** Keine reklinierenden Sportübungen (z.B. Salto). Kontrolle wichtig, da im Wachstumsalter die Gefahr des Abgleitens besteht
- **Spondylolysen im Kindesalter:** durch Rumpforthese (Tragezeit 6–12 Mon.) knöcherne Konsolidierung möglich, aber eher unwahrscheinlich.
- **Bei Beschwerden** zunächst kons. Ther. mit entlordosierender, stabilisierender WS-Gymnastik (selbständig durchzuführendes Trainingsprogramm), entlordosierendes HE-Mieder, Neoprenmieder (☞ 21.2.3).

Operative Therapie

Ind.: persistierende Beschwerden bei Versagen der kons. Ther. und/oder bei Progredienz im Kindesalter, neurol. Ausfälle. Methodenwahl abhängig u.a. von Alter und Aktivität des Pat., Erfahrung des Operateurs, Ausmaß und Höhe der Olisthesis. Evtl. präop. **Immobilisationstest** mit entlordosierendem Rumpfgips. Halten die Beschwerden trotz Gipsimmobilisation an, ist auch der Erfolg einer OP fraglich. Die folgende Tabelle soll exemplarisch die Fülle der operative Verfahren zur Stabilisierung an der WS aufzeigen.

> **Formen der operativen Therapie**
> - **Spondylodese mit Reposition** (i.d.R. ab Meyerding II)
>   – dorsoventral (z.B. Harms, Louis, USIS, CD, Fixateur interne)
>   – dorsal (mit Spezialplatten mit Repositionseigenschaft (z.B. Schöllner, Steffee, Louis)
> - **Isthmusrekonstruktion** (Osteosynthese mit Spongiosaplastik): Buck, Scott, Morscher; nur bei nicht-degenerativ
>   veränderter Bandscheibe und allenfalls bis zum 20. Lj. zu empfehlen.
> - **Spondylodese in situ**
>   – ohne Instrumentation (**KO:** hohe Rate von Pseudarthrosen, daher nicht mehr zeitgemäß!): dorsal (z.B. Albee, Risser, Hibbs), posterolat. (z.B. Watkins, Wiltse), ventral-interkorporell (Judet-Schraube)
>   – mit Instrumentation: z.B. Fixateur interne, CD, USIS, MOSS (Pedikelschrauben)
> - **Alleinige Dekompression** nach Gill und White reicht i.d.R.nicht aus, beseitigt nicht die Ursache und zieht eine hohe Rate von Sekundär-OPs nach sich.

18

Schmerzhafte Spondylolyse, geringgradige Olisthesis: bei Kindern und Jugendlichen

Höhergradige Spondylolisthesis: ventrodorsale Repositionsspondylodese mit interkorpellem autologen bikortikalen Beckenkammspann, dorsale Nervenwurzeldekompression und Pedikelschraubenosteosynthese monosegmental. Lumbale intercorporelle Fusion von dorsal (PLIF). Weiterhin sind zahlreiche dorsale und dorsolaterale Verfahren (s.o.) bekannt, das Risiko einer Pseudarthrose liegt bei diesen Eingriffen deutlich über 10 % im lumbosakralen Bereich.

KO: Pseudarthrose. Verletzung der V. iliaca., retrograde Ejakulation.
Ergebnisse: Fusionsoperationen bei Spondylolisthesis in ca. 80 % gute Ergebnisse – somit deutlich besser als bei degenerativen Instabilitäten. Häufig Besserung neurol. Symptome durch Fusion (evtl. Reposition).
Progn.: Risikozeichen für Progredienz des Gleitprozesses: Abrutsch über 30°, Verstärkung des Gleitens und des Neigungswinkels bei Funktionsaufnahmen (Dom- oder S-Form des Sakrums). Grad der Verschiebung bei Diagnosestellung: prognostischer Faktor für spätere Rückenschmerzen.

18.1.27 Tethered Cord Syndrom

„Gespanntes Rückenmark" durch Behinderung des physiologischen Aszensus des Rückenmarks.

Das Sakralmark (Spitze des Conus medullaris) aszendiert wegen langsamerem Längenwachstum des Rückenmarks normalerweise pränatal aus dem Kreuzbeinbereich bis in Höhe L 2, im Alter von 6 Mon. steht es meist in Höhe L 1 (Banniza von Bazan 1984). Bei Meningo-Myelozele (☞ 10.5.2), Lipomeningozele, auch bei einer Diastematomyelie (☞ 18.1.8) ist der physiol. Aszensus aufgrund Verklebungen/Verwachsungen behindert.
Klinik: in Phasen raschen WS-Wachstums (6.–8. Lj.) treten progrediente Lähmungen auf: typisch z.B. Hohlfüße. *Frühzeichen:* Enuresis nocturna (bis evtl. komplette Blasenlähmung). Progrediente Lähmungen sollen auch noch im Erwachsenenalter möglich sein, da durch übliche WS-Bewegungen ständig wechselnde Rückenmark-Anspannungen erzeugt werden.

Diagn.: Rö. LWS in 2 Ebenen, NMR und/oder CT, Myelogramm.
Ther.: operative Beseitigung der Verwachsungen. OP-Ind. spätestens beim Auftreten
erster neurol. Erscheinungen, um Progredienz zu verhindern.
Progn.: neurol. Ausfälle kaum rückbildungsfähig.

18.2   Thorax

18.2.1   Engpaßsyndrome, Thoracic outlet Syndrome (TOS)

*Chron., nicht traumatisch bedingte Schädigung des Plexus brachialis (Wurzeln C 4Th
1) bzw. der A. subclavia (A. brachialis, V. subclavia) durch Kompression an
anatomischen Engstellen.*

Ätiol.: Angeborene muskuläre, skelettäre oder vaskuläre Varianten. Auftreten der
Beschwerden i.d.R. erst im Erwachsenenalter; wechselnde Symptomatik mit Parästhesien und Sensibilitätsstörungen. ***Motorische Ausfälle selten.*** Provokation der Schmerzen bei bestimmten Bewegungsabläufen.

Diagnostische Möglichkeiten: Provokationstests (s.u.). Rö.: HWS in 2 Ebenen,
Schulter in 2 Ebenen, MRT, Dopplersono. EMG, NLG. Angiographie (DSA), SEP.
Evtl. Neurographie des Armplexus mit KM über z.B. supraklavikulären Zugang →
Rö. a.p. in verschiedenen Armpositionen (*Takeshita et al. 1991*).
DD: Armplexusschäden ohne Schmerzprovokation: Pancoast-Tumor; ,,Rucksackläh-
mung" (direkte Kompression
des Plexus durch Tragen
schwerer Lasten);
Neuralgische Schulteramyotrophie: entzündlich / allergische Affektion v.a. des oberen
Armplexus;   Plexusneuritis;
Gefäßleiden, wie Thrombose
der V. axillaris oder Verschluß
der A. brachialis.

Halsrippe
*Durch Rippe oder Stummelrip-
pe am 7. Halswirbel Irritation
des unteren Plexus.*

Keine Korrelation zwischen
Größe der Rippe und Intensität
der Beschwerden. Symptomatik evtl. ausgelöst durch einen
fibrösen Strang zw. Quer-
fortsatz und erster Rippe —
sog. *M. albinus* (im Rö. nicht
sichtbar).

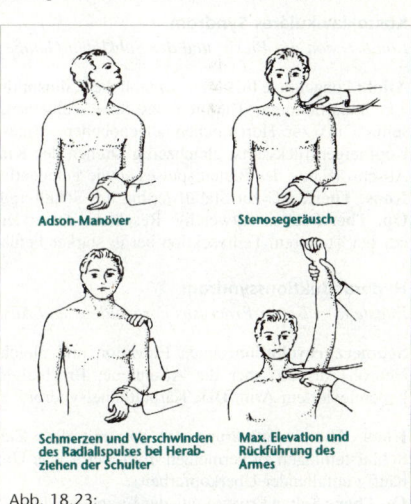

Adson-Manöver   Stenosegeräusch

Schmerzen und Verschwinden
des Radialispulses bei Herab-
ziehen der Schulter

Max. Elevation und
Rückführung des
Armes

Abb. 18.23:
Provokationstests bei Engpaßsyndromen

Klinik: Wechselnde, häufig nachts am stärksten ausgeprägte Schmerzen im Bereich des Versorgungsgebietes des N. ulnaris. *Dopplersono:* ca. 50 % Minderperfusion der A. brachialis bzw. der A. subclavia. **Schmerzprovokation:** Drehen des Kopfes zur gesunden Seite → Reizung des unteren Plexus und evtl. Kompression der A. subclavia durch Spannung über das Hypomochlion Halsrippe (bzw. „M. albinus"). Änderung der Pulsqualität?

Kons. Ther.: KG zur Kräftigung des Schultergürtels (Absinken der Schultern vermeiden) und Verbesserung der HWS-Haltung.
Operative Ther.: Bei erfolgloser kons. Ther. Entfernung der Halsrippe; häufig in Kombination mit Tenotomie des M. scalenus anterior. Zugang: supraklavikulär oder transaxillär.

Skalenussyndrom

Einengung der A. subclavia und des Plexus brachialis beim Durchtritt durch die hintere Skalenuslücke (zwischen M. scalenus ant. und M. scalenus medius) durch einen verbreiterten Ansatz des M. scalenus ant.

18

Schmerzprovokation: *Adson-Test:* Heben und Drehen des Kopfes zur kranken Seite bei gleichzeitiger tiefer Inspiration. Dabei weitere Einengung der Skalenuslücke → Schmerzen, in den meisten Fällen Abschwächung des Radialispulses durch Kompression der A. subclavia. Verstärkung der Symptomatik durch Zug am Arm nach kaudal. Bei schweren Fällen findet sich angiographisch eine poststenotische Erweiterung der A. subclavia.

Kons. Ther: wie bei Halsrippe (s.o.).
Operative Ther.: Tenotomie des M. scalenus ant. vielfach nicht ausreichend. Zusätzliche Resektion der ersten Rippe empfehlenswert.

Kostoklavikuläres Syndrom

Kompression des Plexus und der Subklavia-Gefäße zwischen 1. Rippe und Klavikula.

Ätiol.: kongenitale Frakturen, erhebliche Kallusbildung nach in Fehlstellung verheilten Klavikulafrakturen, Tumoren des Schlüsselbeines. **Schmerzprovokation:** Zug des seitlich bis zur Horizontalen abgehobenen Armes nach hinten unten. *Adson-Test:* Kopfneigen rückwärts, gleichzeitig Drehen des Kinns nach der kranken Seite. I.d.R. Abschwächung des Radialispulses sowie gelegentlich venöse Stauung.
Kons. Ther.: KG zur Stabilisierung des Schultergürtels.
Op. Ther.: selten notwendig; Resektion der ersten Rippe. Resektion der Klavikula nur bei Tumoren. Teilresektion bei in starker Fehlstellung verheilter Fraktur.

Hyperabduktionssyndrom

Engstelle zwischen Processus coracoideus und Ansatz des M. pectoralis minor.

Schmerzprovokation: max. Elevation und gleichzeitige Rückführung des Armes. Neurol. Ausfälle eher die Ausnahme. Brachialgien vor allem beim Schlafen mit hypereleviertem Arm. **DD:** Karpaltunnelsyndrom.

Kons. Ther.: Aufklärung des Pat. mit dem Ziel, auslösende Bewegungen bzw. Schlafstellungen zu vermeiden. Evtl. berufliche Umorientierung (z.B. bei Malern mit häufig anfallender Überkopfarbeit).
Op Ther.: Selten Erweiterung des Engpasses durch Tenotomie des M. pectoralis minor oder Resektion des Processus coracoideus.

18.2.2   Kielbrust (Pectus carinatum)

Protrusionsmißbildung des Sternums bzw. der vorderen Thoraxwand; ca. 10 x seltener als Trichterbrust. Häufiger entstellende asymmetrische Deformität.

Klinik: Entwicklung in den ersten LJ. Pat. i.d.R. beschwerdefrei. Sehr selten respiratorische Insuff. und Zirkulationsstörungen des Lungenkreislaufes.

Diagn.: Rö.- Thorax in 2 Ebenen, Fotodokumentation zur Verlaufskontrolle. Nur in Ausnahmefällen Lungenfunktionstest und Belastungs-EKG.
DD: Auftreten der Deformität im Rahmen eines Mißbildungssyndroms. Angeborener Faßthorax mit Kielbrust bei der Dysplasia spondyloepiphysarea congenita; ,,Schild-brust" bei Turner-Sy.

Kons. Ther.: Frühzeitige (3.–4. Lj.) Anpassung einer Pelotte, die Druck auf das Sternum ausübt. Bei mehrmonatiger Tragedauer oftmals gute Korrektur. Korrekturen im Pubertätsalter und später schwierig. KG nicht erfolgversprechend.
Op. Ther.: Nur in Ausnahmefällen bei schwerer psychischer Belastung.

Progn.: insgesamt gut. Behandlungserfolge bei kons. Ther. im Kleinkindesalter bei ständigem Tragen der Pelotte über einen langen Zeitraum. Nach OP sehr niedrige Rezidivrate.

18.2.3   Rippenfrakturen, ICD 807.0

Ätiol.: Meist direktes oder indirektes Trauma. Bei vorbestehender path. Veränderung der Rippen (Skelettmetastasen, Osteoporose) reicht u.U. ein Bagatelltrauma (Anstoßen an der Tischkante) oder heftiges Niesen bzw. Husten.

Klinik: Schmerzen beim Atmen, Husten und Niesen → Schonatmung. Lokaler Druckschmerz. Prellmarke oder Schwellung kann fehlen. Thoraxkompressionsschmerz. Atemexkursion kann nachhinken, auskultatorisch evtl. abgeschwächtes Atemgeräusch, sekundär evtl. pleuritisches Reiben. *Paradoxe Atmung* (Mediastinalflattern): bei Instabilität des Thorax infolge Rippenserienfraktur (Bruch von mehr als drei Rippen oder Rippenstückbruch) mit den Symptomen Dyspnoe und Zyanose. Am häufigsten sind die Rippen IV–IX frakturiert.

Mögliche KO (selten): Pneumothorax, Hämatothorax, intrapulmonale Blutung (Kon-tusions-pneumonie), Atelektase, instabiler Thorax. Verletzungen von Bronchialsystem, Aorta und Ösophagus bzw. Leber, Milz und Nieren ausschließen!

Diagn.: *Basisdiagnostik* Thoraxübersicht (Pneumothorax? Hämatothorax?), sowie Hemithorax in 2 Ebenen in Hartstrahltechnik (Rippenfrakturen, v.a. Bruch einer einzelnen Rippe in der Axillarlinie, im Rö.-Bild gelegentlich nicht darzustellen).
Bei Rippenserienfrakturen zusätzlich: Durchleuchtung des Thorax (Ausmaß der Instabilität bzw. der paradoxen Atembewegungen), Rö. von Sternum seitlich sowie BWS in 2 Ebenen. EKG (Contusio cordis?), art. BGA, Urinuntersuchung (Hämaturie?). An abdominelle Begleitverletzung denken! Ggf. Sono von Leber, Milz, Nieren. *Bei V.a. path. Fraktur* Skelettszinti (weitere Herde), evtl. zusätzlich CT (Ausmaß der knöchernen Destruktion?) sowie Laboruntersuchungen (Tumormarker, Entzündungs-parameter).

DD (Anamnese wesentlich): Trauma, OM, Metastasen. Bei stumpfen Thoraxtraumen, insbes. bei jüngeren Pat., evtl. auch ohne Rippenfraktur klinisch bedeutsame Lungenkontusion (im Rö.-Bild frühestens 6 h nach dem Trauma zu erkennen) oder Contusio cordis.

Therapie
Konservativ
- *Solitäre Fraktur:* ausreichend Analgetika (z.B. Tramal® 20–30 Trp. alle 4 h) zur Vermeidung von Pneumonien oder Atelektasen aufgrund länger anhaltender schmerzbedingter Hypoventilation. Evtl. Dämpfung des Hustenreizes (z.B. Codipront®). Regelmäßige Rö.-Kontrollen bei Mantelpneumothorax bzw. zum definitiven Ausschluß ca. eine Wo. nach dem Trauma.
- *Rippenserienfraktur:* Stationäre Aufnahme, enge Überwachung der Atem- und Herz-Kreislauffunktionen. Ausschluß bzw. adäquate Behandlung von Begleitverletzungen der inneren Organe. Bei massiver Thoraxinstabilität bzw. Ateminsuffizienz primäre Respiratorbeatmung zur „inneren Schienung"; *Cave:* Spannungspneumothorax.

Operativ: Bei Pneumothorax Pleuradrainage (Bülau-Drainage); bei anhaltendem Blutverlust Thorakotomie im Bereich der Blutungsquelle (meist zerrissene Interkostalarterie) und entsprechende Versorgung. Nur bei ausgeprägter Thoraxwandinstabilität osteosynthetische Stabilisierung der Rippen.

Progn.: bei traumatischen Rippenfrakturen sehr gut, Heilungsverläufe evtl. recht lang (6–8 Wo.). Bei Serienfrakturen bzw. primär nicht traumatisch bedingten Frakturen Progn. bestimmt vom Ausmaß der Begleitverletzungen bzw. von der Grunderkrankung.

18

18.2.4   Tietze-Syndrom (Chondroosteopathia costalis)

Schmerzhafte Schwellungen im Bereich der Sternocostalverbindungen der II.-IV. Rippe.

Ätiol.: ungeklärt; fraglich spontane Osteonekrosen.

Klinik: Schmerzen bei tiefer Inspiration sowie bei Husten und Niesen im Bereich einer druckschmerzhaften, derben Schwellung über dem betroffenen Sternokostalgelenk. Keine Entzündungszeichen.

Diagn: *Rö.-Sternum* sowie *Schichtaufnahmen*: allenfalls Verbreiterung des retrosternalen Weichteilschattens. *Szinti* und *CT* zum Ausschluß eines entzündlichen oder destruktiven Prozesses anderer Genese.
DD: *„Tietze-Syndrom" ist eine Ausschlußdiagnose!* Andere Ursachen für (retro-)sternale Schmerzzustände sorgfältig ausschließen (☞ 18.2.1). Evtl. PE bei sonst nicht zu klärender Diagn. bzw. V.a. Tumor.

Ther.: NSA, evtl. Infiltrationen mit LA (☞ 2.4.2). Exzision der Schwellung bzw. des befallenen Rippenknorpels *nicht* erforderlich.

Progn.: Spontaner Schmerzrückgang nach wenigen Wo.; selten mehrmonatige Verläufe.

18.2.5 Trichterbrust (Pectus excavatum)

Angeborene trichterförmige Einziehung der vorderen Thoraxwand. Häufigste Mißbildung der Thoraxwand (1 : 1000); M:F ca. 3 : 1.

Klinik: die augenfällige Deformität (oft besteht zusätzlich ein Rundrücken) entwickelt sich in den ersten LJ.; meist keine Beschwerden. Vorstellung beim Arzt oft aus kosmetischen bzw. psychologischen Gründen im Pubertätsalter. Beeinträchtigung von Vitalkapazität und Herzminutenvolumen nur bei schwerer Ausprägung (Distanz der Sternumhinterfläche zur Wirbelsäulenvorderfläche 5 cm).

Diagn.: Rö. von Thorax, Sternum, BWS (evtl. Bleistreifen oder Kontrastmittelbrei in die Vertiefung). Lungenfunktion, Belastungs-EKG, Fotodokumentation zur Verlaufskontrolle. **Trichterbrustindex** nach Backer: *Frontosagittalindex* = Sagittaldurchmesser x 100/Frontaldurchmesser. Path.: < 36.

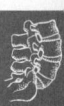

DD: BWS-Skoliose mit sekundär entstehender Thoraxwanddeformität, konstitutionelle Erkrankungen des Skelettsystems (z.B. Osteogenesis imperfecta tarda).

Therapie
Kons. Ther.: Kein wesentlicher Effekt. Empfohlen werden, insbes. beim Kleinkind, intensive Atemgymnastik, Ausdauersportarten oder KG (Kräftigung der schrägen Bauchmuskeln, der Rückenmuskulatur und Dehnung des M. pectoralis major). *Verordnung von Orthesen oder sonstiger Apparate obsolet.*

Operative Ther.: *Ind.* (umstritten): schwere Ausprägung mit kardiopulmonaler Beeinträchtigung. Relative OP-Ind. bei starker psychischer Belastung und bei störender Kosmetik. *Günstiges OP-Alter:* 2.–6. Lj.

Prinzip: Zahlreiche Methoden und Modifikationen, z.B. Mobilisierung von Sternum und Rippenknorpel und Stabilisierung mit Hilfe von Metallbügeln *(OP n. Rehbein),* die mind. ca. 3 J. belassen werden. *OP nach Ravitch:* Resektion der deformierten Rippenknorpel, komplette Mobilisation des Corpus sterni und Refixation des korrigierten Sternum. Bei kosmetischer Ind. *Augmentationsplastik* mit vorher angepaßter Silikonprothese (plastische Chirurgie).

KO gering; in ca. 85 % der Fälle voll befriedigende Ergebnisse. Wenn Eingriff aus rein kosmetischen bzw. psychologischen Gründen erfolgt, bes. sorgfältige Abwägung der OP-Risiken. Bei Mädchen erscheint der Busen nach Anhebung des Sternums kleiner.

NB: Antibiotikaprophylaxe für 3–5 Tage (Haupt-KO: Wundheilungsstörung). Schonung für 3 Mon., danach Sport (z.B. Schwimmen) empfehlenswert. Ca. 1 J. noch Atemgymnastik und KG zur muskulären Kräftigung. Metallentfernung je nach Alter zum OP-Zeitpunkt 3–5 J. postop.
Progn.: gut, Rezidive sehr selten. Nach Abschluß des Wachstums ist nicht mehr mit einer Zunahme der Deformität zu rechnen.

18

K.-L. Krämer
unter Mitarbeit von H.M. Sommer

19

Untere Extremität

19.1   Hüfte und Oberschenkel

19.1.1   Wesentliche Differentialdiagnosen bei Hüft- und Oberschenkelschmerzen

Erwachsenenalter	Wachstumsalter
• Koxarthrose (☞ 19.1.13) • Idiopathische Hüftkopfnekrose (☞ 19.1.12) • Fraktur (☞ 19.1.20) • Insertionstendopathie • Bursitis, Tendomyose • Degen. Bandscheiben-Erkr., NPP (☞ 18.1.) • Enger Spinalkanal (☞ 18.1.21) • Iliosakralgelenksblockierung	• Coxitis fugax (☞ 19.1.8) • Sog. Wachstumsschmerz (☞ 19.2.26) • M. Perthes (☞ 19.1.15) • Epiphyseolysis capitis femoris (☞ 19.1.9) • Schnappende Hüfte (☞ 19.1.5) • Hüftdysplasie-Hüftluxation (☞ 19.1.11) • Fraktur • Juvenile rheumatoide Arthritis (☞ 14.8.3)
• Protrusio acetabuli (☞ 19.1.19) • Beinlängendifferenz (☞ 19.1.3) • Coxa vara (☞ 19.1.7) • Primäre und sekundäre Tumoren, villonoduläre Synovitis • M. Paget (☞ 16.1.4) • Koxitis unspezifisch, spezifisch • Koxitis bei rheumatischen Erkr. (☞ 14.1) • Schnappende Hüfte (☞ 19.1.5) • Piriformis-Sy. (☞ 19.1.17) • M. Bechterew (☞ 14.8.4) • Sakroileitis • Algodystrophie (☞ 19.1.12) • Peripheres Nervenkompressionssyndrom (z.B. N. cutaneus femoris lateralis, N. ilioinguinalis, N. obturatorius) • Appendizitis • (Inkarzerierte) Leistenhernie • Gefäßstenose, pAVK • Epidydimitis	• Unspezifische und spezifische Arthritis • Beinlängendifferenzen (☞ 19.1.3) • beniger Tumor; maligner Tumor, z.B. Ewing-Sarkom (☞ 15.5.3) Osteosarkom (☞ 15.5.1) • Spondylolyse, Spondylolisthesis (☞ 18.1.25) • Bandscheibenvorfall (NPP; ☞ 18.1.5) • Spondylodiszitis (☞ 18.1.23) • (Inkarzerierte) Leistenhernie • Appendizitis • Retroperitoneale Tumoren • Hodentorsion

19.1.2   Spezielle klinische Diagnostik

Wichtige Leitsymptome: Schmerz, Hinken, Deformität, Lähmung, Instabilität, Bewegungseinschränkung (Gelenkkontraktur), Beinlängendifferenz, Schwellung, Sensibilitätsstörung

Spezielle Anamnese
• Hauptbeschwerden: seit wann? ständig, gelegentlich, rezidivierend
• Schmerz belastungsabhängig, Einlaufschmerz, Ruheschmerz, Nachtschmerz?
• Unfall: Unfalldatum, Arbeitsunfall? Unfallmechanismus? Unfallursache?
• Frühere Hüfterkrankungen? Epiphyseolysis cap. fem., M. Perthes, Koxitis, Fraktur, Hüftdysplasie, -luxation?
• Schmerzlokalisation: z.B. Leiste, Trochanter major, Gesäß, LWS, Knie
• Gehstrecke: unbegrenzt; schmerzfrei > x km, nicht gehfähig, Stockbenutzung?
• Strumpf, Schuh anziehen: nicht möglich, eingeschränkt, voll möglich
• Bisherige Ther.? Punktion, Injektion, medikamentös, physik. Ther.?

Allgemeine Anamnese: Frühere OP's? Endoprothese? Sonstige Erkrankungen, Medikamente? Allergien? Thrombosen?

Familien-, Sozial-Anamnese

Klinischer Befund
- Gangbild: Duchenne-Hinken (Störung der M. gluteus-Funktion)? Verkürzungs-, Schmerz-, Schon-, Lähmungs-, Versteifungshinken), Innenrotationsgang?
- Beinachse: normal, X-Bein (Genu valgum), O-Bein (Genu varum), Genu recurvatum
- Entzündungszeichen? Rötung, Überwärmung, Narben, Fistel, Mykosen u.a.
- Beckenstand: gerade, re oder li tiefer um x cm. Technik: Pat. steht mit dem Rücken zum Untersucher, der die flach ausgestreckten Hände an den Beckenkamm des Pat. legt und in Augenhöhe des Beckenkamms optisch den Beckenstand prüft; Verkürzungsausgleich mit Brettchenunterlage
- Beinverkürzung: echt, funktionell (☞ 19.1.3)
- Trendelenburg-Zeichen (Trendelenburg ☞ 19.11.1), Drehmannsches Zeichen (☞ 19.1.9)
- Schmerz: Trochanter-, Leistendruck-, Stauchungs-, Rotationsschmerz?
- Beweglichkeit Hüfte: Ext./Flex., Abd./Add., Aro./Iro. (in 90° Flex. und in Ext.); ☞ 1.2.3. Beugekontraktur? Thomas'scher Handgriff (☞ 19.1.13)
- Knie: Ext./Flex., Knieinstabilität? Erguß, Schwellung
- Wirbelsäule: Skoliose, Kyphose, Blockierung, Zwangshaltung, Vorlaufphänomen u.a.
- Neurol.: Laseguesches Zeichen. Paresen, Sensibilität, Reflexe: PSR, ASR. Babinski
- Pulse

19

19.1.3   Beinlängendifferenz (BLD)

Ca. 75 % der Bevölkerung haben BLD. Bei größeren Differenzen zeigen sich Auswirkungen auf Statik (WS → Skoliose; Hüftgelenke), zudem ästhetisches Problem.

- **Funktionelle BLD:** scheinbare Beinverkürzung.
  Ursachen: i.d.R. Kontrakturen in Hüft- (Koxarthrose ☞ 19.1.13) oder Kniegelenken. Z.B. ist bei Adduktionskontraktur einer Hüfte das kranke Bein scheinbar kürzer
- **Echte (reelle) BLD:** anatomisch bedingte Verlängerung oder Verkürzung eines Beinabschnittes oder der gesamten unteren Extremität. Durch Wachstumsrückstand, -stimulation oder auch wachstumsunabhängig bedingt. Kleinere BLD von wenigen mm bis 2 cm sind überwiegend idiopathisch, was relativ häufig ist. Bei stärkeren BLD immer nach der Ursache suchen.

Häufigste (nicht idiopath.) Ursachen: fehlverheilte Frakturen, postraumatische Epiphysenschädigung, Varisierungsosteotomien, OM, Hypo- und Aplasie der Fibula, Poliomyelitis, Lähmungen, Tumoren, M. Perthes, Epiphyseolysis capitis femoris, Z.n. Arthrodese, Entfernung von Gelenkprothesen; auch Kombination mit Achsenabweichungen.

Klinik: Geringe BLD häufig unbemerkt. *Größere* BLD: Verkürzungshinken, Beckenschiefstand, kosmetische Probleme. Beschwerden meist erst im Erwachsenenalter im WS-Bereich. Vermehrte Belastung des Hüftgelenkes auf der längeren Beinseite. Auf eine evtl. Bursitis trochanterica, Insertionstendopathie, Lumbalskoliose, strukturelle WS-Veränderungen und Beckenrotation achten.

Diagnostik

- **Anamnese:** nach Ursache forschen
- **Exakte Beinlängenmessungen (Cave:** Fehlerquellen: einseitige Beckenhypoplasie. Meßfehlerbereich ± 1 cm!)
  - **Direkte Messung:** Beinlänge: Pat. in Rückenlage auf Untersuchungsliege. Mit Maßband Messung der Distanz Spina iliaca ant. sup. bis Malleolus lat. Oberschenkellänge: Spina iliaca ant. sup. bis äußerer Kniegelenkspalt. Unterschenkellänge: med. Kniegelenkspalt bis Spitze Malleolus medialis
  - **Indirekte Messung:** *Ausgleich des Beckenschiefstandes durch Brettchenunterlage unterschiedlicher Dicke;* Prüfen des Beckenstandes gehört zu jeder orthop. Untersuchung von WS und unterer Extremität
- **Rö.:** lange Aufnahme des Beines in 2 Ebenen. Seltener werden angefordert:
  - **Teleradiographie:** Ganzaufnahme beider Beine im Stehen und in voller Länge auf Rö.-Bild. Cave: Meßfehler durch Divergenz der Röntgenstrahlen
  - **Orthoradiographie:** eingeblendete Einzelaufnahmen, Schenkelhalsmitte, Kniegelenksmitte und oberes Sprunggelenk bei liegendem Maßstab. Ausmaß der Längendifferenz kann so genau zugeordnet und bestimmt werden.
- **DD:** Beckenasymmetrie, Fehlstellung der Hüftgelenke, Skoliose.

■ Therapie

Grundsätzliche Überlegungen vor Ther.: Ist ein Ausgleich nötig (Alter des Pat., Ausmaß der BLD, Ätiol., Kooperationsfähigkeit des Pat. beachten!)? Wenn ja, kons. oder op.? Jede Korrektur erfordert Klärung der Ätiol. und der klinischen Auswirkungen.

Erstellen einer Wachstumsprognose bei BLD
Exakte Verlaufsbeobachtung: Längendifferenzbestimmung mittels Rö.-Bild; Skelettalterbestimmung (☞ 10.2.1). Vorausberechnung von Längendifferenzen nach mehreren Methoden möglich: z.B. *nach Moseley, Green Anderson, White-Menelaus (Tachdjian 1990).* Zeitpunkt, Ausmaß, Art und Auswirkung eines wachstumssteuernden Eingriffes (bzw. Verlängerung oder Verkürzung) sind bestimmbar.

Konservative Therapie
- **Kein** Ausgleich bei geringen BLD und Beschwerdefreiheit. Beinlängendifferenz < 1 cm im Bereich der Norm (auch Meßfehlerbereich)
- Lang bestehende Differenzen im **Erwachsenenalter** von 1–2 cm bei Beschwerdefreiheit müssen nicht unbedingt ausgeglichen werden; dies kann sogar nachteilig sein. Im **Wachstumsalter** jedoch Ausgleich erforderlich ab BLD von 0,5 cm → Vermeiden von Sekundärschäden an WS
- Evtl. Simulation des Ausgleichs durch abnehmbare Sohlen unterschiedlicher Dicke → Überprüfen, ob Beschwerdebesserung
- Kein vollständiger Ausgleich
  - bei Arthrodesen von Knie oder Hüftgelenk, bei Lähmungen, Spitzfuß, postop. nach Varisierung bei M. Perthes
  - bei Hüftgelenkkontrakturen Behandlung der Kontraktur! KG. OP-Ind.?

Therapieempfehlung bei Beinverkürzung (☞ 21.5.1)
- *Bis 1 cm:* Absatzerhöhung, Einlage
- *Bis 1,5 cm:* Absatzerhöhung und Einlage
- *1,5–3 cm:* Zurichtungen am Konfektionsschuh: Absatzerhöhung 1 cm. Ballenrolle 1 cm. Zwischensohle ca. 0,5 cm. Fersenkeil bis 1 cm. Evtl. Absatzerniedrigung der Gegenseite von ca. 0,5 cm

- *3–7 cm:* Orthop. Schnürstiefel: Versorgungsbeispiel: Orthop. Schnürstiefel nach Maß (Gipsabdruck) mit Ausgleichsmaterial unter der Ferse von 7 cm (Verkürzungshöhe) und Ballenunterbauung von 3 cm, schalenförmiger Fersenbettung und Innenschnürung sowie Scherenkappe. Pufferabsatz
- *7–12 cm:* Orthop. Schuh mit Innenschuh
- *12 cm:* Etagenschuh (Orthoprothese). Fuß ist in starker Spitzfußstellung.

Oft sind nicht nur BLD, sondern auch andere *zusätzliche Veränderungen* wie z.B. Achsendeformitäten und Instabilitäten zu berücksichtigen. *Orthopädietechnische Maßnahmen* ergeben oft kosmetische und funktionelle Probleme insbes. bei Beinlängenausgleich > 3 cm. Deswegen Überlegung zu op. Beinlängenkorrektur.

Operative Therapie

Ind.: ca. ab Beinlängendifferenzen ≥ 3 cm. Entscheid prinzipiell abhängig von Alter, Grunderkrankung, Wachstum, Größe der Längendifferenz, Zustand der angrenzenden Gelenke und zu erwartenden Körperlänge nach Wachstumsabschluß. Wünsche des Pat. sowie Körpergröße und Körperproportionen sind zu beachten.

Differenziere: OP im Wachstumsalter oder nach Wachstumsabschluß. Empfohlenes OP-Alter zwischen 11.–16. Lj.; bei Pat. > 30 J. ist eine Verlängerungs-OP nicht empfehlenswert (altersabhängige Kallusbildung, längere Therapiezeit als bei Kindern).

Aufklärung: über Risiken und Dauer. Nutzen-Risiko-Abwägung!

Verkürzende Eingriffe (heute eher in Hintergrund getreten)

- **Nach Wachstumsabschluß:** intertrochantere Verkürzungsosteotomie an der längeren Extremität mit und ohne Varisation, subtrochantere Verkürzungsosteotomie, diaphysäre Verkürzungsosteotomie
- **Wachstumsphase:** temporäre Epiphysiodese nach *W. Blount* (wird heute relativ selten durchgeführt) und/oder Ausgleich eines Varus/Valgus (☞ 19.2.9.). OP überwiegend kurz vor Pubertät. Perkutane Epiphyseodese (Bowen u. Johnson).

Verlängernde Eingriffe mittels Distraktionsapparaten

- **Kortikotomie, Kallusdistraktion:**
  Idealindikation bei 5–15 cm BLD. Methode der Wahl heute die *Kortikotomie* mit anschließender Kallusdistraktion *(Callotasis)*: Durchtrennen der Kortikalis mit Spezialmeißel, Markraum wird nicht beschädigt, Periost bleibt intakt. Anlage eines Distraktionsapparates.
  Distraktionsbeginn: 7–14 Tage nach Kortikotomie. Distraktionsfrequenz am günstigsten 4 x tägl. um 0,25 mm. Belastung *(Dynamisieren)* abhängig von Apparat und Kallusbildung. Dauer: Wo. bis Mon. (abh. auch vom geplanten Längengewinn)
  - **Dynamischer monolateraler axialer Fixateur** (z.B. Orthofix®; Heidelberger Modulsystem, *Pfeil 1990*); Vorteil: Stabile Verankerung durch Verwendung konischer Schrauben. Axiale dynamische Belastung zur Förderung der Osteogenese erlaubt. Mehrdimensionale (Varus; Valgus; Rotation bis 30°) Korrekturen durch Einschalten von Zwischenelementen möglich. Teilbelastung
  - **Ringfixateur (Ilisarov):** Komplexer Apparat: gekreuzt verlaufende KD, verspannt in einem die Extremität umgreifenden Ringsystem. Dadurch individuelle Ther. von Problemfällen (komplexe Fehlstellungen) möglich (z.B. Kortikotomie an zwei Stellen am Unterschenkel bei Verlängerung > 6 cm und bei zusätzlichen Deformitäten). Voll belastungsfähige Montage nach ca. 14 Tagen postop.
  - **Marknageldistraktion**

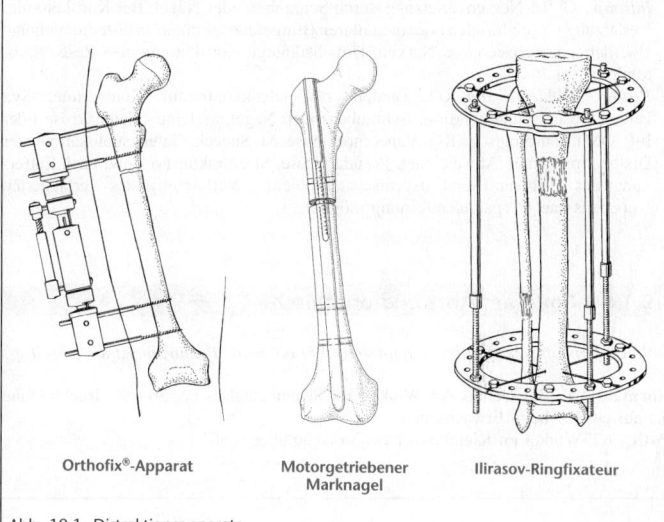

Orthofix®-Apparat   Motorgetriebener   Ilirasov-Ringfixateur
                      Marknagel

Abb. 19.1: Distraktionsapparate

– **Wagner-Apparat:** Lat. angelegter Distraktionsapparat. OP mit vollständiger Durchtrennung des Knochens. Tägl. Distraktion ca. 1,5 mm. Verlängerung am Femur bis ca. 15 cm, Unterschenkel bis ca. 6 cm. Nachteile: 3–4 malige OP, keine Achsenkorrektur, höhere KO-Rate → Methode wetgehend verlassen
  1. OP: Osteotomie und Anbringen von je zwei Schanz'schen Knochenschrauben. Distraktion bis zum gewünschten Längengewinn.
  2. OP: Plattenosteosynthese unter Auffüllung des entstandenen Knochendefektes mit autologer Spongiosa oder kortikospongiösen Spänen.
  3. OP: Metallentfernung
• **Epiphysenfugendistraktion (Chondrodiastasis):** Im Wachstumsalter (De Bastiani et al. 1979). Mittels Orthofix® Distraktion 2 x 0,25 mm/Tag. OP-Alter < 10 J.
• **Diaphysäre Osteotomie:** Verlängerung durch Spongiosaanlagerung und Plattenenosteosynthese.

NB: Postop. gute Betreuung wichtig für den Erfolg der Distraktion: Frühmobilisation, Analgetika in den ersten Tagen, tägl. Pflege der Austrittsstellen der Stäbe. 1–2wöchige Rö.-Kontrollen (Achsabweichung? Distraktionskallus?). Nachinzision der Haut an den Nageleintrittsstellen bei zu großer Hautspannung in LA.
Bei unter Distraktion auftretenden Kontrakturen evtl. Distraktion (vorübergehend) unterbrechen.
Entfernung des Apparates: bei **vollständiger kortikaler** Durchbauung im Distraktionsbereich.

KO: Verlängerungs-OP mit Distraktionsverfahren komplikationsträchtig (insbesondere bei kongenitalen Dysplasien).

- *Intraop.:* Gefäß-Nervenverletzung durch Schrauben oder Nägel. Bei Kortikotomie: Verletzung von endostalen oder medullären Blutgefäßen, Fraktur in Osteotomiehöhe. Überdehnungsschaden von Nerven. Unvollständige Kortikotomie (→ Re-Kortiko-tomie)
- *Postop. Probleme und KO:* Tendenz zur Gelenkkontraktur; Kompartment-Sy., Hautnekrose, Wundinfektion. Schrauben oder Nagelprobleme (Hautnekrose oder Inf., OM), neurologische KO, Venenthrombose, M. Sudeck, Gelenksubluxation oder Dislokation, axiale Abweichung, Pseudarthrose, Streßfraktur (vor und nach Entfer-nung des Fixateurs) und psychische Probleme. Verkürzung des verlängerten Knochens nach Apparateentfernung möglich.

19.1.4   Coxa antetorta, idiopathische

Isolierte Fehlentwicklung der Antetorsion (AT) am prox. Femur, meist doppelseitig.

Normale AT: Bei Geburt AT-Winkel des Schenkelhalses ca. 30–40°. Rückbildung bis auf ca. 15° beim Erwachsenen.
Path.: AT-Winkel im Kleinkind- bzw. Vorschulalter > 50°.

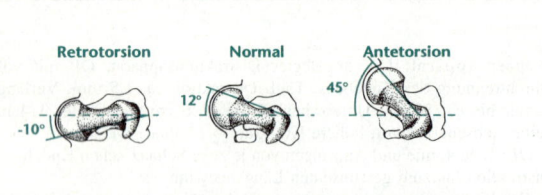

Abb. 19.2: Coxa antetorta

Klinik: Einwärtsgang; die Kinder können über ihre eigenen Füße stolpern. Prüfung der Rotationverhältnisse an beidseits gestreckten Hüften in Bauchlage: eingeschränkte Aro., Iro. kann bis zu 90° betragen. Evtl. Sitzen im umgekehrten Schneidersitz möglich.

Diagn.: Rö.: BÜ und Rippsteinaufnahme: Ausmessen des projizierten CCD und AT-Winkels. Anhand einer Umrechnungstabelle (☞ *M.E. Müller*, Innendeckel vorne) Ablesen des reellen AT-Winkels.

Sono: Schenkelhalsantetorsionsbestimmung bei Kindern bei Standardlagerung (Iro. von 40° auf Keillagerung, Elke et al. 1991) leicht möglich mit ausreichender Genauigkeit (Verlaufskontrollen).

DD: Coxa valga et antetorta bei angeborener Hüftluxation und bei zerebralen Bewegungsstörungen, posttraumatische Torsionsfehler, Rotationsfehler im Unter-schenkel, Pseudoinnentorsion beim kongenitalen Klumpfuß, Sichelfüße.

Therapie

Kons. Ther.: sinnlos! **Bei ca. 85 % der Betroffenen allmähliche spontane Rückbildung der vermehrten AT** und damit des störenden Einwärtsganges bis Wachstumsabschluß. *Wesentlich ist die Aufklärung der Eltern.*
Op. Ther.: Intertrochantäre Derotationsosteotomie bei ausbleibender Rückbildung nach langjähriger Verlaufsbeobachtung (selten nötig). Nur dann sinnvoll, wenn der *reelle AT-Winkel* im Alter von 8–10 J. deutlich über 50° liegt.

19.1.5   Coxa saltans („Schnappende Hüfte")

Ruckartiges, oft schmerzhaftes Springen des Tractus iliotibialis über den Trochanter major.

Ätiol.: zu starke Vorwölbung des Trochanter major, allg. Bindegewebsschwäche, Beinlängendifferenz.
Klinik: überwiegend junge Mädchen. Fühlbares, oft hör- und sichtbares schnellendes Überspringen des Traktus über Trochanter beim Gehen (Hand auflegen). Bei entspannter Muskulatur im Liegen nicht auslösbar. Oft chron. Bursitis trochanterica.

Therapie
Kons.: Aufklärung. KG, Dehnübungen, evtl. Beinlängenausgleich. Lokale Infiltration mit LA (z.B. Scandicain® 1 %), evtl. mit Kortisonzusatz (z.B. Fortecortin® 4 mg).
Op.: Nur bei erheblichen therapieresistenten Beschwerden. Verschiedene Verfahren, z.B. Fixation des Tractus iliotibialis am Trochanter major; Verlängerung des Traktus; zusätzlich Exstirpation einer Bursa. Evtl. Abtragen verdickter Trochanterteile.
Progn.: gut.

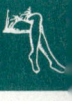

19.1.6   Coxa valga

Solitäre Coxa valga: Steilstellung des Schenkelhalses ohne Begleitdeformitäten beim Erwachsenen mit CCD-Winkel > 140°. (Coxa valga et antetorta ☞ 19.1.11)

Ätiol.: angeboren. Erworben: z.B. Muskelimbalance infolge schlaffer oder spastischer Lähmung (z.B. bei MMC, ICP; ☞ 10.5.1), nach Schädigung der Wachstumsfuge am Schenkelhals bzw. Trochanter major (Trauma, Tumor, Enzündung), Unterfunktion (Entlastung).

Klinik: *angeboren:* meist keine oder nur geringe belastungsabhängige Leistenschmerzen. Sekundärarthrosen selten. *Erworben:* Grundleiden beachten.

Diagn.: *Rö.:* BÜ in exakter Mittelstellung der Beine, Rippstein-Aufnahme zur Bestimmung des AT-Winkels (☞ 6.1.8). **Cave:** bei außenrotiertem Bein Vortäuschen einer zu starken Valgität (CCD ↑).

DD: Coxa antetorta, valga et antetorta, Hüftluxation.

Ther.: Bei zufällig festgestellter, angeborener solitärer Coxa valga keine Ther. KG bei Hüftmuskelinsuffizienz (Trendelenburg-Zeichen positiv, Hinken). Nur bei eindeutigen Beschwerden (Leistenschmerzen) und beginnender Sekundärarthrose bei mangelhafter Kopfüberdachung intertrochantäre Varisierungsosteotomie.

19.1.7   Coxa vara congenita

Varusdeformität (Unterschreiten des altersphysiol. CCD-Winkels) mit Verkürzung und Verplumpung des Schenkelhalses. Im Extremfall Hirtenstabdeformität des Femurs.

CCD-Winkel: Neugeborenes normal ca. 150°; 10 J. 138°; 15 J. 130°; Erwachsener 125°. CCD- Winkel < **120°** immer path.

Ätiol.: *Primäre Form* (mit kongen. Femurdefekt verwandt), bei Geburt vorhanden. (*Sekundäre Form:* CCD-Winkel bei Geburt im Normbereich). Coxa vara entwickelt sich unter Einfluß von Scherkräften nach Laufbeginn → Verminderung der Stabilität im Schenkelhalsbereich → Zunahme der Deformität → Gefahr der Schenkelhalspseudarthrose → sekundäre Veränderungen an der Hüftpfanne. Evtl. Retroversion des Hüftkopfes. Spontane Aufrichtung selten.

Klinik: Häufigkeit: 1 : 25000 Geburten. Einseitig in ca. 70 % Bei Einseitigkeit → Beinverkürzung. Diagnosestellung selten vor 2. Lj.: *Trochanterhochstand* → Insuffizienz der mittleren und kleinen Glutäen → positives Trendelenburg-Zeichen, Hinken, Einschränkung der Abd., Watschelgang bei Doppelseitigkeit. Schmerzen im Kindesalter selten.

Diagn.: *Rö.* BÜ: CCD-Winkel < 120°. Verbreiterte und steil verlaufende Epiphysenfuge. Trochanterhochstand. Evtl. Deformierung von Hüftkopf und Gelenkpfanne. Sekundäre Pfannendysplasie. Pseudarthrose.

DD: *Symptomatische (erworbene) Formen:* Coxa vara bei Systemerkrankungen. Coxa vara als Folge lokaler Schädigung: M. Perthes, idiopathische Hüftkopfnekrose, kongen. Hüftluxation, ECF. Entzündliche Prozesse: z.B. OM. Tumoren. Trauma, z.B. SHF.

Therapie
Abhängig von Alter, Ausmaß der Deformität. Ziel: Verhinderung von Sekundärveränderungen (Deformierung, Luxation des Hüftkopfes).
Kons.: Kleinkindesalter mit nur geringer Varusdeformität. Beobachtung → Möglichkeit der Spontanaufrichtung. Ggf. entlastende Orthese mit Tuberaufsitz bei nicht operationsfähigen Kindern. Ggf. auch Extension über Orthesen.
Op.: Intertrochantäre valgisierende Osteotomie so früh wie möglich bei fehlender Aufrichtungstendenz oder erheblich path. Varus. Evtl. zusätzlich Distalverlagerung des Trochanter major.
Ind.: CCD-Winkel < 100°, Winkel der Epiphysenfuge zur Horizontalen > 30°. *Technik:* AO-Winkelplatte. Lateralisierung des distalen Fragments. Aufrichtung auf ca. 130°.

Progn.: je früher die OP bei ausgeprägter Deformität, desto besser die Ausheilungschancen. Typischer Spontanverlauf: Zunahme der Deformität bis zur Hirtenstabdeformität oder Pseudarthrose. Bei zu später OP Sekundärveränderungen an Hüftkopf und Pfanne → Arthrose.

19.1.8   Coxitis fugax („Hüftschnupfen")

*Flüchtige bakterielle Entzündung der Hüftgelenkskapsel, häufig im Anschluß an einen
(grippalen) Infekt auftretend, reversibel nach 1–2 Wo.*

Klinik: plötzliche Hüft- oder Knieschmerzen oft nach einer Infektionskrankheit.
Hinken, Bewegungseinschränkung der Hüfte, insbes. der Iro. Ungestörtes Allgemeinbefinden. Prädilektionsalter: Kinder zwischen 4–8 Jahren.
Diagn.: *Labor:* BSG und Blutbild überwiegend normal. Sono: Erguß? Rö. BÜ (auf
exakte Mittelstellung der Beine achten): evtl. Abhebung der Hüftgelenkskapsel. Evtl.
ergußbedingte Lateralisation des Hüftkopfes. **DD:** eitrige Koxitis (Punktion), M.
Perthes (Stadium I → Verlaufsbeobachtung), rheumatoide Arthritis (☞ 14.8.3).

Therapie
- **Leichte Symptomatik:** 2–3 Tage Bettruhe, Antiphlogistika (☞ 14.5.1), Analgetika
  (☞ 22.3) über ca. 3–8 Tage (z.B. Aspirin 4 x 500–1000 mg/Tag). Verlaufbeobach-
  tung, Laborkontrollen
- **Deutliche Symptomatik:** deutlicher Erguß: **Punktion** in Kurznarkose zur Entlastung des Gelenkes. Abstrich zur Bakteriologie. *NB:* Antiphlogistika (z.B. Diclofenac, ASS), intermittierende Längsextension für ca. 1 Wo. **Cave: Ausschluß eines
  M. Perthes, deshalb nach 3 Mon. erneute BÜ, Verlaufskontrolle!**
- **Bei eitrigem Erguß: NOTFALL!** Umgehende Arthrotomie und Spül-Saug-Drainage (☞ 13.2.1), Antibiotikum (☞ 13.2.4).

Progn. gut, vollständige Ausheilung.

19.1.9   Epiphyseolysis capitis femoris, ICD 732.2

*Meist langsames Gleiten bzw. Kippen über Wo. und Mon., selten akute Lösung der
prox. Femurkopfepiphyse während der Pubertät (Knaben 12–16 J., Mädchen 10–14 J.).
Das Gleiten kann auf jeder Stufe stehenbleiben, aber auch plötzlich in ein akutes
Abgleiten übergehen → Zerstörung der Epiphysengefäße → Gefahr der Kopfnekrose.
M : F = 2 : 1.*

Klinik
In ca. 50–60 % der Fälle beide Hüften betroffen. Konstitutionsvarianten mit adipöser
Komponente (z.B. Dystrophia adiposogenitalis) sowie Gonadenunterentwicklung oft
auffällig.
- **Lenta-Form (häufig):** Beschwerden initial diskret. Ermüdbarkeit nach Belastung,
  Hinken, Leistenschmerz, v.a. aber **auch Knieschmerzen** sind erste Symptome, die
  meist bagatellisiert werden. Diagnosestellung dann erst nach Wo. oder Mon.
  → Verpassen des relativ einfach zu behandelnden Frühstadiums. Zunehmend
  Aro.-Haltung und Verkürzung des Beines bei eingeschränkter Iro.
- **Akute Form (selten):** Diagn. einfach; akute Belastungsunfähigkeit der Hüfte; die
  Betroffenen brechen plötzlich zusammen und können nicht mehr laufen
- **Positives Drehmannsches Zeichen:** zwangsmäßige Abd. bei Beugung des außen-
  rotierten Beines (Imhäuser 1987)

Diagn.: *Rö.:* BÜ und axiale Aufnahme (Lauenstein) obligat. *A.p.-Aufnahme:* begin-
nendes Gleiten (am häufigsten nach hinten unten) durch eine Auflockerung und
Erweiterung der Epiphysenfuge erkennbar. Axiale Aufnahme: Kippung einfach zu sehen,
Abkippwinkel ausmessen.

Charakteristisch für die Lenta-Form: abgerundete Metaphysenränder. Bei Erkrankungsalter < 10 J bzw. > 16 J endokrine Fehlregulation ausschließen.

Operative Therapie

 Akute Epiphysenlösung = orthopädischer Notfall. *Sofortige Bettruhe, Be-
lastungsverbot, evtl. kurzzeitige Extension.* Epiphyse muß schnellstmöglich
schonendst reponiert (offen oder geschlossen), und ein evtl. Hämarthros entlastet werden. Fixation des Repositonsergebnisses mit z.B. dicken KD.

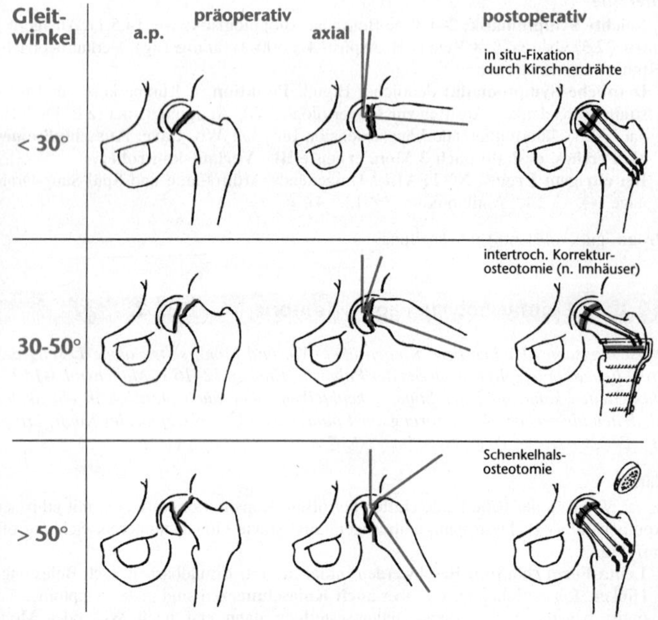

19

Gleit-winkel	präoperativ a.p.	axial	postoperativ
< 30°			in situ-Fixation durch Kirschnerdrähte
30-50°			intertroch. Korrektur-osteotomie (n. Imhäuser)
> 50°			Schenkelhals-osteotomie

Abb. 19.3: Operative Therapie bei Epiphyseolysis capitis femoris

Lenta-Form: OP-Verfahren hängt vom Ausmaß des Abkippens ab. Empfehlung:
- < 20°: *in situ-Spickung,* z.B. mit KD
- Bis 50°: *intertrochantäre Korrekturosteotomie* nach Imhäuser (Valgisation-Flexion-
  Derotation)
- > 50°: *subkapitale Osteotomie* (heikle OP, Gefahr der postop. Hüftkopfnekrose
  aufgrund Schädigung der ernährenden Epiphysengefäße; vgl. Ganz u. Aebi 1992)

- *Prophylaktische Spickung der Gegenseite:* bei noch offener Wachstumsfuge (zumindest im deutschsprachigen Raum allgemein anerkannt).

OP-Technik der „in situ-Fixation"
Rückenlage. Gerader lat. Hautschnitt von Mitte Trochanter ca. 15 cm nach distal. Spalten der Faszie. L-förmige Desinsertion des M. vastus lateralis. Markieren der Schenkelhalsrichtung mit KD. Einbohren eines KD (Ø 3 mm) in der Schenkelhalsrichtung bis in subchondrale Sklerosezone der Kopfkalotte unter BV-Kontrolle (neutral, axial und in Iro.). Parallel hierzu Einbringen von 2 weiteren KD. Umbiegen der KD-Enden, Umdrehen nach kaudal. Spülung. Redondrainage. Reinsertion des M. vastus lateralis. Schichtweiser Wundverschluß. Prophylaktische Spikkung der Gegenseite. Cave: Drähte nicht zu weit dorsal plazieren (→ ME sonst schwierig), Penetration der Drähte ins Gelenk! NB: Rö.-Kontrolle. Lagerung auf Schiene. Antiphlogistika. Lokal Eis. Ab 1. postop. Tag Gehen mit Vollbelastung beider Beine. KG assistiv bis zum freien Bewegen der Hüften. Rö.-Kontrolle nach 3 und 6 Mon. postop., dann alle 6 Mon. **Cave:** Evtl. Nachspickung erforderlich (Wachstum). ME nach Epiphysenfugenschluß.

Progn.: gut bei Frühdiagnose und op. Ther. mit entsprechender Korrektur. Andernfalls, und beim Auftreten einer Hüftkopfnekrose, droht frühe sekundäre Koxarthrose.
M. Waldenström: Knorpelnekrose (Chondrolyse) des Hüftkopfes, die während des gesamten Verlaufes der Erkrankung (auch operationsunabhängig) eintreten kann und ebenfalls zur frühen Koxarthrose führen kann. Therapie: Traktion, KG, Antiphlogistika, Entlastung.

19.1.10 Femurschaftfraktur, ICD 821.0

In ca. 60 % Kombinationsverletzung bei Polytrauma. Erheblicher Blutverlust möglich (bis ca. 2 l). Bei inadäquatem Trauma an path. Fraktur denken!

Klinik und Diagn.: Frakturzeichen, Sensibilität, Motorik, Pulse. Offene Fraktur? Distale Femurfraktur: typische Fehlstellung mit medialem Abweichen des distalen Fragmentes (Adduktorenzug), an Mitbeteiligung des Kniegelenkes denken! Rö.: Oberschenkel in 2 Ebenen.
KO: hämorrhagischer Schock, Fettembolie, Läsion des N. ischiadicus, der A. und V. femoralis.
Proc.: venöser Zugang, evtl. Schockbehandlung, Labor, Immobilisierung, Lagerung, ggf. Extension. Blutkonserven bestellen. Bei Erwachsenen: OP-Ind. und OP-Methode festlegen.

Therapie
Kons.: Kinder (in ca. 90 % der Fälle). Unkomplizierte Femurfrakturen bei **Kindern** bis ca. 10. Lj. *Becken-Bein-Gips* bei jüngeren Kindern mit Fraktur ohne Verkürzungstendenz. Sonst *Extensionsbehandlung:* Kleinkinder mittels Heftpflasterverband „overhead" über 3–4 Wo.; ältere Kinder: Weber-Tisch oder ca. ab 10. Lj. mittels Tibiakopf- oder suprakondylärer Extension.
Beachte: Einstellung ohne Achsenfehler > 10° in Frontal- und Sagittalebene, keine Rotationsfehler > 20°, keine Seit-zu-Seitverschiebung über halbe Schaftbreite *(von Laer 1986)*..

Operative Therapie
Ind.: jede Schaftfraktur des Erwachsenen (evtl. unter Zuhilfenahme von Extensionstisch, BV.
Marknagel: *geschlossene Nagelung:* Eröffnung des Femurs nur über Trochanterspitze. *Offene Nagelung* eher die Ausnahme: Darstellen der Fragmente; überwiegend bei path. Frakturen.

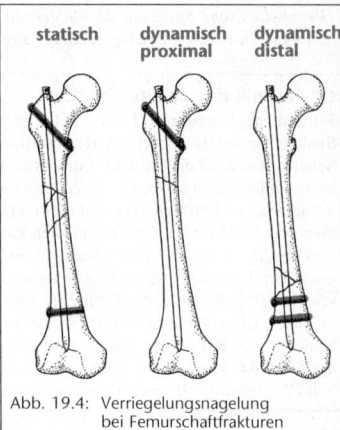

statisch   dynamisch proximal   dynamisch distal

* *Küntscher-Nagel* (geschlitzte Spannhülse): Ind.: Schaftfraktur im mittleren Drittel, Quer- oder Schrägfraktur. Ab 3. postop. Tag Teilbelastung von ca. 20 kg, Vollbelastung nach ca. 8 Wo.
* *Verriegelungsnagel:* Mehrfragmentbrüche, Frakturen im prox. oder dist. Metaphysenbereich, Trümmerfrakturen. *Statische Verriegelung:* Ver-

Abb. 19.4:   Verriegelungsnagelung bei Femurschaftfrakturen

riegelungsschrauben prox. und distal der Fraktur. Schraubenentfernung in einem Fragment nach ca. 2 Mon. (Dynamisierung). *Dynamische Verriegelung:* Schraube entweder nur prox. oder distal der Fraktur. Postop. Belastung individuell je nach intraop. erzielter Stabilität.
Plattenosteosynthese: Ind. bei Torsions- und Drehkeilfrakturen im prox./distalen Schaftbereich.

Nachbehandlung
Hochlagern des Beines in 90°-Stellung des Hüft- und Kniegelenkes (z.B. Krapp-Schiene). Quadrizepsanspannungsübungen, aktive Flexions-Extensionbewegungen im OSG. Mehrmals tägl. Wechsellagerung (Kontrakturprophylaxe). Aktive Streckübungen im Kniegelenk. Mobilisation an Unterarmgehstützen oder Gehwagen ab 2. postop. Tag (Abrollen, Sohlenkontakt) bis ca. 6 Wo. postop.
Stabile OS: ab 6. Wo. Übergang zu Teilbelastung (ca. 20 kg). KG mit aktiven Bewegungsübungen. Vollbelastung nach ca. 12 Wo. ME nach ca. 12 Mon.
Instabile OS: Entlastung bis ca. 12 Wo. postop. Dann Teilbelastung bis 16 Wo. Bei sehr großen Defektzonen Vollbelastung evtl. erst nach 6 Mon. ME nach 2 J.

19.1.11 Hüftdysplasie, angeb. Hüftluxation, ICD 754.3

* **Hüftdysplasie:** Ossifikationsstörung der Hüftpfanne (Pfanne zu steil, abgeflacht, nach kranial ausgezogen) ohne Dislokation des Hüftkopfes
* **Hüftluxation:** Dislokation des Hüftkopfes aus der dysplastischen Pfanne
* **Hüftsubluxation:** Teilverrenkung, Hüftkopf verläßt Pfanne nicht ganz. Limbus und Pfannenerker sind verformt und ausgezogen (Sonographie)
* **(Sog.) angeborene Hüftluxation:** bei Geburt ist nur die Dysplasie (Voraussetzung für eine Luxation) gegeben. Es liegt jedoch nur sehr selten schon eine Luxation vor. Diese entwickelt sich meist erst **postnatal** (→ sog. angeborene).

Ätiol. und Pathogenese: *Endogene* Faktoren: multifaktorielles Erbleiden, konstantes Geschlechtsverhältnis Mädchen : Knaben = 6 : 1, Doppelseitigkeit in ca. 40 %, familiäre und geographische Häufung. *Exogene* Faktoren: z.B. gehäuft bei Geburt in Beckenendlage (Bedeutung nicht eindeutig geklärt).

Sekundär können sich bei Dezentrierung (zunehmender Luxation) folgende Veränderungen an Hüftpfanne und -kopf, Gelenkkapsel und Muskulatur entwickeln:
• Verzögerte Ossifikation des Hüftkopfkernes
• Coxa valga antetorta
• Bildung einer Sekundärpfanne
• Weichteilveränderungen, z.B. Ausziehung des Gelenkkapselschlauches, Lig. capitis femoris elongiert (Repositionshindernis).

Spontanverlauf: Langfristig entsteht aufgrund der Gelenkinkongruenz eine sekundäre Koxarthrose (☞ 19.1.13). Bei hoher Luxation stehen die dysplastischen Hüftköpfe in Höhe der Darmbeinschaufeln.

Klinik und Diagnose
• **Häufigkeit** (Deutschland): Dysplasie ca. 4 % (häufigste kongen. Skelettfehlentwicklung). Hüftluxation ca. 0,4 %. „Luxationsnester" z.B. in Sachsen
• **Anamnese:** Familienanamnese: Beckenendlage, Sectio, Frühgeburt. Andere Anomalien: z.B. Klumpfuß, Schiefhals, WS-Deformität?

• **Untersuchung:** Frühdiagnose entscheidend. Für Praxis wesentliche (*unsichere*) klinische Früherkennungszeichen, Hinweise und Teste sind:
  - **Instabilitätszeichen:** *Ortolanizeichen (M. Ortolani, Pädiater, Italien),* (spür- und hörbares Schnappen = (Sub)-luxation des Hüftkopfes) → wichtigstes Zeichen in den ersten Tagen (manchmal nur in den ersten Lebenstagen nachweisbar). Die Prüfung dieses Zeichens erfordert viel Erfahrung: differenzieren zwischen lockeren und instabilen sowie ein- und ausrenkbaren Hüften
  - **Abspreizbehinderung** (ab 2. Lebensmon. wichtigster Hinweis) durch vermehrte Anspannung der Adduktoren bei dezentrierten Hüften. Abd. bei Neugeborenen: normal 80–90° (cave: beidseitige Dysplasie oder Luxation), ab 2. Mon. physiol. nur ca. 65°. *Sicher pathologisch ab 45°*
  - *Faltenasymmetrie:* Oberschenkel und Gesäß
  - *Beinverkürzung* (cave: beidseitige Luxation)
  - *Bewegungsarmut*
  - *Gangbild:* bei Laufbeginn hinkendes Gangbild (Duchenne-Hinken), bei Doppelseitigkeit Watschelgang (manche Pat. sind erstaunlicherweise sehr lange Zeit beschwerdefrei)
    Trendelenburgsches Zeichen (funktioneller Hüfttest; M. gluteus medius): normalerweise kann im Einbeinstand das Becken zumindest waagrecht gehalten werden. Bei Insuff. des M. gluteus med. Absinken des Beckens auf der **Gegenseite** (Trendelenburg positiv)

• **Sonographie der Säuglingshüfte** *(R. Graf, Stolzalpe, Österreich)* (☞ 6.6): Standartmethode, vorwiegend 7,5 MHz Linear-Schallkopf. Standardisierte seitliche Lagerung und Abtasttechnik. Systematische Befundung (☞ 6.6). Durch die mögliche "Frühesterkennung" → Frühtherapie → Ther.-Erfolge besser.

19

Sonographie Tabelle

Knöcherne Formgebung	Knöcherner Erker	Knorpeliger Erker	Knochenwinkel α	Knochenwinkel β	Therapievorschlag
Typ Ia (ausgereifte Hüfte, jedes Lebensalter)					
Gut	Eckig	Weit übergreifend (spitzzipfelig)	> 60°	< 55°	Keine Therapie
Typ Ib (jedes Lebensalter)					
Gut	Meist geschweift	Kurz übergreifend	> 60°	< 55°	Keine Therapie
Typ II (physiologische Verknöcherungsverzögerung)					
A(+), altersgemäß	Ausreichend	Rund	Übergreifend	50–59°	> 55°	Keine Therapie, Kontrolle
A(-), mit Reifungsdefizit, bis 3. Lebensmon.	Mangelhaft	Rund	Übergreifend	50–59°	> 55°	Kontrolle in Grenzfällen, gewöhnlich Abspreizbehandung
B, „echte" Verknöcherungsverzögerung, älter 3 Mon.	Mangelhaft	Rund	Übergreifend	50–59°	> 55°	Abspreizbehandlung
„G" oder „C", gefährdete od. kritische Hüfte, jedes Alter	Mangelhaft	Rund bis flach	Noch übergreifend	43–49°	70–77°	Sofort Therapie mit Spreizhose
D, Hüfte, am Dezentrieren (jedes Alter)	Hochgradig mangelhaft	Rund bis flach	Verdrängt	43–49°, gefährdeter Bereich	> 77°, dezentr. Bereich	Sofort Therapie, sichere Fixation notwendig (z.B. Pavlik-Bandage)
Typ IIIa (dezentriert)					
Schlecht	Flach	Nach kranial verdrängt Ø Strukturstör.	< 43°	>77°	Sofort Therapie, Klinikeinweisung, Reposition
Typ IIIb (dezentriert)					
Schlecht	Flach	Nach kranial verdrängt, mit Strukturstör.	< 43°	>77°	Sofort Therapie, Klinikeinweisung, Reposition
Typ IV (dezentriert)					
Schlecht	Flach	Nach kaudal verdrängt	< 43°	>77°	Sofort Therapie, Klinikeinweisung, Reposition

Nach: Graf R. (1989), „Sonographie der Säuglingshüfte", 3. überarb. Aufl., Enke, Stuttgart

- **Rö.:** selten zur Frühdiagnostik (v. Rosen-Aufnahme). Als Kontrolle bei stationären Therapieverfahren sowie nach Abschluß einer Ther. BÜ zu empfehlen. Der AC-(Pfannendach)Winkel (☞ 6.1.8) sollte nach dem 3. Lebensmon. unter 30°, nach dem 12. unter 25° messen. Nach dem 1. Lj. Rö. unentbehrlich
- **Arthrographie:** Indiziert bei Repositionshindernis oder fraglicher Reposition am Ende der Repositionsphase bei Hüftluxation. Alternativ: erst Arthrographie und dann Entscheid, ob offene Reposition oder zunächst Extension. Arthrographie nach Overhead-Extenion: Punktion am besten von med.-distal (Gesäßfalte).

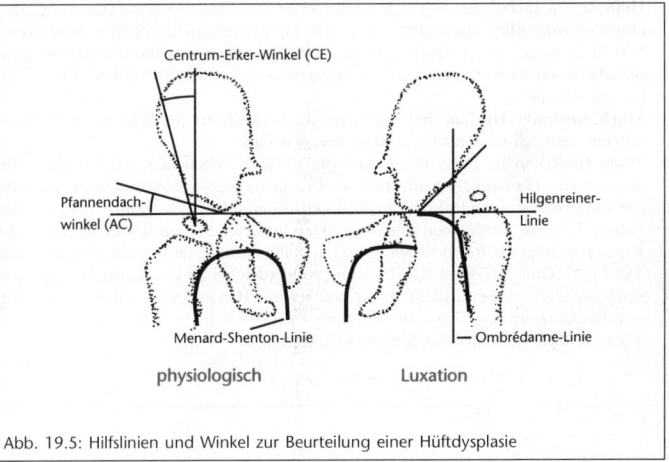
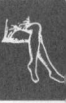

Abb. 19.5: Hilfslinien und Winkel zur Beurteilung einer Hüftdysplasie

DD: Lähmungsluxation (z.B. ICP, MMC, ☞ 10.5); seltene teratologische (schon bei Geburt nachweisbare) Luxation z.B. bei Arthrogryposis multiplex congenita, meist mit anderen Mißbildungen kombiniert; (Sub-)Luxation durch eine Koxitis.

Einteilung der Luxationsgrade (Arbeitskreis für Hüftdysplasie, Tönnis et al., 1978):
- I°: Kopfkern innerhalb der durch den Pfannenerker gezogenen Senkrechten
- II°: Kopfkern außerhalb der Senkrechten und unterhalb des Pfannenkerns
- III°: Kopfkern auf Höhe des Pfannenkerns
- IV°: Kopfkern deutlich oberhalb des Pfannenkerns

■ Therapie

Therapieform und Prognose abhängig
- vom Schweregrad (Stabilität)
- vom Alter bei Therapiebeginn
- von KO (z.B. Hüftkopfnekrose)
- von der Erfahrung des Therapeuten.

> **Therapieprinzip:** tiefe Zentrierung des Hüftkopfes in die Pfanne mit dem Ziel
> der Nachreifung und Ausbildung einer normalen Pfanne. Dies gelingt in der Ab-
> spreizstellung.
> Je jünger das Kind, desto geringer der therapeutische Aufwand und je früher der
> Therapiebeginn, desto besser die Prognose.

- **Dysplasie** (ab Sono-Typ IIc nach Graf; ☞ 6.6): funktionelle Abspreizbehandlung
  durch **Spreizhose,** die Strampelbewegungen zuläßt (☞ 21.4.2). Auch eine instabile
  Hüfte des Neugeborenen läßt sich damit meist ausreichend fixieren. Dauer der Ther.
  abhängig von Alter und Schweregrad der Dysplasie; reicht von 6–8 Wo. bis zu
  5–6 Mon. Regelmäßige (anfänglich nach wenigen Tagen) klinische und sonographische Kontrollen. Altersgrenze für Spreizhosenbehandlung: ca. 8–10 Mon. Ambulante Therapie.
- **Stark instabile Hüften:** bei Luxationsgefahr auch in Spreizhose → stabilere
  Schienenbehandlung oder Gips. Stationäre Therapie.
- **Kons.-funktionelle Ther. bei Luxation:** zunächst schonende und langsame Reposition des Hüftkopfes in die Pfanne. Geeignete Repositionsverfahren sind z.B.
  die *Pavlikbandage* und die stationär durchzuführenden *(Overhead)Extensionsver-
  fahren.* Letztere werden bei stark kontrakten luxierten Hüften bevorzugt. Nach der
  Reposition folgt die *Retentionsphase.* Ziel ist die Normalisierung der Pfanne. (Sono
  Typ I nach Graf, AC-Winkel < 25°). Hierzu werden bei ausreichender Hüftgelenks-
  stabilität Schienen, bei Instabilität Gipsverbände in Beuge-Spreizstellung verwendet:
  z.B. Hocksitzgips nach Fettweis (Beugung ca. 110°, geringe Abd.; Tragezeit bis ca.
  4 Wo.). Nach Gipsabnahme Schienenbehandlung.

19

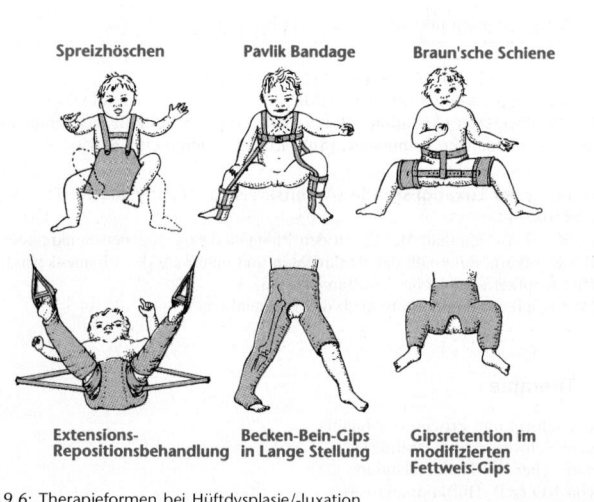

Abb. 19.6: Therapieformen bei Hüftdysplasie/-luxation

Spreizhöschen   Pavlik Bandage   Braun'sche Schiene

Extensions-
Repositionsbehandlung   Becken-Bein-Gips
in Lange Stellung   Gipsretention in
modifizierten
Fettweis-Gips

Folgezustände und Behandlungsprobleme
Frühproblem: Mißlungene geschlossene Reposition → *offene (operative) Reposition* (ventro.-lat. Zugang nach Watson-Jones, ggf. Kombination mit Salter-Osteotomie, Psoastenotomie). **Spätprobleme:** auch nach lege artis durchgeführten kons. Ther. kann (meist aufgrund zu späten Behandlungsbeginns) eine Restdysplasie der Pfanne, eine subluxierende *Coxa valga et antetorta* (→ Rö.-BÜ → reelle CCD/AT-Winkel bestimmen, Funktionsaufnahme in Abb./Iro → ggf. DVO) oder eine *Kombination* beider zurückbleiben. Die *Hüftkopfnekrose* ist gefürchtet.

Operative Maßnahmen zur Vorbeugung einer sekundären Koxarthrose
Beckenosteotomien zur Verbesserung der Hüftkopfüberdachung
- **Nach R.B. Salter (1951):** *OP-Prinzip:* Osteotomie des Os ilium prox. des Pfannenerkers. Distales Osteotomiefragment wird ventralisiert und lateralisiert. Drehpunkt liegt im Bereich der Symphyse; Überbrückung des Osteotomiespaltes mit autologem Beckenkammspan → bessere Überdachung des Femurkopfes. Zur Sicherung KD und Gips. *Ind.:* persistierende Pfannendysplasie mit AC-Winkel über 30° im Alter von 2 J., Jugendliche mit CE-Winkel < 15° und kurzer Hüftpfanne. *Voraussetzung:* gute Zentrierung des Hüftkopfes in der Pfanne (evtl. Funktionsaufnahme), andernfalls vom gleichen Zugang zusätzlich offene Reposition des Hüftkopfes. Bei ausgeprägter Coxa valga et antetorta subluxans u.U. gleichzeitige Derotations-Varisationsosteotomie (DVO).
  NB: Beckengips bei Kindern < 6 Lj. Wundkontrolle am 2. oder 3. postop. Tag. Entfernen der Redon-Drainage am 2. postop. Tag. Entlassung im allg. nach 8–10 Tagen (nach Rö.-Kontrolle). Stationäre Wiederaufnahme zur Gips- und KD-Entfernung sowie Rö.-Kontrolle nach ca. 6 Wo. Mobilisation, Schede-Rad, Bobby-Car.
- **Pfannenschwenkoperationen, z.B. Triple Osteotomie** (nach Tönnis, Kotz): Verschiebung bzw. Rotation der Pfanne in 3 Ebenen nach Osteotomie des Sitz-Scham- und Darmbeines. Hüftkopf wird so mit dem ursprünglichen Pfannendachknorpel überdeckt. Idealstellung: weitgehende Horizontalstellung des Pfannendachs. Ind.: residuelle Dysplasien und Subluxation bei Kindern > 7 J. Präop. Funktionsaufnahmen in Abd. und Iro. KO: Pseudarthrosen, Überkorrektur, Nervenläsionen. OS mit KD, Cerclagen, auch Zug-Stellschrauben.
- **Pfannendachplastik** *z.B. Lance; Pemberton:* Pfannendach wird von lat. nach med. eingemeißelt, nach ventrolat. heruntergeklappt und zur Abstützung ein autologer Knochenkeil eingebracht. OP-Zeitpunkt günstig zwischen 2–6 J., max. 14 J. Ziel: Normalisierung des Pfannendachwinkels
- **Nach K. Chiari (1953):** meist erst nach dem 10. Lj, bei hochgradigen Dysplasien mit kurzen, steilen Pfannen. Schräge Beckenosteotomie vom Pfannenerker nach med. schräg aufwärts → Medialisieren des distales Beckenanteils. Gelenkkapsel als Interpositum zwischen Osteotomiefläche und Femurkopf. OS mit Spongiosaschraube. *Nachteile:* Druckverteilung im Gelenk nicht großflächig. Anti-Chiari-Effekt: Femurkopf wächst mit ursprünglichem Pfannenerker nach dist.-lat. oder Femurkopf wandert mit Abbau der Überdachung nach kran. (vgl. Windhager und Kotz, 1992).

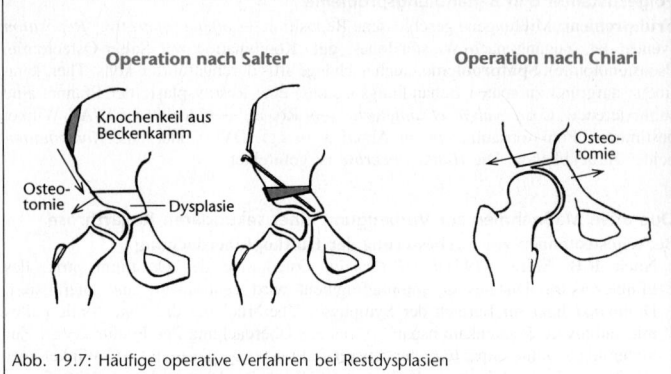

Abb. 19.7: Häufige operative Verfahren bei Restdysplasien

19

Operative Maßnahmen bei veralteter Hüftluxation

- **Kinder:** Vorextension (Traktion) über 4–6 Wo. (bis zum Alter von ca. 3 J.) möglich. Offene Reposition, zusätzlich evtl. Tenotomie (Adduktoren, Iliopsoas), Derotationsosteotomie, pfannenbildender Eingriff, Verkürzungsosteotomie
- **Jugendliche und jüngere Erwachsene bei stärkerem Hüftkopfhochstand:** Distraktion nach M. Arcq: Distalisierung des Hüftkopfes mittels Distraktionsapparat (☞ 19.1.3) evtl. in Kombination mit einer Arthrolyse. Nach Einstellung des Hüftkopfes in die Pfanne dann meist OP nach Chiari evtl. in Kombination mit intertrochantärer Derotation-Varisationsosteotomie (DVO) (evtl. mit Verkürzungsosteotomie, falls Druck des reponierten Hüftkopfes noch zu hoch ist). Ergebnisse abhängig von Alter, Luxationsgrad, Form von Hüftkopf und -pfanne
- **Erwachsene:** zur Funktions- und Beschwerdebesserung subtrochantäre Angulationsosteotomie (Lorenz, von Baeyer, Schanz) = Palliativmaßnahme; dreidimensionale Korrekturosteotomie (→ Trochanter major wird kaudalisiert, eine Abstützung des Trochanter minor am Becken wird angestrebt). Heute seltene OP (vergleiche Schiltenwolf et al. 1991).

Es ist auch zu bedenken, daß durch die entsprechende OP am Pfannendach Verhältnisse geschaffen werden, die zu einem späteren Zeitpunkt evtl. die Implantation einer Endoprothese **zulassen.**

Korrekturosteotomie proximales Femur

Bei Coxa valga et antetorta subluxans: intertrochantere Derotations-Varisations-osteotomie (DVO). *Strenge Ind.-Stellung:* bei starker Fehlstellung des prox. Femur und nicht ausreichender Überdachung durch Beckenosteotomie. Präop. Rö.-Funktionsaufnahmen! Gute Kopfzentrierung in Abd. oder Add.?

Prognose

Ausheilungsergebnis abhängig vom Ausmaß der path. Veränderungen, Alter bei Behandlungsbeginn, Ther.
- **Spontanverlauf:** frühzeitige Koxarthrose
- Bei **frühzeitiger Diagn.** und Ther. meist folgenlose Ausheilung. Vorsorgeuntersuchung mittels **Sono!** Screening!

- Bei **verspäteter Diagn.:** deutliche Besserung durch operative Maßnahmen (Vermeidung einer frühzeitigen sekundären Koxarthrose) möglich
- Auftreten der gefürchteten **Hüftkopfnekrose** mit schlechter Progn. (Arthrose) bei schonender Ther. glücklicherweise selten (< 5 %)
- Bei Dysplasiekoxarthrose und entsprechenden Beschwerden schon im Alter < 60 J. TEP (zementfrei, ggf. CAD-Prothese) zu erwägen.

19.1.12 Hüftkopfnekrose im Erwachsenenalter, ICD 733.4

Aseptische nichttraumatische subchondrale Osteonekrose als Folge einer lokalen Durchblutungsstörung. M:F = 4 : 1, vorwiegend im 30.–60. Lj. 50 % doppelseitig.

Soziales Problem: Erkrankung meist zum Zeitpunkt der größten Leistungsfähigkeit; daher auch erhebliche soziale Belastung.
Risikofaktoren: Kortison-Ther., Stoffwechselstörungen (Dyslipoproteinämie, Hyperurikämie), Gefäßerkrankungen (pAVK, Thrombose, Panarteriitis nodosa u.a.), Bindegewebserkrankungen, Lebensgewohnheiten [*z.B. Alkoholabusus*], Bestrahlungen (z.B. Radiumeinlagen), Blutkrankheiten (z.B. Sichelzellanämie).

Klinik: zunehmende belastungsabhängige Leistenschmerzen bei Zusammensintern/Infraktion des Femurkopfes in der Belastungszone. Bewegungseinschränkung. Evtl. Kontrakturen.

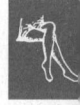

Diagnose
- **Rö.:** BÜ, Tomographien, Tangentialaufnahmen nach Schneider (☞ 6.1.8). Beurteilung der Nekroseausdehnung. Nekrose meist in ventro-kranialer Hemisphäre gelegen. Sinterung des nekrotischen Knochengewebsanteiles und zunehmende Inkongruenz zwischen Femurkopf und Pfanne

Stadien der Hüftkopfnekrose nach Ficat/Arlet
0   keine Symptome
1   Leistenschmerz, geringe Bewegungseinschränkung (Abd., Iro.), Rö. o.B.
2   erste Röntgenveränderungen, Sklerosierung, Zystenbildung im Hüftkopf
3   Sequestrierung des Knorpels
4   Zusammenbruch des Hüftkopfes

- **MRT:** Frühdiagnose möglich. Charakteristisch ist die frühe Demarkation durch hypointensiven Randsaum (T1-gewichtet). Später typische Dreischichtung des Nekrosebezirks
- **CT:** genauere räumliche Einordnung des Nekrosebezirkes
- **Szinti: Früh**diagnose möglich → Anreicherung.

DD: bakt. (Labor: BSG, CRP ↑, lokale Entzündungszeichen, Punktion), rheumatische Koxitis (☞ 14.8.1), Koxarthrose (☞ 19.1.13), Tumoren.
Algodystrophie der Hüfte (syn: transitorische Osteoporose):
Meist spontanes Auftreten; dreiphasiger gutartiger Krankheitsverlauf über ca. 6 Mon. Klinisch Hüftschmerzen und Schonhinken. Überwiegend Pat. in mittleren LJ. betroffen.
Labor: unauffällig. **Rö:** lokalisierte Demineralisationszone im Hüftkopf-Bereich (auch Azetabulum und Schenkelhals evtl. miteinbeziehend), Befall angrenzender Gelenke möglich. Rö. auffällig erst ca. 4 Wo. nach Auftreten klinischer Zeichen. **Szinti:** zur Frühdiagnostik geeignet, vermehrte Anreicherung.
NMR: gute Abgrenzung zur Hüftkopfnekrose möglich, Verlaufskontrolle. 3 Stadien

(Grimm et al. 1990): Stadium **I** (diffuses Stadium): Bei T1-gewichteten Bildern diffuse bis fleckige Hypointensität. T2-gewichtete Bilder mit Gelenkerguß, unspezifische Signalanhebung. Stadium **II** (fokales Stadium), 2–3 Mon. nach Krankheitsbeginn: T1: ausgedehnte hypointense Bezirke bereits rückläufig, T2 mit fast normalem Signalbild. Stadium **III**= Residualstadium. **Ther.:** Entlastung, Antiphlogistika, KG.

Konservative Therapie

- **Ind.:** Inoperabilität, weit fortgeschrittener Hüftkopfnekrose mit erträglichen Beschwerden
- Beseitigung der Noxe, wenn möglich (z.B. Kortisonmedikation, Alkohol)
- Entlastung an Unterarmgehstützen, passagere Traktionsbehandlung, KG, physik. (z.B. Elektro-, Hydro-Ther.) und medikamentöse Ther. (Analgetika, Antiphlogistika).

Operative Therapie

Ther.-Konzepte abhängig von Alter des Pat. und Ausdehnung der Osteonekrose.

Behandlungsvorschlag Stadium 1 und 2: Anbohrung des Nekroseherdes (Forage), bzw. zentrale Markraumdekompression durch Entnahme eines bis in die nekrotischen Areale hinreichenden Knochenzylinders (*Ficat 1985*). Postop. volle Entlastung für ca. 6 Wo., danach Übergang zu Teilbelastung; Vollbelastung nach 10–12 Wo.

OP-Technik: Lat. Hautschnitt über dem Trochanter major. Fasziendurchtrennung und Darstellung des M. vastus lateralis am Ansatz. Längsspaltung des M. knapp distal des Tuberculum innominatum, kurzstreckiges L-förmiges Ablösen. Vorbohren eines KD in Richtung Nekroseherd unter BV-Kontrolle a.p. und axial. Bei korrekter Lage Vorbohren eines Hohlbohrers über den KD bis in die Sklerosezone knapp unterhalb des Gelenkknorpels. Auffüllen des entstandenen Hohlraumes mit autologer Spongiosa (Trochantermassiv oder Darmbeinkamm = subchondrale Spongiosaplastik). Tamponade des Bohrloches mit z.B. Gelitta®. Reinsertion des M. vastus lateralis, Redon-Drainage. Schichtweiser Wundverschluß.

Therapievorschlag für Stadium 2 und 3 nach Ficat
Intertrochantere Umstellungsosteotomie entsprechend der Lokalisation des Nekroseherdes (Ziel: Nekroseherd aus der Belastungszone herausdrehen), meist Flexion-Valgisation. Evtl. zusätzlich Forage und subchondrale Spongiosaplastik. Kooperationsbereitschaft der Pat. präop. abschätzen!

NB: Entlastung für mind. 4–5 Mon. *Alternative:* gefäßgestielter Beckenspan; keine Routinemethode, großer operationstechnischer Aufwand.

Therapievorschlag bei Stadium 4 bzw. sekundärer Koxarthrose
TEP (überwiegend nicht zementiert). Problematisch wegen frühen Erkrankungsalters und häufiger Doppelseitigkeit. Strenge Indikationsstellung. *Weitere Verfahren:* kompliziertere inter- und transtrochantäre Rotationsosteotomie → keine besseren Resultate, sehr aufwendige Operationstechnik.

Progn.: Spontanverlauf der Hüftkopfnekrose überwiegend progredient. Bei Forage bis Stadium 2 in ca. 85 % klinisch gute Resultate. Bei Flexions-Valgisationsosteotomie (auch mit Forage und Spongiosaplastik) subjektive Beschwerdebesserung bei ca. 75 %; verzögernder Einfluß auf die Entwicklung einer Koxarthrose möglich.

19.1.13 Koxarthrose, ICD 715.1–3

Sammelbezeichnung für degenerative Veränderungen des Hüftgelenkes mit schmerz-hafter Funktionsminderung, v.a. im Erwachsenenalter. Steigende Zahl von Koxarthro-se-Pat. durch höhere Lebenserwartung.

Primäre (idiopathische) Koxarthrosen (ca. 25 %): Ätiol. unbekannt. Beginn ge-wöhnlich nach dem 50.–60. Lj.
Sekundäre Koxarthrosen (ca. 75 %): Entwicklung aus nicht vollständig ausgeheilten Hüftgelenkserkrankungen. Treten früher auf als primäre und sind häufiger monartikulär.
Häufigste Ursachen: angeborene Hüftluxation (ca. 30 % der sekundären Koxarthrosen), Epiphyseolysis cap. fem. (ca. 20 %), rheumatische und bakt. Koxitis (ca. 10 %), M. Perthes (ca. 5 %), Trauma (ca. 5 %). *Seltener:* OD, Gelenkchondromatose, idiopathische Hüftkopfnekrose, c.P., Arthropathien (metabolisch, neurogen, bei Hämophilie, bei Endokrinopathien), Gelenkfrakturen, Osteoradionekrose.
Einflußfaktoren: Übergewicht, Überbelastung. Alter, **Präarthrosen** (identifizierbare Ursache einer Arthrose, überwiegend aufgrund nicht vollständig ausgeheilter Hüftge-lenkserkrankungen).

Klinik
Anamnese (spezielle Anamnesefragen)
(Vergleich standartisierte Anamnese- und Untersuchungsbogen, Krämer 1996)
- *Familienanamnese:* gehäufte, frühzeitige Arthrosen in der Familie, rheumatische Erkrankungen?
- *Eigenanamnese:* frühere Hüftgelenkserkrankungen/-OP, Unfälle, Schmerzen an anderen Gelenken, Stoffwechselerkrankungen?
- *Schmerzen:* Lokalisation → Leiste, Gesäß. Schmerzausstrahlung in Oberschenkel bis Knie). Anlauf-, Einlauf-, Belastungsschmerz; in fortgeschrittenen Stadien Ruheschmerz. Kreuzschmerz (kompensatorische Hyperlordose durch Flexionskon-traktur der kranken Hüfte). Analgetikabedarf. **Wichtig auch hinsichtlich einer evtl. OP-Indikationsstellung: wie stark ist der Leidensdruck?**
- *Bewegungseinschränkung, Frage nach Funktion:* Sport, max. Gehstrecke, Treppen-steigen. Probleme beim Schuh- und Strumpfanziehen. Gehhilfen?

Befund
- **Gangbild:** Verkürzungshinken, Schmerz- und Schonhinken? Trendelenburg-Zei-chen (☞ 19.1.11), Duchenne-Zeichen. BLD (☞ 9.1.3)? Muskelatrophie?
- **Palpation:** Kapseldruckschmerz, Trochanterklopfschmerz. Beweglichkeit be-nachbarter Gelenke (Kniegelenk, LWS). D, M, S?
- **Bewegungsprüfung Hüftgelenk:** Flex./Ext., Iro./Aro., Abd./Add. (☞ 1.2.3). Früh-zeitige Einschränkung der Iro. und Abd., Bewegungsschmerz. Hüfte wackelsteif? *Hüftkontrakturen* mit sekundären Beschwerden? Flex.-, **Add.-**, Abd.-, Aro-Stellung. BLD (☞ 9.1.3) scheinbar oder echt? Kompensatorische Hyperlordose der LWS? *Thomas'scher-Handgriff:* Bestimmung des Extensionsdefizits bzw. einer Beugekon-traktur des Hüftgelenkes. Eine infolge Beugekontraktur auftretende kompensatori-sche Beckenkippung wird durch *passive max. Beugung der Gegenseite* ausgeglichen. Aufgrund der Extensionseinschränkung kommt der Oberschenkel der erkrankten Seite in Beugestellung (Winkel entspricht Kontrakturausmaß).
- **Rö.:** immer BÜ (☞ 6.1.8) → ca. 60 % aller Koxarthrosen bilateral (allerdings bei nur ca. 20 % bilaterale TEP notwendig). Ausmaß arthrotischer Gelenkveränderun-gen; primäre oder sekundäre Arthrose? Gegenseite? Beachte: Nicht immer ist die

Ätiol. der Koxarthrose
zu eruieren. Nach frü-
heren Rö.-Aufnahmen
fragen und evtl. besor-
gen und vergleichen

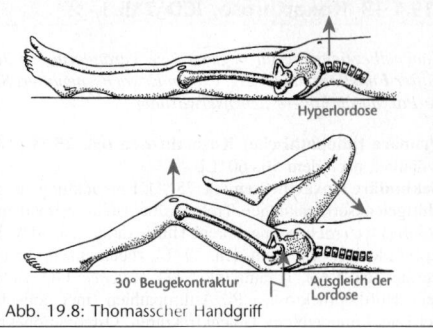

Abb. 19.8: Thomasscher Handgriff

- *Typische Arthrose-
  zeichen:*
  Gelenkspaltversch
  mälerung, subchon-
  drale Sklerosierung,
  osteophytäre Rand-
  zackenbildung, Ge-
  röllzysten. Weiter-
  hin: Subluxation
  durch doppelten
  Pfannenboden (für
  OP-Technik der TEP beachten). Bei schwerer Arthrose zusätzlich Kopfdeformie-
  rung und Stellungsanomalie (Subluxation, Add., Aro.). Kopfdestruktion insbes.
  bei c.P. zu beobachten
- *Im allg.* keine *Korrelation zwischen Schmerzen und röntgenologischen Verän-
  derungen.* Rö. allein nicht überbewerten, immer mit Klinik korrelieren
- *Gelenkspaltverschmälerung ohne Sklerose:* schlechtes prognostisches Zeichen.
  Konzentrische oder kraniolaterale Gelenkspaltverschmälerung?
- Evtl. Aufnahmen in Abd., Add. (Funktionsaufnahmen) für weitere therapeutische
  Überlegungen (z.B. Umstellungsosteotomie).
- Präop. ggf. zusätzlich axiale Aufnahme zur OP-Planung
- **Labor:** BSG. Rheumatische Erkrankungen? Entzündungen? Stoffwechselstörungen
  (DD)?
- **Szinti:** nur zur DD bei V.a. entzündliche Erkrankungen, Osteonekrose oder Tumor.
  Evtl. Ausschluß einer röntgenologisch nicht erkennbaren gelenknahen Fraktur.

Diagnosestellung bei typischer Schmerzsymptomatik, zunehmender Bewegungseinschränkung mit Gelenkkontrakturen und radiologischen Arthrosezeichen meist einfach.
DD ☞ 19.1.1.

Konservative Therapie
Ind.: beginnende Koxarthrose ohne wesentliche Beschwerden bei regelrechter Bio-
mechanik; Inoperabilität, Ablehnung einer OP.
Ziele: Schmerzminderung, Verbesserung der Beweglichkeit, Verbesserung der Kon-
trakturen und Funktion, Steigerung der Belastbarkeit, Vermeidung der Progredienz.
Großes Repertoire kons. Maßnahmen vollständig ausschöpfen! Möglichkeiten gelen-
kerhaltender OP's beachten. Eine Endoprothese ist immer der letzte Ausweg.
Kombination verschiedene Ther.-Verfahren abhängig von Krankheitsstadium (z.B.
Frühstadium, aktivierte Arthrose, fortgeschrittenes Stadium) und Schmerzintensität.
Aufklärung des Patienten.
- **Allg. Maßnahmen:** *Belastungsregulation* (Anpassung der Beanspruchung an ver-
  bliebenes eingeschränktes Leistungsvermögen des Gelenkes): *so wenig Belastung
  wie möglich, so viel Bewegung wie möglich.* Übergewicht reduzieren. Umstellung
  im Beruf (Arbeitsplatzergonomie, Wechsel zwischen Sitzen, Gehen, Stehen) und
  Sport (geeignet sind Schwimmen, Radfahren, gezielte Gymnastik. Ungeeignet sind
  Sprung- und Laufsportarten, Tennis, alpiner Skisport). Vermeidung von Kälte und
  Nässe. Regelmäßige Eigengymnastik

- **Physik. Ther.:** Strukturelle Zuordnung und Differenzierung der Arthrosesymptomatik: aktivierte Arthrose, chron.-entzündlichem Reizgelenk, Periarthrose, reaktive Tendomyose, muskuläre, ligamentäre oder artikuläre Funktionsstörung → entsprechend Lagerungs- und Extensionsbehandlung, Wärme- und Kälteanwendungen, Bäder, Massagen, Elektro-Ther., Ultraschall
- **KG, Ergother.:** Dehnung verkürzter Muskulatur, Kräftigung insuffizienter atrophischer Muskulatur. Entspannung von hypertonen Muskeln. Tägl. ein- bis zweimal KG. Unbedingt auf selbsttätige Bewegungsübungen hinweisen. Gehschulung, Schlingengerät. Bewegungsbad
- **Manuelle Ther.:** Traktion, KG (☞ 20.2). Auch intermittierende **Extension**
- **Medikamentöse Ther.:** Chondroprotektiva (nur im Frühstadium; ☞ 14.5.6). Analgetika (☞ 22.2), Antiphlogistika (☞ 14.5.1). Myotonolytika. Die nicht schmerzhafte, kompensierte Arthrose erfordert keine medikamentöse Therapie.
- **Intraartikuläre Injektion** von z.B. Gemisch aus Orgotein (Peroxinorm® 4 mg), Lokalanästhetikum (z.B. Scandicain® 1 %) und Kortikoid (z.B. Fortecortin® 4 mg) 1–2 x/Wo., 4–6 Injektionen. **Obturatoriusblockade** mit 5–10 ml LA
- **Orthopädietechnische Versorgung:** Gehstock (auf der gesunden Seite benutzen!), Pufferabsätze, elastischer Fersenkeil, Arthrodesenstuhl, Toilettensitzerhöhung, Hohmann-Bandage, Strumpfanziehhilfe. Sehr selten entlastende Beinorthesen mit Tuber- Aufsatz: z.B. bei starken Schmerzen und Inoperabilität (☞ 21.4.2). Erlanger Orthesenbandage (☞ 21.4.3).

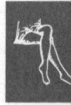

■ Operative Therapie

Hüftnahe Femurkorrekturosteotomien
Ziel: Schmerzbesserung, Verbesserung der Gelenkkongruenz, der Lastübertragung im Gelenk, der Durchblutungssituation und evtl. der Hüftgelenksbeweglichkeit. Reduktion des Gelenkdruckes (*F. Pauwels, Bombelli*).
Ind.: präarthrotische Deformität, jüngere Pat. (< 60 J.), mechanisch bedingte Koxarthrosen, korrigierbare Gelenkfunktionen, bei leichtem und mittelschwerem röntgenologischem bzw. klinischem Erscheinungsbild. Starke Schmerzen bei relativ geringer Funktionseinschränkung (Bläsius 1990): günstigste Indikation. *Vielfach Ermessensfrage, ob gelenkerhaltende Osteotomie noch sinnvoll oder schon TEP indiziert.*

Koxarthroseform	Osteotomieform
Sekundäre Koxarthrosen, bei	
Coxa valga subluxans	Varisierung
+ Pfannendysplasie	+ Beckenosteotomie
+ Adduktionskontraktur	+ Adduktorentenotomie
+ Capital drop	*Valgisierung*
Coxa vara	*Valgisierung*
Protrusio acetabuli	*Valgisierung*
Epiphyseolysis capitis femoris	Derotation, Flexion
Trochanterhochstand mit Instabilität	*Distalisierung, Lateralisation*
+ Coxa antetorta	+ Derotation
primäre Koxarthrose	*Varisierung, Valgisierung, Reizosteotomie*
+ Adduktionskontraktur (therapieresistent)	+ Adduktorentenotomie
+ Kontraktur Rotation	+ Derotation

nach Wirth und Jäger 1986

Präoperative Planung (Ganz 1990)
- Rö.-BÜ. Zusätzlich **Funktionsaufnahmen** in Abd. oder Add. der Hüfte: in welcher Einstellung Gelenkkongruenz verbessert?
- *Planskizze:* spezielle Topographie, Eintrittshöhe und -richtung des Implantates, Osteotomiehöhe und -richtung, erwünschtes Endresultat
- *Planung der OP-Taktik:* genaue Kenntnis der *Bewegungsausmaße* wichtig. Technische Varianten und OP-Taktik entsprechend der path. Biomechanik (☞ Kasten).

OP-Technik: Intertrochantere Varisationsosteotomie (*nach Schneider 1979*)

Planskizze. Rückenlage. Hautschnitt lat. von Trochanterspitze bis ca. 20–30 cm nach distal (bei Valgisationsosteotomien etwas länger). **Längsspaltung der Faszie:** L-förmiges Abtrennen des prox. M. vastus lat., Darstellung des intertrochanteren Gebietes.

Markierung der AT mittels KD ventral entlang des Schenkelhalses. Markieren der geplanten Klingensitzhöhe durch Einbohren eines KD (Tuberculum innominatum) unter Berücksichtigung der markierten Antetorsion und des Varisationswinkels (gewünschte Varisation = 180° – [Plattenwinkel + Korrekturwinkel]). Bei Plattenwinkel von 90° und Korrekturwinkel von 20° ist z.B. der Einschlagwinkel 70° bei der **Varisation.** Lage der Eintrittsstelle der Klinge mind. 15 mm entfernt von der geplanten Osteotomie. Vorbereiten des Fensters für das Plattensetzinstrument mit klingenbreitem Meißel. BV-Kontrolle.
Einschlagen des **Klingensetzinstrumentes** bis zur korrekten Klingenlänge, dann geringes Zurückschlagen mit Schlitzhammer.
Rotationsmarkierung mittels zweier ventro-lateral eingebohrter kurzer KD nach Vorbohren der Löcher mit 2 mm-Bohrer.
Osteotomie und mediale Keilentfernung: mit oszillierender Säge unter Kühlung plane intertrochantere Osteotomie, dann Entfernung eines z.B. Zweidrittelkeiles von X Grad
.**Ausschlagen des Setzinstrumentes** und Einschlagen einer X-Grad-Winkelplatte mit X mm Klingenlänge und X mm Kröpfung, X-Loch. Reposition der Fragmente und Adaptation mittels Knochenfaßzangen.
Verwendung eines Plattenspanngerätes oder DC-Platte. BV-Kontrolle, Bewegungsprüfung.
Wunddrainage, Reinsertion des M. vastus lat., schichtweiser Wundverschluß.

NB: assistive Bewegungsübungen, Entlastung für ca. 12 Wo. Dann zunehmende Belastung je nach Rö.-Befund (Teilbelastung je nach Stabilität der OS und der Durchbauung). Nach *Varisierung:* Beinverkürzung, meist vorübergehende Abduktoreninsuffizienz (Trendelenburg-Zeichen positiv → KG).

Fehler und Gefahren: Technische Fehler am häufigsten durch falsche Plattenlage oder falsch angelegte Osteotomie, selten Rotationsfehler. **Progn. nach intertrochantärer Osteotomie:** in ca. 60 % gute Langzeitresultate.

Endoprothetischer Gelenkersatz

TEP: Totalendoprothese. HEP: Hemi-Endoprothese ohne künstliche Pfanne. Hybrid-Prothese: zementfreie Pfanne, zementierter Schaft. Ca. 100 000 Primäreingriffe in Deutschland/J. Deutliche Besserung der Lebensqualität zu erzielen.

Technische Hinweise
- **Prinzip:** Entfernung zerstörter Gelenkstrukturen (bei TEP Femurkopf und Hüftpfanne mitsamt Kapselbandapparat) und alloplastischer Ersatz. Z.Zt. > 100 mehr oder weniger verschiedene Schaft-Modelle auf dem Markt
- **Konventionelle Prothesen:** Kunststoffpfanne (Polyäthylen) mit oder ohne äußeren Metallüberzug. Prothesenkopf aus Metall oder Keramik (Aluminiumoxidkeramik, Prothesenstiel aus verschiedenen Metallegierungen (z.B. Titan). **Knochenzement:** 2 Komponenten, die zu Polymethylmetacrylat (PMMA) aushärten. **Custom-made-Prothese:** „maßgeschneiderte" Individualprothese, angefertigt nach CT des prox. Femur
- **Schwachpunkt des Systemes ist die Grenzschicht Zement-Knochen mit der Gefahr der aseptischen Prothesenlockerung** (→ Entwicklung zementfreier Prothesen). Unphysiologische Kraftflußteilung. Nach 10 J sind nur noch 80 % der zementierten Prothesen fest.

Indikationen und Kontraindikationen zur TEP
- **Häufigste Ind.:** therapieresistente fortgeschrittene Koxarthrose im höheren Lebensalter bei entsprechendem Leidensdruck
  - *Zementierte TEP:* im allg. Alter > 65 J. (biologisches Alter), fortgeschrittene Osteoporose, Unfähigkeit einer mehrwöchigen Teilbelastung
  - *Zementfreie TEP:* im allg. Alter < 65 J., rüstige Patienten
- **Spezielle Ind.:** u.a. angeborene Hüftgelenksdysplasie, -luxation, c.P., Hüftkopfnekrose im Erwachsenenalter (☞ 19.1.14), maligne Tumoren
- **KI:** Allgemeininfekte sowie nicht ausgeheilte lokale Infekte, unvertretbar hohes OP-Risiko
- **Ind. zur HEP** (Kopfprothese): ausschließlich bei sehr alten Pat. nach Schenkelhalsfraktur ohne wesentliche Koxarthrose

Präoperative Planung und OP-Technik
- Weitgehend standardisiert. Bestimmung von Größe und Position der Prothese mittels entsprechenden durchsichtigen Planungsfolien und **Planskizzen.** Spezieller Prothesentyp notwendig (z.B. CAD-Prothese, Tumorprothese)?
- Am Schaft größtmögliche und längste markraumfüllende Prothese einbringen (rundum jedoch mind. 2 mm Zement, Griss 1990). *Inklinationswinkel* der Pfanne ca. 45°, *Anteversion* ca. 10–15°. *Standardprothesenkopf* 32 mm. Trochanterspitze und Prothesenkopfmittelpunkt sollten auf einer Horizontallinie liegen, senkrecht zur Femurschaftachse. Pfannenaufbau bei ungenügender Überdachung
- **Zementierte Prothesen:** Markraumsperrer, Einbringen des Zementes in gesäuberte und von Blut möglichst freie Pfanne und Schaft
- **Detaillierte Aufklärung des Pat.:** Gefäß- und Nervenverletzung (N. ischiadicus), Infekt (evtl. TEP-Ausbau), Thrombose, Embolie, Nachblutung, BLD. Überlebenszeit einer Prothese ca. 10–15 J. → Hinweis auf aseptische Lockerung
- **Eigenblutspende rechtzeitig empfehlen** (Ambulanz! ☞ 3.2.1).
- **Aufklärung des Patienten** über gelenkschützende Maßnahmen postop.: z.B. sportl. Belastung, Pufferabsätze, Radfahren; Gewichtsreduktrion, falls erforderlich.

OP-Technik: zementfreie Hüftgelenksendoprothese

Planungsskizze. Rückenlage. **Hautschnitt** in Femurschaftlängsachse über Trochanter major. Darstellung und Längsspaltung des Tractus iliotibialis. Konventioneller Hohmann-Haken dorsal. Darstellung des Trochanter major (z.B. **transglutealer Zugang:** Schnittführung distaler Teil M. gluteus medialis über Trochanter major bis in Ursprung des M. vastus lateralis). Die ventralen Anteile der beiden genannten Muskeln werden unter Erhaltung der Kontinuität mit dem Meißel bzw.Raspatorium nach ventral bis zur Hüftgelenkskapsel abgeschoben, diese wird kranial und kaudal mit einem Hohmann-Haken umfahren. Eröffnen der Kapsel (Erguß? → evtl. Abstrich). **Resektion der Hüftgelenkskapsel.** Setzen von 2 Hohmann-Haken um den knöchernen Schenkelhals. Markieren der Resektionslinie im Winkel von ca. 45° mit breitem Meißel. **Resektion des Hüftkopfes** mit der oszillierenden Säge unter Hohmannschutz bei max. Aro. Entfernung des Femurkopfes mit dem „Korkenzieher" unter Schutz des prox. Femur mit breiten Meißel. Resektion der restlichen Kapselanteile und Setzen eines Pfannenhakens unter den dorsalen Pfannenrand. Abtragen überstehender Pfannenosteophyten. Darstellung des Pfannenbodens bzw. des primären Pfannenbodens mit dem Meißel.

Ausfräsung des Azetabulums erfolgt jeweils in 2 mm-Schritten meist beginnend mit der 44er-Fräse bis zur vollständigen Entknorpelung und zum Sichtbarwerden von Blutpunkten auf dem subchondralen Knochen. Prüfen des Paßsitzes der Pfanne mit Probepfannen. Einbringen der Orginalpfanne Typ X Größe XX mm in der gewünschten Position (z.B. ca. 45° Inklination, 10°-15° Anteversion). Überprüfen der primären Stabilität mit Hilfe eine Einsitzhakens. Kompresse in die Pfanne, Entfernen der Hohmannhebel. Setzen eines konventioneller Hohmann-Hakens dorsal des Trochanter major.

Umlagern des Beines in 90° Aro. und 45° Add. und 90° Kniebeugung. Eröffnung der Markhöhle. Die Vorbereitung des Prothesenbettes erfolgt mit **Formraspeln** (beginnend mit der kleinsten). Aufweiten der Markhöhle streng axial mit den Formraspeln. Einführen der Prothese (Größe..) mit der Hand. Einschlagen der Prothese. Aufsetzen des entsprechenden Kopfes (kurz/mittel/lang). Probereposition. Reposition und Überprüfung Bewegungsumfang, Straffheit des Gelenkschlusses und Luxationssicherheit. Spülung. Blutstillung. Je eine Redon-Drainage an Prothesenhals, präfaszial und subkutan. Schichtweiser Wundverschluß, Verband.

Mangelnde Pfannendachabdeckung: Pfannenerkeraufbau → Deperiostieren des Pfannenerkerrandes nach kranial und Anfrischen des Transplantatbettes (multiple Anbohrungen). Formen eines kortikospongiösen Knochenblockes (autolog, homolog). OS mit Kortikalis- oder Spongiosaschrauben mit Unterlegscheibe.

NB: Bei *zementfreier* TEP Entlastung für 6 Wo. postop., Abrollen ohne wesentliche Gewichtsaufnahme (nach *zementierter* TEP Vollbelastung innerhalb 2–3 Tagen postop.). Lagerung in Braunscher Schiene. Lokal Eis. Antiphlogistika. Thromboseprophylaxe. Mobilisation ab 1. postop. Tag. Isometrisches Muskeltraining. Assistive Bewegungsübungen. *Erlaubte Bewegungsrichtungen:* Abd., Flex./Ext., Iro. Verboten: Aro., Add. Rücksprache mit Operateur bezüglich Luxationssicherheit. Ab 6. postop. Tag erhöhtes Sitzen erlaubt, wenn Flex. > 70° erreicht. Rö.-Kontrolle. **Sport nach Endoprothesen:** ☞ 11.3.4. Beinlängen überprüfen, evtl. Verkürzungsausgleich

TEP-Lockerung
Prothesenwechsel-OP

- **Klinik:** meist belastungabhängige Stauch-, Extensions-, Rüttel- und Rotationsschmerzen, aber auch Ruheschmerzen. **Rö.:** Saumbildung, evtl. Zementfraktur, Lageverschiebung der Implantate. **DD:** Oberschenkelschaftschmerz nach zementfreier Implantation, Infekt. **Quantitatives Szinti:** Entscheidungshilfe bei noch unklaren Hüftbeschwerden (☞ 6.5)

- **Nachteile eines zu langen Wartens mit einer gelockerten TEP:** zunehmender Verlust an Knochensubstanz vor allem proximal, vermehrt intraop. KO (z.B. Sekundärbrüche), Chancen einer belastungsstabilen erneuten Verankerung der Prothesenteile vermindert

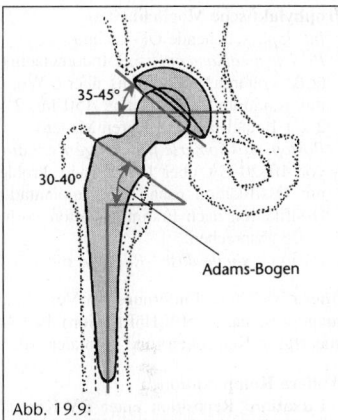

Abb. 19.9:
Korrekter Sitz einer Totalendoprothese

- Prothesenwechsel setzt besondere **Erfahrungen des Operateurs** voraus
- **KO-Risiko** relativ hoch, Anstieg der KO-Rate bei jeder weiteren Re-OP (u.a. Schaft-Frakturen, Gefäß-Nerven-KO, Hämatome, Luxationen, Frühinfekte, Thrombosen, Embolien)
- Besondere organisatorische Voraussetzungen der Klinik von Bedeutung: z.B. Eigenblutprogramm, erfahrenes OP-Team, Knochenbank
- **OP-Ind.:** eindeutige röntgenologische und klinische Lockerungszeichen. Ausmaß der Knochenzerstörung (Knochenaufbrauch), Alter und AZ des Pat. berücksichtigen
- **OP-Taktik:** Schaftverankerung: im allg. Prothesenfixation mit Zement. Bei grossen Defekten des Schaftlagers (speziell bei jüngeren Pat.) eher Tendenz zur zementfreien Fixation. Ind. für Femurtrichter, z.B. aus gelochtem Titanblech (*Voorhoeve*) bei ausgedehnten Defekten des Femurschaftes bei alten Pat. nur noch selten.
Wechselprothese: evtl. längerer Schaft als Primärimplantat (Revisionsprothese). Defektersatz durch autologe bzw. homologe Spongiosa. *Pfannenfixation bei Hüftwechsel-OP:* zementfreie und zementierte Pfanne; evtl. zusätzlich Einbringen von Spongiosatransplantaten bei schweren Destruktionen. Ggf. Stützschale.

Komplikationen bei Endoprothesenimplantationen (Beispiele)

Periartikuläre Ossifikationen (PO)
Radiologisch nachweisbare Verkalkungen nach TEP. Beeinträchtigung der postop. funktionellen Leistungsfähigkeit abhängig vom Ausmaß (z.B. Grad I-IV nach Brooker, IV = Knochenbrücke) der Ossifikationen (Bewegungseinschränkung).

Häufigkeit: ca. 35 % aller TEP-OP's; davon ca. 7 % deutliche Bewegungseinschränkung mit klinischer Relevanz. M > F. Ätiol.: unklar. Prädisposition u.a. bei M. Bechterew, M. Forestier, M. Paget. Übermäßig traumatisierende OP-Technik, Hämatome?
Klinik: Bewegungseinschränkung unterschiedlichen Ausmaßes, relevant bei Grad III-IV nach Brooker. Keine Korrelation zwischen Schmerzen und Ausmaß der PO.
Rö.: ca. 3–6 Wo. wolkige Verschattung. Reifestadium nach ca. 4–8 Wo., Dauer ca. **1 J. Knochenszinti. Labor:** AP.

Prophylaktische Möglichkeiten
- *Intraop.:* schonende OP-Technik
- *Postop. medikamentös:* z.b. Indometacin (z.b. Amuno®) 3 x 25 mg oder Diclofenac (z.B. Voltaren®) 3 x 50 mg über 6 Wo. Gleichzeitige adäquater Magenschutz z.B. mit Ranitidin (z.B. Zantic® 150 mg 2 x 1 Tbl.) oder Sucralfat (z.B. Ulcogant® 2 x 1 Beutel tägl. auf leeren Magen)
- *Postop. fraktionierte frühzeitige Radiatio* (1. oder 2 postop. Tag) mit Gesamtdosis von 10–20 Gy. über 10–14 Tage. Problem: Pat.-Transporte, Zeitfaktor. Ind.: Pat. mit Ossifikation nach TEP; Implantation der Gegenseite/TEP-Wechsel geplant, Ossifikation nach Erstimplantation vorhanden. Termine mit Strahlenklinik rechtzeitig absprechen!
- *Postop. „single-dose"-Radiatio* mit z.B. 7 Gy. am 3. postop. Tag (kostengünstig).

Operative Ther.: Entfernung der Verkalkungen. *Ind.:* störende Bewegungseinschränkung (z.B. ca. < 50° Hüftflexion) bei Abnahme der Aktivität im Knochenszinti (mehrfache Kontrollen) und normaler AP. **Cave: hohe Rezidivrate.**

Weitere Komplikationen
- **Luxation:** Reposition unter BV-Kontrolle. Zunächst Versuch ohne Vollnarkose unter Gabe von Muskelrelaxantien (z.B. Valium® 5–10 mg), Analgetika. Wenn Reposition nicht sofort möglich, vorübergehende Gamaschenextension und Reposition in Vollnarkose. Nach Reposition D,M,S- und Rö.-Kontrolle
- **Luxationsgefährdung.** Prophylaxe postop.: Unterschenkelliegeschale mit Querholz (Drehstiefel) in geringer Iro. für 1–2 Wo.
- **Frühinfekt** durch inokulierte Keime während der OP. Ther. ☞ 13.5
- **Spätinfekt:** Hämatogene Keimbesiedlung, septische Lockerung. Rö.: Lysesaum (☞ 13.5)
- **Aseptische Lockerung:** Lockerung an Grenzschicht Knochen–Zement durch Materialermüdung. Lebensdauer einer zementierten TEP ca. 10–15 J. Langzeitresultate zementfreier TEP's wohl ähnlich
- **Rezid. Luxation:** problematisch, Therapieversuch mit Erlanger Orthesenbandage. Nach Luxationsursache suchen (z.B. Pfanne zu steil, zu starke Ante- oder Retroversion der Pfanne, Glutealinsuffizienz, Trochanterabriß, Hypomochlion?). Evtl. Re-OP
- **„Trochanterprobleme":** z.B. Abriß, Pseudarthrose nach Osteotomie
- **Femurfrakturen** intra- und postop. Cave: intraop. nicht erkannte Femurfraktur (Fissur)
- **Ischadikusparese nach TEP.** Ther.: sofort Verband öffnen, flach lagern, Kortison, Elektro-Ther. Evtl. Revision bei zu „langer Prothese": kurzen Prothesenkopf einsetzen.

Hüftgelenksarthrodese
Prinzip: Operative Versteifung und damit lokale Schmerzfreiheit sowie hohe Belastungsstabilität auf Dauer.
Nachteil: Überbeanspruchung der Gegenseite (Hüfte, Knie, WS).

Ind.: nur noch sehr selten bei schwerer Gelenkdestruktion mit knöchernen Defekten, hochgradiger muskulärer Insuff. bzw. schwersten Kontrakturen sowie unheilbaren Infekten. Durch Endoprothetik fast völlig in den Hintergrund gedrängt.

Technik: Arthrodesenplatten (Schmetterlings- oder Cobraplatte). Konsolidierung: ca. 4 Mon. Einstellung der Hüfte: Mittelstellung bis 10° Außenrotation, 10° Add., 10–20° Flexion.

Hinweis: Remobilisierung einer infektfreien Hüftarthrodese durch Implantation einer Endoprothese möglich.

19.1.14 Meralgia paraesthetica

Chron. Kompression des rein sensiblen N. cutaneus femoris lateralis am Leistenband.

Klinik: brennende Parästhesien, Hyperpathie an der anterolateralen Oberschenkelfläche. Verschlimmerung durch langes Stehen, Gehen, Liegen. Linderung im Sitzen (Entspannung durch Hüftbeugung). **DD:** Bandscheibenprolaps L3, Affektion des Plexus lumbalis. Femoralisneuropathie. **Ther.:** zunächst immer kons.: Vermeidung auslösender Faktoren wie Tragen enger Hosen, evtl. Gewichtsreduktion. Nervenblockaden (☞ 2.4.3). Operativ: selten, nur bei therapieresistenten deutlichen Beschwerden → Neurolyse (keine Durchtrennung!).

19.1.15 M. Perthes (M. Legg-Calvé-Perthes), ICD 732.1

Ischämische Nekrose des Hüftkopfes im Kindesalter (3.–12. Lj.). Altersgipfel bei 5–6 J., doppelseitiger Befall in 10–20 %. Geschlechtsverteilung M : F = 4 : 1.

Ätiol. unklar; kongenitale Gefäßanomalien am prox. Femur, hormonelle Dysregulationen?
Pathogenese: Durchblutungsstörung → Nekrose des Knochenkernes der Kopfepiphyse mit nachfolgendem Abbau des nekrotischen Knochens und Wiederaufbau.
• *Initialstadium:* Gelenkerguß, Wachstumsretardierung des Kopfkerns → scheinbare Gelenkspaltverbreiterung
• *Kondensationsstadium:* Knochenverdichtung des Kopfkernes
• *Fragmentationsstadium:* Nebeneinander von Verdichtung und Aufhellung
• *Reparationsstadium:* struktureller Wiederaufbau.

Dauer des Umbauprozesses ca. 2–4 J. In dieser Zeit ist die Epiphyse vermindert belastungsfähig mit der *Gefahr der Deformierung.* Bei Mitbeteiligung der Epiphysenfuge resultiert eine prognostisch bedeutsame Wachstumsstörung.

Rö.: charakteristischer stadienhafter Verlauf entsprechend der oben beschriebenen Einteilung. Einteilung nach *Catteral* in 4 Gruppen (☞ Abb.).
Klassifikation nach *Salter und Thompson* (Vereinfachung der radiologischen Kriterien, Frühdiagnose): Ausmaß einer subchondralen Fraktur-Linie.
• *Typ A:* weniger als 50 % des Knochenkerns (entspricht Catteral I und II)
• *Typ B:* mehr als 50 % (entspricht Catteral III und IV): schlechtere Progn.

> **Radiologische Risikofaktoren** (bei Auftreten evtl. Prognoseverschlechterung): Verkalkungsherd lat. von Epiphyse, **Lateralisierung** (Subluxation) des Hüftkopfes, Mitbeteiligung der Metaphyse, Horizontalstellung der Epiphysenfuge. Hinge abduction: türangelförmiges Heraushebeln des Hüftkopfes über ein Hypomochlion des Kopfanbaus bei Abduktion.

19

		a.p.	axial
Salter und Thompson, Typ A	**Catterall Gruppe 1** Nur anterolateraler Sektor betroffen		
	Catterall Gruppe 2 ca. 50 % der Epiphyse nekrotisch		
Salter und Thompson, Typ B	**Catterall Gruppe 3** ca. 75 % betroffen		
	Catterall Gruppe 4 Totalnekrose (schlechte Prognose)		

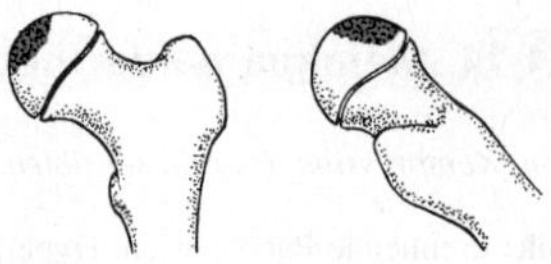

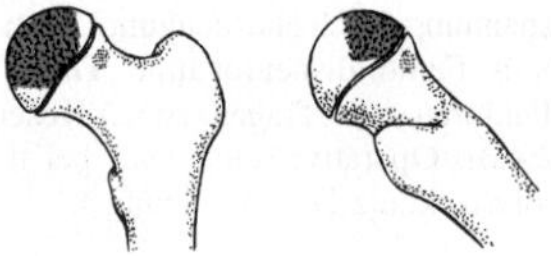

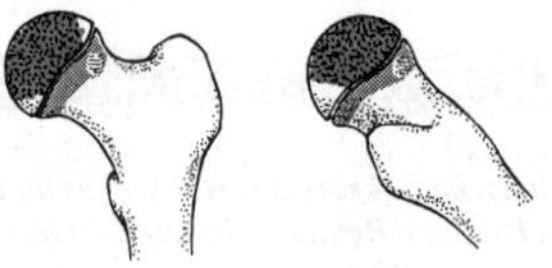

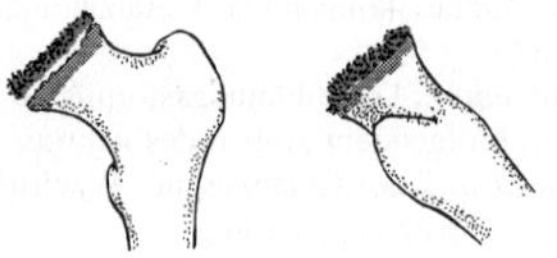

Abb 19.10: Klassifikation nach Salter u. Thompson, sowie Catterall

Klinik und Diagnose: Rö. hinkt der Symptomatik und dem Krankheitsverlauf hinterher → daher klinische **Frühzeichen** wichtig:

- **Belastungsabhängige Hüft- und insbes. auch Knieschmerzen,** Schmerz-Hinken und rasche Ermüdbarkeit, Einschränkung Gehstrecke
- *Bewegungseinschränkung:* Meist Iro. (Untersuchung in Bauchlage!) und Abd. Erst später reelle Beinverkürzungen
- **Rö.:** *BÜ und axiale Aufnahme* (Lauenstein; ☞ 6.1.8): Einordnung in oben beschriebene Stadien. Handplatte li: zur Bestimmung des Skelettalters → meist verspätetes Auftreten der Knochenkerne (☞ 10.2.1). Ziel: prognostische Abschätzung anhand Ausdehnung (*Catteral-Stadien, Salter-Thompson*) und der Risikozeichen (s.o.) → Kriterien für Therapieentscheidungen
- **Sono:** Erguß? Cave: keine Frühdiagnose möglich
- **NMR:** Frühdiagnose möglich, Bestimmung des Ausmaßes der Kopfnekrose
- **Szinti:** nur in Ausnahmefällen zur DD.

DD: Coxitis fugax. Septische Arthritis. Epiphysäre Dysplasien (bilateral).

Therapievorschlag

Es gibt **keine einheitliche Meinung** über das richtige Therapieregime. **Ziel:** Wiederaufbau des Hüftkopfes in Normalform. Verhinderung der Hüftkopf-Subluxation → Prinzip des „**Containment**" (=möglichst vollständige Überdachung des Hüftkopfes). Erhalten einer guten Hüftgelenksbeweglichkeit. **Prognostische Faktoren** wie Alter, Gewicht, Größe des nekrotischen Bezirkes, Lateralisation, Subluxation, Bewegungseinschränkung und andere geben eine Orientierung über Therapieregime:

> ☞ **Alter** bei Erkrankungsbeginn wesentlicher prognostischer Faktor. Je älter das Kind bei Erkrankungsbeginn, desto schlechter die Chance für eine befriedigende Ausheilung der Erkrankung (Jani 1991).

- Aufklären der Eltern über Erkrankung, Verlauf und Dauer (2–4 J.)
- Bei leichterer Verlaufsform (Catteral I, II, Salter-Thompson A) kons. Ther.
  - Alleinige *Beobachtung* ausreichend bei Frühformen ohne Risikozeichen und mit freier Hüftgelenksbeweglichkeit
  - Andernfalls *funktionelle* Ther. mit KG (u.U. stationär mit kurzzeitiger begleitender Extension der Beine). Schwimmen, Radfahren. Bei Schmerzen Antiphlogistika (z.B. ASS, Diclofenac). Sprungbelastungen vermeiden
- **Bei Auftreten von Risikofaktoren und/oder schwerer Verlaufsform (Catterall III/IV, Salter-Thompson B): Ziel** besseres *„Containment":*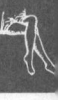
  - *Orthese* (z.B. Thomas-Bügel (H.O. Thomas 1876) → Teilentlastung) bei Pat. < 6 Lj. (nicht den ganzen Tag zu tragen, sondern nur dann, wenn die Kinder unbeaufsichtigt sind. Bei Überwiegen der Reparationsphase Weglassen des Bügels, Tragedauer selten länger als 1 J.). Thomas-Bügel aus biomechanischer Sicht fragwürdiges Prinzip
  - Bei Pat. > 6 Lj. *Varisationsosteotomie.* Postop. Beinverkürzungen zunächst nicht ausgleichen (etwas besseres „Containment")! KG. Nachteil: Beinverkürzung, Trendelenburg)
  - *Salter-Osteotomie* (evtl. in Kombination mit *Varisationsosteotomie*): Ind.: Erzielen eines „Containment" bei einem vergrößerten deformierten Hüftkopf, Stadium III oder IV, > 6. Lj.
  - *Beckenosteotomie nach Chiari:* Ind. im Endstadium des M. Perthes bei ungenügender Überdachung des Hüftkopfes (☞ 19.1.11, Hüftluxation) > 12 J.

Progn.: Ausheilungsergebnis reicht vom völlig normalen kongruenten Femurkopf bis zu schweren pilz- oder walzenförmigen Kopfdeformierungen → sekundäre Koxarthrose. *Leichte Kopfdeformierungen* führen häufig zu entsprechenden Anpassungserscheinungen der Pfanne, so daß eine ausreichende Gelenkkongruenz resultiert und spätere Koxarthrosen selten sind und kaum vor dem 50.–60. Lj. auftreten. Pat. mit chronologischem Alter < 7 J. bei Diagnosestellung weisen ein wesentlich geringeres Arthroserisiko auf als ältere. *Literatur:* Catterall A.: The natural history of Perthes disease. J. Bone Joint Surg. 53 B, 37, 1971.

19.1.16 N. saphenus-Kompressionssyndrom

Chron. Kompression des Nerven im Adduktorenkanal.

Klinik: Schmerzen distaler Oberschenkel und Innenseite Unterschenkel.
DD: Innenmeniskusläsion.
Ther.: Nervenblockade; Injektion z.B. Meaverin® 5–10 ml an Austrittsstelle des Nerven aus dem Adduktorenkanal. Bei Therapieresistenz Spaltung des Adduktorenkanals.

19.1.17 M. piriformis-Syndrom

Wichtige DD zur Lumboischialgie (☞ 18.1.2). Anatomie: Ursprung des M. piriformis: Facies pelvina des Os sacrum, zieht durch Foramen ischiadicum majus. Ansatz: Innenseite Spitze Trochanter major. Funktion: Außenrotator, Abduktor.

Klinik: Schmerzhafte Hüftinnenrotation. Schmerzhafte Abd. und Aro. gegen Widerstand. Druckempfindlichkeit des M. piriformis.
DD: DD von Hüfte und WS (☞ 19.1.1, 18.1.2).
Kons. Ther.: Injektion von Lokalanästhetika. Technik: Pat. liegt auf kontralat. Seite mit gebeugten Hüften und Knien. Spinalnadel. Triggerpunkt suchen. Probatorisch Infiltration z.B. mit Meaverin® 1 %. Abwarten. Ausschluß einer Infiltration des N. ischiadicus. Dann 5 ml Meaverin® mit Fortecortin® in M. piriformis injizieren. Dehnübungen unter krankengymnastischer Anleitung.

19.1.18 Pertrochantäre Femurfraktur, ICD 820.2

Einteilung in stabile und instabile Frakturen mit Varustendenz (z.B. bei dorso-med. Trümmerzone, Abriß des Trochanter minor). Bei älteren Pat. lebensbedrohend aufgrund drohender Immobilisation → rasche OP-Vorbereitung und OP.

Klinik: Unfallanamnese. Osteoporose? Hinweise auf path. Fraktur? Verkürzung und Aro. des Beines. Trochanterhochstand deutlicher als bei SHF.
Rö.: Hüfte a.p. und wenn mögl. axial.
DD: SHF, subtrochantäre Fraktur, Abrißfraktur Trochanter major/minor; path. Fraktur!
Operative Ther.: Ziel: beim alten Menschen Frühmobilisation und Belastung.

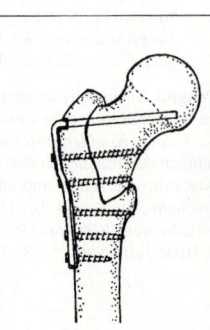

- *DHS* (Dynamische Hüftschraube). Hauptproblem: Fixation bei osteoporotischem Knochen im Alter
- *Winkelplattenosteosynthese*
- *Nagelung mit elastischen Federnägeln* (Simon-Weidner-Ender) bei stabilen Frakturen
- *Verbundosteosynthese* mit Knochenzement und Winkelplatte bei hochgradiger Osteoporose oder path. Fraktur
- *TEP:* bei hohem Alter und Koxarthrose.
- *Gamma-Nagel:* Marknagel + SH-Schraube + dist. Verriegelung

Abb. 19.11: Pertrochantäre Fraktur. Osteosynthese mit Winkelplatte

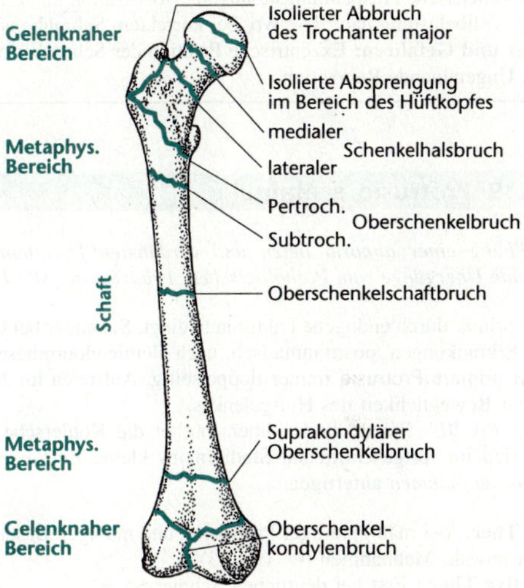

Gelenknaher Bereich

Isolierter Abbruch des Trochanter major

Isolierte Absprengung im Bereich des Hüftkopfes

Metaphys. Bereich

medialer

lateraler

Schenkelhalsbruch

Pertroch.

Oberschenkelbruch

Subtroch.

Schaft

Oberschenkelschaftbruch

Metaphys. Bereich

Suprakondylärer Oberschenkelbruch

Gelenknaher Bereich

Oberschenkel- kondylenbruch

Abb 19.12: Femurfrakturen

OP-Technik DHS: Intubationsnarkose/Spinalanästhesie. BV. Rückenlage. Lagerung auf normalem Tisch mit/ohne Extension. Abdeckung mit frei beweglichem Bein nach Hautdesinfektion. Anterolateraler Zugang. Nach Durchtrennung der Subkutis Spaltung der Fascia lata in Faserrichtung. L-förmiges Einkerben des M. vastus lateralis distal des Trochanter major und Freilegen der subtrochantären Region mit Raspatorium. **Reposition** der Fraktur durch Ext., Abd., Iro. Bestimmung der AT des Schenkelhalses mit Hilfe eines dicken KD. Planung der vom Frakturverlauf abhängigen Schraubenlage: Aufsetzen des **Zielgerätes** mittig auf Femurschaft im Winkel von 135–150° (entsprechender Abstand vom Tub. innominatum ca. 2,5–6 cm). Eröffnung der lateralen Kortikalis mit 2,0-Bohrer. Einbringen des **Führungsdrahtes** (mit Gewinde) zentriert im Femurkopf (bis leicht kaudal-dorsal) bis subchondral unter Berücksichtigung der AT. BV-Kontrolle a.p. und axial. Bestimmung der Länge des Bohrkanals mit dem Meßstab. Aufbohren mit **Dreistufenbohrer** bis ca. 10 mm an das Gelenk. Gewindeschneiden fakultativ. Bei harter Spongiosa (Jugendliche) Gewindeschneiden mit kurzer Zentrierhülse. Kein Gewindeschneiden bei Osteoporose. Eindrehen der Schraube (5 mm kürzer als aufgebohrt) mit der Zentrierhülse. Nach Entfernen von Schraubenschlüssel und Zentrierhülse Anbringen einer **DHS-Platte** passender Länge. Entfernen des Führungsdrahtes. Andrücken der Platte an Femurschaft mit Einschlagbolzen. Fixation der Platte mit 4,5 mm-AO-Kortikalisschrauben. Kompressionsschraube nur fakultativ. Rö.-Kontrolle, Spülung, Redon-Drainage. Schichtweiser Wundverschluß. Verband.

NB: Isometrische Anspannungsübungen. Mobilisation unter Teilbelastung ca.
20 kg, Vollbelastung nach 1–2 Wo. bei korrektem Schraubensitz.
Fehler und Gefahren: Exzentrische Position der Schraube im Schenkelhals/Hüft-
kopf. Ungenügende Reposition.

19.1.19 Protrusio acetabuli

*Vorwölbung einer abnorm tiefen und verdünnten Hüftpfanne ins kleine Becken.
Fließende Übergänge zum Pathologischen. Präarthrose. M : F: ca. 10 : 1.*

Ätiol.: primär durch endogene Faktoren bedingt. Sekundär bei Osteomalazie, entzündlichen Erkrankungen, posttraumatisch, nach Hemiendoprothesen.
Klinik: primäre Protrusio immer doppelseitig. Auftreten im Jugendalter. Einschränkung der Beweglichkeit des Hüftgelenkes.
Diagn.: *Rö.-BÜ:* Pfannenboden überschreitet die Köhlersche Linie nach med. und
wölbt sich im fortgeschrittenen Stadium ins kleine Becken vor. Meist Coxa vara.
Funktionsaufnahmen anfertigen.

Kons. Ther.: bei mäßiggradiger Protrusion und mäßigen Beschwerden: KG, Medika-
mentös-physik. Maßnahmen (☞ 19.1.13).
Operative Ther.: Erst bei deutlichen Schmerzen.
• *Pat. < 60. Lj.:* Früh-OP bei ausgeprägter Coxa vara und deutlicher Protrusion.
  Valgisierende intertrochantäre Umstellungsosteotomie → Verbesserung der Ab-
  spreizfähigkeit, Änderung der Belastungsresultierenden
• *Ältere Pat.:* TEP mit Auffüllen der Pfanne mit Eigenspongiosa. Pfannennetz, evtl.
  Stützschale (Alter).

Progn.: nach Valgisationsosteotomie ca. 70 % gute Ergebnisse.

19.1.20 Schenkelhalsfraktur (SHF), ICD 820.0

*Häufige Verletzung des alten Menschen (F > M); meist infolge Bagatelltrauma bei
Osteoporose oder selten als path. Fraktur bei Tumoren (Metastasen) oder Zysten.*

Einteilung nach
• **Lokalisation:** medial (86 %), intermediär, lateral
• Klassifikation nach *Pauwels* (Winkel zwischen Frakturlinie-Horizontale):
  – I: < 30°Abduktionskontraktur (ca. 12 % aller medialen Frakturen)
  – II: 30–70°Adduktionsfraktur
  – III: >70°Abscherfraktur → erhebliche Gefahr der Pseudarthrose
• **Dislokationszustand:** Einteilung nach Garden 1–4.

Klinik und Diagn.: *Unfallmechanismus: Sturz? Bagatelltrauma? Häufig Blickdiagnose: Aro. und Verkürzung des Beines. Schmerzen in der Leiste, Trochanter major.* **Cave:**
Abduktionsfraktur. **Rö.:** *BÜ, axiale Aufnahme.* **Bei Unfall auf Begleitverletzungen
achten (Rö.-LWS, Oberschenkelschaft).**

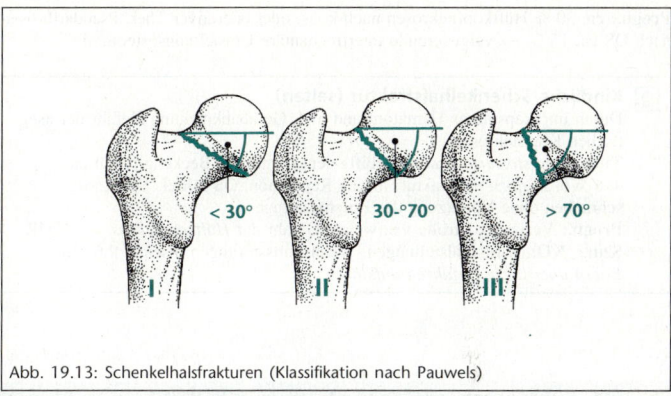

Abb. 19.13: Schenkelhalsfrakturen (Klassifikation nach Pauwels)

Therapie

Kriterien zur Therapieentscheidung: AZ des Pat., biologisches Lebensalter, Zustand des Hüftgelenkes. Ziel: frühe **Mobilisation!**

Konservative Therapie

Ind.: *SHF Typ Pauwels I:* **keine** Extension. Lagerung auf Braunscher Schiene. Thromboseprophylaxe, Atemgymnastik. *Frühfunktionelle Ther.:* Mobilisation nach 2–3 Tagen mit Teilbelastung von ca. 10–20 kg (Gehwagen). Belastungssteigerung ab 6. Wo., Vollbelastung nach ca. 12. Wo. *Regelmäßige Rö.-Kontrollen:* 2., 6. und 12. Wo. sowie bei plötzlicher Schmerzzunahme (Dislokation?).

Operative Therapie

Ind.: Dislozierte instabile Fraktur und Kombinationsfrakturen (SHF und Femurschaftfraktur). Spät-KO der SHF (Pseudarthrose, Kopfnekrose, sekundäre Dislokation)

- **OS** (DHS, Winkelplatte): Keine Koxarthrose, biol. Alter < ca. 65 J., ausreichend großes Kopffragment:
  Großfragment-Spongiosaschrauben (Pauwels I und II), alternativ 130° Winkelplatte (heute eher seltener).
  Dynamische Hüftschraube (DHS), Umstellungsosteotomie bei Typ Pauwels III (Valgisation)
- Repositionsmanöver bei Dislokation nach distal: Ext., Abd. (Einstauchen der Fragmente) und Iro.
- **TEP:** Koxarthrose, biologisches Alter > ca. 65 J.
- **HEP:** Keine Koxarthrose, schlechter AZ, hohes Alter

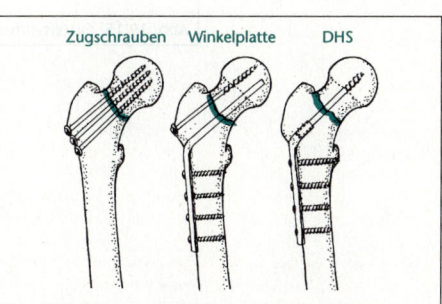

Abb. 19.14: Osteosynthese bei Schenkelhalsfrakturen

Progn.: ca. 30 % Hüftkopfnekrosen nach kons. oder operativer Ther. Pseudarthrosen nach OS ca. 15 % → valgisierende intertrochantäre Umstellungsosteotomie.

 Kindliche Schenkelhalsfraktur (selten)
Durch intrakapsuläres Hämatom und evtl. Gefäßabknickung Gefahr der aseptischen Kopfnekrose.
Ther.: *undislozierte Fraktur:* Hüftgelenkspunktion, Beckengips für ca. 4–6 Wo. *Dislozierte* Fraktur: offene Reposition, OS mittels Spongiosaschrauben ohne Verletzung der Epiphysenfuge.
Progn.: Verlaufskontrolle v.a. wegen Gefahr der *Hüftkopfnekrose* → NMR, Szinti. **KO:** Varusfehlstellungen, Wachstumsstörungen, Pseudarthrosen. *Eltern über diese Gefahren aufklären!*

19.1.21 Subtrochantäre Femurfraktur, ICD 820.2

Oft Mehrfragmentbrüche mit typischer Fehlstellung: Aro., Abd., Flex. des prox. und Medialstellung des distalen Fragmentes.

19

Ziel: OP möglichst innerhalb 24 h, möglichst rasche Mobilisation.

Ther.: übungsstabile OS überwiegend mit 95° Kondylenplatte, evtl. mit autologer Spongiosaplastik bei medialem Defekt.

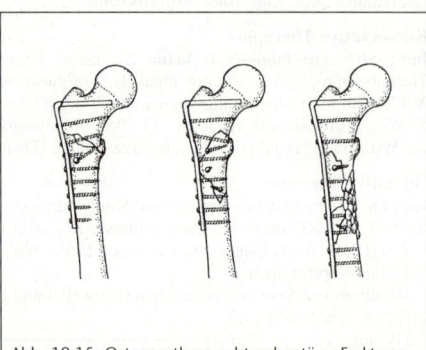

Abb. 19.15: Osteosynthese subtrochantärer Frakturen

19.2   Knie und Unterschenkel

19.2.1   Wichtige Differentialdiagnosen bei Knie- und Unterschenkelschmerzen

Erwachsenenalter

- **Gonarthrose** (☞ 19.2)
- **Trauma** (Fraktur, Muskelzerrung, -riß, Bandverletzung), Traumafolgen
- **Meniskusläsion** (☞ **19.2.15**)
- **Beinachsenfehlstellung:** Genu varum, valgum, recurvatum, Tibia vara
- Medial shelf (☞ 19.2.14)
- Poplitealzyste (☞ 19.2.24)
- Patellaluxation (☞ 19.2.22)
- Femurrollennekrose (☞ 19.2.17)
- Meniskusganglion (☞ 19.2.16)
- Femoropatellares Schmerz-Sy.
- Bursitis (☞ 19.2.4)
- Insertionstendopathie z.B. Pes anserinus
- Tabes, Syringomyelie, Nervenläsionen
- M. Sudeck (☞ 12.4.10)
- N. saphenus-Kompressions-Sy. (☞ 19.1.6)
- NPP L2/3 (☞ 18.1.7)
- Spinalkanalstenose (☞ 18.1.21)

- Kniegelenksempyem, OM
- Osteonekrose
- Spondylitis ankylosans, reaktive Arthritiden, c.P., Tbc-Arthritis, Psoriasisarthritis.
- Villonoduläre Synovitis
- Kompartment-Sy. (☞ 19.2.12)
- Tumoren (Osteosarkom, Riesenzelltumor, synoviales Sarkom; ☞ 15)
- Synoviale Chondromatose (☞ 19.2.28)
- pAVK,
- chron. venöse Insuffizienz, (☞ 9.2.7) Thrombophlebitis
- Knochenerkrankungen: Osteoporose, Osteomalazie, M. Paget, Ostitis fibrosa cystica, Myelom, usw.
- Blutkrankheiten: Hämophilie (☞ 16.2.2), Leukämie, Polyzythämie
- Stoffwechselerkrankungen: z.B. Gicht, Chondrokalzinose, Ochronose

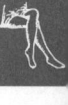

Wachstumsalter

Knie- und Beinschmerz relativ häufig im Wachstumsalter. Ursachen sehr vielfältig, reichen vom harmlosen Trauma bis Ewing- oder Osteosarkom.
Diagn.: Anamnese, Klinik. Evtl. BSG, BB, Rö. Bei unklaren Fällen Knochenszintigramm.

- **Trauma** (Fraktur, Muskelzerrung, -riß, Bandverletzung)
- **„Wachstumsschmerz"** (☞ 19.2.26)
- **M. Perthes** (☞ 19.1.5)
- **Epiphyseolysis capitis femoris** (☞ 19.1.9)
- **Hüftgelenksdysplasie** (☞ 19.1.11)
- **M. Osgood-Schlatter** (☞ 19.2.18)
- **Osteochondrosis dissecans** (☞ 19.2.20)
- Poplitealzyste (☞ 19.2.24)
- Para- und postinfektiöse Arthritiden (☞ 14.8.8)
- Femoropatellares Schmerzsyndrom
- Rheumatisches Fieber
- Osteomyelitis (☞ 13.3.6)
- Sinding-Larson-Johansson-Sy. (☞ 19.2.19)

- Villonoduläre Synovitis (☞ 19.2.32)
- Beinlängendifferenz (☞ 19.1.3)
- Scheibenmeniskus, Meniskusläsionen (☞ 19.2.15, 19.2.25)
- Koagulopathien (Hämophilie A,B, Sichelzell-Anämie, Thalassämie)
- Rheumatische Systemerkrankungen
- Kollagenosen
- Maligne Systemerkrankungen (akute lymphatische Leukämie)
- Benigne und maligne Tumoren (☞ 15)
- Appendizitis!
- Enchondrale Dysostosen (☞ 10.3.2)
- Epiphysäre Dysplasien (☞ 10.3.1)
- Entwicklungsstörungen (☞ 10.3).

19.2.2   Spezielle klinische Untersuchung

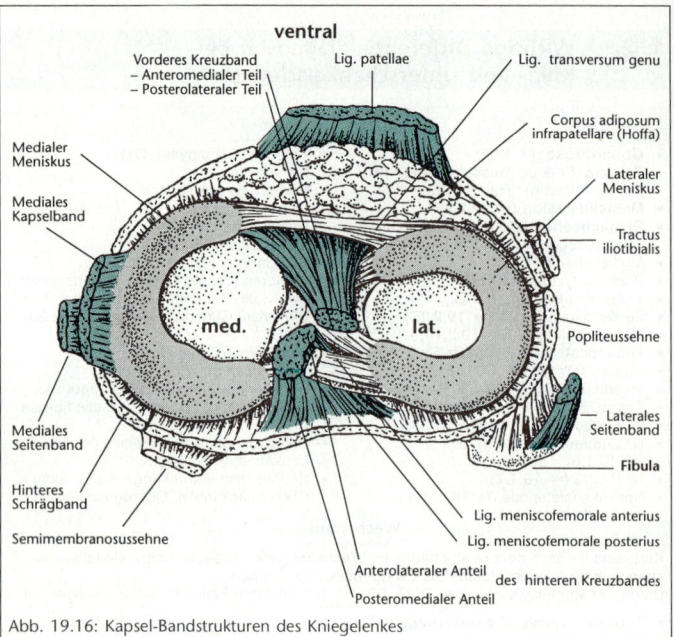

ventral

Vorderes Kreuzband
– Anteromedialer Teil
– Posterolateraler Teil

Lig. patellae

Lig. transversum genu

Corpus adiposum
infrapatellare (Hoffa)

Medialer
Meniskus

Laterater
Meniskus

Mediales
Kapselband

Tractus
iliotibialis

med.   lat.

Popliteussehne

19

Mediales
Seitenband

Laterales
Seitenband

Fibula

Hinteres
Schrägband

Semimembranosussehne

Lig. meniscofemorale anterius

Lig. meniscofemorale posterius

Anterolateraler Anteil   des hinteren Kreuzbandes
Posteromedialer Anteil

Abb. 19.16: Kapsel-Bandstrukturen des Kniegelenkes

- **Systematische Untersuchung:** Anamnese, Inspektion, Palpation, Funktionsprüfung, Prüfung der Bandstabilität, Meniskusdiagnostik, „Patella"-diagnostik
- **Immer beide Knie untersuchen,** beginnend mit der gesunden Seite
- **Entspannte Lagerung** auf frei zugänglicher Liege, insbes. bei Untersuchung des Kapsel-Bandapparates (Kopf muß auf Untersuchungsliege aufliegen, Pat. ggf. mehrfach auf Entspannung hinweisen, auch Ablenkungsmanöver durchführen, z.B. Fragen stellen).

Spezielle Anamnese
- Beschwerden/Schmerzen: seit wann? Wie stark? Wie oft? Momentane Beschwerden?
- Schmerz belastungsabhängig? Einlauf-, Ruhe-, Nachtschmerz? Schmerzauslöser? Unfall? Unfalldatum? BG? Unfallursache, -hergang?
- Erguß? Schwellung? Punktion? Hämarthros?
- Instabilitätsgefühl?
- Blockierungen?
- Schmerzen beim Treppensteigen, Bergab-, Bergauf-Gehen. Tiefe Hocke möglich?
- Aktivitätsgrad: Alltag, Arbeit, Sport?
- Frühere Knie-OP's? Welches Krankenhaus, wann? Besserung?
- Bisherige Ther.? Punktion/Injektion, medikamentös-physik. Ther.?

Spezieller klinischer Befund
Inspektion
- Achsenabweichung: Genu varum, valgum, flexum, recurvatum; Crus varum
- Schwellung, Erguß, Recessus suprapatellaris verdickt
- Quadrizepsatrophie (insbes. Atrophie des M. vastus medialis)
- Hautveränderungen, Narben, Fistel, Ödeme, Varikosis; Entzündungszeichen?

Palpation (am liegenden Pat.)
- Gelenkspalt: Schwellung, Resistenz, Druckempfindlichkeit, Hoffa-Fettkörper, Kollateralbänder
- Freier Gelenkkörper, Krepitationen bei orientierender Bewegungsprüfung
- Intraartikulärer Erguß („tanzende Patella")
- Weichteilschwellung, Bursae, Muskeltonus, Schmerzpunkte, Hauttemperatur
- **Bewegungsumfang** (nach Neutral-0-Methode). *Normale Ext./Flex.:* 5°/0°/140°; Abd./Add, Iro./Aro. in Streckstellung nicht möglich. Bei 90° Knieflexion: Aro./Iro.: 20–0–10°
- Bauchlage: Kniekehle austasten: Schwellung der Gelenkkapsel, Bursae (bes. des M. semimembranosus), Poplitealzyste (☞ Sono, 6.6).

Spezieller klinischer Befund
Stabilitätsprüfung (Kapsel-Band-Apparat)

- **Diagn. Ziele** nach systematischer klinischer Untersuchung: Erkennen einer evtl. Instabilität, Benennen verletzter anatomischer Strukturen. Ausmaß der Instabilität? Instabilitätstyp? (z.B. anteromedial, posterolateral). Anschlagehärte bei Tests beurteilen!
- Unterscheide **frische – veraltete** Kniebandläsion
- Unterscheide **Dehnung, Zerrung** (Teilruptur) und **Ruptur** isolierter oder mehrerer Kapselbandanteile durch direktes oder indirektes Knietrauma. **Innenband** ca. 15 x häufiger verletzt als **Außenband. VKB** ca. 10 x häufiger betroffen als hinteres
- „Diagnose" *Distorsion des Kniegelenkes* unbefriedigend und leichtfertig! **Besser:** verletzte anatomische Strukturen benennen, z.B. „alte vordere prox. Kreuzbandruptur mit Ruptur der med. Kapsel und V.a. Innenmeniskusläsion (anteromed. Instabilität)"
- **Mediale und laterale Aufklappbarkeit** (Valgus- bzw. Varusstreß) in Streckstellung und 20° Beugung: Seitenbandläsion? Beurteilung dorsomedialer/-lateraler Kapsel-Bandstrukturen
- **Vordere Schublade:** in 90° Flexion, Neutral-, Innen-, und Außenrotation des Unterschenkels. *„Jede vordere Schublade ist erst dann eine vordere Schublade, wenn der Beweis erbracht ist, daß keine hintere Schublade vorliegt."* (W. Müller)
- **Hintere Schublade:** Neutralstellung, Aro. und Iro. Spontane hintere Schublade?
- **Lachmann Test:** wichtigster Test einer frischen Knieverletzung; sicherster Nachweis einer Insuffizienz des VKB. *Neg.:* Schubladenbewegung bis 5 mm und hartem eindeutigem Anschlag. *Positiv:* weicher oder fehlender Anschlag. Bei Schubladenbewegung über 5 mm: **Vergleich mit der Gegenseite!**
- **Pivot-shift-Test** (dynamischer vorderer Subluxationstest): Ruptur od. Elongation des vord. KB? Verschiedene Techniken (MacIntosh): z.B. Rückenlage, Fuß Iro., Knie in Ext. Valgusstreß am prox. Oberschenkel. Dann vorsichtige Flex.-Ext.-Bewegungen. Positiv: Subluxationsphänomen (Schnappen, oft unangenehm für Pat.). Bei anteromedialer Instabilität meist deutlich. Wichtig: Test vorsichtig ausführen, unbedingt auf gute muskuläre Entspannung des Pat. achten. Bei akuter Verletzung wegen Schmerzen meist nicht zu testen. Funktionstests (bei alten Läsionen).

Korrelation zwischen klinischen und pathologischen Befunden

Einfache Instabilitäten

1. medial
Klinik: med. Aufklappbarkeit bei 30 Grad
Path.: Dehnung oder partielle Risse des med. Seitenbandes

2. lateral
Klinik: lat. Aufklappbarkeit 30 Grad
Path.: Dehnung oder partielle Risse des lat. Seitenbandes

3. anterior
Klinik: vordere Schublade, Lachman-Test
Path.: isolierte vordere Kreuzbandruptur

4. posterior
Klinik: hintere Schublade
Path.: isolierte hintere Kreuzbandruptur

Rotationsinstabilitäten

1. antero-medial (am häufigsten)
Klinik: vordere Schublade in Aro. med. aufklappbar, Lachman-Test, Pivot-shift-Test (s.o.)
Path.: vorderes Kreuzband, med. Seitenband und Kapsel, hinteres med. Kapsel, evtl.: Hinterhorn med. Meniskus

2. antero-lateral
Klinik: vordere Schublade in Iro. evtl. Pivot-shift-Test
Path.: vorderes Kreuzband, lat. Seitenband und Kapsel, Lig. arcuatum, evtl. Tractus iliotibialis

3. postero-lateral
Klinik: hintere Schublade in Aro., Recurvatum-Test, umgekehrte Pivot-shift-Test (s.u.)
Path.: Lig. arcuatum, lat. Seitenband, lat. Kapsel, Bizepssehne, Popliteussehne, hinteres und evtl. vorderes Kreuzband und Gastroknemius

4. postero-medial (selten)
Klinik: hintere Schublade in Iro., post.-med. Subluxation in Flexion, Valgus
Path.: hinteres Kreuzband, dorso-med. Kapsel, med. Seitenband, evtl. Gastroknemius

Kombinierte Instabilitäten

1. ant.-lat. und post.-med.
Klinik: vordere Schublade in Iro., hintere Schublade in Aro.
Path.: ☞ ant.-lat. und post.-lat. Rotationsinstabilität

2. ant.-lat. und ant.-med.
Klinik: vordere Schublade in Aro. in Iro., med. und lat. Aufklappbarkeit
Path.: ☞ ant.-lat. und ant.-med. Rotationsinstabilität

3. ant.-med. und post.-med.
Klinik: vordere Schublade in Aro., hintere Schublade in Iro., med. Aufklappbarkeit
Path.: ☞ ant.-med. und post.-med. Rotationsinstabilität

4. Knieluxation
Klinik: völlige Instabilität
Path.: ausgedehnte Rupturen der Bänder und Kapsel

19

Abschätzen des Ausmaßes einer Instabilität

Grad	Kürzel	Ausmaß	Verschiebung oder Rotation
I	+	leicht	3–5 mm oder bis 5 Grad
II	+	mittel	5–10 mm oder bis 10 Grad
III	+++	ausgeprägt	10 mm oder bis 15 Grad

Vorgehen bei frischen schmerzhaften Verletzungen
- Rö. in 2 Ebenen: knöcherne Läsion? Erguß? (Punktion? Arthroskopie?)
- Hintere Schublade? (Ausschluß einer hinteren Kreuzbandläsion)
- Med. und lat. Aufklappung in Extension und 20° Flexion
- Lachmann-, Pivot-shift-Test, vordere Schublade; (oft falsch neg.; Schmerzen)
- Beweglichkeit des Kniegelenkes.

Meniskusdiagnostik (☞ 19.2.15)
- Zahlreiche Meniskustests beschrieben. Diagn. Wertigkeit einzelner Tests sehr unterschiedlich. Erst Kombination verschiedener Tests erhöht Treffsicherheit einer Meniskusdiagnostik
- Bewertung zusammen mit der oft entscheidenden Anamnese (Unfall, Erguß, Einklemmungen, Blockierung)
- Empfehlung: Auswahl einer „Testbatterie" zusammenstellen. Bewährte Tests: Druckschmerz im Gelenkspalt, Hyperflexions-/-extensionsschmerz, Steinmann I/II, Payr, Apley (Grinding- und Distraktionstest), McMurray
- **Cave:** Negative Tests schließen eine Meniskusläsion nicht aus!

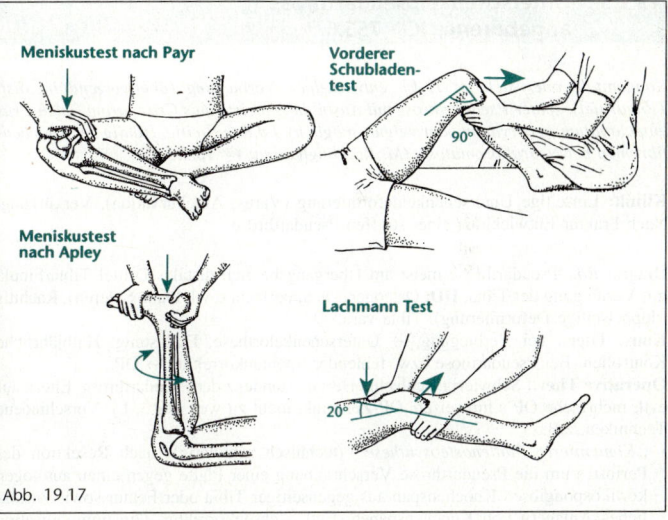

Abb. 19.17

Diagnostik des Femoropatellargelenkes (☞ 19.2.7)

- **Patellamobilität:** Hypo-, Hypermobilität, Subluxationstendenz
- **Facettendruckschmerz**
- **Zohlenzeichen:** Patella nach kaudal fixieren und Pat. auffordern, den M. quadriceps anzuspannen. Test positiv bei Schmerzangabe
- **Krepitationen (Reiben):** flache Hand auf Patella auflegen und Knie bewegen lassen
- **Q-Winkel:** Winkel zwischen der Linie der Spina iliaca ant. sup. zur Patellamitte und von Patellamitte zur Tuberositas tibiae. Normwert: M ≤ 10°, F 15° ± 5° (☞ 19.2.22)
- **Patella alta/baja:** Patella-Hochstand, -Tiefstand
- **Apprehension-Zeichen:** Hinweis auf stattgehabte Patellaluxation. Patella wird nach lateral subluxiert → Test positiv bei Abwehrbewegung des Pat. aus Angst vor Luxation/Subluxation

Neurol. Status: Lasèguesches Zeichen. Paresen, Sensibilität, Reflexe: PSR, ASR. Babinski. **Pulsstatus.**

---

19   **19.2.3   Unterschenkelpseudarthrose angeborene, ICD 755.6**

Kongenitale oder sich im 1. Lj. entwickelnde Verbiegung (überwiegend im dist. Tibiadrittel), später Pseudarthrose mit Ausbildung meist eines Crus varum (auch Crus antecurvatum, recurvatum oder valgum möglich). I.d.R. einseitig. Häufig bei Knochenfibromen bei Neurofibromatosis (M. Recklinghausen; ☞ 10.3.3).

Klinik: Einseitige Unterschenkeldeformierung (Varus, Antekurvation), Verkürzung. Nach Fraktur Entwicklung einer straffen Pseudarthrose.

Diagn.: *Rö.:* Pseudarthrose meist am Übergangsbereich distales Drittel Tibia/Fibula mit Verjüngung der Tibia. **DD:** Osteogenesis imperfecta (evtl. blaue Skleren), Rachitis (doppelseitige Deformierung). Tibia vara.
Kons. Ther.: bei Verbiegung → Unterschenkelorthese, Entlastung. Halbjährliche Kontrollen. Bei Pseudarthose bzw. fehlender Spontankorrektur → OP.
Operative Ther.: Schwierig; schlechte Heilungstendenz der Pseudarthrose. Eltern auf evtl. mehrfache OP's hinweisen. OP-Zeitpunkt nicht zu weit vor 3. Lj. Verschiedene Techniken, z.B.:

- *„Kombinierte Plattenosteosynthese"* (technisch schwierig): nach Resektion des Periostes um die Pseudarthrose Verschraubung einer Platte gegen einen autologen kortikospongiösen Knochenspan aus gegenseitiger Tibia oder Femur sowie zusätzliches Anlagern von Knochenspänen. Evtl. Achsenkorrektur. Gipsimmobilisation für mind. 12–16 Wo. (*Blauth, Op. Orthop. Traumatol. 1 [1989], 237*). **Cave:** nicht für alle Tibiapseudarthrosen geeignet
- *Marknagelung*
- *Amputation* und Versorgung mit Unterschenkelprothese als **ultima ratio** nach zahlreichen erfolglosen Operationen und langer Hospitalisation

Progn.: unsicher auch bei optimaler Ther.

19.2.4 Bursitis praepatellaris, ICD 726.6

Entzündung eines Schleimbeutels. Unterscheide eitrige, traumatische und chron. Bursitis (meist rezid. Irritationen, Berufsdisposition, z.B. Plattenleger; ☞ 11.1.6).

Klinik: Entzündungszeichen unterschiedlichen Ausmaßes mit fluktuierender Schwellung. **Cave:** Perforation in das Gelenk. **Diagn.:** Rö., Punktion bei Erguß (Bakteriologie, Harnsäurekristalle?). Evtl. *Rheumaserologie.*

Therapie
• *Eitrige Bursitis:* Punktion (→ Bakteriologie). Falls Eiter → dringliche Entlastung durch Gegeninzision, Gummilascheneinlage, hochlagern, Rivanol®-Umschläge, lokal Eis, Antibiotika (☞ 13.2.3), Thromboseprophylaxe (☞ 22.5)
• *Traumatische Bursitis:* Punktion eines Ergusses, Druckverband, Ruhigstellung (Gips)
• *Chron. (auch rheumatische) Bursitis:* Punktion bei Ergußbildung, Kompressionsverband
• *Bursitis bei Gicht:* Antiphlogistika, Eis, Ruhigstellung (☞ 16.1.5)
• **Bursektomie:** Ind.: chron. rezid. Ergußbildung bei Therapieresistenz. Chron. Fistelung nach Inzision einer eitrigen Bursitis, traumatische Bursaeröffnung.

19.2.5 Ermüdungsfraktur, Infraktionen bei Kindern

Seltene Ursache eines plötzlichen Spontanhinkens von Kindern durch Infraktion (unvollständige Fraktur) meist im Bereich von Tibia, Fibula oder distalem Femur im Anschluß an körperliche Überlastungen.

Klinik: Oft schleichender Beschwerdebeginn.
Diagn.: Rö.: Frakturen oft erst nach 3–6 Wo. durch Kallus zu erkennen. Insbes. bei Beschwerdepersistenz Ausschluß von Entzündungen und Tumoren (Labor, ☞ 19.2.1, evtl. Knochenszinti oder NMR; selten auch einmal Biopsie erforderlich zum Tumorausschluß).
Ther.: Gipsfixation nur bei starken Beschwerden, sonst 3–4 Wo. Schonung.

19.2.6 Kontraktur des Kniegelenkes

Kontraktur (Bewegungseinschränkung): Störung paraartikulärer, kapsulärer, muskulärer, ossärer Strukturen oder Kombinationen. Beugekontrakturen (Streckhemmungen, Streckdefizit) häufiger als Strecksteifen (Beugehemmungen).
Fibröse oder knöcherne Ankylose: Versteifung des Gelenkes, vollständiger Bewegungsverlust.

Ätiol.: z.B. Unfallfolgen, Knietraumen, Frakturen, op. Eingriffe, zu lange Ruhigstellung des Kniegelenkes, akute und chron. Entzündungen, M. Sudeck, Hämophilie, c.P.

Morphologisches Substrat (nicht einheitlich). *Am häufigsten: Beugekontraktur* durch Schrumpfung insbes. dorsaler Kapselanteile z.B. nach kons. oder operativ behandelten Kapsel-Bandläsionen. *Strecksteife:* Verklebungen der Rezessus (insbes. des Recessus suprapatellaris), Bridenbildung, Verkürzung der Quadricepssehne. Atrophien und fibröse Degeneration von Muskulatur und Faszien, Fibrosierung der Retinakula, überschießende diaphysäre Kallusbildung am Femur, myositische Verknöcherungen.

Klinik und Diagn.: Beweglichkeitseinschränkung (Streck- bzw. Beugekontraktur, Ankylose). Bewegungsausmaß exakt dokumentieren! Patellamobilität meist stark eingeschränkt. Funktionelle Beinverkürzung bei Beugekontraktur *(kompensatorische Spitzfußstellung).* *Wichtige Prüfung:* harter, weicher oder federnder Anschlag beim Bewegen?
Schweregrade der Gelenksteifen: Grad I: Bewegungsausmaß mind. 90°. Grad II: 60–90°. Grad III: 30–60°, Grad IV: < 30° *(Blauth und Jaeger 1990).*
Rö.: Ursachenanalyse. Auschluß knöcherner Ankylosen. Funktionsaufnahmen seitlich in max. Streck- bzw. Beugestellung zur Dokumentation. Zeichen der Destruktion?
Prophylaxe: entscheidend ist die geeignete Lagerung nach Verletzungen und OPs.

■ Therapie

Differenzierung der Ursachen wesentlich für Therapiekonzept. Ther. abhängig von Ätiol. und Pathogenese, oft sehr individuell. Kooperationsbereitschaft des Pat. klären. Ausschluß von floriden Infekten und eines M. Sudeck. Konsequente NB gesichert?
Aufklärung des Pat. über die manchmal lange (1–2 J. sind keine Seltenheit) und schwierige NB und die im Einzelfall ungewisse Progn. Aufklärung über notwendige Zusatzeingriffe, evtl. postop. PDA, evtl. Reoperationen.

Konservative Therapie
Bei weichem, nachgebendem Bewegungsanschlag: KG, manuelle Ther., Ergo-Ther., lokal Eis bei Reizzuständen, Gangschulung, Hydro-, Elektro-Ther., intraartikuläre Infiltrationen mit Lokalanästhetika. Falls keine Fortschritte → OP.

Operative Therapie
Manuelle Narkosemobilisation
Ind.: z.B. relativ frische und begrenzte Verklebungen z.B. nach Knieendoprothesen-implantation. Am günstigsten 1 bis 2 Wo. postop. Evtl. PDA-Katheter mit kontinu-ierlicher Anästhetikagabe über ca. 7 Tage.
Technik: kein Arbeiten am langen Hebel, kein ruckweises Arbeiten, gefühlvolles Bewegen. Cave: atrophischer oder osteoporotischer Knochen → Frakturgefahr!
NB: Immer Rö.-Kontrolle. Lokal Eis. Konsequente Analgetikagabe (☞ 22.2). Regel-mäßiges Umlagern bzw. Motorschiene. Ggf. Punktion eines Hämarthros.

Arthrolyse *(vgl. Blauth und Jaeger 1990)*
Weichteileingriff zur Wiederherstellung der Beweglichkeit eines eingesteiften Gelen-kes („gedeckt" = Narkosemobilisation, „offen" = operativ) bei therapieresistenter Kontraktur über ca. 6 Mon. **Ziel:** Flex. mind. 90°, Ext. mind. 10°. **OPs am besten am Wochenanfang** durchführen, da kontinuierliche NB (insbes. Krankengymnastik) in den ersten postop. Tagen wichtig
• **Arthroskopische Arthrolyse:** Ind.: leichte bis mäßig schwere intraartikulär bedingte Kontrakturen
• **Offene intraartikuläre Arthrolyse:** med. und/oder lat. Inzision und Befreien der Rezessus. Danach manuelle Mobilisation
• **Extraartikuläre Arthrolyse:** z.B. Beseitigung von Narbengewebe und Verwach-sungen im Bereich der Streckmuskulatur. Evtl. Quadricepssehnenverlängerung
• **Knöcherne Stellungskorrekturen**
• **Endoprothese:** bei irreversibler Gelenkdestruktion beim älteren Menschen
• **Arthrodese:** Sehr selten indiziert (☞ 19.2.10).

19

NB: konsequente kontinuierliche Analgetikagabe! KG mind. 2 x tägl. An PDA-Katheter denken. Bewegungsschiene. Gelenkergüsse frühzeitig punktieren. Kryo-Ther., Elektro-Ther. Bei schmerzhaften Reizzuständen vorübergehendes Stoppen der Bewegungs-Ther.

KI: u.a. floride Entzündungen, stärkere Gelenkdestruktionen, M. Sudeck. Zurückhaltung bei empfindlichen, eher pessimistisch eingestellten Pat. mit schwieriger Persönlichkeitsstruktur.

Progn.: Gute Ergebnisse bei strenger Ind.-Stellung und konsequenter NB. „Relativer Gewinn" (erzielter Gewinn/möglicher Gewinn bezogen auf Normalbeweglichkeit von Streckung/Beugung 0/0/140°) als Maß für Erfolg.

19.2.7   Femoropatellares Schmerzsyndrom, Chondropathia, Chondromalacia patellae, ICD 717.7

Sehr häufige, nicht vollständig geklärte typische Erkrankung vorwiegends Jugendalters mit Schmerzen im Bereich der Patella (Chondropathia patellae) und hoher Spontanheilungstendenz..

- Der Begriff **Chondropathia patellae** sollte ersetzt werden durch **„Femoropatellares Schmerzsyndrom"** (oder unterteilt werden in peripatellares und patellares Sy.; Graf et al. 1990)
- **Chondromalacia patellae:** path.-anatomische Bezeichnung für eine **Erweichung** des retropatellaren Knorpels unterschiedlichen Schweregrades. **Cave: Keine Korrelation zwischen Chondromalaziegrad und Beschwerden.**

Einteilung einer Chondromalacia patellae z.B. nach Outerbridge 1961:
- **I** lokalisierte Erweichung und Schwellung des Knorpels
- **II** Defekt bis 1,3 cm Durchmesser, Villi und Fasern
- **III** Defekt > 1,3 cm Durchmesser, Risse
- **IV** Erosion bis auf subchondralen Knochen.

Ätiol.: multifaktoriell. Mißverhältnis zwischen Belastung und Belastbarkeit u.a. durch knöcherne (z.B. Formvarianten der Patella, Genua valga), muskuläre (Insuff. M. vastus medialis) und ligamentäre (Bandlaxität) Abnormitäten, Überbelastungen („Mikrotraumatisierung") und Knorpelkontusion („Makrotrauma").

Klinik: Meist Mädchen. Spontanschmerzen im Patellabereich meist bds. bei oder nach längerer Kniebeugung (z.B. im Kino, bei Treppab- oder Bergabgehen). Nicht selten Nachgeben des Kniegelenkes (*giving way*) bzw. Blockierungsphänomene.

Diagn.: Patellaanpreß- oder -verschiebeschmerz. Krepitation. Lateralisation der Patella (Patellasubluxation)? Erguß? Zohlen-Zeichen, *apprehension-sign* (☞ 19.2.2). **Rö.:** axiale Patellaaufnahme oder Defile-Aufnahmen bds.: Formvarianten? Subluxationen und Arthrosezeichen des Femoropatellargelenkes?
DD: Patellaspitzen-Sy., OD, Meniskusläsionen, M. Sinding-Larsen-Johansson, Plica mediopatellaris, posttraumatische Knieinstabilität, Entzündungen, Tumoren.

Konservative Therapie

Kein einheitliches Therapieregime. Einteilung in eine der vier Gruppen versuchen (*Ogilvie-Harris und Jackson 1984*):
- *„Maltracking"* der Patella (Lateralisation, lat. Hyperpression)
- instabile Patella
- posttraumatische Chondromalazie
- idiopathische (ca. 50 %) Chondromalazie.

Wesentlich ist der Versuch, ätiol. Faktoren herauszufinden. **Zunächst immer kons. Ther.,** insbes. bei der letzten Gruppe. Individuelle Therapiemaßnahmen entsprechend der pathophysiol. und „pathomechanischen" Differenzierung:
- **KG** und selbstständiges Trainingsprogramm: Auftrainieren des M. vastus medialis, Dehnen der ischiokruralen Muskulatur
- Iontophorese, Ultraschall, Elektro-Ther., Eis, Wärme (Fango-Packungen)
- Patellarsehnenbandagen; Tape-Verband (*McConnel*)
- **Verhaltensregeln:** Schonung, Vermeiden von längerem Sitzen in Kniebeugung, Hockstellung, sportlicher Überlastung, z.B. bei Sprungdisziplinen, alpinem Skilauf. **Bei Chondropathia patellae auf hohe Spontanheilungstendenz hinweisen**
- **Medikamente:** Antiphlogistika (Salben oder Tbl.) z.B. Diclofenac Tbl. 50 mg 3 x 1/Tag. Chondroprotektiva bei Chondromalazie: Arteparon®, Dona 200®.

Operative Therapie

Erst nach Ausschöpfen aller kons. Maßnahmen; sehr strenge individuelle Ind.- Stellung, da Ergebnisse in der Literatur stark differieren und relativ häufig unbefriedigend sind. *Erwartungshorizont der Pat. in realistische Bahnen lenken.*
- **Laterale Retinakulumspaltung** nach Viernstein und Weigert (*„lateral release"*). *Ind.:* bei Chondromalazie der Patella I-II°, Lateralisation der Patella. Prinzip: Längsspalten des Lig. patellae longitudinale laterale. Als alleinige Maßnahme sehr selten sinnvoll; Langzeitergebnisse unbefriedigend. Evtl. kombinieren mit Gelenkinspektion, Abrasio (offen oder arthroskopisch). Retrograde Anbohrung
- **Pridie-Bohrung** (Anbohrung knorpelseitig)
- **Verlagerung der Tuberositas tibiae:** z.B. OP nach Elmslie-Trillat (☞ 19.2.22) bei Subluxation. Cave mässige Ergebnisse bei bestehender Retropatellararthrose
- **Arthroskopische Abrasio oder Arthrotomie und Abrasio patellae:** als alleinige Maßnahme meist nicht ausreichend. Kombination mit anderen Eingriffen (z.B. Pridie-Bohrung, „lateral release")
- **Patellektomie:** *nur* bei schwerer isolierter Retropatellararthrose und starken Schmerzen

Progn.: „Chondropathie" beim Jugendlichen gut, Selbstheilungsrate hoch. Bei Chondromalazie im Erwachsenenalter ist sie deutlich schlechter (Femoropatellararthrose).

19.2.8   Genu recurvatum, ICD 736.5

Meist erworbene Überstreckbarkeit des Kniegelenkes. Kongenital sehr selten, dann häufig doppelseitig.

Ätiol.: posttraumatisch (Verletzung ventrale prox. Tibiaepiphyse, in Fehlstellung verheilte Frakturen), osteopathisch (Schädigung durch Entzündungen, Tumoren), kompensatorisch (bei nicht ausgeglichenem Spitzfuß, bei kontralat. Beinverkürzung), neurogen (z.B. Poliomyelitis).

Klinik: Blickdiagnose. Evtl. Geh- und Stehunsicherheit. Rö.: evtl. Fehlform des Gelenkes, ventrale Abflachung des Tibiaplateaus.

Therapie
Kons.: *leichte Fälle:* KG, Trainieren der dorsalen Beinmuskulatur. *Lähmungsbedingt:* Oberschenkelorthese mit Schweizer Sperre. Kompensatorisches *Genu recurvatum:* Evtl. Ursache beseitigen (z.B. Spitzfuß).
Operativ: Korrekturosteotomie (ventrale Anhebeosteotomie mit Keil) nach *Lexer.* Alternativ: Entnahme eines dorsalen Keiles (*Lange*).
Therapien bei *kongenitaler G. recurvatum:* manuelle Redression, redressierende Gipsverbände bis zur Beugestellung von ca. 90° (Quadricepskontraktur!). Bei Luxation Extension; bei Persistenz → op. Verlängerung der Quadricepssehne, ggf. mit Durchtrennung des Tr. iliotibialis und der vorderen Gelenkhaspel.

19.2.9 Genu varum/valgum im Wachstumsalter

O-Bein bzw. X-Bein.
Ein- oder doppelseitige Beinachsenfehlstellungen, angeboren oder erworben..

Normale Entwicklung der Beinachse im Wachstumsalter
• Säugling: O-Beine
• Mit 3 J: ca. 10° Valgus
• Schulalter (ca. 7. Lj.): physiol. Valgus (ca. 5–7°).

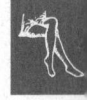

Ätiol.: Beidseitige kindliche path. Beinachsenfehlstellungen: Stoffwechselerkrankungen wie Rachitis, Phosphatdiabetes. Kongenitale, seltene Systemerkrankungen, z.B. Achondroplasie, Osteogenesis imperfecta.
Einseitige Achsenfehlstellungen: idiopathisch, Läsionen der Wachstumsfuge durch Trauma, Entzündung und Tumoren; M. Blount, Lähmungen.
Bei fehlender spontaner Achsenkorrektur evtl. Zunahme der Deformität durch erhöhte Druckbelastung med. oder lat. Langfristig überwiegend Bandlockerungen und degenerative Veränderungen (Varus-, Valgusgonarthrose).

Klinik und Diagn.: selten Beschwerden, meist Sorge der Eltern wegen auffälliger Deformität. Exakte Messung und Dokumentation der Beinachsen (Kondylen, Knöchelabstand). Hüften und Sprunggelenke mituntersuchen! X-Beine sind häufig mit Knick-Senkfüßen vergesellschaftet und können sich gegenseitig verschlimmern, Hüftadduktionskontraktur kann zu kompensatorischem X-Bein führen. **Rö.:** lange Beinachsenaufnahmen a.p. im Stehen: Ausmaß der Deformität, Ort der stärksten Achsenabweichung und Konfiguration der Epiphysenfugen beurteilen. **Photographie oder Umrißzeichnung** zur Verlaufskontrolle nützlich (spart evtl. Rö.-Aufnahmen ein).
Labor: Vit. D-resistente Rachitis: u.a. Phosphat ↓↓, alk. Phosphatase (↑), Ca++ ↔ Vit. D-Mangelrachitis: alk. Phosphatase ↑, Ca++ ↔.

Therapie
Kriterien: physiol. Altersnorm, Ursache der Deformität, Ausmaß der Abweichung sowie evtl. Progredienz beachten.
Kons.: Bei geringerer Fehlstellungen beim *X-Bein Schuhinnenranderhöhung,* beim *O-Bein Schuhaußenranderhöhung* bzw. entsprechende Einlagen gerechtfertigt. Nächtliche Orthesen zur Wuchslenkung sind unbequem und schaden nur (Kniebandlockerung). Insbes. bei Rachitis besteht eine hohe Tendenz zur Spontankorrektur.
Operativ: Bei erheblicher Deformität ohne Besserungstendenz (X/O-Bein mit ca.

10 cm Intermalleolar- bzw. Interkondylärabstand) halten wir eine **Korrekturosteoto-mie** am Ort der Achsabweichung für angezeigt. Alternativ: temporäre Epiphyseodese nach Blount (zwischen 10–13. Lj.); evtl. auch Kombination von Epiphyseodese und Korrekturosteotomie.

Prognose: O-Beine bei Rachitis: hohe Tendenz zur Spontankorrektur. O-Beine bei Vit. D-resistenter Rachitis → selten Spontankorrektur. Cave: präop. Unterbrechen der Vit. D-Therapie! Gefahr der Nierensteinbildung aufgrund postop. Immobilisation.

19.2.10 Gonarthrose, ICD 915.1

Kniegelenkverschleiß. Häufigste Arthrose (neben Spondylarthrose). Zwischen 30.–50. Lj. bereits bei 50 % der Bevölkerung Arthrosezeichen; ab 70. Lj. bei jedem Menschen arthrotische Veränderungen am Kniegelenk; diese können bevorzugt med., lat. sowie den femoropatellaren Gelenkanteil (= Retropatellararthrose), oder alle 3 Gelenkanteile (= Pangonarthrose) betreffen.

Ätiologie der Gonarthrose

Primäre Gonarthrose: idiopathisch

Sekundäre Gonarthrose (seltener). Ursachen:

*   *Statisch bedingt* (Achsenfehlstellung nach Meniskusverletzung und -schäden, Über-lastungsschäden(„Bäckerknie" = frühere Bezeichnung für X-Bein), nach Immobi-lisation)
*   *Posttraumatisch* (nach intra- und extraartikulären Frakturen, nach Kapselbandver-letzungen mit Instabilität)
*   *Entzündungen* (unspezifisch, spezifisch, rheumatologisch)
*   Kongenitale Entwicklungsstörungen
*   Stoffwechselstörungen (Gicht, Chondrokalzinose, Diab. mell., Hämophilie)
*   Wachstumsstörung (z.B. aseptische Knochennekrosen, X- und O-Beine).

Klinik und Diagnose

Anamnese: Uncharakteristischer Gelenkschmerz, Steifigkeitsgefühl, Schwellneigung. An-lauf-, Belastungsschmerz. Später Dauer- und Nachtschmerz. Verminderung der Gehleistung. Verlauf langsam progredient. Beschwerden oft wetterabhängig.

Befund: Achten auf *Achsenfehlstellung* (Varus- oder Valgusgonarthrose). *Physiol. Beinachse: ca. 7° Valgus* im Erwachsenenalter. Atrophie der Oberschenkelmuskulatur, Erguß, Schwellung, Überwärmung? Druckschmerz am Gelenkspalt, evtl. Popliteazyste (Baker-Zyste), Hinken, Bandlockerung, Patellareiben. Beweglichkeit: in fortgeschrit-tenen Fällen Bewegungseinschränkung, Flexionskontraktur.

Rö. Kniegelenk in 2 Ebenen (lange Einbeinstandaufnahme): Achsenfehlstellung? Osteophyten (Rauber'sches Zeichen: Ausziehung an den Tibiakonsolen), Ausziehung der Eminentia intercondylicae, Gelenkspaltverschmälerung, subchondrale Sklerose, Osteophyten, Geröllzysten. Destruktionen als Zeichen schwerer Gonarthrose. *Beachte: Keine strenge Korrelation zwischen Rö.-Befund und Beschwerdebild.*

Punktion (diagnostisch und therapeutisch) bei deutlichem Erguß: bernsteingelbe Farbe, klar. Zellzahl unter 2.000/mm³, kein Bakteriennachweis, keine erhöhte En-zymaktivität (☞ 14.4.2, Synovialanalyse).

Wichtigste DD (☞ 19.2.1): Rheumatische Arthritis, Meniskusschaden, Hüftgelenk-serkrankungen **(ca. 20 % der Pat. mit Hüfterkrankungen geben primär Knie-schmerzen an)**, OD, M. Ahlbäck, Gichtarthropathien.

Konservative Therapie (vgl. ☞ 19.1.13)

Ziele: Schmerzreduktion, Steigerung der Beweglichkeit, Erhöhung der Laufleistung.
Prinzipien: Entlastung. Bewegung (Schwimmen, Fahrradfahren).
Medikamente: orale Analgetika, Antiphlogistika (☞ 14.5.1). *Intraartikulär* Steroide, Knorpelaufbaupräparate (☞ 14.5.5). Perkutane NSA-Ther. (z.B. Voltaren Emulgel®, Dolgit®-Creme, Amuno®-Salbe/Gel, Rheumon®-Gel/Salbe).
Physik. Ther.: KG, Wärme (im nicht akuten Stadium), Kryo-Ther. (im akuten Stadium: *aktivierte Arthrose*), Elektro-Ther., Ultraschall.
Orthopädietechnische Möglichkeiten: Handstock auf Gegenseite, Pufferabsätze. Bei leichten bis mäßigen Varus- bzw. Valgusgonarthrosen: Schuhaußen- bzw. innenranderhöhung. Orthesen bei Bandinstabilität (☞ 21.4.5).

Operative Therapie

- **Arthroskopische Spülung:** wenig belastender, kleiner Eingriff (auch ambulant), Auspülen von Zelldetritus. *Ind.:* überwiegend bei beginnender Gonarthrose, auch bei Pat., bei denen momentan Umstellungsosteotomien oder Endoprothesen nicht in Frage kommen. Zum Teil längerfristige Beschwerdebesserung
- **Gelenktoilette** (Osteophytenabtragung, Pridie-Bohrung und evtl. Synovektomie, Resektion degenerierter Meniskusanteile, Glättung chondromalazischer Herde): Ind. als alleinige OP bei Therapieresistenz nach kons. Ther., wenn Umstellungsosteotomie oder Endoprothese nicht indiziert. Erfolgsrate jedoch nicht allzu hoch
- **Gelenknahe Osteotomien:** Ind.: nicht zu stark fortgeschrittene unikompartimentelle Gonarthrose ohne multiple Bandinstabilität, physisch aktiver und kooperativer Pat., möglichst keine zu übermäßige Adipositas, wenigstens Gesamtbeweglichkeit von 90°, weniger als 20° Streckdefizit, Korrelation der Schmerzen mit radiologischen Veränderungen in dem betreffenden Kompartiment. Wichtig ist der Aspekt, daß eine evtl. Prothesenimplantation zeitlich hinausgeschoben oder sogar vermieden werden kann.
  - *OP-Planung:* präop. Rö.-Ganzaufnahmen des Beines im Stehen (*Achsenaufnahme*). Bestimmung des Korrekturwinkels. Korrektur bei Varusgonarthrosen auf 8–10° Valgus, bei Valgusgonarthrosen auf 7° Valgus
  - Zahlreiche technische Modifikationen, verschiedene Fixierungsverfahren möglich (z.B. Plattenosteosynthese, Fixateur externe, Blount'sche Klammern). Osteotomie am Ort der stärksten Achsenkrümmung. Kniegelenkslinie sollte nach Osteotomie horizontal stehen
  - Bei **Valgusgonarthrose** Sitz der Deformität häufig im Femur → eher suprakondyläre Osteotomie; sonst aufklappende Tibiakopfosteotomie
  - Bei **Varusfehlstellung** mit Sitz der Deformität im Tibiakopfbereich: Interligamentäre valgisierende *Tibiakopfumstellungsosteotomie* → Korrektur der Beinachse durch Entnahme eines lat. Knochenkeils oberhalb der Tuberositas tibiae. Schräge *Fibulaosteotomie* im mittleren Drittel.

KO: Umstellung kein Anfänger-Eingriff, da sehr zahlreiche KO-Möglichkeiten, z.B. Fibularisparesen (☞ 9.6.1), Fibulapseudarthrosen, Infekte, Gefäßverletzungen, Kompartment-Sy. Aufklärung über evtl. ME. Aufklärung über Erfolgsaussichten (ca. 75 % gute bzw. sehr gute Ergebnisse), Erwartungen des Pat. in realistische Bahnen lenken! Späterer Rückzug auf Endoprothese möglich.
Frühfunktionelle NB bei übungsstabiler OS: Ab 1. postop. Tag isometrische Anspannungsübung des operierten Beines. Aufstehen ohne Belastung. Ab 2. postop. Tag nach Drainagenentfernung assistive KG. Ab 6. postop. Wo. Übergang zur Teilbelastung nach Rö.-Kontrolle.

Arthroplastik

Zahlreiche Modelle. Ca. 40.000 Implantationen/J. in Deutschland, ständig steigende Zahl. Wahl des Modells abhängig von Zustand des Bandapparates und Ausmaß der Destruktion. Unterscheide: Schlittengelenk (unconstrained), Scharniergelenk (constrained), Gleitachsengelenk (semi-constrained), Monokondylärer Gleitflächensatz.

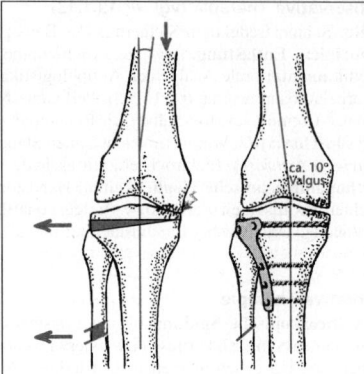

Abb. 19.18: Valgisierende Tibiakopfosteotomie bei Varusgonarthrose

- **Erfolgsfaktoren:**
  - Implantatwahl- und lager
  - Exaktes Instrumentarium
  - Extakte OP-Technik
  - Korrekte Nachbehandlung
- **Ind.:** i.d.R. ausgeprägte schwere uni- oder mehrkompartimentale Gonarthrosen beim älteren, eher inaktiven Menschen meist > 60 J. Überschneidungsbereich mit Osteotomieindikation (ggf. Arthroskopie zur Stellung der Diff.indikation)
- **Ziele:** Schmerzfreiheit, Stabilität, ausreichende Beugefähigkeit bis mind. 90°
- **Differentialindikation zu mind. 3 Prothesentypen,** um unterschiedlichen Ausgangsbedingungen gerecht zu werden
  - *Achsengeführte Knieendoprothese:* Kombination Flächenersatz mit achsenstabilisierenden langen Fortsätzen (z.B. GSB-Prothese, Scharnier-ENDO-Prothese, Blauth-Prothese). Ind.: schwere Pangonarthrosen mit schwerer Bandinstabilität. Korrektur von schweren Fehlstellungen und Kontrakturen möglich
  - *Ungekoppelte kondyläre Prothesen* (Bessere Annäherung an die physiol. Kniegelenkskinematik als starr gekoppelte, achsengeführte Systeme): Präop. Rö. a.p. Ganzaufnahme des Beines im Stehen. Zementiert und zementfreie Implantation möglich (z.B. PCA-, LCS-, Miller-Galante-, Kinematik-, PFC-Prothese). Ind.: Pangonarthrose mit weitgehend stabilem Bandapparat
- *Unikondyläre Schlittenprothesen* zementiert oder zementfrei. **Ind.:** Destruktion der Gelenkfläche unikompartimental med. oder lat., passive und aktive Kniegelenkstabilisatoren weitgehend intakt. Falls Umstellungsosteotomie nicht mehr aussichtsreich. **Cave:** intraop. keine Überkorrektur in Valgusstellung anstreben, da sonst sek. kontralat. Arthrose möglich.

NB: Hochlagern, Antiphlogistika (☞ 14.5.1), lokal Eis, Thromboseprophylaxe (☞ 3.1.7). Rö.-Kontrolle. Aufstehen am 1. postop. Tag mit Teilbelastung, Vollbelastung in Abhängigkeit vom Prothesentyp und der Verankerung. KG: assistive Mobilisation des Kniegelenkes, CMP (*continuous passive motion*)-Motorschiene. Gangschulung (☞ 20.1.7).

KO/Risiken: *Ursachen für Fehlschläge:* ungenügende chirurgische Technik (z.B. Achsenüberkorrektur, schlecht plazierte Komponenten. Bei Schlittenprothesen Fortschreiten der Arthrose im nicht prothetisch besetzten Kompartiment insbes. bei Überkorrektur der Beinachse. Prothesenlockerung. Infektionsraten höher im Vergleich zu Hüftendoprothesen: ca. 3 %.

Ther. bei infizierten Knieprothesen (Früh-, Spätinfekt) ☞ 13.5.2.

Arthrodese
Ind.: *Schwerste* Arthrosen bei operativ sonst nicht zu behebender (z.B. durch Endoprothese, Apparateversorgung) Instabilität (z.B. Schlottergelenke bei schlaffen Lähmungen, posttraumatisch, chron. destruktiven Arthritiden). Nur durchzuführen bei guter Beweglichkeit des anderen Kniegelenkes sowie der gleichseitigen Hüfte. Rückzugsmöglichkeit nach mißlungener Prothesenimplantation. **OP-Prinzip:** Kompressionsosteosynthese durch Fixateur externe/Plattenosteosynthese. Leichte Kniebeugestellung von 10–15° Grad, 5° Valgus. Vorteile: Schmerzfreiheit, volle Belastbarkeit, Stabilität. *Nachteile:* z.B. Beinverkürzung, sekundäre Veränderungen an anderen Gelenken (z.B. Achsenabweichung gegenseitiges Knie, Behinderung beim Gehen und Sitzen). **NB:** Bei Fixateur externe Entfernung 6 Wo. post-op. und weitere 6 Wo. Oberschenkelgehgips bei primärer Arthrodese.
Bei Rückzug-OP nach Versagen einer *Kniearthroplastik* meist längere Durchbauzeit (mehrere Mon.); in ca. 40 % sogar keine Durchbauung (→ Knieorthese).

19.2.11 Seitenbandverletzung (isolierte)

Anamnese und Untersuchung: ☞ 19.2.2 (Untersuchung).

Kons. Ther.: isolierte Verletzungen des Seitenbandes I° und II°. Auch bei Läsion III° (bis Aufklappbarkeit von 10 mm) gute Ergebnisse. Begleitverletzungen müssen ausgeschlossen sein (ggf. Arthroskopie, Narkoseuntersuchung).
Frühfunktionelle NB: Oberschenkelliegeschale in 30° Beugung. Lokal Eis, Antiphlogistika.Quadrizepsanspannungsübungen. KG: Bewegungsübungen der Schale zwischen 10–90° oder Bewegungstutor mit Scharniergelenk. Schwimmen, Radfahren nach frühestens 6 Wo., volle sportliche Belastung nach 4 Mon. (vgl. Wagner et al. 1989).
Operative Ther.: frische knöcherne Ausrisse; bei stärkerer (drittgradiger) Aufklappbarkeit, insbes. bei aktiven sportlichen Pat. zu befürworten. Prinzip: Naht oder Schraubenrefixation.

19.2.12 Kompartmentsyndrom des Unterschenkels, ICD 985.6

Druckanstieg in Muskellogen mit Störung der lokalen und peripheren Durchblutung und Muskelanämie. Circulus vitiosus durch interstitielles Ödem mit erhöhtem Logendruck.

Ursachen: Fraktur; postop. nach z.B. knienahen OP (z.B. Umstellungsosteotomie); Muskeleinblutung, Kontusionsödem, venöse bzw.arterielle Verletzung, **schnürende Verbände, Gipse.** Muskelüberlastung z.B. bei Leistungssportlern (Gehern), Militärmärsche (funktionelles Kompartmentsyndrom).
Lokalisation: 4 Kompartimente am Unterschenkel:
• Vorderes Kompartment (Tibialis anterior-Loge)
• Fibulares Kompartment (fibulare Muskulatur)
• Oberflächliches dorsales Kompartment (M. triceps surae)
• Tiefes dorsales Kompartment (Zehenbeuger, M. tibialis posterior).

Klinik

Drohendes Kompartmentsyndrom: *Leitsymptom:* zunehmender Muskeldehnungsschmerz, Weichteilschwellung. Bei unklaren starken Schmerzen im Unterschenkelbereich, insbes. nach Frakturen, an Kompartmentsyndrom denken!
- Entfernung sämtlicher schnürender Verbände. Palpation der Muskulatur, Sensibilitätsprüfung (Tiefensensibilität). Prüfung der aktiven und passiven Fußmotorik, Arterienpulse. Cave: Sensibilitätsstörung ist Spätsymptom
- Evtl. Gewebedruckmessung in der betroffenen Muskelloge als Ergänzung zum klinischen Befund: mehrfache, evtl. fortlaufende Registrierung mittels z.B. Perkutan-KS-Druckmeß-Set®, Braun Melsungen, Stryker-Set.

☞ Bei Verdacht stündliche Kontrolle! Bei zunehmendem Muskeldehnungsschmerz frühe Intervention.

Manifestes Kompartmentsyndrom: pralle druckschmerzhafte Schwellung. Einschränkung der passiven und aktiven Beweglichkeit des Fußes. Art. Durchblutung zunächst erhalten, im Spätstadium (irreversibel) aufgehoben. **Tibialis-anterior-Sy.:** zunächst Sensibilitätsstörungen in der 1. Zwischenzehenfalte (Endast des N. pero naeus profundus). Der Fuß steht sowohl beim vorderen als auch beim hinteren Logensyndrom in leichter Spitzfußstellung (Ausfall der tibialen Muskelgruppe bzw. Schwellung und Kontraktur der dorsalen Muskelgruppe). **DD:** Unterschenkelvenenthrombose, Peronaeuslähmung, akuter art. Verschluß bei pAVK.

Ther.: *Entscheidend ist klinische Diagn. und rasches operatives Handeln.* Großzügige **offene Faszienspaltung** der vier Muskellogen, z.B. von med. und lat. Zugang aus (*Knopp und Muster 1989, Operat.Orthop. Traumatol. 1, 35*). Entfernen von Hämatom, Gewebsnekrosen. Postop. kein zirkulärer Verband, lokal Eis, Antiphlogistika. Evtl. sekundärer Wundverschluß in der zweiten postop. Wo.

Progn.: bei rechtzeitiger Faszienspaltung gut, Muskulatur erholt sich i.d.R. komplett. Andernfalls: schwerste Funktionsstörungen mit Degeneration der Muskulatur, motorischen Ausfällen (Spitzfuß, Hohlfuß, Krallenfuß), evtl. Sensibilitätsstörungen.

19.2.13 Kreuzbandruptur, ICD 844.2

Unterscheide: frische und alte; vollständige und partielle Rupturen; einfache, Rotations- und kombinierte Instabilitäten (☞ 19.2.1).

Anamnese: am häufigsten Valgus-Flexions-Außenrotationstrauma beim Fußball oder Skifahren. „*Unhappy triad*": Bezeichnung für eine kombinierte Innenband-, Innenmeniskus- und vordere Kreuzbandruptur). Fragen nach: Krachen oder Knacken (bei frischem Unfall). Schmerzen, Schwellungen, Ergüsse, *Giving way* (spontanes Wegknicken), Sport, Arbeit. *Leistungsanspruch des Pat.*

Klinische Untersuchung: Untersuchung bei frischem Knietrauma im allg. wegen Schmerzen schwieriger als bei *veralteter* Kniebandinstabilität (☞ 19.2.2). Immer Seitenvergleich!
- Erguß, Schwellung, Beweglichkeit, Meniskuszeichen, Oberschenkelumfang (Muskelatrophie)
- Stabilitätstests: Lachmann-Test, mediale und laterale Bandinstabilität in 0° Strekkung und 20° Beugung, Pivot-shift, Schubladentest (bei einer akuten Verletzung durch muskuläre Gegenspannung häufig nicht auslösbar!)

- Funktionelle Tests bei *veralteten* Läsionen, z.B. Einbeinsprung seitlich, Einbein-Kniebeuge, Entengang (vergl. auch wiss. Scores, z.B. Lysholm-Score).

Lachmann- und Pivot-shift-Test sind wesentliche Stabilitätstests des VKB

- **Rö.:** Knie in 2 Ebenen: knöcherne Begleitverletzungen, z.B. Tibiakopffrakturen, knöcherne Bandausrisse?
- **Punktion bei Erguß:** Hämarthros (in ca. 70 % bei VKR)? Konsequenz: im allg. Arthroskopie oder, bei klinisch eindeutigen Untersuchungsergebnissen, Narkoseuntersuchung und OP. **Fettaugen: Hinweis auf osteo-kartilaginäre Fraktur**
- **Arthroskopie:** Jeder Hämarthros, insbes. nach Trauma, ist verdächtig auf eine Kreuzbandverletzung → Ind. zur Arthroskopie, Objektivierung des vorderen Kreuzbandschadens und der Begleitverletzungen (Meniskus, Knorpel). Bei Hämarthros: Arthroskopie im Wassermilieu, zur besseren Sicht und Spülung des Gelenkes und zur Reduktion des Risikos der Luftembolie bei der Arthroskopie im Gas-Milieu bei osteo-cartilaginären Verletzungen.

Differentialdiagnose eines Hämarthros (nach Strobel u. Stedtfeld 1991)
- Vordere Kreuzbandruptur, Synoviaeinriß, Meniskusruptur (basisnah)
- Patellaluxation, Osteochondralfraktur
- Einriß der Plica mediopatellaris, Einriß oder Prellung des Hoffa-Fettkörpers
- Fissur Tibiakopf bzw. Femurkondylus, Epiphysenfugenverletzungen
- Pat. unter Marcumar-Ther.
- Folge einer Kniepunktion, Intraartikuläre Injektion
- Intraartikulärer Tumor (z.B. Hämangiom)
- Hämophilie, villonoduläre Synovitis
- Unklare Ursache.

Zusätzliche Diagnostik
- **Gehaltene Rö.-Aufnahmen:** in vorderer oder hinterer Schublade; seitlichem Valgus- oder Varusstreß (i.d.R nicht erforderlich)
- **Narkoseuntersuchung:** ggf. in OP-Bereitschaft, z.B. wenn Untersuchung bei frischen Verletzungen aufgrund Schmerzen nicht möglich
- **NMR:** sehr gute Beurteilung der Kreuzbänder möglich, Diagn. von Begleitverletzungen (Meniskus, Knorpel)
- **Elektronische Stabilitätstestgeräte (z.B.: KT 1000):** untersucherunabhängige Objektivierung der Stabilität. *Nachteil:* höherer zeitlicher Aufwand, bei akuten Verletzung nicht sinnvoll.

■ Therapie

- Bislang kein eindeutiger Standard, ob eine VKR kons. oder operativ behandelt werden soll. Die folgenden Ind.-Angaben sind nur Richtschnur! Tendenz zur operativen Versorgung der Vorderen Kreuzbandruptur oder -insuffizienz nimmt in dem Maße zu, in dem arthroskopische oder arthroskopisch-assistierte OP-Techniken so beherrscht werden, daß eine fast sofortige Belastung (Mobilisation) möglich ist
- **Wichtige Entscheidungskriterien:** Alter, Ausmaß der Instabilität und subjektives Instabilitätsgefühl. Sportliche Ambitionen, vorhandene Gonarthrose, Kompensationsmöglichkeit, Patienten-Compliance. Weiterer wichtiger Einflußfaktor: Können und Erfahrung des Operateurs bei Ind.-Stellung und OP-Methode. Ob es sich um eine komplette oder partielle Ruptur handelt ist v.a. bei frischen Verletzungen oft

schwer zu beurteilen, bei zweizeitigen Eingriffen erweisen sich primär als partiell erkannte nicht selten als subtotale Rupturen und stellen damit eine OP-Indikation dar! Erforderliche Meniskusrefixationen sollten primär versorgt werden. Eine vordere Kreuzbandruptur zweizeitig ca. 6 Wo. danach, v.a. nach dem Erreichen einer ausreichenden Mobilität (volle Streckung, ausreichend freie Beugung).

Konservative Therapie
Wichtigste Indikationen
- Dehnung und Teilrupturen, auch isolierte VKR
- Muskuläre Kompensierbarkeit der Instabilität, höhergradige Gonarthrose
- Ablehnen der OP, mangelnde Compliance, Pat. > 50–60 J.
- Bandverletzung älter als 14 Tage bzw. Pat. > ca. 50 J.

Nachteil: evtl. Lockerung sekundärer Kapselbandstrukturen, Meniskusläsionen, Knorpelschädigung → **kontinuierlich, konsequentes Muskeltraining erforderlich zur kompensatorischen Stabilisierung.**
Therapieprinzipien: frühfunktionelle Behandlung, volle Belastung, z.B. in Mecronschiene, forcierte Beübung der aktiven Streckung. Ischiocrural-Muskeltraining (KG). Kniegelenksorthesen z.B. Donjoy®, C.Ti.®, Lennox-Hill® (☞ 21.4.5); jedoch oft mangelhafte Akzeptanz und relativ hoher Preis: ca. 1200–2400.- DM.
Leider wird das dringend notwendige selbstständige tägliche Trainingsprogramm oft nach wenigen Mon. von den Pat. nur noch schlecht oder kaum durchgeführt. Pat.-Aufklärung, Motivation!

Operative Therapie
Wichtigste Indikationen
- Beruflich exponierter Patient (z.B. Dachdecker), aktiver Sportler, leistungsorientierter Patient < 50 J., isolierte subtotale bis komplette VKR
- Komplexe Kniebandverletzungen (z.B. antero-med. Instabilität Grad III)
- Knöcherner Ausriß des vorderen Kreuzbandes
- Alte VK-Insuffizienz, die auch nach einem konsequenten Muskelaufbautraining (ca. 3 Mon.) nicht zu kompensieren ist, giving way im Alltag und/oder rezid. Ergüsse/Schwellungen
- Kreuzbandruptur mit zusätzlicher nähbarer basisnaher Meniskusläsion.
- Zusatzverletzung z.B. Meniskusverletzung v.a. mit der Möglichkeit der Refixation. Nutzen-Risiko-Relation; Durch arthroskopische, arthroskopisch assistierte OP-Techniken und durch sofortige früh-funktionelle Behandlungsmaßnahmen mit der möglichen, umgehenden Belastung wird die Rehabilitationsdauer auf 4–6 Mon. und die Komplikationsrate reduziert. Bei einer Bürotätigkeit kann mit einer Arbeitfähigkeit nach 2–3 Wo. gerechnet werden.

Nachteile: lange Arbeitsunfähigkeit (ca. 16 Wo.), lange Rehabilitation, OP-Risiken.
Pat.-Aufklärung: Neben üblichen OP-Risiken Einschränkung der Beugung u. Streckung möglich. Arbeitsunfähigkeit von ca. 12–16 Wo., evtl. bleibende Restinstabilität.

Operationstechniken: vordere Kreuzbandruptur
Viele Techniken beschrieben, die teilweise kontrovers diskutiert werden bezüglich Nahtmaterial, Augmentation, Arthrotomie oder arthroskopische Naht u.a.
Wesentlich bei allen Techniken: präzises Aufsuchen des korrekten *isometrischen Insertionspunktes des Kreuzbandes* weit dorsal an der Innenseite des lat. Femurkondylus: dadurch u.a. physiol. Kniekinematik. Inkorrekte Plazierung: abnorme Laxität und/oder verringerter Bewegungsumfang.

- **Frische vordere Kreuzbandruptur:** Kreuzbandnaht wird immer seltener durchgeführt und ist nur bei einem Abriß im Insertionsbereich zu rechtfertigen.
  - Eine Kreuzband-Augmentation erscheint notwendig (Bandverstärkung mittels biologischem, z.B. Semitendinosussehne oder antologer Patellarsehnenstreifen (vgl. Erontvedt et al. 1996)
  - Optimales Ergebnis nur, wenn alle verletzten Strukturen revidiert und auch rekonstruiert werden. Begleitende basisnahe Meniskusrisse nähen
  - Intraligamentäre Rupturen: aufgrund schlechter Durchblutungssituation primäre Kreuzbandplastik zu empfehlen
  - Problem: eine suffiziente VKB-Refixation erfordert die möglichst sofortige Versorgung. Damit steigt das Risiko der Arthrofibrose! Deshalb wird zunehmend die primäre VKB-Plastik bevorzugt, die die erste Versorgung zur Diagnose-Sicherung und gleichzeitig zur Behebung der Begleitverletzung benutzt
- **Chron. Knieinstabilitäten:** Zahlreiche Techniken beschrieben. Bewährt: z.B.
  - Vorderer *Kreuzbandersatz mit Patellarsehnendrittel (vgl. Wirth und Kohn, Operat. Orthop. Traumatol. 1, 219–227, 1989),* OP nach Brücker-Jones
  - Arthroskopische oder arthroskopisch assistierte Techniken (Transplantat: Lig. patellae, Semitendinosussehne). Vorteile: u.a. geringere Morbidität, raschere Rehabilitation.

Grundzüge der postop. NB nach VKR (keine allg. gültige Schulmeinung).
Frühfunktionelle Ther. nach offener Naht: *Ziel: Vermeidung trophischer Schäden und Verklebung von Gleitschichten.* Limitierende Bewegungsschiene/Knieführungsapparat (alternativ Oberschenkelgipsschale in 20° Beugung), ab 3. postop. Tag Flex.-Ext. 60°/20°/0° (alternativ: Umlagern oder Motorschiene). KG insbes. mit Training der Ischiokruralmuskulatur bei vorderer Kreuzbandnaht bzw. -plastik, Schwellstrom (☞ 20.3.7).

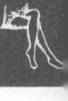

6 Wo. postop. zunehmende Bewegungssteigerung des Kniegelenkes, Übergang auf Teilbelastung (evtl. stationäre Wiederaufnahme). Vollbelastung ca. 12 Wo. (postop. Streckung von ca. 10° sowie gut ausgebildete Muskulatur vorausgesetzt); Schwimmen, Fahrradfahren. Laufübungen auf ebenem Boden nach ca. 4 Mon. Volle sportliche Aktivität ca. 1 J. postop.

Therapie nach VKB-Reinsertion mit Augmentationsplastik (PDS-Kordel, Kennedy-LAD) und nach VKB-Plastik (mittleres Patellasehnen-1/3) in arthroskopischer oder arthroskopisch assistierter Technik.

Ziel: frühzeitige freie Kniegelenksbeweglichkeit, Vermeidung trophischer Schäden und Verklebung von Gleitschichten. Deshalb: sofortige Mobilisation, aktive Streckung bis 0°, aktive Beugung frei soweit schmerzfrei möglich, Teilbelastung, spätestens nach 2 Wo. Belastung mit ganzem Körpergewicht. KG mit Patella-Mobilisation, überwiegend isometrischen Anspannübungen im Verlauf der ersten 4–6 Wo., nachfolgend Verwendung von z.B. PNF-Pattern in der „closed chain" unter Einbeziehung der Gluteal- und Abdominal-Muskulatur. Schwimmen, Fahrradfahren (sobald eine ausreichende Beugung erreicht ist). Lauf- und Sprungbelastung im kontrollierten Bereich, auf ebenem Untergrund ist nach 2–3 Mon. bei Beschwerdefreiheit möglich. Orthesenversorgung: Prinzipiell nur erforderlich bei frischen Kollateralband-Rupturen, die operativ oder konservativ versorgt wurden, bei unzureichend stabiler Verankerung der KBR- oder Augmentationsplastik, bei initalem subjektivem Instabilitätsgefühl. Alternative zur Versorgung mit der Donjoy-, CTI-, Lennox-Hill-Orthese: Mecron-Schiene über i.d.R. 3 bis max. 6 Wo.

Prognose nach VKR

Natürlicher Verlauf nach Kreuzbandverletzungen: 1/3 der Pat. erlangt adäquate Kompensation mit sportlichen Aktivitäten, 1/3 Kompensation mit Aufgabe wichtiger Aktivitäten, 1/3 KO, wobei Rekonstruktion erforderlich ist (*„Drittelregel" von Noyes*). Im Langzeitverlauf kann eine Arthrose bei chron. Kreuzbandinsuffizienz entstehen. In Literatur existieren nur wenige prospektive, kontrollierte und randomisierte Studien über Vergleich operativ und kons. therapierte komplette VK-Rupturen (*Rauch et. al. 1991*).

Bei Teilrupturen des VK kons. Ther.: gute Ergebnisse lassen sich dann erwarten, wenn kniegelenksverletzungsträchtige Beanspruchungsformen konsequent vermieden werden und wenn es sich tatsächlich um eine partielle und nicht um eine subtotale KBR-Ruptur mit nachfolgend sicher zu erwartender KBR-Insuffizienz handelt.

Hintere Kreuzbandruptur
- **Bei isolierter hinterer Kreuzbandruptur keine Standardtherapieempfehlung.** OP-Ind. umstritten
- **Hauptprobleme bei veralteter hinterer Kreuzbandruptur:** patellofemorale Beschwerden, Instabilität
- **Ind. operative Ther.:** bei knöchernen Ausrissen. Sonst relative Ind. wie bei VKR.

19

19.2.14 Medial shelf (Plica mediopatellaris), ICD 717.9

Medial der Patella verlaufende Synovialfalte. Klinische Bedeutung bei Hypertrophie und Fibrosierung der Plika sowie Schmerzen. Meist harmloser Nebenbefund bei Arthroskopie (Cave: Überbewertung, da Plika in ca. 30 % aller Kniegelenke vorkommt).

Klinik: eindeutige klinische Zeichen fehlen häufig. Hinweise: Schnappen bei Bewegung (beim Aufstehen nach Sitzen), tastbarer Strang im Bereich des med. Femurkondylus parapatellar, Einklemmungserscheinungen zwischen Patella und Trochlea. Oft Beschwerden im Sinne einer Chondropathia patellae. Nach (Verdreh-)Trauma des Kniegelenkes **Plikaverletzung** (Einriß) möglich, klinische Symptomatik evtl. wie Innenmeniskus-Läsion.
Diagn.: arthroskopisch. Plika häufig breit, fibrosiert und gelegentlich eingerissen. Knorpelschädigung (Pannusauflagerung) am medialen Anteil des femoralen Gleitlagers ist sicherer Hinweis für mechanisch störende Plika.
Ther. (bei eindeutigen Beschwerden): Arthroskopische Resektion der Plika besser als bloße Durchtrennung.
NB: Hochlagern in leichter Flexion, lokal Eis. Vollbelastung nach 2 Tagen. Arbeitsfähigkeit nach 4–5 Tagen.

19.2.15 Meniskuserkrankung, ICD 717.0–5

Prädilektionsstellen: Hinterhorn Innenmeniskus (fast 50 %), Pars intermedia Außenmeniskus. Häufigkeit: M:W ca. 2 : 1. Innen- : Außenmeniskus ca. 3 : 1.

Rißentstehung: ca. 40 % sekundär traumatische Meniskusrisse, ca. 50 % degenerative Meniskusschäden, ca. 8 % primär traumatische Meniskusrisse. Anlagebedingte Fehlformen des Meniskus (z.B. Scheibenmeniskus).

Klinik (☞ 19.2.2!)

Anamnestische Angaben sehr wichtig: Trauma? Genauer Hergang des Unfallereignisses, Tag, Einklemmungen, Blockierungen, Streckhemmung, intraartikulärer Erguß, Schnappphänomene? Charakteristisch: meist beschwerdefreies Intervall, aber auch akute, massive Symptomatik durch Loslösung und Einklemmung von Meniskusteilen (z.B. „Korbhenkelriß"). Außenmeniskus-Risse oft ohne klare klinische Korrelation.

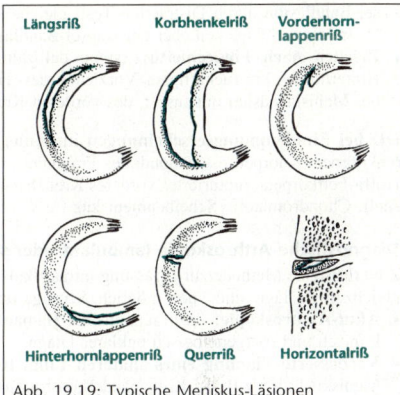

Abb. 19.19: Typische Meniskus-Läsionen

Befund: Streckhemmung, Blockade (häufigste Ursachen akuter Blockaden: Meniskusverletzungen, partielle VKR), Erguß, Druckschmerz in Gelenkspalthöhe im Bereich der Läsion, Atrophie des M. vastus medialis bei älteren Läsionen. Überprüfung der *Bandstabilität:* Kombinationsverletzungen? Bei degenerierten Meniskus: Läsionen oft keine eindeutigen anamnestischen und klinischen Hinweise (vgl. Herrmann et al. 1990)

Diagnostik

- **Punktion** bei deutlichem Erguß. Bei frischen Verletzungen an der Meniskusbasis Hämarthros möglich → Arthroskopie (evtl. in OP-Bereitschaft)
- **Reposition eines eingeklemmten Korbhenkels** (Gelenkblockierung): meist stark schmerzhaft. Selbstbehandlung durch Schütteln des Kniegelenkes. Arzt: vorsichtig Beugen unter Extension, dabei rotieren → Arthroskopie.
- **Rö.:** Kniegelenk in 2 Ebenen. Bei alten Läsionen u.U. Osteophytenbildung am Tibiaplateaurand (Rauber'sches Zeichen; ☞ 6.1.9)
- **Arthrographie: Doppelkontrast. Durch Arthroskopie an Bedeutung verloren**
- **NMR:** Hilfreiche Zusatzuntersuchung bei nicht eindeutiger Anamnese und bei einem nicht ganz eindeutigen klinischen Befund → kann u.U. unnötige erfolglose konservative Behandlung unklarer Kniegelenksbeschwerden vermeiden helfen
- **Sono:** derzeit noch keine Routinediagnostik bei Meniskusrissen.

Spezielle klinische Diagnostik (Meniskuszeichen)

Teste beruhen überwiegend auf Schmerzprovokation bei Kompression des Meniskus. Kombinationen verschiedener Tests erhöhen Diagnosesicherheit. Neg. Meniskuszeichen sind kein Beweis für intakten Meniskus. Auswahl wesentlicher Meniskuszeichen:
- **Druckschmerz am Gelenkspalt**
- **Steinmann I:** Innenmeniskus-Läsion: Spontanschmerz innerer Gelenkspalt bei Aro. des gebeugten Kniegelenkes. *Außenmeniskus-Läsion:* äußerer Gelenkspalt bei Iro.
- **Steinmann II:** wandernder Druckschmerz bei Kniebeugung nach dorsal
- **Überstreck-** (→ Vorderhorn), **Überbeugeschmerz** (→ Hinterhorn)
- **Payr'sches Zeichen:** medialseitiger Schmerz im Schneidersitz
- **Apley-Zeichen** (Grinding-Test, to grind = mahlen, drehen): Bauchlage, Knie rechtwinklig gebeugt, Oberschenkel fixiert → axialer Druck von fußsohlenwärts und kräftige Rotation Schmerz (bei Innenmeniskus-Läsion Aro.-Schmerz, bei Außenmeniskus-Läsion Iro.-Schmerz)? Unterscheidung Meniskusläsion von Kap-

sel-Bandläsion durch Distraction-Test: gleiche Ausgangsposition, statt Druck nun Distraktion. Schmerzen eher bei Kapsel-Bandläsionen
• **Zeichen nach Finocchietto** („signo del salto"): hörbares Zurückspringen des Hinterhornes bei ruckartigem Vorziehen des Tibiakopfes (→ vordere Schublade) bei Meniskusläsion mit Insuff. des vorderen Kreuzbandes und med. Seitenbandes.

DD bei Einklemmungserscheinungen im Kniegelenk: Meniskusläsion, freier Gelenkkörper (Knorpel, osteochondrales Fragment), Gonarthrose, vergrößerte Zotte des Hoffa-Fettkörpers, rupturiertes vorderes Kreuzbandbündel, Patellasubluxation, Medial shelf, Chondromatose, Scheibenmeniskus.

Diagnostische Arthroskopie (ambulant oder stationär; ☞ 6.9)
Zuverlässigste Methode zur Erfassung intraartikulärer Schäden des Kniegelenkes. Oft gleichzeitig Diagn. und Ther. möglich. **Strenge und kritische Ind.-Stellung:**
• **Akut-Arthroskopie:** posttraumatischer Hämarthros sowie akute Blockierung bei klinisch und röntgenologisch unklarer Diagn.
• **Verbesserte Planung eines späteren Eingriffes:** chron. Instabilität, begleitende Meniskusläsion z.B. bei Kreuzbandrekonstruktion, Gonarthrosen (Arthrosestadium, Menisken)
• **Unklare Kniebeschwerden,** chron. rezid. Ergüsse, V.a. Meniskusläsion, unklare Synovitiden
• **Re-Arthroskopie:** bei persistierenden Beschwerden nach Eingriff am Kniegelenk oder auch nach diagn. Arthroskopie (übersehener Befund?), erneutes Trauma, Therapiekontrolle.

Durch standardisierte Inspektion und Tasthakenpalpation hohe Sicherheit in der Erfassung von Art und Ausmaß einer Meniskusläsion und anderer Läsionen, ausreichende Erfahrung des Arthroskopeurs vorausgesetzt.
NB: mehrfach lokal Eis über h. Hochlagern, Schonen, Vollbelastung. Antiphlogistika (z.B. Voltaren® 50 mg 3 x 1 Tbl. über 2–3 Tage). Sportpause für 1 Wo.

Konservative Therapie
Allenfalls kleine bis 1 cm große Längsrisse an der Meniskusbasis: *Gipsimmobilisation* in Flexion von 10–15° für ca. 3–4 Wo., Entlastung.
Degenerative Meniskusveränderungen bei älterem gonarthrotischen Knie oft ohne wesentliche Symptomatik (☞ 19.2.10; kons. Ther. Arthrose).

Arthroskopische Meniskusteilresektion (ambulant oder stationär)
Ziel: möglichst viel des für Gelenkfunktion und -stabilität wichtigen Meniskusgewebes erhalten. **Vorteile:** Kurze Rehabilitationsdauer. Offene Meniskusresektion (Arthrotomie) heute obsolet. **Ind.:** symptomatische, nicht rekonstruierbare Meniskusläsionen.
• Partielle Meniskektomie: Regelfall
• Totale Meniskektomie: nur bei ausgedehnter Läsion, Mehrfachrissen, basisnahen Rissen älterer Pat.

Risiken: persistierender Erguß, Hämarthros, Gasemphysem, Thrombembolie (**Cave:** kein Gas bei Pat. mit Tibiakopffrakturen), Sensibilitätsstörungen durch Blutleere, Infektion, iatrogene Knorpelläsionen, Instrumentenbruch, M. Sudeck. **KO-Rate** unter 1 %. Im Vergleich zur Arthrotomie deutlich reduzierte Morbidität und geringere KO-Rate.
Aufklärung: Häufigste Risiken, mögliche Arthrotomie bei nicht gelingender arthroskopischer Resektion, lokale Sensibilitätsstörung, möglicher späterer Riß im Restmeniskus. **Cave:** *häufigste Ursache für erforderliche Re-OP: belassenes instabiles*

Hinterhorn (→ Tasthakenuntersuchung).
NB nach Meniskusteilresektion: evtl. Redon-Drainage. Kompressionsverband. Thromboseprophylaxe mit Heparin 3 x 5000 IE. „Knieschule". Aufstehen am 1. postop. Tag. Redon anziehen und entfernen (je nach Erguß/Hämarthros) am 1., spätestens am 2. postop. Tag. KG. Quadrizepstraining. Evtl. Vollbelastung (meist jedoch im Mittel erst nach 4–5 Tagen je nach Erguß und Beschwerden). Nach subtotaler Meniskektomie Vollbelastung eher erst nach 10–14 Tagen. Volle körperliche Belastung, Sportaufnahme nach ca. 4 Wo., bei ausgedehnterer OP mit subtotaler oder totaler Meniskektomie nach 6 Wo., langsam steigernd.

Meniskusrefixation

Ind.: Kapselnahe (innerhalb 3 mm-Zone) Longitudinal-Vertikalrupturen des Meniskus, Riß länger als 1,5 cm, keine wesentlichen Sekundärveränderungen.
KI.: Basis**ferne** Längsrisse, Lappen-, Quer-, Horizontalrisse. Erheblich degenerierte Menisken. Gonarthrose. Begleitende chron. Bandverletzungen mit Instabilität (insbes. unbehandelte vordere Kreuzbandinstabilität).
Aufklärung: Heilverlauf über Mon. Volle Sportausübung erst nach ca. 6 Mon.
Vorgehen: Arthroskopie → Ind. zur Refixation? → Anfrischung der Rißränder, Reposition, präzise Positionierung der Nähte und Stabilisation. Tutor.
Vorgehen: Arthroskopie → Ind. zur Refixation? → Anfrischung der Rißbänder, Reposition, präzise Positionierung der Nähte und stabilisation. Tutor.
NB: kein einheitliches Schema; 2 prinzipiell unterschiedliche Meinungen:

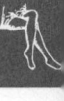

* *Ruhigstellung:* 4–6 Wo. im Gipstutor, Entlastung oder Teilbelastung
* *Frühfunktionelle NB (wird heute meist bevorzugt):* Teilbelastung mit Schiene über ca. 2 Wo. mit Bewegungslimit Flex./Ext. 60°/10°/0°. Isometrische Anspannungsübungen, KG, zunehmende Vollbelastung. Ab 9. Wo. Beugung bis 120° bei freier Streckung. Sport nach ca. 6 Mon. (vergl. Hackenbruch 1993).

KO: Verletzung der dorsalen Gefäß-Nervenbahnen. Medial: N. saphenus, V. saphena; lateral: N. peroneus.
Progn. bei Meniskusläsionen: Ausfall der Meniskusfunktionen → degenerative Knorpelveränderungen → Achsenfehlstellung (Gelenkspaltverschmälerung). Resektion richtet sich daher nach Ausmaß der Schädigung. Totale Meniskektomien sind die Ausnahme.

19.2.16 Meniskusganglion, ICD 717.5

Meist vom Außenmeniskus ausgehend. M > F.

Klinik: Schmerzen. Palpable Vorwölbung, oft Meniskussymptomatik.
Rö: Knie in 2 Ebenen; Arthrosezeichen? Sono: Darstellung des Ganglions.
Ther.: Arthroskopie. Ganglionexstirpation, meist Meniskus(teil-)resektion (offen). Alleinige Ganglionexstirpation kann Rezidiv zur Folge haben.

19.2.17 M. Ahlbäck (Femurrollennekrose), ICD 733.4

Segmentale Osteonekrose des medialen Femurkondylus. Ätiol.: primär (idiopathisch) oder sekundär nach systemischer oder lokaler Kortison-Therapie.

Klinik: Seltene Erkrankung bei älteren Pat. (60.–70. Lj.), F > M. Erheblicher Ruhe- und Belastungsschmerz am med. Kniegelenk mit plötzlichem Beginn. Sekundär

synovialitische Veränderungen mit Kapselschwellung und Gelenkerguß. Evtl. zunehmende Varusdeformierung.

Diagnose
- **Rö.:** Frühstadium: beginnende Abflachung des medialen Femurkondylus. Fortgeschrittenes Stadium (3–6 Mon.): typischer subchondraler Aufhellungsbezirk am
  med. Femurkondylus, von einem sklerotischen Randsaum umgeben
- **Knochenszinti:** Frühdiagnose möglich (Anreicherung im med. Femurkondylenbe-
  reich)
- **Arthroskopie. DD:** OD (jüngere Pat.); med. Gonarthrose; destruierende entzündliche, tumoröse und posttraumatische Veränderung.

Ther.: im Frühstadium *Entlastung, Antiphlogistika. Kleinere Herde bzw. Frühstadium:*
entlastende (valgisierende) Umstellungsosteotomie. *Fortgeschrittene Veränderungen*
mit großer Defektzone: mediale unikondyläre Schlittenprothese (☞ 19.2.10).

19.2.18 M. Osgood-Schlatter, ICD 732.4

Relativ häufige aseptische Nekrose (juvenile Osteochondrose) der Tibiaapophyse.

Ätiol.: Als auslösendes Moment gilt ein verstärkter Zug des Lig. patellae z.B. durch
sportliche Überbelastung. Typischer stadienhafter Verlauf.
Klinik: Bevorzugt 10–14jährige, sportlich aktive Jungen. *Leitsymptom:* lokaler Belastungsschmerz im Bereich der Tuberositas tibiae. Druckschmerzhafte Schwellung mit
Schmerzverstärkung bei Streckung des Kniegelenkes gegen Widerstand.
Ther.: Aufgrund meist völlig problemloser Ausheilung genügen partielle Sportkarenz
bei Sprungdisziplinen und lokale antiphlogistische Salbenanwendungen (z.B. Volta-
ren-Emulgel®). Evtl. Negativabsatz. Selten ist *nach Wachstumsabschluß* die op.
Abtragung einer schmerzhaften knöchernen Ausziehung erforderlich.

19.2.19 M. Sinding-Larsen-Johansson, ICD 732.4

Osteochondrose des distalen Patellapols. Klinik und Rö.: vergleichbar dem
M. Osgood-Schlatter. Ebenfalls im Alter von 10–14 J. auftretend mit belastungsabhängigen Schmerzen am dist. Patellapol. **Ther.:** → M. Osgood-Schlatter (☞ 19.2.18).

19.2.20 Osteochondrosis dissecans (OD), ICD 732.7 (Knie)

Lokalisierte aseptische Nekrose eines subchondralen Knochenbezirkes mit der Gefahr
der Abstoßung als freier Gelenkkörper (Gelenkmaus). Lokalisation: überwiegend am
lat. Rand des med. Femurkondylus, seltener lat. Kondylus oder Patellarückfläche.
Doppelseitiger Befall in ca. 25 %!

Ätiol.: weitgehend unbekannt. Die schalenförmige linsen- bis pflaumenkerngroße
Nekrosezone ist vom gesunden Knochen her durch einen Sklerosesaum abgegrenzt
und so von der Blutversorgung abgeschnitten. Abbauprodukte des Gelenkknorpels
können Reizerscheinungen (Synovialitis, Erguß) verursachen. Das Dissekat kann in
seinem „Bett" verbleiben, aber auch zum freien Gelenkkörper werden. Die dadurch
entstehende Gelenkinkongruenz (leeres Mausbett) stellt eine Präarthrose dar. Eine
spontane Rückbildung ist insbes. vor dem 12. Lj. möglich.

Klinik: Auftreten überwiegend gegen Ende des Wachstumsalters. Im Stadium der Nekroseentstehung selten Beschwerden. Beginn mit uncharakteristischen, belastungsabhängigen Knieschmerzen. Evtl. Schwellung und Ergußbildung. Plötzliche rezid. Einklemmungen nach Abstoßen des Dissekates typisch.

Diagnose

- **Rö.:** umschriebener, subchondraler Verdichtungsbezirk mit sklerotischer konvexer Randzone oder ovaler, verdichteter Knochenbezirk. Suche nach freien Dissekaten. Evtl. zusätzlich *Kniegelenkstunnelaufnahme (Frik'sche Aufnahme) oder Schichtaufnahmen a.p. Rö.-Stadien z.B. nach Rodegerdts und Gleissner (1979):*
  - *Stadium I:* Schlummerstadium (path. Befund nur im Tomogramm)
  - *Stadium II:* deutliche Aufhellung
  - *Stadium III:* Demarkierung durch Sklerosewall
  - *Stadium IV:* freier Körper
- **NMR:** Beurteilung der Knorpeloberfläche v.a. in Frühstadien, Bewertung der Vitalität eines Dissekates möglich
- **Arthroskopie:** Beurteilung der Gelenkoberfläche (Tasthaken!). Beitrag zur Klärung einer evtl. Op-Ind. und auch OP-Verfahrenswahl. Stadieneinteilung z.B. nach Guhl (1982).

DD: Bes. bei multiplem und multilokulärem Auftreten Abgrenzung gegenüber epiphysären Osteochondrodysplasien. **DD Blockierung:** ☞ 19.2.15.

Therapieempfehlung

Wesentliche Kriterien: Alter, Stadium, Herdgröße, Beschwerden.

Kons. Ther.: Stadium I und II; bei jüngeren Kindern mit kleinem Herd und geringen Beschwerden. Symptomatische (Schmerz-)Ther.; Entlastung des Erkrankungsbezirkes (Gehstützen, Thomassplint, auch Gipstutor) für 6–10 Wo. *Schonung und Sprungverbot.* Rö.-Kontrollen alle 3–6 Mon.

Operative Therapie

- **Bei noch intakter Gelenkfläche** (Stadium II) Maßnahmen zur Revaskularisierung der Osteonekrose: *retrograde Spongiosaplastik* (transkondylär, extraartikulär) unter BV-Kontrolle unseres Erachtens Methode der Wahl. Alternative: *Anbohrung* der Sklerosezone von anterograd (arthroskopisch)
- **Bei Knorpeldemarkierung** (Stadium III): nach Anfrischen des Mausbettes Refixierung des Dissekates durch z.B. mind. 3 Ethipin-Stifte®. Evtl. unterstützend Fibrinkleber (z.B. Tissucol®). *Alternative:* Verschraubung (Kleinfragmentschrauben), Drahtspickung. Dissekatentfernung nur bei kleineren Herden außerhalb der Belastungszone
- **Nach Dissekatabstoßung** (Stadium IV): abhängig von Größe und Vitalität des Herdes Gelenkmausentfernung oder Replantation des Dissekates oder Defektauffüllung durch *autologe* – aus Anteilen der dorsalen Femurkondyle (*Wagner*) – oder *homologe* Knorpel-Knochen-Transplantation
- **Bei älteren Knorpeldefekten** ggf. Pridie-Bohrung (→ Induktion eines oberflächenbedeckenden Faserknorpels). Umstellungsosteotomien zur Entlastung des Kniekompartiments bei zusätzlicher Beinachsenabweichung.

NB: Entlastung mind. 6 Wo., begleitend KG. Rö.-Kontrolle nach 6 Mon. Evtl. Kontrollarthroskopie.

Progn.: bei vollständiger Wiedereinheilung gut. Je jünger der Pat., desto besser die Progn. Bei Kindern und Jugendlichen Restitutio ad integrum in etwa 60 %. Beim Erwachsenen Progn. eher ungünstig (sekundäre Arthrose).

19.2.21 Patellafraktur, ICD 822.-

Ca. 1 % aller Frakturen. Überwiegend direktes Trauma. Einteilung: Quer-, Längs-, Schräg-, Stern-, Mehrfragmenttrümmerfrakturen, knöcherne Polabrisse..

Klinik: Prellmarke, Schmerzen, tastbare Diastase beweisend, aktiver Streckausfall, Schwellung, Hämarthros. Immer auch nach Begleitverletzungen fahnden.

Diagnose
* *Rö.:* immer a.p., seitlich und axial
* *Arthroskopie:* exakte Diagnose chondraler und osteochondraler Frakturen. Hämatomausspülung.

DD: Patella bipartita. Selten Larsen-Johanssonsche Erkrankung (☞ 19.2.19).

Therapie
Kons.: Stabile Frakturen ohne Dislokation. Kurzfristige Ruhigstellung. Antiphlogistika. CMP-Schiene: Bewegungslimit 60°. Bei guter Kooperation gipsfreie Mobilisation, ansonsten Gipstutor.

Operative Therapie
Ind.: Diastase, Stufenbildung, offene und pathologische Frakturen.
Dringliche OP-Ind. (innerhalb der ersten 6–8 h): Offene Brüche, Frakturen mit begleitender Hautabschürfung und/oder -kontusion. Veraltete Frakturen: Versorgung im Abstand von 2 bis max. 3 Wo. nach Trauma noch befriedigend möglich. **KO:** relativ hohe Rate an KO bekannt (tiefe Infekte, Hämatome, Pseudarthrose, Refraktur u.a.). Langzeitergebnisse: hohe Rate an sekundären Arthrosen (Retropatellararthrose) bei anatomisch nicht exakter Reposition. **OP-Techniken**
* **Einfache Quer- und Längsfrakturen:** Zugschraubenosteosynthese. Alternative: Kombination einer ventralen Zuggurtung über längs eingebrachte KD

> **OP-Technik:** bogenförmiger oder lat. parapatellarer Hautschnitt über Patella (bei komplexeren Frakturen sind längs geführte lat. Zugänge möglich. Offene Frakturen: Wunde in den Zugang mit einbeziehen. Bei notwendiger Drahtsicherung mit Befestigung an der Tuberositas tibiae: gesonderter Schnitt). Eröffnen des Gelenkes. Inspektion. Ausspülen des Hämarthros. Exakte anatomische Reposition. Kontrolle der Patellarückfläche. Parallel zueinander sagittales Einbringen von 2 KD (1,6 mm). Äquatoriale Zuggurtungsschlinge um die KD unter Quadricepssehne bzw. Patellarsehne. Zuggurtung (Achtertour) streckseitig nach Naht der Aponeurose.

* **Pol- und Kantenabrisse:** nach Möglichkeit *Schraubenfixation,* evtl. mit einer zusätzlichen Drahtzuggurtung sichern. Resektion zu kleiner Fragmente. *Teilresektionen* (nicht mehr als ein Drittel der Patella)
* **Stern- und Mehrfragmentfrakturen:** Rekonstruktion je nach Situs mit Schrauben, Kirschnerdrähten oder äquatorialen Cerclagen, ventrale Zuggurtung zusätzlich, wenn keine ausgedehntere Knorpelzerstörung
* **Chondrale und osteochondrale Frakturen:** Arthroskopie, Entfernung zur Refixation ungeeigneter Fragmente. Refixation osteochondraler Fragmente mit Draht- oder resorbierbaren Stiften (Ethipins®)

- **Trümmerfrakturen, Mehrfragmentfrakturen mit ausgedehntem Knorpelschaden:** primäre Patellektomie: keine Erhaltungsversuche, da Folge-OP unvermeidlich und Ergebnisse schlechter als bei primärer Patellektomie.

Frühfunktionelle NB: Gipsfrei, CPM-Schiene bis 60°. Aktive Übungen und Gehen unter Teilbelastung bis zur Frakturkonsolidierung. Hautnähte nach 14 Tagen entfernen. Bei unsicheren OS Gipstutor für 6–8 Wo.

Progn.: Retropatellarer Knorpelschaden entscheidend für Langzeitprognose. Bei exakter Reposition und stabiler Fixation gute Progn. Bei Pat. mit primärer Patellektomie (aufgrund nicht rekonstruierbarer Patellafrakturen) ca. 75 % gute Resultate.

19.2.22 Patellaluxation, ICD 718.3

Meist wiederholte, vorübergehende lat. Luxation der Patella aus ihrem Gleitlager. F > M. Erstluxation meist vor 20 Lj.

Ätiol.: angeborene und echte traumatische Luxationen selten. Im Regelfall wiederholte Luxation (habituell oder rezid.) infolge einer Kombination luxationsfördernder, anatomisch ungünstiger Gegebenheiten mit Lateralisation des Quadrizepszuges. Ursachen:

- *Am Skelett:* Patelladysplasie („Jägerhut"-Patella), Kondylendysplasie, Genu valgum, Genu recurvatum, path. Femurantetorsion, path. Tibiaaußentorsion, Lateralisation der Tuberositas tibiae
- *Am Bandapparat:* Bandlaxität (Hypermobilität der Patella), Patella alta, Einriß des med. Retinakulums nach Patellaluxation
- *Muskulär:* Muskelatrophie des M. vastus medialis, Hypoplasie des M. vastus medialis obliquus.

Klinik und Diagnose

Im luxierten Zustand einfach zu diagnostizieren. I.d.R. Spontanreposition. Daher nach Erstluxation unbedingt auf anamnestische Angaben wie plötzliches Wegknicken und Hinstürzen ohne Trauma bei Drehbewegungen und auf das *Leitsymptom Erguß* achten oder hinterfragen, um Fehldiagnosen wie Meniskus- oder Bandläsionen zu vermeiden.

- **Habituelle Luxation:** Patella luxiert in leichter Beugung ohne wesentliche Beschwerden. Luxationsvorgang problemlos reversibel
- **Rezid. Luxation:** plötzlich, stark schmerzhaft, meist Erguß, giving way

Befund: Achten auf luxationsfördernde anatomische Gegebenheiten: → Ätiol.! Apprehension sign (☞ 19.2.2). Q-Winkel erhöht. Oft Erguß → Punktion.

Rö.: Knie bds. in zwei Ebenen (Vergleich). Patellaaxialaufnahmen, besser Patella-Défilé-Aufnahmen (30°/60°/90° Beugung) bds. Bei Befundung achten auf:

- *Patelladysplasie* nach Wiberg/Baumgartl (nur „Jägerhut"-Patella von path. Bedeutung), *Kondylendysplasie*
- *Arthrosegrad* femoro-patellar, medial, lateral
- *Osteochondrale Begleitläsionen, freie Gelenkkörper*
- *Patellastand (Insall u. Salvati, Blumensaat),* Patella alta?
- *Luxations- oder Subluxationsgrad (Ficat).*

Diagnostische Arthroskopie (☞ 19.2.15)
- Bei akuter Patellaluxation mit Hämarthros und V.a. osteochondrale Läsion
- Bei Patellasubluxation mit therapieresistenten Beschwerden zur Feststellung intra-artikulärer Knorpelschäden und zur Operationsplanung.

Therapie

Ziel ist die permanente Zentrierung der Patella im Gleitlager zur *Verhinderung arthrotischer Veränderungen.*
- Bei **akuter Luxation** sofortige Reposition
- Nach **Erstluxation** ohne knöcherne Verletzung: Evtl. Punktion. Ca. 3 Wo. Ruhig-stellung in Oberschenkelgipstutor. Konsequente **kons. Ther.:** KG (insbes. M. vastus med.-Training), tägliches Übungsprogramm; Ultraschall, Iontophorese, kurzzeitig Antiphlogistika; evtl. Patellabandagen
- Bei bloßer Subluxation ist KG mit Kräftigung des M. vastus medialis gerechtfertigt (Besserung der Lateralisationstendenz).

Operative Therapie

Ind.: Bei wiederholter Luxation OP mit Verlagerung des Streckapparates nach medial. Oft Kombinationseingriffe notwendig, abhängig von der Zahl luxationsfördernder Faktoren, z.B. lateral release, med. Kapselraffung, Distalisierung M. vastus med. Bei starker Valgusfehlstellung: (> 15°) zuerst suprakondyläre Femurkorrekturosteotomie.
- **Vor Wachstumsabschluß:** Weichteileingriffe z.B.
  - *OP nach Goldthwaith:* Verlagerung und Fixation der lat. Patellarsehnenhälfte nach medial
  - *OP nach Ali-Krogius:* Entnahme eines Retinakulumstreifens med. und Vernähung am lat. Patellarand. Raffung durch Verschluß des med. Entnahmedefekts
- **Nach Wachstumsabschluß:** knöcherne Eingriffe (*z.B. Elmslie-Trillat, Roux*) in Kombination mit Weichteileingriffen (*Patellafesselung, lateral release*).

Operation nach Elmslie-Trillat (vgl. Krämer und Jani, Operat. Orthop. Traumatol. 1, 38, 1991)
Prinzip: Medialisierung der nach distal gestielten Tuberositas tibiae und Spaltung des Lig. patellae longitudinale lat. (lateral release) mit zusätzlicher med. Kapselraffung.
Ind.: Rezid. und habituelle Patellaluxation; -subluxation und -lateralisation ohne wesentliche Retropatellararthrose.
NB: Rö.-Kontrolle, Hochlagern, lokal Eis. Antiphlogistika. Thromboseprophylaxe. Frühfunktionelle NB: Entlastung für 6 Wo. Assistive KG. Isometrische Quadricepsanspannungsübungen. Bewegungslimit des operierten Beines: 2 Wo. Flex./Ext. 60°/0°/0°. Elektrostimulation des M. vastus medialis. Motorschiene mit Bewegungslimit Flexion/Extension 60/0 über 2 Wo. ab 2. postop. Tag. **Langfristiges Trainingsprogramm.** Nach 4 Wo. postop. Flex./Ext. auf 90°/0° steigern. Rö.-Kontrolle 6 Wo. postop. Vollbelastung. Sportarten postop.: Fahrradfahren in der Ebene (hoher Sattel). Schwimmen (Kraulschwimmen). Verhaltensmaßregeln: z.B. Vermeiden von längerem Sitzen in Kniebeugung. KG-„Hausaufgaben" mit tägl. Trainingspensum (mind. ca. 10–15 Min.): „Vastus medialis"-Kräftigung". Dehn-übungen („stretching") der meist verkürzten Ischiokruralmuskulatur.

19.2.23 Patella partita, ICD 755.6

Angeborene geteilte Patella, wahrscheinlich Hemmungsmißbildung. Über 90 % Patella bipartita (oberer lateraler Quadrant). Bis zu 6 Segmente (tri-, multipartita) möglich.

Klinik: meist Zufallsbefund. In der Regel keinerlei Beschwerden.
Rö.: manchmal Probleme zur Abgrenzung gegenüber Patellafraktur. Beide Kniegelenke röntgen. Für ,,Partita" spricht: Doppelseitigkeit, glatte Begrenzung; für Fraktur: adäquates Trauma, einseitige ,,Partita".
Vorgehen: nur sehr selten bei Schmerzen Exzision der ,,akzessorischen" Patella. Arthroskopie zur Beurteilung der Knorpelrückfläche.

19.2.24 Poplitealzyste (z.B. Baker-Zyste), ICD 727.4

W.M. Baker (1839–1896), Chirurg, London. Zystische meist medial gelegene Aussackung in der Kniekehle.

Entweder ausgehend von einer Bursa des M. gastrocnemius, M. semimembranosus oder Aussackung der dorsalen Kniegelenkskapsel mit stielartiger Verbindung zum Gelenk (Baker-Zyste). Oft Folge einer Kniebinnenerkrankung (z.B. bei c.P., chron. Meniskusläsion) mit Kniegelenkserguß mit langandauerndem Innendruck.

Klinik: uncharakteristisches Spannungsgefühl, prallelastische Vorwölbung unterschiedlicher Größe in der Kniekehle, bei Kniestreckung gut tastbar. Gelegentlich Ruptur einer Baker-Zyste: heftige Schmerzen in der Kniekehle (DD: Thrombose, Thrombophlebitis), wechselnde Größe infolge Ventilmechanismus möglich.

Diagnose
• **Rö.** (Arthrose? Knochentumor?)
• **Sono:** Lokalisation, Größe?
• **Arthroskopie:** Abklärung einer Kniebinnenerkrankung
• **Arthrographie:** Größenbestimmung, sichere Verbindung zu Gelenk?
• **CT/MRT:** in unklaren Fällen zur weiteren Abklärung

DD: Ganglion, Tumoren (z.B. Lipom, Synovialom, Neurinom, Fibrosarkom, fibröses Histiozytom), Aneurysma, Lymphknoten. Thrombose (Sonographie!).

☞ **Cave** bei lateral gelegenen Zysten! Maligner Tumor?

Ther.: *Kinder:* Exstirpation selten indiziert, zunächst Beobachtung, insbes. bei asymptomatischen Zysten. Exstirpation bei Beschwerden, unklarer DD, Größenzunahme bzw. fehlender Rückbildungstendenz innerhalb von 6 Mon.
Erwachsene: Exstirpation bei Beschwerden und/oder funktioneller Beeinträchtigung. Unterbindung des Stiels bei Baker-Zysten.
Progn.: Rezidive möglich (Aufklärung!).

19.2.25 Scheibenmeniskus, ICD 717.5

Seltene, über die Embryonalzeit hinaus persistierende Scheibenform meist des Außen-meniskus (Hemmungsmißbildung). Neigung zu frühzeitiger Degeneration.

Klinik: Auffällig im Kindes- und Jugendalter ein charakteristisches, meist endgradig auftretendes Schnappen bei Kniegelenksbewegung und/oder Meniskussymptomatik. Gelegentlich erst im Erwachsenenalter symptomatisch. Trauma selten. **Rö.:** Verbrei-terung des lat. Gelenksspaltes (nicht obligat).
Ther.: Bei Beschwerden (z.B. nach Einriß) partielle (arthroskopische) Meniskektomie. *Ziel:* regelrechte Meniskusform.

19.2.26 Wachstumsschmerz, sogenannter, ICD 781.9

Relativ häufige ,,Verlegenheitsdiagnose" bei Kindern mit Schmerzangabe ohne klinisch faßbaren Befund (Wachstum verursacht keine Schmerzen!).

☞ **Ausschlußdiagnose!** Immer sorgfältige DD (☞ 19.2.1).

Klinik: Typischerweise Knie- oder Beinschmerzen vor dem Einschlafen oder nächt-liches Aufwachen. Durch Zuwendung der Eltern verschwinden die Schmerzen. Eltern berichten über normale Aktivitäten anderntags. Nach dem 10. Lj. treten diese ätiol. unklaren Schmerzen nur noch äußerst selten auf.
Klinische, Rö.- und evtl. laborchemische Kontrollen (insbes. BSG) unauffällig.

Ther.: Nach sicherem Ausschluß path. Veränderungen unter Berücksichtigung der DD bei Knie- und Beinschmerz kann man die Eltern aufklärend beruhigen. Bei Beschwer-depersistenz, Häufung und Verstärkung der Symptomatik Kontrollen, um keine ernste Erkrankung zu übersehen.

19.2.27 Sprunggelenksfraktur, ICD 824.2, (Außenknöchel)

Gebräuchlichste Einteilung von B.G. Weber:
• **Weber A:** Außenknöchelfraktur unterhalb Syndesmose
• **Weber B:** Fraktur in Höhe der Syndesmose, oft mit Syndesmosen-Verletzung
• **Weber C:** Fraktur oberhalb Syndesmose mit Syndesmosen-Verletzung. **Maison-neuve-Fraktur:** hohe Weber C-Fraktur mit Läsion der Membrana interossea (wird häufig übersehen!).

Klinik und Diagn.: Schwellung, Druckschmerz. Rö.: OSG in 2 Ebenen. **Cave: Maisonneuve-Fraktur;** bei Frakturverdacht und unauffälliger OSG-Aufnahme → **Rö.** Unterschenkel mit Kniegelenk.
DD: Banddistorsionen, -rupturen. Talusfraktur, Peronealsehnenluxation. Flake fractu-res der Talusrolle.

Therapie
- **Kons.** nur bei nichtdislozierten Knöchelfrakturen, bei Kontraind. zu OP → Unterschenkelliegegips
- **Operativ:** Taktik: möglichst schnell bei frischer Fraktur oder verzögerte OP nach Abschwellung nach ca. 4–5 Tagen. Stabile OS und Bandnähte. Exakte Rekonstruktion → sonst Gefahr einer späteren Arthrose. Frühfunktionelle NB.
  - *Weber A:* Zuggurtungs-OS
  - *Weber B:* Zugschraubenosteosynthese (Kleinfragmentspongiosaschrauben), Drittelrohrplatte lat. als Neutralisationsplatte → frühfunktionelle NB
  - *Weber C:* Herstellen der exakten Länge und der Rotation. Drittelrohrplatte. Stellschraube ohne Kompression (Entfernung nach 6–8 Wo.!)
  - *Innenknöchelfraktur*
    Sagittalfraktur Kleinfragmentspongiosaschrauben.
    Querbruch: 4,0 Spongiosaschrauben mit kurzem Gewinde oder Schraube und Bohrdraht oder Zuggurtung

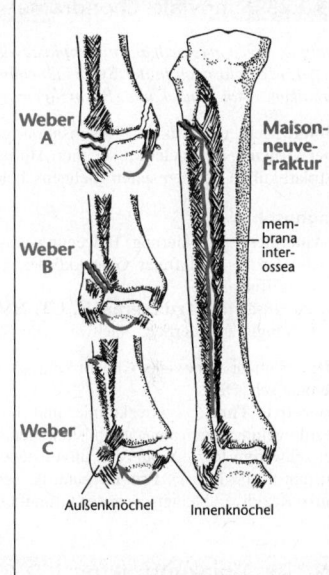

Abb. 19.20: Sprunggelenksfrakturen

- *Hinteres Tibiakantenfragment* (Volkmann): ventral oder auch dorsal Kleinfragmentspongiosaschrauben mit Unterlegscheiben.

KO: M. Sudeck. Spätarthrose.

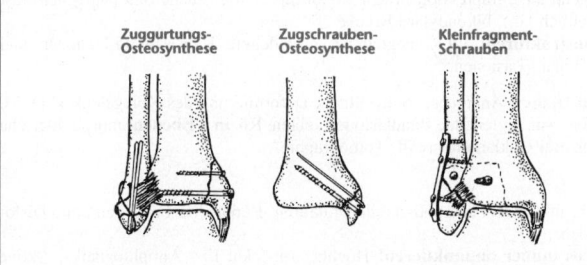

Abb. 19.21: Osteosynthesen bei Weber-Frakturen des OSG

19.2.28 Synoviale Chondromatose, ICD 213.9

Benigne, meist monartikuläre Neoplasie der Synovialis mit Bildung freier Gelenk-
körper. Metaplastisch in der Synovialmembran gebildete Knorpelinseln, die sekundär
verkalken. Ätiol.: unbekannt. Bevorzugt zwischen 20–40 Lj. M:W= 2,5 : 1.

Klinik: Meist monartikulär. Lokalisation (einzelne bis hunderte von Gelenkkörpern):
überwiegend Kniegelenk, seltener Hüfte, Ellbogengelenk und andere Gelenke.
Extraartikuläre Formen selten (Sehnenscheiden, Schleimbeutel).

Diagnostik
- **Anamnese:** Blockierung, Bewegungseinschränkung, Erguß
- **Rö.:** Große Zahl freier Gelenkkörper. Cave: Rö. bis in einem Drittel der Fälle
  unspezifisch.
- Evtl. zusätzlich **Arthrographie, CT, NMR** (v.a. Hüftgelenk)
- **Histologie** erforderlich: Nachweis von Knorpelknötchen in der Synovialmembran.

DD: sekundär synoviale Chondromatose (degenerativ, posttraumatisch, neurogen,
rheumatisch, OD).
Operative Ther.: Synovektomie und komplette Entfernung aller Gelenkkörper.
Rezidivgefahr wegen meist unvollständiger Synovektomie an Hüft- und Schultergelenk.
Bei schwerem Rezidiv oder bei unvollständiger Synovektomie → Synoviorthese mit
Yttrium 90 (☞ 14.6.1). **Progn.:** gutartig, sehr selten maligne Entartung (Chondrosar-
kom). Rezidive abhängig von der Gründlichkeit der Synovektomie, ca. 15 %-40 %.

19.2.29 Tibiakopffraktur, ICD 823.0/1

Mono- oder bikondyläre intraartikuläre Frakturen der proximalen Tibia, oft kombiniert
mit Verletzungen des Kapsel-Band-Apparates.

Röntgenmorphologische Einteilung
- **Randabbrüche:** im wesentlichen knöcherne Bandausrisse (Lig. coll. lat. oder
  mediale, Ausriß des Tractus iliotibialis, Ausriß der Eminentia intercondylaris)
- **Plateaufrakturen:** nicht dislozierte stabile Frakturen, Spalt- oder Depressionsbrüche
  (vorwiegend lat.), Impressionsbrüche, Spaltimpressionsbrüche (am häufigsten, fast
  ausschließlich lat.), bikondyläre Brüche
- **Luxationsfrakturen:** i.d.R. begleitend ausgedehnte Kapsel-Band-Läsionen und
  neurovaskuläre Läsionen.

Klinik und Diagn.: Anamnese. Schwellung, Deformierung des Kniegelenkes. D, M,
S überprüfen. Auf begleitende Bandläsionen achten. **Rö. in 2 Ebenen:** morphologische
Einordnung. Bei Unklarheiten evtl. Tomographie.

Therapie
Kons.: Ind.: unverschobene und stabile Frakturen. Reponierte Frakturen ohne Dislo-
kationstendenz.
Hämarthros immer abpunktieren! Hochlagern, lokal Eis, Antiphlogistika. Aktive
Bewegungs-Ther. Nach Abschwellen Gips für 3–4 Wo. Teilbelastung abhängig vom
Frakturtyp ca. nach 8–10 Wo.
Operativ: *Ind.:* OS bei allen irreponiblen und instabilen Frakturen, Gelenkstufen über
3 mm, bei Kapsel-Band-Verletzungen, bei neurovaskulären Läsionen und offenen
Frakturen.

NB: Lagerung am besten auf Motorschiene mit langsam steigendem Bewegungsausmaß. Isometrisches Muskeltraining. Übungsstabile OS: Mobilisation ohne Belastung ab 3. oder 4. postop. Tag. Vollbelastung bei mono- oder bikondylären Frakturen nach 3 Mon., bei Impressionskomponente nach ca. 4 Mon. bei regelrechtem Verlauf. ME nach ca. 1 J.

19.2.30 Tibiaschaftfraktur, ICD 823.2/3

Neben Sprunggelenks- und Schenkelhalsfraktur häufigste Fraktur an unterer Extremität bei Erwachsenen.

Klinik und Diagn.: Frakturzeichen (☞ 12.4.2). *Anamnese:* Indirektes (z.B. Torsionsbruch beim Skifahren) oder direktes Trauma. *Primäre diagn. Maßnahmen* (entscheidend für weiteres Vorgehen): Untersuchung der Weichteile im Bereich der Fraktur (Schürfung, Verschmutzung, Fremdkörper usw.). **Offene Fraktur?** D, M, S-Kontrolle. **Rö.**

Konservative Therapie

Ind.: Fraktur von Tibia bzw. Unterschenkel ohne oder mit nur geringer Dislokation, Spiralbrüche mit und ohne Drehkeil mit problemloser achsengerechter Reposition. Unterschenkelfrakturen im Wachstumsalter (Ausnahme offene Fraktur 2. u. 3. Grades).

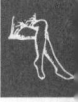

- **Oberschenkelliegegips:** Extensionstisch, BV-Kontrolle. Extension mit Fersenbeindraht oder Steinmannagel. Reposition. Anschließend gespaltener Oberschenkelliegegips
- **Sarmientogips:** Erfordert größeres Maß an Kooperation und Zuverlässigkeit des Pat. Anlegen 3 Wo. nach Reposition und Oberschenkelliegegips bzw. Fixateur externe (☞ 2.2.3)
  - *Ind. (Kujat 1984):* Diaphysäre Unterschenkelfraktur, alle ausreichend reponierbaren Quer-, Schräg-, Stückfrakturen (am besten stabile Frakturen ohne Achsenfehler, einfache Quer- oder kurze Schrägbrüche im mittleren Drittel)
  - *Voraussetzung:* Repositionsergebnis mit Verkürzung bis max. 5 mm, max. Achsenknick 5°. Intakte Weichteile ohne motorische Störung
  - *KI:* Instabiler Frakturtyp, Mehrfragmentfraktur, Trümmerfraktur. Fehlstellung mit Verkürzung > 5 mm, Achsenabweichung > 5° oder Rotationsfehler sowie Nervenschaden der verletzten Extremität und fehlende Kooperation

NB: Isometrisches Muskeltraining, aktive Bewegungsübung, zunehmende Belastung bis zur Schmerzgrenze. Vollbelastung ca. 4–6 Wo. nach Unfall. 7.–15. Wo. Ausheilung der Fraktur und Arbeitsfähigkeit.

Operative Therapie

Ind.: Mehrfachfrakturen, zweit- oder drittgradig offene Frakturen, Frakturen im prox. oder dist. Tibiadrittel insbes. bei Gelenkbeteiligung. Dislozierte Frakturen, die kons. nicht ausreichend reponiert und dauerhaft retiniert werden können, z.B. instabile metaphysäre Schrägbrüche, Zwei-Etagenbrüche, doppelseitige Schaft- bzw. Gelenkfrakturen, kurze Schräg- und Spiralfrakturen mit und ohne drittem Fragment.

Osteosyntheseverfahren

- **Marknagelung:** Bei geschlossenen Quer-, Kurz- und Schrägfrakturen v.a. im mittleren Drittel, sowie Übergang vom mittleren zum prox. oder distalen Drittel. NB: Abhängig von der Stabilität der Nagelung. Wenn belastungs- und rotationsstabil, Mobilisation und Teilbelastung nach Abschluß der Wundheilung mit 10–20 kg.

Übergang zur Vollbelastung nach 3 Wo. Bei nichtrotationsstabilen Frakturen zusätzlich zirkulärer Oberschenkel-(Geh)Gips mit individueller Belastung. ME nach 12–18 Mon.

> **Technik:** Extensionstisch. BV. Marknagelinstrumentarium. Darstellung der Tuberositas tibiae. Perforation der Vorderkante des Tibiakopfs mit Pfriem. Einbringung des Bohrdornes in den Tibiakopf und Vorschlagen. Nach Passage des Bohrdorns durch die Fraktur BV-Kontrolle. Schrittweises Aufbohren (AO-Marknagel) des Markraumes um jeweils 0,5 mm. Exakt ausgemessenen Marknagel (Länge und Durchmesser) einschlagen.

- **Verriegelungsnagelung:** intramedulläre Schienung, erhöhte Stabilität durch zusätzlich in Knochen und Marknagel eingebrachte Schrauben. *Statische Verriegelung:* Einbringen von Schrauben am prox. und dist. Nagelende. *Dynamische Verriegelung:* Verklemmung des Marknagels in einem Fragment, im anderen Schraubenverriegelung. Distale Verriegelung technisch nicht einfach
- **Plattenosteosynthese:** *Hauptindikationsbereich* Dreh-, lange Schräg- und Spiralfraktur in allen Tibiaetagen, sowie offene Tibiafraktur 1. Grades
- **Reine Schraubenosteosynthese:** Selten indiziert, nur bei extrem langen Dreh- oder Drehkeilfrakturen (Bruchlinie > doppelter Knochendurchmesser)
- **Fixateur externe:** *Ind.:* Offene Fraktur 2. und 3. Grades, geschlossene Trümmerfrakturen
- **Gedeckte Cerclage (selten):** *Ind.:* langer Drehbruch im mittleren Drittel (geschlossene Fraktur).

NB: Aktive Bewegungsther. ab 1. postop. Tag. Hochlagern. Antiphlogistika (z.B. Traumanase®, Voltaren®). KG (Spitzfußprophylaxe). Bei übungsstabilen OS Sohlenkontakt möglich

Häufigste KO der Unterschenkelfraktur: *Primär lokal:* Kompartment-Sy. Spezielle Form: Tibialis-Anterior-Sy. (☞ 19.2.12). *Später auftretend:* Sudeckdystrophie (☞ 12.4.10).

19.2.31 Tibia vara (Blounts disease), ICD 732.4

Seltene Osteochondronekrose der prox. medialen Tibiametaphyse. Führt durch Wachstumsstörung zum Genu varum.

Typen
- infantile Form (3 J.), in ca. 65 % doppelseitig
- juvenile Form (4.–10. Lj.)
- adoleszente Form (ab 11. Lj.), in ca. 20 % doppelseitig.

Klinik: O-Bein mit Krümmungsscheitel im prox. Metaphysenbereich der Tibia. Evtl. Innendrehfehler, Bandinsuffizienz. Knick-Senkfüße. Rö.: Abknicken der med. Hälfte der prox. Tibiaepiphyse, unregelmäßige Verknöcherung. Einteilung/Graduierung nach Langenskiöld I–VI.

DD: Physiol. O-Bein. Crus varum congenitum (Krümmungsscheitel eher im kaudalen Drittel der Diaphyse), chondrodystrophische O-Beine. Rachitische O-Beine (bds.), Tibia- oder Fibulaaplasie, Epiphysenwachstumsstörungen durch Trauma, Infekt, Tumor.

19

Ther.: Beobachtung bei infantiler Form bis 2 Lj. Korrigierende Orthesen bei Varus > 15° und Alter von 2–3 J. Korrekturosteotomie (Tibia und Fibula) bei > 20° Varus. Frühzeitige Korrekturosteotomien (evtl. mehrfach), um Bandlockerungen vorzubeugen. Evtl. Verlängerungsosteotomie (Orthofix®, Ilisarow; ☞ 19.1.3). Adoleszenter Typ: z.B. valgisierende Korrekturosteotomie; evtl. lat. Epiphyseodese (vergl. Reichelt 1987).

19.2.32 Villonoduläre Synovitis, ICD 719.2

Tumorähnliche benigne Erkrankung der Synovialmembran mit synovialer Wucherung, kann Gelenkdestruktion verursachen. Erwachsene ca. 30–40 Lj.

- *Noduläre Form:* befällt bevorzugt Sehnenscheiden, seltener Gelenke. Akutes Auftreten
- *Diffuse Form:* meist monartikulär an Gelenken der unteren Extremität (Knie > OSG > Hüftgelenk).

Klinik: Gelenkschwellung mit rezid. Blockaden. Oft mehrfach blutige Punktionen.
Rö.: in der Spätphase subchondrale zystische Erosionen ohne Sklerosierung. Weichteilmanifestation → dichter Weichteilschatten (ca. 60 %). Intraoss. Manifestationen (ca. 40 %): cystenartige Aufhellung gelenknah, scharf begrenzt mit Sklerosesaum.
Biopsie arthroskopisch → Histologie.

Ther.: bei nodulärer Form lokale Exzision. Bei diffuser Form ausgedehnte Synovektomie. Bei Rezidiven Synoviorthese anwendbar (☞ 14.6.1). Arthrodese des OSG/USG bei rascher Progredienz und ossärer Beteiligung. TEP bei entsprechend schwerem Knie bzw. Hüftbefall mit Destruktionen bei älteren Pat. sinnvoll.
DD: malignes Synovialom, Chondroblastum, Riesenzelltumor, intraoss. Ganglion.

Biopsie arthroskopisch → Histologie.
Ther.: bei nodulärer Form lokale Exzision. Bei diffuser Form ausgedehnte Synovektomie. Bei Rezidiven Synoviorthese anwendbar (☞ 14.6.1). Arthrodese des OSG/USG bei rascher Progredienz und ossärer Beteiligung. TEP bei entsprechend schwerem Knie bzw. Hüftbefall mit Destruktionen bei älteren Pat. sinnvoll.
DD: malignes Synovialom, Chondroblastum, Riesenzelltumor, intraoss. Ganglion.

19.3 Fuß

Achillodynie ☞ 11.2.4, Achillessehnenruptur ☞ 11.1.4, Ermüdungsbrüche 11.2.6.

19.3.1 Wichtige Differentialdiagnosen von Fußschmerzen und Deformitäten

Erwachsenenalter	Wachstumsalter
• Fußdeformitäten: Plattfuß, Senk-, Spreiz-, Hohl-, Klump-, Sichel-, Spitzfuß	• Fußdeformitäten: Plattfuß, Senk-Spreizfuß, Hohlfuß, Klumpfuß, Sichelfuß, Spitzfuß, Knick-Senkfuß
• Rheumatischer Fuß. Diabetischer Fuß	
• Zehendeformitäten: Hallux valgus, Krallen- und Hammerzehen, Dig.-V-superductus	• Zehendeformitäten: Hallux valgus, Krallen- und Hammerzehen, Dig.-V-superductus
• Frakturen (☞ 19.3.15)	• Aseptische Knochennekrosen: M. Köhler I, II
• Morton-Metatarsalgie (☞ 19.3.33)	• Coalitio tarsi (☞ 19.3.10)
• Tumoren (☞ 19.3.29; 19.3.33)	• Tumoren (☞ 19.3.29)
• Hallux rigidus (☞ 19.3.19)	• Entzündungen
• Dorsaler Fußhöcker (☞ 19.3.16)	• Frakturen, Bandläsionen
• Fersensporn (☞ 19.3.14)	• Haglund-Ferse (☞ 19.3.18)
• M. Ledderhose (☞ 19.3.15)	
• Tarsaltunnelsyndrom (☞ 19.3.41)	
• Clavus (☞ 19.3.9)	
• Achillodynie (☞ 11.2.4, 19.3.6)	
• Arthrosen	
• Bandrupturen, -instabilität (☞ 19.3.7)	
• Peronealsehnenluxation (☞ 19.3.35)	
• Unguis incarnatus	
• Burning-feet-Sy. (☞ 19.3.11)	
• AVK, Claudicatio intermittens	
• Neurol.: Polyneuropathien, „Restless legs"	
• Haglund-Ferse (☞ 19.3.18)	

19.3.2 Spezielle klinische Diagnostik Fuß

Spezielle Anamnese
• **Hauptbeschwerden:** seit wann? ständig, gelegentlich, rezid.
• **Schmerz:** belastungsabhängig, in Ruhe, nachts
• **Schmerzlokalisation**
• **Unfall?** Unfalldatum
• **Erguß, Schwellung**
• **Gehstrecke:** unbegrenzt, schmerzfrei wie weit?
• **Frühere Fußerkrankungen?**
• **Bisher. Ther.:** keine, Punktion, Injektion, Medikamente, Ruhigstellung?
• **Schuhzurichtung,** Einlagen?
• **Frühere OP.**

Inspektion
• Gangbild, Einwärtsgang, Hinken, Spastik, Gehhilfen, Hackengang, Zehenspitzengang
• Beckenstand, Beinachsen physiol., varus, valgus?
• Schwellung, Erguß, Hämatom
• Ödeme diffus, lokalisiert, Entzündung, Varikosis, Pigmentationen, Behaarung, Tenosynovitis

Inspektion

- Inspektion des *belasteten* Fußes! **Fußform:** Senk-Spreizfuß, Klumpfuß, Hohlfuß, Knickfuß, Plattfuß, Sichelfuß, Krallen-, Hammerzehen, Zehenstellung, Hallux valgus?
- Fersenstellung: varus, valgus, neutral. Rückfuß im Zehenstand
- Fußnägel: Mykosis?
- Schuhinspektion (*cave* ☞ 19.3.38).

Palpation

- Druckschmerz
- Bandverhältnisse stabil?
- Druckschmerz, wo? Ulcus, Beschwielung, Sinus tarsi?
- Neurologie: Paresen?
- Sensibilität, Reflexe
- Pulse.

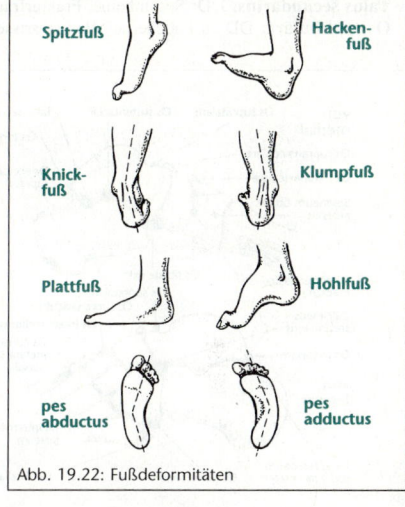

Abb. 19.22: Fußdeformitäten

Bewegungsprüfung

- Knie, OSG, USG, Chopart-, Lisfranc-Gelenk, Großzehengrundgelenk, Zehengelenke
- Bei Hallux valgus: Deviationswinkel passiv ausgleichbar?

19.3.3   Akzessorischer Fußknochen

Häufige, mannigfaltige und meist symmetrische Skelettvarietäten des Fußes, die meist zufällig entdeckt werden und überwiegend harmlos sind.

Bisweilen führt die knöcherne Raumforderung im Schuh zu lokalen Druckschmerzen, Schwielen oder Bursitiden. **Diagn.:** Rö., evtl. im Seitenvergleich. **Ther.:** Exstirpation nur bei Beschwerden. **DD:** Abgrenzung von Traumafolgen!

- **Os tibiale externum:** *klinisch am wichtigsten.* Durch eine Synchondrose von der dorsomedialen Tuberositas ossis navicularis abgesetzt
- **Os naviculare cornutum:** knöcherne Verschmelzung des Os tibiale externum mit der Tuberositas navicularis. *Kons. Ther.:* lokale Entlastung im Schuh. *Operativ* bei Therapieresistenz. Großzügiges Abmeißeln der Exostose am med. Os naviculare und Glätten der Knochenränder. Reinsertion der Sehne plantar an der Tuberositas ossis navicularis: postoperativ evtl. Unterschenkel-Gips
- **Os trigonum:** Liegt im dorsalen Talokalkanealwinkel. DD: Abriß des Processus posterior tali
- **Os vesalianum:** Liegt an Basis des Metatarsale V lat. vom Kuboid. DD: Abrißfraktur. Epiphysenkern
- **Os peronaeum:** Liegt in der Sehne des M. peronaeus longus lat. oder unterhalb des Kuboids, evtl. 2–3 Einzelfragmente
- **Os supranaviculare:** DD: Knochenausriß. Oft Fehldeutung, liegt an der prox. Navikularekante

- **Talus secundarius:** DD: Sesambeine. Frakturfragmente. Knochenkerne
- **Os subfibulare:** DD zu knöchernen Bandausrissen.

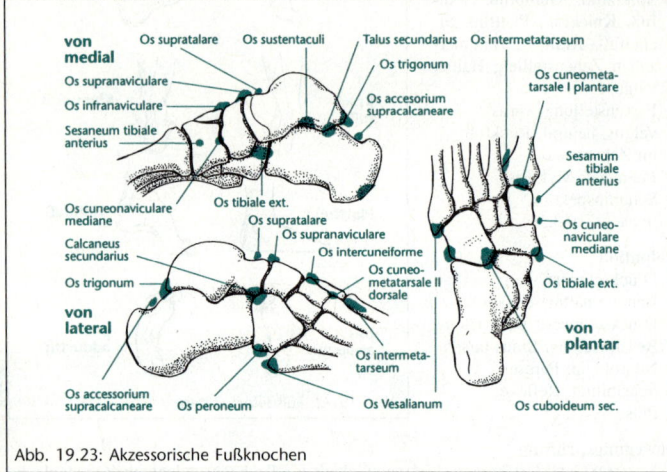

Abb. 19.23: Akzessorische Fußknochen

19.3.4 Sichelfuß (Pes adductus), ICD 754.7

Vermehrte kontrakte Adduktion des Mittel- und Vorfußes mit vermehrtem Rückfußvalgus, selten angeboren, häufiger als Folge einer Adduktionshaltung bei bevorzugter Bauchlagerung des Säuglings.

Klinik: häufig doppelseitig. Zu ca. 70 % männliches Geschlecht betroffen. Im Laufalter Einwärtsgang. Vorfußadduktion distal vom Chopartgelenk. Rückfuß bei erhaltener Mobilität in Neutral- oder meist Valgusstellung. Längsgewölbe des Fußes abgeflacht. Bei starker Deformität durch Schuhdruck schmerzhafte Schwielen über dem exponierten Kuboid.

Diagn.: *Rö.:* a.p. und Seitaufnahme → Vorfußadduktion, die erst distal des Navikulare beginnt und vom I. bis V. Zehenstrahl abnimmt. Im Stauchungsbereich von Navikulare und Kuneiformia kommt es oft zu verspäteter Ossifikation.
DD: Einwärtsgang bei Coxa antetorta, Knie- und Unterschenkeltorsionen. Kletterfuß (Pes supinatus). Klumpfuß: Ferse in Varusposition! Knick-Senkfuß: Fersenvalgus (☞ 19.3.28).

Therapie

Kons.: Bei leichten und mittelschweren Fällen bei Neugeborenen sofortige manuelle Redression und KG. Bestreichen (Stimulation) des lat. Fußrandes durch die Mutter (zeigen!). Unterschenkelschaumstoffringe verhindern in Bauchlage ein Aufliegen der Füße auf den Außenrand. Bei Therapieresistenz redressierende Unterschenkelgipse, bei leichten Fällen ca. 1 Wo., bei mittelschweren Fällen 2–3 Wo. Bei schweren rigiden Sichelfüßen sofortige Gipsredression. Danach Nachtlagerungsschalen. Sichelfußfeder-

schienen und Dreipunkteeinlagen. Fersenumfassende Einlagen mit vorgezogenem Innenrand (☞ 21.4.10).
Operativ: Nur selten muß *im Vorschulalter* eine Kapsulotomie in den Fußwurzel-Mittelfuß-Gelenken durchgeführt werden. *Im Schulalter:* Reihenosteotomie der Metatarsalia (verschiedene Techniken).

19.3.5 Arthrose im oberen Sprunggelenk, ICD 715.1

Ätiol.: am häufigsten posttraumatisch, nach Infekt. **Klinik:** Anlauf-, Belastungsschmerzen, Schwellneigung bei Belastung. Bewegungseinschränkung. **Diagn.:** *Rö.:* OSG in 2 Ebenen: typische Arthrosezeichen. *Arthroskopie:* Festlegung der Differential-Ther. in ausgewählten Fällen (Gelenktoilette, Arthrodese).

Kons. Ther.: Zunächst immer kons.: medikamentös-physik. Maßnahmen. Orthopädietechnik: Knöchelbandage, Einlage mit Fußbettung, Pufferabsatz, elastischer Fersenkeil, Unterschenkelorthese, orthopädischer Schuh (☞ 21.5.1).
Operative Ther.: Arthrodese (geringe funktionelle Einschränkung, Gehen relativ wenig gestört). Kompressionsarthrodese ist Methode der Wahl. Auch arthroskopische Techniken werden angewandt (Morgan 1991). Bei gleichzeitiger Arthrose im USG → *Double-Arthrodese.* Die Endoprothetik zeigt bislang unbefriedigende Ergebnisse.
Ind.: schmerzhafte fortgeschrittene, durch kons. Maßnahmen nicht beeinflußbare Beschwerden.
Spezielle Risiken und Aufklärung: geringe Beinverkürzung. Pseudarthrose. Vorzeitige Arthrose im USG. Aufklärung über (relativ geringe) Probleme z.B. infolge Bewegungseinschränkung beim Berg- oder Treppabgehen. Spätere Schuhversorgung. Präop. achten auf: *Knochenqualität* (keine Zugschraubenosteosynthese bei Osteoporose!), Beweglichkeit im USG, Chopart-Gelenk, Zehen.

OP-Technik mit Zugschrauben (*Holz 1990*): Lat. Zugang zum OSG. Schräge Resektion des Außenknöchels ca. 2 cm oberhalb der Syndesmose (kann später als Verriegelungsspan lateral an Tibia und Talus dienen). Darstellen des OSG. Medialer, ca. 10 cm langer Hautschnitt über Innenknöchel. Osteotomie und Entfernung des Innenknöchels. Plane Resektion der Gelenkflächen von Tibia rechtwinklig zum Tibiaschaft. Fuß in Rechtwinkelstellung zur Tibia einstellen und plane Resektion der Talusgelenkfläche mit oszillierender Säge oder Meißel. Tibiavorschub ca. 1 cm. Passagere Fixation der erreichten Stellung mit 2 KD (Tibia-Talus). Überprüfen der Stellung. Korrekt: Neutralstellung, leichte Außenrotation von 10°. Definitive Fixation mit 2–3 Spongiosa-Zugschrauben (mit Unterlagscheiben) von med. und lat. jeweils schräg. Evtl. 2-Loch Platte zur Druckverteilung. Öffnen der Blutsperre. Sorgfältige Blutstillung. Redon-Drainage. Schichtweiser Wundverschluß. Gespaltener Unterschenkelliegegips.

OP-Technik mit Fixateur extern: Statt Zugschrauben Einbringen eines Steinmannagels jeweils ventral in Tibia und Talus (Stichinzisionen) ca. 3–4 cm von den Osteotomieflächen entfernt. Kompression mit externen Spannern. Anfrischen des dist. Fibulafragments und Spongiosa lat. anlagern. Evtl. Fixation mit Malleolarschraube. Bei instabiler Situation dritter Steinmannagel.

NB (Osteosynthese mit Zugschrauben): Rö.-Kontrolle, Kontrolle von D, M, S, hochlagern, Antiphlogistika. Vor Entlassung nach ca. 14 Tagen Unterschenkelgehgips. Teilbelastung 20–30 kg bis 4. Wo. Dann Übergang auf Vollbelastung. Konsolidierung nach ca. 10 Wo. Rö-Kontrolle: 6 u. 12 Wo. postoperativ. Orthop. Schuhe mit Abrollhilfe. Später evtl. Einlage und Abrollsohle am Konfektionsschuh. Längenausgleich.

19.3.6   Apophysitis calcanei, ICD 732.5

Häufigste Ursache von Fersenschmerz im Wachstumsalter, insbes. beim Sportler, wohl durch Überbelastung und „Mikrotraumata" verursacht.

Klinik: Fersenschmerz, Verschlimmerung durch die spezifische Sportart.
Rö.: Rückfuß seitlich: gewöhnlich unauffälliger Befund.
Ther.: Dehnübungen (dadurch auch Prophylaxe), aktive Dorsalflexionsübungen. Fersenkissen. Auf geeignetes Schuhwerk achten. Sportpause für ca. 4–6 Wo. je nach Beschwerden.

19.3.7   Außenbandruptur OSG, ICD 845.0

Def.: Laterale Kapselbandruptur des oberen Sprunggelenkes (Ruptur des Lig. fibulotalare ant. et post., Lig. fibulocalcaneare sowie der Gelenkkapsel) meist aufgrund eines Supinationstraumas des Fußes.

Ätiol.: Häufigste Bandverletzung. Supinations-Inversionstrauma. Eine isolierte Ruptur des Lig. fibulotalare posterius ist sehr selten.

Klassifikation: Unterschieden wird in Zerrung, Überdehnung, Teilruptur, Ruptur. Isolierte und kombinierte Risse. Frische und veraltete Risse. Frische Rupturen oft mit Folgen alter Bandverletzungen kombiniert.

Einteilung der Außenbandruptur	
Grad I	Zerrung, Überdehnung LFTA (Lig. fibulotalare anterius)
Grad II	Teilruptur LFTA und LFC (Lig. fibulocalcaneare)
Grad III	Komplettruptur LFTA und LFC
Luxation des Sprunggelenkes	Komplettruptur von LFTA, LFC und TCL

Klinik

Anamnese: Supinationstrauma oder Eversionstrauma?
Geräusch? Trauma oft mit hörbarem und fühlbarem „Krachen".
Schwellung (Hämatom) unterschiedlicher Größe (Vorbehandlung?), Druckschmerz.
Eingeschränkte oder aufgehobene Gehfähigkeit.
Frühere Bandläsionen?

Symptomatik: Schwellung, Hämatom, lokaler Druckschmerz, Belastungs- und Bewegungsschmerz.

Diagnostik

Befund: Palpation der Bandstrukturen, Schmerzverstärkung und eventuelle Aufklappbarkeit bei Varusstreß, evtl. einseitiger passiver Talusvorschub (Schublade). Sicherheit der klinische Diagnose liegt bei ca. 80 %

Röntgen: OSG in 2 Ebenen (a.p. in 15° Innenrotation) zum Frakturausschluß ist obligat.
Eine weitere Diagnostik durch bildgebende Verfahren ist nicht erforderlich, wenn die frühfunktionelle kons. Therapie gewählt wird und das Ausmaß der Bandinstabilität nicht Entscheidungskriterium einer OP-Indikation ist.
Andernfalls (nicht zwingend und je nach Schule des Hauses): Nach sicherem Ausschluß knöcherner Verletzungen evtl. *gehaltene Aufnahme* (manuell mit Bleihandschuhen oder besser Haltegeräte mit 150–200 N) in Varusstreß („Aufklappbarkeit") und „vorderer Schublade" im Seitenvergleich. Bei starken Schmerzen oder ängstlichen Patienten Lokalanästhesie (Fibularisblock) mit z.B. 5 ml Scandicain 1 %. Auf Entspannung des Pat. achten.

> **Typischer Rö-Befund bei Ruptur:** Taluskippung > 10, Talusvorschub > 7 mm beziehungsweise Differenz von 5 und 5 mm zur gesunden Gegenseite. Bei kompletter Instabilität (Riß aller 3 Bänder) Vorschub > 15 mm, Taluskippung > 30°

Arthrographie: Indikation bei Diskrepanz zwischem klinischem Befund und Röntgen. Differentialdiagnose isolierter Syndesmosenriß? Kontrastmittel-Austritt in die Sehnenscheide der Peronäen.

Sonographie: Überprüfung der Talusschublade möglich.

DD: Malleolarfraktur, Zerrung, Teilruptur, Erneute Ruptur bei Status nach alter Bandruptur. Chronische Instabilität, Allgemeine Bandlaxität, Epiphysenverletzung bei Kindern. **Besonderheiten bei Kindern:** Hohe Rate knorpeliger und knöcherner Bandausrisse. *DD:* frischer Verletzung: Epiphysenschäden, Frakturen; bei veralteten Verletzungen: akzessorische Knochen, freie Gelenkkörper.

Cave: bei gehaltenen Aufnahmen vermehrte Elastizität des Bandapparates beachten. Erst Differenz der Taluskippung > 5° im Seitenvergleich beweist Instabilität.

Therapie

Die bisherige kontrovers diskutierte Frage ob operative oder konservative Therapie wird international mehr und mehr zu Gunsten der früh-funktionellen, konservativen Versorgung entschieden. Dies unabhängig von Alter und sportlicher Aktivität (selbst Profisport). Sogar Grad IV-Verletzungen werden frühfunktionell konservativ behandelt, wenn keine osteokartilaginären Begleitverletzungen vorliegen.
Aufklärung des Pat. über beide Therapiemöglichkeiten, Vorteile und Nachteile der Methoden schildern.

Konservative Therapie

Indikation: Bandverletzungen Grad I-II bei Freizeitsportlern. Je nach Ausmaß der Beschwerden und klinischem Befund. Vorteile: OP-Risiken vermieden, kein stationärer Aufenthalt. Nachteile: Eventuelle bleibende Restinstabilität.

Grad I, II und III
Hochlagern, lokal Eis. Antiphlogistika-Verband. Kompressionsverband oder Kompressionsschiene (Zinkleimverband, Tape, Schienen, z.B. Aircast-Schiene®). Nach Abschwellung des OSG Orthese oder Tape-Verband.

Die Aircast-Schiene läßt sich in der Akut- und Rehabilitationsphase verwenden. Sofortige Belastung. In den ersten 2 Wo. mit Teilbelastung. Nach 4 Wo. zunehmend uneingeschränkte Belastung unter Orthesen oder Tape-Verbandschutz.
Cave: Vermeidung der passiven Überdehnung des anterolateralen Bandapparates, z.B. im Schlaf durch starke plantare Flexion und Supination in Bauchlage. Vermeidung durch einen Tapeverbandzügel, der den Mittelfuß in die dorsale Flexion zügelt. Konsequente Durchführung der Therapie → Kooperation des Patienten notwendig. Bei extremer beruflicher oder sportlicher Exposition: Tapeverband oder Orthese über ca. 6–12 Mon. KG mit Aufbau der sprunggelenkstabilisierenden Muskulatur.
Kons. Ther. bei Kindern: Funktionelle Therapie.

Operative Therapie
Naht der gerissenen Bandstrukturen (ggf. in Lokalanästhesie).
Indikation: Grad III- und Grad IV-Verletzung (Luxation des Sprunggelenkes). Deutliche Instabilität, Bandruptur mit Aufklappbarkeit und Taluskippung von > 15° bei ambitionierten Sportlern, osteochondrale Läsionen, Fibulaspitzenfragment.

19

OP-Technik (einfache Bandnaht): Rückenlage, Blutsperre, Bein innenrotiert. Bogenförmiger Hautschnitt am Vorderrand des Außenknöchels. Schonen des N. cutaneus dorsalis intermedius. Darstellen des Bandapparates und der Gelenkkapsel. Vorlegen von tiefen Nähten für *Lig. calcaneofibulare* (Stärke 1 oder 0). Naht Lig. fibulotalare anterius (transossäre Nahttechnik bei periostalen Bandausrissen). Knoten der Nähte unter Spannung, Halten des Fußes in Pronation und Rechtwinkelstellung des OSG. Naht des Kapselrisses mit Dexon oder Vicryl 0. Redon-Drainage, Hautnaht. Gipsschiene oder gespaltener Rundgips in Rechtwinkelstellung und leichter Pronation des Fußes. **NB:** Hochlagern, Thromboseprophylaxe. Kontrolle D, M, S, Mobilisation an Unterarmgehstützen. Nahtentfernung nach 14 Tagen postop., Unterschenkel-Gehgips für weitere 4–5 Wo. Funktionelle NB, Physio-Ther., Eigenreflexschulung, Pronatorentraining. Sportfähigkeit ca. 3 Mon. postop.

Operative Therapie bei Kindern: OP-Indikation bei frischen Verletzungen mit Aufklappbarkeit von > 5° (a.p.-Aufnahme); bei chondralen oder osteochondralen Bandausrissen eventuell Osteosynthese mit z.B. Zuggurtung, feinen Spickdrähten, Minischrauben.

Nachbehandlung
Hochlagern, Thromboseprophylaxe. Kontrolle von Durchblutung, Motorik, Sensibilität (D,M,S), Mobilisation an Unterarmgehstützen. Nahtentfernung nach 14 Tagen postoperativ, Unterschenkel-Gehgips für weitere 4–5 Wo.
Funktionelle Nachbehandlung: Physiotherapie, Eigenreflexschulung, Pronatorentraining. Sportfähigkeit ca. 3 Mon. postoperativ.

Prognose
Bei insuffizienter verbleibender Bandführung (Grad III-Verletzung, Luxation) und übersehenen Begleitverletzungen gegebenenfalls Arthrose des OSG. Sonst gute Prognose.

19.3.8   Chronische Bandinstabilität des OSG, ICD 718.8

Meist Folge einer nicht erkannten oder unzulänglich behandelten Außenbandruptur. Häufig Entwicklung einer sekundären Arthrose. Klinische Bedeutung bei Beschwerden.

Klinik und Diagn.: Unsicherheitsgefühl, besonders beim Gehen auf unebenem Gelände, rezid. Subluxation, häufiges Umknicken, Belastungsschmerz. **Rö.:** Streßaufnahmen beider OSG (Haltegerät). **DD:** allgemeine Bandlaxität.

Ther.: Bandplastik. Zahlreiche Methoden, z.B. P*lantarissehnentransplantat nach Weber, Periostzügelplastik nach Kuner,* Faszientransplantat, Bandplastik nach Watson-Jones mit Sehne des M. peroneus brevis. **NB:** 3 Wo. Liege- und 3 Wo. Gehgips.

19.3.9   Clavus (Hühnerauge), ICD 700

Hornverdickung des Stratum corneum mit einem in die Subkutis reichenden Dorn an Zehen und Fußsohle infolge Druckbelastung. Ätiol.: zu enge Schuhe, Fußdeformitäten.

Klinik: Analyse der Fehlstatik aus typischer Lokalisation. *Hallux valgus:* medial am Metatarsaleköpfchen I. *Spreizfuß:* plantar an Metatarsalköpfchen II und III. *Hammerzehe:* Köpfchen II-IV der Grundphalangen. *Plattfuß:* medioplantar über abgerutschtem Navikulare und Talus. **DD:** Hornschwiele (kein Dorn → kein Schmerz). Dornwarze (wenig schmerzhaft, kein zentraler Dorn, sondern zentrale schwarze Pünktelung).

Ther.: Ther. der ursächlichen Deformität (☞ 19.3.24).
• *Symptomatisch:* Salicylsäure enthaltende Lösungen (z.B. Verrucid®, Verrumal®) 2 x tägl. oder Hühneraugenpflaster (z.B. Guttaplast®). Verweildauer 2–3 Tage. Dadurch Keratolyse und Erweichung des Dorns, der dann z.B. während eines warmen Kochsalz- oder Seifenbades abgetragen werden kann. **Cave:** nicht beim diabetischen Fuß (☞ 19.3.11)
• *Vereisung* mit flüssigem Stickstoff und lokale *Exzision.* **Cave:** Fistelbildungsgefahr bei diab. Fuß und höhergradiger pAVK.
• *Druckstellenentlastung* mit Einlagen, schuhtechnischen Maßnahmen bei adäquaten Schuhen wie weiches, ausgeweitetes Oberleder, ringförmige Filz- oder Gummipolster, kleine weiche Kissen über Hammerzehen oder Grundphalangen.

19.3.10   Coalitio tarsi (Synostosen), ICD 755.6

Verschmelzung von Fußwurzelknochen. Häufigste Synostosen kalkaneal-navikulär und talo-kalkaneal. Brücke knöchern, fibrös oder knorplig. Ther. abhängig von Alter, Schweregrad der Deformität, Beschwerden und Synostosentyp.

Coalitio calcaneo-navicularis
Klinik: Oft erst im Schulalter fällt ein rigider Knick-Plattfuß auf mit Belastungsschmerz infolge des chron. Reizzustandes.
Diagn.: *Rö.:* Am besten zeigen Schrägaufnahmen die komplette oder inkomplette knöcherne Synostose. *CT oder MRT:* exakte Darstellung der Coalitio.

Ther.: Injektion eines LA z.B. Scandicain® 1 % in das Talonavikulargelenk, evtl. mit Kortisonzusatz. Bei persistierenden starken Beschwerden noch im Jugendalter Resektion der knöchernen/knorpligen Brücke und Weichteilinterposition.

Coalitio talo-calcanearis

Klinik: Rigider Knick-Plattfuß. Bewegungen im USG aufgehoben. Belastungsschmerzen bei nicht knöchern überbrückter Coalitio. Intermittierende Schmerzen aufgrund Spasmen der Peronealmuskulatur möglich.

Diagn.: *Rö.:* Rückfuß seitlich, axiale Aufnahmen. Meist nur mediale Brücke. *CT oder NMR:* exakte Darstellung der Coalitio insbes. zur präop. weiteren Klärung.

Ther.: Bei akuten Beschwerden Sprunggelenksimmobilisation mit Gips oder Orthesen. Injektion eines LA (z.B. Xylocain®). Bei therapieresistenten Beschwerden Entfernung der Brücke im Kindesalter (keine sekundären knöchernen Veränderungen) bzw. Arthrodese des Talo-Kalkaneal- und Talo-Navikular-Gelenkes, ggf. zusätzlich Kalkaneo-Kuboid-Gelenk (Triple-Arthrodese) im Erwachsenenalter.

19.3.11 Diabetischer Fuß, ICD 250.9

Sammelbegriff für (arthropathische) Spät-KO im Fußbereich bedingt durch die chron. diabetische (Mikro- und Makro-) Angiopathie bzw. Polyneuropathie und Infektresistenzschwäche. Intervall zwischen Auftreten eines Diab. mell. und einer Arthropathie ca. 10 J.

Klinik

Vier Kriterien bes. beachten: Neuropathie, Gefäßsituation, Weichteilverhältnisse, Knochenbeteiligung (*Brodsky und Schneidler 1991*).
- Diffuse ödematöse Weichteilschwellung des Fußes
- Durch Osteolysen **Subluxationen und Luxationen,** Spontanfrakturen, Deformierungen (kubischer Fuß, Tintenlöscherfuß)
- Umschriebene schmerzlose **Schwellung** im Fußbereich. Bei Destruktion des Fußskeletts Verplumpung des Fußes
- **Neuropathia diabetica:** Fußsohlenbrennen (*burning feet*). Wadenkrämpfe, muskulärer Druckschmerz (☞ 9.6.4)
  Hypästhesie. Parästhesie v.a. nachts, oft einseitig, distal betont. Gestörte Tiefensensibilität und Vibrationsempfindung. Sensible, *sensorische Ausfälle nicht segmental, sondern typischerweise strumpfförmig begrenzt.* Abgeschwächte Muskeleigenreflexe, ASR, PSR. Anhidrose
- **Restless legs:** „unruhige", brennende Füße/Beine mit zeitweiser Besserung durch Bewegung → gestörter Schlaf. Ther: Grundkrankheit behandeln, bei Polyneuropathien: α-Liponsäure (Thioctazid®) 3 x 1–2 Tbl., evtl. auch i.v. (→ wirksamer), milde Neuroleptika, z.B. Prometazin (Atosil®) 4–5 x 10 Tr., Elektrother. (z.B. Vierzellenbad, Stangerbad)
- **Neuropathisches Ulkus (malum perforans):** *herabgesetzte Schmerzwahrnehmung* mit Ulkus v.a. im Bereich hoher mechanischer Belastung (Vorfuß). Zusätzlich Fehlstatik durch Osteoarthropathie. Bessere Heilungstendenz als Gangrän
- **Ischämisch-gangränöses Ulkus:** meist schmerzhaft, Zeichen der Angiopathie mit meist fehlenden Fußpulsen, trockene oder feuchte Gangrän mit typischer Lokalisation an Hacke oder Zehen mit (schwärzlichen) Nekrosen
- **Palpation:** Beinarterienpulse, Hauttemperatur. Bei mikroangiopathisch bedingter Zehennekrose sind Fußpulse in der Regel tastbar.

Diagnose
- **Rö.:** Fuß in 2 Ebenen: In fortgeschrittenen Stadium Neurogene Osteoarthropathie mit Fehlstellung der Gelenke, reaktionsloser Osteolyse, Sklerosezonen, Osteoporose. Später Stabilisierung des Knochenumbaus, Sklerosierungen, Verknöcherungen
- **MRT:** relativ frühe Diagnose einer OM möglich
- **Dopplersonographie.** Evtl. **Angiographie**
- **Abstrich** bei Gangrän, Infektion (meist mehrere Erreger!) → Antibiogramm.

DD: ischämisch-gangränöser Fuß bei AVK, Tabes dorsalis, Syringomyelie, Myelodysplasie, **OM,** Psoriasisarthritis, Tumoren, Lepra.

Internistische/gefäßchirurgische Therapie
- **Optimale diabetische Stoffwechseleinstellung.** Aktives Gefäßtraining, Muskelarbeit (☞ 4.8). Evtl. internistisches Konsil
- **Gefäßerweiternde Medikamente bei pAVK:** Z.B. Dusodril®, Trental®, Bufedil®, Fludilat®, Prostaglandine (alle oral nicht sehr wirksam, optimaler Effekt bei i.v.-Gabe und in Kombination mit *Gehtraining* (rezividierend bis zur Schmerzgrenze) sowie mit Hämodilutionsbehandlung (z.b. HAES® 10 % 250–500 ml i.v. tägl.), indiziert v.a. für Stadium II
- Im Stadium III und IV einer pAVK Ruhigstellung, gepolsterte Horizontallagerung der Extremität. Hämodilution. Heparinisierung
- Klärung einer evtl. Ind. für Gefäßrekonstruktion bei ischämisch-gangränösem Fuß (gefäßchirurgisches Konsil, Angiographie).

Orthopädische Therapie
- **Erhalten der Gehfähigkeit:** Fußbettung, orthop. Maßschuh. *Therapieschuhe: speziell gepolstertes Schuhwerk, Ballenrolle.* Bei Destruktion des OSG bzw. USG: **Arthrodese** zu erwägen (jedoch relativ hohe KO-Rate beachten, *Stuart und Morrey 1990*)
- **Phlegmone:** Antibiotika-Ther., Bettruhe, feuchte Umschläge (z.B. mit Rivanol®), Beobachtung
- **Malum perforans:** viele Therapiemethoden: zunächst Ruhigstellung, *Entlastung,* Total-Contact-Cast (myerson et al. 1992), Wundsäuberung, Antibiotika nach Antibiogramm, Exzision nekrotischen Gewebes, knöcherne Resektionen und Drainage in folgenschweren Fällen zu überlegen
- **Trockene Gangrän:** Infektionsprophylaxe z.B. mit Nebacetinpuder® oder Mercuchrom®. Lokal Kryo-Ther. des gefährdeten Gliedabschnittes (Senkung des Sauerstoffbedarfs im Gewebe). *Ziel:* trockene Demarkation des abgestorbenen Gewebes. Grenzzonenamputation als ultima ratio (☞ 21.6.3)
- **Feuchte Gangrän:** *Infektbeherrschung* mit Überführung in trockene Gangrän und Demarkation anstreben. Sekretableitung, Drainage, feuchter antiseptischer Verband (z.B. Rivanol®-Umschläge). Trocknung mit Fön. Pinselung mit 0,5–1 % Methylenblaulösung. Sparsame Gewebsabtragung. Schmerzbekämpfung. Antibiotika nach Antibiogramm (z.B. Clindamycin, Imipenem oder Gyrasehemmer ☞ 13.2.4). *Amputation* als ultima ratio (bei Sepsis und rascher Progredienz).

> **Prophylaxe:** Empfehlung an Pat.: Vermeidung lokaler Noxen, sorgfältige tägl. Fußpflege, Druckstellenentlastung, weites, warmes Schuhwerk, konsequente Ther. von Fußmykosen, Hühneraugenentfernung mit Nagelfeile, Bimsstein, Schleifpapier (keine Scheren, Messer oder Salizylate!).

19.3.12 Digitus quintus varus superductus

Die varische Kleinzehe überkreuzt die 4. Zehe, oft beidseitig. **Ther.:** Beim Neugeborenen und Kleinkind stellungskorrigierende Pflasterzügelverbände, manuelle Redressionen. Später bei Befundpersistenz (Schuhdruck) subkapitale Metatarsale-V-Osteotomie.

19.3.13 Erwachsenenplattfuß

Fixierter Endzustand eines kindlichen (☞ 19.3.28) bzw. jugendlichen Plattfußes mit degenerativen Veränderungen im Fußwurzelbereich. Exogene Ursachen: z.B. posttraumatisch (Kalkaneusfraktur ☞ 19.3.25), Paresen, Poliomyelitis, MMC, c.P.

Klinik: u.U. belastungsabhängige Schmerzen, jedoch *keine* Korrelation zwischen Ausmaß des Plattfußes und Beschwerden.
Ther.: bei voll belastbarem rigidem Fuß: orthop. Schuh mit Sohlenverbreiterung, Einlage und Schaftversteifung. Alternativ: nur Einlage (Bettung; ☞ 21.4.12), evtl. Maßschuhe. *Operativ:* bei arthrosebedingten therapieresistenten Schmerzen, beim Lähmungsplattfuß subtalare Arthrodese *(Lambrinudi)* zu erwägen.

19.3.14 Fersensporn, ICD 726.7

Knöcherner zehenwärts gerichteter Sporn an der Medioplantarseite des Kalkaneus. Meist Zufallsbefund und klinisch stumm. Ätiol.: Meist Abflachung des Fußlängsgewölbes (z.B. Knick-Senkfuß). Prädisponierende Faktoren: stehender Beruf, Übergewicht.

Klinik: belastungsabhängiger, stechender Fußsohlenschmerz direkt unter dem Fersenbein. Umschriebener Druckschmerz am Ansatz der Aponeurose, etwas medioventral vom Fersenhauptbelastungspunkt. **Cave:** Klinik kann Spornbildung vorauseilen (Insertionstendopathie).

Diagn.: Rö.-Seitaufnahme des Rückfußes: meist ca. 1–5 mm langer Knochensporn. Kalkeinlagerungen in ansetzenden Sehnen. Schmerzintensität unabhängig von Exostosengröße. **DD:** Bursitis, c.P., M. Bechterew, OM, Gicht, M. Paget, Ermüdungsfraktur oder Zyste des Kalkaneus. Coalitio talonavicularis.

Kons. Ther.: Nur bei Beschwerden. Druckentlastung des Sporns durch „*Locheinlage*" (Ausmuldung). Dazu plantare Druckstelle mit Fettstift markieren und Einlage unter Aussparung dieser Stelle **genau** anpassen (☞ 21.4.12). Stützung bzw. Korrektur einer bestehenden Fußdeformität → Einlagen (Längsgewölbestützung). Pufferabsatz zwecks Druckverteilung. Ultraschall. Lokale Infiltration von Lokalanästhetika (z.B. 0, 5 % Procain) und/oder Kortison. Injektion in das Schmerzgebiet von lat., nicht durch die Sohle. Extrakorporale Stoßwellentherapie
Operative Ther.: Spanabtragung sehr selten indiziert, medialer Zugang.

19.3.15 Frakturen der Ossa metatarsalia, ICD 825.2

Entstehen meist durch direkte Traumen, seltener durch Umknicken des Fußes mit Abrißfraktur der Basis des Metatarsale I als Ansatzstelle des M. peronaeus longus. Sonderfall: Marschfraktur ☞ 11.2.6.

Klinik und Diagn.: Umschriebener Belastungsschmerz, Schwellung, Abflachung des Längsgewölbes, v.a. bei Bruch des Metatarsale I oder V. *Rö.:* Fuß in 2 Ebenen.

Therapie
Prinzip: Quergewölbe des Fußes erhalten, daher möglichst exakte Reposition.

Kons. Therapie
Undislozierte Brüche, insbes. Schaftfrakturen I–IV; auch Metatarsale V (hier Unterschenkelgehgips für ca. 6 Wo. gerechtfertigt, dann Rö. nach 2 Wo. → sekundäre Dislokation?). Nach Rückgang der Schwellung 3 Wo. Unterschenkelliege-, dann 2–3 Wo. Unterschenkelgehgips. Danach Zinkleimverbände bis zur Schmerzfreiheit und endgültigen Fußabschwellung. Bei Spreizfüßen quergewölbeabstützende Einlagen.

Operative Therapie
Frakturen mehrerer Metatarsalia; dislozierte Frakturen, Schaftfrakturen Metatarsale I und V, Großzehengrundgliedfrakturen, dislozierte Abrißfrakturen an Band- oder Sehnenansätzen; offene Frakturen (Fixateur externe).
Reposition durch Extension, evtl. auch Dauerzug. **Cave:** Zirkulationsstörungen und Zehennekrosen. OS beim Drehbruch durch interfragmentäre Verschraubung, beim Querbruch durch T- bzw. L-Platte. Unterschenkelliegegips 3 Wo., weitere 3 Wo. Gehgips. Belastungsbeginn bei sichtbarer Konsolidierung im Rö.-Bild.

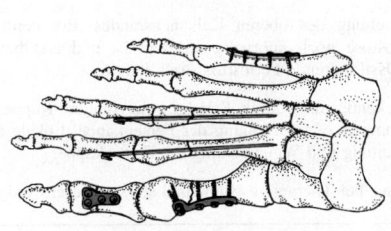

Abb. 19.24: Vorfußfrakturen und ihre mögliche osteosynthetische Versorgung

KO: Sudeck-Dystrophie. Hautschäden. Posttraumatische Osteitis. Gelegentlich langdauernde Schmerzhaftigkeit, manchmal schwierige NB.

19.3.16 Fußhöcker, dorsaler (Silfverskjöld), ICD 733.9

Selten vorkommende umschriebene knöcherne Prominenz auf dem Fußrücken im Gelenkbereich zwischen Os cuneiforme I und Os metatarsale I oder seltener Os naviculare.

Klinik und Diagn.: Schmerz auf Fußrücken infolge Schuhdruck, oft überlagert durch Gelenkschmerz bei arthrotischem Grundleiden. Tastbare Prominenz, evtl. lokale Hautreizung, Bursitis. Rö.: Seitaufnahme des Mittelfußes.
Kons. Ther.: Druckentlastung durch weiches ausgeweitetes Schuhoberleder, gepolsterte Schuhzunge, Hohllagerung durch Filzring. Einlagen bei Fußdeformitäten. Infiltration mit Lokalanästhetikum. **Operative Ther.:** bei Therapieresistenz keilförmiges Abmeißeln der Randwülste am Os cuneiforme I und Metatarsale I bzw. Os naviculare. Entfernen einer evtl. Bursa.

19.3.17 Hackenfuß, angeborener, ICD 754.7

Relativ häufige, meist harmlose Fehlstellung. Auffällig vermehrte Dorsalextension; der Fußrücken kann ggf. den Unterschenkel berühren. Die Plantarflexion ist eingeschränkt.

19

Ther.: Meist kommt es zu einer Spontankorrektur innerhalb weniger Wo. Wenn nicht, manuelle Redression in die Plantarflexion durchführen. Lediglich in ausgeprägten Fällen Gips- oder Schienenbehandlung.

19.3.18 Haglund-Exostose

Formvariation des Fersenbeins mit Prominenz am kranialen hinteren Rand des Tuber calcanei. Ätiol.: Schuhdruck, Scheuern (Fersenkappe, zu niedrige Schuhkante) am Kalkaneusrand.

Klinik: Fersenschmerzen beim Gehen, evtl. Bursitis. Im prominenten Bereich Schwielen, Druckdolenz.
Diagn.: *Rö.:* Ausziehung des oberen Kalkaneusrandes. Rö. beim jüngeren Kind unauffällig, da Exostose noch knorpelig angelegt ist und erst beim älteren Kind verknöchert. **DD:** Ossifizierende Periostitis, Achillodynie.

Kons. Ther.: Druckentlastung durch Schuhe ohne hintere Kappe, Sandalen oder Barfußlaufen im Sommer oder Erhöhung der Fersenkappe. Lokale antiphlogistische Maßnahmen. Ausweitung und Weichbettung der Fersenkappe.

Operative Ther.: nur bei Therapieresistenz und starken Beschwerden.

> **OP-Technik:** Lateraler(!), senkrecht verlaufender Hautschnitt ventral der Achillessehne. Abschieben der lat. Sehnenfasern der Achillessehne mit Raspatorium. Max. Plantarflexion. Vollständiges Abschlagen bzw. Abtragen des Processus posterior calcanei bis auf Höhe der kranialen Begrenzung der Achillessehneninsertion. Sorgfältige Glättung (Rezidiv bei unvollständiger Entfernung), Entfernung der oberflächlichen Bursa, falls vorhanden. **NB:** Hochlagern. Lokal Eis. Evtl. Unterschenkelliegeschale. Absatzerhöhung von 2 cm. Ausgleich Gegenseite.

19.3.19   Hallux rigidus, ICD 735.2

Meist einseitige Arthrose des Großzehengrundgelenkes. Sonderfall: Hallux flexus mit Beugekontraktur. Ätiol.: meist unklar. Sekundär u.a. nach Trauma, Entzündung, bei c.P.

Klinik: überwiegend *Männer* betroffen. Belastungsschmerz im Großzehengrundgelenk v.a. in der Abrollphase des Gehens. Schongang mit kompensatorischem Abrollen über die Außenkante bei adduziertem Fuß. Grundgelenk oft verdickt und druckdolent. Dorsalextension schmerzhaft eingeschränkt, evtl. kompensatorische Überstreckung im Endgelenk. Später auch Beugekontraktur. Zehenspitzenstand schmerzhaft bzw. nicht möglich.
Diagn.: Rö. a.p. und seitl.: Gelenkspaltverschmälerung, subchondrale Sklerosierung, Spornbildung. Zysten. **DD:** Arthritis urica (anfallsartig, starke Schmerzen!).

Kons. Ther.: im Frühstadium Ther. der Grunderkrankung. Selbsttätige manuelle Ther. mit Zug am Endglied, Training der Dorsalextension. Plantar über das Großzehengrundgelenk vorgezogene *starre Einlagen;* führen zur Ruhigstellung und Entlastung beim Abrollen. Vordere Abrollrampe (*Ballenrolle*) am Schuh ermöglicht Abrollen mit steifer Sohle. Alternativ Rigidusfedereinlage.
Operative Ther.: Großzügige Ind. beim Erwachsenen. Ziel: Schmerzfreiheit, Mobilisation des versteiften Gelenkes und damit bessere Funktionsverhältnisse beim Gehen. *OP nach Keller-Brandes* (☞ 19.3.20): Wesentlich ist korrektes Resektionsausmaß. Alternative: *OP nach Hueter-Mayo* (☞ 19.3.20).

19.3.20   Hallux valgus, ICD 735.0

Häufigste und bedeutsamste Zehendeformität mit lat. Abweichung der Großzehe im Grundgelenk und Iro. bei evtl. zusätzlichem Metatarsus primus varus.

Klinik

- **Meist bds. bei Spreizfuß.** Frauen häufiger betroffen. Bes. im Erwachsenenalter. Subjektive Beschwerden korrelieren nicht mit Ausmaß der Fehlstellung
- **Pseudoexostose:** meist Ausgangspunkt der Beschwerden (mediale Prominenz des Metatarsalköpfchens I). Dort durch mechanisch-entzündliche Reizung oft Schwielen, Bursa; evtl. (eitrige) Bursitis
- **Fehlstellungen:** (Sub-)Luxation der abduzierten und pronierten Großzehe im Grundgelenk, die evtl. über oder unter die Digiti II, III geschoben ist. Winkel zwischen Metatarsale I und Großzehe > 8°
- Häufig Kombination mit *Hammer- und Krallenzehen* II–IV, 5. Zehe häufig in Varusstellung.

Diagn.: *Rö.:* Vorfuß in 2 Ebenen mit Vorteil im Stehen unter Belastung → Spreizfuß, oft Großzehengrundgelenkarthrose. Dislokation der Sesambeine nach lat. Mediale (Pseudo-)Exostose am Metatarsalköpfchen I. **DD:** Hallux rigidus, Gicht, M. Köhler, Trauma, Tumor, (z.B. kartilag. Exostose).

Konservative Therapie

Außer im Frühstadium bei leichten Fällen kann Progredienz der Valgusdeformität nicht aufgehalten werden. **Prophylaxe:** Schuhe mit genügend Zehenspielraum, flache Absätze. Zehengymnastik. Regelmäßige Abspreizübungen der Großzehe.

- **Leichte Fälle:** Barfußlaufen, Druckentlastung des Großzehenballens durch seitliche Ausweitung des Schuhoberleders, ringförmige Schaumstoffpolster. Schlaufensandalen (z.B. nach *J. Krämer. Spreizfußbehandlung:* Einlagen mit *retrokapitaler* Abstützung, die auch auf Valguskomponente wirken)
- **Bei Bursitis über Pseudoexostose:** z.B. Rivanol®-Umschläge, antiphlogistikahaltige Salben (z.B. Voltaren Emulgel®), bei abakteriellen Entzündungen auch Kortisoninfiltration
- **Arthroseschmerz im Grundgelenk:** Rigidus-Feder-Einlage bzw. eine Ballenrolle mit versteifter Sohle. Orthop. Schuhe, wenn OP oder Versorgung mit Konfektionsschuhen nicht mehr möglich ist. *Korrigierende Nachtschienen u.E. nur postop. zur Fixation einer erreichten Korrektur tauglich.*

Operative Therapie

Ca. 150 OP-Techniken mit teilweise minimalen Varianten bekannt, nur wenige etabliert, kein Idealverfahren bekannt. Bei genereller Zurückhaltung, v.a. bei Jugendlichen sollte **nur bei Beschwerden** und nicht aus rein kosmetischen Gründen operiert werden. **KI:** Durchblutungsstörungen (pAVK). Ein zu kurzes Metatarsale I sollte nicht weiter gekürzt werden (z.B. keine OP nach Mayo).

19

Gebräuchliche Operationsverfahren beim Hallux valgus

- **Pseudoexostosenabmeißelung**
- **Keller-Brandes:** Debasieren des Grundgliedes um mind. 1/3
- **Hueter-Mayo:** Köpfchenresektion des Os metatarsale I
- **McBride:** Weichteileingriff. Verlagerung der Sehne des M. adductor hallucis
- **Kramer:** Keilresektion prox. Metatarsaleköpfchen, Köpfchenverschiebung
- **Basisosteotomie Os metatarsale I:** Knochenkeilentnahme mit lat. Basis.

OP nach Keller-Brandes

Ind.: bei Pat. jenseits des 30.–40. Lj. mit *hochgradiger Valgusdeformität und Arthrose im Grundgelenk.* Auch bei überlanger Großzehe möglich. *Nachteil:* Debasierung führt zu einer kosmetisch bisweilen störenden Zehenverkürzung.

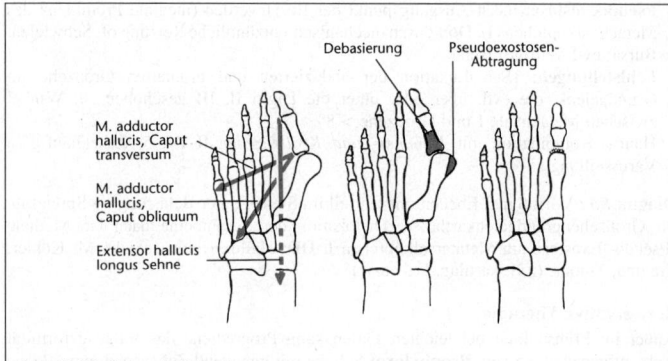

Abb. 19.25: OP nach Keller-Brandes

OP-Technik: Rückenlage. Intubationsnarkose, Spinalanästhesie oder Fußblock. Medialer leicht nach plantar geschwungener Hautschnitt. Blutstillung. Präparation der Gelenkkapsel, Bildung eines ca. 1 cm breiten und ca. 2 cm langen nach dist. gestielten med. Kapsellappens. Tangentiales Abmeißeln der Pseudoexostose. Darstellen des Grundgelenks mit 2 Hohmann-Hebeln. Resektion der Grundphalanx um 1/3 bis 1/2 mit oszillierender Säge (Debasierung). Glättung des Stumpfes mit Luer. Einschlagen des Kapsellappens und Vernähung mit lat. Kapsel mit resorbierbaren Nähten (Assistent zieht axial an Großzehenspitze). Transfixation des Großzehengliedes mit KD unter Stellungskorrektur (alternativ: Zehennageltraktion im Gipsschuh mit Bügel). Öffnen der Blutsperre, Blutstillung. Schichtweiser Wundverschluß. Kompressionsverband (auseinandergezogene Kompressen interdigital, zwischen 1. und 2. Zehe 2–3 Kompressen). Kompressionsverband ab Höhe Großzehengrundgelenk.
Alternative: Halten der Großzehe in Korrekturstellung mittels Extension über Gipsschuh und Gummizügel.

NB: Hochlagern, lokal Eis, Antiphlogistika, Thromboseprophylaxe. Rö.-Kontrolle. Verbandswechsel spätestens am 2. postop. Tag. Mobilisierung mit Vorfußentlastungsschuh (jedoch in den ersten Tagen noch zurückhaltend, Schwellneigung). Entfernung des KD 14 Tage postop. (ambulant). Pat. auf *eigentätige Bewegungsübungen* der Großzehe unter Traktion hinweisen (zeigen!). Nachtlagerungsschiene rezeptieren (für ca. 3 Mon. tragen). Arbeitsfähigkeit nach ca. 6 Wo. Zusätzlich auch evtl. Spezialschlaufensandalen oder an der Großzehe abgenähte Strümpfe zweckmäßig.

OP nach McBride
Ind.: Hallux valgus mit *allenfalls geringgradiger Arthrose* im Großzehengrundgelenk, *passive Redressierbarkeit* der Valgusstellung der Großzehe und des Varus des Metatarsale I. Überlänge 1. Strahl ungünstig. Evtl. *Kombination mit korrigierender Basisosteotomie des Metatarsale I* bei Intermetatarsalwinkel > 15°.

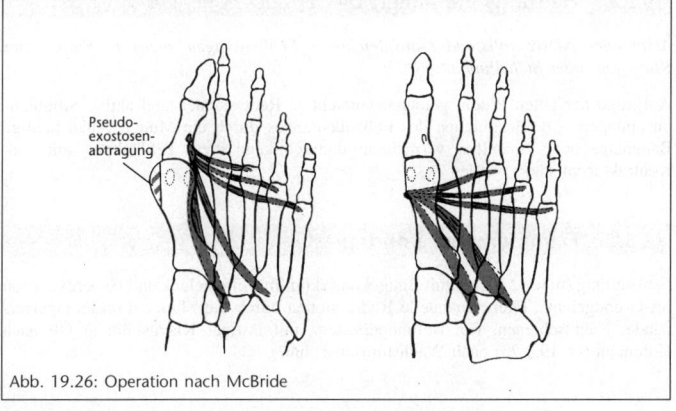

Pseudo-
exostosen-
abtragung

Abb. 19.26: Operation nach McBride

Technik: Rückenlage, Blutsperre. Hautinzision 1. Metatarsaleraum. Einsetzen selbsthaltender Spreizer. Darstellen der Sehne des M. adductor hallucis. Ablösen der Sehne lat. von der Grundphalanx, scharfes Ablösen vom lat. Sesambein (ständiger Zug!), Anschlingen der Sehne. Dann med. Hautschnitt, wobei eine genügend breite Hautbrücke belassen wird. Längsinzision der Gelenkkapsel, Abtragen der Pseudoexostose. Bohrloch (3,2-Bohrer) durch Metatarsalehals. Durchziehen der Haltefäden und der Sehne. Nach Möglichkeit transossäre Fixation unter manueller Reduktion des Metatarsale. Lat. Kapselrelease, Raffnaht der med. Kapsel. Naht zur Annäherung zwischen den Gelenkkapseln Grundgelenke I und II. Spülung, evtl. Redon-Drainage. Hautnaht, steriler Verband. Korrekter Kompressionsverband wichtig: distal beginnend in Höhe Großzehengrundgelenk nach prox.
NB: Hochlagern, lokal Eis, Rö.-Kontrolle, Thromboseprophylaxe, Vorfußentlastungsschuh. Leichtes Abrollen des Fußes nach 3 Wo., Vollbelastung nach 6 Wo.

OP nach Hueter-Mayo
Ind.: wie bei Keller-Brandes. *Prinzip:* Teil oder vollständiger Resektion des Metatarsale-I-Köpfchens. Neumodellierung und Kapselinterponat wie bei Keller-Brandes. NB: wie bei Brandes. *Nachteil:* Verlust des medialen vorderen Sohlenstützpunktes (hat sich in Praxis weniger gravierend erwiesen als theoretisch angenommen). Fußabrollbewegung durch verändertes Alignement gestört.

OP nach Kramer
Ind.: Hallux valgus ohne wesentliche Arthrose im Großzehengrundgelenk. **NB:** Hochlagern, Eis, Antiphlogistika, Mobilisation unter Vorfußentlastung. Rö.-Kontrolle. Entfernung des KD nach 4 Wo. postop. Bewegungs- und Belastungsübungen. Manuelle Mobilisation des Großzehengrundgelenkes.

Basisosteotomie Os metatarsale I
Ind.: insbes. bei Metatarsus primus varus, bei jüngeren Pat. ohne Arthrose im Großzehengrundgelenk. Prinzip: Knochenkeilentnahme mit lat. Basis, Osteosynthese mit Mini-T- oder L-Plättchen. Entlastung für 6 Wo.

19.3.21 Haltungsanomalien des Fußes

Aktiv oder passiv vollständig ausgleichbare Fehlhaltungen, meist in Form einer Klumpfuß- oder Sichelfußhaltung.

Aufgrund der guten Progn. genügen vorsichtige Redressionen und aktive Stimulationsübungen, z.B. Bestreichen des Fußaußenrandes durch die Mutter. Allzu häufige Bauchlage beim Sichelfuß vermeiden: dadurch kann diese Fehlhaltung mit evtl. Kontraktur verstärkt werden.

19.3.22 Hammerzehe, kongenitale

Fehlstellung (meist 2. Zehe) mit Beugekontraktur im Mittelgelenk und Hyperextension im Grundgelenk. **Ther.:** manuelle Redressionen durch die Mutter, Pflasterzügelverbände, Nachtschienen. Bei Befundpersistenz mit lästiger Klavusbildung OP nach Hohmann (☞ 19.3.23) nach Wachstumsabschluß.

19.3.23 Hammer- und Krallenzehen, ICD 735.4

Im Frühstadium noch passiv ausgleichbare, später aktiv und passiv nicht vollständig korrigierbare Kontraktur der Zehen II–V.

Hammerzehe (am häufigsten): Beugekontraktur des DIP-Gelenkes. **Krallenzehe:** Hyperextension im Grundgelenk (Luxation oder Subluxation), Beugung Zehenmittel- und Endgelenk. **Klauenzehe:** Überstreckung des Grundgelenkes mit evtl. (Sub-)Luxation, Beugekontraktur des DIP-Gelenkes.

Ätiol.: meist sekundär bei Fußdeformitäten wie Plattfuß, Spreizfuß, Knickfuß, Hohlfuß und Hallux valgus. Bei Lähmungen, Entzündungen der Zehengelenke, Narbenzug, Sudeckscher Dystrophie. Tragen von zu engen Schuhen mit zu hohen Absätzen.

Klinik: typische Deformität. Beschwerden durch Schwielen und Clavi. **DD:** angeborene Krallenzehe, Hammerzehe.

Kons. Ther. (meist nicht befriedigend)
- Bei noch passiv ausgleichbarer Kontraktur: Beeinflussung der ursächlichen Deformität (z.B. Spreizfußeinlagen), Nachtschienen oder Zügelverbände. Zehengymnastik. Entlastung der Schwielen- und Klavuszonen durch bequeme Schuhe mit weichem Oberleder, Sandalen, vor Druck schützende Filzringe oder Gummipolster. Zehenkorrekturorthesen aus Silikon (☞ 21.4.13)
- Exzision oder Keratolytika ohne Ursachenbeseitigung zwecklos.

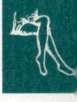

Operative Therapie
Prinzip: Korrektur der Fehlstellung, der Gelenkkontraktur und der passiven Sehnenspannung durch Verkürzung der Knochenstrecke. *KI:* vor Wachstumsabschluß und bei arteriellen Durchblutungsstörungen.
- **OP nach Hohmann:** *Ind.:* Methode der Wahl bei kontrakten Hammerzehen. Sehr häufig begleitend zur OP nach Keller-Brandes oder Hueter-Mayo beim Hallux valgus. *KI:* kontrakte Dorsalextension der Grundphalanx sowie bei (Sub-) Luxation im Grundgelenk.

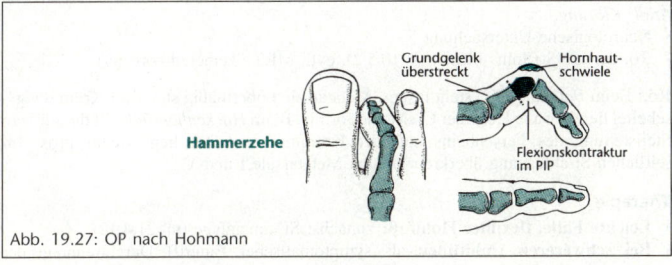

Grundgelenk überstreckt　　　Hornhautschwiele

Hammerzehe

Flexionskontraktur im PIP

Abb. 19.27: OP nach Hohmann

Technik: gerader dorsaler Hautschnitt über PIP. Ovaläre Exzision eines Klavus. Längsspalten der Strecksehne. Darstellen des Grundgliedköpfchens und Luxation nach dorsal unter Schutz der Beugesehne mit Hohmann-Haken. Köpfchenresektion mit oszillierender Säge oder Listonzange. Wenn die Zehe in Fehlstellung bleibt, Sicherung einer korrigierten Stellung mit KD (vom PIP zunächst anterograd Mittel- und Endglied auffädeln und Penetration der Zehenkuppe. Dann retrogrades Einbohren in Grundphalanx). Naht der Strecksehnen mit z.B. Vicryl 4.0. Spülung. Einzelknopfhautnaht. Verband. **NB:** Fixation der Zehen in Korrekturstellung mittels Pflasterzügelverband (wenn keine Transfixation mit KD erfolgt). Hochlagern, Rö.-Kontrolle. Korrigierende Verbände bzw. Belassen des KD für 2 Wo. Dann Abrollen und Vollbelastung.

- **OP nach Gocht-Kreuz:** *Ind.:* stärkere (Sub)Luxation im Zehengrundgelenk. Prinzip: Nach plantarem Hautschnitt Resektion von einem Drittel der Basis der Grundphalanx. Manuelle Redression im Mittelgelenk. Evtl. Raffnaht der Flexoren
- **OP nach McConnel:** *Ind.:* nicht kontrakte Hammerzehe. Prinzip: Exzision der Diaphyse der prox. Zehenphalanx. (*Uhthoff H. K.: Operat. Orthop. Traumat. 2, 46, 1990*)
- **OP nach Clayton und OP nach Hoffmann:** ☞ 14.7.3.

19.3.24 Hohlfuß, ICD 736.7

Längsgewölbe überhöht, die Ferse steht oft varisch. Steilstellung des Fersenbeins beim Hackenhohlfuß. Unterscheide von Form und Ursache her den häufigeren Ballen- vom Hackenhohlfuß.

Ätiol.: Meist idiopathisch. Familiär gehäuft auftretend. Störung des Muskelgleichgewichtes. Bei plötzlich oder allmählich im Wachtumsalter zunehmenden schwereren Hohlfüßen meist eine neurologische Ursache, z.B. Friedreich-Ataxie, Myelodysplasie bzw. Spina bifida (Myelodysplastischer Hohlfuß), Lähmungen, Rückenmarkstumoren. Hackenhohlfüße beruhen meist auf Schwäche oder Ausfall der Wadenmuskulatur (z.B. Polio-Restlähmung).

Klinik und Diagn.: Unterscheidung eines flexiblen kindlichen von einem kontrakten Hohlfuß. Auffällig ist das übermäßig hohe Längsgewölbe mit stark beschwieltem und schmerzhaftem Ballen (Ballenhohlfuß). *Klauenhohlfuß:* starke Krallenzehenstellung. *Ätiol. Klärung:*
- Neurologische Untersuchung
- Rö. der LWS (Spina bifida; ☞ 10.5.2), evtl. MRT (Tethered-cord-Sy).

Rö.: Beim *Ballenhohlfuß* steht insbes. Metatarsale I übermäßig steil. Der Krümmungsscheitel liegt etwa in Höhe der Ossa cuneiformia. Beim *Hackenhohlfuß* fällt die stärkere Steilstellung des Fersenbeins auf, der Krümmungsscheitel liegt weiter prox. Im seitlichen Strahlengang überkreuzen sich Metatarsale I und V.

Therapie
- **Leichte Fälle, flexibler Hohlfuß:** zunächst Stufeneinlage (☞ 21.4.12)
- **Bei schwereren Hohlfüßen** als symptomatischer Eingriff Durchtrennung der Plantarfaszie. Bei kontrakten Hohlfüßen im Jugendalter: *OP nach Görres:* Rückverlagerung der Sehne des M. extensor hallucis longus. Korrekturosteotomien am Metatarsale I sowie Mittel- und Rückfuß

- **Sehr schwere kontrakte schmerzhafte Hohlfüße** im Erwachsenalter: Subtalare Arthrodese mit dorsaler Keilentnahme im Bereich der Ossa cuneiformia. Triple-Arthrodese evtl. in Kombination mit Zeheneingriffen
- **Myelodysplastischer Hohlfuß:** knöcherne Eingriffe am Fuß. Evtl. Ther. der Ursache beim Tethered-cord-Sy. (☞ 18.1.26).

19.3.25 Kalkaneusfraktur, ICD 825.0

Meist Sturz aus einer Höhe von meist > 1 m (Arbeitsunfälle, Suizidversuche, Sportunfälle). Oft doppelseitig und kombiniert mit weiteren Frakturen des Beines, der WS. Problemfraktur. Bei ca. 75 % Gelenkmitbeteiligung. Seltene Fraktur, jedoch wesentliche Ursache einer unfallbedingten Invalidität. Häufigste Fraktur, aufgrund derer von BG eine Rentenzahlung erfolgt. Verschiedene teilweise nicht sehr praktikable Klassifikationen (Böhler, Watson-Jones, Essex-Lopresti, AO u.a.).

Klinik: Fuß nicht belastungsfähig, schmerzhaft. Äußerlich verbreiterte und verkürzte Ferse oft mit traumatischer Plattfußbildung. Hämatom. Beweglichkeit im unteren, bisweilen auch im OSG schmerzhaft eingeschränkt. Kein Zehenstand beim ossären Achillessehnenausriß möglich.

Ausschluß eines Kompartmentsyndromes im Fußbereich (Sensibilitätsstörung beugeseitig an Zehen, Beugestellung im Großzehengrundgelenk).

Diagn.: *Rö.: seitlich und axial:* Bestimmung des Frakturtyps, des Tubergelenkwinkels (normal 25–40°). CT empfehlenswert zur Therapieplanung insbes. bei schweren Frakturformen.

Therapie
- **Kein allgemeingültiges Therapiekonzept.** Meist langwierige Ther.; je nach Schweregrad funktionelle, kons., semikons. oder operative Ther. *Kriterien:* Frakturtyp, Begleitverletzungen und Weichteilverletzungen, Alter, Beruf, Kooperation des Pat., Reponierbarkeit und Alter der Fraktur, Erfahrung des Operateurs bzw. Schule des Hauses
- **Therapieleitlinien:** bei jüngeren aktiven Pat. (< 40 J.) mit stärkeren Gelenkinkongruenzen eher OP mit gipsfreier NB
- Hochlagern, Thromboseprophylaxe, Analgetika, Antiphlogistika, lokal Eis
- **Kons. Ther.:** *möglich bei allen Frakturen außer Entenschnabelfraktur.* Bei Frakturen des Processus med. tuber calcanei und Sustentaculum tali ambulante Ther. mit Unterschenkelliegegips für 3–6 Wo.; nach Abschwellung Gehgips mit Vollbelastung.
  Bei intraartikulären Frakturen mit Impression oder Zertrümmerung evtl. Reposition auf Extensionstisch. Gespalteter Unterschenkelliegegips. Mobilisation ohne Belastung für ca. 6 Wo., um traumatischen Plattfuß zu verhindern
- **Funktionelle Ther.** ohne Gipsbehandlung (Verzicht auf Wiederherstellung der anatomischen Verhältnisse): Hochlagern, lokal Eis, Antiphlogistika und Analgetika. Aktive und passive Bewegungsübungen unter krankengymnastischer Anleitung. Nach Abschwellung frühe Mobilisierung mit Entlastungsapparat (Allgöwer). Entlastungszeit 6–12 Wo. in Abhängigkeit von Frakturtyp, Schweregrad der Verletzung und Bruchheilung. Rö.-Kontrolle alle 2 Wo. Hydrother. Nach Teilbelastung Einlagenversorgung (☞ 21.4.12). *Kostengünstigere Behandlungsform*

- **Semikonservative Ther.:** geschlossene Rekonstruktion der Kalkaneusform, möglichst gute Reposition der Gelenkflächen, bessere Retention. Ind. bei Impressionsfrakturen. *Methoden:* Reposition mit Steinmannagel nach *Westhues,* perkutane Bohrdrahtfixation, *Palmer*-Aufrichtungs-OP (*Stockenhuber et al., Orthopäde 20, 43–54, 1991*)
- **Operative Ther.:** *absolute Ind. Entenschnabelfraktur:* Zugschrauben-OS über med. Zugang. *Relative Ind.:* intraartikuläre Frakturen mit Impression, dislozierte Frakturen. Offene Reposition und OS (Platte, Schrauben; Fixateur externe zur temporären Distraktion). Vorteile: verbesserte Form des Kalkaneus → bessere Voraussetzungen für Funktion.

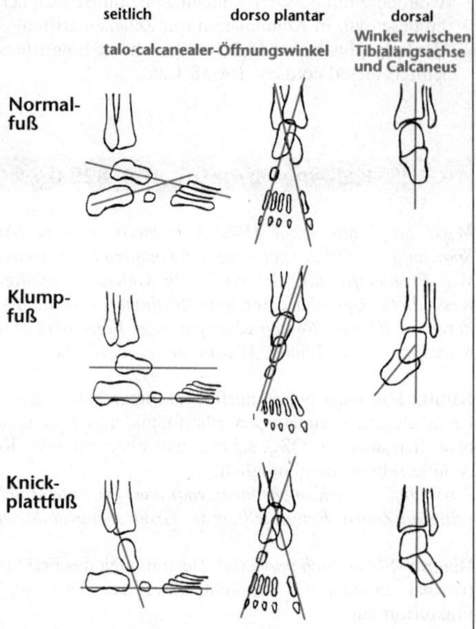

seitlich   dorso plantar   dorsal

talo-calcanealer-Öffnungswinkel

Winkel zwischen Tibialängsachse und Calcaneus

Normalfuß

Klumpfuß

Knickplattfuß

Abb. 19.28: Röntgenologische Darstellung der knöchernen Verhältnisse am Fußskelett beim Neugeborenen

Komplikationen

- **Früh-KO:** Kompartmentsyndrom der Planta pedis, Sudeck-Dystrophie. Wundrandnekrose, OM bei operativer Ther.
- **Spät-KO:** Arthrose. Posttraumatischer Plattfuß (☞ 19.3.13), Varus- bzw. Valgusfehlstellung im Rückfuß
- **Versorgung bei posttraumatischer Arthrose:** In schweren Fällen nützen hohe gleichmäßig abstützende orthop. Schuhe mit starrer Sohle und Abrollrampe zur Ruhigstellung des USG. Hier raten einige Autoren ca. 12 Wo. nach dem Trauma zur Früharthrodese. Andere Autoren lassen dem Fuß zunächst 1–2 J. Zeit, um sich an die Formveränderung funktionell adaptieren zu können. Tritt dies nicht ein, folgt die Spät-(Triple)Arthrodese.

Progn.: wesentlicher prognostischer Faktor ist das Ausmaß der intraartikulären Dislokation. Bei extraartikulären und undislozierten intraartikulären Frakturen in über 90 % gute Langzeitprognose (*Foy und Fagg 1990*).

19.3.26 Kongenitaler Klumpfuß, ICD 754.5

Passiv nicht ausgleichbare komplexe Fußdeformität mit den Komponenten Spitzfuß, Varusstellung der Ferse, Hohlfuß und Add. des Vorfußes (Pes equinovarus-adductus-supinatus-excavatus). Häufigkeit: ca. 0,1 % der Neugeborenen. M : F = 2 : 1. 50 % doppelseitig.

Klinik: Untersuchung in Rückenlage bei 90° Knie- und Hüftbeugung.
- **Equinus** (Spitzfuß). Kontrakter M. triceps surae bei fixierter Plantarflexion des Gesamtfußes.
- **Varus** des Rückfußes. Querverlaufende Hautfalten an Fußinnenseite
- **Adduktus** im Mittel- und Vorfuß
- **Supinatus:** Supination des gesamten Fußes
- **Exkavatus:** Hohlfuß mit Vertiefung des Längsgewölbes
- **Zusätzlich Klumpfußwade:** bleibende Atrophie des M. triceps surae. Gastrokne- miusmuskelbäuche nach proximal verschoben.

Natürlicher Verlauf: Unbehandelt verbleibt der Fuß in der beschriebenen Stellungs- anomalie oder verschlimmert sich mit Subluxation unter Deformierung von Fußwur- zelknochen. Im Laufalter wird der äußere Fußrand belastet, im Extremfall sogar der Fußrücken.

> Wichtig ist die Suche nach begleitenden anderen Deformitäten oder Mißbildun- gen (**in ca. 5 % der Fälle**): Hüftluxation, -dysplasie (immer auch Sono der Hüf- ten!), Spina bifida occulta (☞ 10.5.2), Arthrogrypose, neurol. Defekte.

DD: *harmlose Klumpfußhaltung* (volle manuelle Korrektur möglich). *Teratogener* (z.B. bei Arthrogrypose) bzw. ein später sich manifestierender *neurogener* (z.B. bei Zerebralparese; ☞ 10.5.1, Myelodysplasie; ☞ 10.5.2), erworbener *posttraumatischer* und *entzündlicher* Klumpfuß.

Rö.: i.d.R. zunächst nicht erforderlich, jedoch zur Verlaufsbeobachtung gehaltene Fußaufnahme in 2 Ebenen wünschenswert (Therapiekontrolle). Path.: lat. Talo-Kal- kaneuswinkel < 30° (oft 0°), Längsachsen Talus-Kalkaneus, <20°, oft parallel (☞ Abb.).

Therapie
Zahlreiche Methoden (z.B. nach Imhäuser), abhängig auch vom Schweregrad. In der Hand des Erfahrenen viele Methoden durchaus gleichwertig.
Ziel: annähernd regelrechte Fußform, Halten der Fußform.

> ☞ Entscheidend: **Frühbehandlung** unmittelbar nach Geburt und **konsequente Ther.** und Kontrolle **bis zum Wachstumsabschluß.** Gute Kooperation der Eltern zusätzlich wichtig!

Konservative Therapie (in ca. 50 % erfolgreich)
- **Therapievorschlag:** *schrittweise* geduldige zunächst manuelle Korrektur, dann redressierende Oberschenkelgipsverbände in 90° Kniebeugung. Der 1. Gips wird idealerweise nach einem Tag, der zweite nach 2 Tagen u.s.w. dann in wöchentlichem Abstand in zunehmender Korrekturstellung gewechselt (ca. bis 3. Lebensmon., Etappengipse)

- **Korrekturprinzip:** zunächst Add. und Varusstellung beseitigen. **Zuletzt vorsichtige Korrektur des Spitzfußes** (Gefahr des Schaukelfußes mit konvex gebogener Fußsohle)
- Dann **Schienenbehandlung** (z.B. Kopenhagener Schiene, bei älteren Kindern Unterschenkelorthese).

Operative Therapie (Unterscheide Früheingriffe – Späteingriffe)
Ind.: ungenügendes Korrekturergebnis.
- **Spitzfuß:** selten durch das Etappenredressement vollständig behebbar. Meist Achillessehnenverlängerung (ASV) mit evtl. dorsaler Kapsulotomie im OSG und USG nötig (postero-mediales Release). OP-Alter: 2–3 Mon.
- **„Rebellischer" Klumpfuß** mit großer Rezidivneigung: Bei schweren Kontrakturen Kapsulotomie auch med. und lat. (*pantalares release,* Cincinatti-Technik)
- Bei Rezidiven sind im Wachstumsalter u.U. Sehnenverlängerung bzw. -verlagerungen und Korrekturosteotomien notwendig
- Nach Wachstumsabschluß knöcherne Eingriffe bei noch bestehender Deformität (z.B. subtalare Arthrodese, Dwyer Osteotomie des Calcaneus, Metatarsale Osteotomie) mit ca. 10 Wo. Gipsruhigstellung.

NB: ca. 6 Wo. Gips. In jedem Fall konsequente Retentionsphase und KG. Nachtlagerungsschienen (☞ 21.4.9), Einlagen.
Progn.: bei Frühbehandlung sind gute Resultate zu erzielen. Unbehandelt oder schlecht therapiert → progrediente Deformität.

19.3.27 Kongenitaler Plattfuß (Talus verticalis)

Seltene Deformität mit Steilstellung des Talus, kontrakter Valgusstellung der Ferse, Fersenhochstand, Abd. und Pronation des Vorfußes und Abflachung der Fußlängswölbung.

Klinik und Diagn.: konvex gebogene Fußsohle am auffälligsten (Tintenlöscherfuß).
DD.: physiol. Scheinplattfuß des Neugeborenen. **Rö.:** Talus verticalis. (Sub-)Luxation des Talo-Kalkaneo-Navikulargelenkes (☞ Abb. 19.27).

Ther. (schwierig): Kons.: Manuelle Redression und Gipsbehandlung sofort nach Geburt. Gelingt hiermit keine Reposition des Os naviculare, empfiehlt sich die baldige operative Reposition im Alter von 4–6 Mon. nach Achillessehnenverlängerung und eine mediale und laterale Kapsulotomie (in einer Sitzung).

19.3.28 Kindlicher Knick-Senkfuß (KSF), Plattfuß

Bei Gehbeginn erkennbare häufigste, meist harmlose kindliche Fußdeformität mit verstärkter Valgusstellung der Ferse (Knickfuß) und Abflachung des med. Fußgewölbes (Senkfuß), die bis zu einem gewissen Grade physiol. ist. Grenzen zum Path. fließend.

Ätiol.: Am häufigsten erworben → Bandlaxität, Muskelschwäche, Übergewicht, Genua valga oder vara, Lähmungen.

Klinik und Diagn.: einfach durch Inspektion und Funktionsteste. Der KSF macht selten Beschwerden. Bei Schmerzen an DD denken. Untersuchung im Gehen, Stehen, Liegen. Auf Gangbild achten (Lähmung, ICP). Inspektion: med. Fußwölbung abgeflacht bzw. aufgehoben, der Vorfuß ist abduziert, das Fersenvalgus verstärkt.

Rö.: Nur bei rigidem oder schwerem KSF mit Beschwerden (Rö. Fuß im Stehen a.p., seitlich, schräg). Auf Coalitio achten (☞ 19.3.10). Wesentlicher Winkel ist der talo-kalkaneale Öffnungswinkel (Norm: ca. 30–40°).

Zwischen 2. und 5. Lj. bestehen physiol. verstärkte Genua valga, deshalb verstärktes Fersenvalgus normal. *Path. Fersenvalguswinkel:* Kind 2–5 J. > 20° (,,Kind steht neben seinen Füßen"). Vorschulalter > 10°. Erwachsener > 5°.

Funktionstests sind immer durchzuführen:
• **Zehenspitzenstand:** fehlende Valguskorrektur sowie fehlende Korrektur der Abflachung des med. Fußgewölbes sind path.
• *Beweglichkeit der Fußgelenke:* verminderte Beweglichkeit der Fußgelenke path.
• *Unterscheide:* flexibler und rigider (kontrakter) KSF.
• Podoskop, Podogramm: Längsgewölbe erscheint abgeflacht. **Cave:** scheinbarer Plattfuß (hervorgerufen durch subkutanes ,,Spitzysches" Fettpolster, das im ersten LJ. normalerweise unter dem Längsgewölbe vorhanden ist).

DD: Physiol. Knickfuß. Kongenitaler Plattfuß, Coalitio calcaneo-navicularis (*Rö:* Schrägaufnahmen → Synostose?). Lähmungsbedingter Knick-Senk-Fuß.

Konservative Therapie
Flexibler KSF: Aufklärung der Eltern über gute Progn. und Spontanverlauf. Lediglich halbjährliche Kontrollen.
• Barfuß gehen, spielerische Fußgymnastik (Greifübungen der Zehen, Zehenspitzenstand)
• Selten ist KG erforderlich
• **Einlagen nur bei schwerem KSF.** Einlagenverordnung: Einlage nach Gipsabdruck, fersenumfassend mit med. Supinationskeil, evtl. Verkürzungsausgleich, Tragzeit bis ca. 3 J. Auch v. Volkmann'sche Flügeleinlagen und Fersenschalen nach Helfet sinnvoll. Einlagen nach Spitzy sind überholt, da quälend und meist rasch unwirksam. Kontrolle des Kinderschuhs (ausreichend Platz?)
• **Rigider oder schwerer KSF** (selten): Ther. in Abhängigkeit von Grunderkrankung, z.B. Lähmungsknickfuß (Polio): evtl. Gehapparat, Einlagen.

Operative Therapie
• **Nur** bei jahrelang erfolgloser kons. Ther. **und** deutlichen klinischen **und** path. Veränderungen und belastungsabhängigen starken Schmerzen
• **Weichteil-OP's** (große Zahl bekannt). *Ziel:* Verbesserung des fußgewölbehebenden Muskelzuges. Z.B. *OP nach Niederecker* (Rückversetzung der Sehne des M. tibialis ant.); OP-Alter: nach dem 8. Lj.
• **Knöcherne OP → OP nach Grice:** z.B. bei schwerem KSF v.a. bei neurol. Grunderkrankung (ICP, MMC; ☞ 10.5). OP-Alter individuell.
Prinzip: extraartikuläre (Knochenwachstum nicht beeinträchtigende) subtalare Arthrodese mit Einbringen von Knochentransplantat in Sinus tarsi (lat.). Post-op. Oberschenkelgips in 90° Knieflexion; OSG in max. Dorsalflexion, Fuß in Korrekturstellung. Varisierende Kalkaneusosteotomie sehr selten indiziert. Kalkaneusverlängerung nach Evans bei schweren kontrakten KSF.

Progn.: Bei flexiblen KSF ohne knöcherne Deformität gut. **Die meisten KSF bedürfen keiner Ther., da Spontankorrektur bis Schulalter.**

19.3.29 Knochentumor des Fußes

Fast alle Knochentumoren sind im Fußbereich möglich. Ca. 4 % aller Knochentumoren und tumorähnlicher Knochenläsionen sind im Fußbereich lokalisiert.
Verhältnis benigne: maligne ca. 7 : 1.

Charakteristisch ist eine relative Häufigkeit sonst seltener Tumoren z.B. Osteoblastome, Chondroblastome, Chondromyxoidfibrome, aneurysmatische Knochenzysten, Chondro-, Fibro- und Ewingsarkome (*Ochsner 1984*).

Klinik: Schwellung, (belastungsabhängige) Schmerzen. Oft Frühdiagnose möglich aufgrund oberflächlicher Lage der Knochen.

Diagnosekriterium Rö.-Morphologie
* *Scharfe Begrenzung:* z.B. Osteochondrom, Chondroblastom, Chondromyxoidfibrom, intraossäres Ganglion, solitäre Knochenzyste
* *Unscharfe Begrenzung:* z.B. Osteoidosteom, Osteoklastom, alle malignen Tumoren.

Beispiele relativ häufiger Tumoren
* **Osteochondrom:** am Fuß ca. 3/4 aller Knochentumoren (*Richter et al. 1986*). Sonderform: subunguale Exostose
* **Kalkaneuszyste:** häufigste tumorvortäuschende Knochenläsion am Fuß. Oft Zufallsbefund. Rö. charakteristisch (ovalär, glatt begrenzt). Ther.: Beobachtung. Nur bei persistierenden Beschwerden Kürettage und Spongiosaplastik
* **Osteoidosteom:** belastungsunabhängiger Schmerz. Arthritische Symptomatik möglich. Diagnosestellung oft erst nach Jahren. Wegen geringer Herdgröße radiologische Diagn. oft schwierig. Szintigramm! (immer positiv). *Ther.:* Kürettage.

Wichtige DD: malignes Synovialom, Weichteilchondrom, Gicht, M. Paget, Kompaktainseln. Kalkaneus-OM: Sehr unterschiedliche Ätiol., oft ungünstiger Heilungsverlauf.

19.3.30 Morbus Köhler I, ICD 732.5

Aseptische Osteochondronekrose des Os naviculare pedis. Krankheitsverlauf analog zur Perthesschen Erkrankung in röntgenologisch klassifizierbaren Stadien. M:F ca. 2 : 1. Altersgipfel ca. 6 J. In 30 % doppelseitig.

Klinik und Diagn.: Belastungsabhängiger medialer Mittelfußschmerz, bisweilen auch in Ruhe. Oft aber auch symptomlos.
Befund: Schonhinken. Auftreten mit lat. Fußrand. Abrollbewegung eingeschränkt. Mäßige Schwellung über Kahnbein. Druckdolenz. Stauchungsschmerz. Evtl. Kontraktur des Sprunggelenkes infolge schmerzbedingter Schonhaltung des Fußes.
Rö. mit charakteristischen stadiumabhängigen Osteochondronekrosezeichen.
Initialstadium: Umschriebene Stukturauflockerung (Demineralisation) und -verdichtung (Sklerose) nebeneinander.
Kondensationsstadium: Größenabnahme, scheibenförmige Verschmälerung des Kahnbeins. Sklerosierung.
Fragmentationsstadium: Scholliger Zerfall. Reparationsstadium, Ausheilungsstadium: meist Restitutio ad integrum.
DD: Tumor. Tbc. OM. Plattfußbeschwerden.

Ther.: Orientierung am klinischen Befund. Schonung und Stützeinlagen (Längsgewölbe) genügen meist. Unterschenkelgehgips nur bei starken Beschwerden sinnvoll.

Progn.: meist innerhalb von 2 J. Ausheilung ohne Spätfolgen. Selten führt präarthrotische Deformierung des Kahnbeins zu frühzeitiger Arthrosis deformans mit Abflachung des Fußgewölbes, Sekundärarthrose der Nachbargelenke und Schmerzzuständen. Dann nach Wachstumsabschluß evtl. operative Versteifung betroffener Gelenke.

19.3.31 Morbus Köhler II, ICD 732.5

Aseptische juvenile Osteochondronekrose der Metatarsaleköpfchen II, seltener III und IV. M : F = ca. 4 : 1. Altersgipfel zwischen 12 und 18 J.

Klinik: Gehäuft bei Spreizfuß-Pat. Belastungsabhängiger Vorfußschmerz direkt über dem betroffenen Metatarsalköpfchen. Schmerzhinken. Schmerzhafte Fußabrollbewegung. Dorsale Druckdolenz über Metatarsaleköpfchen. Im Spätstadium Zehenkontrakturen.

Diagn.: *Rö.:* im Frühstadium trotz Beschwerden nicht immer röntgenologische Zeichen vorhanden. Dann Nebeneinander von Aufhellungen und Verdichtungen der Metatarsalekopfstruktur (Knochenumbauzonen). Im Spätstadium Metatarsaleköpfchen kelchförmig deformiert. Frühe Arthrose möglich.

Therapie – Kons.: Einlagen mit retrokapitaler Abstützung. Antiphlogistika bei Beschwerden. **Operativ:** Nur bei schmerzhafter Arthrose nach Wachstumsabschluß. Teilresektion der Grundphalanx des betroffenen Zehs (Debasierung). Modellierung des Metatarsaleköpfchens durch Verschmälerung und Randzackenabtragung. Keine Köpfchenentfernung.
Progn.: Regenerationstendenz schlechter als bei M. Köhler I.

19.3.32 M. Ledderhose

Seltene Fibromatose im Bereich der Plantaraponeurose, die sich meist in nodulärer, weniger in flächig-diffuser Form manifestiert. Ätiol.: unbekannt. Entspricht phänomenologisch dem M. Dupuytren, jedoch seltener.

Klinik: Tritt oft gemeinsam mit M. Dupuytren (☞ 17.3.5) auf. Umschriebene, tastbare Knoten in der Plantaraponeurose. Ausdehnung bevorzugt plantar-medial; aber auch über das ganze Längsgewölbe möglich. Digitalbereich nicht betroffen.
Diagn.: Bei klinischem Verdacht Nativröntgenaufnahme mit Weichstrahltechnik, evtl. CT, NMR. Exzisionsbiopsie des Gesamttumors mit anschließender Histologie. **DD:** Fibrosarkom (häufige Fehldiagnose; ☞ 18.5.2). Faszitis nodularis als gutartiger Weichteiltumor.

Ther.: Bei kleinen Knoten abwarten. Plantarfaszienentlastende Einlage. Bei OP großzügige Exstirpation, die auch die den Knoten umgebende Aponeurose umfaßt. *Bei alleiniger Knotenentfernung kommt es schnell zum Rezidiv.*
Progn.: Hohe Rezidivrate. Gutartiger Verlauf.

19.3.33 Morton Metatarsalgie, ICD 355.6

Vorfußschmerzen, hervorgerufen durch eine sklerosierende Verdickung des N. digiti plantaris communis, fälschlicherweise als Neurom (mißglückter Regenerationsversuch) oder Neurinom (Tumor) bezeichnet. M:F = ca. 4 : 1, meist 4.–5. Dezenium.

80 % der „Neurome" zwischen Metatarsaleköpfchen III und IV; Befall mehrerer Nerven möglich, häufig gleichzeitiges Vorliegen anderer Fußdeformitäten (z.B. Spreizfuß, Hallux valgus, c.P.).

Klinik: brennende, meist anfallsweise auftretende „elektrisierende" Schmerzen, genau lokalisierbar. *Typisch:* Imperativer Drang, augenblicklich den Schuh auszuziehen; dann rasch Beschwerdelinderung.

Befund

- *Intermetatarsaler Druckschmerz:* dorso-plantarer Druck mit Daumen und Zeigefinger löst den charakteristischen Schmerz aus
- *Klingelknopfzeichen:* Fingerdruck von plantar
- *Hohmannscher Handgriff:* Verschieben der benachbarten Metatarsaleköpfchen mit Daumen und Zeigefingern beider Hände
- *Quere Vorfußkompression:* nicht immer schmerzhaft (Plantarnerv kann nicht zwischen den Metatarsalia eingeklemmt werden, wie oft angenommen, da er plantar vom Lig. metatarsale transversum liegt)!
- *Hypästhesie* der vom jeweiligen Plantarnerven versorgten Zehenseitenflächen nur bei ca. 50 % der Fälle (gut überlappende Innervation).

Diagnostische LA: Lokalanästhetikum (z.B. ca. 5 ml Carbostesin® 0,25 %) von dorsal, knapp vor dem Köpfchen tief bis zum Nerven injizieren. Immer nur ein Spatium testen! Anschließend Umhergehen mit engen Schuhen. Bei Schmerzfreiheit für 1–3 h ist Diagn. und Lokalisation gesichert. **DD:** Spreizfußbeschwerden, Marschfraktur, Entzündungen (Sesamoiditis), Tumoren.

Kons. Ther.: Weicher, breiter Schuh; Detorsionseinlagen mit entlastenden Pelotten; Schaumstoffkissen unter die betroffene Zehe. Dreimalige Kortikoid-Lidocain-Infiltration (z.B. Gemisch aus Volon A® 40 und Xylocain 1 %®) vom Fußrücken aus in das distale Spatium interosseum. **Cave:** Nicht in die Gelenkkapsel der Metatarso-Phalangealgelenke injizieren.

Operative Therapie (vgl. Dick 1992)

Prinzip: Resektion des sklerosierten Nervenabschnittes. Beachten, daß der Nerv weit genug prox. abgesetzt wird (Rezidivgefahr). Bewährte Zugangswege: **Plantarer Längsschnitt:** *Vorteil:* beste Übersicht über den Plantarnervenverlauf, Lig. transversum bleibt erhalten. *Nachteil:* benachbarte Intermetatarsaleräume können nicht eingesehen werden.
Plantarer Querschnitt: *Vorteil:* Beurteilung benachbarter Spatien. *Nachteil:* Nerv kann evtl. nicht genügend weit nach prox. verfolgt werden. **Cave:** Die Narben dürfen nicht in der Belastungszone liegen. Deshalb Schnittführung zwischen den Metatarsaleköpfchen bzw. vor der Belastungszone. **Dorsaler Längsschnitt:** Vorteil: sofortige Gehfähigkeit (Fersenbelastung), günstige Narbenbildung. Nachteil: große Tiefe, erschwerte Übersicht.

19

NB: Kompressionsverband (Hämatomprophylaxe), Fersengang zur Vermeidung einer Wunddehiszenz. Vollbelastung nach Abschluß der Wundheilung.

Progn.: Bei korrekter Resektion des fibrosierten Nerven Beschwerdefreiheit oder deutliche Besserung in ca. 85 % der Fälle.

19.3.34 Osteochondrosis dissecans des Talus

Relativ seltene Erkrankung, fast immer an der medialen Talusseite gelegen. Ätiol. unklar (Trauma?).

Klinik: belastungsabhängige Schmerzen, rezid. Schwellungen, schmerzhafte Bewegungseinschränkung. Blockierungen bei freiem Dissekat.

Diagnose

Rö.: OSG in 2 Ebenen. Evtl. seitliche Aufnahme in max. Plantarflexion. Evtl. Tomogramm. *Röntgenolog. Stadien (nach Berndt und Harty 1951):*

1: Sklerosierung des subchondralen Knochens
2: Schollenstadium
3: Fragmentationsstadium. Dissekat im Mausbett
4: Freier Gelenkkörper.
CT oder NMR: als Zusatzdiagnostik in Einzelfällen.
DD: Flake fracture.

Kons. Ther.: Insbes. im Wachstumsalter gerechtfertigt bei geringen Beschwerden und unverändertem röntgenologischem Aspekt im Beobachtungszeitraum. Immobilisation und/oder Gewichtsentlastung.

Operative Therapie: *Ind.* (sehr heterogene Meinungen in der Literatur): Empfehlung: Bei Beschwerdepersistenz und röntgenologischem Stadium 3 oder 4. Bei Einklemmungserscheinungen.

- Anbohrung und evtl. Spongiosaplastik (Stadium 2)
- **Operative Arthroskopie** entsprechend arthroskopischer Stadieneinteilung
  - **Stadium 1** (Knorpel intakt)
  - **Stadium 2** (Knorpel intakt. Geringe Erweichung an der Grenze zwischen Dissekat und intaktem Knochen) Prüfung mit Tasthaken: Dissekat läßt sich nicht oder gering bewegen). Fixation mit 2–4 PDS-Stiften (Ethipin®)
  - **Stadium 3** (Knorpel mit degenerativen Veränderungen, Dissekat beweglich). Fixation mit PDS-Stiften oder Kleinfragmentschrauben. Bei älteren Pat. und lateralen (flachen) Läsionen evtl. auch Dissekatentfernung
  - **Stadium 4** (Spaltbildung an der Grenzfläche Dissekat – normaler Knochen. Dissekat gut beweglich, evtl. frei). Arthoskopische Entfernung, Abrasio.

NB: Nach Anbohrung oder Refixation Entlastung für 6–12 Wo.
Progn.: altersabhängig, Erwachsene schlechtere Resultate. Arthrose selten.

19.3.35 Peronealsehnenluxation

Entsteht akut oder mehr schleichend durch ruckartige Dorsalextension und Eversion des Fußes (z.B. Frontalsturz beim Skifahren). Das Retinaculum superius reißt oder wird gedehnt. Die Peronealsehnen gleiten aus ihrem Bett über die Außenknöchelspitze nach ventrolateral. Begünstigend: flaches Gleitbett und anlagebedingtes schwaches Retinakulum (habituelle Peronealsehnenluxation).

Diagn.: lokale druckschmerzhafte Schwellung vor dorsaler Außenknöchelregion, teilweise Krepitation fühlbar. Provozieren der Luxation durch passive Dorsalext. möglich. Häufig Fehldiagnosen.

Kons. Ther.: frische traumatische Luxation: 4–6 Wo. Ruhigstellung in leichter Plantarflexion des Fußes.
Operative Ther.: *Ind.:* chron. Luxation. Frische Luxation nur relative OP-Ind.
Vielzahl von Verfahren, z.B. dorsales Überdachen der Peronealsehnenloge durch *knöchernen Verschiebespan* aus der distalen Fibula (*Du Vries 1959, Zichner, L.: Op. Orthop. Traumatol. 1, 1989*). Postop. gespaltener Unterschenkelliegegips für 2 Wo., dann 4 Wo. US-Gehgips. Nach ca. 8 Wo. postop. Vollbelastung. KG.
Alternative Methode: Peronealsehnenfesselung nach Viernstein/Kelly (*Wirth, C. J.: Operat. Orthop. Traumatol 2, 22, 1990*): Verschiebung einer *Knochenlamelle* der distalen Fibula nach dorsal und Fixation unter Miteinbeziehen eines gesondert präparierten Retinakulum-Periost-Lappens. NB wie oben.

19.3.36 Spitzfuß/Hängefuß, ICD 736.7 (erworben)

Spitzfuß: Kontrakte, meist erworbene Plantarflexion des Fußes (Ferse berührt nicht den Boden); sehr viele Ursachen, am häufigsten bei der ICP (☞ 10.5.1).
Ätiol.: Angeboren (isolierter Spitzfuß) sehr selten; regelmäßig als Komponentre beim kongen. Klumpfuß. Erworben: z.B. bei spastischen Lähmungen am häufigsten (ICP, Hemiplegie). Schlaffe Lähmung (z.B. Poliomyelitis). Posttraumatisch (Verletzungen Unterschenkel, OSG, Fuß) mit z.B. Verkürzung der Achillessehne. Systemkrankheiten (z.B. Hämophilie, Arthrogrypose). Mechanische Ursachen (z.B. Deckendruck bei Bettlägerigen). Ischämische Kontrakturen (z.B. Tibialis ant.-Sy.; ☞ 19.2.12).

Hängefuß: Folgezustand bei Lähmung der Fußheber; nur passive, keine aktive Fußhebung. **Ätiol.:** Schlaffe Lähmung durch z.B. Poliomyelitis; iatrogen durch Druckschaden oder Verletzung des N. peronaeus profundus (Gips, OP); Läsion der Nervenwurzel L5 z.B. durch NPP; Querschnittslähmung; Hirninfarkt; diabetische Neuropathie und andere.

Klinik: Gangbild, Steppergang? Hackengang unmöglich, Fuß plantarflektiert. Ferse hochstehend? Echte oder funktionelle Beinlängendifferenz (☞ 19.1.3)?
Muskulärer Funktionstest und Differenzierung der Art einer Kontraktur: Ist aktive und manuell-passive Dorsalextension bei ganz durchgestrecktem Knie über Neutralstellung (rechter Winkel) hinaus nicht möglich, so besteht eine Gastrocnemiuskontraktur (z.B. ICP-Diplegie). Ist Extension auch bei gebeugtem Kniegelenk nicht möglich, liegt auch eine Soleuskontraktur vor (z.B. bei ICP-Hemiplegie). Funktionelle Beinverlängerung durch Spitzfuß führt über Beckenschiefstand zur Lumbalskoliose. Genu recurvatum?

Diagn.: *Neurologische Untersuchung. Rö.:* Fuß in 2 Ebenen, evtl. auch Knie, Hüfte, WS (Anhalt für MMC). Gehaltene Aufnahme in max. Dorsalext. dokumentiert den

Winkel der passiven Fußhebung. Bei kindlichen Lähmungsspitzfüßen finden sich Ossifikationsstörungen, Verformungen, Dislokation (Vergleichsaufnahme des gesunden Fußes). EMG, Probeexzision bei V.a. myogenen Lähmungsspitzfuß.

Wichtige Prophylaxen (Spitzfuß)
- Bei Ruhigstellung des OSG unbedingt Neutral-Null-Stellung (Ausnahme z.B. postop. nach Achillessehnennaht; ☞ 11.1.4)
- Tägliche Mobilisation, wenn möglich. Fußkasten im Krankenbett. Bettdeckendruck vermeiden. KG
- Gute Gipspolsterung am Fibulaköpfchen (→ N. peronaeus).

Konservative Therapie
Ther. abhängig von Ursache, Schweregrad, Beschwerden. Indiziert bei leichten Formen, geringgradiger Spastizität oder sich zurückbildenden Lähmungen.
- **Hängefuß:** dynamische Fußheberorthese. Seltener OP
- **Kontrakter Spitzfuß:** aktive und passive Mobilisation, KG mit dem Ziel der manuellen Redression. Gastroknemiusdehnung immer bei gestrecktem Knie
- **Bei Spastik:** KG auf neurophysiol. Basis (z.B. Bobath- oder Vojta-Ther.; ☞ 20.1.1).

Operative Therapie
- **Achillessehnenverlängerung (ASV)** bei Klumpfuß (☞ 19.3.26)
- **Ventrale aponeurotische Verlängerung des M. gastrocnemius** *(Baumann und Koch 1989):* Prinzip: mehrfache, schräge Durchtrennung der ventralen aponeurotischen Sehnenplatte (3–5 Schnitte) des M. Gastrocnemius. Ind.: vorwiegend bei spastischer ICP kurz vor Wachstumsabschluß bei mittelgradiger Muskelkontraktur. Unterschenkelgips in Rechtwinkelstellung des OSG für 8 Tage. Lagerungsorthese für mind. 1 J. (reflexhemmende OS-Fuß-Lagerungsorthese mit Kniestreckstab und Zehenrampe)
- **Gastroknemiusrezession** (☞ 10.5.1): komplette quere *dorsale* Durchtrennung der Gastroknemiusaponeurose
- **Verlegung des M. tibialis posterior** durch Membrana interossea auf Fußrücken. Ind.: Hängefuß
- **Triple-Arthrodese mit ventraler Keilentnahme nach Lambrinudi.** *Ind.:* Arthrosen im USG und kontrakten älteren anderweitig nicht korrigierbaren Spitzfüßen. *Prinzip:* Nach Knorpelentfernung Versteifung des Subtalar- sowie des Chopartgelenkes, wobei aus dem ventralen Taluskopf ein Keil entnommen wird. Verzahnung des Talus in einer Nut des Os naviculare. Plantarflexion im OSG auf 0–10° und Vorfuß bezüglich Pro- und Supination in Neutralposition einstellen. Transfixation mit Steinmannagel und KD. Bei Spitzfuß > 60° ergänzend Achillessehnenverlängerung. NB: Hochlagerung. In 2. Wo. Oberschenkelliegegips. Nach 6. Wo. postop. Unterschenkelgehgips für 6 Wo. Dann Rö.-Kontrolle.

19.3.37 Spreizfuß, ICD 736.7

Häufigste Fußdeformität. Metatarsalgie = Spreizfußbeschwerden. Absenkung des Fußquergewölbes mit Verbreiterung des Vorfußes und damit path. Belastung des II. und III. Metatarsaleköpfchens. Folge: sekundäre Zehendeformitäten → Hallux valgus (☞ 19.3.30, Digitus quintus superductus, Krallen- und Hammerzehen mit Klavus.

Klinik: Häufiger bei Frauen. Belastungsabhängige Schmerzen beim Gehen und Stehen, in Ruhe nachlassend. *Untersuchung im Stehen:* Verbreiterung des Vorfußes, Absinken des Quergewölbes (Podogramm). *Untersuchung im Sitzen:* plantar charakteristische druckdolente Schwielen bzw. Klavus über fehlbelasteten Metatarsalköpfchen II, III, und IV. *Test:* retrokapitaler Daumendruck: Passive manuelle Redression des Quergewölbes in leichten Fällen bei guter Verschieblichkeit der Metatarsalia gegeneinander vollständig möglich, beim kontrakten Spreizfuß nicht mehr. Morton-Neuralgie bisweilen als KO (☞ 19.3.33).

Diagn.: *Rö.* im Stehen: a.p., seitlich: Winkel zwischen Os metatarsale I/II größer als 10°. Auffächerung der Metatarsalia.

Therapie
Dauerhafte Aufrichtung eines eingesunkenen Quergewölbes weder kons. noch operativ erreichbar.
Kons. Ther.: Entlastung der Metatarsalköpfchen II–IV durch eine **retrokapitale** Spreizfußpelotte (exakter Sitz!). Ggf. mehrfach Abänderung notwendig. Meiden zu enger **Schuhe** und zu **hoher Absätze. Fußgymnastik.**
- Bei schmerzhaft entzündlichen Reizzuständen Ruhigstellung, hyperämisierende Wechselbäder, feuchte Umschläge, Antiphlogistika, Analgetika und elektrophysik. Maßnahmen, Spreizfußpelotte
- **Schmetterlingsrolle** bei kontraktem Spreizfuß (Metatarsalköpfchen II, III bleiben durch eine zentrale Delle ausgespart; ☞ 21.5.1)
- Beim *kontrakten* Spreizfuß werden **Einlagen** mit exakter Fußbettung ohne korrigierende Wirkung oder Maßschuhe verordnet.

Operative Ther.: Korrektur begleitender Zehendeformitäten:
- **Retrokapitale Schrägosteotomie nach Helal:** *Ind.:* Schmerzen unter Metatarsalia II-IV bei mäßigen Krallenzehen. *Technik:* stark schräge Osteotomie der Metatarsalia II-IV, Entfernung der vorstehenden Fragmentspitzen. Mobilisation ab 1. Tag unter Belastung. Fragmente verschieben sich, heilen unter Verkürzung aus
- **OP nach Keller-Brandes, Hueter-Mayo, Hohmann** (☞ 19.3.20).

19.3.38 Stinkfuß, ICD 471.1

Häufiges, unter Orthopäden gefürchtetes Sy., meist auftretend nach Ausziehen sog. Stinksocken.

Ätiol.: Zeit-, Wasser-, Seifen oder Sockenmangel. Survivaltraining über mehrere Wo. mit einem Paar Lieblingssocken.
Klinik: *Geruch und Inspektion* richtungweisend. Palpation wird selten durchgeführt. Oft Koinzidenz mit Schweißfuß.
Ther.: Beratung unter Beachtung höflicher Umgangsformen, Hydro-Ther., viel Schwimmen. Notfallmäßig (in dieser Reihenfolge): Fußbad, Raumluftspray, lokal Transpulmin®-Salbe. **Progn.:** gut, aber rezidivfreudig.

19.3.39 Syndesmosenruptur

Ruptur des Lig. tibiofibulare anterior und Membrana interossea cruris. Kommt selten isoliert vor (i.d.R. zusammen mit Weber-C- bzw. Maisonneuve-Fraktur).

Ätiol.: Supinations-Außendreh-Trauma.
Klinik und Diagn.: Schwellung über vorderem Syndesmosenband (nur innerhalb ca.

24 h nach Verletzung). Schmerzangabe bei Außendrehung des Fußes, nicht bei Supination. „Kneifzangenschmerz" im Syndesmosenbereich bei Drücken der Fibula gegen Tibia. **Rö.:** OSG nativ in 2 Ebenen. Arthrographie OSG; 4 Tage nach Verletzung allerdings nicht mehr sinnvoll (Befundung dann nicht mehr eindeutig). **Ther.:** Operativ. Reposition der Fibula. Stellschraube. Adaptationsnähte des Lig. tibiofibulare anterior. **NB** bei sportlich aktiven, jungen Pat.: Entlastung für 8 Wo., danach Stellschraubenentfernung. Ältere Pat.: 2 Wo. Liegegips, 6 Wo. Unterschenkel-gehgips, dann Stellschraubenentfernung.

19.3.40   Talusfraktur, ICD 825.2

Relativ selten (ca. 0,5 % aller Frakturen), jedoch oft folgenschwer durch **vulnerable Gefäßversorgung:** Gefahr einer avaskulären Nekrose, vom Ausmaß einer Dislokation abhängig. *Einfache Einteilung* in zentrale nekrosegefährdete und periphere nicht nekrosegefährdete Frakturen.

Differenzierte Klassifikation

Klassifikation Talushalsfrakturen (Hawkins; ca. 50 % der Talusfrakturen)

I:	nicht dislozierte Vertikalfraktur
II:	dislozierte Vertikalfraktur
III:	dislozierte Vertikalfraktur mit Dislokation im OSG und USG, meist nach postero-lateral
IV:	Wie III, zusätzlich Dislokation im Talonavikulargelenk. Nekrosegefahr 80–100 % bei Typ III und IV.

Klassifikation Taluskorpusfrakturen (Sneppen)

Trümmerfrakturen, Frakturen Processus lateralis tali und des Processus posterior tali, Scherfrakturen des Taluskorpus, chondrale Frakturen der Trochlea tali

Klinik: Belastungsschmerz, Schwellung, Hämatom, u.U. bereits lokale Nekrose. Palpable dislozierte Fragmente? Schmerzhaft eingeschränkte Beweglichkeit im oberen Sprunggelenk. Bei schmerzhafter Großzehenflexion meist Fraktur des Processus posterior tali, da lange Flexorensehnen direkt hinter ihm verlaufen. Immer Beteiligung weiterer Skeletteile wie Tibiakopf, Schenkelhals, WS ausschließen. **Rö.:** Fuß a.p., seitlich, evtl. Schichtaufnahmen oder CT bzw. NMR.

☞ Deutliche Fragmentdislokation: Gefahr der Talusnekrose bei zentralen Fraktu-ren. Deshalb schnellstmögliche Reposition

Konservative Therapie

Ind.: Im allg. bei peripheren Frakturen und zentralen Frakturen ohne Dislokation bei exakter Reposition. Unterschenkelliegegips ca. 4–6 Wo., dann Entscheid über evtl. Gehapparat (z.B. nach Allgöwer). KG. Rö. bei Nekrosegefahr alle 3–4 Wo. **NB** spielt sehr große Rolle! Dauer der Entlastung individuell, richtet sich u.a. nach Frakturlo-kalisation, Nekroserisiko, Therapieform. Langzeitentlastung über 4–6 Mon. im allg. *nicht* mehr vertretbar.

Operative Therapie

- **Processus posterior tali:** größeres Fragment mit Dislokation → OS mit Kleinfragmentschrauben (Shephard-Fraktur). Sonst kons., auf exakte Reposition achten. Unterschenkelliegegips 4–6 Wo., dann funktionell
- **Processus lateralis tali:** größere dislozierte Fragmente: OS mit KD oder Kleinfragmentschrauben (posterolateraler Zugang)
- **Caput tali:** OS bei größeren dislozierten Fragmenten
- **Talushalsfrakturen (50 % aller Talusfrakturen):** frühe anatomische Reposition! Unbedingt exakt reponieren, sonst Fehlstellung mit evtl. Beschwerden. *Dislozierte Fraktur* (Typ Hawkins II): offene Reposition und OS mit 2 Spongiosaschrauben. NB: Allgöwer-Apparat, intensive Fußgymnastik. Teilbelastung nach Röntgenbildkontrolle.
- **Taluskorpusfrakturen**
  - *Osteochondrale Frakturen* (Flake fractures): meist lat. Kante. Diagn.: Neben Nativ-Rö. auch evtl. Arthrographie und Arthroskopie. Refixation mit Ethipins® und/oder Fibrinkleber (z.B. Tissucol®) bei ausreichend großem Fragment. Exzision bei kleinen Fragmenten
  - *Talustrümmerfrakturen und offene Talusfrakturen:* Fixateur externe. Bei nicht rekonstruierbaren Trümmerfrakturen evtl. primäre Arthrodese im OSG.

Nach Frakturkonsolidierung relativ frühe Teilbelastung empfehlenswert.

19

Komplikationen

- **Talusnekrose** häufigste KO. *Diagn.:* Rö.: Verdichtung der Knochenstruktur mit evtl. Deformierung des Corpus tali. Evtl. NMR. Entfernung des Nekrosefragments, wenn 50 % der Gelenkfläche betroffen sind. Dann Arthrodese
- **Übersehene Randabbrüche:** persistierende Beschwerden
- **Posttraumatische Arthrose:** zunächst Arthrodesenstiefel, bei Erfolglosigkeit Arthrodese.

19.3.41 Tarsaltunnelsyndrom (TTS)

Häufigstes der insgesamt seltenen Nervenengpaßsyndrome am Fuß (medial).

Ätiol.: chron. Schädigung des N. tibialis posterior (proximales TTS) bzw. seiner Endäste N. plantaris med. und lat. (distales TTS) unter dem Retinaculum musculorum flexorum (Lig. laciniatum). Vielfältige Ursachen, anamnestisch häufig Trauma im Fuß- und OSG-Bereich.
Klinik: nächtlich betonte Schmerzen, Dys-, Par-, Hypästhesien am *med. Fußrand* mit Ausstrahlung in Fußsohle, Ferse, Wade. Schmerzzunahme bei Belastung und Zwangshaltung des Fußes in Dorsalextension. *Befund:* lokaler Druckschmerz hinter dem **Innenknöchel** oder am Rand des M. abductor hallucis. Schmerzverstärkung bei forcierter Dorsalextension. Sensibilitätsstörung im Innervationsgebiet des N. tibialis posterior bzw. der Nn. plantares. Atrophie der Fußsohlenhaut. Im Spätstadium Atrophie der Zehenspreizer (schwer prüfbar).
Diagn.: ENG, EMG. Anästhesie des N. tibialis hinter Malleolus medialis.
Kons. Ther.: 5–6 Injektionen von LA (z.B. Meaverin®, Scandicain®) und Steroiden 1 x wöchentl; KG; Entlastung des med. Fußgewölbes durch Einlagen.
Operative Ther.: bei Therapieresistenz und eindeutigen neurologischen Befunden.

> **OP-Technik:** bogenförmiger med. Hautschnitt hinter Innenknöchel über Tarsaltunnel. Spalten des Lig. laciniatum. Türflügelartiges Eröffnen des Tarsaltunnels. Darstellen des N. tibialis post. prox. Darstellen des Oberrandes des M. abductor hallucis und Resektion seiner tiefen Faszie. Darstellen der Nn. plantares. Öffnen der Blutleere. Blutstillung. Minidrain. Subkutannähte, Hautnaht. Verband. NB: Hochlagern, Antiphlogistika, Eis.

Progn.: nach OP ca. 70 % der Pat. schmerzfrei.

19.3.42 Zehenfraktur und -luxation

Diagn.: Schwellung, Hämatom, Rö. in 2 Ebenen, Fehlstellung bei Luxationen.

Therapie undislozierter Zehenfrakturen 2–5
Dachziegelheftpflasterverband mit Schienung durch die benachbarte nicht verletzte Zehe für 3 Wo., Teilbelastung oder Vollbelastung je nach Schmerzen.

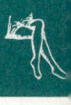

Therapie von Großzehenfrakturen
- Entleerung eines evtl. subungualen Hämatoms durch Nageltrepanation
- Dislozierte und irreponible Großzehenfraktur: Stabilisierung mit Mini-T oder L-Platte, KD
- Offene Fraktur Großzehengrundgelenk: evtl. Mini-Fixateur externe. Hochlagern. Antibiotika

Ther. der Luxationen: möglichst rasche Reposition, meist ohne Anästhesie möglich. Gipsruhigstellung nur bei Großzehenluxation, ansonsten Heftpflasterverband.

19.3.43 Sinus tarsi-Syndrom

Ätiol.: häufig posttraumatisch (ca. 70 %), rheumatoide Arthritis u.a.

Klinik: Schmerzen lateralseitiger Fußrand, am heftigsten beim Stehen und Laufen, verschwinden meist in Ruhe. Instabilitätsgefühl im Rückfuß auf unebenen Boden. Test: Injektion eines Lokalanästhetikums

Rö.: Rö nativ OSG in 2 Eb. unauffällig

Therapie: wiederholte Injektion von LA mit Steroiden in Sinus tarsi. KG, Auftrainieren der Peronealgruppe. OP bei Therapieresistenz: Exzision von Gewebe im Sinus tarsi. Nur in sehr seltenen außerordentlich therapieresistenten Fällen Triple-Arthrodese.

19

Regina Eberhardt
Hanne Lore Riewe
und Karl-Ludwig Krämer

20

Physikalische Therapie und Ergotherapie

20.1 Krankengymnastik in der Klinik

KG ist *ärztlich* verordnete *Bewegungstherapie* zu *prophylaktischen, therapeutischen* und *rehabilitativen* Zwecken. Begleitend nutzt sie die verschiedenen Formen der physik. Ther., um den Behandlungserfolg zu optimieren. Selbstheilungsvorgänge im Körper sollen angeregt und unterstützt werden. **Oberstes Ziel ist die Erhaltung oder Verbesserung der Selbständigkeit des Pat.**

Krankengymnastische Ziele und wesentliche Maßnahmen	
Ziel	**Maßnahme**
Schmerz-linderung	Eis, heiße Packungen, Lagerung, Entlastungsstellungen, Traktion, Querfriktion, unterstütztes Bewegen, Entspannungstechniken, Elektrotherapie
Entlastung	Lagerung im Bett, Schlingentisch, KG im Bewegungsbad, Rückenschule, Brügger-Ther., Entlastungsstellungen
Mobilisation	Manuelle Ther., Querfriktion, Muskeldehnung, isoliertes Bewegen einzelner Gelenke ohne weiterlaufende Bewegung, Klapp'sches Kriechen, Vojta, FBL
Kräftigung, Stabilisation	PNF, FBL, dynamisch konzentrische/exzentrische Muskelarbeit, Spannungsübungen, medizinische Trainingstherapie, Hydrotherapie, Stemmführung nach Brunkow, Bobath, Klapp'sches Kriechen, Elektrogymnastik
Koordinations-schulung	dynamisch konzentrisch bzw. exzentrisches Üben mit Variationen: Rhythmus, Tempo, Geräte. Gleichgewichtsübungen z.B. auf Pezziball oder Schaukelbrett. PNF, FBL, Vojta, Hydrotherapie.

PNF = Propriozeptive Neuromuskuläre Fazilitation;
FBL = Funktionelle Bewegungslehre nach Klein-Vogelbach

20

Voraussetzungen für effektive Behandlung
- **Teamarbeit:** Kooperation von Pat., Arzt, Pflegepersonal, Krankengymnast, Ergotherapeut, Masseur und Angehörigen
- **Information an den Physiotherapeuten:** Diagn., geplante OP oder Verlauf sowie z.B. internistische Erkrankungen, Luxationsgefahr von Gelenken, Ansteckungsgefahr (z.B. Hepatitis)
- **Verordnung:** Klare, gezielte Verordnung des Arztes mit Diagn. (*beachte:* jeder Therapeut hat spezielle Kenntnisse; er braucht die Möglichkeit, diese innerhalb der Verordnung selbständig anzuwenden)
- **Behandlungsplan:** wird erstellt nach Verordnung und KG-Befund: Absprache mit Pat. (Ziele erklären, Ablauf), Probebehandlungen, Kontrollbefund und erneute Rücksprache mit Arzt bzw. Team. „**Hausaufgaben**" für Pat.

Behandlungserfolg hängt ab von
- Diagnose und Verordnung
- Befund und Kenntnissen des Therapeuten (je nach Spezialisierung z.B. Vojta-, Manuelle Ther.)
- Zeitfaktor: Z.B. nach langjähriger Arthrose oder bei Schultersteife kurzfristig keine deutliche Verbesserung zu erwarten, eine Tendenz sollte jedoch erkennbar sein

- Einsicht, Motivation und Durchhaltevermögen des Pat. (kontinuierliches Eigentraining, Änderung von Gewohnheiten, Akzeptanz mehrerer Behandlungseinheiten)
- Positive Arbeitsatmosphäre bzw. Unterstützung im Team, wie z.B. Absprache von Therapieänderungen gegenüber dem Pat.

20.1.1   Gebräuchliche KG-Techniken

Propriozeptive Neuromuskuläre Fazilitation (PNF)

Durch komplexe **Bewegungsmuster** unter Ausnutzung propriozeptiver Leitungswege Stimulation bzw. Kräftigung der Muskulatur von Extremitäten und Rumpf mit allen Bewegungskomponenten, die das Gelenk zuläßt. **Beispiel:** Üben der Standbeinphase durch dreidimensionales Muster im Hüftgelenk: Ext., Abd. und Iro. Durch Stimulation der Extero- und Propriozeptoren wird das gesamte neuro-muskuläre System gefördert.

Ziele
- Normalisierung des Muskeltonus
- Verbesserung koordinativer Fähigkeiten
- Abbau path. Bewegungsmuster
- Einschleifen physiol. Bewegungen für den Alltag
- Muskeldehnung durch spezifische PNF-Technik
- Muskelkräftigung.

Vojta-Therapie (Behandlungsmethode auf neurophysiologischer Basis)

Behandlungsmethode auf neurophysiologischer Grundlage, entdeckt an Kindern mit infantiler Cerebralparese (ICP; ☞ 10.5.1). Bahnungssystem, welches reflexogen Muskelspiele aktiviert, die auch die hochdifferenzierten Teilmuster der physiol. Spontanmotorik mit den allgemeingültigen Kriterien der Fortbewegung bewirken.

Bahnungssystem auf entwicklungskinesiologischer Grundlage, d.h. Zusammenspiel von:
- Automatischer Steuerung der Körperlage im Raum
- Charakteristischen Aufrichtungsmechanismen
- Zielgerichteter phasischer Motorik.

Ausführung: aus bestimmten Ausgangslagen werden über genau definierten Zonen an Extremitäten und Rumpf für das ZNS adäquate Periost- und Muskeldehnreize gesetzt. Antwort des ZNS ist unwillkürlich, gesetzmäßig und besteht aus einem genetisch angelegten, genau definierten, globalen Muster; abrufbar an Säuglingen wie an Erwachsenen. Über die Koordinationskomplexe „*Reflexkriechen*" und „*Reflexumdrehen*" wird die physiol. Einstellung der WS und eine Differenzierung der Muskelketten der Extremitäten erreicht. Außerdem wird Einfluß auf vegetative Funktionen genommen, z.B. Verbesserung der Ventilation, Training der Blasen-Darm-Funktion.

Ind.: jede Störung im neuromuskulären Gefüge, z.B.:

Kinder	Erwachsene
Zentrale Koordinationsstörung, primäre Prävention von Haltungsstörungen und -asymmetrien, Skoliose, Schiefhals, Erb- und Klumpkesche Parese, Hüftdysplasie, Dysfunktion der Füße, Trichterbrust, Spina bifida	M. Bechterew, M. Scheuermann, Skoliose, Haltungsschwäche, -störung, Z.n. Nukleotomie, Plexusparesen, Querschnitt, alle motorischen Störungen mit intakter neuraler Verbindung

Bobath-Therapie (Behandlungsmethode auf neurophysiologischer Basis)
Ziel: Verbesserung der Koordination des Bewegungsablaufes. Path. Haltungsmuster und Bewegungen sollen durch *Tonusregulierung* gehemmt werden. Gleichzeitig werden „normale" *Stell-* und *Gleichgewichtsreaktionen* gebahnt.
Eingeleitet wird die Ther. von sog. *„Schlüsselpunkten"* an der WS und den großen Extremitätengelenken, wie z.B. Skapula, Hüftgelenk. Ein Teil der Ther. besteht im Hemmen von spastischen Mustern, die eine selektive Bewegung verhindern. Mittels *„Handling"* bei Säuglingen und Kindern können z.B. path. Bewegungsmuster verhindert bzw. abgeschwächt werden. Einsatzmöglichkeit auch im Bereich der Mund- und Eßtherapie. Verhaltenstraining nach Bobath wird auch in der Ergotherapie benutzt.
Ind.: Störungen im ZNS bei Kindern (v.a. in Frühphase) und Erwachsenen.

Funktionelle Bewegungslehre nach Klein-Vogelbach (FBL)
Technik, in der die exakte Beobachtung von Statik und Bewegung vermittelt wird.

Befunderhebung: Beobachtungskriterien zur Statik und Bewegung beziehen sich auf normales Bewegungsverhalten eines gesunden Menschen und auf konstitutionelle Variationen im Verhältnis zur Norm.
Abweichungen von der Norm verändern ein physiol. Bewegungsverhalten und können zu funktionellen Problemen führen (z.B. Überlastungsschäden). **Beispiel:** breites Becken, schmale Schultern, Arme sind ständig in Abduktionshaltung. Folge: „Abduktionssyndrom" der Arme.

Die **Ziele** *Koordination*, *Mobilisation*, *Kräftigung* werden bevorzugt erreicht über:
• Reaktives Üben, provozierte Gleichgewichtsreaktionen und spezifische therapeutische Übungen mit und ohne Pezziball (großer Therapieball, auf dem sitzend oder liegend geübt wird)
• Weitere Übungsformen sind z.B. hubfreie und widerlagernde Mobilisation. Besondere Aufmerksamkeit liegt auf der Ganganalyse und Gangschulung.

Funktionsanalyse und Therapie nach Brügger
Funktionskrankheiten (nach Brügger 1985): *Gruppe von Krankheiten die sich durch schmerzhafte Behinderung der Funktion bemerkbar machen. Sie stellen zentralnervös gesteuerte reflektorische Veränderungen am Bewegungsapparat dar.*
Durch kyphotische Fehlhaltung (ungünstige Statik) des Körpers kommt es zu *tendomyotischen* Eigenschaftsveränderungen (hypoton, hyperton) und zur unphysiol. Belastung der WS und angrenzender Gelenke. Resultat: schmerzhafte Überlastungssyndrome z.B. *sternosymphysales Überlastungssyndrom*.
Durch spezielle Befunderhebung sollen auch „stumme" Überlastungsstellen gefunden und durch kurzfristige, symptomatische Ther. verhindert werden.

Ziel
• Aufrichtung der WS mit physiol. LWS-Lordose
• Ther. der Reizzustände
• Dehnung der Muskulatur
• Kräftigung in korrigierter Haltung
• Einüben von korrigierten Alltagsbewegungen und -stellungen.

Stemmführung nach Brunkow
Über *Stemmaktivität*, eingeleitet durch Dorsalextension von Händen oder Füßen und fortgeleitet über die Muskelketten des gesamten Körpers (dorsal und ventral), kommt es zu antagonistischer, Muskelaktivität im Sinne der dynamischen Stabilisation der Muskeln.

Ziel: Kräftigung und Koordination in verschiedenen ASTE.
Hauptindikationen: Neurologische Krankheitsbilder, Bandscheibenleiden, Haltungs-
schäden. *Cave:* Druckerhöhung im Gefäßsystem. Gefahr bei Hypertonus und kardio-
pulmonalen Erkrankungen.

Klappsches Kriechen
Aktive Übungen für den Rumpf im Vierfüßlerstand bzw. in der Fortbewegung.

Ziel: Korrektur, Mobilisation, Kräftigung der Rumpfmuskulatur.
Hauptindikationen: Kyphosen (z.B. M. Bechterew), Skoliosen (auch zur OP-Vorbereitung; ☞ 18.1.20), Haltungsschwächen.
Prinzip: Verschiedene Lageeinstellungen (tief, halbtief, hoch, horizontal) beeinflussen
die Korrekturhöhe der Wirbelsäule.
Cave: bei Gelenkerkrankungen, internistischen Problemen. Nur effektiv, wenn WS
noch nicht versteift ist. 3 x/Wo. üben in Verbindung mit anderen KG-Techniken.

Medizinische Trainingstherapie
Ergänzung und Erweiterung bestehender krankengymnastischer Techniken, **entwickelt
aus der Trainingslehre im Sport**. Für jeden Pat. wird individuell der Bedarf an Kraft
und Ausdauer ermittelt. Er muß über den mittleren Belastungen des tägl. Lebens liegen
(Beruf, Hobby). Danach wird gezieltes Aufbautraining ohne bzw. mit Gerät zusammengestellt. Dehnen verkürzter Muskulatur, Kräftigen entsprechender Antagonisten
(☞ 11.1.1). Nach Einzelbehandlung wird der Pat. zum Eigentraining angeleitet.
Ind.: z.B. präventiv zur Verhinderung von Überlastungsschäden/muskulärer Schwäche
bzw. Dysbalance. Postop. in der Rehabilitationsphase gezieltes Auftrainieren der
Extremitäten- und Rumpfmuskulatur. **Beispiel:** Kraft und Ausdauertraining bei kons.
behandelten WS-Pat.
Häufigkeit: ca. 4 x/Wo., verschiedene Übungen 20–30 mal in 3 Serien, dazwischen
ca. 1 Min. Pause.
Steigerung: Gewichte, Frequenz, Anzahl, Bewegungsausmaß. **Voraussetzung:** Mobilität der Gelenke, Dehnfähigkeit der Muskulatur, Pat. muß HWS und LWS
stabilisieren können bei mobiler BWS und Extremitäten.

Querfriktion (deep friction)
*Schmerzreduzierende Behandlung auf genau lokalisierten Strukturen. Verhindern und
Lösen von Verklebungen nach Trauma und Entzündung. Muskel- oder Bindegewebs-
fasern sollen gelöst und wieder funktionell ausgerichtet werden.*

Die zu behandelnde Struktur (Muskelbauch, Muskel-Sehnen-Übergang, Sehnenscheide,
Sehnen-Knochen-Übergang, Ligamente) wird mit dem Finger mit geringer, aber
ausreichender Amplitude und ausreichendem Druck je nach Schmerzempfinden quer
zu ihrem Faserverlauf bewegt. Therapeutenfinger und Patientenhaut bewegen sich *als
Ganzes* ohne Reibung.
Ziel: *Schmerzlinderung* und *Mobilisation.*
Hauptindikationen: Überdehnungen, Zerrungen, Ansatztendinosen.
KI: Bursitis, Kalkeinlagerung, rheumatische Tendinitis, Arthritis, bakt. Entzündung.
Ausführung: ab 4. Tag nach Trauma. Erst 4 Tage hintereinander, dann 3 x/Wo. je
10–15 Min. Nach Friktion Dehnen der Strukturen bzw. nach Ligamentbehandlung
Gelenk bewegen, Eis (bei starken Schmerzen auch vorher). Falls nach 6 Behandlungen
keine Besserung, andere Therapieform wählen.

Schlingentisch

Schwerelose Aufhängung einzelner Extremitäten bis zur Ganzkörperaufhängung. In verschiedenen ASTE möglich (z.B. Rückenlage, Seitenlage, Sitz). Mittels Gewichten und Expanderzügen Erschwerung oder Erleichterung bestimmter Bewegungen.
Ziel: Schmerzlinderung, Entlastung, Dehnlagerung, Mobilisation, Stabilisation (statisch, dynamisch konzentrisch und dynamisch exzentrisch).
Beispiel: *Becken-Beinaufhängung* zur Entlastung und Schmerzlinderung; Einstellung der Züge dreidimensional für WS. Nicht Stufenlagerung, sondern die optimale Lagerung finden, auch asymmetrisch. *Dauer:* 20–30 Min., evtl. gleichzeitig Übungsbehandlung.

Rückenschule

Einrichtung der vorbeugenden Gesundheitspflege mit der **Zielsetzung Prävention und Rehabilitation** von Schäden der WS. Der Pat. soll rückenschonendes Verhalten für alle Alltagssituationen lernen (Bücken, Heben, Tragen, Bewegungsübergänge). Die Anleitung erfolgt in kleinen Gruppen mit 6–10 Teilnehmern 6 Wo. lang. **Ind.:** Pat. mit subakuten bis chron. WS-Leiden ohne radikuläre Symptomatik und Personen mit Risikofaktoren für bandscheibenbedingte Erkrankungen (z.B. M. Scheuermann, bandscheibenbelastende Tätigkeiten, Osteoporose).
Eine Rückenschule (verschiedene Konzepte) soll in der Klinik begonnen und in der freien Praxis weitergeführt werden.

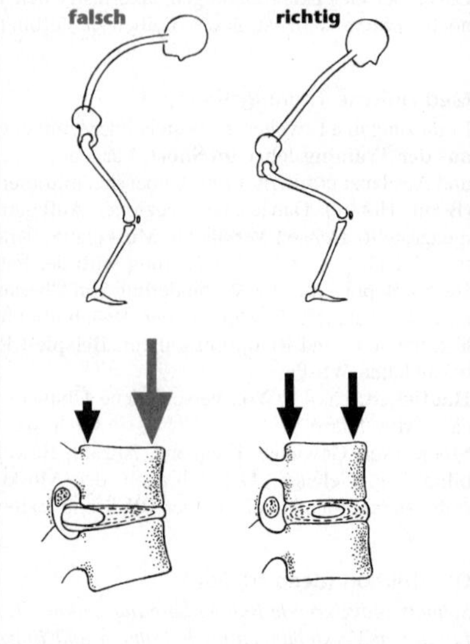

Abb. 20.1 Rückenschule

Ziele

- Überblick geben über Anatomie und Funktionen der WS
- Körperbewußtsein verbessern, Haltungs- und Bewegungsbewußtsein entwickeln
- Falsche Bewegungsmuster abbauen (z.B. Heben und Bücken mit Rundrücken)
- Entlastungsstellungen lernen (z.B. Arm und Fuß aufstützen beim Sitzen)
- physiologische Bewegungen automatisieren für Bedürfnisse im Alltag, Hobby und Sport.

Inhalte: Training von Beweglichkeit, Kraft, Ausdauer und Koordination.

Die 10 Regeln der Rückenschule (nach J. Krämer 1990)
- Du sollst Dich bewegen
- Halte den Rücken gerade (bes. wichtig für Bandscheiben-Pat.)
- Gehe beim Bücken in die Hocke
- Hebe keine schweren Gegenstände
- Verteile Lasten und halte sie dicht am Körper
- Halte beim Sitzen den Rücken gerade und stütze den Oberkörper ab
- Stehe nicht mit geraden Beinen
- Ziehe beim Liegen die Beine an
- Treibe Sport, am besten Schwimmen, Laufen oder Radfahren
- Trainiere täglich Deine Wirbelsäulenmuskulatur.

Problematik: es kann zwischen 6 und 12 Mon. dauern bis neue Bewegungsmuster in das Unbewußte übernommen werden. *Die Durchführung von Rückenschule zur Primärprävention (= Vorbeugung gegen Erkrankungen) in Schule und in Betrieben ist wünschenswert.*

20.1.2 Möglichkeiten der Muskeldehnung und Detonisierung

- **Passiv:** detonisierende Massage, Querdehnen, Querdehnung unter leichter Bewegung im Muskelverlauf, Längsdehnen, in ESTE halten (30 Sec. → 2 Min.), Dehnlagerung, Schlingentisch, Eispackungen, Wärmepackungen (20 Min.)
- **Aktiv:** über Aktivität der Antagonisten (z.B. durch Skapuladepression entspannen M. trapezius descendens und M. levator scapulae), über Ermüden durch Aktivität des Agonisten, *hold/relax* (→ anspannen/entspannen); postisometrische Relaxation, Entspannungstechnik nach PNF
- **Nach jeder Dehnung:** Kräftigung des gedehnten Muskels in gedehnter Stellung, Kräftigung des Antagonisten, PNF-Muster über die gesamte Bewegungsbahn.

20.1.3 Präoperative krankengymnastische Maßnahmen

- Befunderhebung. Hilfsmittelversorgung (z.B. Stöcke)
- Üben von postop. Verhalten, z.B. Aufstehen mit abduziertem Bein nach TEP oder Aufstehen mit stabilisierter WS nach Nukleotomie (☞ 18.1.7)
- Gangschulung: Belastung je nach OP, auch Treppe
- Behandlung: je nach Befund. Wenn präop. 2–3 Tage Zeit, dann z.B. auch Hydrotherapie, Massage.

Befunderhebung
- **Sicht-, Tastbefund** (Schwellung, Erguß, Atrophie, trophische Störung, Sensibilitätsstörungen, Schmerz, Erguß)
- **Bewegungsausmaß** (Einschränkung durch Muskulatur, Kapsel-Bandapparat, Schmerzen)
- **Muskeldehnteste** (Nachweis von Verkürzungen)
- Quantitative Beurteilung der **Muskelkraft** (☞ 1.2.3)

- **Alltagsbewegungen:** wobei benötigt der Pat. Korrektur oder Anleitung?
- **Selbstständigkeit und Hilfsmittel:** versorgt sich der Pat. alleine (z.B. Anziehen, zur Toilette gehen?). Hat er Stöcke, Hörgerät oder ähnliches?

20.1.4 Postoperative krankengymnastische Behandlung

20

Bettlägerige Patienten

Unabhängig von befundbezogenen Behandlungen sind zur Vermeidung der Nachteile der Bettphase folgende **Prophylaxen** wichtig:

Prophylaxen	
Pneumonie	3 x tägl. Atemtherapie (AT), **Giebelrohr** zum Eigentraining (Totraumvergrösserer, dadurch vertiefte Atmung ohne Erhöhung der Frequenz), **Klopfungen, Abklatschen** mit Eiswasser oder Franzbranntwein
Thrombose	Endgradige, langsame **Bewegung** der Füße, z.B. alle 2 h 20–30 x dorsal/plantar. Konsequentes Tragen von paßgerechten **Antiemboliestrümpfen**, evtl. sogar Beine wickeln (gefährdete Pat.)
Spitzfuß-prophylaxe	Fußkiste oder ähnliches an das Fußende, Fuß in Nullstellung lagern ohne Knierolle, **Fußbewegungsübungen**
Kontrakturen	Gelenk in Nullstellung **lagern**, nicht immer Knierolle, sonst Hüftbeugekontraktur und Spitzfußgefahr, **Wechsellagerung** alle 3–4 h. Pat. zum Eigentraining anleiten, je 10 Wiederholungen 5–6 x tägl.
Kreislauf	Soweit möglich Extremitäten unterstützt oder frei bewegen, wenn möglich oft aufstehen
Muskelatrophien	Nur bedingt möglich. Anleitung der Pat. mit zwei bis drei Übungen zum regelmäßigen dynamisch und statischen Muskel*eigen*training. Nur effektiv, wenn mind. 6 x tägl. für je 10 Min. geübt wird. **Hanteln, Expander**
Dekubitus	Regelmäßige Lagerungswechsel und Kontrollen von gefährdeten Hautpartien (prominente, schlecht gepolsterte Knochen). Unterlagerung, so daß z.B. die Ferse freiliegt (Knie dann ebenfalls unterpolstern, um „Durchhängen" zu vermeiden). Abreiben der Knochenvorsprünge mit **Eiswürfeln** zur Verbesserung der Durchblutung und Abhärtung (z.B. Kreuzbein, Ferse, Ellenbogen). Absprache mit Pflegepersonal.

Unterstützende Geräte: Giebelrohr, Expander, Hanteln, motorische Bewegungsschiene, Muskelstimulationsgerät.

„Nichtbettlägerige" Patienten

Sobald als möglich aus dem Bett auf die Behandlungsbank. Krankheitsbildbezogener, auf Belastungsfähigkeit des Pat. abgestimmter Behandlungsaufbau mit Steigerung. Übungen zum Eigentraining werden immer wieder gezeigt und kontrolliert. Die Pat. lernen, sobald als möglich *alleine* aufzustehen, zum WC gehen usw.

20.1.5   Therapievorschläge

- **Ansatztendinosen und Tendinopathien:** Querfriktion, Eis, Muskeldehnung und -kräftigung, feuchte Wärme, Elektrotherapie
- **Gelenkblockierung und -hypomobilität:** Manuelle Ther., Mobilisation, medizinische Trainingstherapie, Hydrotherapie, FBL
- **Instabilität und Hypermobilität:** Stabilisation, Medizinische Trainingstherapie, FBL/PNF, Hydrotherapie
- **„HWS-Syndrom":** Manuelle Ther., Muskeldehnung, Haltungskorrektur, Stabilisation, Hydrotherapie, Massage, Rückenschule
- **Schultersteife:** Manuelle Ther., Muskeldehnung und -kräftigung, Hydrotherapie, Eis, Rückenschule, Elektrotherapie, Ergotherapie
- **Lumbago, Lumboischialgie:** Schlingentisch, Muskeldehnung und -kräftigung, Mobilisation, Rückenschule, Brügger-Ther., Hydrotherapie, Massage, medizinische Trainingstherapie, Wärme oder Kälte, Elektrotherapie, Ergotherapie
- **Koxarthrose, Gonarthrose:** Manuelle Ther., Muskeldehnung und -kräftigung, Eis, Hydrotherapie, Ersatzfunktionen schulen, Schlingentisch
- **Rheumatische Erkrankungen:** Manuelle Ther., Muskeldehnung und -kräftigung, Eis, Hydrotherapie, Ersatzfunktionen schulen, *Ergotherapie*
- **M. Perthes:** Manuelle Ther., Muskeldehnung und -kräftigung, Hydrotherapie
- **Skoliose:** Vojta-Ther., Korrekturübungen nach verschiedenen Methoden, z.B. Lehnert-Schrot
- **M. Bechterew:** Manuelle Ther., Muskeldehnung und -kräftigung, Vojta-Ther. (im Anfangsstadium), Hydrotherapie, Massage, Rückenschule, Elektrotherapie.

20.1.6   Beispiele für Grundprinzipien postoperativer Nachbehandlungsschemata

Totalendopothese (TEP; ☞ 19.1.13)

- Keine Adduktion, keine Aro. (Luxationsgefahr)
- 5 Wo. Flexion nur bis 90°
- Kein langer Hebel
- Keine extremen passiven Bewegungen
- Nicht über Schmerzgrenze bewegen
- *Zementierte TEP* (Pfanne und Schaft): Vollbelastung ab 1. postop. Tag
- *Zementfreie TEP:* nur Sohlenkontakt ca. 6 Wo.; langs. steigern, Vollbelastung mit 12 Wo.

Nukleotomie (☞ 18.1.5)

- WS nur „en bloc" bewegen
- Unter der Schmerzgrenze üben
- Aufstehen über Seitlage mit stabilisierter WS. Nach Rücksprache mit Operateur evtl. Rumpf vorher mit zwei breiten (30 cm) elastischen Binden über BWS/LWS wickeln, bei knöcherner Instabilität Versorgung mit einem Stützmieder (☞ 21.2.3)
- Stabilisierende Übungen in Rückenlage, Seitlage; später Vierfüßlerstand, Schwerpunkt auf abgeschwächter Muskulatur
- Vor Entlassung nur erhöhtes Sitzen, nicht mehr als 70° Hüftgelenksflexion → weiterlaufende Bewegung in die LWS (je nach Stabilität. Nur ganz kurz sitzen mit

entlasteter WS durch aufgestützte Fäuste [stabilisierte WS]). Rechtzeitig an evtl. Verordnung einer Stehhilfe bzw. einer Toilettensitzerhöhung denken
• Keine Belastung (heben/tragen)
• Pat. sollte noch ca. 6 Wo. postop. zur KG. **Ziel:** Stabilisierende Muskelkräftigung, Rückenschule (☞ 20.1.1) und Bewegungsübergänge für Alltag. WS-Mobilisation nach 8 Wo.

Korsettversorgung
Bei Korsettversorgung immer begleitend intensive KG (z.B. bei Skoliose, Kyphose, Wirbelfraktur; ☞ 21.2). **Ziel:** Aufbau und Erhaltung eines *Muskelkorsetts* in korrigierter ASTE, Schulen von Alltagsbewegungen (andere Gelenke müssen Hypomobilität infolge des Korsetts ausgleichen).

20.1.7　Gangschule

Gangschule ist i.d.R. bei allen Pat. mit Störungen am Bewegungsapparat sowie nach OP an den unteren Extremitäten und der WS notwendig. Abhängig vom Krankheitsbild wird ein möglichst physiol. Gangbild geübt, um eine zusätzliche Überlastung benachbarter Gelenke zu verhindern, path. Bewegungsmuster abzubauen (auch nach Schonhaltung oder unphysiol. Gewohnheitshaltung) oder zu starke Belastung zu vermeiden (z.B. nach TEP-Implantation, Synovektomie). **Ziel:** Verbesserung der Koordination des Ganges

Spezielle Gangschule wird notwendig z.B. nach Amputation (Prothesentraining: Gangsicherheit, Koordination) oder bei Lähmungen der unteren Extremität (Gehen mit Schienen, Gehapparaten, evtl. Üben von Durchschwunggang, Rollstuhltraining)

Stockhöhe richtig einstellen:
• Pat. steht aufgerichtet, Schultern sind nicht hochgezogen, Stockpuffer sind auf Höhe des Vorfußes. Stockhöhe ist korrekt, wenn Ellenbogen leicht gebeugt
• *Tief Eingestellte Stöcke:* Stützen nicht möglich, kyphotische BWS, unphysiol. Gang (Hüftgelenksflexion), Gangunsicherheit (Falltendenz)
• *Hoch eingestellte Stöcke:* viel Kraft nötig, schnelle Ermüdung, Schultern werden hochgeschoben, instabiles Gehen

Druck auf den Hüftgelenken reduziert sich um 25–30 % durch 2 Stöcke im Vierpunktegang.

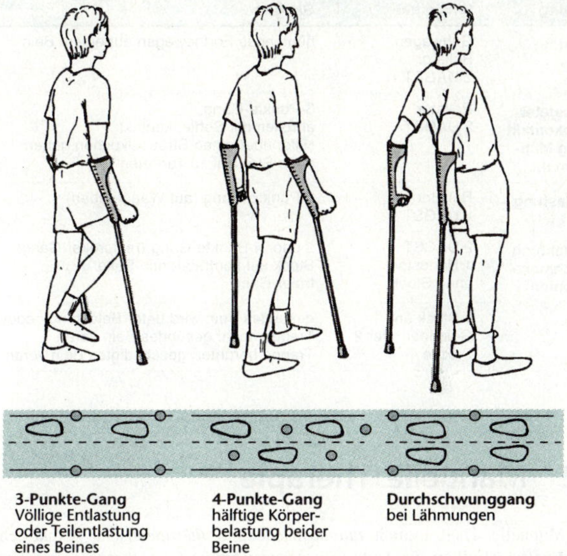

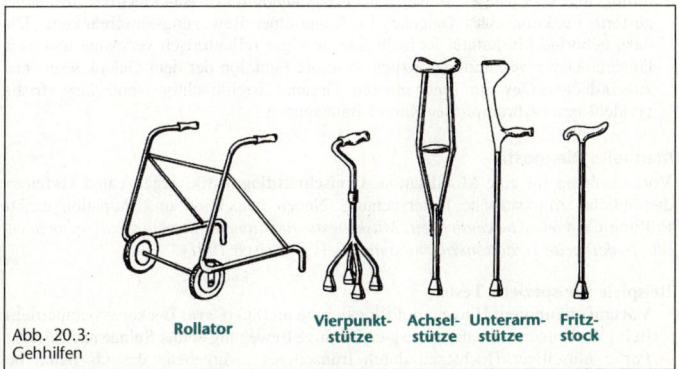

3-Punkte-Gang
Völlige Entlastung
oder Teilentlastung
eines Beines

4-Punkte-Gang
hälftige Körper-
belastung beider
Beine

Durchschwunggang
bei Lähmungen

Abb. 20.2: Gangschule

Abb. 20.3:
Gehhilfen

Rollator   **Vierpunkt-**   **Achsel-**   **Unterarm-**   **Fritz-**
                      stütze   **stütze**   **stütze**   **stock**

Belastung	Hilfsmittel	Gangart
Entlastung	Gehwagen, Rollator 2 UAGST	hüpfendes Fortbewegen auf einem Bein
Unbelasteter Sohlenkontakt 5–10 kg Minimalkontakt	Rollator 2 UAGST	3-Punkte-Gang, abrollen mit Sohlenkontakt Hilfe: über einen Streuselkuchen gehen ohne Streusel zu zertreten"
Teilbelastung	Rollator 2 UAGST	3-Punkte-Gang (auf Waage üben)
Vollbelastung (bei Schmerzsyndromen)	2 UAGST 1 Handstock ohne Stock	2 oder 4-Punkte-Gang (reziproker Gang) Stock auf kontralaterale Seite freier Gang
Treppe	1 Stock und Geländer oder 2 Stöcke	gesundes Bein wird unter Belastung gebeugt. Treppe hoch: gesundes Bein voran Treppe herunter: geschädigtes Bein voran

20.2   Manuelle Therapie

20

- Die Manuelle Ther. umfaßt *diagnostische* und *therapeutische* (exakt lehrbare) **Handgriffstechniken** für Ärzte (Zusatzbezeichnung *Chirotherapie*) und Krankengymnasten an WS und Extremitätengelenken zur Diagn. und Ther. reversib-ler funktioneller, schmerzhafter Störungen im Sinne einer Hypomobilität
- Krankengymnasten arbeiten mobilisierend auf Verordnung des Arztes (wichtig: Manuelle Ther. muß auf Rezept stehen)
- Die Manuelle Medizin unterscheidet Funktionsstörungen mit vermehrter (*Hypermobilität*) und verminderter Beweglichkeit (*Hypomobilität*): **Blockierung:** *Reversibel* gestörte Funktion eines Gelenkes im Sinne einer Bewegungseinschränkung. Die dazu gehörige Muskulatur ist mehr oder weniger reflektorisch verspannt und nach längerer Dauer verkürzt. Zusätzlich kann die Funktion der dem Gelenk segmental zugeordneten Gewebe (und inneren Organe) beeinträchtigt sein, längerfristig verklebt bzw. schrumpft der Kapsel-Bandapparat.

Manuelle Diagnostik
Voraussetzung für eine Mobilisation. **Dreischrittdiagnostik**: ergänzt und verfeinert die übliche orthopädische Untersuchung. Neben Inspektion und Palpation exakte Prüfung der *Gelenkbeweglichkeit, Muskeltests, funktionelle Strukturanalyse, segmentale funktionelle Irritationszonendiagnostik* (vgl. *Frisch 1991*).

Beispiele für spezielle Tests
- **Vorlaufphänomen:** Hinweis auf Blockierung im ISG (*Cave:* Beckenassymmetrien). Beim Vorbeugen normalerweise gleichsinnige Bewegung beider Spinae nach kranial. *Path.:* einseitiger Hochstand durch frühzeitiges „Mitgehen" des Os ileum bei ISG-Blockierung
- **Viererzeichen:** Hinweis für Affektionen im ISG und Facettensyndrom (Voraussetzung: freie Beweglichkeit im Hüftgelenk). *Path.:* einseitig größere Differenz zwischen Knieaußenseite und Untersuchungsliege.

Techniken
Differenzierte Techniken in Abhängigkeit von der Ind. *Ziel:* freie, schmerzlose Beweglichkeit, verbesserte Gelenkbeweglichkeit (Wiederherstellen des *,,joint play"*).
- **Weichteiltechniken:** Entspannung der dem blockierten Gelenk zugeordneten Muskulatur durch langsame Quer- oder Längsdehnung
- **Mobilisationstechniken:**
  - *Passiv:* Spezifische gelenknahe Handgriffe. Der distale Gelenkpartner wird sanft mobilisiert (Traktion, Gleiten), der proximale Gelenkpartner i.d.R. fixiert. Gleichzeitig Entspannung und Dehnung der dazugehörigen Muskulatur. Mehrfaches rhythmisches Dehnen des Kapsel-Bandapparates und der Muskulatur in freie und gesperrte Richtung. Reihenfolge der Ther.: Traktion (Lösen, Straffen, Dehnen) → restliche Gelenkspielbewegungen → Funktionsbewegungen
  - *Aktiv:* z.B. Muskelenergietechnik *(F.L. Mitchell sen.)*, postisometrische Relaxation: ca. 10 Sec. isometrische Muskelanspannung bei Widerstandsgebung durch Therapeuten, in Relaxationsphase Bewegen des Gelenkes in die entgegengesetzte eingeschänkte Richtung
- **Manipulationstechniken** (klassische manuelle Behandlung, ,,Einrenken"): ärztliche Aufgabe. *Prinzip (Sell, Bischoff):* Lagerung, Aufnehmen des *Tiefenkontaktes*, Aufnahme der Vorspannung in vorgesehene Behandlungsrichtung, Mobilisierender Probezug → *gezielter (sanfter) Behandlungsimpuls* (Dauer: Sekundenbruchteile). Behandlungsstoß meist gegen path. Barriere zur Lösung der Blockierung. Verschiedene spezielle Techniken.

> **Kontraindikationen** (nach *Dvorák, Dvorák 1990, Neumann 1983*)
> - Entzündliche Prozesse (Spondylitis ☞ 18.1.23, M. Bechterew im akuten Stadium ☞ 14.8.)
> - Mißbildungen im Bereich der WS und des Rückenmarkes
> - Tumoren und Metastasen
> - Frische Traumen, posttraumatische segmentale Hypermobilität
> - Schwere Formen der Osteoporose (☞ 16.1.1)
> - Akuter Bandscheibenvorfall (☞ 18.1.7)
> - V.a. Erkrankung oder Anomalien der A. vertebralis
> - Psychische Störungen.

Vor Mobilisation immer Röntgenaufnahme der betreffenden Region.

Behandlungsbeispiel (KG): Schultersteife mit Hochstand von Humeruskopf: intermittierende, weiche Traktion zur Schmerzlinderung, mobilisierende Traktion, Gleiten vom Humeruskopf nach kaudal-dorsal am momentanen Bewegungsende, Dehnung der Muskulatur (z.B. M. teres major und M. subscapularis). Bewegen und Kräftigen innerhalb des momentanen Bewegungsausmaßes; Vermeiden schmerzhafter, unphysiol. Belastung.

20.3 Elektrotherapie

Stromformen (Auswahl)

- **Gleichstrom:** Galvanischer Strom, Iontophorese
- **Niederfrequenz** (< 1000 Hz): Faradischer Strom, Schwellstromstimulator, TENS (Transkutane elektrische Nervenstimulation), Exponentialstrom, Diadynamischer Strom, Ultrareizstrom
- **Mittelfrequenz** (1000 Hz-1000 kHz): Interferenzstrom
- **Hochfrequenz** (über 1000 kHz): Ultraschall, Ultraschall kombiniert mit Diadynamik, Kurzwelle, Dezimeterwelle, Mikrowelle.

Kontraindikationen
Metalle im stromdurchflossenen Gebiet, Sensibilitätsstörungen, Hautekzeme, **akute eitrige Prozesse/Entzündungen,** fiebrige Erkrankungen, venöse Rückflußstörungen (Angiopathien mit paradoxer Gefäßreaktion), Thrombosen, Thrombophlebitiden, AVK II und III, **Herzschrittmacherpatienten,** zentrale Lähmungen.

20.3.1 Galvanischer Strom

Applikationsformen: Plattenelektroden (Quer- oder Längsdurchströmung, auf und absteigende Form), Iontophorese, Vierzellenbad, Stangerbad (Vollbad).
Wirkung: konstanter Gleichstrom steigert die Reaktions- und Funktionsfähigkeit der motorischen Nerven. Hyperämisierend, analgetisch, antiphlogistisch.
Hauptindikation: Arthrosen, Spondylosen, Tendinosen, Ligamentosen, Neuralgien (Intercostal-, Trigeminus-), Lumbago, Lumboischialgie, Myalgie, Distorsion, Hämatom, Durchblutungsstörung im Anfangsstadium, rheumatische Erkrankungen, Poliomyelitis.
Dosierung und Anwendungen (Plattenelektroden): 0,3–0,5 mA/cm² Elektrodenfläche, 1–3 x/Wo., 10–20 Min., Serie von 12 Behandlungen. Dosierung nach subjektivem Stromgefühl und Krankheitsphase. Ein- und Ausschleichen des Stromes. *Cave:* bei hoher Stromdichte und zu kleinen Elektroden Verbrennungsgefahr.

20.3.2 Iontophorese

Nutzung konstanten galvanischen Gleichstromes zur transkutanen Applikation von ionisierten oder undissoziierten Wirkstoffen.

Wirkung: je nach Medikament hyperämisierend, analgetisch und antiphlogistisch.
Hauptindikation: Arthrosis deformans, Periarthropathie, Myalgie, Tendomyose, Lumbago, Lumboischialgie, Epikondylopathien, posttraumatische Zustände.
Dosierung und Anwendung: akute Erkrankung tägl., sonst 3 x/Wo. 10 bis 20 Min.; Aufbringen des Medikaments je nach Ladung, („Polung") der Medikamente:

Positive (unter Anode)	Negative (unter Kathode)
Acetylcholin, Bienengift, Histamin, Novocain Doloarthrosenex®, Benerva®	Salicylsäure, Kaliumjodat, Heparin, Metamizol, Mobilat®, Exhurid®, Voltaren-Emulgel®

20

20.3.3 Faradischer Strom

Faradisation: Ther. Anwendung niederfrequenter Reizströme (Dreieckimpulsströme).

Wirkung: Reizung quergestreifter Muskulatur.
Ind.: *normal innervierte*, schwache Muskulatur, leichte Paresen (wenn Muskel entartet, d.h. bei gestörter Reizleitung, besteht keine faradische Erregbarkeit mehr). *Zeichen:* Brennschmerz, Durchschlagen der Antagonisten. *Konsequenz:* Reizzeit(ms)-Reizstärke(mA)-Kurve erstellen [=It-Kurve, Information über Reizbedarf eines Muskels, Exponentialstrom benutzen]).
Dosierung und Anwendung: 2 x tägl. 15–20 Min. mit aktiver Muskelarbeit des Pat. (Elektrogymnastik).

20.3.4 Exponentialstrom

Wirkung: *Selektive Reizung* denervierter Muskulatur in gesunder umgebender Muskulatur. Erhaltung der Kontraktilität von Muskelfasern bei entarteter Muskulatur, Begrenzen der Atrophie während Nervenregenerationsphase. Bahnung von funktionellen Bewegungsabläufen bei gestörter Restfunktion.
Voraussetzung: Erstellen einer It-Kurve zur Testung des Funktionszustandes des motorischen Nerven und des Muskels. Daraus resultiert die optimale Einstellung der Reizparameter. Verlaufskontrollen des Heilungsprozesses durch regelmäßige It-Kurvenerstellung.
Hauptindikation: Atrophisch schlaffe Paresen entzündlicher, traumatischer Genese (z.B. Polyradikulitis, peripherere Nervenschädigung wie Peroneusparese, Nervenwurzelschädigung).
Dosierung und Anwendung: Oft reichen 20–30 Kontraktionen 2 x tägl. Sobald Kontraktion sichtbar schlechter wird (Überanstrengung der Mm.), Elektrotherapie beenden. Therapiedauer bei Aussicht auf Regeneration u.U. Monate.

20.3.5 Diadynamische Ströme

Reizströme mit Gleichstrom- und Impulsstromanteilen. Fünf Stromqualitäten mit unterlegtem galvanischem Strom (DF, MF, CP, LP, RS), die einzeln oder kombiniert angewandt werden.

Wirkung: Alle *analgesierend,* hyperämisierend. DF auch sympathikusdämpfend, CP stark analgesierend, MF tonisiert Bindegewebe, RS entspricht in etwa der Reizung mit faradischen Stromstößen.
Hauptindikation: Rheumatische Erkrankungen, Schmerzzustände (arthrogen, myogen, neurogen, postop.), Sudeck-Sy. RS bei Inaktivitätsatrophie.
Dosierung und Applikationsmöglichkeiten: Schmerzpunkt-, Nervenstamm-, paravertebrale und transregionale Anlegung. Beispiel: *Lumbago* DF 2 Min., CP 2 Min., LP 3 Min. paravertebral täglich beidseitig. Ca. 10–12 Anwendungen.

20.3.6   Ultrareizstrom (Rechteckstrom)

Wirkung: stark analgesierend; hyperämisierend, antiphlogistisch. Schmerzlinderung tritt meist während der Behandlung ein.
Hauptindikationen: degenerative WS-Erkrankungen, Arthrosen, Myalgien, Myogelosen, Neuralgien, Ischialgie, M. Bechterew im Anfangsstadium.
Dosierung und Anwendung: 1.–4. Tag je 15 Min., dann jeden 2. Tag. Stärke je nach Empfindung; deutliches Stromgefühl muß auftreten. Tritt nach der Ther. keine Schmerzlinderung ein, andere Stromform wählen!

20.3.7   Schwellstromstimulation

Rhythmische Zu- und Abnahme der Stromstärke beliebiger Serienimpulsströme.

Wirkung: Reizung normal innervierter Muskulatur. **Ind:** Immobilisationsatrophie.
Dosierung und Anwendung: mehrmals tägl. (mind. 3 x) zusätzlich zur KG je 20 Min. *Aktives* Mitüben entsprechend der Muskelfunktion (Elektrogymnastik).
Vorteil: Kleines, handliches Gerät (z.B. Bentrofit®) mit einfacher Bedienung zum Eigentraining; kann für zu Hause ausgeliehen werden (Kosten trägt Kasse auf Antrag, z.B. nach Kreuzband-OP. für 6 Wo.). Agonist und Antagonist können gleichzeitig oder im Wechsel stimuliert werden.

20.3.8   Transkutane elektrische Nervenstimulation

Rezeptierfähiges Analgesieverfahren durch niederfrequente Impuls- und Gleichströme zur Heim- und Selbstbehandlung (Abkürzung: TENS).

Wirkung: analgesierend (Erfolgsquote ca. 35 %).
Ind.: chron., kausal nicht behandelbare Schmerzzustände, z.B. Spannungskopfschmerzen, Rückenschmerzen, Neuralgien, Tumorschmerzen, Stumpf- und Phantomschmerzen.
Dosierung und Anwendung: Kathode auf Schmerzpunkt mehrmals tägl. mind. eine, besser mehrere Stunden. Stromstärke und Frequenz kann vom Pat. selbst geregelt werden. *Kriterium:* deutlich spürbares Stromgefühl, subjektive Besserung.

20.3.9   Interferenzstrom nach Nemec

Nutzung zweier sich kreuzender (Interferenz-) Stromkreise mit differierenden Wechselströmen zur Erzeugung endogen wirksamer Schwingungen.

Wirkung: weitgehend wie diadynamische Ströme, analgesierend, hyperämisierend, resorptionsfördernd. *Vorteil:* tiefliegende Gewebeschichten werden ohne Hautreizung erreicht.
Hauptindikation: Schmerzzustände am Stütz-Bewegungsapparat z.B. Arthrose, Spondylose, PHS, WS-Syndrom, Epikondylopathie, Neuralgie, Neuritiden, trophische Störungen, M. Sudeck Stadium II + III, Kontusion, Distorsion.
Dosierung und Anwendung: 3–15 Min.; Serien von 6–12 Behandlungen. I.d.R. vier Elektroden (z.B. Saugelektroden).

20.3.10 Kurz-, Ultrakurz-, Mikrowelle (Hochfrequenz)

Erzeugung elektromagnetischer Felder. Je nach Frequenz und Applikatoren Steuerung der Tiefenwirkung der Wärme (Diathermie).

Wirkung: Hyperämie, Analgesie, Muskelrelaxation und Stoffwechselsteigerung. Es kommt **nicht** zu einer elektrischen Reizung von Gewebestrukturen.

Ind.: Alle Erkrankungen, bei denen Wärme unter der Oberfläche erzeugt werden soll. Indikationsspektrum nahezu alle Fachbereiche der Medizin. In der Orthopädie degenerative (**Arthrosen**) und chron. Prozesse des Bewegungsapparates, Myalgien, **rheumatische Erkrankungen** (jedoch nicht im akuten Schub). **Epikondylitis** (☞ 17.2.7).

Anwendung und Dosierung: Faustregel: Wärmeintensität und Dauer umgekehrt proportional zur Aktivität des Prozesses.

KI: bei sensiblen Störungen in dem betreffenden Bereich, bei Metallteilen im Behandlungsgebiet, bei Herzschrittmacherpatienten und bei Kindern in der Nähe von Wachstumsfugen. OM, frische Hämatome.

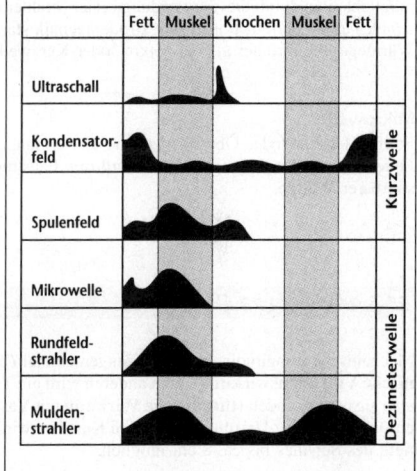

Abb. 20.4: Hochfrequenztherapieformen

Dosierung: nach Wärmegefühl des Pat. *Schwächste Dosis:* keine Wärme zu spüren. *Schwache Dosis:* eben merkliche Wärme. *Mittlere Dosis:* angenehme, gut erträgliche Wärme. *Starke Dosis:* Wärme gerade noch erträglich. **Akute Erkrankungen:** schwache Dosis, kurze Zeitdauer (2–5 Min.), tägl. **Chron. Erkrankungen:** höhere Dosis, längere Zeitdauer (10–15 Min.), größere Zeitabstände.

Kurzwelle

Zwei Methoden: *Kondensatorfeld* (elektrisches Feld) bzw. *Spulenfeld* (magnetisches Feld). Intensität der Ther. kann gut durch das subjektive Temperaturempfinden des Pat. geregelt werden.

- **Kondensatorfeldmethode:** Längs- und Querdurchflutung möglich. Körperteil wird zwischen zwei Plattenelektroden gebracht und liegt als Teil des Gesamtstromkreises im elektrischen Feld. *Tiefenerwärmung* mit Fettbelastung
- **Spulenfeld:** Verwendung einer einzigen als Spule ausgebildeten Elektrode zur Erzeugung eines hochfrequenten magnetischen Feldes. Absorption in gut leitendem Körpergewebe (Muskeln, Bindegewebe). Haut-, Unterhautfettgewebe wird nur geringgradig erwärmt. *Oberflächennahe Erwärmung* der Muskulatur mit Fettentlastung.

Ultrakurzwelle (Ultrahochfrequenz)

Elektromagnetische Wellen. Bevorzugte Absorption in wasserhaltigem Gewebe (Muskulatur). *Größere Tiefenwirkung* als Mikrowelle und *günstigere Temperaturverteilung*. Bes. geeignet zur Behandlung innerer Organe, größerer Gelenke und Muskelschichten.

Vorteile: nur kurze Behandlungszeit und Behandlungsserien. Vielseitige Anwendungsmöglichkeiten durch die Verwendung dreier Strahlerarten: Rundfeldstrahler, Langfeldstrahler und Hohlfeldstrahler (Elektrodentechnik stark vereinfacht). *Cave:* subjektives Wärmegefühl geringer als bei Mikro- oder Kurzwellentherapie.

Mikrowelle

Strahlenfeldmethode. Oberflächennahe Erwärmung mit geringer Tiefenwirkung bei Fettentlastung. **Dosierung und Anwendung:** Faustregel: richtige Dosierung bei gerade spürbarer Wärme.

20.3.11 Ultraschall

Mechanische Longitudinalwellen erzeugen einmal *Druckwechsel* im Gewebe (**mechanische Vibrationswirkung**), zum anderen wird ein Teil der Schallenergie in *Reibungsenergie* umgewandelt (**thermische Wirkung** mit Vasodilatation). Im Weichteilgewebe entsteht dadurch *„Mikromassage"* (am Knochen wird der Schall reflektiert). Eindringtiefe des Schalles bis ca. 8 cm möglich.

Wirkung: analgesierend, permeabilitätssteigernd, Lösen von Verklebungen, hyperämisierend und muskelrelaxierend. Anregende Wirkung auf Geweberegeneration.

Hauptindikationen: Myalgie, Neuralgie, Tendinose, Osteochondrose, Spondylarthrose, Gonarthrose, Koxarthrose, Epikondylopathie, Narbenkontraktur.

Dosierung und Anwendung: tägl., Pause nach 12 Behandlungen, mehrere Serien, evtl. Kombination mit diadynamischen Strömen.
Je akuter die Erkrankung, desto niedrigere Intensität und kürzere Dauer (3–7 Min.); aber häufig hintereinander, evtl. *Impulsschall.* Je chron., desto höher die Intensität und längere Anwendungsdauer (5–15 Min.), weniger häufig; *Dauerschall.*
Kontaktgel auf „ebenen" Flächen z.B. Schulter, LWS; *subaqual* auf „unebenen" Flächen wie Fuß, Hand, Ellenbogen. In der Praxis meist dynamische (bewegter Schallkopf) Anwendung.
Intensität: niedrig: 0,15–0,3 Watt; hoch: 0,5–3 Watt. Beispiele: bei Bursitis 0,3 Watt, chron. Supraspinatussyndrom 0,7–1 Watt.

Ultraschallphonophorese: Transport von Medikamenten durch die Haut, wobei die entsprechende Salbe oder Gel als Kopplungssubstanz dient.

Kombination Ultraschall und Diadynamik: meist subjektiv besseres Ergebnis als bei einzelner Anwendung. Verstärkt Analgesie und mechanisch-thermische Wirkung z.B. bei Ischialgie, myofaszialen Syndromen, schmerzhafter Schultersteife.

20.4 Massage

20.4.1 Klassische Massage

Eigenständige Behandlungsform. Vorbereitende und begleitende Maßnahme der KG. Der Gewebetastbefund ist Ausgangspunkt für die Anwendung von bestimmten Massagehandgriffen.

Klassische Massage		
Art	**Wirkung**	**Anwendung, Indikation**
Streichung	Gewöhnung an die Hand vor „stärkeren" Griffen. Anregung des Venen-Lymph-Stromes, Herabsetzung von Abwehrspannung	Beginn einer Behandlung. Weicher Griff zur Detonisierung bei Ödemen/Stauungen
Knetung	Verbesserte Durchblutung. Lösen von Verspannungen. Steigern von Abtransport der Stoffwechselprodukte. Tonisieren der Muskulatur. Detonisieren der Muskulatur. Dehnen der Muskulatur	präop., postop. (→ Ind. 20.3.2), konservativ
Zirkelung	Lösen einzelner Muskelfasern oder Narbenstränge. Schmerzlinderung	Myogelosen. Verminderte Gewebeverschieblichkeit, schwer „abhebbare" Mm. wie M. erector spinae
Hautreizgriffe, Reiben-Hacken, Klopfen, Klatschen	Öffnen der Kapillaren, Hyperämie	Inaktive Pat., Atemtherapie, Skoliose, Parese, Paralyse
Erschütterung Vibration	Tonisieren, Detonisieren, Lösen	Hypertonus z.B. Nacken, Schulter, Skoliose. Parese. Atemther.

20.4.2 Reflexzonenmassage

Organstörungen können über einen kuti-viszeralen Reflexbogen Auswirkungen auf die Gewebe des Bewegungsapparates haben. Diese Beziehung nutzt die Reflexzonenmassage aus mit dem Ziel der Verbesserung oder Behebung der Organstörung. Bestimmte Hautareale werden zur Diagn. herangezogen, bestimmte Muskel- und Bindegewebszonen therapeutisch genutzt. **Beispiele:** Fußreflexzonenmassage, Muskelzonen-Periostbehandlung.

Bindegewebsmassage (BGM)

Verschiebung der Haut gegen ihre Unterlage, dadurch Zugreiz auf subkutanes und interstitielles Bindegewebe. Bei floriden oder abgeheilten Organstörungen sind Bindegewebszonen (z.B. Einziehungen, Quellungen im Gewebe) sicht- bzw. tastbar. Zuordnung zu bestimmten Organen entsprechend ihrer Hautlokalisation (Reflexzonen).

Ind. (orthop.): unterstützend bei WS-Erkrankungen und Bewegungsstörungen.

Cave: Beachten der Reaktionen benachbarter Körperabschnitte. Irritation, Fehlreaktion wie Atemstörungen, Herzdruck, Lumbago und Kopfschmerzen.

20.4.3 Manuelle Lymphdrainage

Ausstreichungen und intermittierende Drückungen mit dem Ziel, den Abfluß von Gewebeflüssigkeit und Lymphe anzuregen bzw. zu verbessern.

Ausführung: Es wird oberhalb des Lymphstaues begonnen und nach distal gearbeitet mit nach proximal bleibenden Druck.
Ind.: Stauungen, Ödeme unterschiedlicher Genese. M. Sudeck Stadium II und III.

20.4.4 Unterwasser-Druckstrahlmassage

In erster Linie nur mechanische Wirkung durch Wasserstrahl. Druck des Unterwasserstrahls 1,0–1,8 bar.

Ind.: Myalgien, Muskelverspannungen (z.B. bei Lumbago, Skoliose). Degenerative Leiden mit Muskelhartspann. Osteoporosen. M. Bechterew, Periarthropathien. Im Leistungssport nach Training.

20

> **Kontraindikationen von Massage**
> **Lokale:** Bereich akuter oder chronischer Entzündungsprozesse, frische Operationsnarben. Ulzera, offene Wunden. Phlebothrombosen, übertragbare Hauterkrankungen, nässende Hautekzeme. Frische Hämatome in der Massageregion.
> **Allgemein:** frischer Herzinfarkt. Antikoagulantien-Therapie (z.B. Marcumar®), Status nach schweren orthop. OP's in der Rekonvaleszenz, Hochfieberhafte Erkrankungen. *Cave: Vermehrte, anhaltende Schmerzen nach der Anwendung bedeuten Fehlreaktion bzw. Irritation*

20.5 Hydrotherapie

Anwendungen von kaltem bzw. warmem Wasser in verschiedenen Aggregatzuständen.
Inhalte: Kneipp-Anwendungen, Kneipp'sche Güsse, Teilbäder (kalt, warm, Wechselbäder, temperaturauf-, temperaturabsteigend), Abreibungen, Bürstungen, Abklatschun-
gen, Duschen, Waschungen, Wickel (Teil und Ganzkörperwickel), Bewegungstherapie
im Wasser.

Bewegungstherapie im Wasser

Hat unabhängig von krankheitsbildbezogenen Übungen meist eine **positive psychische
Komponente**. Pat. erlebt, daß er nicht umfallen kann, sich leichter, meist schmerzärmer
bewegt bzw. bei reduzierter Belastung „normal" laufen kann.

> Vor **Verordnung** *Risikofaktoren und Kontraindikationen* ausschließen:
> - Fieber, Erkältung, Inf., Tbc, offene Wunden, vor Abschluß der Wundheilung
> - Blasen-Darmstörungen, kardiale Insuff., chron. obstruktive Lungenerkrankungen
> - AVK ab Stadium II
> - Hautekzeme, Neigung zu Pilzinfektionen (Badeschuhe, Sprühdesinfektion);
>   Chlorüberempfindlichkeit, -allergie.

Verweildauer: sollte 30 Min. nicht überschreiten (Frieren, stärkere Herz-Kreislauf-
Belastung). Die Pat. werden einzeln oder in der Gruppe behandelt und so lange
angeleitet, bis sie selbständig üben können. Grundsätzlich ist ein Therapeut anwesend,
um zu korrigieren, Übungen auszubauen und in Notfällen zu helfen.
Auftriebskörper: Halsmanschette, Schwimmflügel an Armen oder Beinen, Luftreifen
zur Sicherheit und Entlastung durch den Auftrieb bzw. zur Erschwerung der Bewegung
(Reibungswiderstand).

Indikationsbeispiele für Bewegungstherapie im Wasser		
präop.	**postop. (Fäden entfernt)**	**konservativer Behandlungsversuch**
Arthrose, NPP Skoliose, M. Perthes	Gelenkersatz, Synovektomie, Kreuzband-OP, Umstellungsosteotomie, Gangschule, Frakturen	Schmerzzustände, Muskelschwäche, rheumatische Erkr., Schulter-Arm-Sy., Lumbago, Lumboischialgie, M.Bechterew, Osteoporose

Wirkungsfaktoren

- **Hydrostatischer Druck:** gleichmäßige Kompression auf Organe und Gefäße.
  Steigerung mit Eintauchtiefe. Lymphatischer und venöser Rückstrom erhöht
- **Auftrieb:** Vorteile: Entlastung, Schmerzreduktion. Postop. können Pat. gleichmäßig
  belasten, obwohl nur 10–20 kg Teilbelastung erlaubt ist: Körpergewicht wird bis
  auf 1/10 reduziert (Steigerung durch niedrigere Wasserhöhe)
- **Reibungswiderstand:** großer Widerstand bei großen und schnellen Bewegungen
  → Kräftigung der Muskulatur
- **Temperatur:** 28–33 °C günstig für Bewegungsübungen, bei höheren Temperaturen
  stärkere kardiopulmonale Belastung. Niedrigere Temperaturen werden als „kalt"
  empfunden
- **Mechanische, chemische und gasförmige Faktoren** (Massagedüsen, Badezusätze
  wie z.B. Salizylate, Moorlaugen, Schwefelbäder, CO_2-Bad) sind nur bei Wannen-
  bädern relevant.

20.6 Kryotherapie

Lokale Anwendung von Eis zu therapeutischen Zwecken. Durch verschiedenartige Applikationsformen mit unterschiedlicher Einwirkzeit sollen Selbstheilungsprozesse unterstützt werden.

Wirkung

- **Gefäße:** Vasokonstriktion für 2–3 Min., danach Vasodilatation mit deutlicher Hyperämie, stärkster Effekt nach 20 Min., über ca. 3 h abflauend wirksam
- **Atmung:** Ventilation ↑, Frequenz ↑, Atembreite ↑, bessere Lungenbelüftung
- **Nerven:** Nervenleitgeschwindigkeit ↓, Tonus bei spastischer Muskulatur ↓
- **Vegetativum:** RR ↑, Herzfrequenz ↑, Zellstoffwechsel ↓, Stoffwechselaktivität ↓ (günstig bei entzündlich gesteigerten Prozessen)
- **Muskulatur:** kurzzeitig, mehrmals 2–3 Min. → eher tonisierend, Langzeiteis bis 30 Min. eher detonisierend
- **Schmerzempfindung:** örtlich deutlich ↓, nach 3–5 Min., günstig bei Gelenkbehandlung.

Applikationsformen

Eisbeutel: Brucheis aus der Eismaschine oder Eiswürfel in etwas Wasser in eine Plastiktüte füllen (Müllbeutel) und gut verschließen. Gute Anpassung an den Körper, keine Feuchtigkeitsabgabe. Einmalgebrauch. Dünne Unterlage zwischen Körper und Eis (Frottiertücher lassen zuwenig „Kälte" durch). **Dosierung:** mehrmals tägl. 15–30 Min.

Silikatkompresse (Kryopack): Gelartige, hydrierte Silikatmasse in Plastikhülle, auch gekühlt gut verformbar; mehrfach verwendbar, mit Desinfektionsmittel abwaschen. *Cave:* nach starker Kühlung (Gefrierfach –20 °C) Gefahr der Gewebeschädigung, unbedingt dünnen Stoff unterlegen

Frottierhandtuchtechnik: Frottierhandtuch in Salzwasser tauchen (1 kg Salz auf 5 l Wasser), auswringen, bei –15 °C einfrieren. Kurz kalt abspülen und bis zum Auftauen um Körperteil bzw. Gelenk legen.

Eismassage, -abreibung: Eiswürfel aus dem Gefrierfach mehrfach über bestimmte Strukturen streichen, dazwischen Bewegungsübungen. „Eis-Lolly": für größere Flächen oder längere Anwendungsdauer. Zur Atemtherapie 2–3 x tägl. abreiben

Eistauchbad: Wasser mit Eiswürfel oder Brucheis im Verhältnis 2/3 Wasser, 1/3 Eis, Extremität mehrfach eintauchen, sofort üben

Ganzkörperkältetherapie: Ca. –110 °C, ca. 1–2 Min. Kältekammerbehandlung. *Ind.:* u.a. rheumatische Erkrankungen. *Ziel:* Abnahme der Krankheitsaktivität.

Kontraindikationen

- Trophische Störungen; art. Durchblutungsstörungen, z.B. M. Raynaud
- Kälteüberempfindlichkeit, Kälteallergie durch Histamin-Reaktion, Kälte-AK
- Offene Wunden
- Nieren-, Blasenentzündungen (bei großflächigen Anwendungen)
- Kleinkinder bis zu 6 J., alte anämische Pat. in schlechtem AZ
- Deutliche Ablehnung durch den Pat.

20.7 Thermotherapie (Wärme)

Unterschiedliche Formen: z.B. Packungen, Peloide oder Paraffine, heißes Teilbad, Teil- oder Ganzkörperwickel, feucht-heiße Kompressen, heiße Rolle, Heusack, Infrarotbestrahlung (oft fälschlich als Heißluft bezeichnet) und Lichtbogen. Sie werden als unterstützende, vorbereitende Maßnahme für KG bzw. Massage verordnet. Mit Wärme werden nur die **oberen** Gewebeschichten (bis ca. 3 cm) erreicht; tiefere Strukturen → Elektrotherapie. **Wirkung:** Nozizeptorenhemmung, lokale Hyperämie mit Verbesserung der Trophik, Vasodilatation, Stoffwechselsteigerung, Detonisierung der Muskulatur.

Thermotherapie	
Indikationen	**Kontraindikationen**
Bevorzugt bei chron. degenerativen Prozessen	je akuter die Erkr., desto vorsichtiger

• chron. schmerzhafte Prozesse
• chron. entzündliche Prozesse
• degenerative Gelenkerkrankungen
• Arthrosen
• Spondylosen, Spondylarthrosen
• Hypertonus, Muskelverkürzung
• chron. Überlastungssyndrom (Lumbago)
• Myalgien, Tendinosen, Myogelosen
	• akute, generalisierte oder lokale Entzündung
	• Durchblutungsstörung (Wärmestau, Verbrennung)
	• Thrombose, Phlebitis
	• Vorsicht bei:
	  – Sensibilitätsstörungen
	  – Herzinsuffizienz
	  – Dermatosen

Applikationsformen

Heiße Rolle: Zylinder aus fest zusammengerollten Frottiertüchern, durchtränkt mit ca. 1 l kochendem Wasser. Zylinder wird auf der Körperoberfläche getupft und abgerollt, dabei abgewickelt und bis zur Abkühlung auf den Körperteil aufgelegt. Es kommt zur Erwärmung der Hautoberfläche, Schmerzreduzierung, Detonisierung der Muskulatur. Sehr gut zur Sekretlockerung im Rahmen der Atemtherapie. Nach der Anwendung sollen die Pat. 1/2 h ruhen oder gezielt behandelt werden. *Häufigste Ind.:* schmerzhafte Funktionsstörung am Bewegungsapparat mit Hypertonus der Muskulatur und Bewegungseinschränkungen, bes. im Schulter-Nackenbereich, der BWS und LWS.

Feucht-Heiße Kompressen: ohne oder mit Salben-Pastenunterlage (z.B. Enelbin®-Paste → bessere Tiefenwirkung als trockene Wärme). Guter Erfolg bei chron. schmerzhaften Überlastungszuständen an Muskeln und Sehnen bzw. Ansatztendinosen. Direkt vor der Behandlung 20 Min. auflegen (danach Quermassage, Dehnen, Aktivieren).

Peloide (Moore, Schlamm, z.B. Fango): 43–45° C. Reine Fangopackungen sind aufwendig in Herstellung und Anwendung und können nur einmal verwendet werden. In praxi besser bewährt haben sich Paraffin-Fango-Gemische, die sterilisiert und mehrfach benutzt werden können. *Einwirkungszeit:* tägl. 30 Min. (bis zur Abkühlung, es darf kein Kältegefühl entstehen). Danach soll Pat. 20–30 Min. Ruhezeit einhalten.

Infrarot, Lichtbogen: Vorbereitung für KG, Massage, zur Entspannung, Detonisierung.

20.8 Ergotherapie

Beschäftigungs- und Arbeitstherapie im Rahmen der **Orthopädie** umfassen: Erhaltung, Wiederherstellung oder Kompensation von notwendigen Bewegungsabläufen, um die Selbständigkeit der Erkrankten bei Verrichtungen des täglichen Lebens (z.B. Essen, Waschen, Anziehen) wiederzuerlangen und die benötigt werden, um ihn in das soziale Umfeld und den Beruf wiedereinzugliedern. Neben den meßbaren Ergebnissen (Kraft und Bewegung) erreicht sie durch das handwerklich geschaffene Produkt Erfolgserlebnisse und eine Stärkung des Selbstwertgefühls.

Voraussetzungen zur Therapieplanung
Der Ergotherapeut erstellt aufgrund der *ärztlichen Verordnung* selbständig den Therapieplan. Notwendige Informationen hierzu: Diagn., Therapieplanung, KO, Belastbarkeit des zu behandelnden Körperteiles, Zeitpunkt der Übungsbehandlung, Zielvorstellung, Besonderheiten.

Befunderhebung vor jeder Therapieplanung
- Testen der Muskelfunktion und der Muskelkraft (☞ 1.2.3); an der Hand in Kilopond mittels Jamas-Dynamometer; Funktionsstatus
- Testen des Bewegungsausmaßes durch Gelenkmessungen (☞ 1.2.3)
- Überprüfen der Sensibilität, der Temperatur- und Schmerzempfindung
- Feststellen des AZ durch Patientenbeobachtung
- Feststellen der Selbständigkeit.

Allgemeine Behandlungsziele
Mobilisation von Gelenken, Erweiterung des aktiven schmerzfreien Bewegungsausmaßes, Kontrakturprophylaxe, Kräftigung der Muskulatur, Verhindern von Muskelatrophien, Verhindern von Ausweichbewegungen, max. Selbstständigkeit. Rehabilitation.

Prophylaktische und therapeutische Methoden
- Funktionstraining (Gelenkmobilisation, Koordinations-, Sensibilitätsschulung, Muskelkräftigung) mittels handwerklichen Techniken, funktionellen Spielen. Selbsthilfetraining (ADL), Hilfsmittelversorgung, -beratung (z.B. Orthesen, Schienenversorgung, Prothesen, Rollstühle) Gelenkschutzberatung (Prophylaxe), Kompensationstraining. Arbeitsplatztraining
- Ergotherapie beginnt oft schon am **Krankenbett**
- Differenzierteres Arbeiten in **eigenen Werkräumen**.

20.8.1 Erkrankungen, Verletzungen obere Extremität

Schultergelenk
Ind.: z.B. Schultersteife, Supraspinatussehnensyndrom, Z.n. Frakturen und Luxationen im Schulterbereich, Plexus brachialis-Läsionen.
Techniken: In *verschiedenen Arbeitshöhen* arbeiten. *Belastung steigern* durch Dauer, Häufigkeit, Wahl des Materials oder Gewichte. *Lähmungen:* bes. bilaterales Arbeiten (kranker Arm wird vom gesunden mitgeführt): propriozeptive Stimulation). Weben am hochgehängten **Webrahmen** oder **Hochwebstuhl**, Peddigrohr- und Keramikarbeiten, Holzschleifen an der schrägen Ebene, funktionelle Spiele, Selbsthilfetraining.

Ellbogen
Ind.: z.B. Epicondylitis humeri, Z.n. Frakturen im Gelenkbereich.
Techniken: Weben mit speziellem Gerät, Holzarbeiten, Peddigrohrflechten, Aufbau-
keramik, Knetübungen, Drucktechniken, großflächiges Malen, funktionelle Spiele,
Selbsthilfetraining.

Hand (besonders wichtige Ind. zur Ergotherapie)
Ind.: Frakturen im Handbereich, Quetschungen, Verbrennungen, Mißbildungen,
Nachbehandlung aller operativen Eingriffe (z.B. Sehnenverletzungen, Karpaltunnelsyndrom, Dupuytren'sche Kontraktur), Lähmungen des N. ulnaris, N. medianus, N.
radialis; M. Sudeck.
Spezielle Behandlungsziele: Erreichen der max. möglichen Beweglichkeit und damit
aller Handfunktionen, Erlernen von Ersatzbewegungen, Schreiben, Augen-Hand-Ko-
ordination, Hand-Hand-Koordination. Wiedereinsetzen der Hand als Ausdrucksorgan.
Techniken: *Kraftgriffe:* Faustschluß, Hakengriff; *Präzisionsgriffe:* Zweifinger-, Drei-
fingerspitzgriff und der Schlüsselgriff. Training der Bewegungsabläufe durch spezielle
handwerkliche Techniken unterschiedlicher Schwierigkeitsgrade, Adaptationen (z.B.
Griffverdickungen, Spreizschere) und dosierbaren Widerständen. Ergänzung durch
funktionelle Spiele.
Kompensationstraining: Ersatzbewegungen zum Ausgleich verlorengegangener
Funktionen (z.B. Umlernen der ehemals dominanten Hand auf die weniger genutzte).
Hilfsmittelversorgung: Auswahl, Erprobung, Adaption und evtl. Herstellen von
Hilfsmitteln bei Ausfall der Gesamtfunktion.
Schienenversorgung
• *Lagerungsschiene:* Kontrakturprophylaxe
• *Übungsschienen:* Immobilisation einzelner Gelenke (z.B. des MCP-Gelenks, um so
  eine isolierte Beübung des PIP durch den M. flexor digitus sup. zu ermöglichen)
• *Opponenssplint:* Korrektur des Daumens in Oppositionsstellung, Kontrakturprophy-
  laxe und Ermöglichen einer Greiffunktion
• *Omegaschiene*: gesunder Finger wird mit behindertem Finger verbunden und führt
  ihn
• *Funktionsschienen*: Beispiel Radialisschiene: ermöglicht durch gezielte Unterstützung eine kraftvollen Faustschlusses.

20.8.2　Erkrankungen und Verletzungen der unteren Extremität

Ein Beginn der funktionellen Ther. ist i.d.R. erst mit Erreichen der vollen Belastbarkeit
möglich.
• **Hüftgelenk: Ind.:** z.B. Totalendoprothesen: Bewegungseinschränkungen und
  Schmerzen nach Frakturen und Luxationen; Muskelschwächen durch Inaktivität
  oder Lähmungen. **Techniken:** funktionelles Webübungsgerät (Ab- und Adduktor,
  Beuger und Strecker) → Fahrradsäge, Hilfsmittelversorgung bei Einsteifung des
  Hüftgelenks oder zurückbleibender Bewegungseinschränkung (z.B. Arthrodesen-
  stuhl, erhöhter Toilettensitz, Strumpfanzieher, Gummischnürsenkel)
• **Knie: Ind.:** z.B. Endoprothesen; Synovektomien; Z.n. Frakturen und Bänderrissen.
  Techniken: funktionelles Webübungsgerät (Beuger und Strecker). Beginn ab 20 kg
  Belastung. Belastungssteigerung über Material, Webbreite und Dauer der Behand-

lung. Funktionelle Übungsgeräte: Fahrradsäge, Fahrradnähmaschine und beinbe-
dienbare Töpferscheibe. Belastungsregulierung über elektronische Widerstände.
- **Sprunggelenk: Ind.:** z.B. nach Frakturen, Entzündungsprozessen, Achillessehnenruptur. **Techniken:** Funktionelles Webübungsgerät (Plantar/Dorsalflektator). Näh-
maschine mit Fußtritt oder Nähmaschinensäge.

20.8.3 Erkrankungen und Verletzungen der Wirbelsäule

- **M. Scheuermann, Skoliose, Osteoporose, Frakturen:** *Ziel:* Kräftigung der Rumpfmuskulatur und Aufrichtung der WS in stetiger Belastungssteigerung. Verhindern
von Ausweichbewegungen, und aktives Training wirbelsäulenschonenden Verhaltens (*Gelenkschutzprinzipien*). Bei Behinderungen wird ADL (☞ 20.8.7) durchgeführt und der Pat. evtl. mit Hilfsmitteln versorgt
- **Spondylitis ankylopoetica (M. Bechterew):** *Ziel:* Muskelkräftigung, Aktivierung
und Unterstützung der Atmung, Mobilisieren der WS und der häufig mitbetroffenen
benachbarten Gelenke, Vermitteln von Gelenkschutzprinzipien und Haltungsschulung, ADL, Hilfsmittelversorgung, Adaption der häuslichen Umgebung und des
Arbeitsplatzes. Wie bei allen chron. progredienten Erkrankungen ist eine *Einbeziehung der nächsten Angehörigen durch die Ergotherapie unerläßlich*
- **Spondylolisthesis** (☞ 18.1.25), **OP an der WS:** *Ziel:* Vermitteln von Gelenkschutzprinzipien, Versorgung mit Hilfsmitteln zur Erleichterung im Haushalt und Beruf
- **Zervikalsyndrom:** *Ziel:* Kräftigung und Lockerung von Schulter-Nacken-Musku-
latur und evtl. geschwächter Arm- und Handmuskulatur je nach Diagn. Vergrößern
des schmerzfreien Aktionsradius, Verhindern von Ausweichbewegungen und Fehlhaltungen, Vermitteln von Gelenkschutzprinzipien. ADL, Hilfsmittelversorgung bei
Lähmungen
- **Querschnittlähmungen** (☞ 9.5): Optimale Versorgung durch enge Zusammenarbeit des therapeutischen Teams und des Pat. mit dem **Ziel** der Wiedereingliederung
des Pat. in Familie und Beruf. *Beginn* der Ergotherapie mit dem Tag der stationären
Aufnahme
  - **1. Phase:**
    Korrekte Lagerung, Dekubitus und Kontrakturprophylaxe (z.B. einem Tetraple-
    giker Funktionshandschuhe anpassen). Pat. aktiv miteinbeziehen (er muß erken-
    nen, wie wichtig seine eigene Mitarbeit für ihn ist).
    Selbständige Kontakt zur Umwelt ermöglichen (adaptierte Klingel und Telefon,
    evtl. Sprechanlage, Prismenbrille, großer verstellbarer Spiegel, usw.), auch um
    Depressionen vorzubeugen
  - **2. Phase:**
    Restfunktionen trainieren durch handwerkliche Techniken Erfolgserlebnisse,
    Motivation zu weiterer Aktivität, Hinweghelfen über Krisen.
    Paraplegiker: überwiegend Kraft des Oberkörpers trainieren.
    Tetraplegiker: benötigt ausgewählte und auf die persönlichen Bedürfnisse abge-
    änderte **Hilfsmittel. Trickbewegungen** werden eingeübt und automatisieren sich.
    Training weitgehender Selbständigkeit bei den **Verrichtungen des tägl. Lebens**
    wie z.B. Körperhygiene, Nahrungsaufnahme, An- und Ausziehen, Umsteigen,
    Anpassung oder Herstellung der erforderlichen Hilfen für **sportliche Aktivitäten**.
  - **3. Phase:**
    Schaffung der Voraussetzungen für eine mögliche Rückkehr in die Familie und
    den Beruf, Einbeziehung der Angehörigen, Besuchen der Wohnung und des
    Arbeitsplatzes, um notwendige Änderungen anzuregen, Vermitteln von Kontakten

z.B. zu Selbsthilfegruppen (☞ 24) und Fahrschulen, die sich auf Behindertenun-
terricht spezialisiert haben. Die Ergotherapie bleibt nach der Entlassung Ansprech-
partner für den Pat.

20.8.4   Rheumatischer Formenkreis

Einsatz der Ergotherapie bei Diagnosestellung. *Je früher der Kontakt zwischen Pat.
und Therapeut hergestellt wird, um so besser kann die notwendige Betreuung
durchgeführt werden.* Nur so ist es möglich, beginnende Veränderungen des Bewegungsausmaßes, der Belastbarkeit und der Lebensqualität frühzeitig zu erfassen und
die entsprechenden Schritte einzuleiten.
Je nach Krankheitsverlauf ändern sich die Schwerpunkte der Behandlung.

Wichtigste Maßnahmen
- Genaue *Ausgangsbefunderhebung* (Dokumentation)
- *Aufklärung* des Pat. und der Angehörigen über das Krankheitsbild, den Verlauf, die
  Möglichkeiten des therapeutischen Teams und seine eigene Position im Umgang
  mit der Erkrankung
- Vermitteln von *Kontakten* mit anderen Rheumatikern z.B. über die Rheumaliga
  (☞ 24)
- Feststellen von *psychischen Veränderungen* (Depressionen, Suizidgedanken), be-
  dingt durch die sich im Alltagsleben ergebenden KO
- Vermitteln von *Gelenkschutzprinzipien* zur Erhaltung der Funktionen und die sich
  daraus ergebenden Konsequenzen. Alle Tätigkeiten werden achsengerecht durchgeführt und der Krafteinsatz möglichst gering gehalten
- Herstellung von *Lagerungsschienen- und Korrekturschienen* (Schmerzlinderung im
  Schub, Verhinderung von Kontrakturen und Fehlstellungen)
- Differenzierter Einsatz *handwerklicher Techniken*, adaptierter *Spiele* und weiterer
  spezifischer Übungen, um die Deformität durch Gelenkmobilisation und Kräftigung
  der Muskulatur entgegenzuwirken
- Gezieltes Einüben von *Kompensationsbewegungen* verhindert path. Bewegungsab-
  läufe und unkontrollierte Ausweichbewegungen durch Schonhaltung
- Selbständigkeit erhalten durch *ADL* (☞ 20.8.7) und *Hilfsmittelversorgung* (z.B.
  Eßhilfen, Greifzangen; ☞ 21.8.3). Hilfen und Beratung bei der Adaption des
  Wohnbereichs und des Arbeitsplatzes.

20.8.5   Schienenversorgung

Schienen können Kontrakturen verhindern, Schmerzen lindern, Übungen sinnvoll
unterstützen oder erst möglich machen und Fehlstellungen korrigieren.
*Der Einsatz von Schienen ist nur dann sinnvoll, wenn eine ständige fachgerechte
Kontrolle möglich ist und eine intensive Zusammenarbeit zwischen Arzt und Ergotherapeut stattfindet.*

Wichtigste Formen und ihre Indikationen (☞ 21.3.2)
- **Handlagerungsschienen** bei schlaffen Lähmungen (Plexus, Tetraplegie, Hemiplegie), posttraumatischen Sehnenverletzungen, rheumatische Erkrankungen der Hand
  (präventiv und korrektiv), Verbrennungen

- **Daumenimmobilisationsschiene** bei akuter MCP-Arthritis, Rizarthrose, c.P., Daumenstauchungen, Medianuslähmungen
- **Dynamische Schienen:** *Übungsschienen* nach Kleinert bei Beugesehnennähten. *Quengelschienen* zur Behebung von Verklebungen und Kontrakturen nach OP's im Sehnenbereich, langer Ruhigstellung, Quetschungen und Weichteilverletzungen, Verletzungen der Sehnen, Frakturen, Narbenzügen; M. Dupuytren postop. (☞ 17.3.5).

20.8.6 Prothesentraining (obere Extremität)

Je einfacher die Prothese, desto schneller wird sie akzeptiert.
- Stumpfabhärtung
- Mobilisation, An- und Ausziehen der Prothese, Wechseln der Teile
- Verhindern von Kontrakturen der noch vorhandenen Gelenke
- **Gebrauchsschulung**, Geschicklichkeitstraining, und Kontrolle der aktiven und passiven Prothesenfunktionen, evtl. Korrekturen an der Prothese. Beratung über Zubehör
- **Haltungsschulung** (Kontrolle im Spiegel), Anbieten von Hilfsmitteln
- Evtl. Umlernen von Funktionen auf die andere Hand (**Kompensationstraining**). **ADL.**

20.8.7 Selbsthilfetraining (ADL)

Activities of daily living: Übungsprogramm zur Bewältigung funktioneller Schwierigkeiten im Alltag.

Ind.: Lähmungserscheinungen jeder Art und Genese; Ausfall von Funktionen durch Mißbildung und Amputation; Erkrankungen des rheumatischen Formenkreises.
- Grundvoraussetzungen: minimale Bewegungsfunktion des Pat. und eine Belastbarkeit von mind. 10 Min. Der Pat. muß in der Lage sein, das Gesagte aufzunehmen, zu verarbeiten und sich zu merken
- *Ohne positive Einstellung des Pat. hat ADL keine Aussicht auf Erfolg.* Vor Beginn des Trainings wird ein **Funktionsstatus** erstellt. Er gibt der Ergotherapie die Möglichkeit, einen Behandlungsplan zu erarbeiten, Mißerfolge zu verhindern, Ergebnisse zu kontrollieren und zu dokumentieren. **Die bloße Verordnung von Hilfsmitteln, Rollstuhl, oder Prothese ist niemals sinnvoll!**

> ☞ **Funktionen, die der Pat. während seines Krankenhausaufenthaltes nicht erlernt, lernt er meist nicht mehr**

- Einsetzen von ADL **schon während der Bettphase:** Herstellen des Kontaktes, Lagerung, Mobilisierung und Aktivierung, Beginn mit Schreib- und Leseübungen. Unverzichtbar schon in dieser Phase: *Eßtraining* und *Körperpflege*. Ist der Pat. in der Lage aufrecht zu sitzen, wird das Toilettentraining, die Körperpflege, das An- und Ausziehen und – in dieser Phase sehr wichtig – die *Rollstuhlversorgung* und das *Rollstuhltraining* durchgeführt. Hilfsmittelversorgung
- **Letzter Behandlungsabschnitt:** Haushaltsführung, Benutzen des Rollstuhls außerhalb des Hauses, Bewegen im Verkehr, Benutzen von öffentlichen Verkehrsmitteln, Vorbereiten der Rückkehr an den Arbeitsplatz. Hilfsmittelversorgung

• Ist eine Wiedereingliederung in Familie und Betrieb nicht möglich, muß eine Ersatzlösung gefunden werden. *Alle Maßnahmen des ADL sind nur in engster Zusammenarbeit des therapeutischen Teams durchzuführen.*

20.8.8   Gelenkschutz

Prophylaktischer Gelenkschutz insbes. bei rheumatischen Gelenkerkrankungen. Dauerbeanspruchung und/oder Überlastung eines Gelenkes soll vermieden werden.

Gelenkschutzempfehlungen

Aufgabe	Gelenkschutz
Lagerung	Funktionsstellung: z.B. im Bett Hüften und Knie gestreckt, keine Knierolle
Gelenksstellung	Häufig wechseln: z.B. Wechsel zwischen Stehen, Gehen und Sitzen
Lasten tragen	Hebelgesetze berücksichtigen: z.B. körpernah heben
Sitzen	Korrekte Höhe: z.B. Toilettensitz erhöhen
Handfunktionen	Halten vermeiden: z.B. Ständer für Bücher. Hebelgesetze anwenden: z.B. verlängerter Hebel

20

Julius Fuchs
und Karl-Ludwig Krämer

21

Orthopädietechnik

21.1 Versorgung mit Orthesen undProthesen

- **Hilfsmittel:** sächliche und med. Leistungen, u.a. Körperersatzstücke, orthopädische und andere Hilfsmittel
- **Rezeptur:** Anzahl, Bezeichnung und Art der Herstellung (nach Maß oder Gipsabdruck und Fertigartikel). **Bei technischen Verordnungen immer Diagnose auf Rezept angeben**
- **Team:** Zusammenarbeit von Arzt, OT, Krankengymnasten und Ergotherapeuten notwendig. Rechtzeitig vor jeder Versorgung mit dem OT den aktuellen Stand der rezeptierfähigen Hilfsmittel erfragen (Hilfsmittelverzeichnis)
- **Gebrauchsschulung:** Durch KG und Ergotherapie (z.B. Gangschulung). Einweisung in Gebrauch der Artikel durch OT; durch KG weitere Schulung. Kontrolle von Paßform, Sitz und Funktion und Endabnahme durch Arzt
- **Patientenführung:** Information über Funktion, Form und Kosmetik, Tragekomfort, Haltbarkeit, Kosten, Service, Möglichkeit der Früh- und Sofortversorgung (☞ 21.6.2) verbessert *Compliance* → Vermeidung von Fehlversorgung und unnötigen Kosten.

Orthesen
Hilfsmittel zum Ersatz von verlorengegangenen Funktionen.
Orthesen dienen als äußere Kraftträger der *Stützung* (z.B. Längsgewölbeabstützung bei Senkfuß), *Fixation* (z.B. Korsett nach WS-OP), *Stabilisierung* (z.B. Gesamtkörper bei hoher Paraplegie, MMC-Orthese bei Spina bifida), *Redression* (Korsett bei Skoliosen), *Entlastung* (Allgöwer-Apparat, Thomassplint), *Immobilisation* (Arthrodesenhülsen), *Mobilisierung* (z.B. Peroneusfeder) und *Längenausgleich* (Orthoprothese bei Beinlängendifferenz) funktionsgestörter Körperteile.
Anfertigungsformen: *Individualanfertigung, Fertig-* oder *Halbfertigfabrikat, Modulartechnik.*

> ☞ Wirksame Orthesen sind unbequem und bequeme Orthesen sind unwirksam. Grundsatz: So wenig wie möglich, so viel wie gerade nötig.

Prothesen
Körperersatzteile zum Ausgleich verlorengegangener oder von Geburt an fehlender Gliedmaßenabschnitte zur Wiederherstellung der Steh-, Geh- oder Greiffähigkeit.
- **Prothesen** der unteren Extremität: Zwei grundsätzliche Ausführungstypen: *Schalenbauweise* (herkömmliche Bauart, meist aus Holz oder Kunststoff) und *Rohrskelettbauweise* (modular, Rohrkonstruktion hat tragende Funktion, äußere Form durch flexible Ummantelung aus Schaumstoff)
- **Oberschaft** ist das einzige Adaptionsinstrument am Amputationsstumpf. Individuelle Schaft- und Konstruktionsformen wegen unterschiedlicher Stumpfformen und Amputationssituation:
  - **Schaftformen:** z.B. Queroval, herzförmig, quatrolateral, Vollkontakt, ISNY und CAT/CAM-Schäfte (ohne Tuberaufsitz; ☞ 21.6.10)
  - **Vakuumunterstützter Haftschaft** (☞ 21.6.10): Durch einen „Saugraum" entsteht bei der Tendenz des Abgleitens des Prothesenschaftes (in der Schwungphase) ein relativer Unterdruck im Bereich des distalen Stumpfendes. Je kleiner der Saugraum, desto höher der relative Unterdruck, aber auch desto größer die Gefahr von z.B. Ödembildung und path. Gewebsreaktionen im Stumpfendbereich

21

  – **Vollkontaktschäfte:** Weiterentwicklung der normalen Saugschäfte. Vorausset-
    zung hierfür ist ein myoplastisch amputierter (☞ 21.6.1) schmerzfreier Stumpf.
    Vorteil: Einbettung und Druckverteilung über die gesamte Stumpfoberfläche.
    Geringe Zug- und Druckspitzen
  – Die **Paßform** ist entscheidend für Prothesenführung, Gangbild und Tragekomfort.
    Ziel: Bettung möglichst als Kontaktschaft → geringere Tuberbelastung
• **Material** nach funktionellen Eigenschaften und nach Hautverträglichkeit individuell
  wählen und austesten. Mögliche Materialien: Holz (Pappel, Abachi, Balsa), Leder,
  Kunststoffe oder faserverstärkte Kunstharzlaminate
• **Begurtungen und Haltevorrichtungen** sind hauptsächlich bei schlechten Stumpf-
  verhältnissen notwendig. Ansonsten nur psychologischer Effekt
• **Paßteile bzw. Module** (konstruktive Elemente einer Beinprothese): Fußpaßteile,
  Wade, Kniepaßteile, Oberschäfte, Kniegelenksdrehadapter, Hydraulik und Gang-
  phasensteuerungselemente. Durch Titanelemente Gewichtsersparnis, längere Halt-
  barkeit, aber höherer Preis (Kostenzusage der Krankenkasse?)
• **Für Konstruktionsauswahl** maßgebend: Länge, Kraft, Beweglichkeit und Beschaf-
  fenheit des Stumpfes; körperliche Leistungsfähigkeit, berufliche Tätigkeit, Freizeit-
  gestaltung und örtliche Gegebenheiten (Gebirge oder Flachland)
• **Langzeitversorgte,** z.B. Kriegsversehrte, sollten nach Möglichkeit ihre gewohnte
  Versorgung behalten (Umstellungsprobleme).

21.2   Rumpforthesen

21.2.1   Zervikalstütze

Zahlreiche orthopädietechnische Versorgungsmöglichkeiten der HWS (konfektionell
und individuell) möglich. Der **Schanz'sche Watteverband** wird in der ärztlichen
Praxis als Verband verwendet (einfachste Versorgungsmöglichkeit). Weitere gebräuchliche Zervikalorthesen.

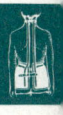

Anatomische Zervikalstütze (z.B. „Henßge-Krawatte")
*Schaumstoffkragen aus kräftigem, weichem Schaum mit Trikotüberzug und dorsalem
Klettverschluß.*
Ind.: HWS-Schleudertrauma, schmerzhafte degenerative HWS-Veränderungen
(→ Immobilisation, Wärme, Entlastung).
Rp.: Anatomische Zervikalorthese aus Schaumstoff, z.B. nach Henßge.
Klin. Proc.: Korrekter Umfang = Halsumfang. Korrekte Höhe → mediales Drittel
Klavikula bis Processus mastoideus.
Amb. Proc.: Paßformkontrolle, Tragezeit je nach Schmerzsituation. Bei Schleuder-
trauma etwa 2–4 Wo. (☞ 18.1.9).

Halbschalenzervikalstütze
*Weiches Schaummaterial mit Kunststoffverstärkungen. Durch Klettverschlüsse höhen-
verstellbar und weitenanpaßbar. Stabilere Stützfunktion als reiner Schaumstoffkragen.*
Ind.: HWS-Schleudertrauma, schmerzhafte degenerative HWS-Veränderungen
(→ Immobilisation, Wärme, Entlastung), postop. Stabilisierung (z.B. nach Spondylo-
dese). **Rp.:** Halbschalenzervikalorthese mit Kunststoffverstärkung und Klettverschluß.
Klin. Proc.: Umfang = Halsumfang. Höhe: mediales Drittel Klavikula bis Processus

mastoideus. Maßanpassung speziell nach OP. Baumwolltrikotunterlage notwendig, insbes. postop. **Amb. Proc.:** s.o., evtl. neu füttern und Nachpassung.

Zervikalextensionsorthese
HWS-Streckapparat mit gepolsterter Kinn- und Hinterhauptstütze und verstellbaren Achsel- und Schulterträgern.
Ind.: z.B. bei zervikaler Wurzelirritation (leichte Dauerextension).
Rp.: Zervikalextensionsorthese mit Schulterfixation.
Klin. Proc.: Zusammen mit OT Extensionshöhe und Kopfstellung festlegen (Kyphose und Lordose).
Amb. Proc.: Paßformkontrolle, Tragezeit je nach Schmerzsituation. Extensionshöhe zusammen mit OT nachstellen, kurzfristige Kontrollen.

Halo-Body-Jacket
HWS-Streckorthese: Kunststoffjacke mit Abstützung über den gesamten Oberkörper, höhenverstellbaren Extensionsstangen und über die Schädelkalotte fixiertem Haloring.
Ind.: Ruhigstellungen bei *instabilen* HWS-Frakturen. Postop. nach HWS-Aufrichtung z.B. M. Bechterew.
Rp.: Halo-Body-Jacket nach Maß.
Klin. Proc.: Maßtechnik: Brustumfang in Höhe Processus xiphoideus. Montage des Halo-Rings an der Schädelkalotte : Rasur und Desinfektion von vier Hautarealen am Kopf. Nach LA Stichinzision und Einschrauben von je 2 Schrauben über die Diagonale (nicht durch M. temporalis). Anziehen der Schrauben mit Drehmomentschraubenzieher (Erwachsene ca. 5–6 Kp), Schrauben mit Fixationsmuttern blockieren. Tägl. Schraubenpflege und -kontrolle. Kontrolle des Ringsitzes.
Amb. Proc.: zweimal/Wo. ambulante Kontrolle (Hautpflege, Schraubenkontrolle).

21
21.2.2 Leibbinde nach Maß

Individuell gefertigtes Stoffmieder, zirkulär um den Rumpf gearbeitet.
Ind.: **nur** verordnungsfähig nach schweren Abdominal-OP, Rektusdiastase, Bauchwandlähmung, Hernien bei Anus praeter. Andere Ind. → keine Kostenübernahme.
Rp.: Leibbinde nach Maß (unbedingt *Diagn. auf Verordnung*. Bei angegebenen Ind. keine gesonderte Genehmigung des Kostenträgers notwendig).
Amb. Proc.: Kontrolle auf Paßform, Sitz und Funktion durch den Facharzt. Weitere Verlaufskontrollen im allg. nur nach OP notwendig.

21.2.3 Stützmieder

Halbelastisches-Mieder (HE-Mieder nach Lindemann)
Drellmieder (Drell = dreifach gewebtes, sehr dichtes Baumwollgewebe) mit Stabverstärkung im Rücken, leicht überbrückend und wahlweise Vorderschnürung oder Klettverschluß.
Funktion: Torsionseinschränkung, Rumpfaufrichtung, Teilfixation der WS.
Ind.: Lumbalgien bei degenerativen LWS- und unteren BWS-Veränderungen, Lumboischialgien, Diskopathien, leichte Formen der Osteoporose, postop. Teilfixierung nach Bandscheiben-OP und bei statisch muskulärer Insuff. Das Mieder ersetzt postop. Wickeln mit breiten Binden.

Rp.: Halbelastisches Stützmieder nach Lindemann mit Unterstützungsgurten nach Maß.
Proc.: Rechtzeitige Anmeldung beim OT. Maßnehmen, Anprobe und Auslieferung in der Klinik.

Überbrückungsmieder nach Hohmann

Wie Lindemann-Mieder, jedoch mit Becken und Rumpf umfassenden Aluminiumspangen, LWS-überbrückend mit vertikalen paravertebral laufenden Verbindungsstäben.
Funktion: Ruhigstellung, Entlordosierung der WS, Verstärkung der Bauchpresse.

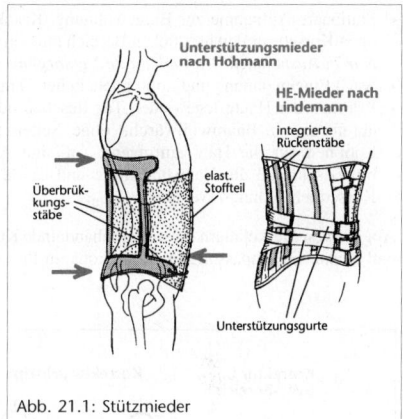

Abb. 21.1: Stützmieder

Ind.: Ausgeprägte Osteoporose, Spondylolisthesis, Wirbelkörperfraktur, Tumormetastasen, Segmentinstabilität.
Rp.: Hohmannsches Überbrückungsmieder nach Gipsabdruck.
Technischer Hinweis: Herstellung mit Rumpfgipsabdruck. Stärkere Überbrückungsfunktion der LWS und größere Rotationsstabilität als Lindemann-Mieder.
Proc.: Wie bei HE-Mieder, nur statt Maßnehmen Gipsabdruck.

21.2.4 Boston-Korsett

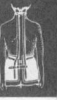

Derotationsorthese. Skoliose-Orthese aus Kunststoff in *Modulbauweise* mit *Rückenverschluß.* Aus vorgefertigten Pelotten, Stangen und Versteifungen für eine individuelle und paßgenaue Anfertigung. Größere Akzeptanz als beim Milwaukee-Korsett (☞ 21.2.5).

Ind.: Lumbale bis thorakolumbale Skoliosen (max. Scheitelhöhe Th 8–10) 20°–50° nach Cobb. Höhere Scheitelwirbel in Kombination mit Milwaukee-Aufbau.
Rp.: Boston Derotations-Skoliosenorthese.

Technische Hinweise: Kräftige Bauchpelotte, Lendenlordose korrigiert. Durch eingearbeitete Derotationspelotten in das symmetrisch gearbeitete Modul wird im *Dreipunkt-Korrektursystem* sowohl die *Seitabweichung* als auch die *Rotation* der Skoliose korrigiert. Die individuelle Ausschnittweise der Orthese kann durch zusätzliche thermoplastische Verformung verstärkt werden → bewirkt die korrigierende und derotierende Funktion der Orthese. Ein elastisches Baumwolltrikot *ohne Faltenbildung* muß unter der Orthese getragen werden (Haut und Druckschutz).

Klin. Proc.: Nach Kostengenehmigung und Maßtechnik durch den OT Anfertigung der Orthese am Pat.
• Rö.-Aufnahmen (WS a.p.) für den *Bauplan* notwendig
• Sofortige Rö.-Kontrollaufnahme im Korsett unter Markierung der Pelotten (Drahteinlage)

- Stationäre Aufnahme zur Eingewöhnung. Krankengymnastische Übungen mit und ohne Korsett für den häuslichen Bereich müssen während dieser Zeit erlernt werden. *Nur in Ausnahmefällen ambulante Versorgung*
- Nach Eingewöhnung und „durchgehaltener" Tragezeit von 24 h Entlassung möglich
- Erlernen der Hautpflege (jeden Tag duschen oder baden, rote Stellen mit Alkohol abreiben, nur Baumwollwäsche ohne Seitensaum benutzen, keine Salben oder Lotionen auf die Haut auftragen), An- und Ausziehen der Orthese. Pat. darauf hinweisen, daß die Haut um Hüfte und Taille dunkler wird (nach Abschluß der Korsettbehandlung reversibel)

Abgabe von Merkblättern für weiterbehandelnde KG, Elternberatung durch Stationsarzt und exakte Feinanpassung in der stationären Phase durch den OT.

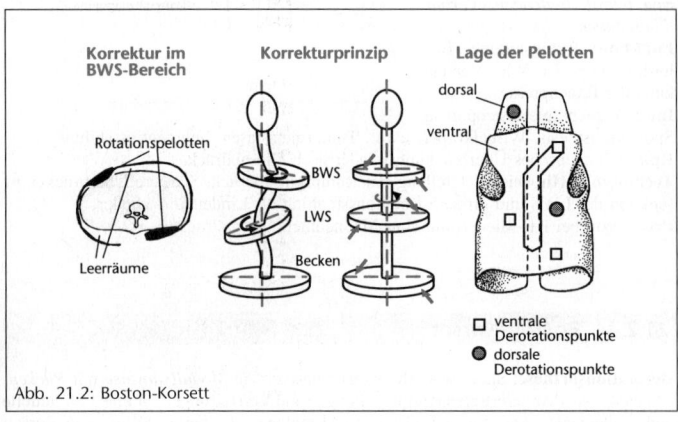

Abb. 21.2: Boston-Korsett

21

Amb. Proc. (Skolioseambulanz): Nach Entlassung Wiedervorstellung anfänglich in sechswöchigen Abständen (2 x), dann dreimonatlich, hierbei Hinzuziehen des OT. Messung von Körpergröße, Sitzgröße, Armspannweite. Haut (Druckstellen), exakter Pelottensitz, Paßform, bei jeder Wiedervorstellung kontrollieren.

Alle **Sportarten,** die im Korsett ausgeführt werden können, sind möglich. Vermieden werden sollten Geräte-, Bodenturnen und Sprungdisziplinen. *Tragezeit:* 23 h am Tag. Eine Stunde ohne Korsett ist für Körperpflege und KG erlaubt.
Rö.-Kontrollen alle 6–9 Mon. Genaue Meßvergleiche. Danach evtl. Korrektur der Pelottensitze. Bei durch Körperwachstum bedingter Notwendigkeit zur *Neuversorgung* frühzeitige Information des OT (☞ 18.1.20).

Entwöhnung: Bei Wachstumsabschluß (Risser-Zeichen V; ☞ 18.1.20) und röntgenologisch nachgewiesenem Progredienzstop. Erste Phase: stundenweise Entwöhnung am Vormittag (Schulzeit des Pat.). Bei Beginn verstärkter Einsatz stabilisierender KG. Zweite Phase: Tragen des Korsetts nur noch nachts (ca. 3 Mon.). Danach Weglassen der Orthese und jährliche Kontrolluntersuchungen.

21.2.5 Milwaukee-Korsett

Rumpforthese mit Beckenkorb, Kopfring mit Hinterhaupt- und Kehlkopfpelotten, längenverstellbare Verbindungsstäbe, frei bewegliche Derotationspelotten, Gegenhalt zu den Pelotten mittels Schulter-Kummet (schulterumfassende Korrekturpelotte).

Wird kaum noch verordnet, da schlechtere Akzeptanz durch die sichtbaren Kopfteile, kosmetische Einbußen durch körperferne Rücken- und Bruststäbe.

Ind.: *Hochsitzende Thorakalskoliose* bis 50° nach Cobb. Im wesentlichen idiopathische Skoliosen und thorakale Kyphosen (z.B. M. Scheuermann). Bei Mißbildungsskoliosen, paralytischen und tiefsitzenden lumbalen Skoliosen im allg. nicht indiziert. Zunehmender Ersatz durch Boston-Beckenkorb mit Milwaukee-Aufsatz.
Rp.: Milwaukee-Rumpforthese nach Gipsabdruck.
Proc.: Wie Boston-Korsett. Bei Längenwachstum entsprechendes Ausfahren der Stäbe. Entwöhnungsphase: ☞ Boston Korsett.

21.2.6 Chêneau-Münster-Toulouse-Derotations-Orthese

Rumpfumfassendes Kunststoffkorsett aus einem Stück mit integrierten Korrektur- und Gegenkorrekturzonen. Vorderverschlüsse mit Gurten- und Rastenverschluß.

Ind.: Lumbale Skoliosen bis 40° Cobb, thorakolumbale Skoliosen bis 50° Cobb, thorakale bis 45° Cobb. Grenzindikation ist Scheitelwirbel Th 6.
Rp.: Chêneau-Derotationsorthese nach Gipsabdruck.
Technische Hinweise: Wichtigstes Element der Korsettherstellung ist der Gipsabdruck und die Gipsmodelltechnik. *Dabei ist auf äußerst exakte Positionierung des Pat. beim Gipsabdruck zu achten.* Verwendung eines Gipsabdruckrahmens empfehlenswert. Bei der Modellherstellung durch den OT werden sowohl die Korrekturpelotten als auch die gefensterten Freiräume auf das Gipsmodell einmodelliert. **Wichtig:** Modellherstellung nur mit aktuellen Rö.-Aufnahmen möglich.
Klinisches und amb. Proc. sowie **Kontrollen** wie bei Boston-Korsett.

21.2.7 Reklinationsorthesen

Becker-Gschwend-Korsett
Hyperextensionsorthese in Metall- oder Kunststoffbauweise, zirkulärer Rumpfbügel. Ventral: Manubrium- und Symphysenpelotte, dorsal: Korrektur- oder Hypomochlionpelotte. Viele Ausführungen und Modellvarianten. *Wichtigste Funktion:* Dreipunktprinzip mit **Einengung der Seitneigung**.

Ind.: Vorwiegend lumbale und thorakolumbale Form des M. Scheuermann (Kyphosenwinkel von 60–70° nach Cobb).
Rp.: Becker-Gschwend-Reklinationsorthese nach Gipsabdruck.
Technische Hinweise: Orthese bewirkt ausreichende Torsionssteifigkeit. Thorakale Redressionspelotte darf max. bis in Höhe des Kyphoseschaitels reichen. Redression-

spelotten nachstellbar. Technische *Variante:* Vierpunkt-Orthese, wobei der vierte Punkt (Beckenring) nur Haltefunktion besitzt.

Amb. Proc.: Gipsabdruck durch den OT in überkorrigierter *entlordosierender Haltung* (Rumpf nach vorne geneigt, Arme aufgestützt, Knie leicht gebeugt). Kein stationärer Aufenthalt für Eingewöhnung nötig. Funktionskontrolle nach Anfertigung durch Rö.-WS seitlich.
Kontrollen: Initialphase alle 2 Wo. nachstellen, dann vierteljährliche Kontrollen.

Dreipunktkorsett nach Bähler

In Modulbauweise nur mit schmalem Beckenring gearbeitete *Dreipunktorthese* in Metall- oder Kunststoffstangenbauweise und variabel einstellbaren Peloten.
Prinzip: aktive Aufrichtung und Umkrümmung nach dem **Dreipunktprinzip:**
* *Manubriumpelotte* (Entlastung der Klavikula wichtig)
* *Symphysenpelotte*
* *Dorsale Pelotte* (bei Kyphose unterhalb des Scheitelpunktes der Krümmung anzubringen).

Ind.: Kompressionsfraktur *untere* BWS und LWS und *lumbaler* M. Scheuermann.
KI: Für ältere und druckempfindliche Pat. nicht geeignet, da Bähler-Korsett stark aufrichtet.
Rp.: Dreipunkt-Reklinationsorthese nach Maß.
Technische Hinweise: Leichte Ausführung, sehr gute Verstellmöglichkeit, Kurzzeiteinsatz.
Amb. Proc.: Maßtechnik. Kann sofort an Pat. adaptiert werden. Keine umfassenden Anprobearbeiten erforderlich. Für die Sofortversorgung geeignet. Funktions- und Paßformkontrolle wie Becker-Gschwend-Korsett.

21

21.2.8   Rahmenstützkorsett

Zirkulär um den Körper gearbeitetes stark fixierendes Korsett in Schalen-, Moduloder Stangenbauweise; viele Ausführungsvarianten. Starke Einschränkung sämtlicher Bewegungsrichtungen der WS.
Ind.: Schwere Osteoporosen (Kompressionsfrakturen), Osteomalazien, WS-Tumoren, Spondylitis, M. Bechterew, postop. nach Spondylodesen, Muskelerkrankungen.
Rp.: Rahmenstützkorsett nach Gipsabdruck.
Technische Hinweise: In der althergebrachten Form des Stangenkorsettes nur noch selten. Hauptsächlich in Schalenbauweise aus Kunststoff mit integriertem Leibmieder oder geschlossen mit Schnallen. Gipsabdruck in korrigierter Stellung erforderlich (als Sofortversorgung evtl. als Neofrakt®-Rumpforthese).
Proc.: Rücksprache mit OT, Gipsabdruck und Anpassung. Postop. auf Kreislaufreaktion bei Anfertigen eines Gipsabdruckes achten. Langsam aufstehen lassen, evtl. zusätzlich z.B. 30 Tr. Effortil®. Information des Pat. über Sinn und Dauer der Versorgung.
Kontrollen: Initial kurzfristige Paßformkontrollen.

21.3 Orthesen der oberen Extremität

21.3.1 Schulterabduktionsorthesen

Verstellbare Abduktionsorthese
Konfektionierte Orthese auf alle Größen sowie re oder li einstellbar mit halbschalenförmigen Armauflagen, Schulter- und Brustgurten und auswechelbarer Polsterung.
Ind.: Z.n. OS und anderen Eingriffen im Schultergelenksbereich, nach Narkosemobilisation im Schultergelenk (Frühphase). Weitgehend Ersatz für Thoraxabduktionsgipse.
Rp.: Oberarmabduktionsorthese, verstellbar, nach Maß.
Klin. Proc.: Orthese schon vor Narkosemobilisation oder OP einstellen und anpassen.

Abduktionskeil
Mit Gurten am Körper befestigter Schaumstoffkeil, Hand- und Unterarmführung mit Klettverschlüssen.
Ind.: Nach operativen Eingriffen am Schultergelenk bei vorderer Schulterluxation.
Rp.: Abduktionskeil in spezieller Anpassung nach Maß.
Technischer Hinweis: Außenrotationswinkel angeben.

Briefträgerkissen
Keilförmiges, unter der Achsel zu tragendes Kissen mit verstellbaren Schulter- und Brustgurten. Hand- und Ellenbogenführung mittels aufknüpfbaren Stofflaschen.
Ind.: Leichte Abduktionslagerung in späteren Behandlungsphasen nach Schulter-OP oder Narkosemobilisationen (größerer Bewegungsspielraum).
Rp.: Briefträgerkissen.
Technischer Hinweis: Abduktionswinkel angeben.

21.3.2 Handlagerungsorthesen

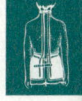

Kunststofflagerungsorthese in Funktions- oder korrigierter Stellung mit oder ohne Daumeneinschluß, die sowohl volar als auch dorsal gefertigt werden kann. Durch zirkuläre Klettverschlüsse zu fixieren. Großzügige Perforation zur Luftzirkulation.
Ind.: Handfehlstellungen (z. B. bei ICP, nach Apoplex). Lagerung nach operativer Beseitigung von Fehlstellungen, Klumphand.
Rp.: Handlagerungsorthese volar (dorsal) mit (ohne) Daumeneinschluß nach Gipsabdruck.
Klin. Proc.: Gipsabdruck so früh wie möglich in der gewünschten Stellung. Langsames Eingewöhnen in die korrigierte Stellung, ständige Nachkorrekturen notwendig, Teamarbeit mit Ergotherapeuten.

21.3.3 Handorthesensystem DAHO

Modularsystem mit dynamischer Wirkung für die kons. prä- und postop. Behandlung der vier Langfinger und des Handgelenkes. Drei Grundmodelle, individuelle Anpassung und Justierung durch verstellbare Bauteile, sehr geringes Gewicht.
DAHO = Deutscher Arbeitskreis für Handorthesen.
• **Typ 1:** Dynamischer dorsoradialer Zug auf die MP-Gelenke bei fixiertem oder beweglichem Handgelenk. *Ind.:* Ulnardeviation von Hand und Finger bei c.P.

- **Typ 2:** Dynamische Extension der DIP, PIP und MP-Gelenke mit dynamischer Handgelenksextension. *Ind.:* Kräftigung der Beugemuskulatur der Finger und des Handgelenkes, Redression von Weichteilkontrakturen, Aktivierung und Verbesserung der Handkoordination, Läsionen des peripheren Nervensystems, zur kons. prä- und postop. Mitbehandlung
- **Typ 3:** Dynamische Flexion der Finger bei fixiertem Handgelenk. *Ind.:* Stärkung der Extensorenmuskulatur, Redression von Weichteilkontrakturen, prä- und postop. Ther.

Technischer Hinweis: Befestigung der Flexionszüge an den Fingern an künstlichen Fingernägeln oder aufgeklebten Häkchen.

Rp.: Dynamische DAHO-Handorthese nach Maß, Typ 1, 2 oder 3.

Klin. Proc.: Maßtechnik und Aussuchen des benötigten Orthesentypes mit Facharzt und OT. Nach Kostenvoranschlag und Genehmigung durch den Kostenträger Anpassung durch OT. Korrektur durch tägliches Nachstellen der dynamischen Komponenten. Übungsprogramm zusammen mit Ergotherapeuten festlegen.

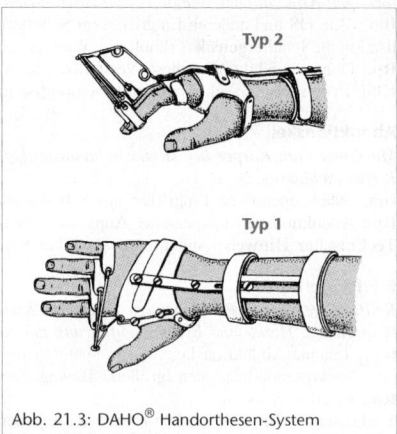

Abb. 21.3: DAHO® Handorthesen-System

21

21.4 Orthesen der unteren Extremität

21.4.1 Stützapparat

Lähmungsapparat
Funktionsergänzende, funktionsunterstützende, bewegungsbeeinflussende und *teilfixierende* Elemente. Haupsächlich in *Schienen-Schellenbauweise.* Neueste Technik: Carbonfaser-Gießharztechnik.

Ind.: Krankheitsbilder der unteren Extremität, z.B. Querschnittslähmung, ICP, Poliomyelitis.
Rp.: *Sinnvollerweise nach Absprache und Versorgungsvorschlag des OT,* z.B.: eine Oberschenkelorthese mit Oberschenkelschellen, zurückverlagertem frei beweglichem Kniegelenk, Unterschenkelschellen, dorsal gesperrtem Sprunggelenk und Hessingsandale nach Gipsabdruck.
Proc.: Nach Kostengenehmigung Gipsabdruck, Anprobe und Ablieferungsabnahme. Gebrauchsschulung einleiten (Anund Ausziehen, Pflege, Service, Hautpflege, KG).

Entlastungsapparat

Bewegungseinschränkende, die *Lastaufnahme* beeinflussende und über starre Grundelemente *vorwiegend fixierende Funktion.* Hauptsächlich in *Hülsenbauweise* mit *Tuberaufsitz* oder Belastungsaufnahme über *Kniebettung.*

Ind.: Alle die Belastungsfähigkeit der Beinsäule herabsetzende Erkrankungen: z.B. Pseudarthrosen, vorübergehend nach OS, destruierende Gonarthrosen, primäre Tumoren und Metastasen, Knochenstoffwechselerkrankungen.

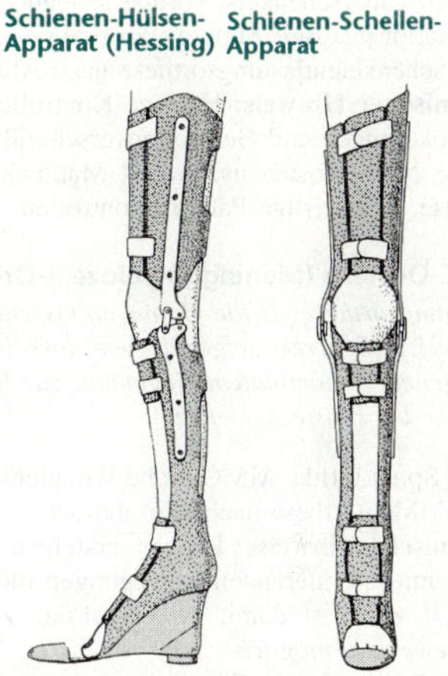

Rp.: *Sinnvollerweise nach Absprache und Versorgungsvorschlag des OT,* z.B.: eine teilentlastende Oberschenkelorthese mit Tuberaufsitz, Oberschenkelhülse, Kniegelenkfeststellung (Schweizer Sperre), Unterschenkelhülsen, gesperrtem Sprunggelenk und Hessingsandale mit freischwebender Ferse und Teilbelastung des Vorfußes nach Gipsabdruck.

Proc.: Wie bei Lähmungsorthese.

Schienen-Hülsen-Apparat (Hessing)   **Schienen-Schellen-Apparat**

Abb. 21.4: Lähmungsapparate

Entlastungsorthese (Thomassplint)

Ind.: Teilentlastung der Beinsäule, insbes. des Hüftgelenkes (v.a. bei M. Perthes).

Rp.: Thomassplint nach Gipsabdruck re oder li, evtl. Oberschenkelentlastungsorthese nach Gipsabdruck. Evtl. mit Schweizer-Sperre, Extensionsgamasche. *Immer Längenausgleich der Gegenseite verordnen.*

Technische Hinweise: Verschiedene Schaftformen, z.B. PTF-Ringschaft *(Volkert),* immer mit Tuberaufsitz. Bänder: körperfern (Schwebeeffekt). Schmaler Abrollauftritt. Zur Sicherheit und als Tragehilfe weicher Beckengurt.

Proc.: Rechtzeitige Rezeptierung und Benachrichtigung des OT. Gipsabdruck des gesamten Beines, Anprobe und Ausmessen durch OT. Gehschulung durch KG. Entlassung ab Lauffähigkeit.

Kontrollen: Wachstumskontrollen (je nach Alter alle 4 Wo. bis 2 Mon.). Verlängerungen des Auftrittes. Auf Wirbelsäulen- bzw. Beckengeradstand achten.

Entlastungsorthese nach Allgöwer

Unterschenkelorthese in Modulsystem. Kondylenfassung und Patellaabstützung, schwebende Fußführung, evtl. mit dynamischer Teilbelastungsvorrichtung, schmalem Auftrittsbügel.

Die Lastaufnahme der Orthese erfolgt über den Bodenbügel direkt auf die Knieebene unter *Voll- bzw. Teilentlastung des Unterschenkels und Fußes.* **Wichtig:** Längenausgleich auf der Gegenseite. Am besten geeignet zur Akutversorgung, da vorgefertigte Module. Häufige Hochlagerung des Beines, um Unterschenkelödemen vorzubeugen. Häufiger Wechsel des Unterziehstrumpfes.

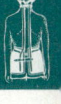

Ind.: Fersenbeinfrakturen, Sprunggelenksfrakturen, nicht belastbare Frakturen des distalen Unterschenkels, vorübergehende Entlastungen z.B. bei Vorfuß- oder Zehen-amputationen. Bei Malum perforans, wenn Gehhilfengebrauch unmöglich. **Rp.:** Unterschenkelentlastungsorthese nach Allgöwer.
Technischer Hinweis: Häufige Kontrollen des Gehbügels und Gehstollens (Schrau-benlockerungen und Gehstollenverschleiß).
Proc.: Nach Kostenzusage und Maßtechnik durch den OT sofortiges Anlegen der Orthese. Kurzfristige Paßformkontrollen.

MMC-Orthese (Meningomyelozele-Orthese)

Lähmungsorthese, beide Beine umfassend, mit Knie- und Hüftgelenken festgestellt (Schweizer Sperre), tiefgezogenem dorsalem Beckenbügel (Glutealabstützung), hoch-gezogenem abdominalem Gegenhalt zur Rumpfaufrichtung, frei bewegliche Knöchel-gelenke als Einsteckgelenke.

Ind.: Spina bifida, MMC, hohe Paraplegien.
Rp.: MMC-Orthese nach Gipsabdruck.
Technische Hinweise: Längenverstellbare Schienen (Wachstumsanpassung), Hüftge-lenke mit alternierenden Bewegungen möglich. Falls die Orthese zur Gangschulung benutzt wird, ist damit im Gegensatz zum Durchschwinggang eine *alternierende Gehbewegung möglich.*
Klin. Proc.: Nach Gipsabdruck und Anfertigung der Orthese Gebrauchs- und Gehschulung durch KG. Bei kleineren Kindern wird die Orthese primär nur als Stehständer benutzt. Häufige Hautkontrollen erforderlich **(Dekubitusgefahr wegen Sensibilitätsverlust).** Hautpflege beachten.
Kontrollen: Nur wachstumsbedingt notwendig. Dann zusammen mit OT und KG.

21

21.4.2 Orthesen bei der Behandlung der Hüftdysplasie und -luxation (☞ 19.1.11)

Ther.-Prinzip: Tiefe Zentrierung des Hüftkopfes in die dysplastische Pfanne mit dem Ziel der Nachreifung zu einer normalen Hüftpfanne. Dies gelingt in der Abspreizstel-lung *(mitigierte Lorenzstellung).*

Spreizhose

Orthese aus abwaschbarem Material mit stufenlos verstellbarem Spreizteil, über Kreuz befestigten Schultergurten, welche Hose und Spreizteil in der gewünschten Höhe fixieren. Zahlreiche Modellvarianten auf dem Markt. Wichtig: auf Spreizhosenfunktion achten, d.h. kein Repositionsmodell (s.u.).

Ind.: Pfannendysplasie *ohne* Luxation oder Subluxation des Hüftkopfes, leichte Instabilitäten bei Geburt. *Neuere Entwicklung:* mehr Flexion, weniger Abduktionspo-sition (z.B. *von Bernau, Graf, Hildebrandt*).
Rp.: Spreizhose mit verstellbarem Spreizteil (Spreizbreite in cm angeben).
Proz.: *Maßtechnik:* in gewünschter Spreizweite zwischen den Kniekehlen gemessen, danach Einstellen des Spreizteiles an konfektionierter Hose. Unterrichtung der Eltern über *Anziehtechnik:* langsame Einstellung der Spreizbreite durch vorsichtige Abd. der Beine bis zur gewünschten Spreizstellung, Einbringen des Spreizteiles zwischen die Knie und anschließende Fixaton über den Oberschenkel. Danach Höhenfixation durch angelegte Schulterträger. Kontrolle anfangs wöchentlich zur Nachpassung, evtl. größere

Spreizhose. **Tragedauer:** Bis zur Ausheilung oder Gehfähigkeit. **Hüftkopfnekrose-
raten** laut Literaturangabe ca. 1 %.

 Cave: Bei zu schmaler Spreizhose durch Hebeleffekt nachteilige Wirkung
(Luxation).

■ **Repositions-und Retentionsbandagen (zahlreiche Modifikationen)**

Pavlik-Bandage (Pavlik 1954)
*Eine in Gurtsystem gefertigte Bandage mit steigbügelartiger, stufenlos verstellbarer
Unterschenkelbegurtung.*
Ind.: Subluxation und geringgradige Luxation in den ersten Lebensmonaten.
Rp.: Pavlik-Bandage nach Maß.
Proc.: Benachrichtigung des OT und Maßnehmen, Anprobe durch OT und Facharzt
(Einstellen der gewünschten Beinstellung). *Prinzip:* zunächst Hüftbeugestellung von
ca. 110°, danach langsame Abduktion.
Kontrollen: Mehrmals wöchentlich. *Wichtig:* gute Kooperation mit den Eltern.
Pavlik-Bandage darf nicht ausgezogen werden (Gefahr der Reluxation). Bei Körper-
pflege Beinchen unbedingt manuell in erreichter Stellung halten.

21.4.3   Erlanger Orthesenbandage

*Beckenumgreifende Orthesenbandage mit mechanischem Hüftgelenk, Oberschenkel-
führung (individuell modifizierbar), Kondylenkorb zur distalen Abstützung.*
Ind.: Aktivierte Koxarthrosen, schmerzhafte Endoprothesenlockerung, Prothesenluxa-
tion, ein- und doppelseitige Prothesenentfernung (Girdlestone-Hüften).
Rp.: Erlanger Prothesenbandage nach Maß oder Gipsabdruck (bei Oberschaftmodifi-
kation).
Proc.: Nach Kostenzusage Maßtechnik durch OT bei Verwendung von Maßkonfek-
tionsteilen oder Gipsabdruck bei individueller Herstellung. Anprobe und Anpassung
zusammen mit OT, Arzt und KG. Langsame Belastungs- und Bewegungsaufnahme
unter gleichzeitiger Nachpassung der Funktionsteile. Gehschulung bis zur Entlassung
des Pat.

21.4.4   Kompressionsstrümpfe und -strumpfhosen

Strümpfe aus elastischen, mit Baumwolle umwickelten, gestrickten Fäden.
• **Merkmale:** geschlossene Ferse, Zweizugqualität (längs- und querelastische Kom-
pression) und gleichbleibende Rückstellkräfte des Gummis oder Elastomerfadens.
Herstellung nach exakter Maßtechnik und Überprüfung nach Konfektionstabellen.
**Für die Maßtechnik ist es entscheidend, daß der Pat. vor dem Maßnehmen
nicht aus dem Bett aufgestanden ist.** Bei Maßabweichung gegenüber der
Konfektionstabelle von > 5 % ist eine Maßanfertigung indiziert
• **Ausführungshöhen:** *Knöchelstrumpf (A–B), Unterschenkelstrümpfe (A–D), Halb-
schenkelstrümpfe (A–F), Schenkelstrumpf (A–G)* und *Strumpfhose (A–M).*
Bei Halbschenkel- und Schenkelstrumpf ist es sinnvoll, Haltebandage, Haftgel oder
ein Haftband zu verordnen.

Indikationen und Kompressionsklassen

Die Kompressionsklasse ist zwingend von der Ind. abhängig. Die Auswahl der Kompressionsklassen legt der Arzt fest (Pat. wählt sich sonst evtl. aus kosmetischen Gesichtspunkten und aus Komfortgründen Strümpfe mit zu schwacher Kompressionsklasse aus).

- **Kompressionsklasse 1:** z.b. bei Schwangerschaftsvarizen, Besenreiservarizen ohne Ödemneigung. Schwere- und Müdigkeitsgefühl in den Beinen (stehende Berufe)
- **Kompressionsklasse 2:** Häufigst verordnete Klasse. Ausgeprägte Varikosis mit Ödemneigung, posttraumatische Schwellung, Thrombophlebitis, Z.n. Verödung und Varizen-OP, starke Schwangerschaftsvarikosis mit geringer bis mittlerer Ödemneigung
- **Kompressionsklasse 3:** postthrombotisches Sy., schwere Varikosis, Atrophie blanche, starke Ödemneigung, Ulcus cruris
- **Kompressionsklasse 4:** Nur geeignet bei schwersten Ödemen, Elephantiasis
- **Kompressionsstrumpfhosen:** hochreichende Varikosis und Z.n. Beckenvenenthrombose.

Cave: Ab Kompressionsklasse 2 muß geprüft werden, ob der Pat. in der Lage ist, Kompressionsstrümpfe selbst anzuziehen oder eine Hilfskraft dafür notwendig wird. Alle Kompressionsstrümpfe sollen früh am Morgen angezogen werden, am besten unmittelbar nach dem Aufstehen oder sogar noch im Bett. **Keinesfalls bei schon vorhandenen starken Ödemen anziehen.** Es gibt für einzelne, schwierige Fälle Anziehhilfen.

Verordnung

- *Vor* Verordnung prüfen, ob es bei einseitigem Tragen eines Kompressionsstrumpfes zu einem kompensatorischen Ödem auf der Gegenseite kommt. Dann paarweise verordnen
- **Die Verordnung muß enthalten:** *Höhe des Strumpfes,* z.B. A–G, *Kompressionsklasse,* ein *Stück* oder ein Paar, *Konfektion oder Maßanfertigung* und *Diagnose.* Ob Maß- oder Konfektionsstrumpf mit OT klären. **Beispiel:** Ein Paar Oberschenkelkompressionsstrümpfe A–G, Kompressionsklasse 2 nach Maß
- Eine Verordnung zu Lasten der gesetzlichen Kostenträger ist **zur Prophylaxe** nicht statthaft
- Kompressionsstrümpfe oder -strumpfhosen sind nur für die Zeit **nach** dem stationären Aufenthalt verordnungsfähig
- Bei der Erstversorgung ist eine Doppelversorgung aus hygienischen Gründen zulässig. Ansonsten Neuverordnung alle sechs Mon. möglich.

Anmerkungen: Thromboseprophylaxestrümpfe sind nur *während* des stationären Aufenthaltes verordnungsfähig, da sie im Liegen getragen werden können und nur ca. halb so stark wie Kompressionsklasse 1 komprimieren. **Sie sind nicht zur Behandlung des varikösen Symptomkreises geeignet. Stützstrümpfe** haben ebenfalls keine medizinische Kompressionsklasse, da sie unter Kompressionsklasse 1 liegen → nicht verordnungsfähig.

21.4.5   Kniegelenksorthese

Zahl der Kniegelenksorthesen kaum mehr zu überschauen. Unterscheidung zwischen *prophylaktischen, rehabilitativen und funktionellen Orthesen.* Die Palette der Versorgungsmöglichkeiten wird angeführt durch:
• **Gummi-Knie-Bandagen** mit Verstärkungen oder Silikoneinlagen, seitlichen Gelenken und individuell eingenähten Polstergruppen
• **Passive Knieführungsorthesen** in Hülsenbauweise mit seitlichen monozentrischen Gelenken.
  Reiner Führungscharakter ohne grössere Korrektur
• **Aktive oder teilaktive Knieorthesen** mit polyzentrischen Gelenken, Hülsen und Bändern, Patellaführungen, Korrekturzügeln und Bändern (Valgus, Varus, Extension und quadrizepsunterstützende Zuggurtungen), Patellaführungen und verschiedenen Kombinationen. Dynamische Orthesen nur für aktive Pat., keine geriatrische Versorgung.

Einteilung nach Gelenkmechanik (nach Eichler)
• *Kniekappen* (z.B. Hohmannsche Filzkreuz, Genutrain®) und Patellabandagen (Kasseler Patellabandagen, dynamische Patellabandagen oder Subluxationsorthese bei habitueller Patella(sub)luxation)
• Orthesen mit flexiblen *Gelenkstäben*
• Orthesen mit *Scharniergelenken* (geriatrische Versorgung)
• Orthesen mit *polyzentrischen Gelenken* (ROM-System II, Castolen-Schiene, Medfix 600, Medfix 1000)
• *„Sportorthesen"* (Lennox-Hill, Donjoy, C.Ti.)
• Knieorthesen zur *Achsenkorrektur*
• Knieorthesen bei *Lähmungen* (Genu recurvatum)
• Zur *Ruhigstellung* (Mecronschiene, verschiedene Arthrodesenschienen).

Ind.: Ein- oder mehrachsige Knieinstabilitäten, z.B. posttraumatisch, postop. nach Knieband-OP, Instabilität bei Arthrosen, angeborene Instabilitäten.
Rp. (Beispiele):
• Elastische Knieführungsbandagen mit seitlichen Gelenken nach Maß
• Knieführungsorthese mit Lederhülsen nach Gipsabdruck
• Aktive Knieführungsorthese mit Beuge- und Streckeinstellung nach Gipsabdruck (Lenox-Hill).

Technischer Hinweis: *Genaue* Maß- und Gipsabdrucktechnik nötig, da Nachpassung nur bedingt möglich ist.
Klin. Proc.: Maßnehmen oder Gipsabdruck durch OT. Bei konfektionierten Orthesen sofortiges Anlegen möglich. Angelegte Gipse oder Tutoren bei der Anprobe schalen und bis zur Endfertigung wiederanlegen (Herstellungs- bzw. Lieferzeiten berücksichtigen).

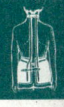

21.4.6   Lagerungsorthese

Nach Gipsabdruck gefertigte beinumfassende Kunststoffschalen. Ausführungen für Fuß, Unterschenkel, knieüberschreitend, Fuß-Oberschenkel, ein oder beidseitige Versorgungen (mit verstellbarem Spreizteil, Beckenumfassungen oder Beckenkorb). Gelenke können steif, frei beweglich oder mit individuell verstellbaren Quengelschienen gearbeitet werden. Schalen können entweder ungefüttert (Hygiene, waschbar) oder mit leichtem Tuch gefüttert und perforiert gefertigt werden.

Ind.: Postop. Lagerung und Halten einer operativ erreichten Korrektur (z.B. Spreizlagerung nach Adduktorentenotomie). Aufdehnung von vorhandenen Kontrakturen (Quengelgelenke), Fehlhaltungen der unteren Extremität (ICP), Gipsunverträglichkeit, Streckquengelung bei Beugesehnenverlängerung.
Rp.: Ober- oder Unterschenkellagerungsorthese mit oder ohne Gelenke; mit oder ohne Beckenkorb. Ein- oder beidseitige Versorgung nach Gipsabdruck.
Technische Hinweise: Zur Kontrolle des exakten Fersensitzes plantarseitiges Loch im Kleinfingerdurchmesser. Individuelle Weitenverstellmöglichkeit durch Klettbänder.
Klin. Proc.: Gipsabdruck zusammen mit OT in optimaler Lagerung. Evtl. bei ICP-Pat. Sedierung (für Säuglinge und Kinder z.B. Chloralhydrat Rectiole®) erforderlich. Zur Anprobe der Orthesen werden vorhandene Gipse *geschalt* und nach der Anprobe bis zur endgültigen Fertigstellung der Orthese wieder angewickelt. Bei verstellbaren Quengelgelenken tägl. Nachstellen der Zahnsegmente. **Einweisung der Angehörigen in den Gebrauch der Orthesen.**

 Cave: nach langer Tragezeit der Orthesen Gefahr von **Spontanfrakturen** durch die entstandene Inaktivitätsosteoporose. Pat. evtl. mit angelegten Schienen in Schräglagebrett oder Stehständer stellen.

21

21.4.7   Innenschuh

Mittels Kunststoffkern verstärkter, gefütterter leichter Innenschuh aus Leder zur biomechanischen Verbesserung der statischen und dynamischen Gehsicherheit.
Kann im Konfektionsschuh getragen werden. Biomechanische konstruktive Details, wie z.B. Supinationskeil, vordere, mittlere und hintere Abrollung, Knöchelverstärkung, Längenausgleich und sonstige Korrekturen können eingearbeitet werden (☞ 21.5.1).

Ind.: bei ICP-Pat., kontrakter Lähmungsklumpfuß, Fußlähmungen und damit einhergehende Knieinstabilität, Abrollschwierigkeiten bei Sprunggelenksankylosen, Versteifungen nach Frakturen oder Arthrodesen, Arthrosen im Fußwurzel- und Sprunggelenksbereich.
Rp.: Innenschuh nach Gipsabdruck.
Technische Hinweise: Der Einsatz von Innenschuhen *erspart sehr häufig die Verordnung von orthop. Maßschuhen* speziell bei nur einseitiger Versorgung! Der Einsatz von farbigen Ledersorten erhöht die Akzeptanz bei Kindern. Der thermoplastisch verformbare Innenkern kann nachgepaßt werden.
Amb. Proc.: Verlaufs- und Paßformkontrollen durch verordnenden Arzt.

21.4.8   Peronaeus-Orthese

Mehrere Ausführungen am Markt, z.B. Otto-Bock-Orthese®, Camp-Peroneus-Orthese®, Glenzack-Schienen und Heidelberger Winkel. **Anmerkung:** Der Original Heidelberger Winkel ist ein *orthop. Maßschuh* (hoher Preis!), versehen mit versteifter hochgezogener dorsaler Kappe mit Wadenband. Maßschuhe sind jedoch nicht immer erforderlich, daher ist eine leichtere, preiswertere Versorgung oft sinnvoller. Beispielsweise:

Finnische Peronaeus-Orthese

An konfektionierter Einlage angebrachter Federbügel mit Vorspannung und aufgestecktem Wadenband mit Klettverschluß. Einfachste technische Versorgung bei Peroneusparese. Keine Veränderungen am Konfektionsschuh notwendig.

Ind.: Peroneusläsion mit Fußheberschwäche oder -ausfall und Steppergang. Nicht geeignet bei starker spastischer Supination (dann doppelseitige Peronaeusorthesenversorgungen).
Rp.: Finnische Peroneusfeder nach Maß.
Technische Hinweise: Alle 2–3 Mon. Nachfetten der Federgruppe, Überzug öfters erneuern, Kleiderverschmutzung beachten. Bei Fußfehlstellungen kann eine individuelle Einlage gefertigt werden.

21.4.9   Klumpfußorthese

Verstellbare knieübergreifende Orthese in 90° Kniebeugung mit verschiedenen Korrekturelementen: Unterschenkel-Knieführung, Fersenbeinfixierung und verstellbarer Vorfußkorrektur (Abduktion). Orthese erst nach Abschluß der Redressionsgipsbehandlung verordnen (Fuß größer → bessere Adaption).

Ind.: Halten eines OP-Ergebnisses, spastischer Klumpfuß, neurogener Ballenklumpfuß, Lähmungsklumpfuß.
Rp.: Klumpfußorthese, verstellbar nach Gipsabdruck.

Technische Hinweise: Gipsabdruck in optimaler Korrektur:
- *Kniebeugung* zur Entlastung der Achillessehne
- *Dorsalextension* des Fußes
- *Ferseneinbettung* und Fersenhochstand beachten (nur gutfixierte Ferse läßt Vorfußkorrektur zu)
- *Pronationsstellung* des Fußes
- *Vorfußabduktion* mit Os cuboideum als Hypomochlion.

Ausführungsvarianten, z.B. seitlicher oder vorderer Einstieg, Kopenhagener Ausführung (Korrektur durch Rastengelenke).

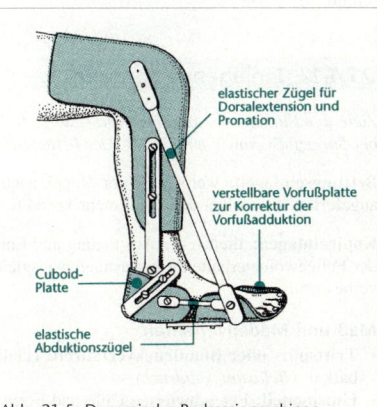

elastischer Zügel für Dorsalextension und Pronation

verstellbare Vorfußplatte zur Korrektur der Vorfußadduktion

Cuboid-Platte

elastische Abduktionszügel

Abb. 21.5: Dynamische Redressionsschiene

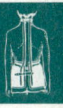

Klin. Proc.: Gipsabdruck bei letztem Gipswechsel. Nach abgeschlossener Gipsbehandlung oder OP-Nachbehandlung konsequente Versorgung mit Klumpfußlagerungs-
schiene. *Tragezeit:* bis stabile, ausreichende Korrektur erreicht ist. Wachstumsbedingte
Neuverordnung beachten. Bei Druckstellen Korrekturdruck zurücknehmen. Nahtlose
Söckchen oder Trikot-Schlauch sollten unter der Orthese getragen werden. Eltern in
das korrekte Anlegen einweisen. **Ergänzung der Schienenbehandlung durch KG-
Maßnahmen mit Kräftigung der Pronatoren.**

21.4.10 Sichelfußorthese

*Korrektur der Vorfußadduktionsstellung und der meist etwas später auffallenden
Valgusstellung der Ferse.*

Schaumstoffringe für Unterschenkel in den ersten Lebenswochen (bei ,,Bauchlie-
gern"). Nach Gipsredression zum Halten des Korrekturergebnisses: **Oberschenkel-
nachtlagerungsschalen** mit oder ohne verstellbaren Vorfußteil je nach Schweregrad.
Danach im Laufalter **Antivarusschuhe** (z.B. Modelle von Ipos oder Schein) oder
Anziehen des re Schuhes am li Fuß und umgekehrt.
Rp.: Fußlagerungsringe (3 ,,Härte"grade). Sichelfußorthese nach Gipsabdruck. Antivarusschuhe nach Maß.

21.4.11 Hallux valgus-Korrekturorthese

*Nachtschiene: Kunststoffspange, gepolstert mit zirkulärem Fixationsklettband und
weicher hinter dem Großzehenballen liegender Gegendruckpelotte.*

Ind.: Postop. Haltefunktion (außer bei OP nach Mc Bride; ☞ 19.3.20), Wachstumslenkung bei Korrekturen, Vermeidung von fortschreitender Fehlstellung.
Technischer Hinweis: Individuelle Anpassung durch thermoplastische Verformung
möglich. Tragezeit postop. ca. 6 Wo., bei Wachstumslenkung bis zum Wachstumsabschluß.

21.4.12 Einlagenversorgung

*Ziele der Einlagenversorgung: Korrektur (z.B. bei kongen. Klumpfuß), Stützung (z.B.
bei Spreizfuß), sowie entlastend oder bettend (z.B. bei Fersensporn).*

Bettungseinlagen: werden in der Regel nach Formabdruck des belasteten Fußes
angefertigt. Sie sollen den nicht mehr korrekturfähigen Fuß stabilisieren.

Kopieeinlagen: dienen der Abstützung und Entlastung bestimmter Fußpartien, sollen
das Fußgewölbe erhalten, Überlastungen ausgleichen und/oder das Abrollen des Fußes
verbessern.

Maß und Modellverfahren

• **Trittspur- oder Blaudruckverfahren:** Häufigstes Meßverfahren, exakte Beurteil-
  barkeit (*Belastungsabdruck*)
• **Gipsmodell:** Für schwierige Fälle und Formveränderungen (*Formabdruck*)
• **Schaumstoffabdruck:** Mittelweg zwischen Trittspur und Gips.

Senkfuß (☞ 19.3.37)

Flache Einlage mit **Längsgewölbeabstützung** *unter dem Sustentaculum tali* ohne Querfußentlastung. **Rp.:** Ein Paar Einlagen nach Maß ohne Querfußentlastung. *Alternative:* Längsgewölbeabstützung in Konfektionsschuh einkleben.

Knickfuß (☞ 19.3.28)

Fersenumfassende Kunststoffeinlagen. **Keine leichtfertige Verordnung, insbes. bei Kindern. Ind.:** Einlagen nur bei schwerem Knick-Senk-Fuß (path. Fersenvalguswinkel: Vorschulalter > 20°, Erwachsene > 10°. Mediale Fußwölbung drückt sich im Stehen auf der Unterlage ab oder ist konvexartig vorgewölbt). **Rp.:** Ein Paar fersenumfassende Einlagen nach Gipsabdruck mit medialem Supinationskeil. Verkürzungsausgleich bis 1 cm bei BLD möglich. *Alternativversorgung:* Flügeleinlagen nach Volkmann oder Fersenschaleneinlage nach Helfet. Einlagen nach Spitzy überholt.

Spreizfuß (☞ 19.3.37)

Aufrichtung des eingesunkenen Quergewölbes, Druckentlastung des Vorfußes. Wichtiges Element der Einlage: **retrokapitale Pelotte**. Je nach Schwere des Falles quere retrokapitale Abstützung, Vorfußpolsterung und/oder Kombination mit Schmetterlingsrolle. *Alternativ bei leichteren Fällen:* Einarbeitung von Metatarsalpelotten in Konfektionsschuh, Spreizfußbandage mit eingebauter Pelotte. **Rp.:** Ein Paar Einlagen nach Maß (Gipsabdruck) aus Kunststoff (Leder) mit Vorfußpolsterung, retrokapitaler Abstützung, vorderer weicher Rolle, Schmetterlingsrolle am Schuh.

Hohlfuß (☞ 19.3.24)

Leichtere Deformitäten lassen sich nur während des Wachstums mit einer *Trapez-* oder *Stufeneinlage* korrigieren. Nach Wachstumsabschluß und bei schweren Hohlfüßen sind nur noch *Bettungseinlagen* bei entsprechenden Beschwerden indiziert. *Kontrakte Hohlfüße mit Fehlstellung:* i.d.R. orthop. Maßschuhe erforderlich. **Rp. im Wachstumsalter:** Ein Paar Schalenform-Trapez-Einlagen nach Gipsabdruck Kunststoff (oder Kork-Leder). **Rp. nach Wachstumsabschluß:** Ein Paar Kunststoff-Leder-Einlagen mit hohem Längsgewölbeinbau und Plantarfaszienentlastung (bei nicht mehr korrigierbarem Hohlfuß).

Klumpfuß oder Sichelfuß (☞ 19.3.26)

Fersenumfassende Einlage mit vorgezogenem Zehenlappen (Dreibacken-Einlagen) zur Unterstützung eines operativ oder kons. erreichten Behandlungsergebnisses. Begleitend zu KG und Nachtschienenbehandlung. Wachstumsbedingte Neuverordnung beachten. Kontrolle vierteljährlich.
Einlage soll **immer mit Pronationskeil** versehen werden (Pronation → funktionelle Vorfußabduktion). **Rp.:** Ein Paar Klumpfußeinlagen (Sichelfußeinlagen) nach Gipsabdruck, fersenumfassend mit Pronationskeil und vorgezogenem Innenrand.

Fersenspornеinlagen (☞ 19.3.14)

Einlagen mit weicher Fersenpolsterung bds. (Längenausgleich). Auf befallener Seite schmerzhafte Stelle mit Fettstift markieren; Aussparung längsoval im Verlauf der Plantarfaszie. **Rp.:** Ein Paar Einlagen nach Maß mit Fersensporentlastung und Polster auf der Gegenseite.

21.4.13 Zehenkorrekturorthese aus Silikon

Modellierbare Silikonmasse, die am Fuß zu einer korrigierenden Orthese geformt wird. Bleibt im ausgehärteten Zustand weich und elastisch und kann individuell weiter verarbeitet werden.

Ind.: Clavi und Interdigitalclavi, Hammer- oder Krallenzehen, Digitus super- oder subductus (*Alternative:* Pflasterverband nach Rabl), Hallux valgus-Tageslagerungsorthese.

Rp.: Eine Zehenkorrekturorthese nach Maß.

Amb. Proc.: Je nach Korrekturfortschritt muß die Orthese erneuert werden.

21.5   Schuhwerk

21.5.1   Schuhzurichtung an Konfektionsschuhen

Modifikationen an Absatz, Laufsohle, Brandsohle, Vorder-, Hinterkappe und Schaft. Möglichst festen Schuh wählen, da an leichten Schuhen (Stoffschuhen) Wirkungsminderung.

Vorteile
• *Kostenersparnis:* kostspieliger orthop. Maßschuh oft nicht nötig
• *Erhöhung der Trageakzeptanz* (bessere Kosmetik).

Ziel: Schuh dem Fuß anpassen, Stellung des Fußes im Schuh verändern, Bewegungsablauf beeinflussen.

21

Ausgleich von Beinlängendifferenzen	
bis 0,5 cm	Absatzverringerung auf Gegenseite. *Rp.:* Absatzverminderung am Kaufschuh
bis 1 cm	Einlage im Schuh. *Rp.:* Schuheinlage zum Längenausgleich
1–2 cm	Absatzerhöhung, evtl. Halbierung der Höhen, 1 cm im Schuh, Rest als Absatzerhöhung. *Rp.:* Absatzerhöhung am Kaufschuh oder Absatzerhöhung und Verkürzungseinlage im anderen Schuh
2–3 cm	Zusätzlich Anbringung einer Ballenrolle. *Rp.:* Absatzerhöhung mit Ballenrolle
3–7 cm	Nur auf geeignetem **Konfektionsstiefel**; mögliche *Alternative:* orthop. Schnürstiefel. *Rp.:* Absatzerhöhung mit Ballenrolle am Konfektionsschnürstiefel
7–12 cm	Orthop. Schuh mit Innenschnürung und eingebautem Verkürzungsausgleich. *Rp.:* Orthop. Schuh nach Maß mit Innenschuh bzw. 1 Paar orthop. Schnürstiefel nach Gipsabdruck mit Innenschnürung und Pufferabsatz bei Beinverkürzung.
> 12 cm	Kniehohe Orthoprothese mit unterbautem Kunstfuß für Konfektionsschuh. *Rp.:* Verkürzungsorthoprothese mit unterbautem Kunstfuß nach Gipsabdruck.
Bei Verordnung Angabe in cm nötig (Tabelle modifiziert nach *Münzenberg 1988*)	

Schuhzurichtungsvorschläge bei häufigen Erkrankungen

- **Spreizfuß, Morton Neuralgie, M. Köhler II, Dornwarzen, Narben:** *Schmetterlingsrolle.* Entlastung von Metatarsale II–IV. *Voraussetzung:* Belastungsfähigkeit Metatarsale I und V. Gleichzeitige Weichbettung der Mittelfußköpfchen und Aussparung der Brandsohle sinnvoll. *Kombination:* Einlagen bzw. Metatarsalpelotten. **Rp.:** Schmetterlingsrolle mit Weichbettung (evtl. Ausgleich auf Gegenseite)
- **Arthrosen der unteren Extremität (Hüfte, Knie, Sprunggelenk, Fußwurzel), Achillodynie:** *Pufferabsatz.* Anbringung an Konfektionsschuh, keine Höhenveränderung, auch als Abrollhilfe verwendbar. **Rp.:** Ein Paar Pufferabsätze am Konfektionsschuh
- **Hallux rigidus bzw. Großzehenverlust (☞ 21.6.4):** *Ballenrolle* und *Fersenspange.* Verbessert Abrollfähigkeit. **Rp.:** Ballenrolle an vorhandenem Kaufschuh. Federspange in den vorhandenen Schuh einarbeiten
- **Ankylosen der Gelenke der Beinsäule, endgradige Bewegungseinschränkungen, schmerzhafte Veränderung (Arthrose) im Mittel- und Rückfuß:** *Mittelfußrolle.* Abrollhilfe zur Erleichterung der Schrittfolge. **Rp.:** Mittelfußrolle an vorhandenem Kaufschuh mit Absatzangleichung
- **Quadrizepsschwäche, Kniebandläsionen:** *Zehenrolle.* Scheitel vor den Zehengrundgelenken. Wirkt rückhebelnd auf das Kniegelenk. **Rp.:** Zehenrolle an vorhandenem Kaufschuh
- **Retropatellararthrosen, M. Osgood-Schlatter:** *Negativabsatz.* Anmerkung: Statt Zurichtung auch Kauf von Konfektionsschuhen mit eingearbeitetem Negativabsatz, z.B. Roots®. **Rp.:** Negativabsatz an vorhandenen Kaufschuh
- **Fußwurzelarthrosen, rheumatischer Fuß:** *Abrollwiege oder Tintenlöscher:* Abrollhilfe bei Orthesenversorgung und kurzen Fußstümpfen. **Rp.:** orthop. Schuhzurichtung als Tintenlöschersohle
- **Varusgonarthrosen, Außenbandläsionen:** *Pronationskeil.* **Rp.:** Außenranderhöhung der Laufsohle bis max. 1 cm am Konfektionsschuh
- **Valgusgonarthrosen, Innenbandläsionen:** *Supinationskeil.* **Rp.:** Supinationskeil in oder am Konfektionsschuh
- **Achillodynien, Haglundexostose, Bursitis:** *Schafterhöhung und keilförmige Erweiterung an Fersenkappe* (→ Druckentlastung am Achillessehnenansatz). **Rp.:** Orthop. Zurichtung als Schafterhöhung mit keilförmiger Erweiterung als Fersenkappe
- **Haglundferse, Bursitiden, Hammerzehe, Hallux valgus, Silverskjöld-Exostose:** *Polsterung, Schaftveränderung am Oberleder* zur Verminderung lokaler Druckstellen. **Rp.:** Orthop. Zurichtung als Polsterung am Oberleder, Weitung od. Ausbeulung.

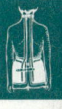

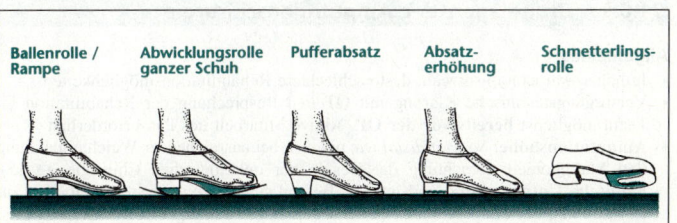

Ballenrolle / Rampe	Abwicklungsrolle ganzer Schuh	Pufferabsatz	Absatz- erhöhung	Schmetterlings- rolle

Abb. 21.6: Schuhzurichtungen

21.5.2　Orthopädische Maßschuhe

Nur indiziert, wenn mit anderen Maßnahmen (Einlagen, Schuhzurichtung am Konfektionsschuh) **keine befriedigende Versorgung möglich.** Verordnungsfähig sind: Halbschuhe, Stiefel, Schaftstiefel, Hausschuhe; Sonderformen: Bade-, Sport- und Therapieschuhe.

Ind.: Schwere Deformationen oder Ankylosen im OSG und USG, hohe Beinverkürzungen, schlaffe Lähmungen, Fußdeformitäten in Kombination mit Peronaeuslähmung, dauernde grobe Schwellungszustände (Elephantiasis). Diabetischer Fuß, schwere Deformierung bei c.P.

Rezepturbeispiele
Kontrakter Knick-Plattfuß: Ein Paar stützend und entlastend wirkende orthop. Schuhe nach Maß mit Pufferabsatz, versteiftem Schuhboden, Ausgleichsbettung und mittlerer Sohlenrolle.
Deformierter, druckempfindlicher Fuß bei ICP: Ein Paar orthop. Halbschuhe nach Maß mit Fußbettung, versteiftem Schuhboden, Ausballung aus weichem Material und Pufferabsatz.
Kontrakter, rebellischer Klumpfuß: Ein Paar Schnürstiefel nach Gipsabdruck mit Ausgleichsbettung, lat. Flügelabsatz zur Pronation und die Fehlform berücksichtigende Auspolsterung. Evtl. Verkürzungsausgleich auf der Gegenseite.

Proc.: Verordnung durch Facharzt, Versorgungsvorschlag zusammen mit Orthopädieschuhmacher erarbeiten (Team), **Kostenvoranschlag** an Kostenträger, Pat. auf Eigenanteil hinweisen, Anprobe und Endfertigungsabnahme durch Facharzt. **Beurteilungskriterien:** Abrollvorgang ausreichend korrigiert (Hinken?), Schrittlänge korrekt, Klagen des Pat. (Druckstellen). Überprüfung, ob Ausführung mit Verordnung übereinstimmt, korrekte Länge, Paßsitz der Ausgleichsbettung. Lotgerechter Aufbau des Schuhes?

21

21.6　Amputationen und Prothesenversorgung der unteren Extremität

21.6.1　Grundlagen der Amputationschirurgie

Allgemeines
- Je höher Amputationsniveau, desto schlechtere Rehabilitationsmöglichkeiten
- Versorgungstechnische Klärung mit OT und Besprechung der Rehabilitation im Team möglichst **bereits vor der OP.** Aktive Mitarbeit des Pat. erforderlich
- **Amputationshöhe:** *So weit distal wie möglich* bei ausreichender Weichteildeckung (bei Malignomen: Beachtung der Regeln der onkologischen Chirurgie, ☞ 15). **Klinische Untersuchung** und intraop. Befund sind die wichtigsten Methoden zur Bestimmung der Amputationshöhe nach Indikationsstellung.
  Je länger der Hebelarm, desto besser die Kontrolle über die Prothese und desto geringer der Energieaufwand für den Prothesengang
- **Endbelastungsfähigkeit des Stumpfes** unter Erhaltung der Sensibilität anstreben

- **Kinder:** Kongen. Gliedmaßendefekte *untere* Extremität: prothetische Versorgung mit Vertikalisierung; *obere* Extremität: Prothesenversorgung im Sitzalter. Bei traumatischen Amputationen nach Möglichkeit distale Epiphyse erhalten (→ Längenwachstum). *Problem:* überschießendes Wachstum der knöchernen Stumpfenden bei Amputation im Oberarm und Unterschenkel. Am Oberschenkel und Unterarm Zurückbleiben des Wachstums.

Häufigste Ind. für Amputationen: pAVK (ca. 85 %) bei Nikotinabusus und/oder Diab. mell.; Trauma, Inf., Tumoren, angeborene Fehlbildungen.

Grundsätze der Amputationstechnik

- **Haut:** Amputationsstumpf möglichst mit Vollhaut mit normaler Sensibilität decken. Spannung beim Wundverschluß vermeiden, genügend Hautreserve lassen (Narbenkontraktur). Narbe möglichst außerhalb der späteren Belastungszone. *Hautnaht:* durchgreifende Einzelknopfnähte, keine Subkutannaht. Evtl. zusätzlich oder alternativ sterile Klebestreifen (z.B. Steristrips®)
- **Muskeln:** *Myodese:* Fixierung der Muskulatur am knöchernen Stumpf. Darüber *Myoplastik* (Vereinigung antagonistischer Muskelstümpfe): bessere Polsterung des knöchernen Stumpfes, Erhaltung der physiol. Funktion (Muskeltonus, Tiefensensibilität, Durchblutung), z.B. **bei Oberschenkelamputation besonders wichtig.** Beide Verfahren problematisch bei Gefäßpatienten, hier besser nur tiefe Situationsnähte (*Baumgartner und Botta 1989*)
- **Knochen:** Markhöhle unversehrt lassen. Glättung des Knochenrandes mit Luer, Überzug des Knochenstumpfes mit Periost nur bei Kindern. Bei durchspiessungsgefährdeten Oberarm-, Oberschenkel- und Unterschenkelstümpfen bei Kindern und Jugendlichen: *Knochen-Knorpeltransplantat* als Stumpfkappenplastik (möglichst autolog, notfalls homolog)
- **Nerven:** Nur wenige cm prox. des Knochenstumpfes abtrennen. Kein Hervorziehen des Nervs (mögliche Irritation des z.B. Lumbalplexus). Alle größeren Nerven haben begleitende Blutgefäße (N. ischiadicus bei AVK-Pat. oft stark erweiterte Zentralarterie) → Nerv vor Durchtrennung ligieren. N. suralis bei Unterschenkelamputation muß 4–5 cm gekürzt werden. Quetschen der Nerven prox. der Unterbindung ist der Versuch, einer kugelförmigen Neurombildung vorzubeugen. Jede Nervenamputation führt zur Neurombildung → Nerven dort amputieren, wo Neurom sich druckgeschützt entwickeln kann und nicht in Narben einwächst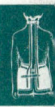
- **Blutgefäße:** Absetzen von Gefäßen nicht mehr als 1–2 cm prox. des Knochenstumpfes (um keine Endäste zu opfern → Hautnekrose). Doppelte Ligatur (Durchstechung) großer Gefäße empfehlenswert
- **Drainage:** Immer zu empfehlen. Gummidrain u.U. wirksamer als Saugdrainage, da Gefahr der Verstopfung geringer
- **Offene Behandlung:** Bei Infekten und Grenzzonenamputation (Amputation unmittelbar an der besser durchbluteten Demarkationslinie des gesunden zum nekrotischen Gewebe).

Stumpfprobleme

- **Kontrakturenvermeidung** durch geeignete Stumpflagerung, (z.B. Gefahr der Beuge- und Abduktionskontraktur beim Oberschenkelstumpf)
- **Stumpfpflege:** Hygienische Maßnahmen für Stumpf und Prothesenschaft von großer Bedeutung. Amputationsstumpf und Innenschaft der Prothese tägl. (am besten abends) mit viel lauwarmem Wasser und geringer Menge hautfreundlicher Seife waschen. Stumpfstrümpfe tägl. wechseln
- **Stumpfödem:** Allg. Ursachen: Herzinsuffizienz, Störung des Eiweiß- und E'lythaushaltes. *Lokale Ursachen:* Wundheilung und Inf., venöse und lymphatische Abflußhindernisse. *Äußere Ursachen:* Druck (Bandage, Verband, Prothesenschaft). *Ther.:* Zinkleimbinden (z.B. Varicex T®)), max. Liegedauer 2–3 Wo. Nachts evtl. Kompressionsstumpfstrumpf nach Maß
- **Hauterkrankungen**
  - *Kontaktdermatitis* → Hautpflegemittel Decubitan®, PC 30 Stumpfpflegemittel®, anderes Schaftmaterial (vorher *Patch-Tests*)
  - *Prothesenrandknoten* (v.a. bei Lederköchern): Multiple kleine Hautzysten am Prothesenrand, oft verbunden mit brauner Pigmentierung als Folge einer chron. Überbeanspruchung durch die Pumpbewegung des Prothesenrandes (*Köcher-Stumpf-Pseudarthrose*) → Schafteinbettung verbessern, evtl. plastische Hautexzision
  - *Schwitzen:* Großes Problem durch feuchte Kammer → Beachten der korrekten Schaftform mit max. möglicher Endbelastung der Gewebe. Evtl. anderes Köchermaterial: Holz statt Gießharz
  - *Follikulitis und Furunkel:* Oft aufgrund mangelnder Hygiene von Schaft und Stumpf → Ruhigstellen, Hochlagern, lokale Salbenverbände (z.B. Fuzidine®-Salbe). Inzision möglichst vermeiden
  - *Pilzinfekte* → Lokalbehandlung mit fungistatischen Salben und Pudern (z.B. Miconazol = Daktar®), Bad mit Kaliumpermanganat
  - *Hauttumoren am Stumpf:* Hyperkeratosen, Schwielen, Hautpapillome, Warzen. *Verrucöse Hyperplasie* → Verbessern der Prothesenanpassung
- **Phantomgefühl, Phantomschmerz:** Bei Kindern fast nie, beim Erwachsenen gelegentlich. Phantomschmerz oft gemeinsam mit Stumpfschmerz. Sehr vielfältige Ursachen (z.B. schlechte Durchblutung, schlechtsitzende Prothese, Stumpfneurome).

> **Prophylaxe besser als spätere Ther. von Stumpfproblemen:** operativ gute Stumpfbildung. Nervenstumpf in druck- und narbenfreier Lage, vor Nervenamputation LA in den Nerv; Myodese, frühzeitige Prothesenversorgung).

Günstige Beinflussung durch zunächst immer **kons. Verfahren** (Polypragmasie):
- Guter Prothesensitz
- Gleichmäßige milde Stumpfkompression verhindert venöse und lymphatische Stauung. Aktive Bewegung, transkutane elektrische Nervenstimulation (TENS)
- Physik. Ther. (z.B. Moorbad, Wärme, Kryotherapie, Hydrotherapie, KG, Massage, Ultraschall)
- Autogenes Training, Psychotherapie z.B. in Schmerzseminaren
- **Medikamente:** Analgetika, Sedativa. Calcitonin: langsame i.v.-Injektion von 20 IE Lachscalcitonin (z.B. Karil®) in 20 ml 0,9 % NaCl bei akuten Schmerzen (*Mertz 1990*).

Operative Verfahren
Stumpfrevision: Keine zu frühe Revision, zuvor probatorische LA. Falls Revision, eher Verlagerung des Neuroms durch einen Hautschnitt außerhalb der Belastungszone in druckgeschützten Bereich, evtl. Lösung von Verwachsungen (**Amputationsneurom:** dauernde Schmerzquelle durch Druck von Prothesenschaft möglich). Neurochirurgische Verfahren bei Therapieresistenz: z.b. elektrische Neurostimulation von spinalen und supraspinalen Strukturen, Chordotomien.

Postoperative Nachbehandlung nach Amputation
- Vermeidung eines postop. Stumpfödems (verminderte Durchblutung → Wundheilungsstörung, Inf. möglich). Am besten Schlauchbinde mit Stumpfkissen aus Schaumstoff und elastischer Verband, Zinkleimverband. Von manchen Operateuren wird ein postop. Stumpfgips bevorzugt
- **Postop. Hochlagerung** des Stumpfes. Bei *Gefäßpatienten* Bein horizontal oder etwas tiefer lagern
- **Drainage** nach 2–3 Tagen entfernen. Verstopfte Drains sofort entfernen
- **Hautnähte** nach ca. 20 Tagen entfernen. Vorzeitige Entfernung bei V.a. Ischämie, Wundödem, Infektionszeichen
- **Offene Wundbehandlung.** Bei Infekten: Nekrotisches Gewebe entfernen (scharfer Löffel, Skalpell). Immer Salbenverbände gegen Austrocknung
- **Medikamente:** Thromboseprophylaxe mit Antikoagulantien (z.B. 3 x 5000 IE Calciparin® oder Clexane 20®). Antibiotika bei Infekt nach Resistenztestung (☞ 13.2.3), Schmerzmittel, Sedativa bei Bedarf
- Bei **Diabetikern** BZ-Tagesprofil, auf gute Einstellung achten
- **Physik. Ther.** (☞ 20), Wechsellagerung des Stumpfes. **Cave:** Zu forciertes Durchbewegen des Stumpfes (Sprengung der Muskelnähte). Kontrakturprophylaxe steht in dieser Phase eher im Hintergrund
- **Gestörte Wundheilung** keine Seltenheit und keine Schande (gerade bei GefäßPat. → Pat. vor OP informieren). Wichtig ist die Frühdiagnose. Tägl. Verbandwechsel. Oft nur durch evtl. mehrmonatige kons. Ther. (z.B. Prostaglandininfusion) oder Nachamputation zu beheben
- **Oberflächliche Wundheilungsstörung:** Teilweises Entfernen von Hautfäden, Entlasten der Haut
- **Tiefe Wundheilungsstörung oder Hämatom:** offene Wundbehandlung oder Revision
- Bei **Durchblutungsgefährdung der Haut** (Hautvenenthrombosen) evtl. Blutegel ansetzen.

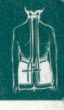

Checkliste für Prothesensprechstunde

Patient
- Gefäßpat.: Gegenseitiges Bein, Herz-Kreislauf; Osteoarthropathien (☞ 19.3.11)?
- Tumorpatient: Verlauf, Metastasen, weitere allg. Therapie.
- Rehabilitation: ADL, Arbeitsfähigkeit?

Stumpf
- Weichteildeckung, Myoplastische Deckung, Amputationshöhe
- Haut (atrophisch, pigmentiert, Druckstellen, Fisteln, Narben, Ulzera), Sensibilität, Zirkulation
- Stumpfödem
- Stumpf- und Phantomschmerzen
- Schwitzen
- Gelenkbeweglichkeit; Kontrakturen (z.B. Beugekontraktur Oberschenkelstumpf)
- Bein der Gegenseite, Beckenstand
- WS-Statik (Lotlinie: Vertebra prominens → Analfalte).

Prothese
- *Tragedauer*
- *Paßform:* Statischer und dynamischer Aufbau, Paßteilauswahl
- *Gangbild:* Geh- und Standsicherheit, Treppe, unebenes Gelände, Abrollung, schiefe Ebene. Achten auf typische Gehfehler: Absinken des Oberkörpers am Ende der Standphase, Prothese rutscht, zu starke ruckartige Streckung des Prothesenkniegelenkes, Zirkumduktion, breitspuriger Gang
- *Technische Mängel?* Geräusche, Kosmetik, Gewicht, Verarbeitung, Gelenkgängigkeit, Schaftpaßform, Aufsitzkontrolle
- *Patientenberatung:* Stumpfpflege, Prothesengebrauchsschulung, Gehschule (KG), An- und Ausziehhilfen, Versehrtensportgruppen
- *Technischer Service:* Orthop. Werkstätte, Reparaturen, Nachpassungsmöglichkeit, Sitzhilfen für den Arbeitsplatz, Wohnung und KFZ.

21

21.6.2   Früh- oder Interimsprothese

Frühversorgung: Prothesenversorgung bei AVK-Pat. (Mehrzahl) nach Wundheilung (ca. 3 Wo. postop.). Bei anderen Pat. (z.B. posttraumatisch) vom 1. postop. Tag („Sofortversorgung" → eher selten).

Vorteile: Frühzeitige Mobilisierung, Pat. verlernt Gehen nicht, behält Gefühl für Bodenkontakt. Kreislauftraining, Beschleunigung der Ödemausschwemmung, Vorbereitung des Stumpfes auf spätere Belastung. Entsprechend der Abnahme des Stumpfvolumens ständige Nachpassungsmöglichkeit. Keine Zeitüberbrückung bis zur Anfertigung der Definitivprothese, sondern notwendige Übergangsphase zur Ausformung des endgültigen Stumpfes; Dauer beim Oberschenkelstumpf 2–5 Mon. Bei Modulartechnik Kostenersparnis durch Wiederverwendung von Rohrskelett- und Fußteilen in der Definitivprothese.

Frühversorgung Unterschenkel: Aufblasbare Röhrenprothese mit Modularunterteil und Kunstfuß, z.B. Modelle „Saarbrücken" oder „Roehampton".

Frühversorgung Oberschenkel: Modularprothese mit Kunststoffoberschaft aus Schrumpfmaterial, welches mit einem Föhn in die gewünschte Passung gebracht werden kann, z.B. Modell Bock-Habermann®.

Rp.: Interimsprothese nach Maß.
Proc.: Frühestmögliche Anpassung, ca. 1–2 Tage nach Amputation, bei AVK-Pat. ca. 2–3 Wo. Im Einzelfall präop. Maßtechnik durch OT. Belassen der Interimsprothese und Gehschulung, bis Stumpf seine endgültige Form erreicht hat.

21.6.3   Zehenamputationen (☞ 19.3.11)

Immer Exartikulation im Grundgelenk (Ausnahme Großzehe). Verlust einer oder mehrerer Zehen funktionell kaum bedeutsam. Geringe biomechanische Nachteile bei Kleinzehenamputation. Bei Amputation der 2. Zehe Gefahr der Hallux valgus-Bildung.

Grenzzonenamputation: Vor allem bei Mikroangiopathien unmittelbar an der Demarkationslinie des gesunden zum nekrotischen Gewebe amputieren (Vorteil des natürlichen Abwehrwalles, gute Sekundärheilung).
Versorgung: Kosmetische Ersatzstücke aus Silikon oder Schaumstoffen, meist in Konfektionsschuhen eingearbeitet (Schuhfüller) oder als Platzhalter in Zehenzwischenraum eingesteckt. **Cave:** Bei Gefäßpatienten keinen Platzhalter verordnen.
Rp.: Zehenersatz nach Gipsabdruck oder Maß mit oder ohne Einarbeitung in Konfektionsschuh.
Proc.: Anpassung nach Abschluß der Wundheilung und Abschwellung des Fußes.

21.6.4   Großzehenamputation

Nach Amputation Verminderung der Abstoßfähigkeit beim Übergang von der Stand- in die Schwungphase. Rotation des Schuhes um den Vorfuß.
Versorgung: Einlage mit kosmetischem Ausgleich (Platzhalter), eingebauter plantarer Feder als Ersatz der Großzehenfunktion oder als Spange eingearbeitet im Konfektionsschuh.
Rp.: Großzehenausgleich mit Federspange nach Gipsabdruck oder Einarbeitung einer Abrollfeder in Konfektionsschuh. **Proc.:** Wie bei Kleinzehenamputation.

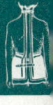

21.6.5   Transmetatarsale Amputation

OP-Technik: Querer bogenförmiger Hautschnitt am Fußrücken vom 1.–5. Strahl bis auf den Knochen vor der Basis der Metatarsalia. Bildung des plantaren Hautlappens durch Verlängerung des Hautschnittes entlang der Fußinnen- und Außenkante nach distal bis zur Grundgelenkbeugefalte. Präparation der Knochen und Durchtrennen in Höhe der Metaphysen mit oszillierender Säge. Bildung einer *bogenförmigen* Amputationslinie. Entfernen nekrotischen Gewebes. Knochenstümpfe abrunden. Querer Überlaufdrain oder Redon-Drain. Spannungsfreie Hautnaht oder Verschluß mit Steristrips.

Biomechanik: Wie bei Groß- und Kleinzehen, zusätzlich Verminderung der Stand-fläche: *Balanceprobleme*, Knieinstabilität in der Schrittrücklage. Je prox. die Amputa-tionslinie, desto größer die Gefahr der Spitzfußstellung duch Ausfall der Extensoren.
Versorgung: Vorfußprothese aus Polyäthylenschaum mit ausgeprägter Kalkaneusfüh-rung (Fersenspange zur Spitzfußprophylaxe), Sohlenverstärkung und nach vorne verlegter Abrollkante.
Rp.: Vorfußprothese nach Gipsabdruck.
Proc. (☞ **21.6.3**): Wichtig ist die exakte Gestaltung der Fersenkappe, die einem Fersenhochstand und damit einem Spitzfuß entgegenwirkt.

21.6.6   Fußwurzel (Lisfranc, Chopart)

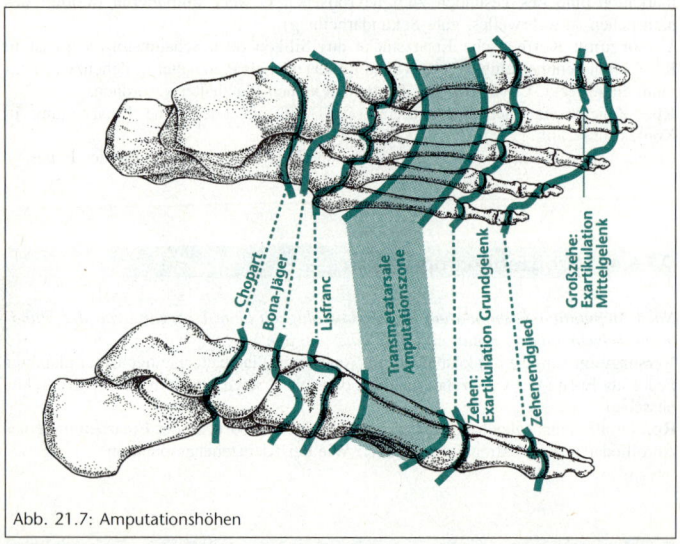

Abb. 21.7: Amputationshöhen

Endbelastbarer Stumpf mit Stelzfunktion. Nahezu völliger Wegfall der Dorsalextenso-ren bei erhaltenem Zug der Plantarflektoren. Keine physiol. Abrollung möglich. Stark verminderte Balancefläche im Einbeinstand.

Versorgung: Fußwurzelprothese mit kosmetischem Zehenausgleich, knöchelüber-schreitend (Drehstabilität), physiol. Abrollkante, hochgezogener Fersenspange (**Spitz-fußprophylaxe**). Versorgung mit Konfektionsschuh möglich.
Rp.: Fußwurzelprothese nach Gipsabdruck oder Mobilisator nach Gipsabdruck. **Proc.** (☞ **21.6.3**): Falls Sekundärheilung → Interimsversorgung mit einer entlastenden Orthese z.B. Allgöwer-Apparat.

21.6.7   Fußamputationen (Pirogow-Spitzy, Syme)

OP-Prinzipien:
Pirogow-Spitzy: Amputation im Chopartgelenk, Resektion des gesamten Talus und Arthrodese Kalkaneus–distales Tibia-/Fibulaende. *Syme:* Resektion von Talus, Kalkaneus und beiden Malleolen (technisch anspruchsvoll). Bei Gefäßpatienten auch zweizeitiges Vorgehen nach *Wagner* (Exartikulation im OSG. Nach Wundheilung nach 6–8 Wo. Resektion der Malleolen).

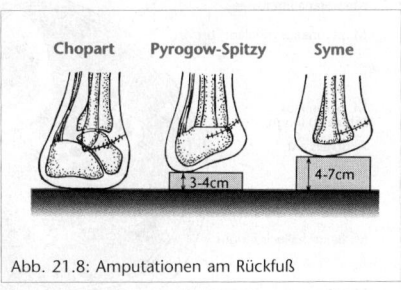

Abb. 21.8: Amputationen am Rückfuß

Biomechanische **Probleme** bei Fußwurzelamputation: *Längenausgleich erforderlich* (Pirogow 3–4 cm, Syme 4–7 cm).
Versorgung: Hochreichende Prothesenversorgung mit integriertem Weichwandinnenschaft. Die Kolbenform des Stumpfes erfordert starke Rotationsstabilität der Prothese. Längenausgleich je nach Verkürzungshöhe in der Prothese oder evtl. in orthop. Schuh eingearbeitet. Konfektionsschuh nur in Einzelfällen möglich. **Rp.:** Unterschenkelprothese bei Fußamputation nach Gipsabdruck. **Proc.** ☞ 21.6.3.

21.6.8   Unterschenkelamputation

Ziel: Möglichst viel Länge erhalten (Ausnahme Gefäßpatienten: nur prox. Drittel als Stumpflinie geeignet).

OP-Technik nach Burgess: Ventraler Hautschnitt vom med. Rand der Tibia zum lat. Rand der Fibula. Hinterer Weichteillappen ca. 15 cm. Hautschnitt bis auf Muskelfaszie bzw. Periost. Ligatur der V. saphena magna. Quere Durchtrennung der Peronealmuskulatur. Präparation und Ligatur der Peronealgefäße und -nerven. Durchtrennung der Knochen unter Kühlung mit NaCl am besten mit der Gigli-Säge (zuerst Fibula, dann Tibia). Durchtrennung des hinteren Muskel-Haut-Lappens in einem Zug. Bei Gefäßpatienten sollte der M. soleus entfernt werden (schlechtere Durchblutung). Kürzen und Ligieren von A., V. und N. tibialis. Abrunden der Tibia. Öffnen der Blutleere. Spülung, Blutstillung. Drainage. Fasziennaht, Hautnaht. Verband.

Biomechanik: *Keine* endbelastbaren Stümpfe. Belastungsaufnahme im Kniebereich; Lig. patellae, med. und lat. Vorderseite des Schienbeinkopfes und gesamte dorsale Stumpffläche. Tibiavorderkante, Fibulaköpfchen, Femurkondylen müssen entlastet sein. In seltenen Fällen Tuberaufsitz notwendig oder schwebender Innentrichter.

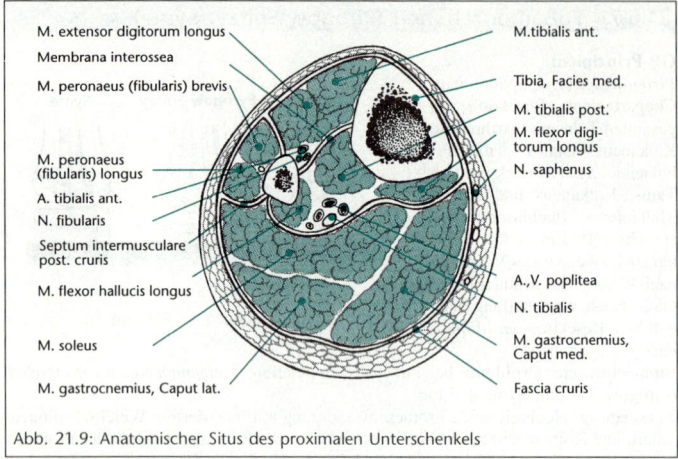

M. extensor digitorum longus

Membrana interossea

M. peronaeus (fibularis) brevis

M. peronaeus (fibularis) longus

A. tibialis ant.

N. fibularis

Septum intermusculare post. cruris

M. flexor hallucis longus

M. soleus

M. gastrocnemius, Caput lat.

M.tibialis ant.

Tibia, Facies med.

M. tibialis post.

M. flexor digitorum longus

N. saphenus

A.,V. poplitea

N. tibialis

M. gastrocnemius, Caput med.

Fascia cruris

Abb. 21.9: Anatomischer Situs des proximalen Unterschenkels

Prothesen in Schalenbauweise mit Oberschaft

PTB (patella tendon bearing; Gewicht ca. 2000 g)

- Fast nur noch bei Kriegsversehrten, bei denen eine Umstellung auf eine Kurzprothese nicht möglich ist
- Bei ultrakurzen Unterschenkelstümpfen (Tibialänge < 10 cm) keine ausreichende Knieführung → mit Oberschaft bessere Kraftübertragung auf Oberschenkel
- Mit Tuberaufsitz zur Entlastung von Stumpf und Kniegelenk (Gonarthrose)
- Bei Pat. mit Knieproblemen oder Stumpfschmerzen → Besserung durch gleichmäßigere Kraftverteilung
- Pat. mit schwerer körperlicher Arbeit

Prothesen in Modularbauweise (Kurzprothese; Gewicht ca. 800 g)

- **KBM (Kondylen-Bettung-Münster)**
  Vollkontaktschaft, suprakondylärer Keil zur Fixation am Knie; wurde weitgehend abgelöst durch PTS und Botta-Schaftformen (s.u.) und allen sich daraus ergebenden Modifikationen
- **PTS (Prothése tibiale à embiotage supracondylienne) und Botta-Technik**
  Kurzprothesen ohne Oberschaft mit Weichwandinnentrichter. Prothesenfixation durch knieüberschreitende Kondylenteile, welche in Spangenform die Prothese in der Schwungphase am Knie fixieren (kein Oberschaft nötig). Kein Ventilloch.
- **Kurzprothese mit Iceross-Socket**
  Unterschenkelkurzprothese in Gießharztechnik.

Vorteile

- Keine Strangulation durch den Oberschaft oder Aufhängegurtungen
- Durch Vollkontakt max. Ausnutzung der Belastungsfähigkeit
- Geringes „Pumpen" der Weichteile (Schaft-Bein-Pseudarthrose)
- Keine Gefahr der Perforation des Knochens durch die Haut
- Fast freie Beweglichkeit des Knies (Flexion ab 120° eingeschränkt)
- Geringes Gewicht; bessere Kosmetik.

Rp.: *RTB:* Unterschenkelprothese mit Oberschaft in Schalenbauweise nach Gipsabdruck; *PTS:* Unterschenkelkurzprothese mit Vollkontaktschaft (System Botta) in Modularbauweise nach Gipsabdruck.

Wichtig: Bei Verordnung einer Interimsprothese Rezept für Definitivprothese gleich mitausstellen (Beschleunigung des Genehmigungsverfahrens).

Proc.: Unmittelbar nach Amputation Einsatz der Interimsprothese und Gehschulung. Ständige Kontrolle und Nachpassung der Interimsprothese durch den OT. Entlassung nach Wundheilung und endgültige technische Versorgung im häuslichen Bereich. Immer begleitende Gehschulung.

21.6.9   Knieexartikulation

Vorteilhafter als Oberschenkelamputation: Einfachere OP-Technik, seltener KO, **volle Endbelastbarkeit**, erhaltene Hüftgelenksbeweglichkeit.

OP-Technik: Zirkulärer Hautschnitt ca. 6 cm distal des Kniegelenksspaltes. Herausschälen des Unterschenkels aus dem Hautschlauch bis auf Höhe des Tibiaplateaus. Desinsertion des Lig. patellae. Durchtrennen sämtlicher Verbindungen zwischen Tibiaplateau und Femur. Nach Durchtrennen der dorsalen Kapsel Präparation des poplitealen Gefäß-Nervenbündels, Ligatur der Arterie und Vene. Absetzen des N. tibialis und N. fibularis ca. 5 cm weiter prox. Ligatur des N. tibialis (begleitende Arterie). *Die Patella wird belassen.* Öffnen der Blutsperre. Sorgfältige Blutstillung. Drainage. Tiefe Einzelknopfhautnähte. **Wichtig:** Dorsales Polstern oberhalb der Kondylen mit Watte oder Kompressen (Dekubitusgefahr).

Biomechanik: *Volle Endbelastbarkeit*, Einbettung in Vollkontakt **ohne Tuberaufsitz**, birnenförmiger Stumpf (→ besserer Halt der Prothese). Bisherige Versorgungsschwierigkeiten kosmetischer Art durch moderne Gießharztechniken und Kniepaßteile geringer Bauhöhe überwunden. Es verbleibt trotzdem eine **geringe Längendifferenz** gegenüber der gesunden Seite im Sitzen. Keine Bandagen oder Schnürungen erforderlich. An- und Ausziehen **ohne fremde Hilfe im Sitzen**. Stumpfweitenveränderungen durch Anziehen von zusätzlichen Stumpfstrümpfen jederzeit möglich.

Beschreibung: Oberschenkelgießharzschaft mit gespaltenem Weichwandinnentrichter zum Einstieg

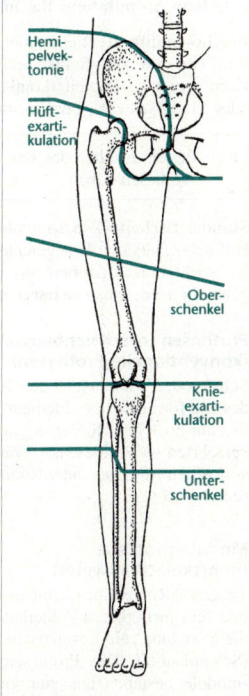

Hemi-pelvek-tomie

Hüft-exartikulation

Ober-schenkel

Knie-exartikulation

Unter-schenkel

Abb. 21.10:
Amputationen am Bein

des birnenförmigen Stumpfes, Knieadapter für Gelenkskonstruktion von steif (für erste Gehversuche) bis zum dynamischen Schwungphasensteuerungsgelenk durch die Modularbauweise möglich (z.B. Gelenk mit Kniesperre: Geriatrik-Knie 3 K 9 Otto Bock, polyzentrisches Vierachs-Knie 3 R 21/30, Vierachs-Hydraulik-Knie mit Schwungphasensteuerung). Unterschenkelrohrskelett mit Fußadapter. Kunstfußkonstruktion beliebig austauschbar.

Rp.: Knieexartikulationsprothese in Modularbauweise nach Gipsabdruck.
Proc. ☞ 21.6.8

21.6.10 Oberschenkelamputation

Selbst langer Oberschenkelstumpf ist der Knieexartikulation stark unterlegen. **Muskelgleichgewicht immer gestört.** Je kürzer der Femurstumpf, umso größer die Tendenz zur Abd., Flex. und Aro.

OP-Techniken (*Baumgartner und Botta 1989*):
• **Myodese, Myopexie, Myoplastik:** Bei ungestörter Durchblutung ohne Infekt
• **Temporäre transkutane Muskelnähte:** Bei gestörter Durchblutung, ohne Infekt
• **Offene Amputation:** Bei Infekt und stark gestörter Durchblutung.

Prothesenaufbau: Richtet sich primär nach der verbleibenden Gegenseite. Weitere Einflüsse auf die Statik und Dynamik einer Prothese: Alter, Geschlecht, AZ, Körpergewicht, Begleiterkrankungen, häusliche Umgebung (Landwirtschaft), Paßteil oder Modulauswahl, Fortschritte in der Prothesengebrauchsschulung.

> ☞ Regel: Je älter der Pat., desto statischer; je jünger, desto dynamischer der Prothesenaufbau.

Standsicherheit: Die sagittale Lotebene des Prothesenaufbaus läuft durch quere Hüftachse, physiol. Kniegelenks- und Sprunggelenksdrehpunkt. Je weiter das Kniegelenkspaßteil nach **dorsal** aus der Lotebene gebracht wird, umso **sicherer** die Statik.

Prothesen in Schalenbauweise (konventionelle Prothesen)

Schale oder Wandung ist gleichzeitig tragendes und formgebendes Element. Verwendung fast nur noch bei der Versorgung von Kriegsversehrten → Prothesentyp wird zunehmend von neuen Modular- oder Rohrskelettprothesen abgelöst.

Modularprothese (Rohrskelettbauweise)

Tragende Rohrelemente mit auswechselbaren und fein justierbaren Paßteiladaptern, wobei die Wandung rein kosmetische Funktion hat (Schaumstoff). Die Prothesenpaßteile oder -module bestehen aus vier grundsätzlichen Elementen: Oberschaft, Kniegelenkmodule, Prothesenfußkonstruktionen, Kosmetik.

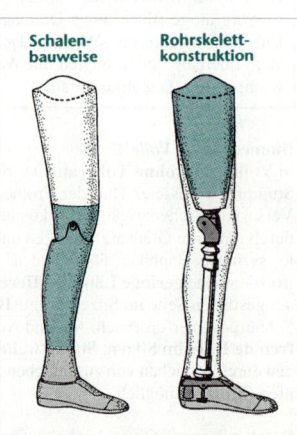

Abb. 21.11: Oberschenkelprothesen

Oberschaft (Stumpfbettung)
- Am häufigsten: z.Zt. *Haftschäfte (auch Vakuum- oder Saugschäfte genannt; Begriff nicht ganz korrekt. Vakuum eher unerwünschte Begleiterscheinung)* mit Vollkontakt, aber ohne max. Endbelastung. Ideal wäre: bei optimaler Amputationstechnik (muskelaktiver Oberschenkelstumpf, der sich aktiv im Schaft verklemmt) Vollkontakt und max. mögliche Endbelastung
- Saugwirkung des Stumpfköchers auch abhängig von gewählter **Schaftform**. Der Saugraum der Prothese soll so klein als möglich bemessen werden (Vermeiden chron. Abflußstauung, Ödeme). Der *querovale* Schaft mit der Spitze nach medial ist die gebräuchlichste Schaftform. Diese Form ist abhängig von der Anatomie der Muskelgruppen. Weitere Schaftformen wie quadrilateral, herzförmig, queroval mit der Spitze nach lat. sind ebenfalls gebräuchlich
- **Stumpfbettung:** Entscheidend für Paßform. Davon abhängig: Prothesenführung, Gangbild und Tragekomfort. Vollständige Einbettung der Weichteile (Myoplastik!). Ausreichende Tuberbank, Prothesenführung ohne Abschnüreffekte am Stumpf, Rotationsstabilität und Verminderung der Pseudarthrose zwischen Stumpf und Prothesenschaft (Führungsinstabilität)
- **Schaftmaterialien:** Holz (Pappel, Abachi, Balsa) und Kunststoffe (Gießharz, glasfaserlaminierte Kunstharze, Kohlefaser oder Kevlar)
- **Neuere Entwicklung:** Flexible Schäfte mit festem Rahmen (ISNY-Schaft: Island-Scandinavian-New-York). Bei Pat. mit überempfindlicher Haut Holzschaft jedoch bevorzugen
- **Ziel:** *Vollkontakt* (Voraussetzung: myoplastischer Stumpf). Falls Stumpfende nicht ausreichend belastbar, Versorgung mit Tubersitz. Um den Nachteil des Tuberaufsitzes (Beckenkippung) auszugleichen, laufen umfangreiche Versuchsreihen mit *CAT-CAM*-Oberschäften (**C**ontured **a**dducted **t**rochanteric **c**ontrolled **a**lignment **m**ethod) ohne Tuberaufsitz

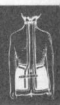

Kniegelenkmodule
Ohne Kniegelenk gleicht eine Prothese einem Stelzbein (wie bei Früh- oder Interimsversorgung).
- *Sperrbare,* durch den Pat. beeinflußbare Kniegelenkskonstruktionen (Riegel werden zum Sitzen gelöst)
- Frei bewegliches *monozentrisches Kniegelenk mit Belastungssperre* bei axialer Belastung (z.B. „Jüpa-Knie®" Otto Bock, sog. „Bremsknie" oder Geriatrik-Knie)
- *Polyzentrisches Kniegelenk* für junge muskelkräftige Pat. (z.B. „Lang-Knie")
- *Schwungphasen gesteuertes Kniegelenk* mit Steuerung der Flexions-Extensionsbewegung des Kniegelenkes durch *Hydraulik oder Pneumatik,* paßt sich der jeweiligen Ganggeschwindigkeit an (z.B. Henschke-Mauch)
- Alle Modularteile sind in **Titan oder Stahlausführung** erhältlich, Kohlefaserausführungen sind im Versuch. **Vorteil** Titan: Langlebigkeit, Gewichtsersparnis. Nachteil: erheblich höherer Preis.

Prothesenfußkonstruktionen
- *Monozentrisch*: Nur Plantarflexion und Dorsalextension möglich (z.B. Hängelagerfuß, Lang-Fuß)
- *Polyzentrisch*: Zusätzlich mit Supination und Pronation z.B. Habermann, Telasto, Greissinger, SACH®-Fuß (**s**olid **a**nkle **c**ushion **h**eel: starres Sprunggelenk, gepolsterte Ferse, flexibler Vorfuß). Dynamik-Fuß, Flex-Foot (energiespeichernde Füße).

Kosmetik
- *Schalenbauweise*: Außenform wird in die Holzpaßteile eingeschliffen
- *Rohrskelettechnik:* Separates Kosmetikelement wird über die Rohrelemente gezogen. Die Schaumstoffkosmetik läßt sich individuell der Gegenseite anpassen, verhält sich bewegungsneutral, geräuschdämpfend und läßt sich unter Strümpfen relativ unauffällig verbergen (Röcke für Damen möglich).

Rp. und **Proc.:** Wie bei Unterschenkelprothesen.

21.6.11 Hüftexartikulation, Hemipelvektomie und intertrochantäre Amputation

Anteil von Amputationen im Hüftbereich ca. 1–2 % aller Amputationen im Beinbereich. Maligne Tumoren Hauptursache für diese Amputationshöhe.

Biomechanik: Voll belastbares Stumpfende. Immer hüftübergreifender Beckenkorb (Rotationsstabilität), der ohne adaptierte Prothese dem Pat. einen freien Sitz ermöglichen sollte. Abstützung am Beckenkamm und Taille unbedingt erforderlich. Der Beckenkorb wird durch die untere LWS und das Bein der Gegenseite geführt.

Canadian hip system: Statischer Aufbau der kanadischen Hüftexartikulations-Prothese besteht aus einer im 45°-Winkel zum normalen Drehpunkt vorverlagerten Achse, so daß das Prothesenhüftgelenk vor der Sitzfläche liegt. Die Prothesenseite muß soweit ausgeglichen werden, daß ein hilfsmittelfreies Sitzen möglich ist. Der Ober- und Unterschenkelaufbau richtet sich im wesentlichen nach den verwendeten Knie- oder Fußpaßteilen. Mit Ausnahme des Hüftdrehpunktes gelten dieselben statischen und dynamischen Gesichtspunkte wie bei Oberschenkelprothese.

Rp.: Hüftgelenksexartikulationsprothese in Modulartechnik nach Gipsabdruck. **Proc.:** Abdruck durch OT erst nach Narbenabheilung, ansonsten wie bei Ober- und Unterschenkelamputation jedoch *ohne Interimsversorgung.*

21.6.12 Orthoprothesenversorgung nach Borggreve-Umdrehplastik (W. Borggreve 1939)

- Alternative zur Oberschenkelamputation bei Malignomen im distalen Femurbereich (☞ 15.5.1)
- Nach radikaler Resektion eines Femuranteils und des gesamten Kniegelenkes (unter Erhalt der Gefäße und Nerven) Rotation des Unterschenkels um 180° und Replantation am verbliebenen Femuranteil → OSG wird zum funktionellen Kniegelenk. Der Drehpunkt des OSG liegt dabei etwa in gleicher Höhe wie der physiol. Drehpunkt des Kniegelenkes der Gegenseite. Dorsalextension des OSG wird zur Knieflexion und umgekehrt bei voller Belastbarkeit
- Modifikation der Umdrehplastik auch bei malignen Tumoren des Femur im mittleren und prox. Drittel, sowie prox. Tibia.

Biomechanik: *Prothetische Teile*: Wadenteil, Kunstfuß sowie Längenausgleich. *Orthesenanteile*: Führungsschale des um 180° gedrehten Fußes und Oberschenkelhülse ohne Tuberaufsitz. Das Streckdefizit des Sprunggelenkes wird durch vermehrte *Spitzfußstellung* des Kunstfußes ausgeglichen. Der Drehpunkt des Sprunggelenkes (Kniegelenkes der Orthese) sollte aus Stabilitätsgründen vor dem mechanischen Drehpunkt liegen. Streckung des Sprunggelenkes in Standphase.

Alle vom Versorgungsteam ausgesuchten Rollstuhlzubehörteile sollten auf der Verordnung aufgeführt werden. **Rp.:** z.B. ein Faltrollstuhl mit Greifreifen, hoch schwenkbaren Beinstützen, Desk-Armlehnen, Sicherheitsgurt, verstellbarer Armauflage, 45er Sitzbreite.

Verordnungsbeispiel
Diagn.: Gehstörung, z.B. nach apoplektischem Insult
Rp.: z.B. ein Faltfahrer in spezifischer Anpassung mit individuell angefertigter Sitzschale, Rollstuhladapter, als Schiebestuhl. **Klin. Proc.:** Frühzeitige Verordnung, damit in Klinik Anpassung und Rollstuhltraining erfolgen kann. Bei Schwerstbehinderten Zimmer- und Straßenrollstuhl (evtl. Elektrofahrer) verordnungsfähig.
Amb. Proc.: Nach Verordnung und Kostenvoranschlag Überprüfung der ordnungsgemäßen Lieferung des Rollstuhles. Weiterhin Rollstuhltraining bei KG.

21.7   Amputationen und Prothesenversorgung der oberen Extremität

Ätiologisch stehen Unfallfolgen im Vordergrund. Prothetische Versorgung mit komplexer Funktion schwieriger als an unterer Extremität. Man unterscheidet aktive und passive Armprothesen. Eine Renaissance der sog. Sauerbruch-Prothese und Krukenberg-Plastik ist zu beobachten.

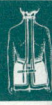

Versorgungsmöglichkeiten
- **Kosmetische Prothesen (Schmuckarm, Schmuckhand):** Geringes Gewicht. Unauffällig, da sowohl Farbe, Form und Oberflächenstruktur der verbleibenden Hand anpaßbar. *Nachteil:* Keine Funktion
- **Passive Greifarme:** Stabile Prothese mit Handgelenksanschluß und aufschraubbaren Handersatzstücken (z.B. Haken). Stabile Kraftübertragung
- **Funktionelle Prothesen:** im allg. nur eine (zwei) aktive Funktion(en), z.B. bei Unterarmamputationen:
  - *Hook = Greifwerkzeug* (max. Nutzeffekt)
  - *Aktive Systemhand* (Aussehen wie Schmuckhand) mit Kosmetikhandschuh (sehr empfindlich gegenüber Verschmutzung z.B. Kugelschreiberfarbstoff).
    Funktion: Greifen/Handschluß durch Feder oder Gummizug; Öffnen aktiv über Kraftzugbandage, die vom Prothesenarm über den Rücken zur Schlaufe um (gesunde) Schulter verläuft. Vorbringen der gesunden oder beider Schultern öffnet Hook/Systemhand. Beide gegeneinander austauschbar. Durch Kugelrastenanschlußgelenk (passiv) unterschiedliche Pro-/Supination der Kunsthand/Hook einstellbar. *Vorteil:* Mechanisch einfach, billig, schnell zu reparieren, sensibler feedback durch die Kraftzugbandage.
- **Fremdkraftprothesen:** Über willkürliche Muskelkontraktion (Schultergürtel, Amputationsstumpf, Rumpf) können mechanische „Mikroschalter" betätigt werden oder

Muskelströme elektronisch verstärkt, über Relais Stellmotoren ansteuern. Im allg. ebenfalls nur eine Funktion. *Problem:* mehrfunktionale Prothesen können auch nach aufweniger Übung nur von den wenigsten Protheseträgern sinnvoll gesteuert werden. Voraussetzungen zum Erlernen des Gebrauchs: speziell ausgebildete Ergotherapeuten und KG's. *Vorteil:* Gegenüber Kraftarm sehr wenig (hauptsächlich Kosmetik). *Nachteile:* Kosten, Gewicht, fehlender Feedback, Einsatz nur unter Blickkontrolle.

21.7.1 Fingeramputationen

Unbedingt schmerzfreie, gute Stumpfdeckung. Bei Verlust eines einzelnen Fingers gute funktionelle und kosmetische Kompensation (**Ausnahme: Daumen**).

Kleinfinger
Kosmetischer Ersatz steht im Vordergrund. Kaum funktionelle Störung. Versorgung durch **Aufsteckfinger** oder **Füllstücke** für Handschuhe (bei Arbeitshandschuhen kein Fingerersatz). **Rp.:** Kleinfingerersatz nach Maß oder Gipsabdruck.

Langfinger
Bei Amputation von Klein-, Ring- und Mittelfinger genügen wie beim Kleinfinger kosmetische Ersatzstücke, da die Greiffunktion von Zeigefinger und Daumen erhalten bleibt. Evtl. sind außer Kosmetikersatz maßgefertigte Arbeits- bzw. Wärmehandschuhe notwendig. **Rp.:** Kosmetischer Fingerersatz nach Maß oder Gipsabdruck oder Arbeits- oder Wärmehandschuhe nach Maß.

21.7.2 Teilhand

21

Biomechanik: Bei Absetzung aller Finger im Handbereich verliert der Daumen sein Widerlager zur Greiffunktion. Das zu schaffende Widerlager ist abhängig von der späteren Nutzung der Prothese durch den Pat. Kosmetische Ersatzstücke haben in aller Regel keine ausreichende Funktionalität.
Funktionelle Versorgung: Unterarmhülse mit Aussparung (zur freien Beweglichkeit des Daumens); in Opposition gearbeitete Gegenlagerspange oder Löffel.

Kosmetischer Ersatz: Kosmetikhandschuh mit volarem Reißverschluß in der Innenhand zur Befestigung am Unterarm. In Form, Farbe und Oberflächenstruktur der natürlichen Hand nachgebildet.
Rp.: Funktioneller Teilhandersatz nach Gipsabdruck, kosmetischer Finger und Teilhandersatz.
Proz.: Anpassung erst nach guter Belastungsfähigkeit der Narben. Längere Testphase der Prothese mit funktionsbedingten Änderungen im halbfertigen Zustand.

21.7.3 Teilhand und Daumen

Präzisere Greiffunktionen sind durch Spezialanfertigung von gelenkig miteinander verbundenen Vierfinger und Daumenteilprothesen möglich. Die Beweglichkeit des Stumpfes öffnet und schließt die Prothesenhand. **Rp.:** Kosmetikhandersatz nach Gipsabdruck, funktionelle Teilhandprothese nach Gipsabdruck. **Proc.:** Wie bei Teilhandersatz.

21.7.4   Handgelenksexartikulation und Unterarmamputation

- **Handamputation:** Neben Schmuckhand operative rekonstruktive Maßnahmen: Krukenberg-OP (scherenartige Trennung von Ulna und Radius → Greifzange unter *Erhaltung der Sensibilität*). Langer distal verbreiterter Stumpf → gute Prothesenhaftung, rotationsstabil, volle aktive Pronation/Supination
- **Unterarmamputation:** Bes. geeignet für myoelektrische Prothese. Möglichst langer Stumpf verbessert die Prothesenführung sowie Pronation und Supination. Anpassung ohne Oberarmmanschette möglich. Suprakondyläre Fixierung am Ellenbogengelenk.

Versorgungsmöglichkeiten: Kosmetische Prothese, zugbetätigte Prothese, myoelektrisch gesteuerte Prothese.
Rp.: Kosmetikersatz bzw. zugbetätigte Prothese bzw. myoelektrische Prothese bei Handgelenksexartikulation nach Gipsabdruck.

21.7.5   Oberarm

Problem einer rotationsstabilen Prothese. Deswegen u.U. Winkelosteotomie n. Marquardt.

Biomechanik: *Funktioneller Ersatz zweier Gelenke notwendig!* Wesentlich längere Dauer der Gebrauchsschulung. **Körperadaption** immer über *Schulterumfassende Kontaktbettung* und *Begurtung* (brustfreie Tragvorrichtung). Auf die Schulterhalterung kann verzichtet werden, wenn zusätzlich zur Amputation eine Winkelosteotomie (nach *Marquardt*) durchgeführt wurde (Fixations- und Rotationsstabilität).
Ellenbogenstellung und Unterarmdrehstellung werden mit der gesunden Hand eingestellt und verriegelt. Öffnen und Schließen der Hand durch Eigen- oder Fremdkraft.
Rp.: Kosmetische oder zugbetätigte oder myoelektrische Prothese für Oberarmamputation nach Gipsabdruck.
Proc. (☞ 21.7.4): Diskussion im **Versorgungsteam** über die Wahl des Prothesentypes. *Nach Fertigstellung ausgiebige Gebrauchsschulung* (evtl. Reha-Zentrum).

21.7.6   Schulterexartikulation und interthorakoskapuläre Amputation

Funktionell befriedigende Versorgung nicht möglich. Kosmetische Wiederherstellung der Schulterkulisse im Vordergrund.

Biomechanik: *Sehr schwierige Stumpfbettung*, da wichtige Abstützpunkte fehlen. Drei Gelenke zu ersetzen!
Beschreibung: Kosmetik und Hybridprothese möglich. Schulter- bzw. thoraxumfassende Kontaktbettung mit Bandage und Gießharzschaft. Der funktionelle Einsatz dieser Prothesen ist sehr eingeschränkt. Werden deshalb oft nur als Kosmetikersatz getragen. Allerdings sind neue Prothesentypen in Entwicklung, welche durch integrierte elektronische Programme automatisierte Steuerungen der Schulter- und Ellenbogenbewegungen gezielt und automatisiert ermöglichen (*Utah-Arm*).
Rp.: Kosmetische oder zugbetätigte oder Hybridprothese.
Proc.: Gebrauchsschulung bedeutend komplexer als bei Oberarmversorgung.

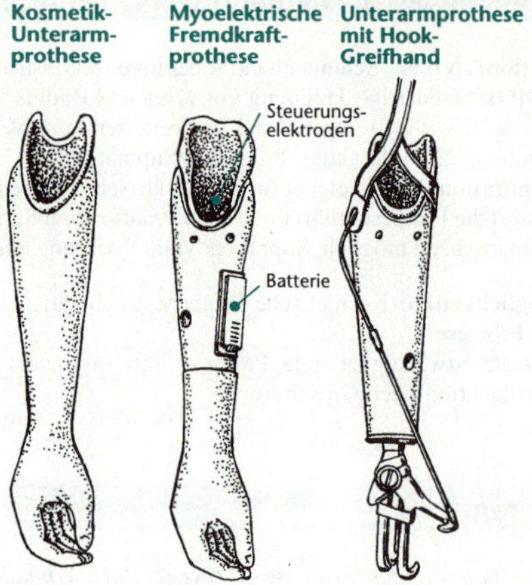

Abb. 21.12: Unterarmprothesen

21.8   Rehabilitationsmittel

21.8.1   Rollstühle (☞ 9.5)

Entscheidende Kriterien: Selbstfahrer, Sitzbreite, Sitzhöhe, Unterschenkellänge, Rumpfgröße, Aktivität (Hand, Armkraft), Einsatzumgebung (Straße, Wohnung). Modellauswahl zusammen mit Ergotherapeuten, KG und OT.
Durch Baukastensysteme mittels der Zubehörteile (z.B. hochschwenkbare Beinteile, Sitz- und Rückenpolsterungen, Desk-Armlehnen und Handlagerungen, Kopfstützen) individuelle Versorgung möglich:

- *Standardrollstuhl (Faltfahrer):* Hauptsächlich für Geriatrieversorgung
- *Schiebewagen*: Geriatrische Versorgung, keine selbständige Fortbewegung
- *Aktiv oder Sportrollstuhl:* Junge dynamische Menschen, Paraplegiker
- *Kinderrollstühle:* Evtl. mit individueller Sitzschaleneinpassung, Spastikerversorgung, Spina bifida
- *Handbetriebsselbstfahrer:* Fortbewegung für Pat. mit ausreichender Oberkörperfunktion und Armkraft zur selbständigen Überwindung längerer Wegstrecken zum Training von Herz-, Kreislauf- und Muskelfunktion
- *Elektrofahrstühle:* Fortbewegungsmittel für Pat. ohne ausreichende Kraft, keine Hilfskraft nötig
- *Sondersteuerungen:* z.B. für Tetraplegiker, ICP-Pat. (Kinn-, Fußsteuerung)
- *Dusch-/Toilettenrollstühle*: Als Sonderform für Schwerstbehinderte verordnungsfähig.

21.8.2   Geh- und Stehhilfen

Ind.: Vorübergehende oder dauernde Belastungsunfähigkeit der unteren Extremität. Entlastung der gegenseitigen Extremität bis 20 % möglich (☞ 20.1.7).

Geh- und Stehhilfen	
Gehwagen mit Achselstützen	Zum Gehenlernen nach OP an der unteren Extremität. Kraftaufnahme durch Achselstützen (Kraftlosigkeit, Koordinationsstörung)
Rollator	Bei Gangunsicherheit, wenn Gehen mit Unterarmgehstützen noch nicht möglich. Bes. geeignet bei ICP-Patienten.
Gehbock	Zwei Ausführungen: starr und reziprok, d.h. in sich gelenkig verbunden zum alternierenden Gehen
Achselstützen	Seltener verwandt. Gefahr der Nervenläsion und Durchblutungsstörung
Unterarmgehstützen (Kirschnerstöcke, Arthritisgehhilfe)	Einzeln oder paarweise verwendbar. Voraussetzung: ausreichende Muskelkraft, Koordinationsvermögen, Balancefähigkeit und genügende Aufrichtbarkeit des Rumpfes. Entlastung der unteren Extremität bei Lähmungen, Amputationen, postop. Entlastung, schmerzhaften Gelenkerkrankungen der unteren Extremität
Vierfußgehstütze	Bes. bei Kindern mit ataktischen Störungen. Arthritisgehstütze. Abstützung auf angewinkeltem Unterarm. Geringe Handkraft notwendig
Fritzstock	Auch mit anatomischem Handgriff.
Ganzkörperstehständer	Ganzkörperfixation vorwiegend für ICP-Pat. Auch als Schrägliegebrett zu verwenden
Elektrohydraulisches Stehbett	Für Tetraplegiker zur Dekubitusprophylaxe, Ödemvermeidung, Kreislauftraining, Aufrichten ohne fremde Hilfe

 Gehhilfen bei einseitiger Verwendung immer auf **Gegenseite** der Behinderung tragen.

21.8.3   Alltagshilfen (Auswahl)

Versorgung mit Hilfsmitteln gehört zu den Aufgaben der Ergo- und Physiotherapie. I.d.R. Fertigartikel. Sonderkonstruktionen werden vom OT angefertigt.

Ind.: z.B. bei Amputationen, c.P., ICP, Mißbildungen und Verbrennungen.

Beispiele
Untere Extremität: *Langer Schuhlöffel* und *Strumpfanzieher* (Flexionseinschränkung der Hüfte), *Toilettensitzerhöhung* (postop. nach TEP, WS-OP, Bewegungseinschränkung im Hüftgelenk), *Hydraulischer Badewannensitz* (z.B. Aqua-Tec®), *Arthrodesenstuhl* (Hüftgelenksarthrodese), *Stehhilfe* (nach WS-OP, wenn tiefes Sitzen nicht erlaubt ist).
Obere Extremität: z.B. *Eßbestecke* mit Sondergrifformen (z.B. Kartoffelschäler), Schlüsseldrehhilfen, Türgriffverstärkungen.

21

Arne Schäffler

22

Arzneitherapie

22.1 Arzneimittelinteraktionen

[Verbessert und erweitert nach: R.A. Hope, J.M. Longmore: Oxford Handbuch der klin. Medizin, Dt. Ausg. Hans Huber, Bern. 670–673 (1988)]

> Nicht mit Glukose zusammen infundieren: Furosemid, Hydralazin, Chinin. Sulproston
> Nicht mit NaCl zusammen infundieren: Amphotericin, Lidocain, Nitroprussid.
> Nicht mit NaHCO$_3$: Ca^{2+}, Dobutamin, Dopamin, Piperacillin, Adrenalin, Noradrenalin.
> Nicht verschiedene Medikamente in einer Infusionslösung miteinander mischen
> (Ausnah-me: Mezlocillin [Baypen®] in Metronidazol [Clont®] mischbar).

22.2 Schmerztherapie

Beginn der Ther. entweder mit der 1. Stufe und bis zur ausreichenden Analgesie steigern, oder gleich auf höherer Stufe einsetzen.

■ 1. Stufe: Mäßiger akuter Schmerz

Bedarfsmedikation vor allem mit peripher die Prostaglandinsynthese hemmenden Analgetika. Applikation peroral oder als Zäpfchen.
- **ASS** (z.B. Aspirin®) bis 8 x 500–1000 mg tägl. mit Flüssigkeit und nach Mahlzeit einnehmen. Besonders wirksam bei Kopfschmerz, Skelett- und Muskelschmerz (auch Knochenmetastasen). *KI:* Magenulzera, Asthma bronchiale (☞ 4.3.1), hämorrhagischer Diathese. **Cave:** Interaktion mit Antikoagulantien (Thrombozytenaggregationshemmung, ☞ 22.1), bei Kindern vermeiden
- **Paracetamol** (ben-u-ron®) 4–6 x 500–1000 mg. Ähnliche analgetische Wirksamkeit, fiebersenkend, jedoch nicht entzündungshemmend. Wird von den meisten Pat. gut vertragen, ,,magenfreundlich", bei Kindern zu bevorzugen (auch zur Fiebersenkung, Maximaldosis 60 mg/kg tägl.).
- Nichtsteroidale **Antirheumatika** mit guter analgetischer Wirkung und kurzer Halbwertszeit wie z.B. Indometazin (z.B. Amuno®) 3–4 x 25–50 mg, Ibuprofen (Imbun®, Brufen®) 3–4 x 200–400 mg oder Diclofenac (z.B. Voltaren®) 3–4 x 25–50 mg, alle möglichst zu den Mahlzeiten einnehmen. Gut wirksam bei rheumatischen Erkr., Thrombophlebitis, Abszessen, Tumorschmerzen (Periostschmerz, Kapselspannungsschmerz, entzündliche Begleitreaktionen). *NW:* Magenschmerzen, Ulzera (*KO:* Perforation), Hypertonus.

■ 2. Stufe: Mittelstarker Schmerz

Kombination der oben genannten Medikamente mit
- **Kodein** (effektiv z.B. 4–6 x tägl. 60 mg Kodein + 1000 mg Paracetamol = 2 Tbl. Nedolon P® oder Talvosilen forte®). **Cave:** Auch Kodein macht abhängig
- **Dihydrocodein retard** (DHC 60 ret.®) 1–2 x 60 mg, mit 8–12 h lange Wirkdauer
- **Kodein oder DHC in Kombination mit NSA** günstig bei Schmerzen durch Knochenmetastasen.

- **Dextropropoxypen** (Develin ret.®) 2–3 x 150 mg, 1/3 der Codein-Potenz
- **Tramadol** (Tramal®) 4 x 100 mg, Wirkdauer 1–2 h, Potenz wie DHC (s.o.)
- **Tilidin-Naloxon** (Valoron N® bis max. 4 x 100 mg,Wirkdauer 1–2 h, Potenz wie DHC (s.o.).

■ 3. Stufe: Starker Schmerz

Opiate haben eine große therapeutische Breite (z.B. Morphium 20–1000 mg tägl.). Praktisch begrenzen nur die zunehmenden NW hohe und sehr hohe Tagesdosen. V.a. initial klagen Pat. über Übelkeit und Erbrechen → ggf. zusätzliche Gabe von 20–40 mg Metoclopramid (Paspertin®) oder Triflupromazin (Psyquil®) Supp.

Aminoglykosidantibiotika (z.B. Gentamicin)
- Cephalosporin: Erhöhte Nephrotoxizität
- Schleifendiuretika (z.B. Furosemid): Erhöhte Oto- und Nephrotoxizität
- Halothan, Muskelrelaxantien (wie z.B. Curare, Suxamethonium): Verstärkung der neuromuskulären Blockade; Maskierung von Hörschäden durch Dimenhydrinat.

Halogenierte Anästhetika (z.B. Halothan)
- MAO-Hemmer: Erhöhtes Risiko einer Herz-Kreislaufinsuffizienz
- Aminoglykoside oder Muskelrelaxantien vom Curaretyp: Verstärkung der neuromuskulären Blockade
- Alpha/Beta-Sympathomimetika: Herzrhythmusstörungen
- Nichtsteroidale Antiphlogistika: Antihypertensive Wirkung abgeschwächt
- Immunsuppressiva, Allopurinol, Zytostatika, Glukokortikoide: Erhöhtes Risiko von Blutbildveränderungen.
- Nichtsteroidale **Antiphlogistika** (z.B. Acetylsalicylsäure, Phenylbutazon, Indometacin)
- Orale Antikoagulantien und Heparin: Erhöhtes Blutungsrisiko
- Weitere nichtsteroidale Antiphlogistika, Alkohol und Glukokortikoide: Erhöhte gastrointestinale Blutungsgefahr
- Erhöhte Methotrexat-Toxizität
- Erhöhung des Serum-Lithium-Spiegels: Erhöhtes Risiko gastroduodenaler Ulzera und Blutungen
- Digoxinspiegel erhöht durch Diclofenac, Indometacin, Talmetin.
- Erhöht Plasmakonz. von Indometazin, Penicillin, Phenytoin, Sulfonamiden

Orale Antikonzeptiva („Pille")
Beschleunigter Abbau (und damit Wirkungsbeeinträchtigung) durch Barbiturate, Carbamazepin, Phenytoin, Primidon, Rifampicin, Phenylbutazon, Penicilline, Neomycin, Chloramphenicol.

Beta-Blocker
- Kardiodepressiver Effekt verstärkt bei Kombination mit Anästhetika, Antiarrhythmika und Kalziumantagonisten (Verapamil, Diltiazem)
- Hypoglykämische Wirkung von Insulin und Sulfonylharnstoffen verstärkt
- Wirkung von RR-senkenden Medikamenten verstärkt
- Serum-Spiegel von Beta-Blockern wird durch Cimetidin erhöht.
- Abgeschwächte Antikoagulationswirkung durch Alkohol (chronisch), Antihistaminika, Antazida, Barbiturate, Carbamazepin, Chloralhydrat, Dichloralphenazon, Glukokortikoide, Griseofulvin, Mercaptopurin, orale Antikonzeptiva, Rifampicin, Vit. K.

Diclofenac (wie bei ASS, siehe dort), zusätzlich
- Erhöhung des Li-, Phenytoinspiegels
- Kaliumsparende Diuretika: Kaliumspiegel steigt.

Digitalisglykoside
- *Verstärkt* wird Glykosidwirkung z.B. durch Kaliummangel (z.B. bei Diuretika, Laxantien, Amphotericin B, Glukokortikoide, Carbenoxolon, große Mengen Glukose-Infusion); Chinidin
- Serum-Digoxinspiegel *erhöht* durch Kalziumblocker (z.B. Verapamil, Diltiazem)
- *Verminderte* Digitaliswirkung durch Furosemid (verstärkte Ausscheidung), Neo-

mycin, Aktivkohle, Antazida, Barbiturate, Colestyramin (nur Digitoxin).

Kaliumsparende Diuretika (z.B. Spironolacton, Amilorid, Triamteren)
Bei gleichzeitiger Gabe von Kalium sowie bei Kombination mehrerer kaliumsparender Diuretika besteht *Hyperkaliämiegefahr*.

Glukokortikoide und
- Nichtsteroidale Antiphlogistika: Erhöhte gastrointestinale Blutungsgefahr
- Cumarinderivate: Verminderte Antikoagulationswirkung
- Herzglykoside: Deren Wirkung wird durch glukokortikoidinduzierte Hypokaliämie verstärkt
- Thiazid- und Schleifendiuretika: Verminderte Diuretikawirkung
- Phenytoin: Erhöhter Phenytoinspiegel
- Rifampicin, Phenytoin, Barbiturate: Verminderte Kortikoidwirkung
- Antidiabetika: Deren BZ-senkende Wirkung wird abgeschwächt
- Östrogene und „Pille" verstärken antiinflammatorische und mineralokortikoide Wirkung.

Gyrasehemmer (Chinolone, z.B. Ofloxazin, Norfloxazin)
- Resorptionsrate durch gleichzeitige Gabe von Antazida deutlich verringert
- Erhöhter Theophyllinspiegel (u.U. letal!).

Cephalosporine
Nephrotoxizität von Aminoglykosidantibiotika, Polymyxin B sowie von hochdosierten Schleifendiuretika erhöht.

Cumarin-Derivate
- Verstärkte Antikoagulationswirkung durch Alkohol (akut), Allopurinol, Amiodaron, Androgene, Anabolika, nichtsteroidale Antiphlogistika/Antirheumatika (z.B. ASS, Phenylbutazon), Antibiotika (Chloramphenicol, Cotrimoxazol, Metronidazol, Sulfonamide, Tetrazykline, Thiamphenicol), Chinin, Chinidin, Cimetidin, Clofibrat, Colestyramin (hemmt Vit.K-Resorption), Danazol, Dihydroergotamin, Dipyridamol, Disulfiram, Etacrynsäure, orale Antikonzeptiva, Plasminogen-Aktivatoren, Schilddrüsenhormone, Sulfinpyrazon, Tolbutamid, trizyklische Antidepressiva, Valproinsäure
- Abgeschwächte Antikoagulationswirkung durch Alkohol (chronisch), Antihistaminika, Antazida, Barbiturate, Carbamazepin, Chloralhydrat, Dichloralphenazon, Glukokortikoide, Griseofulvin, Mercaptopurin, orale Antikonzeptiva, Rifampicin, Vit. K.

H₂-Blocker (z.B. Cimetidin, Ranitidin)
Führen zu verzögerter Ausscheidung oraler Antikoagulantien (erhöhtes Blutungsrisiko!), Phenytoin, Benzodiazepinen, Beta-Blockern, Theophyllin, Lidocain. Cimetidin bindet an Cytochrom P_{450} → in hohen Dosen Abbauhemmung vieler anderer Pharmaka.

Heparin
- In Kombination mit oralen Antikoagulantien, ASS: Verstärktes Blutungsrisiko
- Wirkungsabschwächung von basischen Medikamenten, z.B. Chinin.

Insulin
- *BZ-Senkung verstärkt* durch Cyclophosphamid, Alpha-Blocker, Methyl-Dopa, Amphetamine, Anabolika, Clofibrat, MAO-Hemmer, Tetrazykline, Reserpin, Salicylate
- *BZ-Senkung vermindert* durch Phenothiazine, Lithium, trizyklische Antidepressiva, Glukokortikoide, Diuretika, Schilddrüsenhormone, Sympathomimetika, Phenytoin, Heparin, „Pille"
- Verminderte Alkoholtoleranz.

Kalziumantagonisten (z.B. Verapamil, Nifedipin, Diltiazem) und
- Beta-Blocker, Antiarrhythmika, Inhalationsanästhetika: Verzögerte AV-Überleitung, verstärkter kardiodepressiver Effekt (Verapamil + Beta-Blocker: Bradykardie, Nifedipin + Beta-Blocker: Hypotonie)
- Digoxin: Erhöhte Serum-Digoxinkonzentration kann zu AV-Block führen.
- Blutdrucksenkende Mittel: Verstärkung von deren Wirkung
- Dantrolen: Gefahr: Kammerflimmern.
- Digoxin: Erhöhte Serum-Digoxinkonzentration kann zu AV-Block führen
- Blutdrucksenkende Mittel: Verstärkung von deren Wirkung.

Methotrexat
- Methotrexattoxizität erhöht durch NSAP, Phenytoin, Barbiturate, Tetrazykline, Sulfonamide, p-Aminobenzoesäure, Probenecid, Metamizol.

22

Neuroleptika

- Gegenseitige Wirkungsverstärkung mit zentral dämpf. Pharmaka und Alkohol
- Guanethidin: Hemmung der antihypertensiven Wirkung
- Lithium: Erhöhung des Serum-Lithium-Spiegels.

Penicilline

- Antibiotischer Antagonismus zu Penicillinen, Tetrazyklinen, Erythromycin und Chloramphenicol
- Antazida vermin. Penicillin-Resorption
- Allopurinol erhöht Exanthemrate nach Ampicillingabe auf 20%
- Bei einigen Substanzen (z.B. Ampicillin, Oxacillin) Wirkungsabschwäch. von OH.

Schleifendiuretika (z.B. Furosemid, Etacrynsäure) und

- Aminoglykoside: Oto- und Nephrotox.↑
- Cephalosporine: Erhöhte Nephrotoxizität
- Cisplatin: Erhöhte Ototoxizität
- Curareartige Muskelrelaxantien: Verstärkte Muskelrelaxation
- Erhöhter Serum-Lithium-Spiegel
- Antidiabetika: Verminderte BZ-senkende Wirkung
- Herzglykoside: Durch Kaliummangel verstärkte Glykosidwirkung.

Sulfonylharnstoffe (orale Antidiabetika, z.B. Tolbutamid)

- *Verstärkte Hypoglykämie:* Cumarinderivate, Beta-Blocker (Hypoglykämie-Symptome maskiert!), Chloramphenicol, Cyclophosphamid, Phenylbutazonverbindungen, Salicylate, Sulfonamide, Tetrazykline
- *Verminderte Wirksamkeit:* Chlorpromazin, Glukokortikoide, Diuretika, Schilddrüsenhormone, Sympathomimetika
- Verminderte Alkoholtoleranz.

Theophyllin und andere Methylxanthine

- Wirkungsverstärkung durch Cimetidin, Erythromycin, Allopurinol, Gyrasehemmer
- Wirkungsabschwächung durch Rauchen.

Thiaziddiuretika

- Verstärkte Hypokaliämie bei Kombination mit Laxantien und Glukokortikoiden
- Verminderte BZ-Senkung von Insulin und Sulfonylharnstoffen, besonders bei zusätzlicher β-Blocker-Gabe
- Anstieg des Serum-Lithiumspiegels
- Abschwächung der diuretischen Wirkung von Thiaziden durch nichtsteroidale Antiphlogistika
- In Kombination mit Ciclosporin → Hyperurikämie.

Nebenwirkungen Opioide

- Nachlassende Wirksamkeit (= *Toleranzentwicklung*)
- Stecknadelpupillen (= *Parasympathikotonus* ↑)
- Übelkeit und Erbrechen

- Atemdepression
- Harnretention, Sphincter-oddi-Spasmus
- Abhängigkeitsentwicklung, Euphorie
- *Obstipation (Darmmotorik* ↓), deshalb begleitend osmotische Laxantien, z.B. Lactulose

---

- **Schwächer wirksame Opioide**
  - Pentazocin (Fortral®) 4–6 x 25–100 mg oral; 6–8 x 30–60 mg s.c., i.m. oder i.v., Wirkdauer 2–3 h
  - Pethidin (Dolantin®) 6–8 x 25–150 mg i.m., s.c. oder oral; 2–3 h Wirkdauer, *KI:* Niereninsuffizienz
  - Tramadol (Tramal®) 4 x 100 mg oral, i.m. oder i.v. Tageshöchstdosis ist 400–600 mg.

- **Analgetikum in Kombination mit Neuroleptikum**: Jede der bisher genannten Substanzen kann zur ,,zentralen" Wirkungsverstärkung mit einem Neuroleptikum kombiniert werden, welches als erwünschte NW gleichzeitig das Erbrechen unterdrückt. Häufig verwendet werden (z.B. in Kombination mit Buprenorphin [Temgesic®] 3 x 0,15–0,3 mg)
  - Promethazin (Atosil®) 1–3 x 25–50 mg tägl. oral, i.m. oder rektal
  - Haloperidol (Haldol®) 1 x 5–50 mg tägl. oral, i.m., i.v. (einschleichend dosieren)
  - Chlorpromazin (Megaphen®) 3–6 x 25–150 mg tägl. oral/i.m.
  - Levomepromazin (Neurocil®) 15–30–75–150 mg tägl. oral, 100–150 mg i.m.
  - Antidepressiva wie Amitriptylin (Saroten®).
- **Metamizol** (Novalgin®) bei spastischen, anders nicht beherrschbaren Schmerzzuständen (Koliken) 2–4 x 500–1000 mg oral oder bis 4 g tägl. i.v. (1 Kps. = 500 mg; 1 ml = 20 Tr. = 500 mg) **Cave** *schwere NW:* Anaphylaxie, bei i.v.-Gabe RR ↓↓ (→ langsam injizieren!), Agranulozytose → regelmäßige BB-Kontrollen, nur kurzfristig anwenden. Viele Autoren lehnen Metamizol als *primär* einzusetzendes spasmolytisches Analgetikum ab. Alternativen sind
- Bei **Gallenkoliken:** Butylscopolamin (Buscopan®) 10 mg p.o., rektal, s.c., i.m. oder i.v. mehrmals tägl., Nifedipin (Adalat®), Nitrate (Nitrolingual® u.a.) + Analgetikum, wenig spasmogenes Opiat (z.B. Pethidin oder Pentazocin s.o.) evtl. + Atropin
- Bei **Harnwegskoliken**: Neben wenig spasmogenem Opiat oft auch nichtsteroidale Antirheumatika wirksam, z.B. Diclofenac (Voltaren®).

■ 4. Stufe: Sehr schwerer Schmerz

Stark wirksame Opioide (Dosen nach Bedarf 2–6stündlich wiederholen).
- **Buprenorphin** (Temgesic®, lange HWZ, häufiger Erbrechen als NW) 200–400 µg sublingual; 3–4 x 300–600 µg i.m. oder i.v. Wirkungseintritt erst nach 2 h. Tageshöchstdosis 3,4–5 mg.
- **Morphin** 10–30–60–100 mg oral (MST ret. Mundipharma®; Wirkdauer 8–12 h); 10–20 mg s.c., evtl. in Kombination mit 0,5 mg Atropin
- **Hydromorphon** (Dilaudid®) 1,25–2,5 mg oral, als Supp. oder s.c.
- Kombination mit Neuroleptikum und bei Knochenmetastasen mit nichtsteroidalem Antirheumatikum möglich (Schmerzther. bei Tumorpatienten).

22

■ Tips für die Schmerztherapie

Leitfrage akuter Schmerz — chronischer Schmerz?
- *Akuter Schmerz:* Ziel der Ther. ist eine rasche Schmerzlinderung bei Bedarf mit meist parenteral verabreichten Analgetika in Standard-Dosis
- *Chron. Schmerz:* Ziel ist die Schmerzverhinderung mit **streng nach Zeitplan**, meist oral gegebenen Analgetika einer individuell ermittelten Dosierung.

**Leitfrage chronischer Schmerz nicht-malignen Ursprungs
(z.B. Phantomschmerzen, Kreuzschmerzen, pAVK) oder Tumorschmerz?**
- Pat. mit fortgeschrittenen Malignomen sollen möglichst lange schmerzfrei
  leben können. Bei hoher Opiatdosierung *entsprechend* der Schmerzintensität
  besteht keine Gefährdung durch Atemdepression. Die Abhängigkeit spielt
  angesichts der verkürzten Lebenserwartung keine Rolle
- Die Pat. mit chron. Schmerzen nicht-maligner Genese sollten möglichst
  lange ohne Opioide therapiert werden
- In beiden Fällen ist die interdisziplinäre Zusammenarbeit z.B. mit
  Schmerzambulanz für den optimalen Behandlungserfolg anzustreben.

- Schmerztherapie chron. Schmerzen multimodal und individuell gestalten, da erfolgreicher (systemische Gabe von Analgetika, Nervenblockaden, Strahlentherapie,
  psychologische Mitbehandlung, KG, rückenmarksnahe Analgesie, transkutane Nervenstimulation [**TNS**])
- Statt Kombinationspräparaten Monosubstanzen einsetzen, um die jeweiligen Wirkungen besser beurteilen zu können
- Analgesie bei **Tumorpat. nach festem Zeitschema,** nicht nach Verlangen, da
  kontinuierliche Analgesie notwendig
- Bei Knochenschmerzen evtl. 7–10 Tage Dexamethason (z.B. Fortecortin® 4–8 mg)
- Bei erforderlicher parenteraler Gabe evtl. kontinuierliche subkutane Morphininfusion
  mit speziellen Nadeln. In Infusionslösung andere Medikamente mischbar *(Storey
  1990).*
- Bei postop. Wundschmerzen wegen des unterschiedlichen Schmerzempfindens
  individuelle und rechtzeitige Gabe bei Verlangen (oder auch pumpengesteuerte
  on-demand Analgesie = patient controlled analgesia [PCA])
- Antipyretische Analgetika sind etwa bei Knochenmetastasen den Opiaten oft
  überlegen
- Eine Analgetika-Nephropathie ist bei Daueranwendern von NSA möglich
- Kopfschmerzen können auch durch die dagegen genommenen Analgetika induziert
  sein
- Begleitmedikation zur Schmerzverminderung einsetzen: Antidepressiva, Neuroleptika, bei entzündlicher Komponente Glukokortikoide (etwa Dexamethason [Forte-
  cortin®]) 1,5 mg bis 4 mg p.o. morgens
- Bei einigen Tumorformen lassen sich Schmerzmittel zur Verringerung der NW lokal
  applizieren (z.B. Periduralanästhesie; ☞ 2.4.5)
- Während der Schwangerschaft und Stillzeit ist nur Paracetamol wirklich unbedenk-
  lich; Opiate (außer beim Wehenschmerz) und nichtsteroidale Antirheumatika sind
  kontraindiziert.

22.3 Glukokortikoid-Therapie

Indikation (Beispiele)

- Zur Substitution bei Hypokortizismus (*M. Addison,* nach Adrenalektomie)
- Zur Supprimierung von lokalen (z.B. Dermatitiden, Gelenkentzündungen) oder systemischen Entzündungen (z.B. Rheumatoide Arthritis, Panarteriitis nodosa, systemischer Lupus erythematodes, chron. aktive Hepatitis, Colitis ulcerosa, M. Crohn, rheumatisches Fieber)
- Zur Unterdrückung allergischer Reaktionen (Asthma, Hauterkrankungen)
- Zur Bronchodilatation
- Zur Förderung von Remissionen bei hämolytischen Anämien, Nierenerkrankungen, Leukämien u.a.

Substanzauswahl

- Zur *Entzündungshemmung* bei oraler Medikation Prednisolon einsetzen, potentere Glukokortikoide bieten keine Vorteile, Steroide mit stärker mineralokortikoider Wirkung vermeiden (→ NW, s.u.)
- Bei *lokaler* Applikation hochpotente Steroide (z.B. Betamethason) bevorzugen — auf optimale Darreichungsform (Tropfen, Gel, Creme) achten
- Zur *Hauttherapie* wird überwiegend Hydrocortison empfohlen, v.a. um Schäden bei Überdosierung durch Pat. zu minimieren.

Substanz	Handels-name	Biologische Halbwertzeit [h]	gluko-kort. Potenz	mineralo-kort. Potenz	Cushing-Schwellen-Dosis (mg)
Hydrocortison ≈ **Cortison**	Ficortil® Scheroson F®	8–12	1	1	30
Prednison ≈ **Prednisolon**	Decortin® Ultracorten®	12–36	4	0,6	7,5
Methylprednisolon ≈ **Fluocortolon** ≈ **Triamcinolon**	Urbason® Ultralan® Volon A®	12–36	5	—	6
Dexamethason	Fortecortin®	36–72	30	—	1,5
Betamethason	Betnesol® Celestan®	36–72	35	—	1
Fludrocortison	Astonin H®	8–12	10	125	—
Aldosteron	Aldocorten®	—	—	700	—

■ Faustregeln für das klinische Management

- Routine-Diagnostik vor Ther.-Beginn: BB, Stuhl auf okkultes Blut, Nüchtern-BZ, Rö.-Thorax. Bei Dauer-Ther. regelmäßig wiederholen
- Tagesdosis immer morgens geben (Ausnahme: Atemwegsobstruktion)
- Bei chron. Erkr. – auch solche mit schweren Symptomen wie rheumatoide Arthritis oder M. Bechterew – Dosierung so sparsam wie möglich (häufige Reduktionsver-suche), langfristig nicht über der Cushingschwelle (7,5 mg Prednisolon) dosieren, um schwere, z.T. irreversible NW zu vermeiden

- Zur Verringerung der Nebennierenrinden-Suppression intermittierende oder *alternate-day Gabe* (jeden 2. Morgen 1,5–2fache Tagesdosis) anstreben. Z.T. wird auch *„Nebennierenrinden-schonende"* parenterale ACTH-Ther. z.B. bei Multipler Sklerose bevorzugt – für nichtstationäre Pat. aber ungeeignet
- Wenn möglich, lokale Therapeutika einsetzen (inhalativ bei Asthma, intraartikulär bei Gelenkentzündung, Einlauf bei Colitiden)
- Bei *Notfällen* großzügig dosieren und i.v. verabreichen (250–1000 mg Hydrocortison) – NW sind bei Kurzzeit-Ther. gering. Bei vitaler Ind. (Hirnödem, Leukämie, Pemphigus, exfoliative Dermatitis) ebenfalls hoch dosieren
- (Nur) bei Ther.-Dauer über der Cushingschwelle > 1 Wo. Dosis über mehrere Wo. bis Mon. stufenweise reduzieren. Z.B. wenn mit 1–2 mg/kg Prednisolon tägl. begonnen wurde, Dosisreduktion um 5 mg alle 5 Tage, bis Symptome gerade noch unterdrückt sind
- **(Relative) KI:** Magen-Darm-Ulzera einschl. Ulkusanamnese, Osteoporose, Psychosen, Herpes simlex, Herpes zoster, Varizellen; vor und nach Schutzimpfungen, Glaukom, Hypertonie, Diab. mell., Kindesalter, Stillen (→ abstillen), 1. Trimester Schwangerschaft (umstritten)
- Kommt es unter der Glukokortikoidther. zu KO (z.B. Magenblutung), dann alternativ Gabe von Azathioprin 2 mg/kg.

Nebenwirkungen

- *Diabetogene Wirkung:* Hyperglykämie, Glukosurie, Steroiddiabetes
- *Katabole Wirkung:* neg. Stickstoffbilanz, Wachstumshemmung, Osteoporose, Muskelschwäche und abnorme Muskelermüdbarkeit
- *Fettstoffwechselstörung:* Stammfettsucht, Vollmondgesicht, Fettsäurespiegel ↑
- In 50 % der Langzeitbehandlungen: Osteoporose. Prophylaxe (☞ 16.1.1)
  - Substitution von Östrogen bei Frauen in der Postmenopause oder mit Glukokortikoid-induzierter Amenorrhoe oder von Testosteron bei Männern mit niedrigem Serum-Testosteron-Spiegel, sofern keine KI bestehen, wie z.B. beim Prostatakarzinom
  - Einsatz eines Thiazids und kaliumsparenden Diuretikums bei Hyperkalziurie
  - Substitution von 1,25-Dihydroxy-Colecalciferol (Calcitriol, Rocaltrol®) oder Vitamin D (z.B. Vigantol®)
  - alle 6 Mon. Kontrolle der Knochendichte an der WS während der ersten 2 J.
  - evtl. Einnahme von Natriumfluorid (z.B. Ossin®)

- *Blutbildveränderung:* **T**hrombos ↑, **E**rys ↑, **N**eutrophile ↑ (Eselsbrücke: *„TEN plus"*); Eosinophile ↓, Basophile ↓, Lymphos ↓
- *Immunschwäche:* Infektgefährdung ↓
- *Magenschleimhautgefährdung:* Magensäure ↑, Magenschleim ↓ → Ulkus, Prophylaxe mit 1 x 300 mg Ranitidin (Zantic®) zur Nacht, alternativ mit Antazida
- *Kapillarbrüchigkeit:* Petechien, Purpura, Ekchymosen
- *Endokrines Psychosyndrom:* Euphorie, Depression, Verwirrung, Halluzination
- *Auge:* „nach 1 Wo. Hornhautulkus, nach 1 Mon. akuter Glaukomanfall, nach 1 J Katarakt" — letzteres bei 20 % nach 1 J. Ther. über Cushing-Schwelle
- *Haut:* Atrophie (auch bei Lokalther.), Akne, Striae rubrae
- *NNR-Atrophie:* Cortisonentzugs-Syndrom (Schwäche, Schwindel, Schock bei Belastung)
- Wasserretention, Hypertonie, Hypokaliämie, metabolische Alkalose (Mineralokortikoidwirkung)
- Myopathie, Atrophie der Hüft- und Oberschenkelmuskulatur (CK erhöht!).

22.4 Medikamentendosierung bei Niereninsuffizienz

Vorgehen

- In der li Hälfte der Tabelle in der Spalte mit dem ungefähren Patientenalter das Kästchen mit dem jeweiligen Patientengewicht aussuchen
- Dann auf gleicher Höhe soweit nach re gehen, bis in der obersten Spalte das Serum-Krea des Pat. erscheint → die Zahl im Kästchen ist die GFR in ml/Min.
- Sodann anhand der 2. Tabelle die Anpassung der Dosierung entnehmen
- Sollen niedrigere Serumspiegel erreicht werden, so ist die Dosis anzupassen.

Tabelle zur Abschätzung der GFR anhand des Serum-Kreatinins*											
	Alter des Patienten					Serum-Kreatinin	180	260	350	530	880
							in μmol/l				
	40 J.	50 J.	60 J.	70 J.	80 J.		2	3	4	6	10
							in mg/dl				
Gewicht in kg	80	GFR in ml/M in.	44	31	23	15	9				
	70	80	40	28	21	14	8				
	65	70	80	85			35	24	18	12	7
	55	60	70	75	85		30	21	15	10	6
		50	60	65	75		25	17	11	8	6
		40	50	55	65		22	15	12	7	5
			40	50	55		20	13	10	6	4

* Die GFR-Schätzung kann verbessert werden, indem zu dem Tabellenwert bei Männern 10 % hinzuaddiert und bei Frauen 10 % subtrahiert werden.

■ Anpassung der Medikamentendosis bei Niereninsuffizienz

- Abschätzen der GFR (z.B. anhand obiger Tabelle)
- Applikation der normalen Initialdosis, Dosierung entsprechend der erhöhten Halbwertszeit reduzieren
- Bei Medikamenten mit geringer ther. Breite (z.B. Aminoglykoside) Dosierung nach Serumspiegel

22

Einen *Anhaltspunkt* für mittlere Dosierung und Intervalle gibt folgende Tab. (modifiziert nach J. Girndt: Nieren- und Hochdruckkrankheiten [Schattauer, Stuttgart, 397–402])

Substanz	Dosis in % Normaldosis bei Glomerulumfiltrat von..(ml/Min)			Serum-Halbwert-zeit bei normaler Nierenfunktion [h]
	> 50	10–50	< 10	
Allopurinol	100	50–75	10–30	0,8
Amoxycillin	75	40–50	10–20	1,1
Ampicillin	75	40–50	10–20	0,9
Atenolol	100	50	25	6
Azlocillin	50–75	30–75	20–30	1
β-Azetyldigoxin	75–100	30–60	20–30	24
Cefamandol	75	50	20–30	0,9
Cefazolin	50–80	30–50	10–20	2
Cefmenoxim	30–80	30	10–20	1,1
Cefoperazon	100	100	100	2
Cefotaxim	100	50	20–30	1,1
Cefotiam	50–75	20–50	10–20	0,75
Cefoxitin	40–80	40–60	20	1,1
Ceftazidim	100	50	25	1,8
Cefuroxim	60–100	30	15	1,1
Ciprofloxacin	100	50	50	3–5
Clindamycin	100	100	100	2,5
Clonazepam	100	100	100	40
Diazepam	100	100	100	30
Digitoxin	100	100	70–80	180
Digoxin	75–100	30–60	20–30	36
Dihyralazin	100	100	75–100	3
Doxycylin	100	100	100	15
Furosemid	100	100	100	0,9
Gentamicin	30–70	15–30	10	1,9
Heparin	100	100	100	2
Ibuprofen	100	100	100	2
Indometacin	100	100	100	2
Methylprednisolon	100	100	100	2
Metoclopramid	100	75	50	6
Metronidazol	100	100	25–30	7
Nifedipin	100	100	100	3

Substanz	Dosis in % Normaldosis bei Glomerulumfiltrat von..(ml/Min)			Serum-Halbwert-zeit bei normaler Nierenfunktion [h]
	> 50	**10–50**	**< 10**	
Ofloxacin	70–100	50–70	10–30	5
Oxacillin	100	100	50–75	0,5
Penicillin-G	100	75	15–50	0,5
Piperacillin	75	40–50	10–20	1,4
Prednisolon	100	100	100	3
Prednison	100	100	100	3,5
Propranolol	100	100	100	3,5
Ranitidin	100	75	50	2,5
Trimethoprim/ Sulfamethoxazol	75	50	KI	10
Verapamil	100	100	50–75	5

22.5 Antikoagulation

22.5.1 Heparin

NW: Blutungen (3–7 % schwer), allergische Reaktionen, *Clot-white-Sy.:* paradoxe Thrombosierung bei heparininduzierter Thrombozytopenie (ab Tag 5; selten), Hemmung von Wundheilung und Kallusbildung, reversibler Haarausfall und Osteoporose. Zahlreiche Interaktionen mit anderen Pharmaka (☞ 22.1).

22

Prophylaktische Heparinisierug (low-dose)
Indikationen zur Thromboseprophylaxe
Primärprophylaxe:
- Perioperativ (Beginn 2–3 h präop.)
- Posttraumatisch, postop.
- Bei internistischen Risikopatienten, z.B. : schwere Infektionen, Immobilisation > 18 h/Tag, Z.n. zerebralem Insult, schwere Herzinsuffizienz, maligner Tumor, Kardiomyopathie.
  Als *Embolieprophylaxe* z.B. bei Vorhofflimmern oder Herzklappenvitien (Cumarine sind allerdings wohl wirksamer ☞ 22.5.2).

Sekundärprophylaxe nach thromboembolischen Zuständen bei KI gegen Cumarine.

Durchführung
- **Unfraktioniertes Heparin (z.B. Liquemin®):** 3 x 5000 IE s.c./Tag oder 2 x 7500 IE s.c./Tag
- **Niedermolekulares Heparin (z.B. Fraxiparin®):** 1 x 2500–5000 anti-Xa-E s.c./Tag. Vorteil: längere Halbwertszeit und geringere Allergenität, Nachteil: teurer.

Therapeutische Heparinisierung (full-dose)

Wesentlich höhere Dosierung, je nach Schwere des Krankheitsbildes, Thrombozyten-zahl, Gewicht, Alter und Ansprechen der Pat. **Dosis:** Initialer Bolus von 5000 IE Heparin i.v., dann Dauerinfusion mit 15–20 IE/kg/h (ca. 1200 IE/h). Dosierungsbei-spiel für 70 kg Pat.: 5000 IE i.v., dann 30000 IE in 250 ml Glucose 5 % über 24 h (10 ml/h) unter TZ- oder PTT-Kontrolle. Erstmalige Laborkontrolle nach 2–4 h, dann 1–2 x tägl. Therapieziel: TZ = 2–3fach, PTT = 1,5–2fach verlängert. Bei überschießen-der PTT-Verlängerung kurzfristige Therapiepause (30–90 Min.) und Dosisreduktion, bei unzureichender PTT-Verlängerung Dosissteigerung. Bei Langzeittherapie höherer Dosisbedarf.
Cave: weniger wirksam bei AT-III unter 70 % des Normalwertes.

Therapie-Indikationen (Auswahl)
• Thrombembolische Erkrankungen: Frische Venenthrombose, Lungenembolie
• DIC (Heparin im Frühstadium).

Absolute Kontraindikationen
• Hämorrhagische Diathese (Ausnahme: DIC im Frühstadium), manifeste Blutung, frische OP, offene Wunden
• Floride Magen-Darm-Ulzera (< 3 Mon.), Kolitis, Ösophagusvarizen
• Lungenerkrankungen mit erhöhtem Blutungsrisiko (Tbc, Bronchiektasen etc.)
• Hypertonie (>180 mmHg systolisch oder >105 mmHg diastolisch)
• Apoplexie (bis 6 Mon. zurückliegend), Hirnverletzungen, ZNS-OP
• Heparinallergie.

Relative KI: Bakterielle Endokarditis, Leber-, Niereninsuff. (schlecht steuerbar), Nephrolithiasis, akute Pankreatitis, geplante Arterien- oder Organpunktionen (z.B. Spinal-, Periduralanästhesie). Hierzu müssen Quick > 50 %, PTT < 40 Sek., Thrombos > 40/nl sein. Kooperationsmangel.

 Vorgehen bei überschießender PTT-Verlängerung: Heparin absetzen. PTT kontrollieren (Abnahme von heparinkontaminiertem Blut?). Bei Blu-tung: Blutstillung, ggf. **Antidot:** Protamin. 1 mg antagonisiert 100 IE Hepa-rin. Maximaldosis: 50 mg. *Cave:* Kürzere Halbwertszeit des Protamins.

22.5.2 Cumarine

Dauerthromboseprophylaxe, die sich überlappend an die Akutprophylaxe bzw. -thera-pie mit Heparin anschließt.

NW (Auswahl): Blutung (häufig), Allergie, NNR-Insuffizienz (selten), Erbrechen, Diarrhoe, Ikterus („Cumarin-Hepatitis"), Übelkeit, Haarausfall, Exanthem, hämorrha-gische Hautnekrose = Marcumarnekrose (v.a. bei Protein C-Mangel: einschleichende Cumarindosierung!). *Zahlreiche Interaktionen* ☞ 22.1.

Indikationen (Auswahl)
• Nach erstmaliger tiefer Bein- und Beckenvenenthrombose für 3–6 Mon.
• Nach erstmaliger Lungenembolie für 3–6 Mon.
• Nach Rezidivthrombembolien für 6–12 Mon. oder Dauerantikoagulation in Zusam-menarbeit mit Gerinnungsspezialist.

KI: ☞ 22.5.1, außerdem DIC, Schwangerschaft (teratogen) und Stillzeit.

Vorgehen

Vor Ther.-Beginn muß PTT heparinbedingt im ther. Bereich liegen (ca. 2facher Normalwert), Quick 90–120 % (wenn < 90 %, Marcumar-Anfangsdosis reduzieren, wenn < 60 % → Leberfunktionsstör. → diagnostische Abklärung). Cumarintherapie wie unten angegeben beginnen, am besten abends, Heparin weitergeben. Am 2. und 3. Tag Heparin und Cumaringabe (in absteigender Dosierung) überlappend fortsetzen. Am 4. Tag Heparin ca. 6 h vor Blutabnahme absetzen (z.B. Mitternacht) → Quick-wertkontrolle ohne Heparinwirkung in vitro. Wenn der Quickwert im ther. Bereich liegt (z.B. 15–25 %, laborabhängig), Heparin absetzen. Dosisanpassung des Cumarins nach Quickwert (anfangs tägl., dann 2 x/Wo.). Wenn stabil, Quickwertkontrolle ein- bis max. vierwöchentlich. Bei Krankheit oder Hinzufügung anderer Medikamente engmaschigere Kontrollen! (WW ☞ 22.1).

Dosierung

Phenprocoumon (Marcumar®): *Initialdosis* 4 Tbl. (12 mg), *Tag 2 :* 3 Tbl. (9 mg), *Tag 3 :* 2 Tbl. (6 mg), *Tag 4:* nach Quickwert. Erhaltungsdosis nach Quickwert $^{1}/_{4}$–2 Tbl. tägl. Bei leichtgewichtigen oder sehr kranken Pat. anfängliche Cumarindosis vermindern (z.B. 3–2–1), bei schwergewichtigen Pat. Cumarindosis *nicht* erhöhen, sondern über einen längeren Zeitraum verabreichen (z.B. 4–4–3–2–2–1).

🛈 Vorgehen bei Überdosierung

Cumarin absetzen. Bei Blutung oder Notfall-OP Gabe von Prothrombinkomplex (PPSB, ☞ 3.2.2; Die Gabe von 1 E PPSB/kg i.v. hebt den Quickwert um etwa 1 %) sowie 10 mg Vit. K (Phytomenadion, Konakion MM®) langsam i.v.

Vorgehen bei elektiven Eingriffen

Cumarin absetzen und Quickwert engmaschig kontrollieren. Bei Quick > 30 % (laborabhängig!) perioperative low-dose Heparinisierung. Nach größeren Eingriffen Umstellung auf Marcumar erst nach Abschluß der Wundheilung, nach kleinen Eingriffen(z.B. Zahnextraktion) Marcumar ab 2. postop. Tag.

22

22.6 Arzneimittel in der Schwangerschaft (Positivliste)

Arzneimittel	1.–12. SSW	13.–39. SSW	Peripartal	Stillperiode
Acetylsalicylsäure	(+)	(+)	- -	(+)
Aminoglykosid-Antibiotika	- -	- -	- -	+
Amphotericin B (systemisch)	- -	(–)	(–)	+
Amoxicillin	+	+	+	+
Ampicillin	+	+	+	+
Benzodiazepine	(–)	(–)	- -	*
Cefalosporine	(+)	+	+	+
Cimetidin	- -	(–)	- -	- -
Clomethiazol	- -	- -	(+)	(–)
Clotrimazol	(+)	+	+	+
Codein	- -	(–)	(–)	(+)
Cotrimoxazol	- -	(+)	(+)	**
Cromoglicinsäure	- -	+	+	+
Cumarine	- -	(–)	- -	***
Dextran	+	+	+	+
Diclofenac	- -	(+)	- -	(+)
Digoxin/Digitoxin	+	+	+	+
Dihydralazin	(+)	+	+	+
Dihydroergotamin	- -	(+)	- -	+
Erythromycin	(+)	+	+	+
Fenbufen	- -	(+)	- -	+
Furosemid	- -	(–)	(–)	(+)
Fusidinsäure	(+)	+	+	+
Glukokortikoide	- -	(–)min	(–)min	(–)min
Glyceroltrinitrat	(+)	+	+	+
Haloperidol	- -	- -	- -	(+)
Heparin	(+)	+	+	+
Hydrochlorothiazid	- -	(–)	(–)	(+)
Ibuprofen	- -	(+)	- -	+
Imipramin	- -	(+)	- -	+
Indometacin	- -	(+)	- -	- -
Insulin (Human-)	+	+	+	+
Jodid (Substitution)	+	+	+	+
Lidocain	(–)	(–)	- -	+
Mebendazol	(+)	(+)	(+)	+

Arzneimittel	1.–12. SSW	13.–39. SSW	Peripartal	Stillperiode
Meclozin	+	+	- -	+
Metamizol	- -	(–)	- -	- -
α-Methyldopa	- -	+	+	+
Metoclopramid	(+)	(+)	(+)	(+)
Metronidazol	- -	- -	- -	o
Mikonazol (lokal)	- -	+	+	+
Naloxon	- -	(+)	(+)	+
Nifedipin	- -	(+)	(+)	- -
Nystatin	(+)	(+)	(+)	+
Opium-Alkaloide	- -	- -	(–)	oo
Paracetamol	(+)	(+)	(+)	+
Penicilline	+	+	+	+
Pentazocin	- -	(+)	(+)	(+)
Pethidin	- -	(+)	(–)	(+)
Phenylbutazon	- -	(–)	- -	(+)
Phenytoin	(+)	(+)	(+)	+
Promethazin	- -	(+)	(–)	(+)
Pyrimethamin	(+)	(+)	- -	+
Ranitidin	- -	- -	- -	- -
Radiopharmaka	- -	(+)	(–)	- -
Reserpin	- -	(–)	- -	(+)
Rifampicin	- -	- -	- -	+
Streptokinase	(–)	(–)	(–)	+
Sulfonamide	- -	(–)	- -	**
Tetrazykline	- -	- -	- -	+
Theophyllin	(+)	(+)	(+)	+
Thyroxin (L-)	(+)	+	+	+
Verapamil	- -	(+)	(+)	+
Vit. D-Substitution	+	+	+	+
Vitamin K₁	- -	(–)	(+)	+

- -	Nicht empfohlen oder Kontraindiziert (ggf. Stillpause)
(–)	Verordnung nur im Ausnahmefall
(–)min	Verordnung in Minimaldosis möglich
(+)	Bei strenger Indikationsstellung anzuwenden
+	Ohne Bedenken indikationsgerecht zu verordnen
*	Medikament der Wahl beim Status epilepticus
**	Nicht in den ersten vier Wochen
***	Evtl. Warfarin, Acenocoumarol
o	Möglichst nur Einzeldosis
oo	Ggf. Pethidin oder Dextropropoxyphen

[Tab. verändert nach: H. Spielmann u. R. Steinhoff: Taschenbuch der Arzneiverordnungen in Schwangerschaft und Stillperiode, G. Fischer, 1990]

22

22.7 Analgetische und antiphlogistische Topika

Perkutan wirkende Therapeutika mit analgetischen und antiphlogistischen Eigenschaften

Ind.: Schmerzen, Entzündungen und Schwellungen nach gesicherter Diagnose bei
• (Sport-)traumatologischen Affektionen (z.B. Verstauchung, Prellung, Zerrung)
• Rheumatischen Veränderungen der Weichteile (Sehnen- und Sehnenscheidenentzündung, Schleimbeutelverletzung, Schulter-Arm-Syndrom, Entzündung im Muskel- und Kapselbereich)
• Degenerativ-entzündlichen Erkrankungen der Extremitätengelenke und der WS
• Oberflächlicher Thrombophlebitis.

Problem: Vorliegen therapeutisch effektiver Wirkstoffkonzentrationen im Zielgewebe (z.B. Synovia/Synovialis) nach perkutaner Applikation. Hornschicht der Epidermis ist die hauptsächliche Barriere gegen Wirkstoffpenetration. Hydrophile und lipophile Komponente in einem Emulgel (Voltaren-Emulgel©) scheinen diese Barriere besser durchdringen zu können als reine Emulsionen oder Gele. Nach Penetration der Epidermis soll der Wirkstoff im Zielgewebe unterhalb der Auftragsstelle (Bindegewebe, Muskulatur, Synovia/Synovialis) möglichst hohe lokale Konzentrationen erreichen.

Behandlungsstrategie: mehrfache tägliche Applikationen direkt über betroffenem Gebiet, um Wirkstoffkonzentration zu erhöhen. Vor Anlegen eines saugfähigen Verbandes Substanz einige Minuten einwirken lassen, Verband täglich 3–4 mal wiederholen (Erhöhung der Wirkstoffkonzentration).

Vorteile Voltaren-Emugel©: hohe Wirkpotenz → schon in niedriger Konzentration Hemmung der Schmerz- und Entzündungsmediatoren, wie z.B. Prostaglandine und proteolyt. Enzyme, niedrigere systemische Plasmakonzentrationen gegenüber einer oralen Gabe des NSA, Vermeidung gastrointestinaler NW. Evtl. keine zusätzliche Gabe oraler NSA nötig.

22

Arno Dormann

23

Referenzbereiche und Differentialdiagnose pathologischer Laborparameter

Normwerte nach: L. Thomas, Labor und Diagnose, 4. überarb. + erweiterte Aufl., 40–1872, Med. Verlagsgesellschaft, Marburg (1992)

- *Sortierprinzip:* Alphabetisch, griechische Buchstaben sowie Ziffern ignorierend
- Soweit nicht anders angegeben, sind die Normwerte Serum-bzw. Vollblutreferenzbereiche

Albumin 60,6–68,6 % des Serumeiweiß bzw. 35–52 g/l *Harn:* < 20 mg/l	Serum. stark ↓: Hypoproteinämie (☞ Ges.-Eiw.); mäßig ↓: Hyperglobulinämien (☞ Serume'phorese)	stark ↑: Hyperproteinämie (☞ Ges.-Eiw.); mäßig ↑: Hypoglobulinämien. Falsch hohe Werte durch Hämoglobin, Lipide
Alkalische **Phosphatase (AP)** **F** 55–170 IE/l **M** 70–175 IE/l. Im Wachstums alter bis 700 IE/l. ✗ Erniedrigung meist ohne klini sche Relevanz. Für die DD ist γ-GT wichtig, die bei ossären Ver änderungen nicht erhöht ist	Serum. ↓ (selten): hereditär; Anämie; Proteinmangel; Hypophosphatämie; Hypothyreose; hypophysärer Zwergwuchs; Achondroplasie	↑: Cholestase jeder Ursache, z.B. Hepatitis, Verschlußikterus, bili äre Zirrhose, Ther. mit Antiepilep tika, Chlorpromazin, Thiamazol, Östrogenen, Gestagenen); ossär: z.B. Knochenmetastasen, Rachi tis, Osteomalazie, *M. Paget,* Osteomyelosklerose, Marmorkno chenkrankheit, Frakturheilung, Neoplasien mit Knochenbeteili gung. Hyperparathyreoidismus, *Cushing-Sy.;* Sarkoidose; Mono nukleose; Niereninsuff., Nieren- Ca
α-Amylase Normwert stark Methoden-abhän gig, z.B. < 120 IE/l	↑: akuter Schub einer Pankreatitis, Pankreasgangverschluß, pene trierendes Ulkus. Speicheldrüsenerkrankungen; praktisch alle Ursachen des „akuten Abdomens"; nach Gastroskopie in 20 %; Extrauteringravidität; paraneoplastisch; diab. Ketoazidose; Opiate, Narkotika, Steroide, Phenylbutazon, Thiazide, Furosemid. Falsch ↑ bei Heparin-Ther. ✗ Zur DD pankreasspez. Lipase bestimmen!	
ANA **(= ANF)** Anti nukleäre Antikör per. *Cave:* unter Immunsuppres sion falsch neg. Ergebnisse	Postiv: SLE (in 95–100 %), medikamenten-induz. LE (95 %), dis koider LE (20–50 %), Sharp-Sy. (100 %), Sklerodermie (30–90 %), CREST-Sy. (95 %), Sjögren-Sy. (50–95 %), RA (10–60 %), Uveitis (60%), autoimmune chron.- aggr. Hepatitis (45–100 %), Primäre biliäre Zirrhose (40%), andere (chron.) Lebererkr. (ca. 30 %). ✗ Weitere Differenzierung durch Fluoreszenzmuster!	
Antithrombin III	☞ AT III	
ASAT	☞ Glutamat-Oxalacetat-Transaminase (GOT)	
AT III (Antithrombin III) 70–120 % = 0,14–0,39 g/l	↓(→ erhöhtes Thromboserisi ko): angeborener AT III-Man gel, Leberzirrhose, Sepsis, Nephrot. Sy., Z.n. großen OP oder Traumata, Initialphase der Heparinther., „Pille"	↑: Marcumarther., Cholestase
Basophile Granu- **lozyten**	☞ Differentialblutbild	
Bence- **Jones-Proteine**	↑: Multiples Myelom; chron. Proteinurie	

23

Bilirubin, direktes (= konjugiertes) < 0,3 mg/dl = < 5 µmol/l + + **Gesamt-Bili.:** < 1,1 mg/dl = < 18,8 µmol/l	↑: *hepatozelluläre Ursachen:* Hepatitis, Zirrhose, toxische Schädigung, schwere Inf., Rechtsherzinsuff. *Cholestat. Ursachen:* Fettleber, Leberabszeß, Lebertumoren, Schwangerschaft, idiopatisch, Verschlußikterus. *Medikamentös:* Indometazin, Methyldopa, Tetrazykline, Phenothiazine, Östrogene, anabole Steroide, Zyto- und Tuberkulostatika ✗ Ikterus sichtbar, wenn Gesamt-Bili > 2 mg/dl = > 34 µmol/l
Bilirubin, indirektes (= unkonjugiertes) = Gesamt-Bili – direktes Bili	↑: *hämolytische Ursachen:* hämolytische Anämie, Blutzerfall (Hämatomresorption, Lungeninfarkt, intestinale Blutung), Polycythämia vera, Shunt-Hyperbilirubinämie. *Hepatozelluläre Ursachen:* wie beim direkten Bili. Außerdem: Icterus juvenilis intermittens, Hyperthyreose, portocavaler Shunt; Rifampicin, Steroide, Rö-Kontrastmittel. *Cholestatische Ursachen:* wie beim direkten Bili (hier direktes Bili weitaus stärker erhöht)
Blutkörpersenkungsgeschwindigkeit (BSG) nach Westergreen: nach 1h in mm: **F** (< 50J.) < 20, (> 50J.) < 30 **M** (< 50J.) < 15 (> 50J.) < 20	↓: Polycythämia vera, Polyglobulie, Herzinsuff., allergische Krankheiten, Sichelzellanämie.	↑: Entzündungen, Inf. (bes. bakteriell), Nekrosen, Schock; postop.; Anämie; Leukämie; Dys-, Paraproteinämie; Gravidität. *Stark* ↑ (Sturzsenkung): Plasmozytom; Niereninsuff.; Metastasen; rheumat.Erkrankungen; Thyreoiditis; Sepsis
BZ	☞ Glukose	
Calcium	☞ Kalzium	
Chlorid 97–108 mmol/l (= mval/l). Änderung meist parallel zum Na+ und gegensinnig zum HCO₃⁻	↓: Hyponatriämie; metab. Azidose, respirat. Alkalose; *Cushing-Sy.;* Bromidintoxikation; Gentamicin-Ther. ✗ zur DD ggf. BGA	↑: alle Ursachen der Hypernatriämie; prim. Hyperparathyreoidismus mit Azidose, Niereninsuff., hypermetabole Zustände; Ther. mit Carboanhydrasehemmern und Steroiden; exogene Säurezufuhr
Cholesterin < 6,2 mmol/l = < 240 mg/dl. Mäßiges Risiko < 6,7 mmol/l = < 260 mg/dl ✗: ☞ auch *HDL*- und *LDL*-Chol.	↓: Malabsorption, Maldigestion, Mangelernährung; Kachexie; Steatorrhoe; Gallensäureverlust-Sy.; Lebererkr.; Hyperthyreose; α-ß-Lipoproteinämie, Hypo-α-Lipoproteinämie	↑: primäre Hyperlipoproteinämien, v.a. Typ II, III, V; Hypothyreose; Cholestase; biliäre Zirrhose; nephrot. Sy.; Anorexia nervosa; Gammopathien; Gicht, Diab. mell., Alkoholismus; Ther. mit Cortisol-, Retinoiden und Androgenen
Cholinesterase (CHE) Normwert stark methodenabh., z.B. 2,8–8,5 kU/l	↓: schwere Lebererkr. (hier meist auch Albumine ↓ und Quick ↓); chron. Inf.; akute Intox., Ther. mit Zytostatika, CHE-, MAO-Hemmer oder Chlorpromazin	↑: Fettleber; funktionelle Hyperbilirubinämie; Adipositas; Hyperthyreose; nephrot. Sy.; exsudative Enteropathie
CK	☞ Kreatinphosphokinase	
pCO₂ (BGA)	☞ Kohlendioxidpartialdruck	
C-reaktives Protein (CRP) < 5 mg/dl	↑: sog. „Akut-Phase-Protein", deshalb gleiche Veränderungen wie bei der BSG, jedoch weniger störanfällig. Idealer Verlaufsparameter entzündlicher Erkr., normaler CRP-Wert schließt eine systemische bakt. Inf. praktisch aus.	

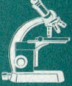

Differentialblutbild

Neutrophile 1,8–7,7/nl, 59 % der Leukos	↑: nichtvirale Inf., z.B. Pneumonie, Tbc, Systemmykose; Coma diabeticum, hepaticum und uraemicum, Neoplasien; akute Blutung, Hämolyse, Schock; Gichtanfall; myeloproliferative Syndrome; Impfungen; Transfusionsreaktion; Glukokortikoid-Ther. ↓ : Sepsis, Typhus, Brucellose, einige virale Infekte, Zytostatika, Thyreostatika, allergisch. Hypersplenismus, KM-Infiltration durch maligne Zellen
Lymphozyten 1,5–4,0/nl 34 % der Leukos	↓: Miliar-Tbc; Malignome, v.a. Lymphome, M. Hodgkin, SLE; AK-Mangelsy., AIDS (v.a. CD4-Lymphos↓!), Antikörpermangel-Sy.; Ther. mit Zytostatika, Glukokortikoiden, Strahlen ↑: Keuchhusten, Tbc, Lues, Brucellose; Röteln, Mononukleose, Zytomegalie, Hepatitis A, Viruspneumonie; ALL (Lymphoblasten), CLL, malignes Lymphom, M. Waldenström; SLE
Eosinophile Granulozyten < 0,45/nl, 2–4 % der Leukos	↓: Typhus; Masern; *Cushing-Sy.*, Glukokortikoid-Ther. ↑: allergische Erkramkungen (z.B. Asthma, Neurodermitis, Rhinitis allergica); Parasitenbefall; eosinophiles Lungeninfiltrat, eosinophile Gastroenteritis und Zystitis, Scharlach, Inf. in Remission; Kollagenosen; akute Sarkoidose; *M. Addison, Malignome, CML, M. Hodgkin, Endocarditis fibroplastica*
Basophile Granulozyten < 0,2/nl, < 0,5 % der Leukos	↑: Nephrotisches Sy.; Colitis ulcerosa; Myxödem; chron. hämolyt. Anämie; CML; Basophilen-Leukämie; Streß; Schwangerschaft; Splenektomie; Fremdeiweißinjektion, „Pille"
Monozyten < 0,8/nl 4 % der Leukos	↑: Mononukleose; Tbc, Lues, Brucellose, bakterielle Endokarditis, akute Infektion in Remission; reaktiv nach Agranulozytose; Sarkoidose, Colitis ulcerosa, *M. Crohn*; Malaria; Trypanosomiasis; CML, malignes Lymphom, Monozytenleukämie, Ca; Lipidspeicherkrankheiten; SLE
Retikulozyten F: 0,63–2,2 % M: 0,9–2,71 % mikroskopisch: 0,5–2 %	↑ nach Hypoxie, Blutverlust; bei hämolytischer Anämie (z.B. bei Zieve-Sy.),„Retikulozytenkrise" 4–10 Tage nach medikamentöser Ther. von Eisen–, Vit.B12- und Folsäure-Mangelanämien, Leberzirrhose. ↓ bei aplastischer Anämie, megaloblastärer Anämie, Thalassämie, sideroblastärer Anämie. Knochenmarksinfiltration; Erythrozytenbildungsstörungen. Nach Zytostatika, Bestrahlung
Thrombozyten 136–423/nl	↑ meist reaktiv, z.B. bei akuter Infektion, chron. Entzündung, Eisenmangel, nach Blutverlust, Polycythämia vera, myeloproliferatives Sy. und andere Malignome; nach Splenektomie; Osteomyelosklerose, Glukokortikoidther.; postop., Schwangerschaft ☞ 14.6.3 ↓ Bildungsstörung (aplastische Anämie, Knochenmarksverdrängung, Vit. B12-oder Folsäure-Mangel); toxisch (z.B. Strahlenther., Ther. mit Chloramphenicol, Phenytoin, Thiaziden, Gold; Alkoholkrankheit) oder erhöhter Umsatz (z.B. Hypersplenie, *M. Werlhof*, Hämolyse, Verbrauchskoagulopathie, Auto-AK, Medikamente)

23

Eisen (Fe2+) F 23–165 µg/dl = 4–29,5 µmol/l. M 35–168 µg/dl = 6,3–30,1 µmol/l.	↓: meist durch chronischen Blutverlust. Seltener durch Reutilisationsstörung (z.B. bei chron. Entzündungen), Ca (Ferritin ↑), erhöhter Bedarf (Pubertät, Gravidität, Laktation) oder erniedrigte Aufnahme (z.B. Fehlernährung, Parasiten, atrophische Gastritis)	↑: prim. oder sek. Hämochromatose, Hepatitis, Leberzirrhose; Inf.; hämolytische, sideroachrestische, perniziöse, aplastische Anämie; Thalassämie; Porphyrie; Blei-Eisenintoxikation; nach Bluttransfusionen

Elastase [α$_1$-**Antitrypsin-Komplex**] 60–110 μg/l	↑: Akut-Phase-Protein; Anstieg innerhalb von Stunden auf das 10–25fache der Ausgangskonzentration z.B. bei Sepsis, Pneumonie, ARDS, Polytrauma (☞ CRP)	
Eosinophile Granulozyten (Eos)	☞ Differentialblutbild	
Erythrozyten (Erys) F 4–5,1/pl M 4,5–5,9/pl	↓: 6 h nach einer akuten Blutung. Alle Ursachen der Anämie	↑: Dehydratation; chron. respiratorische Insuff.; Höhenkrankheit; Androgenther., Polyglobulie, Polycythämia vera
Erythrozytenindices **MCV** = mittleres korpuskuläres Volumen: 80–96 fl **MCH** = mittl. korpuskuläres Hb: 28–33 pg **MCHC:** 33–36 g/dl Ery	↑: Die Erythrozytenindices erlauben eine morphologische Klassifizierung von Anämien – *Normozytäre und normochrome Anämie* (MCV und MCH normal): Blutverlust und Hämolyse, chron. Zweiterkrankungen, Knochenmarkshypoplasie und Myelophthise – *Mikrozytäre und hypochrome Anämie* (MCV ↓ und MCH ↓): Eisenmangel und -verwertungsstörungen, Thalassämie, Sphärozytose, Bleiintoxikation – *Makrozytäre und hyperchrome Anämie* (MCV ↑, MCH normal): Vit B$_{12}$- und Folsäuremangel. C$_2$H$_5$OH-Konsum.	
Ferritin F 13–651 μg/l M 4–665 μg/l Vorwiegend intrazellulär lokalisiertes, eisenspeicherndes Protein	↓: latenter und manifester Eisenmangel, bei letzterem Ferritin < 15 μg/l. Proteinverlust, Gravidität, akuter Blutverlust (Ferritin sinkt nach 2 Wo.)	↑ bei erhöhtem oder normalem Serumeisen: Hämochromatose, Transfusionshämosiderose, ineffektive Erythropoese, Lebererkr. Bei Plasmozytom und malignen Lymphomen. ↑ trotz Serumeisenmangel: Malignome, chron. Entzündung
fT$_3$	☞ Trijodthyronin	
fT$_4$	☞ Thyroxin	
Gesamteiweiß 66–83 g/l	↓: Malnutrition, Malabsorption, Maldigestion; Leberzirrhose; nephrot. Sy., GN, chron. Niereninsuff. *M. Ménétrier,* mechanischer Ileus; chron. Blutung; großflächige Verbrennungen, Amyloidose; Peritonitis; Hyperthyreose; Hyperhydratation	↑: Leberzirrhose im komp. Stadium; Sarkoidose; Paraproteinämien (☞ γ-Globuline); *Dehydratation* („Pseudo-Hyperproteinämie" bei Krankheiten mit absolutem Eiweißverlust können bei Dehydratation dennoch erhöhte Eiweißwerte auftreten!)
α$_1$-**Globuline** 1,4–3,4 % des Gesamteiweißes α$_2$-**Globuline** 4,2–7,6 % des Gesamteiweißes	↓: Hypoproteinämien (☞ Ges.-Eiweiß); α$_1$-Antitrypsin-Mangel; TBG-Mangel ↓: Hypoproteinämie (☞ Ges.-Eiw.); *M. Wilson;* Haptoglobinmangel, akute Virus-Hepatitis, chron. aktive Hepatitis	↑: akute Entzündung, postop., posttraumat., Herzinfarkt, Verbrennung (α$_1$ ↑, α$_2$ ↑); Ca, Sarkome (α$_1$ [↑], α$_2$ ↑); Gallenwegsverschluß, nephrot. Sy. (α$_2$ ↑)
β-**Globuline** 7,0–10,4 %; enthält β-Lipoproteine, Transferrin, z.T. IgM und IgA	↓: chron. Lebererkrankungen; Antikörpermangel-Sy.; Defektdysproteinämien	↑: Paraproteinämien (☞ γ-Globuline); nephrot. Sy.; Hyperlipidämie; Amyloidose; Verschlußikterus; Septikämie; *M. Bechterew,* Panarteriitis nodosa; Gravidität
γ-**Globuline (IgG)** 12,–17,7 % des Gesamteiweißes	↓: kongenitale Agammaglobulinämie; nephrot. Sy.; exsudative Enteropathie; Amyloidose; Sepsis; *Cushing-Sy.;* Benzolintox.; Steroide, ACTH, Immunsuppressiva, Strahlenther.	↑: Paraproteinämien *M. Waldenström,* Plasmozytom, Schwerkettenerkr., chron. Entzündung, Ca, Verschlußikterus

Glukose nüchtern 55–100 mg/dl = 3,05–5,6 mmol/l	↓: Hunger; Malabsorption; renal bedingte Glukosurie; Anstrengung; Fieber; großes Ca; Postgastrektomie-Sy.; Alkohol; Leberausfall; Glykogenosen, Fruktoseintoleranz, Galaktosämie; Hypophyseninsuff., NNR-Insuff., Hypothyreose; Hyperinsulinismus: Inselzellhyperplasie, Antidiabetika; β-Blocker	↑: Diab. mell., *Cushing-Sy.*, Hyperthyreose, Akromegalie, Phäochromozytom, Hyperaldosteronismus, Pankreas-A-Zell-Tumor; ZNS-Insult oder ZNS-Tumor, Enzephalitis; Herzinfarkt; Fieber; Schock; Niereninsuff.; Hypothermie; CO-Intoxikation; Diuretika, Glukokortikoide, Nikotinsäure, Kontrazeptiva, Phenothiazine, Phenytoin
Glutamat-Oxalacetat-Transferase (GOT, ASAT) F < 15 IE/l M < 19 IE/l	↑: Herzinfarkt (nach 4 h nachweisbar, Gipfel nach 16–48 h, nach 3–6 Tagen vorbei), Herzoperation, -massage, -katheter; Hepatitis, Leberzirrhose, Verschlußikterus, toxische Leberschäden (Halothan, Alkohol); progr. Muskeldystrophie. **Selten** ↑: Myokarditis; Lungeninfarkt und -embolie, Status asthmaticus; Nieren- und Hirninfarkt; akute Pankreatitis; Leptospirose, Mononukleose; Gicht; Dermatomyositis; Myoglobinurie; Traumen, Operationen	
Glutamat-Pyruvat-Transaminase (GPT,ALAT) F < 19 IE/l M < 23 IE/l	↑: akute und chron. aggressive Hepatitis, Schub einer Leberzirrhose, Verschlußikterus, toxische Leberschäden (Halothan, Östrogene, Gestagene); Mononukleose	
γ-Glutamyl-Transferase (γ-GT). F 4–18 IE/l M 6–28 IE/l	↑: bei allen Formen der Cholestase. Leitenzym bei Alkoholabusus!	
Hämatokrit (Hkt.) F 36–45 % M 42–50 %	↓: Anämien; Hyperhydratation	↑: Dehydratation; Polyglobulie; Polycythämia vera
Hämoglobin (Hb) M 12,3–15,3 g/dl, F 14–17,5 g/dl.	↓: Anämien; SLE *M. Crohn*; chron. Niereninsuff., chron. GN; paroxysmale nächtliche Hämoglobinurie; Hyperhydratation; Knochenmarksinfiltration und -verdrängung	↑: Dehydratation; Polyglobulie; Polycythämia vera. ZNS: Insulte, Tumoren, Enzephalitis
Harnsäure F 2,3–6,1 mg/dl = 137–363 µmol/l M 3,6–8,2 mg/dl = 214–488 µmol/l	↓: idiopathisch; renale Tubulusdefekte; schwere Lebernekrosen, *M. Wilson*; Multiples Myelom; SIADH, Xanthinurie; Zystinose; Gravidität; Schwermetallintox. Medikation mit Allopurinol, Probenecid, Phenylbutazon, Steroiden, Rö-KM, Expektorantien	↑: Gicht, *Lesch-Nyhan-Sy.;* Leukämien, Polycythämia vera; nekrotisierende Malignome; Eklampsie, Niereninsuff.; Schock, Diab. mell., Myxödem, Hyperparathyreoidismus, Akromegalie; Laktatazidose; Hyperlipidämie Typ IV; Psoriasis; Fasten; Adipositas; Alkoholismus; Diuretika, Tuberkulo- und Zytostatika
Harnstoff (Urea) 10–48 mg/dl = 2–8 mmol/l	↑: alle Ursachen der Krea-Erhöhung; Eiweißkatabolismus	
Hb	☞ Hämoglobin	
HBDH Isoenzym 1 der LDH (☞ LDH) 68–135 IE/l	↑: Herzinfarkt (HBDH-Anstieg beginnt 6 h und endet ca. 14 Tage nach Ereignis), Myokarditis, Hämolyse, Lungenembolie, Leberparenchymschäden	

23

HDL-Cholesterin **F:** > 1,68 mmol/l (65 mg/dl) **M:** > 1,45 mmol/l (55 mg/dl)	Etwa 25 % des Gesamt-Cholesterin. Im Gegensatz zu LDL-Cholesterin hat HDL-Cholesterin protektive Funktion. *Mäßiges Risiko* für Herz-Kreislauferkrankungen: **F:** 1,15–1,68 mmol/l (45–65 mg/dl), **M:** 0,9–1,45 mmol/l (35–55 mg/dl). *Hohes Risiko:* **F:** < 1,15 mmol/l (< 45 mg/dl), **M:** < 0,9 mmol/l (< 35 mg/dl)	
IgA 54–264 IE/ml = 0,9–4,5 g/l	Isoliert ↑: häufigstes Antikörpermangel-Sy. (gehäuft „schleimhaut-vermittelte" Infekte). Nicht isoliert ↑: alle Formen prim. und sek. Defektimmunopathien	
IgG, IgM	☞ Globuline	
Kalium (K⁺) 3,6–4,8 mmol/l. *Falsch hohe* Werte durch zu langes Stauen, Hämolyse und Thrombozytose	↓: *renale Verluste:* Diuretika, Steroide; Hyperaldosteronismus, *Cushing-Sy.*; *enterale Verluste:* Diarrhoe, Erbrechen, Fisteln, Laxantien; Verteilungsstörung: metab. Alkalose, perniziöse Anämie, Anbehandlung des diabet. Koma	↑: verminderte renale Ausscheidung: Niereninsuff., kaliumsparende Diuretika; Hypoaldosteronismus, NNR-Insuff., Verteilungsstörung: Azidose, massive Hämolyse, Zellzerfall. Succinylcholin.
Kalzium 2,2–2,65 mmol/l = 8,8–10,6 mg/dl	↓: Vit. D-Stoffwechsel-Störungen; Hypoproteinämie (nephrot. Sy., Leberzirrhose); Hypoparathyreoidismus; Hyperphosphatämie; akute nekrotisierende Pankreatitis; Therapie mit Furosemid, Antiepileptika, Steroiden	↑: paraneoplastisch, endokrin, v.a. primärer und tertiärer Hyperparathyreoidismus; Immobilisation; Sarkoidose; *M. Paget*; Thiazide; Vit. D, Vit. A, Lithium, Kationenaustauscher, falsch hohe Werte durch langes Stauen bei Blutabnahme
Kohlendioxid-partialdruck **(pCO₂)** (BGA ☞10.6, 6.2.4) **F** 32–43 mmHg = 4,3–5,7 kPa **M** 35–46 mm Hg = 4,7–6,1 kPa	↓: respiratorische Alkalose, Hyperventilation, kompensatorisch bei metabolischer Azidose; Hitzschlag; Höhenkrankheit	↑: respiratorische Azidose; kompensatorisch bei metabolischer Alkalose; alveoläre Hypoventilation, z.B. Pneumonie; Vitien; Schock; *Pickwick-Sy.*
Kreatinin methodenabh.: **F** 0,47–1,17 mg/dl = 42–63µmol/l **M** 0,55–1,36 mg/dl = 49–120 µmol/l	↑: chron. Niereninsuff. (↑ jedoch erst bei > 50%iger Reduktion der Nierenleistung), ANV, akuter Muskelzerfall (Trauma, Verbrennung, akute Muskeldystrophie), Akromegalie	
Kreatin-phosphokinase **(CK)** gesamt (Ges.-CK) tem- peraturabhängig **M** 10–80 IE/l, **F** 10–70 IE/l; Anteil CK-MM an Ges.-CK: 96 %	↑: **Herz:** Infarkt (DD Frühdiagn.: + GOT; Spätdiagn.: + LDH; Anteil Isoenzym CK-MB an Ges.-CK mind. 6 %); entzündlich oder toxisch; nach Defibrillation, Herzmassage, Koronarangiographie. **Muskulatur:** entzündl. oder toxisch; Dystrophien; *i.m.-Injektion*, Trauma; Rhabdomyolyse, Hypokaliämie, Hypophosphatämie, Hyperthermie. **ZNS:** Blutung, Tumor, Meningitis, Enzephalitis, Krampf. Schock; Hypothyreose; Lungenembolie; Lithium, Schlafmittelvergiftung	
LDH **(Laktatde-hydrogenase)** 120–240 IE/l. 5 Isoenzyme.	↑: Herzinfarkt (spezifischer: Erhöhung von LDH₁ = HBDH), Myokarditis, Myopathie; kardiale Leberstauung, Hepatitis, Mononukleose, toxische Leberschäden, Gallenwegserkrankungen; Malignome; Lungeninfarkt, perniziöse und hämolytische Anämien	

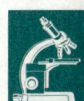

LDL-Cholesterin < 150 mg/dl (< 3,9 mmol/l)	Großteil des Gesamt-Cholesterin. *Mäßiges Risiko* für Herz-Kreislauferkrankungen: 150–190 mg/dl (3,9–4,9 mmol/l) *Hohes Risiko:* > 190 mg/dl (> 4,9 mmol/l)

Leukozyten (Leukos) 4,4–11,3/nl spiegeln meist Verschiebung bei den Neutrophilen wieder	**Neutrophile ↓:** bei fortgeschrittener Sepsis, Typhus, Paratyphus, Miliar-Tbc, Brucellose, Influenza, Masern, Mumps, Röteln, Mononukleose; SLE, Hypersplenismus, Agranulozytose	**Neutrophile ↑:** nichtvirale Inf., z.B. Pneumonie, Tbc, Mykose; Coma diabeticum, hepaticum und uraemicum, Neoplasien; Dermatitis herpetiformis, akute Blutung, Hämolyse, Schock; Gichtanfall; myeloproliferative Sy.; Impfungen; Transfusionsreaktion; Glukokortikoid-Ther.

Lipase stark methodenabhängig < 240 IE/l oder 7,7–56 µg/l	↑: wie bei *Amylase,* aber Ausmaß der Lipaseerhöhung korreliert nicht mit Schwere der Erkrankung. Bei akuter Pankreatitis ist die Lipase länger als die Amylase erhöht, Niereninsuff.

Lymphozyten	☞ Differentialblutbild

Magnesium (Mg^{2+}) F 1,87–2,51 mg/dl = 0,77–1,06 mmol/l M 1,78–2,56 mg/dl = 0,73–1,06 mmol	↓: parenterale Ernährung, Alkoholismus, Magensaftverlust; Diarrhoe; Pankreatitis; Plasmozytom; Gravidität; Diuretika, Cisplatin-Ther., idiopathisch	↑: Oligurie, Niereninsuff.; Mg^{2+}-haltige Infusionen, orale Mg^{2+}-„Substitution", Laxantien und Antazida

MCH, MCHC, MCV	☞ Erythrozytenindices

Monozyten	☞ Differentialblutbild

Natrium (Na$^+$) 135–144 mmol/l.	↓: Erbrechen, Durchfall, renale Salzverluste; Verbrennungen, Trauma; osmotische Diurese (Diab. mell.); Hypoaldosteronismus, SIADH; Porphyrie; Diuretika, Antidiabetika, Zytostatika, Sedativa, trizyklische Antidepressiva	↑: Diarrhoe; Fieber, Schwitzen, mangelnde Wasserzufuhr; Polyurie; Diab. insipidus; zentrale Osmoregulationsstörung; Hyperaldosteronismus; Glukokortikoide; Diuretika

Neutrophile Granulozyten	☞ Granulozyten

PAP (= PSP, Prostata-spezif. Saure Phosphatase) < 2[-6] µg/l	↑: Marker für Erkennung und Progression des Prostatakarzinoms; spezifischer ist jedoch PSA (☞ PSA). *DD:* Prostataadenom (meist < 8 µg/l). *Cave:* bei Manipulation an der Prostata erhöht, deshalb 48 h vor PAP-Bestimmung keine rektale Untersuchung

Paraproteine im Urin Monoklonale Immunglobuline	↑: *obligat:* M. Waldenström, Plasmozytom, Schwerkettenkrankheit; *symptomatisch* in niedrigen Titern: Ca, Sarkome, Kälteagglutininkrankheit, Lebererkrankungen. Beim Jüngeren immer pathologisch

Parathyrin (Parathormon, PTH) intaktes PTH : 15–65 ng/l = 1,5–6,5 pmol/l C-terminal u. mittelregionales PTH: 100–450 ng/l = 1,0–4,5 pmol/l	PTH ↑, Phosphat ↓, Ca^{2+} ↑: Primärer Hyperparathyreoidismus PTH ↑↑, Phosphat ↑, Ca^{2+} ↓: sekundärer Hyperparathyreoidismus bei Niereninsuffizienz PTH ↑, Phosphat (↓), Ca^{2+} ↓: sekundärer Hyperparathyreoidismus bei MAS PTH ↑, Phosphat ↑, Ca^{2+} ↓: Pseudo-Hypoparathyreoidismus.

23

Partielle Thromboplastinzeit (PTT) 18–40 Sek.; Methoden-abhängig. Maß für *„intrinsic system"*	↑: Hämophilie A und B; Hyperfibrinolyse; schwere Leber-erkr.; Verbrauchskoagulopathie; angeborene Faktoren-mangel-Sy. Monitoring der Heparinther.; Ther. mit Vit K-Antagonisten (z.B. Marcumar®, Monitoring üblicherweise jedoch über Quickwert ☞ Quick)	
pH [BGA] 7,35–7,45	↓: dekompensierte Azidose, *metabolisch:* Diab. mell., Laktatazidose, Alkaliverlust; *respiratorisch:* Hypoventilation	↑: dekompensierte Alkalose, *metabolisch:* enteraler oder renaler Säureverlust, Hypokaliämie, medikamentös; *respiratorisch:* Hyperventilation
Phosphat (anorganisch) 2,6–4,5 mg/dl = 0,84–1,45 mmol/l	↓: Sepsis, Alkoholismus, Vit. D-Mangel, Malabsorption, Erbrechen, Diarrhoe; renal-tubuläre Defekte, Azidose, prim. Hyperparathyreoidismus, Diuretika; respirat. Alkalose, Anorexia nervosa, Ther. Coma diab.	↑: Niereninsuff. wenn GFR < 25 ml/Min., katabole Zustände, phosphathaltige Laxantien und Infusionen; Vit. D-Zufuhr
Phosphatase, saure	☞ Saure Phosphatase	
Plasmathrombinzeit (PTZ, TZ) 17–24 Sek. Maß für „gemeinsame Endstrecke" der Gerinnung	↑: DIC durch Hyperfibrinolyse; Hypo-und Dysfibrinogenämie; Heparinther. (Therapieziel: 2–3fach verlängerte TZ)	
pO₂	☞ Sauerstoffpartialdruck	
Prostataspezifische Phosphatase	☞ PAP, PSP	
Proteinurie < 150 mg/24h. Mehr als 3,5 g/24h beweist glomerulären Schaden. Die Biuretmethode ist durch Mezlozillin und Azlozillin störbar	↑: **renal**: chron. GN, Pyelonephritis, interstitielle Nephritis, Glomerulosklerose, Gichtniere, Zystenniere, nephrot. Sy.; EPH-Gestose; Kollagenosen; Quecksilberchlorid-Intox.; **extrarenal**: dekompensierte Rechtsherzinsuff.; Fieber; Anämie; Schock; nach Krämpfen; Leichtketten-Paraproteinämien; Erkr. von Ureteren, Blase, Prostata und Urethra; Gravidität, Orthostase, Hyperlordose; Nierenvenenthrombose	
Proteine im Serum	☞ γ–Globuline, ☞ Gesamteiweiß, ☞ Albumin	
PSA (Prostata-spezifisches Antigen): < 2,7 µg/l	↑: bei Prostaaadenom (in 98 % jedoch < 10 µg/l) und Prostata-Ca. Bei Verdacht immer PAP (☞ PAP) mitbestimmen!	
PSP	☞ PAP, Prostataspez. Saure Phosphatase	
PTT	☞ PTT, Partielle Thromboplastinzeit	
Quick (Thromboplastinzeit, TPZ) 70–120 %; laborabhängig. Maß für das *extrinsic system* der Gerinnung.	↓: Lebererkrankungen; Verbrauchskoagulopathie; Hypofibrinogenämie; Vit. K-Mangel; angeborener Faktorenmangel II, VII, X; Hemmkörper gegen Faktor II, VII, X, z.B. SLE; AT III-Überschuß; Ther. mit Vit. K-Antagonisten (ther. Bereich ca. 15–25 %	
Retikulozyten	☞ Differentialblutbild	
Rheumafaktor siehe auch ☞ 17.2.3 IgM-Antikörper gegen den Fc-Teil von IgG (IgM-RF)	↑ bzw. positiv: bei 80% der RA-, bei allen Felty-Sy. sowie > 25% der Still-Sy.- Pat. *DD:* Endocarditis lenta (60%), Tbc (15%), andere Bindegewebs-Erkr., 5% der älteren Normalbevölkerung	

Sauerstoffpartialdruck (pO$_2$) [BGA] 70–104 mmHg = 9,5–13,9 kPa **Sauerstoffsättigung** (O$_{2sat}$) 94–98 %, im Alter niedriger. pO$_2$ und O$_{2sat}$ verändern sich stets gleichsinnig	↓: **Lungenerkr.**: Entzündung, Ödem, Asthma bronchiale, Ca, Emphysem, Infarkt, Embolie. **Zirkulatorische Ursachen:** Schock, Kreislaufkollaps, Herzrhythmusstörungen, Herzinsuffizienz, Rechts-links-Shunt. **Behinderung der Atemexkursion:** Rippenfraktur, Pleuraerguß, Pneumothorax, degenerative Veränderungen des Thorax. **Ferner**: O$_2$-Mangel der Luft, Hypoventilation
Saure Phosphatase (SP) 4,8–13,5 IE/l	↑: Prostata-Ca und -Hypertrophie, Infarkt; Thrombozytose, DIC, Hämolyse, *M. Paget*. Weniger sensitiv als AP bei Knochenmetastasen. ✗ *Bei Erhöhung PAP, PSA und AP bestimmen.* *Cave:* Erhöhung nicht verwertbar bis 48 h nach rektaler Prostatapalpation
Standard-Bikarbonat (StHCO$_3$) 22–26 mmol/l; alte Einheit: Basenüberschuß (BE): *Umrechnung:* BE = StHCO$_3$ −24	↑: metabolische Alkalose; kompensatorisch bei respiratorischer Azidose (pCO$_2$ ↑) ↓: metabolische Azidose; kompensatorisch bei respiratorischer Alkalose (pCO$_2$ ↓)
T$_3$, fT$_3$, T$_4$, fT$_4$	☞ Trijodthyronin ☞ Thyroxin

Serumelektrophorese   ☞ auch Globuline

23

Thrombozyten (Thrombos)	☞ Differentialblutbild	
Thyreoidea stimulierendes Hormon (TSH) basal 0,4–4,5 mIE/l	↓: Hyperthyreose, Schilddrüsenhormonüberdosierung	↑: Hypothyreose, auch schon im Latenzstadium
Thyroxin (T4) 45–115 µg/l = 55–160 nmol/l, bei Schwangeren bis 50 % erhöht, **Freies Thyroxin (fT4)** 8–20 ng/l = 10–26 pmol/l T_3 ☞ Trijodthyronin	↓: Hypothyreose: Jodmangel, Thyroxinsynthesedefekt, chron. Thyreoiditis, Schilddrüsenresektion, antithyreoidale Substanzen, Lithium; Hypophyseninsuff., TBG-Mangel	↑: Hyperthyreose: *M. Basedow*, autonomes Adenom, Anfangsstadium einer Thyreoiditis, Hypophysentumor, Blasenmole, Jodmedikation. TBG-Vermehrung: Gravidität, Östrogenther.
Transferrin 2,0–3,6 g/l	↑: ☞ Eisenbindungskapazität	↓: ☞ Eisenbindungskapazität
Triglyceride < 200 mg/dl = < 2,3 mmol/l. Blutprobe nach 12 h Nahrungskarenz abnehmen.	↓: schwere Anämien; konsumierende Erkr., Marasmus, Hunger; Hyperthyreose; Verbrennung, exsudative Enteropathie; α–β-Lipoproteinämie	↑: primäre Hyperlipoproteinämien außer Typ IIa; Herzinfarkt, Diab. mell.; Adipositas; Hypothyreose; Lebererkr., Verschlußikterus; nephrot. Sy., Gravidität; Cortisol-, Östrogenther.
Trijodthyronin (T_3) 0,9–1,8 µg/l = 1,4–2,8 nmol/l **Freies (fT_3)** 2,5–6 pg/ml = 3,8–9,2 pmol/l	↓: wenn T_4 ↓; außerdem T_4-T_3-Konversionshemmung z.B. durch Steroide, Amiodaron, Propranolol, KM	↑: wenn T_4 erhöht; Jodmangel; bei T_3-Ther. isolierte T_3-Hyperthyreose ohne T_4-Erhöhung
Vitamin D_3 (25-OH-Cholecalciferol) Erw.: 30–70 pg/ml = 75–175 pmol/l. Kinder 40–100 pg/ml = 100–250 pmol/l	↓↓: erbliche Vit. D-abhängige Rachitis Typ I ↓: Niereninsuff., nephrot. Sy.	↑↑: Vit. D-abhängige Rachitis Typ II

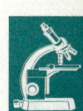

23

Martin Stock

24

Adressen

24.1 Orthopädische Universitätskliniken

- Orthop. Klinik der Med. Fakultät der RWTH Aachen, Pauwelsstr. 30, 52074 **Aachen**, Tel.: 0241/80-89410, Prof. *Niethard*
- Orthop. Klinik der FU im Oskar-Helene-Heim, Clay-Allee 29, 14195 **Berlin**, Tel.: 030/81004714, Prof. *Weber*
- Orthop. Klinik der Humboldt-Universität (Charité), Schumannstr. 20/21, 10117 **Berlin**, Tel.: 030/2802-5918, Prof. *Zippel*
- Orthop. Universitätsklinik im St. Josef-Hospital, Gudrunstr. 56, 44791 **Bochum**, Tel.: 0234/ 509-2511, Prof. *Krämer*
- Orthop. Universitätsklinik, Sigmund-Freud-Str. 25, 53127 **Bonn**-Venusberg, Tel.: 0228/280-2550, Prof. *Schmitt*
- Orthop. Klinik d. med. Akademie „Carl Gustav Carus", Fetscherstr. 74, 01307 **Dresden**, Prof. *Schulze*
- Orthop. Klinik und Poliklinik der Universität **Düsseldorf**, Moorenstr. 5, 40225 Düsseldorf, Tel.: 0211/311-7961, Prof. *Schulitz*
- Orthop. Klinik d. med. Hochschule, Regierungsstr. 42 a, 99084 **Erfurt**, Tel.: 0361/6422917, Prof. *Franke*
- Orthop. Klinik und Poliklinik der Universität, Rathsberger Str. 57, 91054 **Erlangen**, Tel.: 09131/822-303, Prof. *Hohmann*
- Orthop. Universitätsklinik, Hufelandstr. 55, 45147 **Essen**, Tel.: 0201/723-3181, Prof. *Löer*
- Orthop. Universitäts- und Poliklinik Friedrichsheim, Marienburgstr. 2, 60528 **Frankfurt a. M.**, Tel.: 069/6705-215, Prof. *Zichner*
- Orthopädische Universitätsklinik **Freiburg**, Hugstätter Str. 55, 79106 Freiburg, Tel.: 0761/ 270-2606, Prof. *Reichelt*
- Zentrum für Orthopädie und Physikalische Medizin, 35392 **Gießen**, Paul-Meimberg-Str. 3, Tel. 0641/702-4252, Prof. *Stürz*, Klinikum d. Justus-Liebig-Univ.
- Medizinische Einrichtungen der Georg-August-Univ., Zentrum 8, Orthop. Klinik u. Poliklinik, 37075 **Göttingen**, Robert-Koch-Str. 40, Tel.: 0551/39-2781, Prof. *Willert*
- Orthop. Klinik der Martin-Luther-Universität, 06110 **Halle**, Magdeburger Str. 22, Tel.: 0345/671869, Prof. *Hein*
- Orthop. Universitätsklinik u. Poliklinik, 20251 **Hamburg**, Martinistr. 52, Tel.: 040/4717-3670, Prof. *Rüther*
- Orthop. Klinik im Annastift der Med. Hochschule, 30625 **Hannover**, Heimchenstr. 1-7, Tel.: 0511/ 5354-340, Prof. *Wirth*
- Stiftung Orthop. Universitätsklinik **Heidelberg**, 69118 Heidelberg, Schlierbacher Landstr. 200a, Tel.: 06221/ 96-5, Prof. *Ewerbeck*, Abt. Orthopädie I, Prof. *Gerner*, Abt. Orthopädie II
- Orthop. Universitätsklinik und Poliklinik, 66424 **Homburg**/Saar, Oscar Orth-Str., Tel.: 06841 /16-400, Prof. *Kohn*
- Orthop. Klinik der Universität im Zentrum Operative Medizin II, 24105 **Kiel**, Michaelisstr.1, Tel.: 0431/597-2430, Prof. *Hassenpflug*
- Orthop. Universitätsklinik, 50931 **Köln**, Joseph-Stelzmann-Str. 9, Tel.: 0221 /478-4600, Prof. *Hackenbroch*
- Klinik für Orthop. der Med. Univ., 23562 **Lübeck**, Ratzeburger Allee 160, Tel.: 0451/500-2300, Prof. *Gradinger*
- Orthop. Klinik der medizin. Akademie, Leipziger Str. 44, 39120 **Magdeburg**, Tel.: 091/ 67-4000, Prof. *Neumann*
- Orthop. Universitätsklinik, 55131 **Mainz**, Langenbeckstr.1, Tel.: 06131/17-7180, Prof. *Heine*
- Orthop. Universitätsklinik, Fakultät für Klinische Medizin Mannheim der Univ. Heidelberg, 68167 **Mannheim**, Theodor-Kutzer-Ufer, Tel.: 0621/383-4506, Prof. *Jani*
- Orthop. Klinik der Philipps-Universität, 35043 **Marburg**, Baldingerstr., 06421/284-902, Prof. *Griss*
- Orthop. Klinik und Poliklinik der Ludwig-Maximilians-Univ., Klinikum Großhadern, 81377 **München**, Marchioninistr.15, Tel.: 089/7095-2760, Prof. *Refior*

24

- Orthop. Klinik der techn. Universität, 81675 **München**, Ismaninger Str. 22, Tel.: 089/4140-2271, Prof. *Hipp*
- Klinik und Poliklinik im Zentrum für Orthopädie (Hüfferstiftung) der WWU, 48149 **Münster**, Albert-Schweitzer-Str. 33, Tel.: 0251/83-7901, Prof. *Winkelmann*
- Klinik für Technische Orthopädie und Rehabilitation, 48149 **Münster**, Robert-Koch-Str. 30, Tel.: 0251/83-6764, Prof. *Wetz*
- Orthop. Universitätsklinik und Poliklinik, 72076 **Tübingen**, Hoppe-Seyler-Str. 3, Tel.: 07071 /296-685, Prof. *Küsswetter*
- Orthop. Klinik und Querschnittgelähmtenzentrum, 89081**Ulm**, Oberer Eselsberg 45, Tel.: 0731/177-510, Prof. *Puhl*
- Orthop. Universitätsklinik König-Ludwig-Haus, 97074 **Würzburg**, Brettreichstr. 11, Tel.: 0931/803-212, Prof. *Eulert*

24.2 Selbsthilfe- und Förderorganisationen

- Arbeitsgemeinschaft **Spina bifida und Hydrocephalus** e.V., Kaiserstr. 4, 58706 Menden
- Bundesverb. **Contergangeschädigter** e.V., Hilfswerk **vorgeburtlich Geschädigter**, Neufelder Str. 19, 51067 Köln
- Bundesarbeitsgemeinschaft **Hilfe für Behinderte** e.V., Kirchfeldstr. 149, 40215 Düsseldorf
- Bundesverb. der Eltern **körpergeschädigter** Kinder e.V., Bergisch-Gladbacher-Str. 981, 51069 Köln
- Bundesverb. für **spastisch Gelähmte** und anderer Körperbehinderte e.V., Kölner Landstr. 375, 40589 Düsseldorf
- Bundesverb. **Selbsthilfe Körperbehinderter** e.V., 74238 Krautheim
- Bundesverb. **Skoliose** Selbsthilfe e.V., Düstergasse 9a, 42897 Remscheid
- Bundesverb. zur Förderung **Lernbehinderter** e.V., Kerpenerstr. 157-163, 50170 Kerpen-Sindorf
- Bundesvereinigung „**Lebenshilfe für geistig Behinderte**" e.V., Raiffeisenstr. 18, 35043 Marburg 7
- Deutsche Gesellschaft zur Bekämpfung der **Muskelkrankheiten** e.V., Hohenzollernstr. 11, 79106 Freiburg
- Deutsche Hämophiliegesellschaft zur Bekämpfung von **Blutungskrankheiten** e.V., Rathausgasse 7, 81241 München
- Deutsche **Multiple Sklerose** Gesellschaft Bundesverband e.V., Rosental 5/II, 80331 München
- Deutsche **Rheuma**-Liga Bundesverb. e.V., Rheinallee 69, 53173 Bonn
- Deutsche Vereinigung **Morbus Bechterew**, Metzgergasse 16, 97421 Schweinfurt
- Gesellschaft für **Osteogenesis Imperfecta** Betroffene e.V., Postfach 1453, 35781 Weilburg

24.3 Sonstige Organisationen und Verbände

- **Deutsche Krebsgesellschaft e.V.,** Paul-Ehrlich-Str. 41, 60596 Frankfurt/a.M., Tel.: 069/6300-960
- **Arbeitsgemeinschaft Orthopädische Medizin nach CYRIAX**, Goebenstr. 3, 28209 Bremen, Tel.: 0421/442485
- **Berufsverband der Ärzte für Orthopädie** e. V., Vorsitzender Dr. E. Holfelder *Geschäftsstellen:* Am Kirchberg 29, 60431 Frankfurt/a. M., Tel.: 069/520095 (Frau Gierloff); Stefanienstr. 88, 76133 Karlsruhe, Tel.: 0721/25820 (Frau Waldmann)
- **Bundesgesundheitsamt**, Postfach 33 00 13, Thiellalee 88-92, 14195 Berlin, Tel.: 030/83080
- Bundesinnungsverband für **Orthopädie-Schuhtechnik**, Ricklinger Stadtweg 92, 30459 Hannover, Tel.: 0511/421051

- Bundesinnungsverband für **Orthopädie-Technik**, Reinoldistr. 7-9, Postfach 759, 44135 Dortmund, Tel.: 0231/579321-22
- **Bundesministerium für Forschung und Technologie**. 53175 Bonn, Heinemannstr. 2. Tel.: 0228/591
- **Deutsche Forschungsgemeinschaft** DFG, Postfach 20 50 04, 53175 Bonn, *Geschäftsstelle:* Bonn-Bad Godesberg, Kennedyallee 40, Tel.: 0228/8851, (Orthopädie: 885 2461 oder 885 2268).
- **Deutsche Gesellschaft für Orthopädie und Traumatologie** e.V., Hufelandstr. 55, 45147 Essen, Tel.: 0201/79913181
- **Deutsche Gesellschaft für Osteologie**, Leibnitzstr. 34, 65191 Wiesbaden, Tel.: 06121/575111
- **Deutsche Gesellschaft** für Rheumatologie e.V., Hubertusstr. 40, 82487 Oberammergau, Tel.: 08822/1811
- **Deutsche Gesellschaft f. Medizinische Dokumentation, Informatik und Statistik e.V.**, Herbert-Levin-Str. 1, 50931 Köln, Tel.: 0221/ 4004-256
- **Deutsche Krebshilfe** e.V., Thomas-Mann-Str. 40/42, 53111 Bonn, Tel.: 0228/ 72990-0
- Deutscher Verb. für Physiotherapie - Zentralverb. der **Krankengymnasten** (ZVK), Geschäftsstelle: Deutzer Freiheit 72-74, Postfach 21 02 80, 50679 Köln 21, Tel.: 0221/884031
- **Gesellschaft für Orthopädisch-Traumatologische Sportmedizin**, Stadtrandstr. 555, 13589 Berlin, Tel.: 030/37020
- **Hauptverband der gewerblichen Berufsgenossenschaften** e.V., Postfach 50 52, Lindenstr. 78-80, 53757 St. Augustin, Tel.: 02241/23101
- **Marburger Bund** - Verband der angestellten und beamteten Ärzte Deutschlands e. V., Riehler Str. 6, 50668 Köln, Tel.: 0221/ 73 3173
- **Verband der Beschäftigungs- und Arbeitstherapeuten** e.V., Postfach 2208, Mittelweg 8, 76307 Karlsbad, Tel.: 07248/6328
- **Zentralbibliothek der Medizin**, Josef-Stelzmann-Str. 9, 50931 Köln, Tel.: 0221/4785608

24.4   Ärztekammern

- **Bundesärztekammer**, Postfach 410 220, Herbert-Lewin-Str. 1, 50931 Köln, Tel.: 0221/40040
- **Landesärztekammer Baden-Württemberg**, Postfach, Jahnstr. 38a, 70597 Stuttgart, Tel.: 0711 /769890
- **Bayerische Landesärztekammer**, Postfach, Mühlbaurstr. 16, 81677 München, Tel.: 089/4147-1
- **Ärztekammer Berlin**, Postfach, Flottenstr. 28-42, 13407 Berlin, Tel.: 030/40806-0
- **Ärztekammer Brandenburg**, Thiemstr. 41, 03050 Cottbus, Tel.: 0355/422012
- **Ärztekammer Bremen**, Postfach 104329, Schwachhauser Heerstr. 24, 29209 Bremen 1, Tel.: 0421/3404200
- **Ärztekammer Hamburg**, Postfach, Humboldtstr. 56, 22083 Hamburg, Tel.: 040/228020
- **Landesärztekammer Hessen**, Postfach, Broßstr. 6, 60487 Frankfurt, Tel.: 069/79480
- **Ärztekammer Mecklenburg-Vorpommern,** Humboldtstr. 6, 18055 Rostock, Tel.: 0381/22265
- **Ärztekammer Niedersachsen**, Postfach 307, Berliner Allee 20, 30175 Hannover, Tel.: 0511/ 3490-0
- **Ärztekammer Nordrhein**, Postfach, Tersteegenstr. 31, 40474 Düsseldorf, Tel.: 0211/43020
- **Landesärztekammer Rheinland-Pfalz**, Deutschhausplatz 3, 55116 Mainz, Tel.: 0631/288220
- **Landesärztekammer Saarland**, Postfach 23, Faktoreistr. 4, 66111 Saarbrücken, Tel.: 0681/400003
- **Ärztekammer Sachsen-Anhalt**, Zollstr. 12, 39114 Magdeburg, Tel.: 0391/33861
- **Sächsiche Landesärztekammer,** Pohlandstr. 19, 01309 Dresden, Tel.: 0351/33681

24

- **Ärztekammer Schleswig-Holstein,** Postfach, Bismarckallee 8-12, 23795Bad-Segeberg, Tel.: 04551/8030.
- **Landesärztekammer Thüringen,** Stoystr. 2, 07743 Jena, Tel.: 03641/25541
- **Ärztekammer Westfalen-Lippe**, Postfach 4067, Kaiser-Wilhelm-Ring 4-6, 48145 Münster, Tel.: 0351/37500

24.5   Kassenärztliche Vereinigungen

Kassenärztliche Bundesvereinigung, Herbert-Lewin-Str. 3, 50931 Köln, Tel.: 0221/40050; **KV Bayern**, Mühlbaurstr. 16, 81677 München, Tel.: 089/41471; **KV Berlin**, Bismarckstr. 95-96, 10625 Berlin, Tel.: 030/31003-0; **KV Brandenburg**, Gregor-Mendel-Str. 10/11, 14469 Potsdam, Tel.: 0331/4571; **KV Bremen**, Schwachhauser Heerstr. 26-28, 28209 Bremen, Tel.: 0421/34040; **KV Hamburg**, Humboldtstr. 56, 22089 Hamburg, Tel.: 040/228020; **KV Hessen**, Georg-Voigt-Str. 15, 60325 Frankfurt, Tel.: 069/795020; **KV Koblenz**, Emil-Schüller-Str. 14-16, 56073 Koblenz, Tel.: 0261/390020; **KV Mecklenburg-Vorpommern**, Mendelejewstr. 25, 19063 Schwerin, Tel.: 0385/377016; **KV Niedersachsen**, Berliner Allee 22, 30175 Hannover 1, Tel.: 0511/3494-0; **KV Nordbaden**, Kesslerstr. 1, 76185 Karlsruhe, Tel.: 0721/59610; **KV Nordrhein**, Emanuel-Leutze-Str. 8, 40547 Düsseldorf 11, Tel.: 0211/5970-0; **KV Nord-Württemberg**, Albstadtweg 11, 70567 Stuttgart, Tel.: 0711/78750; **KV Pfalz**, Maximilianstr. 22, 67433 Neustadt/Weinstraße, Tel.: 06321/8930; **KV Rheinhessen**, Hindenburgstr. 32, 55118 Mainz, Tel.: 06131/63020; **KV Saarland**, Faktoreistr. 4, 66111 Saarbrücken, Tel.: 0681/40031; **KV Sachsen**, Fetscherstr. 72, 01307 Dresden, Tel.: 0351/4415771; **KV Sachsen-Anhalt,** Gellertstr. 5, 39108 Magdeburg, Tel.: 0391/32323; **KV Schleswig-Holstein**, Bismarckallee 1-3, 23795 Bad Segeberg, Tel.: 04551/890; **KV Südbaden**; Sundgaualle 27, 79114 Freiburg i.Br., Tel.: 0761/884-0; **KV Südwürttemberg**, Wächterstr. 76, 72074 Tübingen, Tel.: 07071/208-0; **KV Thüringen**, Bauhausstr. 11, 99423 Weimar; **KV Trier**, Balduinstr. 10-14, 54290 Trier, Tel.: 0651/46030; **KV Westfalen-Lippe**, Robert-Schimrigk-Str. 4-6, 44141 Dortmund, Tel.: 0231/9432-0.

24.6   Verbände der gewerblichen Berufsgenossenschaften

- **Hauptverband** der gewerblichen Berufsgenossenschaften, Alte Heerstr. 111, 53754 St. Augustin, Tel.: 02241/231-01
- Landesverband **Rheinland-Westfalen** der gewerblichen BG. Krenzstr. 45, 40210 Düsseldorf, Tel.: 0211/8224-0
- Landesverband **Nordwestdeutschland** der gewerblichen BG. Hildesheimer Str. 309, 30519 Hannover (Döhren), Tel.: 0511/987-0
- Landesverband **Berlin, Brandenburg und Mecklenburg-Vorpommern,** der gewerblichen BG, Fregestr. 44, 12161 Berlin, Tel.: 030/850092-0
- Landesverband **Hessen-Mittelrhein und Thüringen** der gewerblichen BG. Wilhelm-Theodor-Römheldstr. 15, 55130 Mainz-Weisenau, Tel.: 06131/802-227
- Landesverband **Bayern und Sachsen** der gewerblichen BG. Am Knie 6, 81241 München, Tel.: 089/8897-240
- Landesverband **Südwestdeutschland** der gewerblichen BG, Kurfürstenanlage 62, 69115 Heidelberg, Tel.: 06221/523-0

24.7   Chirotherapie-Ausbildungsstätten in der Bundesrepublik

- **Dr.-Karl-Sell-Ärzteseminar** Neutrauchburg (MWE) e.V., Riedstr. 5, 88308 Isny/Allgäu, Postfach 1411, (Leitung: Dr. H. P. Bischoff), Tel.: 07562/9718-0 (Seminarsekretariat), Fax: 9718-22.
  Lehrstätten: Damp 2000, (Rehaklinik), Bad Iburg (Dörenbergklinik), Bad Mergentheim (Klinik Hohenlohe), Dobel (Waldklinik), Bad Krozingen (Rheintalklinik), Isny- Neutrauchburg (Argentalklinik)
- **Ärzteseminar Hamm-Boppard (FAC) e.V.,** Heerstr. 162, 56154 Boppard/Rhein (Leitung: Dr. H. Frisch), Tel.: 06742/8001-0, Fax: 06742/82017. Kurse im Fortbildungszentrum des Ärzteseminars Hamm in Boppard, Kurse: TI, E 1-3, W 1-5.
- **Ärzteseminar Berlin, (ÄMM) e.V.,** Sekretariat, Markgrafenstr. 14, 12623 Berlin, Tel.: 030/5131686, Fax: 030/56 38 582 (Leiter MR Dr. J. Sachse)

24.8   Adressen der Sportärzteverbände

Sportärztebund Baden: Handschuhsheimer Landstr. 55, 69121 Heidelberg, Tel.: 06221/480919 u. 470880; **Bayerischer** Sportärzteverband: Nymphenburger Str. 81/IV, 80636 München, Tel.: 089/183503; **Berliner** Sportärztebund: Forckenbeckstr. 20, 14199 Berlin, Tel.:030/8232056; **Bremer** Sportärztebund: Bremerhavener Heerstr. 24, 28717 Bremen, Tel.: 0421/ 630026; Landesverband **Brandenburg:** Univ. Postdam, Am Neuen Palais 10, 14469 Potsdam, Tel.: 0331/9710768; Sportärztebund **Hamburg:** Mathias-Claudius-Str. 10, 24558 Henstedt-Rhen, Tel.: 04193/79696; Sportärzteverband **Hessen:** Otto-Fleck-Schneise 10, 60528 Frankfurt/M., Tel.: 069/800923; Landesverband **Mecklenburg-Vorpommern:** Doz. Dr. sc. med. Peter Luck, Richard-Wagner-Str. 2, 18119 Rostock, Tel.: 0381/52092; Sportärztebund **Niedersachsen**, Postfach 3323, 37073 Göttingen, Humboldtallee 23, Tel.: 0551/45976; Sportärztebund **Nordrhein**: Carl-Diem-Weg, 50933 Köln 41, Tel. (0221) 493785; Sportärztebund **Rheinland-Pfalz**: Roonstr. 10, 67655 Kaiserslautern, Tel.: 0631/16079 : Sportärzteverband **Saar**: Inst. f. Sport-und Leistungsmedizin, Univ. d. Saarlandes, Am Stadtwald, 66123 Saarbrücken, Tel.: 0681/302-3750; **Sächsischer** Sportärztebund: Doz. Dr. med. habil. Fritz Scharschmidt, Inst. f. angew. Trainingswissenschaft e.V., Fachgruppe Leistungsmedizin, Marschnerstr. 29, Postfach 841, 04109 Leipzig, Tel.: 0341/7974555; Landesverband **Sachsen-Anhalt:** Doz. Dr. med. Bernd M. Brauer, Beudiztestr. 69, 06667 Weißenfels, Tel.: 03443/2129; Sportärzteverband **Schleswig-Holstein**: Olshausenstr. 40-60, 24118 Kiel, Tel. (0431) 880-3775; **Thüringer** Sportärztebund: Doz. Dr. sc. med. K.-H. Arndt, Turnierstr. 17, 99084 Erfurt, Tel.: 0361/591714; Sportärztebund **Westfalen**: Krankenhaus für Sportverletzte Hellersen, Paulmannshöher Str. l7, 58515 Lüdenscheid, Tel.: 02351/9452364; Sportärzteschaft **Württemberg**: Rehabilitationsklinik Saulgau, Siebenkreuzerweg 18, 88348 Saulgau, Tel.: 07581/500230.

24

Martin Stock

25

AO-Klassifikation der Frakturen langer Röhrenknochen

25.1   Allgemeines

,,Eine Klassifikation ist nur nützlich, wenn sie sich auf den Schweregrad der Fraktur bezieht und als Grundlage sowohl für die Behandlung als auch für die Beurteilung der damit erreichten Resultate dient"

M.E. Müller

25.1.1   Aufbau der Frakturklassifikation und Vorgehen bei der Kodierung

Ziel der AO-Frakturklassifikation ist eine Einteilung aller Frakturen nach einem einheitlichen Prinzip. Die Kodierung der Diagnose erfolgt in **Lokalisation** und **Morphologie** nach einem festgelegten Schlüsselsystem, z.B. 41-A1.2 (vergl. Tabelle). Für die langen Röhrenknochen genügen zur Beschreibung der Lokalisation 2 Stellen; im Bereich der Hand sind hierfür 4 Stellen vorgesehen (☞ 25.6 Handskelett). Mehretagenfrakturen werden doppelt kodiert.

Lange Röhrenknochen

Lokalisation (1. und 2. Stelle)
- **1. Stelle:** Kodierung der Körperregion, z.B. 1 für Oberarm, 2 für Unterarm, 3 für Oberschenkel (vergl. Abb.).
- **2. Stelle:** Angabe der Höhenlokalisation, z.B. 1 für proximale Fraktur, 2 für Fraktur im mittleren Drittel und 3 für distal gelegene Fraktur.

Morphologie (3. bis 5. Stelle)
Mit steigender Beziferrung wird die Komplexität einer Fraktur nach Schweregrad, Schwierigkeit der Behandlung und Prognose beschrieben. Eine A1-Fraktur stellt die einfachere (z.B. Tuberkulum majus-Abriß) und eine C3-Fraktur die komplexere dar (z.B. Schultergelenk-Luxationsfraktur).
- **3. Stelle:** Unterteilung der Frakturen in die **Typen** A bis C
- **4. Stelle:** Weitere Unterteilung entsprechend den Ziffern 1, 2 oder 3 nach zunehmendem Schweregrad. 3. und 4. Stelle ergeben die **Gruppe** der Fraktur
- **5. Stelle:** Unterteilung der Gruppen in **Untergruppen** 1,2, oder 3. Die Untergruppen werden von der 4. Stelle durch einen Punkt abgesetzt.

Lokalisation		Morphologie		
Knochen	Segment	Gruppe		Untergruppe
		Frakturtyp	Unterteilung	
1 = Humerus	1 = proximal	A	1. 2. 3.	1 2 3
2 = Radius/Ulna	2 = Diaphyse	B	1. 2. 3.	2 2 3
3 = Femur	3 = distal	C	1. 2. 3.	3 2 3
4 = Tibia/Fibula	4 = Malleolen			

25

Beispiel: transsyndesmale Fraktur des lateralen Malleolus mit medialer Zusatzläsion und Volkmann-Fragment: Kodierung 44-B3. (Aus Platzgründen ist in diesem Kapitel die Kodierung der Untergruppen nicht aufgeführt. Eine Beschreibung der Untergruppen findet sich z.B. in dem erwähnten Buch von Müller et al. (1992). Eine Faltbroschüre mit Abbildungen der Frakturtypen und deren Unterteilung kann bei der Firma SYNTHES

GmbH, Im Kirchenhürstle 4–6, 79224 Freiburg-Umkirch, ☎ (0 76 65) 5 03–280 angefordert werden.)

25.1.2   Definitionen, Konventionen

- **Einfache Frakur:** eine vollständige Kontinuitätsunterbrechung (spiralförmig, schräg, quer)
- **Mehrfragmentäre Fraktur:** ein oder mehrere Zwischensegmente (Keil- und komplexe Frakturen)
- **Keilfraktur** (meta- oder diaphysäre Fraktur): Hauptfragmente kommen bei Reposition in direkten Kontakt. Dreh- oder Biegungskeil kann intakt- oder fragmentiert sein
- **Komplexe Fraktur** (meta- oder diaphysäre Fraktur) mit einem oder mehreren Zwischenelementen: Hauptfragmente kommen bei Reposition nicht in Kontakt zueinander
- **Diaphysäre Fraktur** mit disloziertem artikulärem Bruchstück gilt als *artikuläre Fraktur*, wogegen bei nicht disloziertem artikulärem Fragment von einer *dia- oder metaphysären Fraktur* gesprochen wird
- **Partielle Gelenkfraktur:** nur ein Teil der Diaphyse gebrochen, anderer Teil bleibt mit Metaphyse in Verbindung. Formen: reine Spaltung, reine Impression, Impression mit Spaltung (Fragmente meist disloziert)
- **Vollständige Gelenkfraktur:** Gelenkfragmente völlig von Diapyse gelöst (Ein- oder Mehrfragmentbruch). Schweregrad neben Frakturform abhängig von artikulärer Komponente.

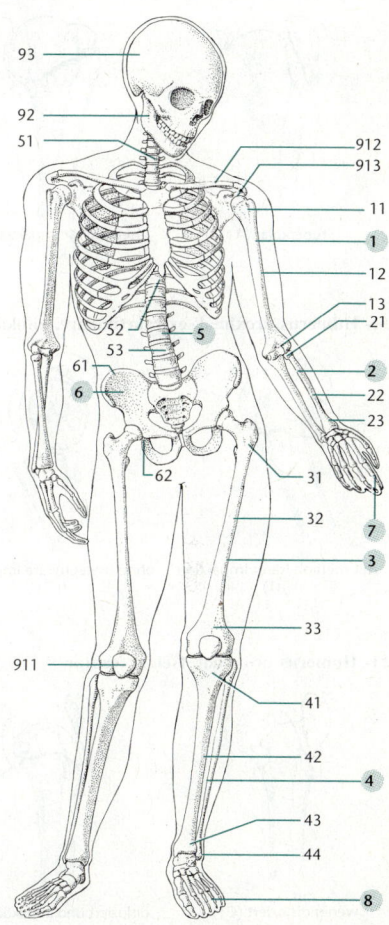

Abb. 25.1: AO-Frakturklassifikation: Kodierung der Körperregion und Höhenlokalisation

25.2 Humerus (1)

25.2.1 Proximal (11-)

11- Humerus proximal, extraartikuläre, unifokale Fraktur

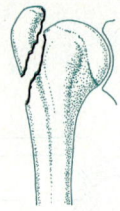 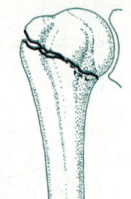 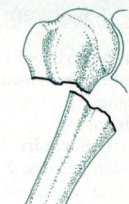

tuberkulär (A1)   metaphysär impaktiert (A2)   metaphysär nicht impaktiert (A3)

11- Humerus proximal, extraartikuläre, bifokale Fraktur

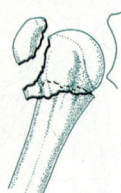 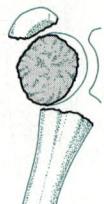 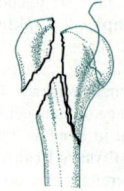

mit metaphysärer Impaktion (B1)   ohne metaphysäre Impaktion (B2)   kombiniert mit skapulo-humeraler Luxation (B3)

11- Humerus proximal, Gelenkfraktur

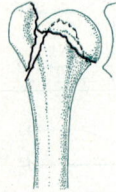 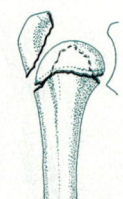 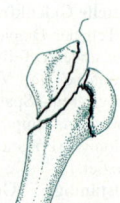

wenig disloziert (C1)   disloziert und impaktiert (C2)   disloziert (luxiert) (C3)

25

25.2.2   Diaphyse (12-)

12- Humerus Diaphyse, einfache Fraktur

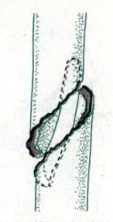 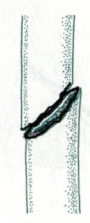 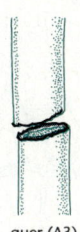

spiralförmig (A1)   schräg (A2)   quer (A3)

12- Humerus Diaphyse, Keilfraktur

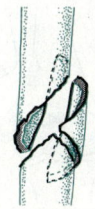 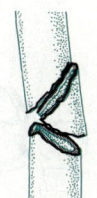 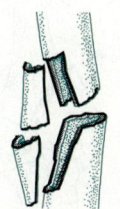

Drehkeil (B1)   Biegungskeil (B2)   Keil fragmentiert (B3)

12- Humerus Diaphyse, komplexe Fraktur

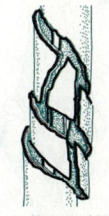 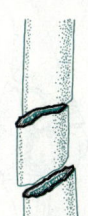 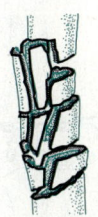

spiralförmig (C1)   etagenförmig (C2)   irregulär (C3)

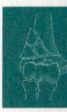

25.2.3 Distaler Humerus (13-)

13- Humerus distal, extraartikuläre Fraktur

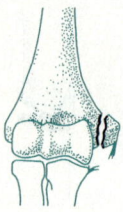

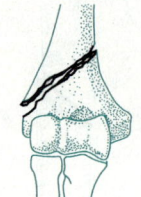

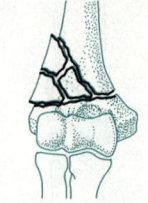

apophysär (A1)   metaphysär einfach (A2)   metaphysär mehrfragmentär (A3)

13- Humerus distal, partielle Gelenkfraktur

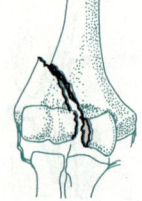

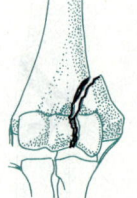

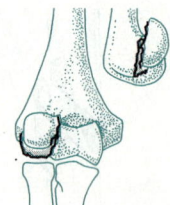

lateral-sagittal (B1)   medial-sagittal (B2)   Frontalebene (B3)

13- Humerus distal, vollständige Gelenkfraktur

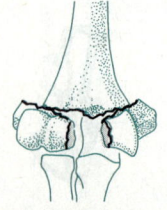

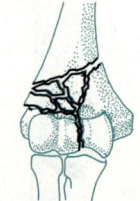

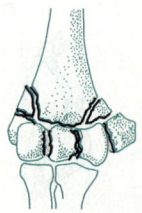

artikulär einfach, meta-   artikulär einfach, meta-   mehrfragmentär (C3)
physär mehrfragmentär (C1)   physär mehrfragmentär (C2)

25

25.3 Radius/Ulna (2)

25.3.1. Proximal (21-)

21- Radius/Ulna proximal, extraartikuläre Fraktur

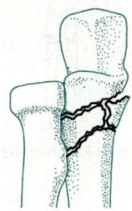 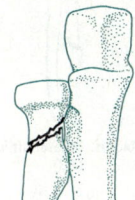 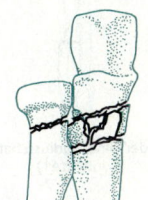

der Ulna,
Radius intakt (A1)

des Radius,
Ulna intakt (A2)

beider Knochen (A3)

21- Radius/Ulna proximal, Gelenkfraktur eines Knochens

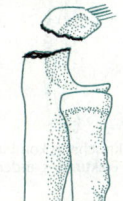 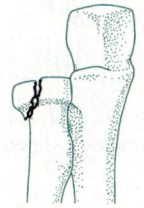 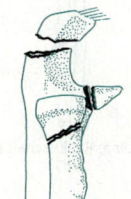

artikuläre Fraktur der Ulna,
Radius intakt (B1)

artikuläre Fraktur des Radius,
Ulna intakt (B2)

extra-artikulär des anderen (B3)

21- Radius/Ulna proximal, Gelenkfraktur beider Knochen

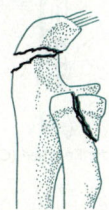 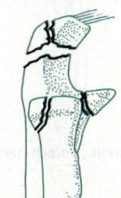 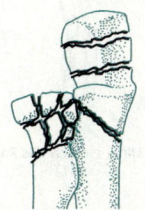

einfach (C1)

ein Knochen einfach, der
andere mehrfragmentär (C2)

mehrfragmentär (C3)

25.3.2 Diaphyse (22-)

22- Radius/Ulna Diaphyse, einfache Fraktur

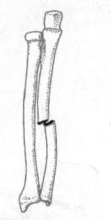
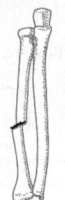
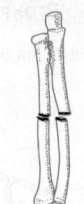

der Ulna, Radiusschaft intakt(A1)   des Radius, Ulnaschaft intakt (A2)   beider Knochen (A3)

22- Radius/Ulna Diaphyse, Keilfraktur

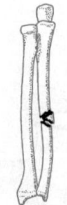
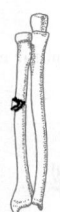
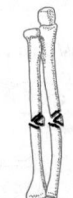

der Ulna, Radiusschaft intakt (B1)   des Radius, Ulnaschaft intakt (B2)   eines Knochens, kombiniert mit einer Fraktur des anderen (B3)

22- Radius/Ulna Diaphyse, komplexe Fraktur

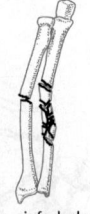
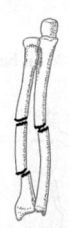
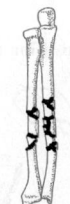

der Ulna, einfach des Radius (C1)   des Radius, einfach der Ulna (C2)   beider Knochen (C3)

25

25.3.3   Distal (23-)

23- Radius/Ulna distal, extraartikuläre Fraktur

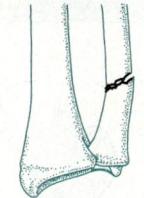

der Ulna, Radius intakt (A1)

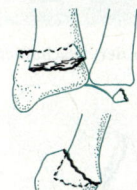

des Radius, einfach
und impaktiert (A2)

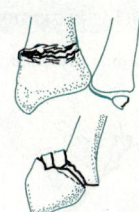

des Radius, mehrfragmentär
(A3)

23- Radius/Ulna distal, partielle Gelenkfraktur des Radius

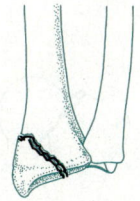

Sagittalebene (B1)

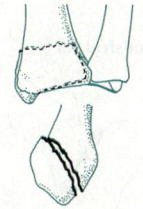

dorsale Kante (Barton)
(B2)

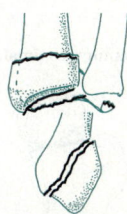

palmare Kante (B3)
(reversed Barton, Goyrand-Smith II)

23- Radius/Ulna distal, komplexe Fraktur

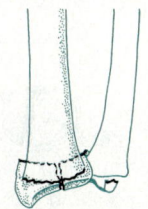

artikulär einfach,
metaphysär einfach (C1)

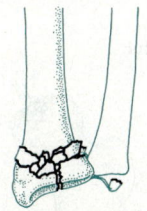

artikulär einfach, meta
physär mehrfragmentär (C2)

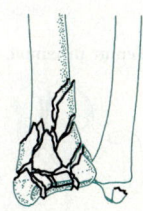

mehrfragmentär (C3)

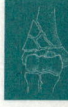

25.4 Femur (3)

25.4.1 Proximal (31-)

31- Femur proximal, Fraktur in der Trochanterregion

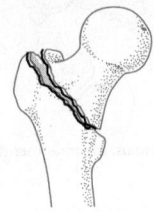 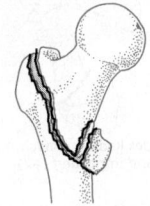 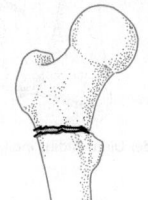

pertrochanter einfach (A1)   pertrochanter mehrfragmentär   intertrochanter (A3)
(A2)

31- Femur proximal, Schenkelhalsfraktur

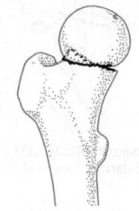 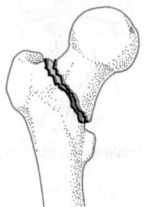 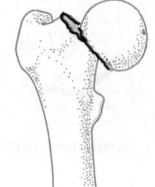

subkapital, wenig disloziert   transcervikal (B2)   subkapital, disloziert (B3)
(B1)

31- Femur proximal, Kopffraktur

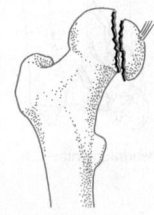 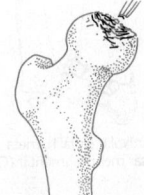 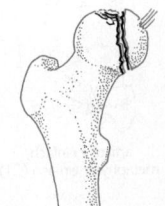

reine Spaltung (C1)   reine Impression (C2)   Kombination von zwei Frakturen
(C3)

25

25.4.2   Diaphyse (32-)

32- Femur Diaphyse, einfache Fraktur

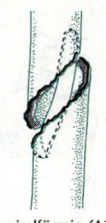

spiralförmig (A1)

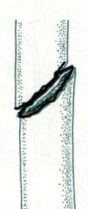

schräg (A2)

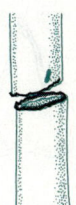

quer (A3)

32- Femur Diaphyse, Keilfraktur

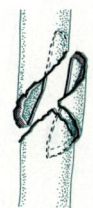

Drehkeil (B1)

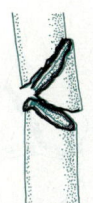

Biegungskeil (B2)

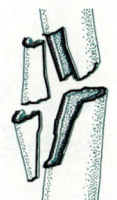

Keil fragmentiert (B3)

32- Femur Diaphyse, komplexe Fraktur

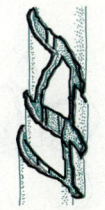

spiralförmig (C1)

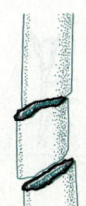

etagenförmig (C2)

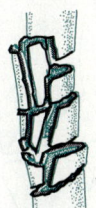

irregulär (C3)

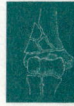

25.4.3   Distal (33-)

33- Femur distal, extraartikuläre Fraktur

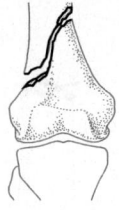

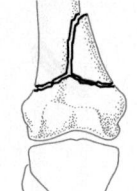

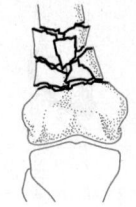

einfach (A1)   mit metaphysärem Keil (A2)   metaphysär komplex (A3)

33- Femur distal, partielle Gelenkfraktur

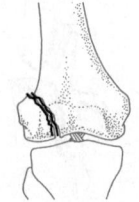

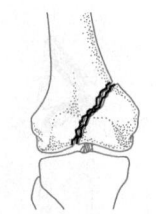

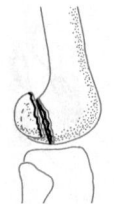

unikondylär lateral, sagittal
(B1)

unikondylär medial, sagittal
(B2)

Frontalebene (B3)

33- Femur distal, vollständige Gelenkfraktur

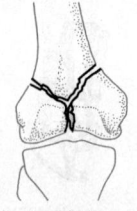

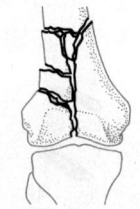

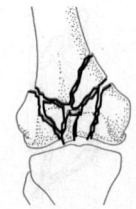

artikulär einfach, meta-
physär einfach (C1)

artikulär einfach, meta
physär mehrfragmentär (C2)

mehrfragmentär (C3)

25

25.5　Tibia/Fibula (4)

25.5.1　Proximal (41-)

41- Tibia proximal, extraartikuläre Fraktur

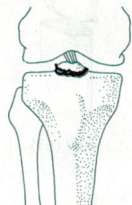　　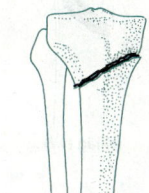　　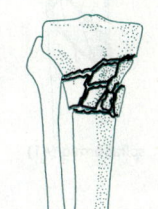

Ausriß (A1)　　　　metaphysär einfach (A2)　　　metaphysär mehrfragmentär (A3)

41- Tibia proximal, partielle Gelenkfraktur

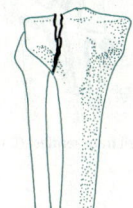　　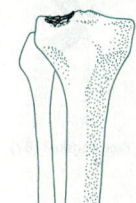　　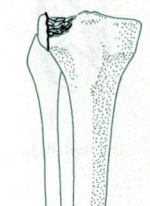

reine Spaltung (B1)　　　reine Impression (B2)　　　Impression mit Spaltung (B3)

41- Tibia proximal, vollständige Gelenkfraktur

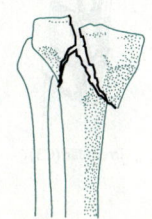　　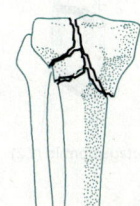　　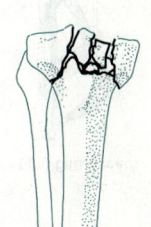

artikulär einfach, meta-　　artikulär einfach, meta-　　mehrfragmentär (C3)
physär einfach (C1)　　　physär mehrfragmentär (C2)

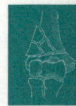

25.5.2 Diaphyse (42-)

42- Tibia Diaphyse, einfache Fraktur

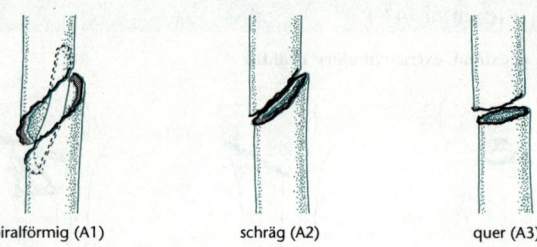

spiralförmig (A1)   schräg (A2)   quer (A3)

42- Tibia Diaphyse, Keilfraktur

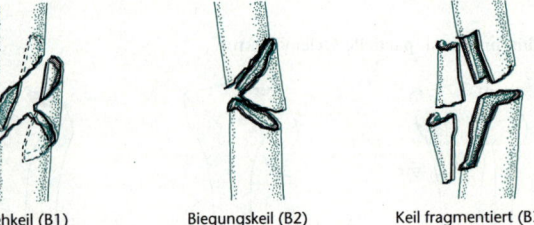

Drehkeil (B1)   Biegungskeil (B2)   Keil fragmentiert (B3)

42- Tibia Diaphyse, komplexe Fraktur

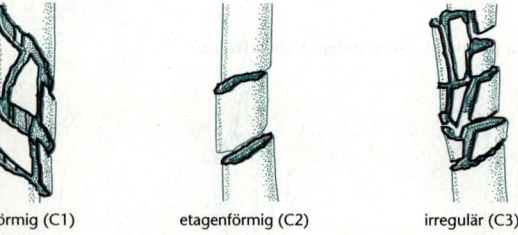

spiralförmig (C1)   etagenförmig (C2)   irregulär (C3)

25

25.5.3   Distal (43-)

42- Tibia distal, extraartikuläre Fraktur

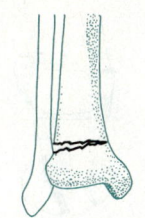 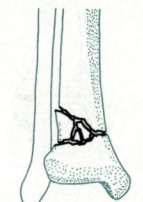 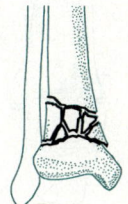

metaphysär einfach (A1)   mit metaphysärem Keil (A2)   metaphysär komplex (A3)

42- Tibia distal, partielle Gelenkfraktur

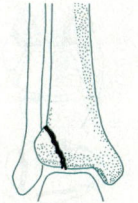 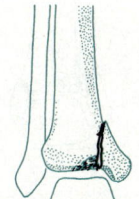 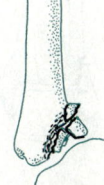

reine Spaltung (B1)   Impression mit Spaltung (B2)   mehrfragmentär mit Impression (B3)

42- Tibia distal, vollständige Fraktur

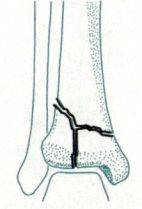 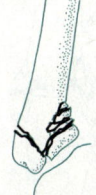 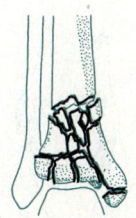

artikulär einfach, meta-physär einfach (C1)   artikulär einfach, meta-physär mehrfragmentär (C2)   mehrfragmentär (C3)

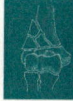

25.5.4   Malleolen (44-)

44- Malleolen, laterale infrasyndesmale Läsion

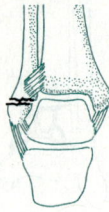
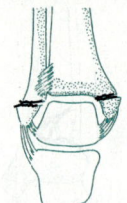
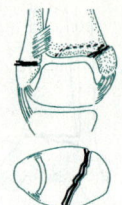

isoliert (A1)   mit Fraktur des   mit postero-medialer
                    Malleolus medialis (A2)   Fraktur (A3)

44- Malleolen, transsyndesmale Fraktur

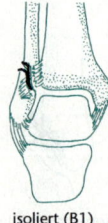
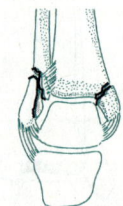
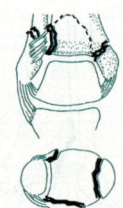

isoliert (B1)   mit Zusatzläsion medial (B2)   mit Zusatzläsion medial und Volkmann
                                        (postero-laterales Kantenfragment; B3)

44- Malleolen, laterale suprasyndesmale Läsion

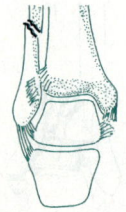
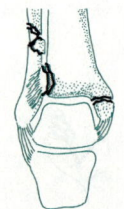
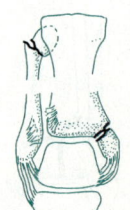

diaphysäre Fibulafraktur, einfach   diaphysäre Fibulafraktur,   proximale Fibula (C3)
            (C1)   mehrfragmentär (C2)

25

25.6   Handskelett

Lokalisation (1. bis 4. Stelle)
- **1. Stelle:** Bereich des Handskeletts; immer Nr. 7 (☞ Abb.25.1)
- **2. Stelle:** 1 = Daumen, 2 = Zeigefinger, etc. (DI–DV). 6 = proximale Karpalreihe, 7 = distale Karpalreihe
- **3. Stelle:** Knochensegment innerhalb der Knochenreihe, z.B. 1 = Mittelhandknochen, 2 = Grundphalanx und 3 = Endphalanx. Die Handwurzelknochen werden in der proximalen und distalen Reihe jeweils von radial nach ulnar von 1 bis 4 bezeichnet.
- **4. Stelle:** Lokalisation der Fraktur innerhalb eines Knochens, wobei 1 die proximale, 2 die im mittleren Abschnitt gelegene und 3 die distale Fraktur bezeichnet (☞ Abb. 25.2).

Morphologie
Mit den Typen A bis C und Untergruppen 1 bis 3 werden die einfachen bis multifragmentären Frakturen beschrieben (☞ Abb.25.3).

Das Kapitel beruht auf der Darstellung der AO-Klassifikation in: M.E. Müller, M. Allgöwer, R. Schneider und H. Willenegger: Manual der Osteosynthese.
AO-Technik. Springer, Berlin, 1992. Mit freundlicher Genehmigung des Springer-Verlages.

Die Beschreibung der Handskelettfrakturen wurde modifiziert nach folgender Publikation: Petracic B, Siebert H: Klassifikation der Handskelettfrakturen nach

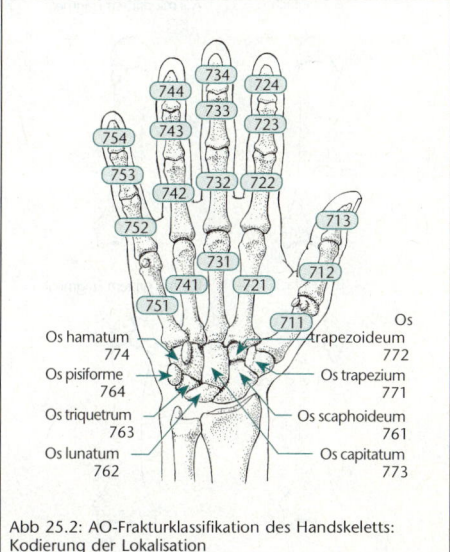

Os hamatum
774
Os pisiforme
764
Os triquetrum
763
Os lunatum
762
Os trapezoideum
772
Os trapezium
771
Os scaphoideum
761
Os capitatum
773

Abb 25.2: AO-Frakturklassifikation des Handskeletts: Kodierung der Lokalisation

Prinzipien der AO. Akt. Traumatol. 25 (1995): 163-166. Die in dieser Publikation vorgestellte Klassifikation der Handskelettfrakturen wird von mehreren handchirurgischen Zentren und dem AO-Institut für Dokumentation in Bern empfohlen.

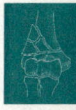

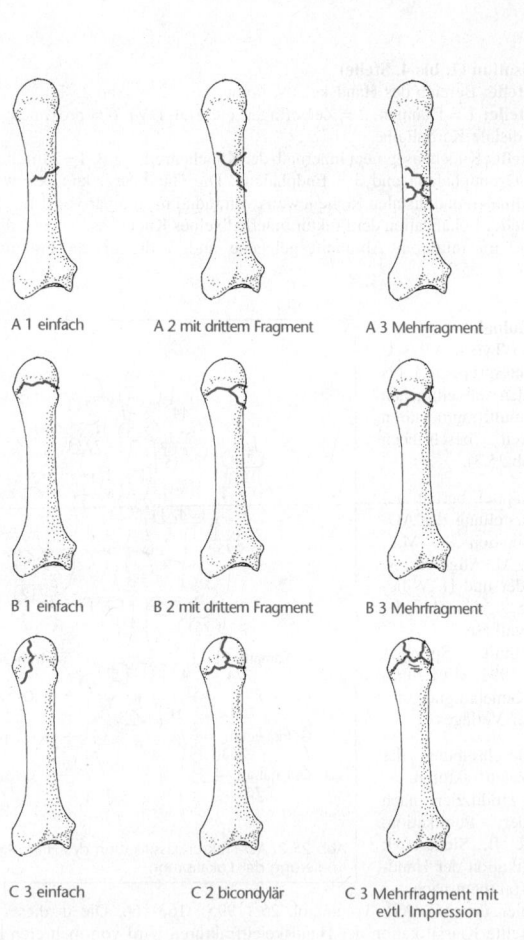

A 1 einfach   A 2 mit drittem Fragment   A 3 Mehrfragment

B 1 einfach   B 2 mit drittem Fragment   B 3 Mehrfragment

C 3 einfach   C 2 bicondylär   C 3 Mehrfragment mit evtl. Impression

Abb 25.3: Kodierung der Morphologie der Röhrenknochenfrakturen

25

Literatur

- De Boeck H: Classification of hip fractures. Acta-Orthop-Belg. 60 Suppl 1 (1994): 106–109
- Kuner EH: Die Frakturen des proximalen Humerus. Einteilung und Behandlungsprinzipien. Z-Unfallchir-Versicherungsmed. 85 (1992): 156–62
- Lichtenhahn P; Fernandez DL; Schatzker J: Analyse zur „Anwenderfreundlichkeit" der AO-Klassifikation fur Frakturen. Helv-Chir-Acta. 58 (1992): 919–924
- Newey ML; Ricketts D; Roberts L: The AO classification of long bone fractures: an early study of its use in clinical practice. Injury. 24 (1993): 309–312
- Schutz M; Buhler M: Klassifikation der proximalen Femurfrakturen. Helv-Chir-Acta. 59 (1993): 947–954
- Speck M; Regazzoni P: Klassifikation der Patellafrakturen. Z-Unfallchir-Versicherungsmed. 87 (1994): 27–30

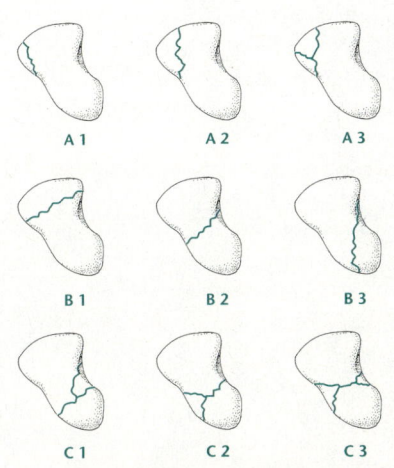

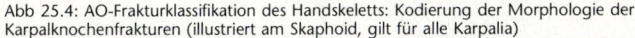

Abb 25.4: AO-Frakturklassifikation des Handskeletts: Kodierung der Morphologie der Karpalknochenfrakturen (illustriert am Skaphoid, gilt für alle Karpalia)

Index